Histologie

von Alan Stevens
und James Lowe

VCH

Vertrieb:
VCH Verlagsgesellschaft, Postfach 10 11 61, D-6940 Weinheim (Bundesrepublik Deutschland)
Schweiz: VCH Verlags-AG, Postfach, CH-4020 Basel (Schweiz)
Großbritannien und Irland: VCH Publishers (UK) Ltd., 8 Wellington Court, Wellington Street, Cambridge CB1 1HZ (Großbritannien)
USA und Canada: VCH Publishers, 220 East 23rd Street, New York, NY 10010–4606 (USA)

ISBN 3-527-15511-2

Lehrbuch

Histologie

von Alan Stevens
und James Lowe

übersetzt und bearbeitet von
Klaus Tiedemann

VCH

Alan Stevens, MBBS FRCPath
Senior Lecturer in Histopathology, University of Nottingham Medical School
Consultant Histopathologist to Trent Regional Health Authority

James Steven Lowe, BMedSci BMBS MRCPath
Reader in Pathology, University of Nottingham Medical School
Consultant Neuropathologist to Trent Regional Health Authority

Titel der amerikanischen Originalausgabe:
Histology

Translated by arrangement with Gower Medical Publishing, a Wolters Kluwer Company,
Middlesex Mouve, 34–42 Cleveland Street, London W1P 5BF, U.K.
Übersetzer: Prof. Dr. med. vet. Klaus Tiedemann, Universität Heidelberg
Lektorat: Silvia Osteen
Herstellerische Betreuung: Myriam Nothacker

Satz: Hagedornsatz, D-6806 Viernheim
Bindung: Zechner'sche Buchbinderei, D-6720 Speyer
Druck: Klambt-Druck GmbH, D-6720 Speyer

Die Deutsche Bibliothek – CIP-Einheitsaufnahme
Stevens, Alan:
Histologie / von Alan Stevens und James Lowe. Übers. und bearb. von Klaus Tiedemann. – Weinheim ; Basel (Schweiz) ; Cambridge ; New York, NY : VCH, 1992
Einheitssacht.: Histology <dt.>
ISBN 3-527-15511-2
NE: Lowe, James:; Tiedemann, Klaus [Bearb.]

Deutsche Ausgabe:

Dieses Buch ist dem Andenken an

Paul Richard Wheater

(28. 12. 1951–7. 9. 1989) gewidmet

Er war an der Erarbeitung

des Konzepts für dieses Buch beteiligt und

fotografierte dafür die ersten Präparate.

Seine tragische Krankheit und sein früher Tod

werfen einen Schatten auf ein sonst erfreuliches Unterfangen.

Seine freundschaftliche Gesinnung, Begeisterungsfähigkeit,

fotografischen Fähigkeiten und sein sprudelnder Humor

werden von uns schmerzlich vermißt.

Vorwort

Dieses Buch haben wir für eine neue Generation vom Medizin- und Humanbiologiestudenten geschrieben, die sich ein detailliertes, aber lesbares Lehrbuch der medizinisch relevanten Histologie wünschen, um die Vorlesungen zu ergänzen, die sie in Zellbiologie, Anatomie und Pathologie hören.

Traurigerweise herrscht das Empfinden unter den Studenten vor, daß Histologie ein langweiliges und ermüdendes Fach ist, mit dem Erfolg, daß sie keine Lust haben, es zu lernen. Ein Grund dafür besteht darin, daß Histologie im Lehrplan oft isoliert und früh auftaucht und daß das geforderte Detailwissen übertrieben erscheint. Es ist außerdem ungünstig, daß die Histologie in vielen Fakultäten vernachlässigt, und der Unterricht an uninteressierte Dozenten delegiert wurde. Allerdings wandeln sich die Zeiten. Während die Studenten einst mit oberflächlichen Histologiekenntnissen durchkommen konnten, ist das aufgrund der Fortschritte in der Biologie und der ärztlichen Praxis jetzt unmöglich.

Die Histologie war noch nie ein so wichtiger Teil der medizinischen und biologischen Ausbildung wie heutzutage. Der Biochemie- und Physiologieunterricht ist zunehmend mit der neuen Disziplin der Zellbiologie verzahnt, und somit gewinnen Histologiekenntnisse überragende Bedeutung. Dank neuer Technologien ist die Histologie auch zu einem Kernstück praktischer klinischer Medizin geworden. Mehr und mehr beruht die Diagnose von Krankheiten auf der histologischen Untersuchung kleiner Gewebsproben, die man jetzt von buchstäblich allen Körperteilen durch die schmerzarme Biopsietechnik entnehmen kann.

Für das Verständnis der Ursachen, Mechanismen und Auswirkungen von Erkrankungen sind Histologiekenntnisse in zunehmendem Maße vonnöten.

Mit den Histologielehrbüchern sind die Studenten oft unzufrieden. Am meisten wird darüber geklagt, daß die Lehrbücher schwer zu lesen sind; mit Details von tierischem Material, das nicht immer für den Menschen relevant ist, überfrachtet sind oder daß die Atlanten keine substantiellen Informationen enthalten. Wichtig ist, daß viele Studenten das Gefühl haben, daß die Histologiebücher wenig klinische Bezüge aufweisen und die Relevanz der Histologie für die Biologie nicht recht betonen.

Unsere Studenten wünschen sich heute leicht lesbare Bücher, die detailliert genug sind, um Prüfungsanforderungen gerecht zu werden. In dem vorliegenden Buch haben wir uns besonders mit dem Problem befaßt, einen modernen Aspekt der Histologie des Menschen in kompakter Form vorzustellen. Der Text hat ein benutzerfreundliches Layout mit dem gegenwärtig besten Design; das Material wird auf verschiedene, visuell attraktive Weise angeboten, und die beiden Sonderthemen über praktische Histologie und klinische Relevanz ziehen sich durch das ganze Buch.

Die Ausführungen über praktische Histologie stehen generell am Ende eines jeden Kapitels auf grünem Hintergrund, sie sollen dem Studenten das zeigen, was sie auf Routinepräparaten mit ihrem Kursmikroskop sehen können. Damit werden die Hauptkapitel ergänzt , in denen histologische Merkmale mit verschiedenen Spezialtechniken gezeigt werden, die im Histologiekurs gewöhnlich nicht zur Verfügung stehen.

Die Abschnitte über klinische Relevanz stehen auf blauem Hintergrund und beziehen sich auf vorausgegangene Kapitel der normalen Histologie. Damit soll gezeigt werden, wie direkt Krankheiten auf Strukturveränderungen zurückzuführen sind, und die klinische Relevanz der Histologie soll untermauert werden.

Als praktizierende Histopathologen mit Lehrverpflichtung glauben wir, ein ausgewogenes Bild der Histologie anbieten zu können, wie sie für die Humanbiologie und klinische Medizin relevant ist. Die Studenten haben nur wenig Zeit, eine enorme Wissensfülle aufzunehmen, und wir hoffen, ihnen diesen Weg mit dem vorliegenden Buch zu ebnen.

Alan Stevens, James Steven Lowe, Nottingham 1991

Danksagungen

Wir danken den Labormitarbeitern der histopathologischen Abteilung, Queen's Medical Centre, Nottingham, für das Geschick und die Geduld, mit der sie die Schnitte herstellten, die wir für dieses Buch fotografiert haben. Besonders zu Dank verpflichtet sind wir Ian Wilson, Angela Crossman, Janit Palmer, Leanne Ward und David Mc Quire für die Paraffinschnitte sowie Neil Hand für Acryl-Kunststoff-Schnitte, Ken Morrel und seinem Team für immunhistochemische Präparate und Janet Palmer für enzymhistochemische Präparate.

Ganz besonders hilfreich für uns war die Arbeit von Trevor Gray, der viele Stunden damit verbrachte, passendes Gewebe für die Transmissions- und Rasterelektronenmikroskopie auszusuchen, und der alle elektronenmikroskopischen Aufnahmen dieses Buches beschafft hat.

Bill Brackenbury hat alle makroskopischen Präparate und darüber hinaus viele der mikroskopischen Übersichtsbilder fotografiert.

Dr. H. George Burkitt, ein Freund und früherer Kollege, war Verfasser der Originalausgabe der Kapitel 6 und 7; wir hoffen, daß unsere Ausgabe davon weiterhin den Geist seines Originalbeitrags enthält.

Viele Ärztekollegen vom Queen's Medical Centre haben geeignetes Gewebe zur Einbettung und für anschließende Fotografien beigesteuert. Von Dr. J. Wendy Blundell erhielten wir die Gefäßinjektionspräparate für Kapitel 16 und Schnitte vom Reizleitungssystem des Herzens für Kapitel 8. Auch Dr. Ian Leach steuerte viel Material über das Herz in Kapitel 8 bei, und Dr. Peter Furness stellte uns freundlicherweise eines seiner elektronenmikroskopischen Bilder über die polyanionischen Gebiete im Glomerulus zur Verfügung. Dr. Jane Zuccollo versorgte uns reichlich mit Material aus der fetalen und neonatalen Histologie des Menschen, und Dr. Mark Stephens steuerte einen seltenen Schnitt einer frühen Implantationphase des Menschen bei. Dr. Mark Wilkinson überließ uns Schnitte für Kapitel 9 und erteilte wertvolle Ratschläge. John Mulligan, Philip Dawes und Lynette Newberry waren uns dabei behilflich, ein breites Spektrum gut erhaltenen menschlichen Gewebes für dieses Buch zusammenzutragen. Jocelyn Germain vom London Hospital stellte freundlicherweise ein Teil des Materials über die Zähne in Kapitel 10 zur Verfügung.

Von Professor R. John Mayer erfuhren wir wesentliche Unterstützung hinsichtlich zellbiologischer Aspekte, besonders durch neue Ideen über das System saurer Vesikel.

Besonders dankbar sind wir Dr. Keith Robson, der bei so vielen Gelegenheiten tapfer die Stellung gehalten und unsere Arbeit erledigt hat, während wir an diesem Buch schrieben, und Isabella Streeter und Linda Dewdney, die so viele Stunden unseren Text am Word processor formatiert haben.

Zum Schluß möchten wir der gesamten Belegschaft des Gower Medical Publishing Verlags danken, der mit der Herstellung dieses Buches befaßt war. Lindy van den Berghe ließ unseren Wortschwall mit beträchtlichem Geschick und Einfühlungsvermögen drucken und drängte uns sehr sanft, die Abgabetermine einzuhalten. Ihr Verständnis für die Bedürfnisse der Studenten hatte einen starken Einfluß auf unseren Text- und Illustrationsteil. Claire Ginzler übernahm unsere überarbeiteten Manuskripte in den Computer. Marie Mc Nestry und Richard Prime sind im wesentlichen für das Design und Erscheinungsbild des Buches verantwortlich, und Marie's Künstlerteam, besonders David Mc Elwaine, Lynda Payne und Marion Tasker, hat aus unseren oft groben Vorlagen hübsche und informative Kunstwerke geschaffen. Fiona Foley dirigierte das Orchester mit Fingerspitzengefühl, durch Schmeicheln, Becircen und Härte, genau den jeweiligen Umständen angepaßt. Es war ein richtiges Vergnügen, mit ihnen allen zusammenzuarbeiten.

Über dieses Buch

Es sind erhebliche Anstrengungen unternommen worden, um dieses Buch für die Histologiestudenten, die ja wenig Zeit zum Lernen haben, so zu konzipieren, daß sie in einem Durchgang möglichst viel Detailwissen aufnehmen, ohne Teile des Textes noch einmal lesen zu müssen oder zu ermüden. Durch die Gestaltung diese Buches soll der Informationsfluß optimalisiert werden.

Kapitelinhalt

Hier wird die Histologie des Menschen umfassend abgedeckt, aber die Kapitelinhalte unterscheiden sich etwas von denen herkömmlicher Histologiebücher, indem sie das mit einbeziehen, was in den modernen Histologie- und Humanbiologiekursen gelehrt wird.

Fortlaufender Text

Der verwendete Schrifttyp ist gut leserlich. Der Text wurde durch viele Überschriften und Einrückungen übersichtlich gegliedert.

Bildunterschriften

Der Bildunterschrifttext ist im allgemeinen nicht redundant und sollte dann gelesen werden, wenn im laufenden Text darauf hingewiesen wird. Das unterbricht dann einerseits nicht den Informationsfluß, bietet aber andererseits eine abwechslungsreiche Pause. Aus diesem Grund werden viele Bildtexte zur Übermittlung komplexer Informationen eingesetzt, besonders über dreidimensionale Strukturen.

Licht- und elektronenmikroskopische Fotografien

Dieses Buch sollte möglichst keine Information enthalten, die der Student wahrscheinlich doch nicht aufnimmt. Da er doch lieber sein Hirn zur Erfassung von Strukturen einsetzen und sich nicht mit der Ermittlung von Größen mittels angegebener Maßstäbe herumquälen soll, sind wir davon abgekommen, bei jedem Foto die Vergrößerungen anzugeben. Wir haben dafür einprägsame Größen bedeutender Strukturen mit bei deren Beschreibung angegeben und meinen, daß sich der Text so leichter lesen läßt.

Aus dem gleichen Grund ist bei den Abbildungslegenden nur der Name der verwendeten Färbung angegeben; mehr darüber findet man im Anhang über Techniken und Färbemethoden.

Klinische Bezüge

Wir hoffen, daß die ausgewählten Beispiele die wesentliche Bedeutung unterstreichen, die das Verständnis für Histologie im weiteren Studienverlauf der klinischen Medizin und Humanbiologie spielt. Diese Kurzkapitel sind auch deshalb ein wichtiger Teil des Buches, da sie die Seiten optisch auflockern und eine Verschnaufspause beim Lesen ermöglichen.

Kurzkapitel praktische Histologie

Viele Studenten scheitern beim Mikroskopieren daran, daß sie das nicht wiedererkennen, worüber sie gerade gelesen haben. Meistens ist das gar nicht ihr Fehler, denn man kann nur das sehen, was auch auf den Schnitten des Kurskastens zu erkennen ist. Die Kurzkapitel praktische Histologie zeigen daher übliches Kursmaterial und sollen den Studenten dadurch, daß sie Bekanntes wiedererkennen die Angst nehmen, nicht mikroskopieren zu können.

Feedback

Die Autoren sind dankbar für Kommentare von Kollegen und Studenten, die mit diesem Buch gearbeitet haben, besonders im Hinblick darauf, ob Inhalt und Form ihren Ansprüchen genügen. Wir werden Verbesserungsvorschläge gerne in Neuauflagen berücksichtigen, und hoffen, daß Hochschullehrer und Studenten die Chance wahrnehmen, an der Erstellung einer wertvollen Unterrichtsgrundlage mitzuwirken.

Viel Spaß!

Vorwort des Übersetzers

Bei uns sind die Verhältnisse anders, als es die Histopathologen Stevens und Lowe in ihrem Vorwort darstellen: seitdem die 68er Unruhe abgeflaut ist, lernen die Medizinstudenten klaglos die Histologie, und die Notwendigkeit der Lehrinhalte wird kaum noch hinterfragt.

Allerdings – und das sollte zu denken geben – lernen die Studenten weniger aus den empfohlenen Lehrbüchern als aus billigen Schriften, die besonders dadurch gefallen, daß sie kurz abgefaßt sind. Die „Histologie" hat mich spontan angesprochen. Das liegt am Umfang des Buches, am farbigen Layout und an der hochmodernen molekularbiologischen Basis, die das Lesen zu einem anregenden Abenteuer werden lassen. Die Ausflüge in die Klinik und Pathohistologie (durch blauen Untergrund hervorgehoben) bieten in einer mit Augenmaß dosierten Form das, was die Studenten noch mehr interessiert als die prüfungsrelevante praktische Histologie, die auf grünem Grund steht. Hier wurde eine intensive Vernetzung der Histologie mit der Biochemie, Physiologie und Pathologie vorgenommen.

Der Student, auf den es schließlich ankommt, beißt sich nicht an der Frage fest, ob das Desmoplakin auch im Hemidesmosom vorkommt und ob es im Schema der enchondralen Ossifikation nicht so aussieht, als ob das Perichondrium den Gelenkknorpel überzieht. Er wird, meine ich, von diesem guten Buch angesprochen, weil das Lernen daraus durch die vielen praktischen Bezüge Spaß macht. Natürlich hätte ich, wie jeder Fachkollege, hier und da noch eine bessere Abbildung beisteuern können, das Zytosol genauer definiert und bei der Abschaffung des Bindegewebebegriffs nicht gleich das Kind mit dem Bade ausgeschüttet. Hier wird eben mit histologischen Traditionen gebrochen; Nomenklaturballast und leere Lehrinhalte wurden abgeworfen. Dieses Buch wurde von Praktikern geschrieben, die besser als mancher Histologe wissen, worauf es später ankommt.

Die andersartige Didaktik ist in sich schlüssig, aber der deutsche Histologe findet bisweilen Begriffe, die er am Kapitelanfang einsetzen würde, am Ende oder das, was er bei den Geweben bringen würde, in der mikroskopischen Anatomie. Bei der Übersetzung konnten hier und da Autorenfehler korrigiert und durch geringe Einfügungen Präzisierungen erreicht werden. Größere Eingriffe waren nicht möglich, da die Bildanordnung unveränderbar vorgegeben war und da ich auch den Autoren gerecht werden mußte. Nach meinem Gesamteindruck bietet die „Histologie" die befriedigendste funktionelle Histologie auf dem deutschen Markt, und ich bin gespannt, ob die Medizinstudenten das genauso sehen. Durch eine für deutsche Histologiebücher ungewöhnliche, detaillierte Überlappung dieser Darstellung mit der makroskopischen Anatomie kommt dieses Lehrbuch den Studenten entgegen, die die Histologie vor dem Präparierkurs lernen.

Klaus Tiedemann, Heidelberg

Inhalt

17 Männlicher Geschlechtsapparat

18 Weiblicher Geschlechtsapparat

19 Haut und Brustdrüse

1 Histologie: Nicht gleich abschalten!

Histologie als Wissenschaft von zentraler biologischer und medizinischer Bedeutung

Histologie ist die Lehre von biologischen Geweben und der Art, in der die einzelnen Bestandteile strukturell und funktionell miteinander verbunden sind. Sie ist ein Kernfach der Biologie und Medizin, denn sie steht am Kreuzweg zwischen Biochemie, Molekularbiologie und Physiologie einerseits und dem Krankheitsprozeß und seinen Auswirkungen andererseits. Proben von menschlichen Geweben können von vielen Körperstellen durch schnelle, sichere und schmerzarme Methoden entnommen werden, z. B. durch:

- Nadelbiopsien aus parenchymatösen Organen;
- Endoskope, die in den Verdauungstrakt oder in Körperhöhlen eingeführt werden;
- flexible Spezialkatheter in Blutgefäßen.

Oberflächliche Gewebe wie Haut, Mundhöhlen- oder Nasenschleimhaut gestatten die Probeentnahme mit dem Skalpell (Abb. 1-1). Die Kenntnis des normalen histologischen Erscheinungsbilds ist Voraussetzung für die Beurteilung krankhaft veränderter Strukturen. Gerade heute ist Histologie ein aufregendes Fach. Durch die Entwicklung von Techniken, die die chemische und molekulare Zusammensetzung lebender Gewebe bis in den mikroskopischen Bereich erforschen, wird der physiologische und molekularbiologische Bauplan biologischer Strukturen klarer. Erst jetzt wird deutlich, warum verschiedene biologische Strukturen so geformt und angeordnet sind, wie wir sie vorfinden.

Histologiekenntnisse sind wesentlich, um biochemische und physiologische Vorgänge zu verstehen und um einen Einblick zu bekommen, wie Strukturanomalien zu Störungen von Funktion und biochemischen Abläufen und damit letztlich zur Krankheit führen.

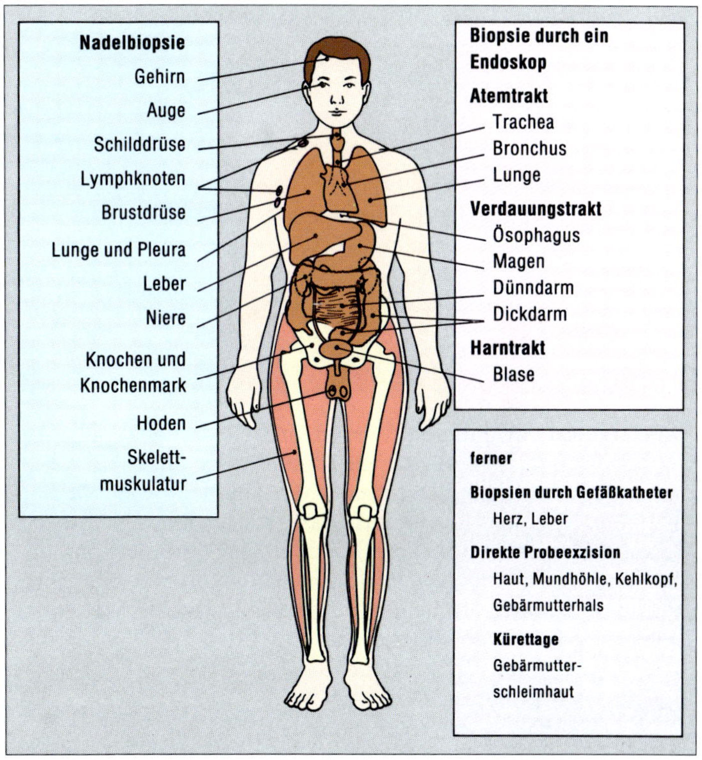

Abb. 1-1. Histologie in der Diagnostik. Durch verschiedene Techniken können heutzutage von vielen Körperstellen kleine Gewebsproben genommen werden. Die histologische Untersuchung solcher Proben spielt eine zunehmende Bedeutung bei der direkten Diagnostik von Krankheiten

Histologie war einst empirisch

Die histologische Wissenschaft begann mit der Entwicklung einfacher Mikroskope und Techniken zur Herstellung dünner Schnitte von biologischem Material, das somit zur Untersuchung aufbereitet wurde. Trotz ihrer einfachen Ausrüstung und des nicht ganz sachgerecht behandelten Materials lernten die frühen Histologen erstaunlich viel über die Struktur biologischer Gewebe.

Solche Untersuchungen veranlaßten Virchow, seine **Zellulartheorie** des Aufbaus lebender Organismen zu postulieren, in der Zellen als Grundbaustein der biologischen Gewebe angesehen wurden.

In dieser Frühzeit entwickelte sich eine histologische Terminologie, die auf der lichtmikroskopischen Analyse von Zellen bei einem beschränkten Verständnis der physiologischen Zellfunktionen basierte.

Verbände von Zellen mit gleichartiger Morphologie wurden als **Gewebe** beschrieben, von denen 4 Arten unterschieden wurden:

- Epithelgewebe bestand aus Zellen, die Oberflächen bedeckten, Körperhöhlen auskleideten oder Drüsen wie die Speicheldrüsen bildeten;

- Muskelgewebe setzte sich aus Zellen mit kontraktilen Eigenschaften zusammen;
- Nervengewebe bestand aus Zellen, die Gehirn, Rückenmark und Nerven bildeten.
- Bindegewebe wurde von Zellen gebildet, die extrazelluläre Matrix bildeten, Sehnen, Knochen oder Fettgewebe aufbauten und Binde- und Stützfunktion für andere Gewebe übernahmen.

Moderne Histologie ist eine präzise Wissenschaft

Moderne Untersuchungsmethoden haben unser Verständnis von den Zellen revolutioniert. Die Sequenzanalyse von Proteinen, Molekulargenetik (mit der Fähigkeit, den genetischen Code auszuschneiden und zu analysieren) und Klonierung in der Zellkultur haben zu bisher unbekannten Einsichten in die Leistungen von Zellen geführt.

Terminologie

Während sich in anderen Wissenschaften das Vokabular den Fortschritten in Wissen und Verständnis rasch angepaßt hat, ist das in der Histologie nicht immer der Fall gewesen. Jahrelang blieb man bei Ausdrücken und Klassifizierungen, die von alten Untersuchungen herrührten. Bei jeder neuen Entdeckung über die Natur der lebenden Materie versuchte man, die neue Information in die alte, oft nicht mehr passende Klassifizierung von Zellen und Geweben zu pressen.

Zum Glück weicht dieses rigide Histologiedogma heutzutage einer anregenden funktionellen Anschauung, die auf zellbiologischem Verständnis basiert.

Zellen sind Grundbausteine

Unsere modernen Kenntnisse zeigen, wie richtig Virchow die Zelle als kleinste funktionelle Einheit der meisten lebenden Organismen verstand.

Zellen sind sehr unterschiedlich. Aus einer einzelnen befruchteten Eizelle hervorgegangen, entwickelt jede Zelle durch einen Prozeß der **Differenzierung** strukturelle Eigenheiten in Abhängigkeit von ihrer Funktion und wird damit zu einer viel raffinierteren und komplexeren Funktionseinheit, als allgemein angenommen wurde.

Die Molekularbiologie hat gezeigt, daß Zellen von unterschiedlichem Erscheinungsbild aufgrund gemeinsamer funktioneller Eigenschaften zu Systemen zusammengefaßt werden können.

Manche Zellen sind wandlungsfähig. Sogar beim Erwachsenen, so ist deutlich geworden, gibt es Populationen hoch anpassungsfähiger, noch nicht festgelegter Zellen, die sowohl ihre Struktur als auch ihre funktionelle Aktivität wechselnden Umwelteinflüssen anpassen können.

Diese Fähigkeit ist von vitaler Bedeutung bei der Anpassung an äußeren und inneren Streß und wird gewöhnlich beim Krankheitsprozeß beobachtet (z. B. der Ersatz geschädigter Herzmuskelzellen durch derbes, faseriges Gewebe nach einem Herzinfarkt).

Zellart	Epithelzellen	„Supportzellen"	Kontraktile Zellen	Nervenzellen	Keimzellen	Blutzellen	Zellen des Immunsystems	Hormonproduzierende Zellen
Beispiel	Auskleidung von Darm und Blutgefäßen, Hautoberfläche	Faseriges Bindegewebe, Knorpel, Knochen	Muskulatur	Gehirn	Eizellen	Zirkulierende Erythrozyten und Leukozyten	Lymphatische Gewebe (Lymphknoten, Milz)	Schilddrüse Nebenniere
Funktion	Schutz Resorption Sekretion	Bilden und erhalten die Körperform	Bewegung	Direkte Kommunikation von Zelle zu Zelle	Reproduktion	Sauerstofftransport, Abwehr	Abwehr	Indirekte Kommunikation von Zelle zu Zelle
Besondere Kennzeichen	Durch interzelluläre Verbindungen fest verhaftet (s. Kap. 3)	Produzieren und beeinflussen die Interzellularsubstanz (s. Kap. 4)	Filamentöse Proteine bewirken eine Kontraktion (s. Kap. 5)	Entlassen chemische Botenstoffe auf die Oberfläche anderer Zellen (s. Kap. 13)	Die Hälfte des normalen Chromosomensatzes (s. Kap. 17 u. 18)	Proteine binden Sauerstoff, Proteine zerstören Bakterien (s. Kap. 6)	Erkennen und zerstören körperfremdes Material (s. Kap. 7)	Sezieren chemische Botenstoffe (s. Kap. 15)

Abb. 1-2. Die Zellarten in moderner, funktioneller Einteilung

Die allgemeinen biologischen und strukturellen Eigenschaften von Zellen werden in Kapitel 2 diskutiert, viele ihrer besonderen Funktionsmerkmale in den Kapiteln 3, 4 und 5.

Zellen werden heutzutage nach ihrer Funktion eingeteilt

Die Einteilung einzelner Zellarten erfolgt nach ihren Hauptfunktionen. Dieses Buch unterscheidet **Epithelzellen, „Supportzellen", kontraktile Zellen, Nervenzellen, Keimzellen, Blutzellen, Zellen des Immunsystems** und **hormonproduzierende Zellen** (Abb. 1-2).

Dabei ist es wesentlich, sich klarzumachen, daß eine Zelle unterschiedliche Funktionen wahrnehmen und zu mehr als einer Zellart gehören kann, z. B.

- sind viele hormonproduzierende Zellen gleichzeitig Epithelzellen, die durch spezielle interzelluläre Verbindungen fest zusammengehalten werden und eine Drüse bilden;
- sind viele Zellen des Immunsystems gleichzeitig Blutzellen;
- sind manche „Supportzellen" auch kontraktil.

Die strukturellen und funktionellen Spezialisierungen, die die einzelnen Zellarten voneinander abgrenzen, werden in den Kapiteln 3, 4 und 5 in der Übersicht vorgestellt und im weiteren Verlauf des Textes im einzelnen diskutiert.

Gewebe sind funktionelle Verbände von Zellen

Ein **Gewebe** ist ein Verband gleichartig differenzierter Zellen. Dieser Begriff ist nützlich, um einfache Zellverbände **einfache Gewebe** (z. B. Knorpel) zu nennen. Offensichtlich enthalten aber bestimmte Gewebe eine Mischung von Zellen sowie von geformter und ungeformter Interzellularsubstanz unterschiedlicher Funktion; sie können als **zusammengesetzte Gewebe** (Abb. 1-3) bezeichnet werden. Nervengewebe z. B. enthält Nervenzellen (Neurone), „Supportzellen" (Astrozyten), Zellen des Immunsystems (Mikroglia) und Epithelzellen (Ependym).

Das Konzept einfacher und zusammengesetzter Gewebe ist nützlich in der deskriptiven Histologie. Die weniger differenzierte Kurzform „Gewebe" bezieht sich auf beide Gewebsarten.

Supportzellen, nicht „Bindegewebe"

Die einzige Ausnahme von dem akzeptablen Gebrauch des Gewebsbegriffs bildet der alte Ausdruck „Bindegewebe". Er wurde von alters her benutzt, um ein weites Spektrum lebenden Gewebes zu beschreiben, in dem neben Zellen sehr viel extrazelluläre Matrixbestandteile vorkamen, deren Aufgabe es sein sollte, höher spezialisierten Zellen als stützendes Stroma zu dienen.

Die ursprüngliche Gruppe der „Bindegewebe" umfaßte Kombinationen von Zellen und Interzellularsubstanzen wie z. B. Knochen, Knorpel, Sehnen, faseriges Bindegewebe, Knochenmark, Blut und Fettgewebe. Traditionellerweise wurde der Ausdruck „lockeres Bindegewebe" benutzt, um damit ein partiell aus „Supportzellen" bestehendes Gewebe zu bezeichnen, das extrazelluläre Matrix produzierte. Dazu wurden aber auch Zellen des Immunsystems wie Lymphozyten und Makrophagen gerechnet und ebenso Nervenzellen und Blutgefäße.

In diesem Buch wird der Ausdruck „Bindegewebe" vermieden, da er die hochentwickelte strukturelle Organisation solcher Gewebe nicht genügend betont. Dafür wird das Konzept von **Supportzellen** verwendet, welches die bedeutenden Wechselwirkungen zwischen Zellen und Interzellularsubstanz (extrazellulärer Matrix) betont.

Supportzellen und ihre Spezialisierungen werden in Kap. 4 diskutiert, während Knochen, Sehnen und Bänder in Kap. 14 abgehandelt werden.

Zellen bilden Organe, Apparate und Systeme

Ein **Organ** besteht aus einer bestimmten Gruppe von Geweben, gewöhnlich aus mehreren Arten, und erfüllt spezifische Funktionen, z. B. Herz, Leber und Niere.

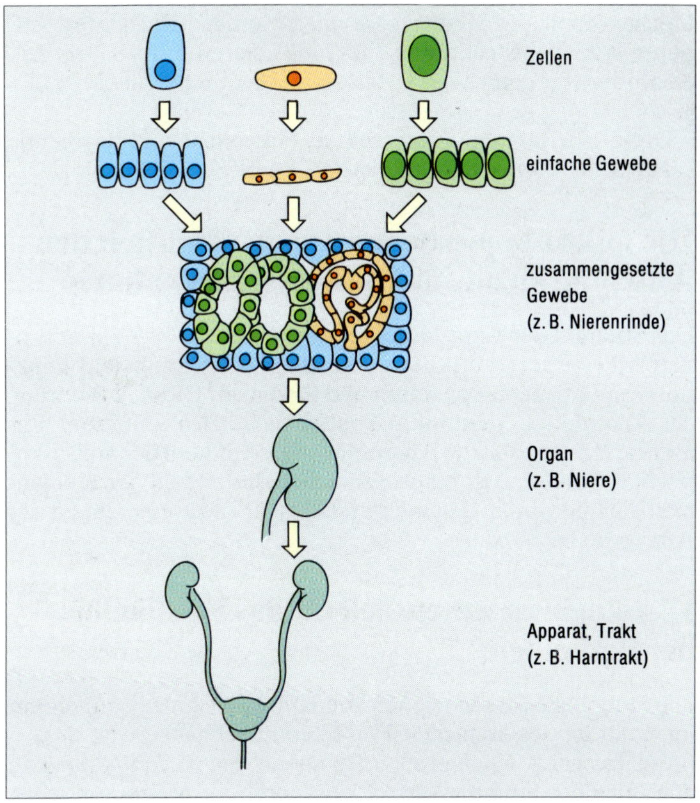

Abb. 1-3. Zellen, Gewebe, Organe und Apparate

Ein **Apparat** oder **Trakt** beschreibt eine Gruppe von Organen, die verwandte funktionelle Aufgaben haben, z. B. Zunge, Ösophagus, Magen, Darm, exokrines Pankreas als Teile des Verdauungstrakts. Die Nieren samt Nierenbecken, Harnleitern und Blase bilden den Harnapparat oder Harntrakt.

Ein **System** beschreibt funktionell zusammengehörige Einrichtungen mit weiter Verbreitung im Körper, z. B. das Nervensystem oder die weit verstreuten hormonproduzierenden Zellen des Darms und der Lunge (diffuses endokrines System), die deshalb nicht als Organ gelten können, weil sie keine anatomisch deutliche Zellansammlung bilden.

Die Zytologie orientiert sich an der Zellbiologie

Bis vor kurzem war die Elektronenmikroskopie die einzige Technik, mit der man die Feinstruktur einzelner Zellen studierte (Zytologie). Inzwischen setzt man vermehrt immunhistochemische Methoden ein, die Antikörper gegen spezifische Zellbestandteile benutzen, um im Lichtmikroskop Details in den Zellen zu zeigen, die durch andere Methoden nicht sichtbar gemacht werden können.

Außerdem kann man jetzt spezifische DNA- und RNA-Sequenzen durch die Technik der *In-situ*-Hybridisierung anfärben, wodurch grundlegende Einsichten in die molekularen Mechanismen der Zellen gewonnen werden. Ein klares Verständnis der Feinstruktur und des molekularen Aufbaus von Zellen fördert wesentlich das Erfassen biochemischer und physiologischer Vorgänge.

Diese Überlappung von Struktur, Physiologie und Biochemie versteht man unter dem modernen Begriff der Zellbiologie.

Die mikroskopische Anatomie vermittelt den Anschluß an die makroskopische Anatomie

Das Studium der Anordnung verschiedener Gewebe auf mikroskopischer Ebene vermittelt Einsichten in Struktur und Funktion von Organen, Apparaten und Systemen. Diese Ausweitung der Anatomie in den mikroskopischen Bereich führt zum Terminus „mikroskopische Anatomie". Das Studium der mikroskopischen Anatomie ist ein wesentlicher Bestandteil der Humanbiologie und wird in den meisten Lehrplänen zusammen mit der Anatomie betrieben.

Histologie ist wesentlich für das Verständnis der Pathologie

Die Pathologie (das Verstehen von Krankheitsprozessen) nimmt im Studium des ärztlichen Praktikers, unabhängig von dessen Spezialisierung, einen großen Raum ein. Sie ist von Anfang an eng mit dem Studium der Gewebe und der mikroskopischen Anatomie verbunden.

Allerdings wird in den meisten Lehrplänen die Pathologie viel später gelehrt als die Histologie, so daß bei den Studenten die normale Histologie schon wieder in Vergessenheit geraten ist, wenn sie Pathohistologie hören.

Das ist ungünstig, weil die meisten Krankheiten mit histologischen Veränderungen einhergehen und eine histologische Diagnose in der klinischen Praxis eine Hauptstütze der modernen Medizin darstellt, wie die folgenden Fallbeispiele zeigen.

1. Ein 35jähriger Buchhalter hat eine Gelbsuchtperiode, und Blutuntersuchungen zeigen, daß diese durch eine Virusinfektion der Leber verursacht ist (virale Hepatitis). Er erholt sich, aber weitere Blutuntersuchungen nach 6 Monaten zeigen, daß noch ein Leberschaden besteht.
   Sein Arzt entnimmt daher ein Stück Lebergewebe (Biopsie), das histologisch untersucht wird.

Solch eine Untersuchung kann das Muster einer Leberzellschädigung zeigen und Hinweise darauf geben, ob es sich um eine progrediente Erkrankung mit schlechter Prognose oder um eine begrenzte mit guter Prognose handelt.

Die Kenntnis der mikroskopischen Anatomie der Leber ist daher erforderlich, um den Krankheitsverlauf verstehen und interpretieren zu können.

2. Ein 20jähriger Student entwickelt ein Nierenversagen, dessen Ursache weder radiologisch noch durch Blutuntersuchungen abzuklären ist. Der Facharzt führt daher eine Nierenbiopsie durch, um Material für eine histologische Untersuchung zu gewinnen.
   Spezielle Färbemethoden für die Lichtmikroskopie betonen feine strukturelle Veränderungen (Abb. 1-4), während die Elektronenmikroskopie wertvolle Informtionen über Anomalien auf ultrastruktureller Ebene liefert.
   Anhand der festgestellten Anomalien kann der Facharzt eine zielgerichtete Behandlung durchführen.

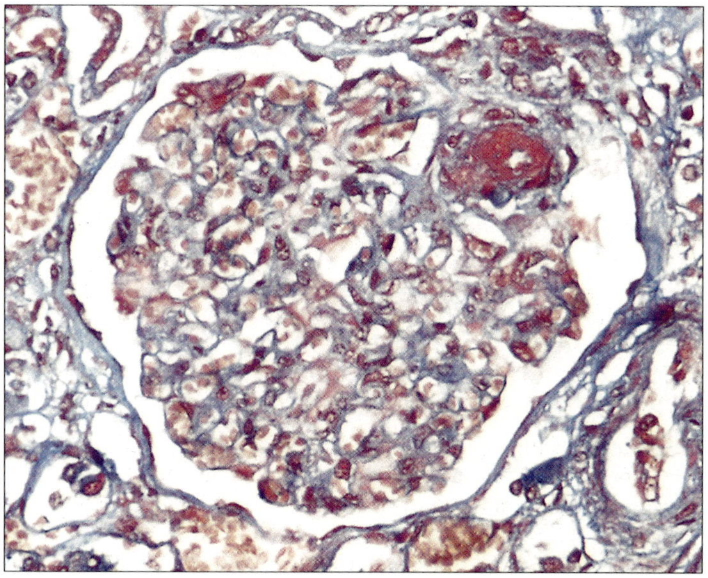

Abb. 1-4. Niere (Paraffinschnitt, Azan). Nierenrinde von einem Patienten mit Nierenversagen. Die Spezialfärbung zeigt Art und Sitz der wesentlichsten Veränderungen

Die klinische Behandlung dieses Patienten erfordert Kenntnisse der mikroskopischen Anatomie der Niere. Durch wiederholte Biopsien werden Heilungsfortschritte und Behandlungserfolge überwacht.

3. Die Typisierung von Tumoren (Krebs) basiert auf histologischen Befunden, und eine präzise histologische Einschätzung von Tumoren ist der Eckpfeiler der modernen Krebstherapie.
Bei einer 15jährigen traten geschwollene Lymphknoten im Nacken auf. Ein Chirurg entfernt einen davon zur histologischen Untersuchung, und die Mikroskopie ergibt, daß die Schwellung durch Krebs hervorgerufen wurde.
Die Behandlung des Mädchens hängt davon ab, welche Krebsart histologisch ermittelt wurde (stammt er z. B. von Muskelgewebe ab, von lymphatischen Zellen oder von endokrinen Zellen?). Darüber gibt der histologische Befund Auskunft, der durch Beschreibung von Morphologie und Zelldifferenzierung eine präzise Typisierung des Tumors erlaubt.

Techniken in Histologie und Zellbiologie

Hochauflösende Lichtmikroskopie

Zum Studium der Zellmorphologie werden in der Lichtmikroskopie dünne Schnitte eingesetzt, die üblicherweise wie folgt hergestellt werden:

- Das Gewebe wird in eine strukturerhaltende Lösung (**Fixierungsmittel**) eingelegt, die Eiweiße quervernetzt, präzipitiert und Zersetzung verhindert. Die meisten Fixierungsgemische enthalten **Formaldehyd** als wäßrige Formalinlösung.
- Das Gewebe wird anschließend in ein festes Medium **eingebettet**, damit es in dünne Schnitte zerlegt werden kann. Meistens wird es nach einer Alkoholentwässerung mit **Paraffin** imprägniert.
- Das Gewebe wird dann auf einem **Mikrotom** geschnitten (Schnittdicke 5–8 μm).
- Zur Herstellung von Details werden die Gewebeschnitte in **Färbelösungen** eingelegt, die die Zellstrukturen unterschiedlich anfärben. Am verbreitetsten ist die **HE-Färbung** (Hämatoxylin und Eosin). Daneben gibt es für verschiedene Strukturen diverse Färbungen und Imprägnierungen.

Das Auflösungsvermögen im Lichtmikroskop liegt zwar bei 0,2 μm, aber in der praktischen Routine wird mit Paraffinschnitten selten mehr als 0,6 μm erreicht.

Die Gewebe können auch in **Kunststoffe** (Acryl- oder Epoxidharze) eingebettet werden, wobei viel dünnere Schnitte möglich werden als mit der Paraffintechnik. Dadurch wird das Auflösungsvermögen erhöht, und feinere Strukturen werden sichtbar. Solche Semidünnschnitte werden vermehrt in der Histologie eingesetzt und in diesem Buch an gegebener Stelle abgebildet (s. Glossar: Färbung und Techniken).

Andere lichtmikroskopische Techniken (z. B. Phasenkontrast, Interferenzkontrast) benutzen optische Eigenschaften ungefärbter Zellen, um Details sichtbar zu machen.

Transmissionselektronenmikroskopie

Die Benutzung eines Elektronenstrahls anstelle des sichtbaren Lichts erlaubt bei guter Gewebspräparation eine Auflösung von nur 1 nm.

In der elektronenmikroskopischen Technik werden sehr kleine Gewebsblöckchen (< 2 mm) fixiert, meistens in **Glutaraldehyd-Pufferlösungen**. Außerdem müssen die Objekte dem Elektronenstrahl im Hochvakuum standhalten; dazu werden sie in ein festes Kunstharz eingebettet, meistens in **Epoxidharz**.

Elektronenmikroskopische Schnitte müssen sehr dünn sein, um eine gute Auflösung und Elektronenstreuung zu gewährleisten. Sie sind 40–100 nm dick (Ultradünnschnitte). Die Färbung der Schnitte erfolgt durch eine Imprägnierung mit Schwermetallsalzen (Uranylacetat, Bleizitrat).

Die Elektronenmikroskopie erschließt die ultrastrukturelle Morphologie und ist eine bei Morphologen weitverbreitete Routinemethode.

Rasterelektronenmikroskopie

Die Rasterelektronenmikroskopie benutzt weniger Schnitte als vielmehr kleine massive Gewebsblöckchen, deren Oberflächendetails dreidimensional abgebildet werden (Abb. 1-5).

Ein kleines Blöckchen fixierten Gewebes wird getrocknet und mit Gold bedampft. Ein Elektronenstrahl greift dazu das Präparat Zeile für Zeile ab (rastert), und an der Oberfläche freigesetzte Elektronen werden zu einem Bild verarbeitet, das die Präparatoberfläche bei hoher Auflösung dreidimensional zeigt (s. Abb. 6-3b, 6-16b, 10-10, 10-11 und 10-38e).

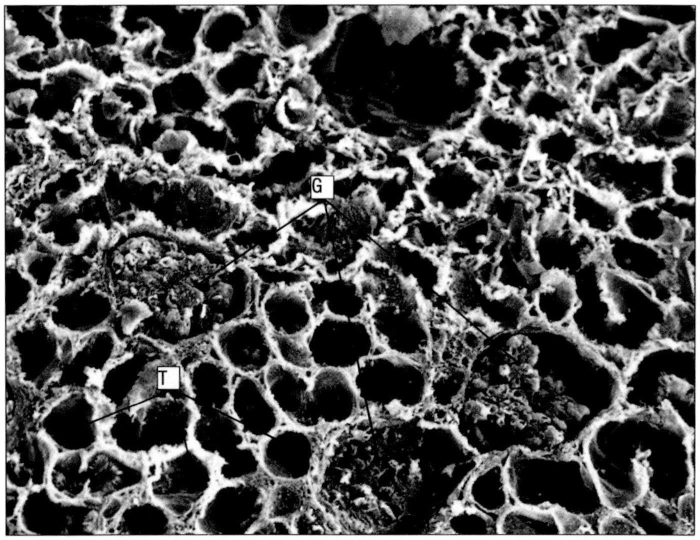

Abb. 1-5. Niere (Rasterelektronenmikroskopie). Diese Aufnahme zeigt Teile des Kortex bei geringer Vergrößerung, im wesentlichen Glomeruli (G) und Tubuli (T). Stärkere Vergrößerungen zeigen mehr Oberflächendetails (s. Abb. 16-11)

Wenn lebende Zellen schockgefroren und gebrochen werden, dann laufen die Bruchflächen oft innerhalb der Zellmembranen und der Membranen von Zellorganellen, die dann im Transmissionsmikroskop abgebildet werden können. Diese **Gefrierbruchtechnik** ist für die Struktur von Zellmembranen besonders aufschlußreich.

Histochemie

Manche Farbstoffe haben eine Affinität zu spezifischen chemischen Molekülgruppen, und man benutzt sie, um gewisse Substanzen in histologischen Präparaten zu lokalisieren.

Lipide. Da Lipide bei der Paraffintechnik herausgelöst werden, kann man sie nur an Schnitten nachweisen, die nativ auf einem Gefriermikrotom geschnitten werden. Sie werden dann mit lipidlöslichen Farbstoffen wie **Sudanschwarz** oder **Ölrot** dargestellt.

Polysaccharide wie Glykogen werden mit der **PAS-Reaktion** (Perjodsäure-Schiff-Reaktion) nachgewiesen. Die Perjodsäure oxidiert in den Schnitten die Glukosereste des Glykogens (1,2-Diole) zu Aldehyden. Das Schiff-Reagenz, die farblose fuchsinschweflige Säure, reagiert dann mit den Dialdehyden und bildet das violette **Fuchsin** (s. Abb. 4-11).

Spezifische Enzyme. Der Nachweis spezifischer Enzyme in einem Gewebe erfolgt durch Inkubation unfixierter (nativer) Schnitte in einem Reaktionsgemisch, welches das spezifische Enzymsubstrat enthält, dazu Kofaktoren und eine Verbindung, die durch die Enzymkatalyse einen ortstreuen Farbniederschlag ergibt.

Diese Technik, die Enzymhistochemie, erlaubt es, eine ganze Reihe von Enzymaktivitäten zu lokalisieren (saure und alkalische Phosphatase, Dehydrogenasen, ATPasen) und wird routinemäßig bei pathologisch veränderten Geweben, besonders bei der Muskulatur, angewandt (s. Abb. 14-4).

Autoradiographie

Wenn lebende Gewebe mit radioaktiv markierten Substanzen inkubiert werden, so können die Zellen, die Radioaktivität aufgenommen haben, leicht nachgewiesen werden. Sie bilden Silberkörner in der Photoemulsion, mit der sie überschichtet wurden.

Diese für die Zellfunktion sehr aussagekräftige Technik heißt Autoradiographie.

Mit radioaktiv markiertem Thymidin (einem DNA-Bestandteil) können Zellteilungen nachgewiesen werden.

Immunhistochemie

In der Immunhistochemie werden Antikörper gegen spezifische Zellmoleküle benutzt, um deren Anwesenheit im Gewebe nachzuweisen.

Polyklonale Antikörper gegen eine Zellsubstanz werden durch Immunisierung eines Versuchstiers (meistens Kaninchen oder Schaf) mit dem gereinigten Protein gebildet und aus dem Serum gewonnen.

Monoklonale Antikörper dagegen erhält man durch Immunisierung einer Maus und anschließender Fusion geeigneter antikörperproduzierender Zellen mit Mäusemyelomazellen. Sie produzieren dann in der Zellkultur kontinuierlich Antikörper.

Immunfluoreszenz ist eine histochemische Methode, bei der der Antikörper mit einem fluoreszierenden Farbstoff markiert wird. Nach dem Auftragen auf den Schnitt wird der markierte Komplex im Fluoreszenzmikroskop lokalisiert.

Immunperoxidasemethode. Die Immunfluoreszenz ist weitgehend von Immunperoxidasemethoden verdrängt worden, bei denen die Lokalisation eines primären Antikörpers (vom Kaninchen gewonnen) durch einen sekundären Antikörper erfolgt, der von einer anderen Tierart gewonnen wurde.

Dieser sekundäre Antikörper wird an ein – Meerrettichperoxidase genanntes – Enzym gekoppelt; am Sitz des Immunkomplexes entsteht ein braunes Reaktionsprodukt (s. Abb. 10-31b).

Im Gegensatz zu Immunfluoreszenzpräparaten sind die Immunperoxidasepräparate dauerhaft und können im normalen Lichtmikroskop studiert werden.

Zellkultur

Zellen können in künstlichen Nährmedien gezüchtet werden; aus Zellkulturen lernt die Grundlagenforschung viel über Zellfunktionen und -stoffwechsel. Im klinischen Betrieb dient die Zellkultur überwiegend der Chromosomenanalyse.

Zellfraktionierung

Durch Zellfraktionierungen werden ganze Zellen in gezielter Weise zerkleinert und aufgeschlossen; die einzelnen Zellpartikel können dann morphologisch oder biochemisch weiteruntersucht werden. Die Fraktionierung geschieht durch Ultrazentrifugation der Zelltrümmer in bekannten Dichtegradienten.

Auf diese Weise können relativ reine Fraktionen von Kernen, Mitochondrien, endoplasmatischem Retikulum oder Ribosomen gewonnen werden.

2 Die Zelle

Unabhängig von ihren spezifischen Funktionen haben Zellen viele gemeinsame Merkmale (Abb. 2-1):

- Sie besitzen eine äußere **Membran**, die jede Zelle umgibt und sie von ihrer Umgebung und den Nachbarzellen abgrenzt.
- Zellen bestehen aus einer Lösung von Proteinen, Elektrolyten und Kohlenhydraten (Zytosol); ein inneres Membransystem bildet spezialisierte Organellen und einzelne Kompartimente.
- Ihre Form und Festigkeit werden z. T. durch die Anordnung filamentöser Proteine im Zytoplasma (**intermediäre Filamente**, **Aktin**, **Mikrotubuli**) bestimmt, die wie ein Stützgerüst das **Zytoskelett** bilden.

Die wesentlichsten membranumgebenen Organellen sind:

- der **Zellkern**, Nukleus, der die DNA enthält;
- **Mitochondrien** als Energielieferanten;
- **endoplasmatisches Retikulum** (ER) zur Biosynthese von Proteinen und einigen Lipiden;
- **der Golgi-Apparat**, der Biosyntheseprodukte für die Sekretion verpackt oder für die Lagerung im Zytoplasma aufbereitet;
- **Vesikel** als temporäre Einrichtungen für den Stofftransport;
- **Lysosomen** mit hydrolytischen Enzymen für die Verdauung von Makromolekülen in der Zelle selbst;
- **Peroxysomen** mit Enzymen des Fettstoffwechsels.

Plasmamembranen

Sowohl die äußere Zellmembran, die jede Zelle umgibt, als auch die Membranen der Zellorganellen haben die gleiche Grundstruktur. Es handelt sich dabei um eine bimolekulare Lipidschicht mit speziellen Proteinen, die an der Außenseite Kohlenhydratanteile trägt. Plasmamembran (Zytomembran, Unit membrane) ist ein umfassenderer Begriffe als Zellmembran.

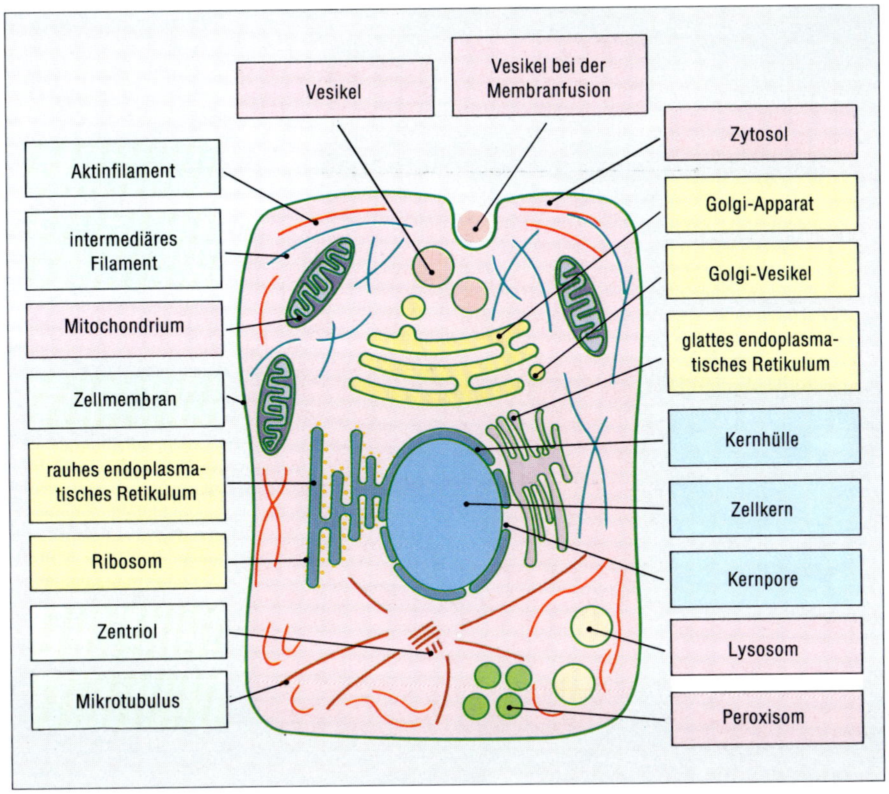

Abb. 2-1. Zellstruktur. Schema der Hauptbestandteile einer Zelle und deren Anordnung

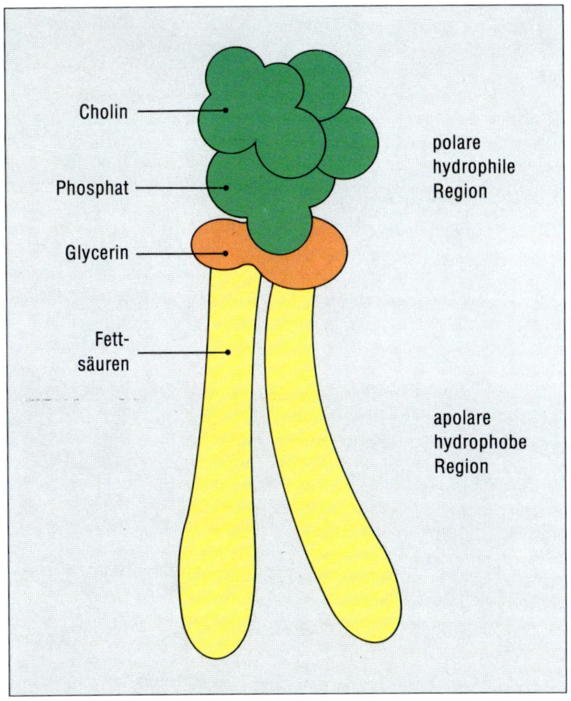

Abb. 2-2. Membranphospholipidmolekül. Schema eines Membranphospholipidmoleküls, des Hauptbestandteils von Zytomembranen, das gleichzeitig die wesentlichen Membraneigenschaften insgesamt zeigt

Die Struktur der Plasmamembran wird von der Lipidkomponente geprägt. Jedes Membranlipidmolekül hat ein hydrophiles und ein hydrophobes (wasserabstoßendes) Ende (Abb. 2-2), es ist **amphiphil**.

Solche Lipide bilden im Wasser spontan eine Doppelschicht, wobei die hydrophoben Enden eine innere, einander zugewandte Schicht bilden, während die hydrophilen Kopfgruppen nach außen gerichtet sind. Diese Grundstruktur, in die Membranproteine eingefügt sind (Abb. 2-3), verleiht der Plasmamembran bedeutende Eigenschaften:

- Die Membran muß als zähe Flüssigkeit verstanden werden , in der die Membranproteine durch Lateraldiffusion beweglich sind und die die Zellmotilität ermöglicht.
- Die polare Lipidanordnung führt zu einer selektiven Permeabilität gegenüber verschiedenen Substanzen. Es besteht eine hohe Permeabilität für Wasser, Sauerstoff und kleine hydrophobe Moleküle wie Ethanol, während geladene Teilchen wie Na^+- und K^+-Ionen praktisch nicht passieren können.
- Brüche und Rißstellen werden spontan abgedichtet, da die polare Eigenschaft der Lipide freie Kanten ausschließt, an denen hydrophobe Gruppen in Kontakt mit der wäßrigen Umgebung geraten könnten.
- Die Membranproteine haben eine spezifische Bedeutung für Transportprozesse, Enzymaktivitäten, Zellhaftung und Zellkommunikation.

Membranlipide

Der Lipidanteil der Plasmamembranen liegt bei 50%. Es gibt 3 Hauptgruppen von Lipiden: Phospholipide, Cholesterin und Glykolipide.

Phospholipide. Die 4 wesentlichsten Phospholipide in einer Zellmembran sind: **Phosphatidylcholin**, **Sphingomyelin**, **Phosphatidylserin** und **Phosphatidylethanolamin**. Diese Moleküle bilden bis zu 50% der Lipidkomponente und neigen dazu, Membranproteine zu umgeben, besonders verankerte Proteine mit Enzym- oder Transportfunktion.

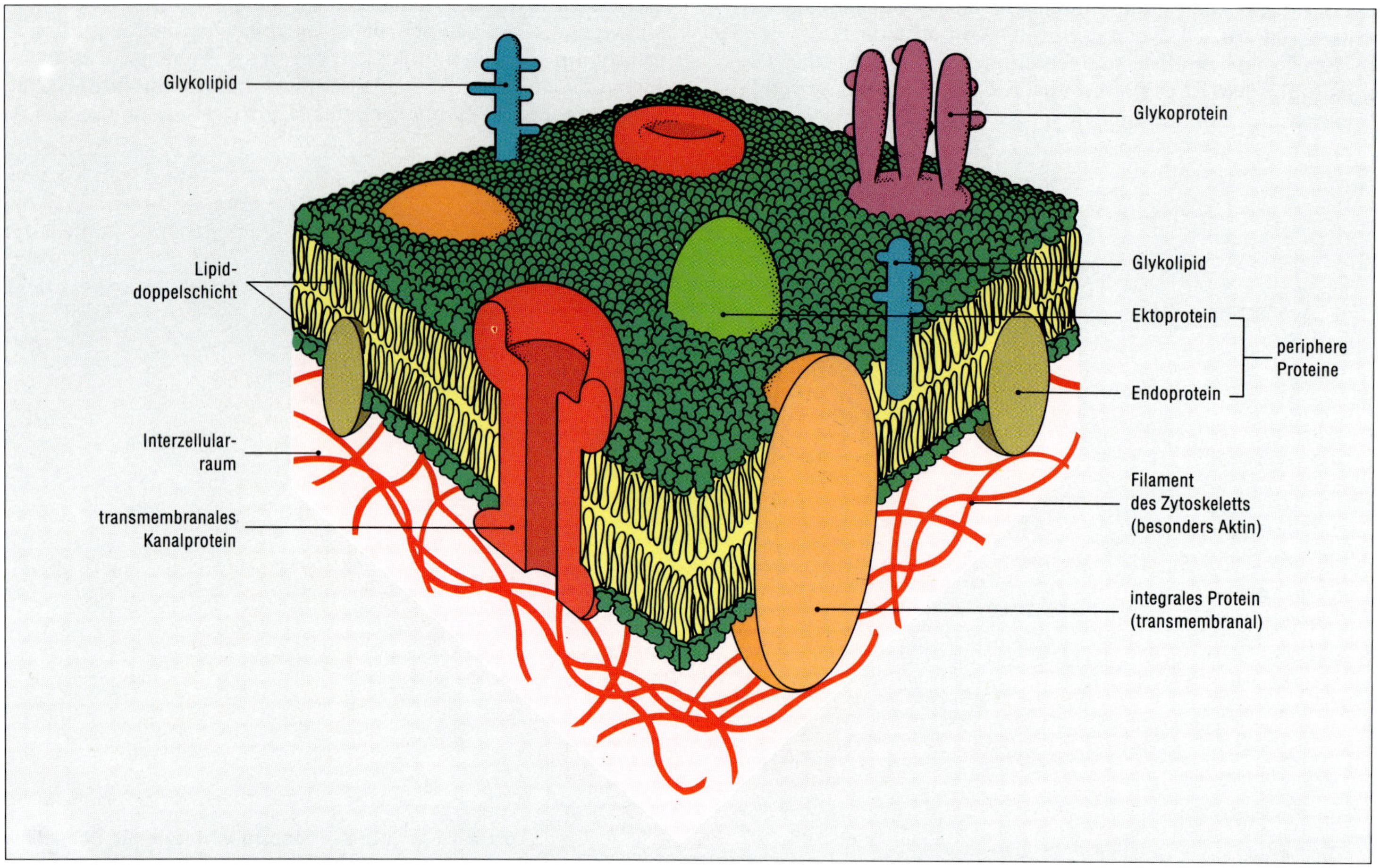

Abb. 2-3. Struktur von Plasmamembranen. Die Plasmamembran besteht aus einer Lipiddoppelschicht, deren hydrophobe Phospholipidenden nach innen weisen, während die hydrophilen Köpfe nach außen gerichtet sind. Innerhalb dieser Grundstruktur schwimmen Proteinmoleküle; hervorstehende Kohlenhydratgruppen sind an Glykolipide oder an Proteine angeheftet

Die innere Lipidschicht ist nicht genauso zusammengesetzt wie die äußere. So können z. B. hohe Konzentrationen gewisser Phospholipide in der Innenschicht nötig sein, um die Anwesenheit eines Endoproteins zu ergänzen, da bestimmte Proteine mit spezifischen Phospholipiden verknüpft werden müssen.

Cholesterin in Plasmamembranen beschränkt die Beweglichkeit benachbarter Phospholipide und macht die Membran weniger flüssig und mechanisch stabiler.

Glykolipide finden sich nur in der Außenfläche von Zellmembranen; ihre Zuckeranteile ragen in den Interzellularraum. Die funktionelle Bedeutung ist unklar; möglicherweise haben sie etwas mit der Zellkommunikation zu tun.

Eines der wesentlichen Membranglykolipide ist **Galaktozerebrosid**, ein Hauptbestandteil des Myelins, des fetthaltigen Isolierungsmaterials der Nerven (s. Kap. 13). Eine weitere Gruppe wichtiger Glykolipide bilden die **Ganglioside**, die bis zu 10 % des Lipids aus Nervenzellmembranen ausmachen.

Membranproteine

Membranproteine erfüllen die spezialisiertesten Funktionen in Zellmembranen, und daher haben verschiedene Zellarten unterschiedliche Membranproteine. Diese

- verbinden Filamente des Zytoskeletts mit der Zellmembran;
- verbinden Zellen mit der extrazellulären Matrix (z. B. Zelladhäsionsmoleküle);
- transportieren Moleküle in Zellen hinein oder aus Zellen heraus (z. B. Carrierproteine, Proteine von Membranpumpen, Kanalproteine);
- wirken als Rezeptoren für chemische Zellsignale (z. B. Hormonrezeptoren);
- zeigen spezifische Enzymaktivitäten.

Membranproteine sind durch Lateraldiffusion in der Zelloberfläche beweglich.

Membrankohlenhydrate

Plasmamembranen tragen Kohlenhydratanteile, überwiegend auf der dem Zytosol abgewandten Seite. Sie sind ebenso zahlreich auf der luminalen Seite intrazellulärer Membranen wie außen auf der Zellmembran, wo sie **Glykokalyx** genannt werden.

Membrankohlenhydrate können mit Hilfe von Lektinen dargestellt werden; dies sind aus Pflanzensamen extrahierte Proteine mit Bindungsstellen für spezifische Zuckerreste.

Endozytose und Exozytose

Material des extrazellulären Raums oder der Zellmembran selbst kann durch eine Einstülpung der Zelloberfläche in die Zelle aufgenommen werden, durch „Endozytose" (Abb. 2-4). Die eingestülpte Zellmembran fusioniert mit ihrer Außenseite (trans-Verschmelzung) und bildet ein **Endozytosevesikel** oder **Endosom** als membranumgebenes Bläschen. Die aufgenommene Membran und ihr Inhalt können in der Zelle weiterverarbeitet werden.

Der Ausdruck Mikropinozytose wird verwendet, wenn Zellen Flüssigkeit in Form von Endosomen von etwa 150 nm Durchmesser aufnehmen, während Phagozytose die Aufnahme größerer Partikel bezeichnet, die Endosomen von > 250 nm bilden.

Exozytose ist der entgegengesetzte Vorgang zur Endozytose und bedeutet die Fusion eines membranumgebenen Vesikels aus den Zytosol mit der Zellmembran (cis-Verschmelzung), wobei nur der Inhalt des Vesikels/Sekretgranulums in den extrazellulä-

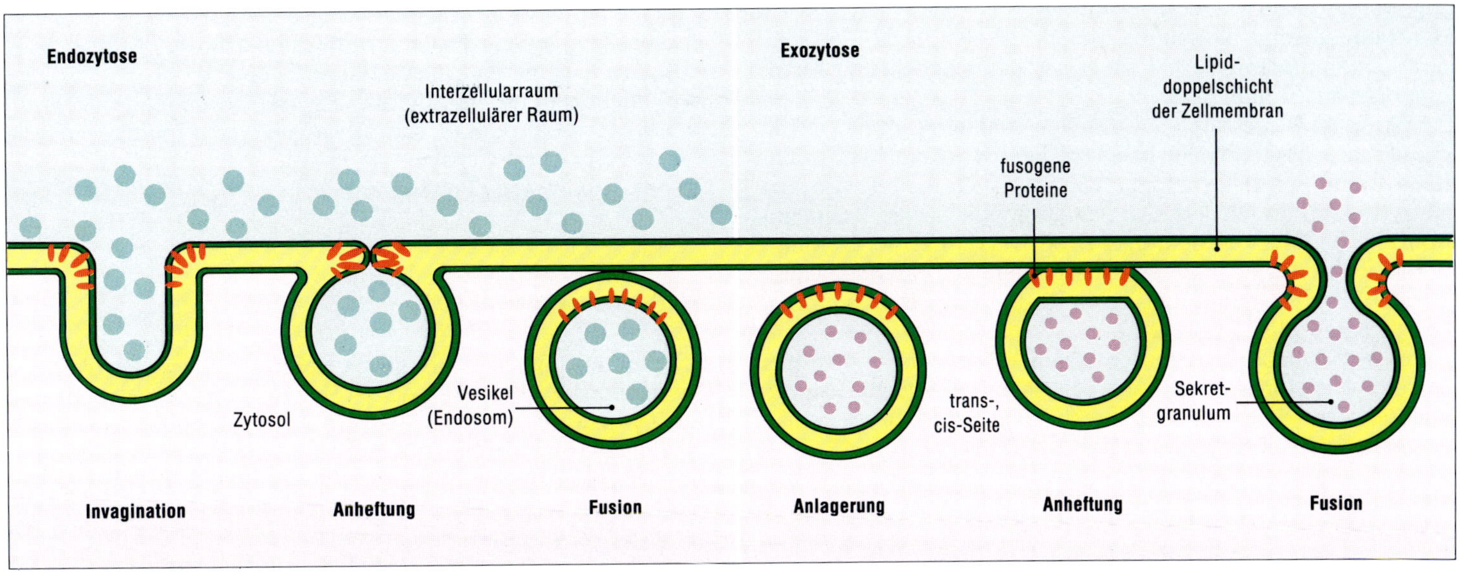

Abb. 2-4. Endozytose und Exozytose. Man nimmt gegenwärtig an, daß spezielle Proteine als „fusogene Proteine" den Verschlußprozeß bei der Bildung von Endo- und Exozytosevesikeln bewirken

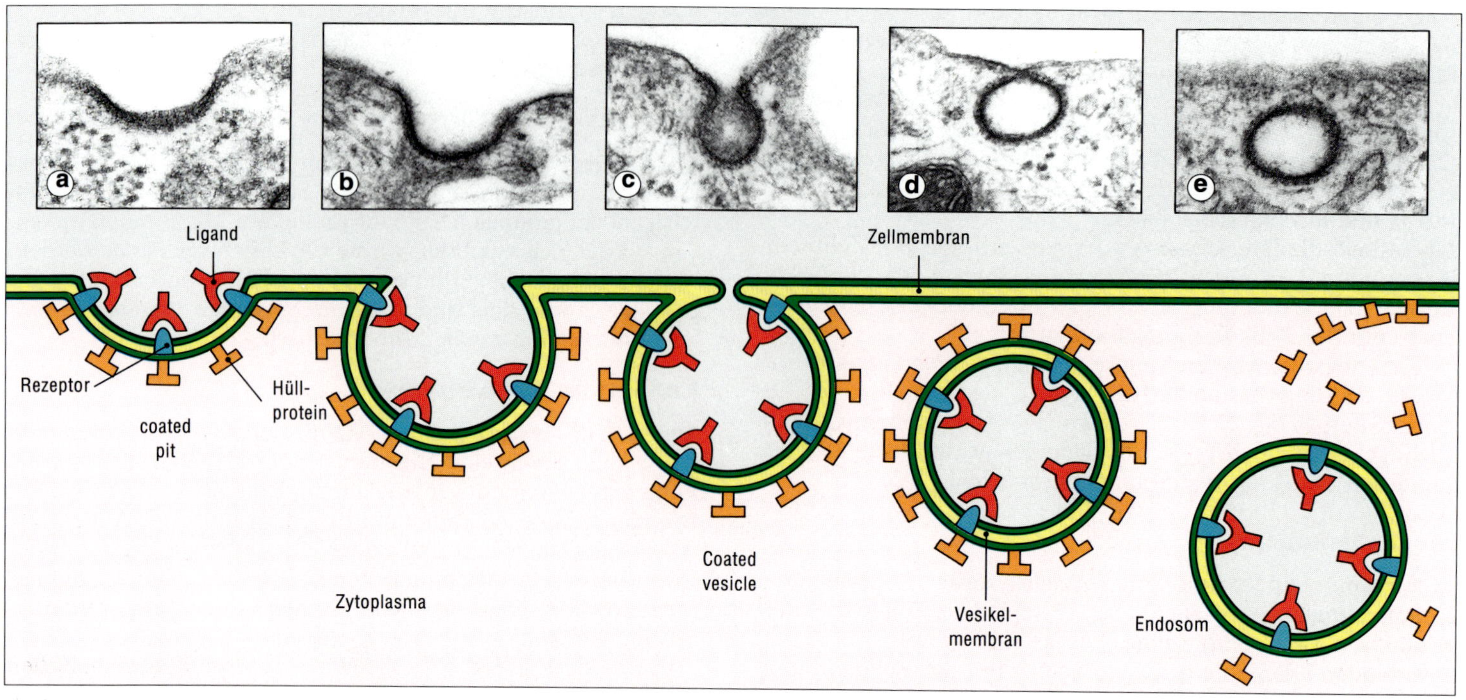

Abb. 2-5 a–e. Ultrastruktur und Schema der Bildung von Coated pits. a Ein Coated pit wird durch Hüllproteine versteift und trägt Oberflächenrezeptoren, die spezifische extrazelluläre Liganden binden. Meistens ist das (ultrastrukturell als fusselige Membranverdickung sichtbare) Hüllprotein **Clathrin**, das ein käfigartiges Netz aus Vielecken in der eingedellten Zellmembran bildet. **b–d** Der Aufbau des Clathrinkäfigs läßt aus der Membraninvagination ein Coated vesicle entstehen. **e** Nach der Abschnürung des Bläschens lösen sich die Hüllproteine ab und kehren zur Zellmembran zurück, um neue Coated pits zu bilden. Diese Endozytoseform heißt rezeptorvermittelte Endozytose. Auf diese Weise werden Eisen, Low-density-Lipoproteine und einige Wachstumsfaktoren aufgenommen

ren Raum gelangt. Durch die Membranfusion bleibt der Zelle das Membranmaterial erhalten; es wird als neugebildeter Membranbestandteil integriert.

Mikropinozytosebläschen entstehen ständig an der Oberfläche der meisten Zellen. Sie nehmen Material aus dem extrazellulären Raum auf, das von der Zelle weiterverarbeitet wird; die Vesikelmembran gliedert sich danach wieder in die Zellmembran ein. So findet ein ständiger Pendelverkehr zwischen Membranmaterial des Zellinneren und der Zellmembran statt. Diese Vesikel entstehen an spezialisierten Regionen der Zellmembran, den **„Coated pits“** (Abb. 2-5).

Bei manchen Zellen transportieren Mikropinozytosevesikel Material vom Interzellularraum der einen Zellseite zu dem der anderen, so daß Material durch eine zelluläre Schranke geschleust wird. Dieser Vorgang heißt **Transzytose**.

Zytosol

Das Zytosol ist die flüssige Matrix (oder das Hyaloplasma) der Zellen, in die die membranumgebenen Organellen eingebettet sind. Es enthält:

- Einrichtungen zur Proteinsynthese und für den Stoffwechsel (daher reich an Enzymsystemen);
- filamentöse Proteine, die das Zytoskelett bilden (s. S. 19);
- Stoffwechselprodukte wie Glykogen und Lipidtropfen, die hier gespeichert werden;
- freie Ribosomen (Polysomen).

Ribosomen

Ribosomen sind ca 15 nm große elektronendichte Partikel. Im Lichtmikroskop bewirken sie bei HE-Färbung eine Blaufärbung des Zytoplasmas (Abb. 2-6), da sie aufgrund ihrer sauren Gruppen eine Affinität zum basischen Hämatoxylin haben (Basophilie). Ribosomen synchronisieren die Aufreihung von Messenger-RNA und Transfer-RNA bei der Bildung von Peptidketten während der Proteinsynthese.

Jedes Ribosom besteht aus 2 Untereinheiten; die kleine bindet RNA, während die große die Bildung von Peptidbindungen katalysiert. Ribosomen bestehen aus ribosomaler RNA (aus dem Nukleolus, s. S. 12) und spezifischen Proteinen.

Zellkern, Nukleus

Der Zellkern kann als das größte Zellorganell angesehen werden und enthält die DNA (Abb. 2-7). In lichtmikroskopischen Präparaten sind Zellkerne kugelig oder oval, meistens 5–10 μm groß und enthalten eine kleinere kugelige Struktur, den Nukleolus, der ribosomale Untereinheiten synthetisiert. Zellkerne färben sich mit basischen Farbstoffen wie Hämatoxylin (sind also basophil).

Der Zellkern wird von einer Kernhülle aus 2 unterschiedlichen Membranen umgeben.

- Die innere Kernmembran enthält spezifische Membranproteine, die als Anheftungspunkt für filamentöse Proteine fungieren, deren Stützgerüst die kugelige Kernform aufrechterhält. Diese filamentösen Proteine gehören zu den **Zytoskelettproteinen** (s. S. 19) und heißen **Lamine**.
- Die äußere Kernmembran bildet einen Spaltraum, den **perinukleären Raum**. Er kommuniziert mit den Zisternenlumina des ER und trägt auch meistens Ribosomen wie das rauhe ER. Die Kernmembran wird von zahlreichen Poren durchsetzt, die eine Kommunikation zwischen dem Zytoplasma und dem Kernmaterial erleichtern (Abb. 2-8).

- **Chromatin**. Der Zellkern enthält **DNA-Stränge**, die um als **Histone** bezeichnete Proteine herumgewickelt sind und **Nukleosomen** bilden. Diese Nukleosomen sind perlschnurartig aufgereihte, globuläre Strukturen in gleichmäßiger Reihenfolge. Der Nukleosomenfaden besteht aus gewundenen, 30 nm dünnen Filamenten, die die Chromatinstruktur darstellen (Perlschnurchromatin). Bei der Zellteilung tritt in der DNA-Replikationsphase eine weitere Kondensierung auf; es entstehen deutliche **Chromosomen**, wenn das Chromatin große **Schleifendomänen** durch Anheftung an DNA-bindende Proteine bildet.

Die Chromatinverteilung ist uneinheitlich und spiegelt verschiedene Grade der Entspiralisierung als Ausdruck der Transkriptionsaktivitäten wider.

- **Euchromatin** erscheint als weniger angefärbte oder wenig elektronendichte Region, es repräsentiert die aktiv transkribierenden DNA-Abschnitte.
- **Heterochromatin** erscheint als dunkel gefärbtes, elektronendichtes Material, das oft der Kernmembran anliegt; es stellt die genetisch inaktiven, stark kondensierten Chromosomenabschnitte dar.

Nukleolus

Das Kernkörperchen, der Nukleolus, ist eine 1–3 μm große, kugelige Struktur im Zellkern, die bei gesteigerter Transkriptionsaktivität anschwillt. Bei inaktiven Zellen sind die Nukleolen unauffällig, während metabolisch aktive Zellen große oder mehrere Nukleolen haben. In den HE-gefärbten Präparaten sind sie blaurosa gefärbt, da sie eine Affinität zu sauren und basischen Farbstoffen aufweisen.

Der Nukleolus produziert ribosomale RNA, die mit einem Proteinanteil zu Ribosomenuntereinheiten verpackt wird. Diese werden durch die Kernporen ins Zytosol ausgeschleust.

Elektronenmikroskopisch können 3 Nukleolusregionen voneinander unterschieden werden (Abb. 2-9).

- **Pars amorpha** (helle Regionen): entspricht großen Schleifen transkribierender DNA, die die ribosomalen RNA-Gene enthalten. Diese sogenannten **Nukleolus-Organisatorregionen** enthalten spezifische RNA-bindende Proteine.

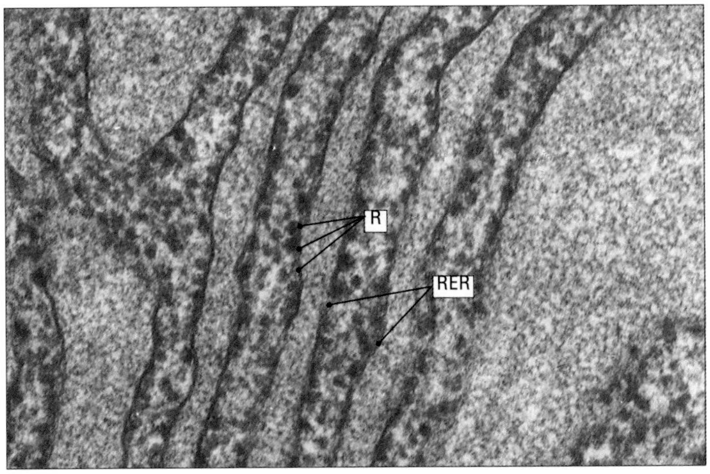

Abb. 2-6. Ribosomen. Elektronenmikroskopische Aufnahme mit Ribosomen (R), die als kleine elektronendichte Partikel mit 20–30 nm Durchmesser erscheinen. Im Zytosol treten sie entweder allein auf oder sind als **Polyribosomen** auf einen Messenger-RNA-Faden aufgereiht. Sie sind auch an der Zytosolfläche des ER angeheftet, wodurch das rauhe ER (RER) entsteht

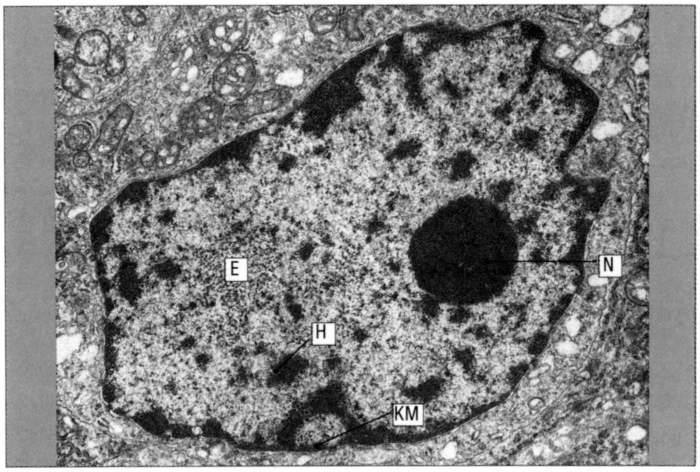

Abb. 2-7. Zellkern. Elektronenmikroskopisches Bild eines typischen Zellkerns. Er wird von einer doppelten Kernmembran (KM) umgeben. Der Nukleolus (N) ist als rundliche, elektronendichte Region deutlich erkennbar. Das Kernchromatin tritt in 2 Formen auf: Heterochromatin (H) ist elektronendicht, während das fein granulierte Euchromatin (E) hell erscheint

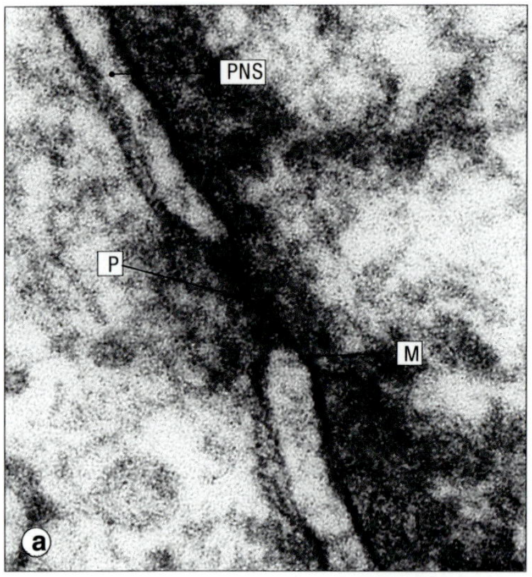

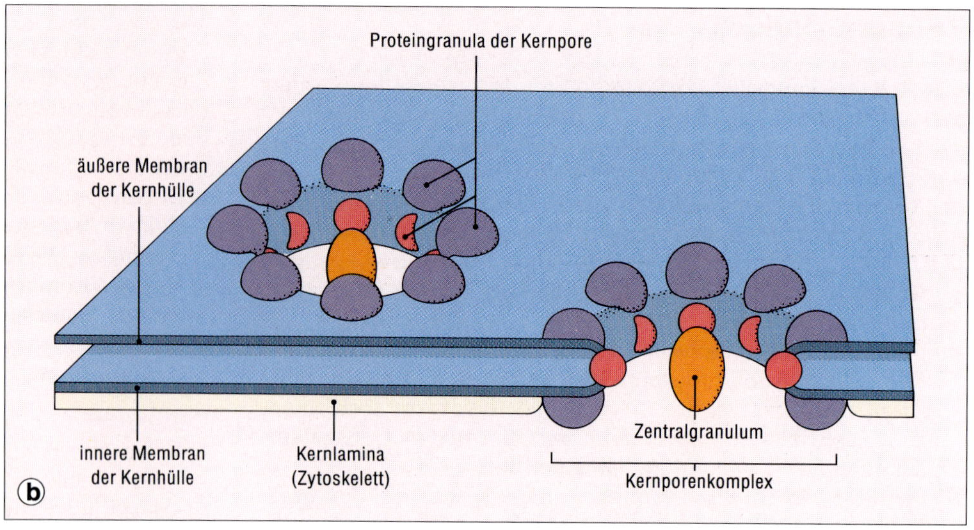

Abb. 2-8 a, b. Kernpore. a Die beiden Membranen (M) der Kernhülle, die den perinukleären Raum (PNS) begrenzen, werden von Kernporen (P) durchsetzt, die im Querschnitt im elektronenmikroskopischen Bild wie Lücken erscheinen. **b** Der Rand solcher Kernporen trägt einen Porenkomplex aus 8 peripheren Proteinkomplexen (Schema). Die Poren bilden Kanälchen, die die Diffusion kleiner Moleküle zwischen dem Zytosol und dem Nukleoplasma gestatten, nicht aber die Wanderung größerer Moleküle. Solch ein Übertritt gewisser Moleküle in den Kern ist aber wünschenswert, und man nimmt gegenwärtig an, daß der Kernporenkomplex spezifische Peptidsequenzen von für den Zellkern bestimmten Proteinen erkennt und diese dann aktiv hineintransportiert. In ähnlicher Weise werden vielleicht im Kern produzierte große Ribosomenuntereinheiten aktiv ins Zytosol befördert. Beim Zentralgranulum des Porenkomplexes soll es sich um große Proteine oder Ribosomenkomponenten im Transit zwischen verschiedenen Zellregionen handeln

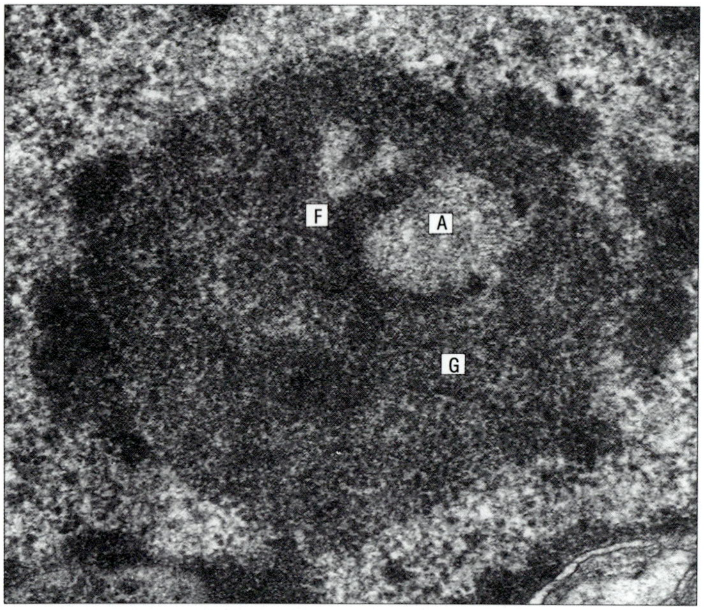

Abb. 2-9. Nukleolus. Elektronenmikroskopische Aufnahme des Nukleolus einer aktiven, proteinproduzierenden Zelle. Die Pars amorpha (A), Pars fibrosa (F) und Pars granulosa (G) lassen sich deutlich unterscheiden

- **Pars fibrosa** (elektronendichte Region): hier beginnt die Bildung von Ribosomen durch die Transkription ribosomaler RNA-Gene.
- **Pars granulosa** (körnige Region): enthält RNA mit reifenden Partikeln von Ribosomenuntereinheiten.

Kernlamina

Die Kernlamina liegt der inneren Kernmembran innen an und wird von einem 20 nm dicken Netzwerk aus Proteinfilamenten gebildet. Sie besteht aus den 3 Proteinen Kernlamin A, B und C, die in filamentöser Form vorliegen und ein regelmäßiges, käfigartiges Stützgerüst unter der inneren Kernmembran bilden.

Offenbar interagiert dieses Netzwerk der Kernlamina mit Proteinen der Kernmembran, wodurch ein Zytoskelett für den Kern entsteht, mit dem vielleicht auch das Chromatin zum räumlichen Aufbau des Zellkerns verbunden ist.

Mitochondrien

Mitochondrien sind membranumgebene, zylindrische Organellen (Abb. 2-10), üblicherweise 0,5–2 µm lang, die der Zelle durch oxidative Phosphorylierung Energie liefern.

Man nimmt an, daß sich Mitochondrien in menschlichen Zellen wie symbiotische Prokaryonten entwickelt haben, ähnlich wie Bakterien. Diese Hypothese wird dadurch unterstützt, daß jedes Mitochondrium seine eigene DNA aufweist, außerdem Systeme zur Proteinbiosynthese, die unabhängig vom Zellkern sind.

Jedes Mitochondrium ist von einer Doppelmembran umgeben, einer äußeren und einer inneren Mitochondrienmembran. Dadurch entstehen 2 Kompartimente im Mitochondrium: der äußere, intermembranöse Raum und der innere Matrixraum.
Die **äußere Mitochondrienmembran** enthält spezielle Transportproteine wie das **Porin**, das den ungehinderten Übertritt von Molekülen bis zu einem Molekulargewicht von etwa 10 kD zwischen dem Zytosol und dem intermembranösen Stoffwechselraum gestattet.
Die **innere Mitochondrienmembran** ist aufgrund ihres hohen Gehalts an dem Phospholipid **Cardiolipin** sehr wenig permeabel für kleine Ionen. Dieses Merkmal ist wesentlich für die Mitochondrienfunktion, denn es gestattet den Aufbau von elektrochemischen Gradienten bei der Bildung energiereicher Stoffwechselprodukte.

Die innere Mitochondrienmembran ist in Falten gelegt (**Cristae**), wodurch die Oberfläche vergrößert wird, und ist Sitz der Enzyme von Atmungskette und ATP-Synthetase, die für die Energieerzeugung verantwortlich ist.
Der **äußere (intermembranöse) Stoffwechselraum** enthält:
- Metabolische Substrate, die durch die äußere Mitochondrienmembran diffundieren;
- ATP, vom Mitochondrium erzeugt;
- Ionen, die bei der oxidativen Phosphorylierung aus dem Matrixraum gepumpt werden.

Der **Matrixraum** enthält Enzyme zur Oxidation von Fettsäuren und Pyruvat sowie für den Zitronensäure-(Trikarbonsäure-)-Zyklus. Er enthält auch mitochondriale DNA und spezifische mitochondriale Enzyme zur Transkription der mitochondrialen DNA.

In unterschiedlichen Zellarten ist auch die Mitochondrienmorphologie unterschiedlich.
- In Zellen mit einem hohen oxidativen Stoffwechsel sind die Mitochondrien gewöhnlich groß und geschlängelt.
- In steroidhormonproduzierenden Zellen, z. B. in der Nebennierenrinde, sind anstelle der plattenartigen Cristae tubuläre Strukturen der inneren Mitochondrienmembran ausgebildet.

Endoplasmatisches Retikulum und Golgi-Apparat

Das ER und der Golgi-Apparat sind 2 unterschiedliche Regionen eines miteinander kommunizierenden membranösen Zellkompartiments, das mit der Biosynthese und dem Transport von Proteinen und Lipiden in der Zelle befaßt ist (Abb. 2-12).

Sie sind als abgeplattete Säckchen, die wie Membranenstapel aussehen, oder in länglichen tubulären Querschnitten angeord-

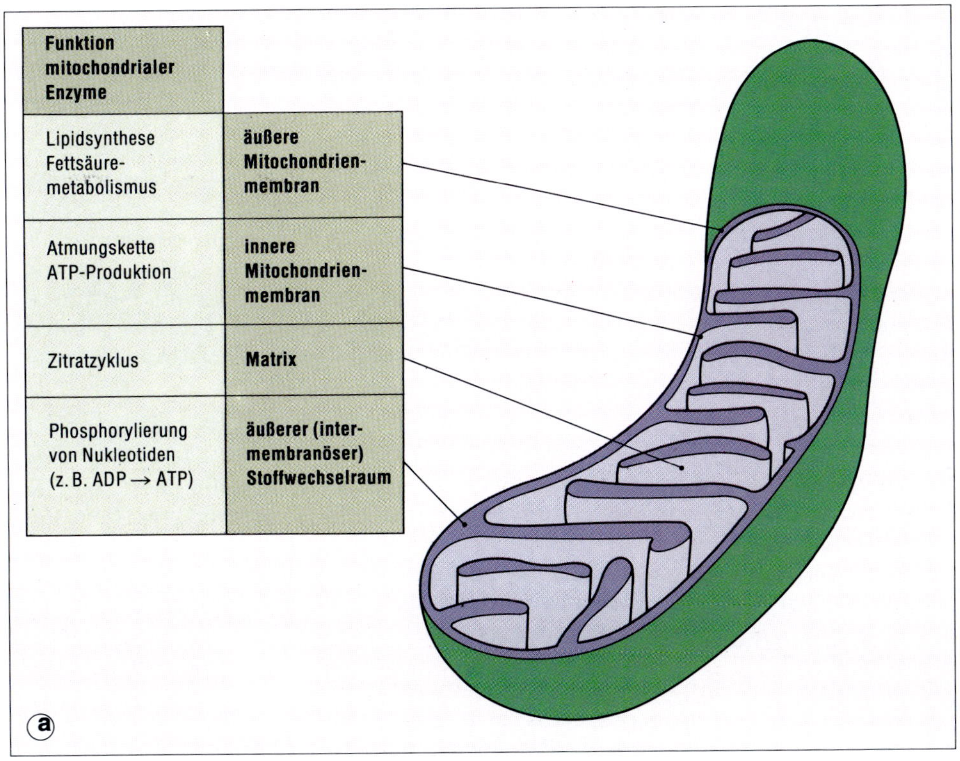

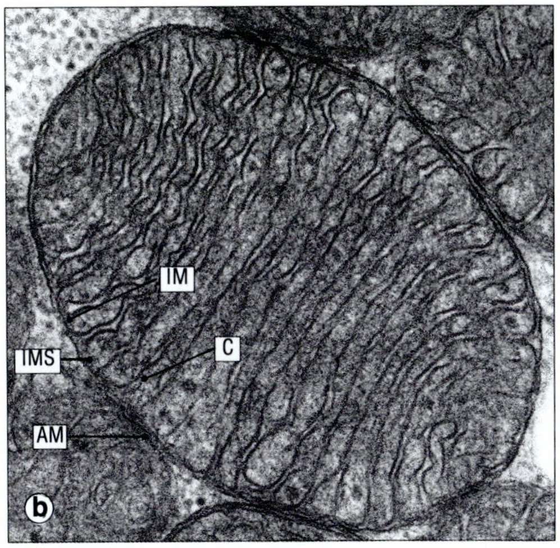

Abb. 2-10 a, b. Mitochondrium. a Schema der Mitochondrienstruktur mit einer Tabelle über Lokalisation und Funktion mitochondrialer Enzyme. **b** Elektronenmikroskopische Aufnahme eines Mitochondriums. Zu beachten sind die äußere Mitochondrienmembran (ÄM), die innere Mitochondrienmembran (IM), der intermembranöse Stoffwechselraum (IMS) und die Cristae (C)

Mitochondriale Zytopathien

Mitochondrien enthalten ihre eigene spezielle DNA sowie einen vom Rest der Zelle unabhängigen Mechanismus zur Transkription und Translation von Proteinen. Viele Mitochondrienproteine stammen von dieser speziellen DNA, aber eine große Anzahl stammt auch von der Zellkern-DNA ab und wird aus dem Hyaloplasma in die Mitochondrien hineintransportiert.

Die mitochondriale DNA wird nicht auf die gleiche Weise vererbt wie die zelluläre. Beim Menschen stammt der Gesamtbestand an Mitochondrien eines sich entwickelnden Embryos von den Mitochondrien der Eizelle ab (ist also maternalen Ursprungs); die väterlichen Mitochondrien werden nicht weitergegeben.

Anomalien der mitochondrialen DNA können die Mitochondrienfunktion beeinträchtigen und zu Fehlern in der Zellfunktion führen. Sie äußern sich überwiegend in Strukturanomalien von Muskeln und Nervensystem und in Stoffwechselstörungen durch einen fehlerhaften oxidativen Metabolismus. Solche Krankheiten werden mitochondriale Zytopathien genannt.

Individuen können als Mosaike genetisch verschiedener Mitochondrien angesehen werden. Bei einer großen Anzahl vererbter anomaler Mitochondrien werden sich wahrscheinlich schwere Krankheiten entwickeln, während bei nur wenigen anomalen Mitochondrien leichtere Krankheitsbilder auftreten.

Die häufigsten klinischen Erscheinungsformen sind:

- Muskelschwäche, besonders der äußeren Augenmuskeln.
- Degenerative Erkrankungen des Zentralennervensystems (z. B. Rückbildung von Optikusnervenfasern, von Kleinhirngewebe oder Degeneration der weißen Substanz des Gehirns).
- Stoffwechselstörungen, die besonders durch das Auftreten abnorm hoher Milchsäurewerte gekennzeichnet sind.

Solche Krankheiten können sich jederzeit zwischen der Kindheit und dem Erwachsenenalter manifestieren; zur Diagnose wird die Muskelbiopsie herangezogen (Abb. 2-11), bei der in vielen Fällen anomale Mitochondrien gefunden werden.

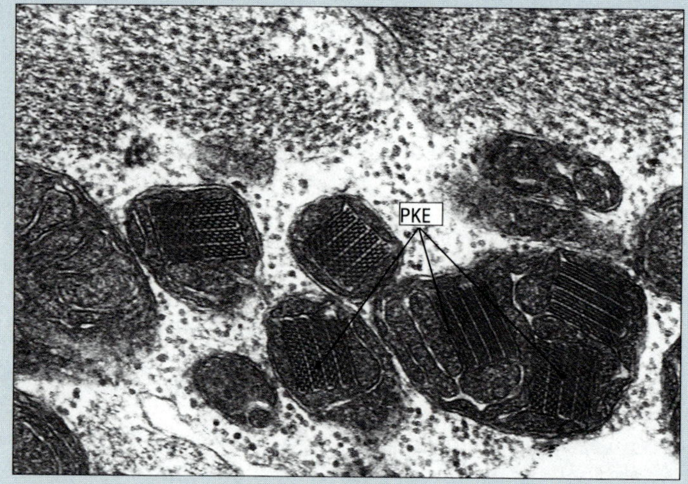

Abb. 2-11. Mitochondriale Zytopathie. Anomale Mitochondrien im Muskelgewebe eines Patienten mit Muskelschwäche. Es finden sich charakteristische parakristalline Einschlüsse (PKE), die wohl aus überschüssigem Mitochondrienprotein bestehen, welches sich infolge der genetischen Störung anhäuft (s. auch Abb. 2-10 b)

net. Ihre Ausbildung hängt von der metabolischen Beanspruchung der Zelle ab; so zeigen wenig stoffwechselaktive Zellen nur wenig ER, während es in großen Mengen in Zellen vorkommt, die proteinhaltige Moleküle synthetisieren und sezernieren. Die meisten Zellen haben nur relativ wenig glattes ER, mit Ausnahme der Zellen, die Lipide verarbeiten oder sezernieren.

Proteinsynthese

Die Proteinsynthese beginnt im Zytosol, indem sich Messenger-RNA an freie Ribosomen anheftet und durch Translation die neuen Peptide entstehen. Als erstes wird eine Signalsequenz gebildet; sie ist für Proteine, die im Zytosol bleiben, anders als für Proteine, die in Membranen eingebaut oder sezerniert werden sollen.

Ribosomen, die Peptide mit einer Signalsequenz für eine Membran oder ein sekretorisches Protein herstellen, werden an die Oberfläche des ER angeheftet, an der der Rest der Peptidtranslation erfolgt (Abb. 2-13).

Die Proteinsynthese am rauhen ER führt entweder zur Anheftung von Membranproteinen an die ER-Membran oder zur Aufbewahrung von Protein, das sezerniert oder im ER-Lumen gestapelt werden soll. Diese neu gebildeten Proteine gelangen dann zum glatten ER, von dem aus sie zum Golgi-Apparat transportiert werden.

Glattes endoplasmatisches Retikulum

Das glatte ER bildet ein hochwichtiges Membransystem in der Zelle. Neben der Weiterverarbeitung von synthetisiertem Protein ist es der Ort der Lipidsynthese, besonders der Membranphospholipide. Die zur Lipidsynthese nötigen Enzyme sitzen auf seiner äußeren (Zytosol-)Seite, wo sie direkten Zugriff auf Lipidvorläufer haben.

Sobald Phospholipide synthetisiert und in den äußeren Teil der Lipiddoppelmembran des glatten ER inkorporiert sind, werden sie durch spezifische Transportproteine, die umgangssprachlich „Flipasen“ heißen, rasch ins Innere der Membran gebracht.

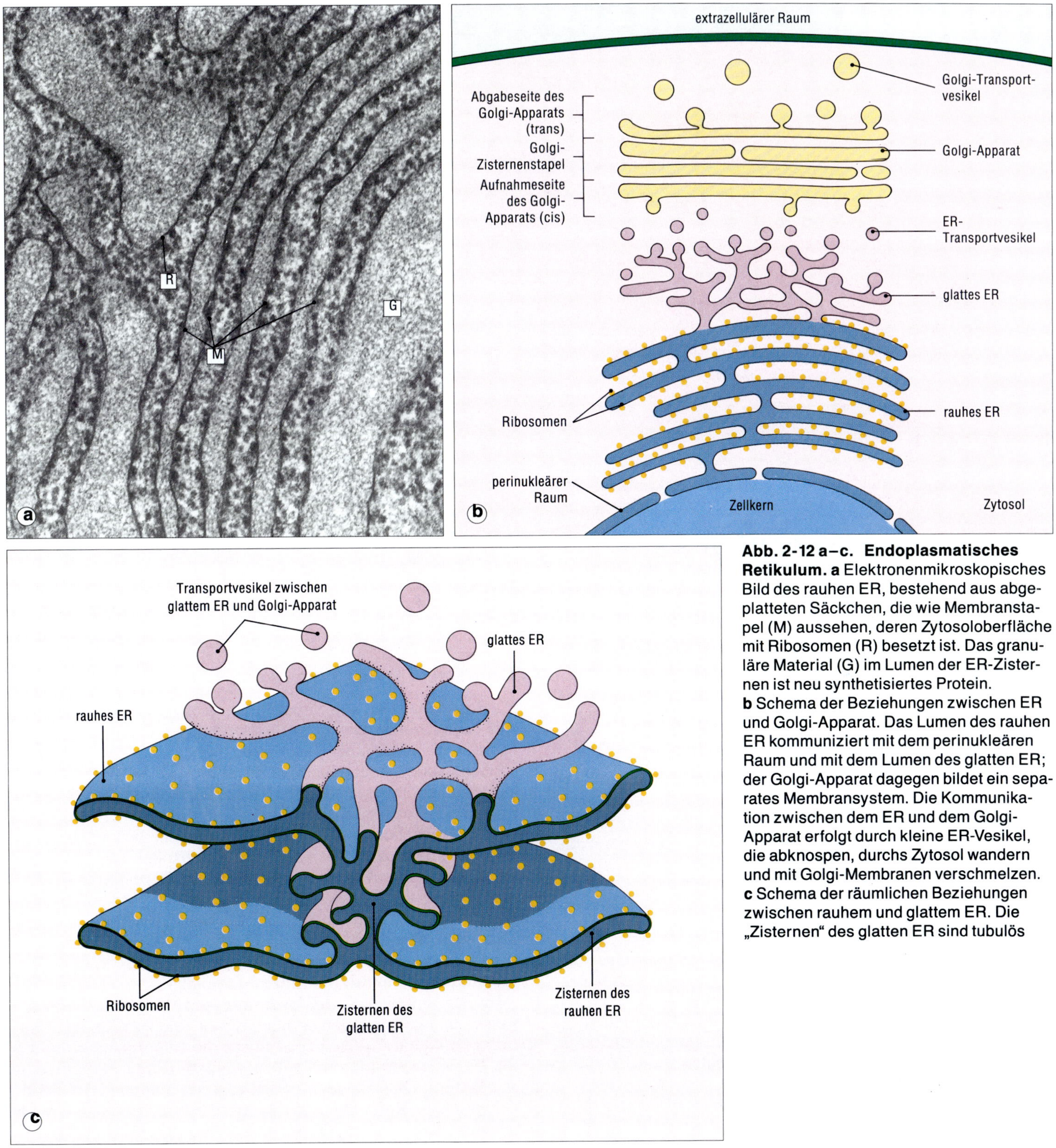

Abb. 2-12 a–c. Endoplasmatisches Retikulum. a Elektronenmikroskopisches Bild des rauhen ER, bestehend aus abgeplatteten Säckchen, die wie Membranstapel (M) aussehen, deren Zytosoloberfläche mit Ribosomen (R) besetzt ist. Das granuläre Material (G) im Lumen der ER-Zisternen ist neu synthetisiertes Protein.
b Schema der Beziehungen zwischen ER und Golgi-Apparat. Das Lumen des rauhen ER kommuniziert mit dem perinukleären Raum und mit dem Lumen des glatten ER; der Golgi-Apparat dagegen bildet ein separates Membransystem. Die Kommunikation zwischen dem ER und dem Golgi-Apparat erfolgt durch kleine ER-Vesikel, die abknospen, durchs Zytosol wandern und mit Golgi-Membranen verschmelzen.
c Schema der räumlichen Beziehungen zwischen rauhem und glattem ER. Die „Zisternen" des glatten ER sind tubulös

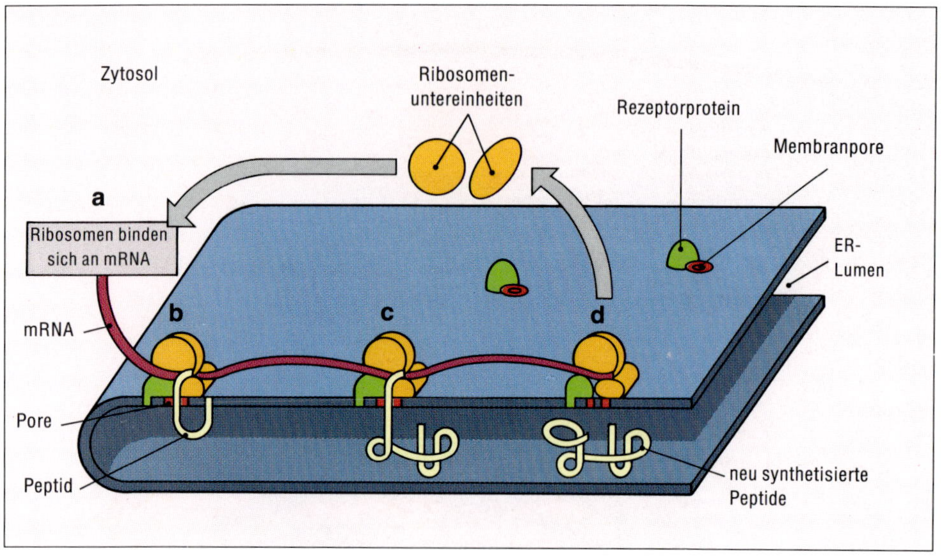

Abb. 2-13 a–d. Proteinbiosynthese am rauhen endoplasmatischen Retikulum. a Freie Ribosomen aus dem Zytosol heften sich an einen Messenger-RNA-Strang an und beginnen, ein Peptid zu synthetisieren. **b** Das Ribosom heftet sich an einen Rezeptor auf der ER-Membran, und der neugebildete Peptidfaden hängt durch eine kleine, proteingesäumte Pore ins ER-Lumen hinein. Verschiedene Ribosomen können gleichzeitig den gleichen Messenger-RNA-Strang transkribieren. **c** Die initiale Signalsequenz, die den Peptidfaden ins ER-Lumen führt, wird gespalten; das neugebildete Peptid gelangt weiterhin ins Lumen. Manche Proteine wie die integralen Membranproteine können auch direkt in der ER-Membran entstehen. **d** Nach Abschluß der Peptidsynthese löst sich das Ribosom vom Rezeptorprotein und kehrt in den Pool einzelner Ribosomen im Zytosol zurück

Golgi-Apparat

Die Weiterverarbeitung von synthetisierten Makromolekülen aus dem glatten ER findet im Golgi-Apparat statt. Vom glatten ER schnüren sich Vesikel ab, durchwandern das Zytosol und verschmelzen mit der Aufnahmeseite des Golgi-Apparats. Membranproteine werden in die Golgi-Membranen inkorporiert, während Proteine, die sezerniert werden sollen, in das Lumen der Golgi-Zisternen eintreten. Der Golgi-Apparat hat 3 wichtige Aufgaben:

- Modifizierung von Makromolekülen durch Hinzufügung von Zuckern, wobei Oligosaccharide entstehen;
- Modifizierung von Peptiden, die durch Proteolyse in eine aktive Form überführt werden;
- Sonderung verschiedener Makromoleküle in spezifische, von einer Membran umgebene Vesikel, die anschließend in eine Zytomembran inkorporiert werden sollen, Transport ins Lumen eines speziellen, von einer Membran umgebenen Organells oder Sekretion in den extrazellulären Raum.

Zur Erfüllung dieser 3 Aufgaben besteht der Golgi-Apparat aus 3 funktionellen Komponenten (Abb. 2-14).

Vesikel

Vesikel sind kleine, kugelige, von einer Membran umgebene Organellen. Sie werden durch Abschnürung präformierter Membranregionen gebildet und haben 2 Hauptfunktionen:

- Sie transportieren oder lagern Stoffe in ihren Lumina.
- Sie ermöglichen den Austausch von Zytomembranmaterial zwischen verschiedenen Zellkompartimenten.

Die Haupttypen von Vesikeln sind:

- Endozytosevesikel, pinozytotisch oder phagozytotisch an der Zellmembran entstanden;
- Transportvesikel und sekretorische Vesikel vom Golgi-Apparat;
- Transportvesikel des ER;
- Lysosomen (s. unten);
- Peroxysomen (s. S. 19).

Die intrazelluläre Verteilung dieser Vesikel kann mit Hilfe immunhistochemischer Färbungen für spezifische vesikelassoziierte Proteine oder für spezifischen Vesikelinhaltsstoffe bestimmt werden.

Lysosomen, System saurer Vesikel

Ein **Lysosom** ist ein von einer Membran umgebenes Zellorganell mit einem hohen Gehalt an hydrolytischen Enzymen, die bei saurem pH aktiv sind. Lysosomen haben die Funktion eines intrazellulären Verdauungssystems, indem sie entweder von der Zelle aufgenommenes Material oder Zellbestandteile selbst verarbeiten. Diese Definition schließt eine Anzahl membranumgebener Organellen von geringfügig unterschiedlicher Herkunft und mit unterschiedlichen funktionellen Rollen ein.

Lysosomen werden heutzutage nur als ein Teil des **Systems saurer Vesikel** verstanden, einer Vesikelgruppe, die nach ihrer gemeinsamen Membran-H^+-ATPase benannt wurde, die den luminalen pH auf 5 absenken kann. Dieser niedrige pH aktiviert verstärkt die **Saure-Hydrolase-Enzyme**, die aus vom Golgi-Apparat abgeschnürten Vesikeln stammen.

In den initialen **Golgi-Hydrolasevesikeln** (früher primäre Lysosomen genannt) fehlen noch die für die lysosomale Funktion benötigten Proteine (besonders die Membranpumpe, die die H^+-Konzentration anhebt, um einen sauren pH aufrechtzuerhalten). Dabei handelt es sich um membranumgebene Vesikel von 0,2–0,4 µm Durchmesser und einem elektronenoptisch dichten „core“ (Abb. 2-15 a).

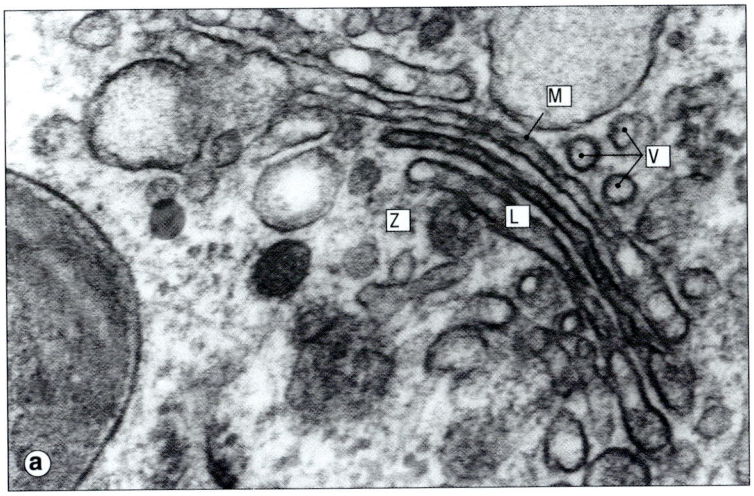

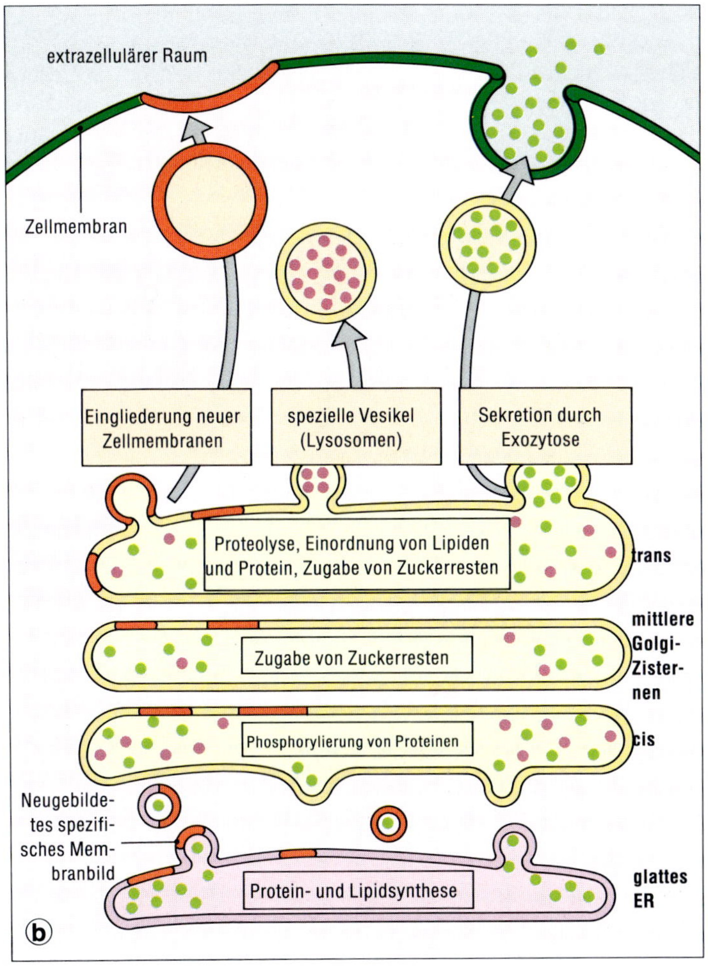

Abb. 2-14 a, b. Golgi-Apparat. a Ultrastrukturell erscheint der Golgi-Apparat als paralleler Stapel von Membranen (M), die das Lumen der Golgi-Zisternen (L) vom Zytosol (Z) trennen. Transportvesikel (V) auf ihrem Weg vom ER. **b** Der Golgi-Apparat hat 3 funktionelle Teile: Die kernnahe **cis-Fläche** empfängt Transportvesikel vom glatten ER und phosphoryliert gewisse Proteine. In den **mittleren Golgi-Zisternen** werden Zuckerreste mit Lipiden und Peptiden verbunden, wodurch komplexe Oligosaccharide entstehen. Im Netzwerk der **trans-Fläche** laufen proteolytische Schritte ab, werden Zuckerreste angefügt und verschiedene Makromoleküle auf spezifische Vesikel aufgeteilt, die sich dann von der trans-Fläche abschnüren. Für das Einsortieren sorgen spezifische Membranrezeptorproteine, die Signalgruppen auf Makromolekülen erkennen und diese in die richtigen Vesikel dirigieren. Frisch synthetisiertes Membranlipid aus dem glatten ER nimmt seinen Weg in die Zellmembran über den Golgi-Apparat

Ein funktionsfähiges Lysosom, das die Definition der sauren Umgebung und der Anwesenheit von Hydrolasen erfüllt, entsteht durch die Verschmelzung von Hydrolasevesikeln mit Endosomen (Abb. 2-5), die die richtigen Membranproteine enthalten. So entsteht ein **Endolysosom** (früher: sekundäres Lysosom). **Endolysosomen** sind größer als Golgi-Hydrolasevesikel, haben einen Durchmesser von 0,6–0,8 µm und ebenfalls einen elektronendichten Inhalt (Abb. 2-15 b). Endolysosomen können mit anderen aus der Phagozytose stammenden Endosomen fusionieren und **Phagolysosomen** bilden. Durch sie werden geformte Stoffe verdaut, die in die Zelle aufgenommen wurden.

In ähnlicher Weise können erschöpfte Zellorganellen in intrazelluläre, vom ER abstammende Membranen verpackt werden, die dann mit einem Endolysosom verschmelzen und ein **Autophagolysosom** bilden. Auf diese Weise (Autophagie) können alte oder geschädigte Zellorganellen einem Recycling zugeführt werden.

Nach der Verdauung von Stoffen durch saure Hydrolasen können unverdauliche amorphe Bestandteile und Membranreste

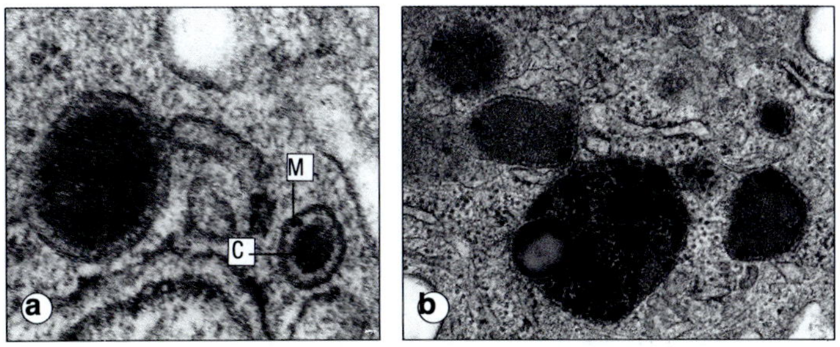

Abb. 2-15 a, b. Lysosomen. a Golgi-Hydrolasevesikel (primäre Lysosomen), von einer Membran (M) umgeben und mit einem elektronendichten Inhalt (core, C) aus Saure Hydrolase-Enzymen. Die Membran dieser Vesikelart enthält keine H^+-ATPase. **b** Verschiedene Endolysosomen, ebenfalls im EM-Bild, die durch Fusion von Golgi-Hydrolasevesikeln mit Endosomen entstehen. Die Membran der Endolysosomen enthält H^+-ATPase, die den pH-Wert senken kann, um die Hydrolasen zu aktivieren beobachtet werden; sie sammeln sich in großen, membranumgebenen Vesikeln, den **Residualkörpern**. Die Beziehungen zwischen den einzelnen Mitgliedern des Systems der sauren Vesikel werden in Abb. 2-16 verdeutlicht.

Lysosomen können durch histochemische Färbung für saure Hydrolasen nachgewiesen werden, am zuverlässigsten mit Hilfe der Enzymaktivität der sauren Phosphatasen. Zum Nachweis spezifischer Hydrolasen können auch immunhistochemische Reagenzien eingesetzt werden, z. B. Cathepsin B und β-Glucuronidase.

Zellen mit speziellen phagozytotischen Eigenschaften, wie z. B. bestimmte Leukozyten, haben ein gut entwickeltes System saurer Vesikel.

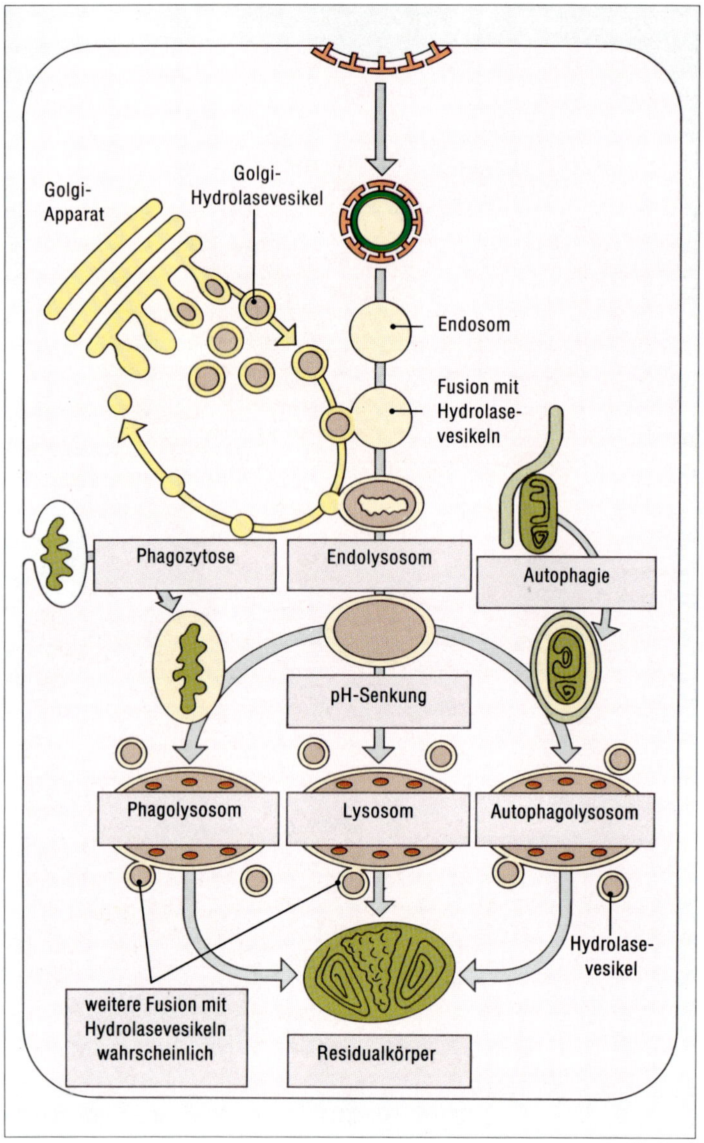

Abb. 2-16. System saurer Vesikel. Schema der Beziehungen zwischen den „Verdauungsorganellen" des Systems der sauren Vesikel. An der Zellmembran bilden sich Endosomen; sie verschmelzen mit Hydrolase enthaltenden Vesikeln vom Golgi-Apparat und stellen dann Endolysosomen dar. Die spezielle Golgi-Membran, die die Hydrolasevesikel umhüllt, wird zum Golgi-Apparat zurückgeführt

Lysosomale Speicherkrankheiten

Im System der sauren Vesikel kommen über 30 definierte spezielle saure Hydrolasen vor, die nicht nur abnorm große Moleküle abbauen, sondern auch das Recycling oder die Weiterverarbeitung normaler Zellbestandteile bewerkstelligen. Genetische Defekte bei der Bildung spezieller saurer Hydrolasen führen dazu, daß bestimmte Molekülklassen nicht abgebaut werden können; sie sammeln sich dann im System der sauren Vesikel an. Die meisten dieser Defekte werden auf einem Gen autosomal-rezessiv vererbt.

- **Lysosomale Glykogenspeicherkrankheiten** (Saure-Maltase-Mangel) führen zur Ansammlung von Glykogen in den Zellen, das nicht abgebaut werden kann (Abb. 2-17).
- Die **Tay-Sachs-Krankheit** entsteht durch den Mangel eines Enzyms, das zum Abbau eines der Sphingolipide nötig ist (Hexoseaminidase-A-Mangel). Große Lipidmengen häufen sich in Lysosomen an und führen zu schweren Neuronendegenerationen.

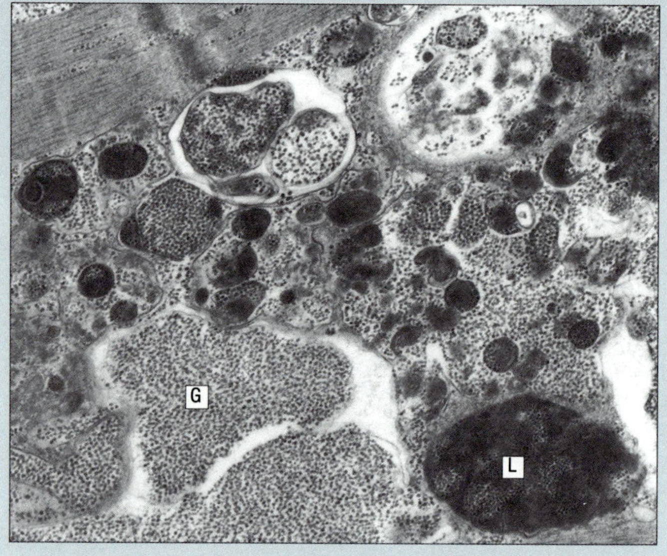

Abb. 2-17. Saure-Maltase-Mangel. EM-Bild einer Glykogenanhäufung (G) im Zytoplasma einer Muskelzelle und in lysosomalen Einschlüssen (L)

Peroxisomen

Peroxisomen sind kleine, von einer Membran umschlossene Organellen, die Enzyme für die Oxidation verschiedener Substrate enthalten, besonders für die β-Oxidation sehr langkettiger Fettsäuren (C^{18} und mehr).

Ultrastrukturell sind Peroxisomen rundliche kleine Körperchen von 0,5–1,0 μm Durchmesser mit elektronendichtem Inhalt und gelegentlich parakristallinem Einschluß, dem **Nukleoid**. Verschiedene peroxisomale Enzyme oxidieren ihre Substrate und reduzieren O_2 zu H_2O_2, während die ebenfalls peroxisomale Katalase H_2O_2 in O_2 und H_2O zerlegt.

Peroxisomale Störungen

Verschiedene Krankheiten beruhen auf Defekten peroxisomaler Enzyme, die für die Verarbeitung sehr langkettiger Fettsäuren verantwortlich sind. Sie manifestieren sich in metabolischen Störungen, die mit einer Azidose einhergehen, oder durch Speicherung abnormer Lipide in empfindlichen Zellen.

Das häufigste Beispiel ist die **Adrenoleukodystrophie**, bei der die gestörte β-Oxidation der Fettsäuren zu einer abnormen Lipidspeicherung in Hirn, Rückenmark und Nebenniere führt. Sie ist mit einem Abbau des Intellekts (Schwachsinn) und einer Nebenniereninsuffizienz verbunden.

Zytoskelett

Verschiedene Zellfunktionen werden von einem Satz filamentöser Proteine im Zytosol, den Zytoskelettproteinen, wahrgenommen. Nach der Dicke ihrer Filamente unterscheidet man 3 Hauptklassen.

1. **Mikrofilamente** (5 nm Durchmesser) bestehen aus dem Protein Aktin.
2. **Intermediäre Filamente** (10 nm Durchmesser) bestehen aus 6 Klassen faseriger Polypeptide, die von Zelltyp zu Zelltyp variieren.
3. **Mikrotubuli** (25 nm Durchmesser) bestehen aus 2 Tubulinproteinen.

Diese filamentösen Proteine heften sich durch Ankerproteine und quervernetzende Proteine an die Zytomembranen und aneinander und bilden in der Zelle ein dynamisches dreidimensionales Stützgerüst. Dieses Gerüst wird ständig auf- und abgebaut, aber in stabilen Perioden erfüllt es spezielle Aufgaben: es erhält die Zellform aufrecht, ermöglicht Zellbewegungen, heftet Zellen aneinander, erleichtert den Stofftransport im Zytoplasma und gliedert das Zytoplasma in funktionell unterschiedliche Regionen.

Aktin

Der Aktinanteil am Gesamtprotein der meisten Zellarten beträgt etwa 5%. Aktin ist ein globuläres Protein (G-Aktin), das unter Bildung von Filamenten polymerisiert (F-Aktin), wobei alle Aktinmonomere einheitlich ausgerichtet sind (polare Filamente).

Es gibt 6 Molekülvarianten des Aktin (Isoformen), die in verschiedenen Zellarten unterschiedlich verteilt sind, z. B. kommen Isoformen nur in der glatten oder nur in der Skelettmuskulatur vor. Aktin ist aus folgenden Gründen ein wichtiger Bestandteil des Zytoskeletts:

- Aktinfilamente bilden zusammen mit anderen Proteinen eine Schicht unter der Zellmembran (den **Zellkortex**, Abb. 2-18). Das Aktin bildet ein steifes Maschenwerk durch quervernetzende Proteine, von denen Filamin das häufigste ist. Dieses Maschenwerk widersteht plötzlich auftretenden Kräften ohne eine Deformierung, gestattet aber Änderungen der Zellform bei langsameren Umformungen, wobei aktinablösende Proteine beteiligt sind. Das am besten beschriebene Protein dieser Art ist das **Gelsolin**, das in Anwesenheit hoher Zytosolkonzentrationen an freien Ca^{++}-Ionen das quervernetzte Aktinmaschenwerk aufbricht.
- Aktinfilamentgeflechte können die Zellmembran mechanisch versteifen, indem sie sich mittels membranverankernder Proteine anheften. Die bekanntesten Proteine dieser Gruppe sind **Spektrin** und **Ankyrin**, die in Erythrozyten vorkommen (s. Abb. 6-3c), aber ähnliche Proteine gibt es auch in den meisten anderen Zellen. Darüber hinaus kann Aktin an spezialisierten Stellen der Zellmembran, die zum **Haftkomplex** gehören, mit transmembranalen Proteinen verbunden sein (s. Abb. 3-9 und 3-10). Diese sind außerhalb der Zelle an extrazelluläre Strukturen oder auch an Nachbarzellen angeheftet; auf diese Weise kann das Aktinfilamentgeflecht der einen Zelle mit anderen Zellen oder Strukturen in Verbindung stehen.

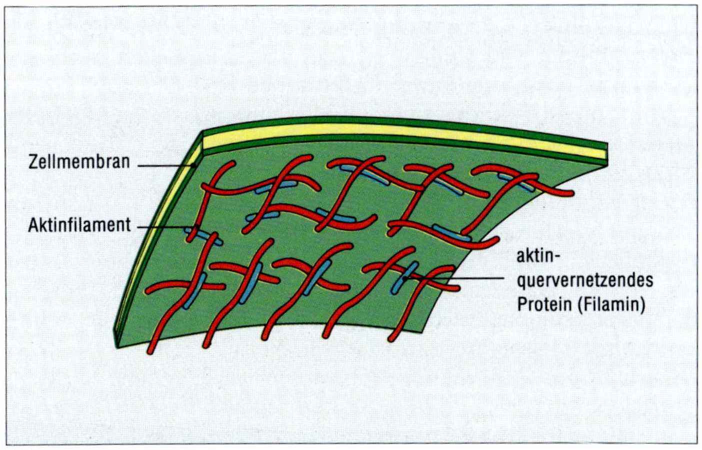

Abb. 2-18. Zellkortex. Der Zellkortex besteht aus einem steifen, quervernetzten Maschenwerk aus Aktin und aktinquervernetzenden Proteinen, von denen Filamin das häufigste ist. Dieser Zellkortex liegt auf der Innenseite der Zellmembran

- Aktinfilamente können steife Bündel bilden, die als Mikrovilli bezeichnete, fingerförmige Ausstülpungen der Zellmembran stabiler machen (s. Abb. 3-15). In diesen Bündeln ist das Aktin mit kleineren Bündelungsproteinen assoziiert, besonders mit **Fimbrin** und **Fascin**.
- In allen Zellen wirken Aktinfilamente mit als **Myosin** bezeichneten Proteinen zusammen, wobei kontraktile Kräfte entstehen. Myosin ist eine aktinaktivierte ATPase; es besteht aus 2 schweren und 4 leichten Ketten, die zusammen einen langen Myosinschwanz und 2kugelige Myosinköpfchen bilden. Diese Myosinköpfchen können sich an Aktin binden und ATP zu ADP hydrolysieren. Myosin bindet sich nacheinander an einzelne Aktinuntereinheiten des F-Aktins; dadurch wandert es am Aktinfilament entlang. Aufgrund der Polarität des Aktinfilaments entsteht dabei eine kontraktile Kraft. Viele dieser kontraktilen Funktionen sind nur vorübergehend wirksam, z. B. bei der Zellteilung. Im Muskelgewebe, das auf Kontraktionen spezialisiert ist, ist dieses System hochorganisiert (s. Abb. 5-1).

Es gibt eine modifizierte Form des Myosins ohne den langen Schwanz, das monomere **Minimyosin**. Dieses heftet sich an Zellorganellen an und ermöglicht den Transport von Vesikeln an Aktinfäden entlang, gewährleistet also die Bewegung von Organellen im Zytoplasma.

- Die Polymerisation von Aktinfilamenten ist vielleicht die wesentliche Kraft, die zur Ausbildung von lokalen, stachelartigen oder gekräuselten Zytoplasmaauswüchsen führt; solche Zellausläufer treten besonders bei mobilen Zellen auf und bei Zellen, die während der Embryogenese aus- und einwandern.

Mikrotubuli

Mikrotubuli finden sich in allen Zellen, nur nicht in den roten Blutkörperchen. Sie entstehen aus 2 Proteinuntereinheiten (α- und β-Tubulin), die Protofilamente durch eine Kopf-zu-End-Polymerisation bilden. Je 13 Protofilamente bilden einen hohlen Mikrotubulus von 25 nm Durchmesser (Abb. 2-19). Verwandte Zellstrukturen wie Zentriolen und Zilien bestehen auch aus Tubulin in Form von Doppelmikrotubuli bzw. Triplets.

Mikrotubuli befinden sich durch Polymerisation und Depolymerisation in einem ständigen Auf- und Abbau; sie entstehen am Mikrotubulus-Organisatorzentrum (s. unten).

Zur Erhöhung ihrer Stabilität verbinden sie sich mit anderen Proteinen (mikrotubulusassoziierten Proteinen, MAP), die das instabile Mikrotubulusnetzwerk in ein relativ dauerhaftes Gerüst überführen. Weiterhin werden Mikrotubuli auch durch Proteine stabilisiert, die das wachsende Ende mit einer Kappe versehen und so die Depolymerisation verhindern.

Innerhalb der Zelle haben Mikrotubuli verschiedene wichtige Funktionen:

- Sie bilden für Transportvorgänge im Zytoplasma ein Netzwerk mit dem Anheftungsprotein **Dynein**, das sich am Mikrotubulus entlang zum Zentrum der Zelle bewegt, und **Kinesin**, das sich am Mikrotubulus entlang zur Zellperipherie bewegt. Diese Anheftungsproteine sind mit den Zytomembranen von Vesikeln und Organellen vergesellschaftet und erleichtern auch deren Bewegungen im Zytoplasma. Dieser Vorgang ist besonders in Nervenzellen von Bedeutung, in denen Organellen durch axonalen Transport in einem langen Zellfortsatz transportiert werden (s. Kap. 13).
- Mikrotubuli bilden ein Netzwerk (Zytoskelett) für membranöse Zellkompartimente (z. B. erhalten sie die entfaltete tubuläre Anordnung des ER).
- Sie bilden die Mitosespindel, die die Chromosomen bei der Zellteilung dirigiert (s. Abb. 2-23).
- Mikrotubuli bilden die Grundstruktur beweglicher Zellfortsätze, der Zilien (s. Abb. 3-17).

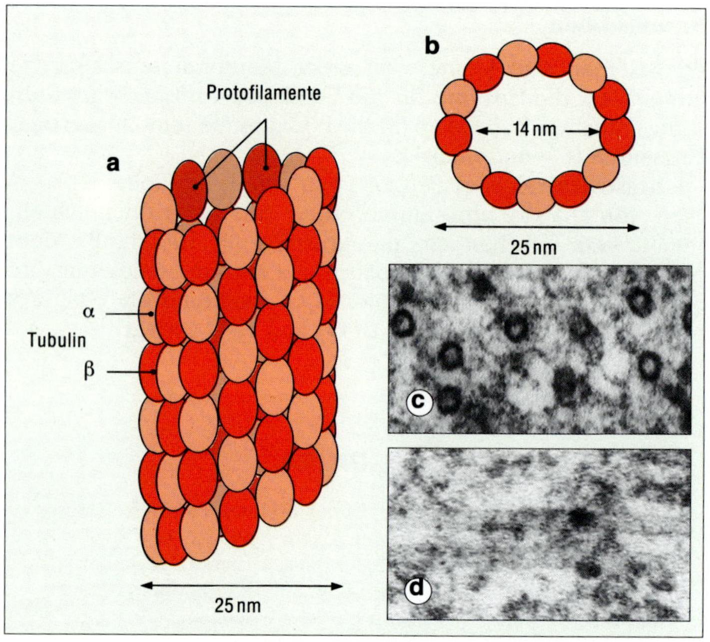

Abb. 2-19 a–d. Mikrotubuli. a Jeder Mikrotubulus ist aus 13 Protofilamenten alternierender α- und β-Tubulin-Untereinheiten zusammengesetzt. Mikrotubuli weisen eine Polarität auf; die Polymerisation läuft am einen Ende ab, die Depolymerisation am anderen. Es gibt mehrere mikrotubulusassoziierte Proteine (MAPs) wie das Tau-Protein, die die Mikrotubulusstruktur stabilisieren; zusätzlich können die Tubulusenden durch spezielle stabilisierende Proteinkappen geschützt werden, die die Depolymerisation verhindern. **b** Im Querschnitt mißt jeder Mikrotubulus 25 nm. **c** Ultrastrukturell sehen Querschnitte durch Mikrotubuli ringförmig aus. **d** In Längsschnitten erscheinen die Mikrotubuli als dünne, parallele Linien im elektronenmikroskopischen Bild

Zentriol

Die Mikrotubuli entstehen in einer speziellen Zellregion (am **Mikrotubulus-Organisatorzentrum**), einer Struktur, die auf einem von Mikrotubuli gebildeten Organell basiert, dem **Zentriol** (Abb. 2-20) als Teil des **Zentrosoms**.

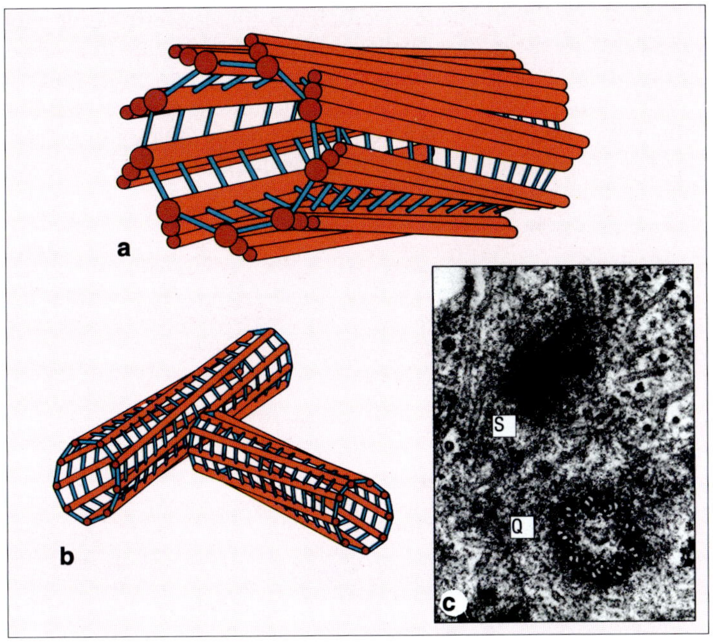

Abb. 2-20 a–c. Zentriol. a Ein Zentriol ist 0,2 · 0,4 µm groß. Es besteht aus einem Zylinder von 9 peripher angeordneten Mikrotubulustriplets, die durch verbindende Proteine schaufelradähnlich zusammengehalten werden. **b** In den meisten Zellen treten Zentriolen als Paare auf (Diplosom), die Zentriolen liegen im rechten Winkel zueinander. **c** Im Elektronenmikroskop erscheint gewöhnlich das eine Zentriol im Querschnitt (Q) und zeigt rundliche Mikrotubulusprofile, während der Partner längs oder, wie hier, schräg getroffen ist (S)

Jedes Zentrosom besteht aus einem Zentriolenpaar, das von einer amorphen, elektronendichten Zytoplasmaregion umgeben wird, die das Keimzentrum für die Polymerisation von Mikrotubuli bildet; diese erstrecken sich radiär ins Zytoplasma (Astrosphäre). Das Protein, das die amorphe perizentrioläre Region bildet, ist phylogenetisch alt und tritt in Tier- und Pflanzenzellen auf. Jedes Zentrosom ist ein Keimzentrum für etwa 250 Mikrotubuli.

Das Zentriol erfüllt 2 Aufgaben:

- Es organisiert das Netzwerk zytoplasmatischer Mikrotubuli in nicht teilungsbereiten Zellen und bei der Zellteilung.
- Es organisiert die Bildung spezieller Mikrotubuli in beweglichen Zilien (s. Abb. 3-17).

Intermediäre Filamente

Die Gruppe der intermediären Filamente der Zytoskelettproteine umfaßt 6 Haupttypen, die in verschiedenen Zellarten eine spezifische Verteilung aufweisen (Abb. 2-21).

Dieses eingeschränkte Vorkommen kann zur zytologischen Klassifizierung von Zellarten dienen, wobei man die verschiedenen Filamente mit immunhistochemischen Methoden unterscheidet. Das ist besonders nützlich, um von kleinen Proben eines malignen Tumors Rückschlüsse auf den wahrscheinlichen Primärtumor ziehen zu können.

Der Nachweis von Zytokeratin spricht dabei stark für eine epitheliale Herkunft, während Desmin auf eine Entstehung aus dem Muskelgewebe hinweist. Saures Gliafaserprotein (GFAP) tritt nur in Tumoren des zentralen Nervensystems auf. Der Nachweis von Vimentin ist am wenigsten aussagekräftig, da es von vielen Zellarten exprimiert wird und auch in Zellen kolokalisiert sein kann, die noch ein anderes, spezifisches intermediäres Filament enthalten.

Obwohl die intermediären Filamente, wie unten aufgeführt, verschiedene definierte Aufgaben in der Zelle wahrnehmen, so sind doch – im Gegensatz zu den anderen Proteinen des Zytoskeletts – keine detaillierten Funktionen entdeckt worden.

- Intermediäre Filamente sind an spezifischen Stellen der Zellmembran (Desmosomen und Hemidesmosomen, s. Abb. 3-11 und 3-12) an Transmembranproteinen verankert und sorgen so für die gleichmäßige Ausbreitung von Zugkräften, ohne daß einzelne Zellen auseinandergerissen werden.
- In Epithelzellen der Haut werden intermediäre Keratinfilamente mit anderen verbindenden Proteinen zu einer kräftigen äußeren Schicht zusammengefügt (s. Abb. 3-27) und spielen dann eine bedeutende Rolle als Permeabilitätsbarriere; außerdem stellen sie das wichtigste Skleroprotein von Haaren und Nägeln dar.
- In Nervenzellen weisen die Neurofilamente lange Seitenarme auf, die wahrscheinlich die zylindrische Form der Nervenzellfortsätze mit aufrechterhalten, wenn durch Biegung seitliche Zugkräfte auftreten. Sie verankern auch **Ionenkanalproteine** von Zytomembranen mit einem verbindenden Protein, Ankyrin, und helfen dadurch bei der Nervenleitung mit.
- Bei Zellschäden kollabiert das Netzwerk der intermediären Filamente, nicht aber das aus Mikrotubuli oder Aktin, und es bildet sich eine perinukleäre Kugel, die auch anomale oder geschädigte Zellproteine enthält. Möglicherweise bilden die

Intermediäres Filament	Vorkommen
Zytokeratine	Epithelzellen
Desmin	Muskulatur (glatte und quergestreifte)
GFAP (saures Gliafaserprotein, glial fibrillary acidic protein)	Astrozyten (Gliazellen)
Neurofilamente	Nervenzellen
Kernlamin	Kerne aller Zellen
Vimentin	Viele mesodermale Gewebe

Abb. 2-21. Intermediäre Filamente. Tabelle über das Vorkommen verschiedener Typen intermediärer Filamente

intermediären Filamente in dieser Situation eine Art Kokon, der später durch Proteolyse eliminiert werden kann. Wenn sich die Zelle erholt, entfaltet sich das Netzwerk der intermediären Filamente wieder.

Dieses Phänomen ist in Leberparenchymzellen als Antwort auf ständigen Alkoholabusus zu beobachten; dabei häufen sich kollabierte Bündel intermediärer Zytokeratinfilamente an (Mallory-Körperchen).

- Im Zellkern bildet die Kernlamina ein Netzgitter an der Innenseite der inneren Kernmembran; es ist eventuell mit anderen verbindenden Proteinen am Aufbau des Nukleolus beteiligt.

Zelleinschlüsse

In manchen Zellen sammeln sich Zellprodukte als zytoplasmatische Einschlüsse an.

Lipofuszinpigment tritt als membranumgebenes, orangebraunes, granuläres Material im Zytoplasma auf. Wegen seiner Abstammung von Residualkörpern, die ein Phospholipidgemisch aus dem Abbau von Zytomembranen enthalten, wird es gewöhnlich als Abnutzungspigment bezeichnet; es häuft sich in alten Zellen an. Hauptsächlich findet es sich in Geweben älterer Menschen, besonders in Nerven-, Herzmuskel- und Leberparenchymzellen.

Lipid kann sich in Vesikeln ansammeln, die nicht von einer Membran umgeben sind; da bei der Paraffintechnik das Fett herausgelöst wird, erscheint es in den Schnitten als helle, große Vakuole im Zytoplasma. In fetterhaltenden Gefrierschnitten kann das Fett mit lipophilen Farbstoffen dargestellt werden. Große Fettvakuolen sind das Hauptmerkmal fettspeichernder Zellen, der Adipozyten (s. Abb. 4-20). Fett sammelt sich auch in manchen Zellen an, z. B. in Leberzellen infolge subletaler Stoffwechselstörungen, hier meistens durch Alkoholismus bedingt.

Glykogen ist ein Polymer und die Lagerform der Glukose; es bildet Granula im Zytoplasma. Durch Spaltung von Glykogen in Glukose wird Energie bereitgestellt. In manchen Zellen ist die Anwesenheit großer (herausgelöster) Glykogenlager die Ursache einer blassen Anfärbung oder einer Vakuolisierung des Zytoplasmas. Glykogen kann mit der PAS-Färbung lichtmikroskopisch dargestellt werden; elektronenmikroskopisch erscheint es in Form kleiner Granula (s. Abb. 2-17).

Zellteilung

Mitose

Ein wesentliches Entwicklungsmerkmal ist die Fähigkeit der Zellen, sich zu teilen und zu vermehren. Auch beim Erwachsenen müssen Tod oder Verlust ausgereifter Zellen durch Nachwachsen neuer Zellen ausgeglichen werden.

Bei der Zellvermehrung werden die Inhaltsstoffe verdoppelt und dann auf die beiden Tochterzellen aufgeteilt. Die Phasen der Zellteilung sind mikroskopisch nachweisbar und umfassen die Verdoppelung von Zytoplasmabestandteilen, die DNA-Reduplikation sowie die Kernteilung in 2 separate Zellregionen (**Mitose**, Abb. 2-22 und 2-23), auf die schließlich die Zytoplasmateilung folgt (**Zytokinese**).

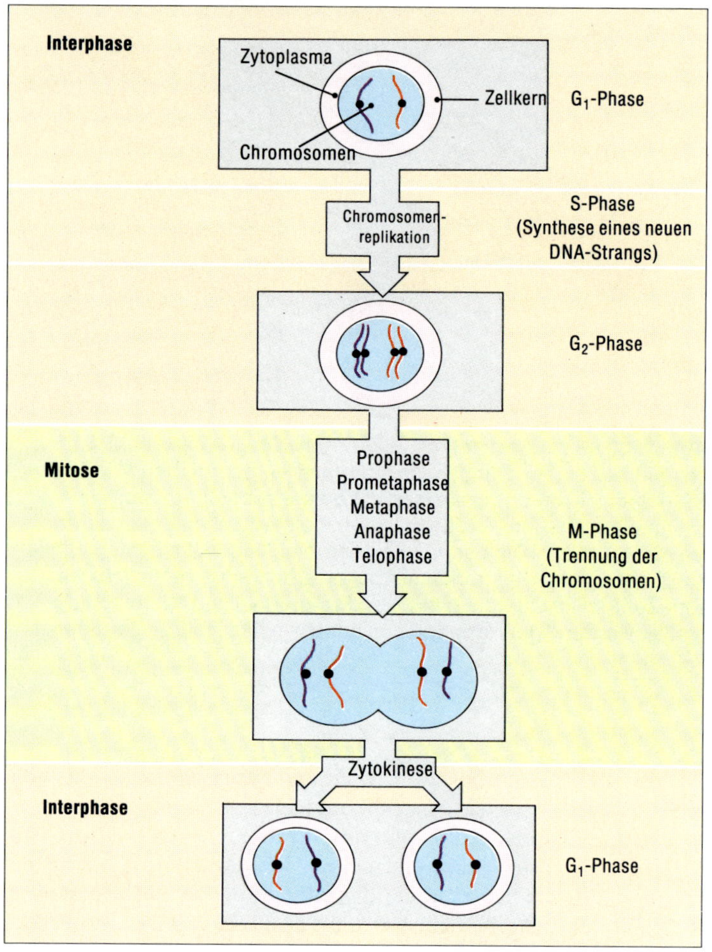

Abb. 2-22. Zellzyklus. Die DNA der Zellen wird nur in bestimmten Phasen des Lebens- und Wachstumszyklus der Zellen redupliziert, der in verschiedene Stadien eingeteilt wird. Nicht teilungsfähige Zellen sind G_0-Zellen, während G_1-Zellen gerade in eine Wachstumsperiode eingetreten sind. In der kurzen S-Phase synthetisieren die Zellen aktiv DNA; G_2-Zellen haben einen doppelten DNA-Satz und befinden sich in einer Ruheperiode vor der Zellteilung. M-Phase-Zellen befinden sich in der Mitose, die in 5 Stadien unterteilt wird. Der Zellzyklus weist 2 Hauptperioden auf: die Mitose und die Interphase, die die G_1-, S- und G_2-Phase umfaßt. Bei den meisten Geweben durchlaufen nur wenige Zellen den Zellzyklus; die meisten verharren ausdifferenziert in der G_0-Phase. Auch Stammzellen können sich in der G_0-Phase befinden und nur bei funktionellen Anforderungen wieder in den Zellzyklus eintreten, z. B. nach dem Absterben von Zellen

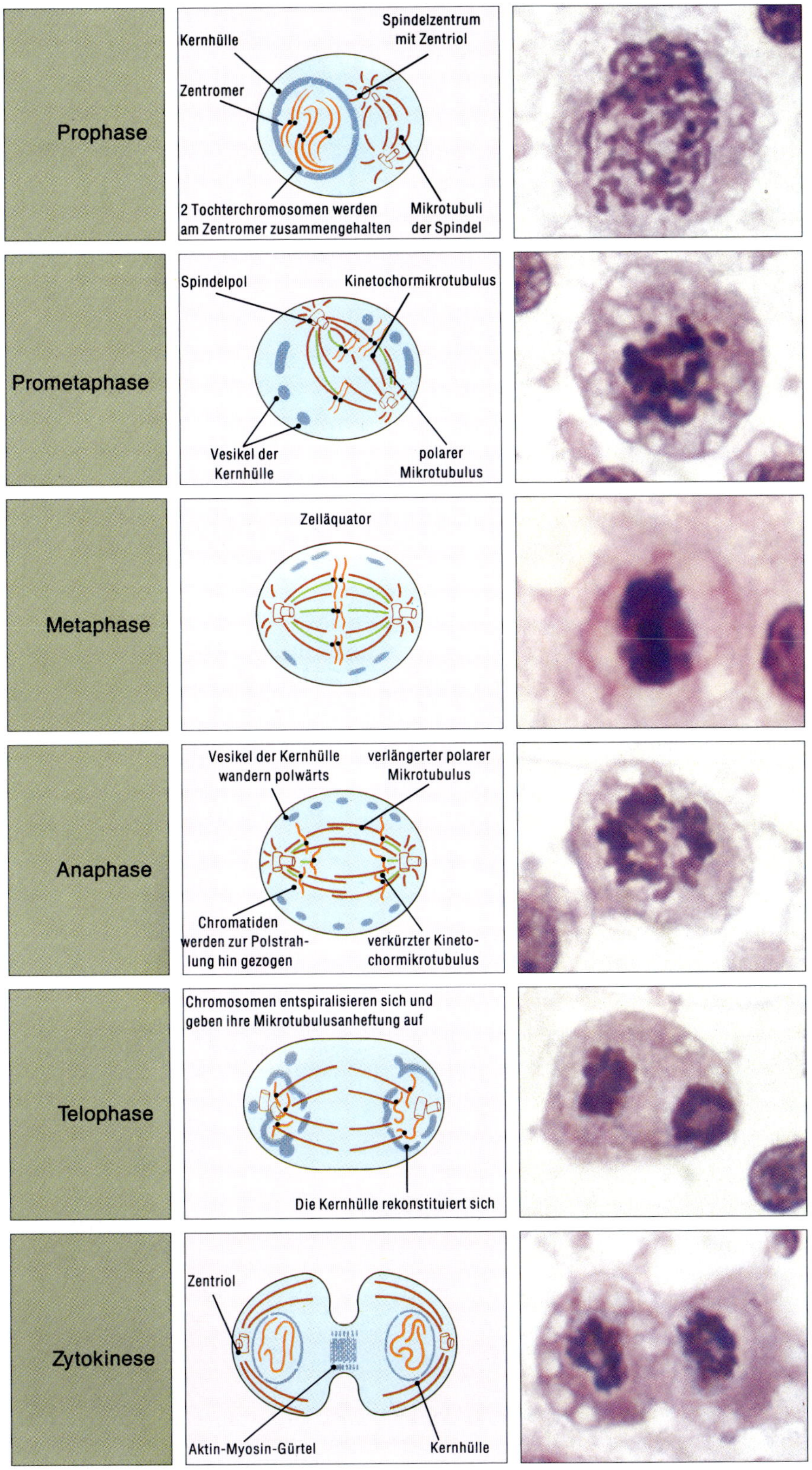

Abb. 2-23. Mitose. Das verdoppelte Chromatin kondensiert zu parallelen Tochterchromosomen, die der Kernregion ein grobklumpiges Aussehen verleihen; dabei löst sich der Nukleolus auf. Die Zentriolen verdoppeln sich und bilden 2 Mikrotubulus-Organisatorzentren an entgegengesetzten Zellpolen (die Mitosespindel); sie ist im Lichtmikroskop nicht sichtbar. Die Kernhülle zerfällt in kleine Vesikel, so daß die Mikrotubuli der Spindel (s. S. 20) mit den Chromosomen Kontakt aufnehmen können. Jedes Chromosomenpaar besitzt eine Anheftungsstelle (Kinetochor), die sich mit den Spindelmikrotubuli von beiden Polen der Spindel verbindet (Kinetochormikrotubuli). Die Chromosomenpaare bewegen sich auf das Zentrum der Mitosespindel zu. Die Bewegung der Chromosomen entlang der Mikrotubuli führt zu einer Anordnung der Chromosomen in der Äquatorialebene der Zelle zwischen den Polen der Spindel. Die Kinetochoranheftung an die paarigen Chromosomen löst sich, und die Chromatiden bewegen sich zu den gegenüberliegenden Polen der Spindel. In der späten Anaphase verlängern sich die Spindelmikrotubuli, wodurch sich die Zelle streckt und die Spindelpole weiter auseinandergeraten. Die getrennten Chromatiden werden von den Kinetochormikrotubuli abgelöst, und um jeden Chromosomenhaufen rekonstituiert sich die Kernhülle. Die Zelle streckt sich weiter durch Verlängerung der Spindelmikrotubuli. Diese Phase kennzeichnet das Ende der Kernteilung. Die Spaltung in 2 einzelne Zellen geschieht durch die Aggregation eines Aktin-Myosin-Gürtels unmittelbar am Äquator eines Telophasestadiums. Schließlich trennt sich die Zytoplasmabrücke, und es entstehen 2 unabhängige Tochterzellen, die den Membrandefekt durch Membranfusion schließen. In diesem Stadium tritt in der dichten Chromatinmasse des neugebildeten Zellkerns auch wieder ein Nukleolus auf. Die Zelle beginnt nun die G_1-Phase des Zellzyklus

Nicht alle Zellen können sich teilen, hinsichtlich ihrer Fähigkeit, sich zu teilen und zu reduplizieren, können verschiedene Zellpopulationen definiert werden:

- **Statische Zellpopulationen** umfassen Zellen, die sich nicht mehr teilen können, z. B. Nervenzellen und Herzmuskelzellen.
- **Stabile Zellpopulationen** teilen sich normalerweise nicht, sind dazu aber nach Zellverlusten imstande, z. B. Leberzellen.
- **Nachwachsende Zellpopulationen** teilen sich kontinuierlich, um Verluste durch Zelluntergang auszugleichen; dazu gehören z. B. die Zellen, die die Hautoberfläche bedecken oder den Darm innen auskleiden und ständig abgestoßen werden sowie die Blutzellen mit ihrer kurzen Lebensdauer.

Sobald sich eine neue Zelle gebildet hat, differenziert sie sich entweder zu einem ausgereiften Zelltyp, oder sie teilt sich undifferenziert weiter in noch nicht festgelegte Tochterzellen, die sich möglicherweise zu einem späteren Zeitpunkt ausdifferenzieren. Diese noch nicht ausdifferenzierten Tochterzellen heißen **Stammzellen**; sie bilden einen Zellpool, aus dem heraus eine Zellpopulation wieder aufgebaut werden kann.

Man nimmt an, daß verschiedene Arten nachwachsender Zellpopulationen auf gemeinsame Stammzellen zurückgehen. So stammen z. B. die verschiedenen Blutkörperchen wahrscheinlich von einer gemeinsamen hämatopoetischen Stammzelle ab, und die Stammzellen der Enterozyten können wahrscheinlich verschiedene Zellarten bilden, die den Darm auskleiden.

Nach der Teilung von Stammzellen können 2 Zelltypen entstehen; zum einen neue Stammzellen, um das Stammzellager zu erhalten, und zum anderen **festgelegte Zellen**, die sich in Richtung auf eine Zellinie hin entwickeln, dabei aber noch eine prospektive Potenz haben, die größer ist als ihre prospektive Bedeutung. Um die Stammzellpopulaton nicht zu erschöpfen, muß eine Stammzelle bei jeder Teilung wieder eine pluripotente Zelle bilden.

Chemotherapie bei Krebs

Viele Medikamente aus der Krebstherapie greifen speziell an Zellen während des Zellzyklus an (Abb. 2-22) mit dem Ziel, die abnorme Zellvermehrung zu stoppen.

Leider wirken diese Therapeutika nicht nur auf Krebszellen, sondern auch auf gesunde Zellen, mit negativen Auswirkungen auf nachwachsende Zellpopulationen (s. oben), die zur Erfüllung ihrer Funktion eine hohe Zellteilungsrate besitzen.

Daher leiden unter solchen Chemotherapeutika besonders die Blutbildung und die Darmzellen, und durch die Mitosehemmung in der Haarwurzel kommt es leicht zu Haarausfall.

Meiose, Reifeteilung

Gewöhnliche Zellen haben 2 homologe Chromosomensätze, die von mütterlichen und väterlichen Zellen bei der Befruchtung abstammen; sie sind diploid (2n).

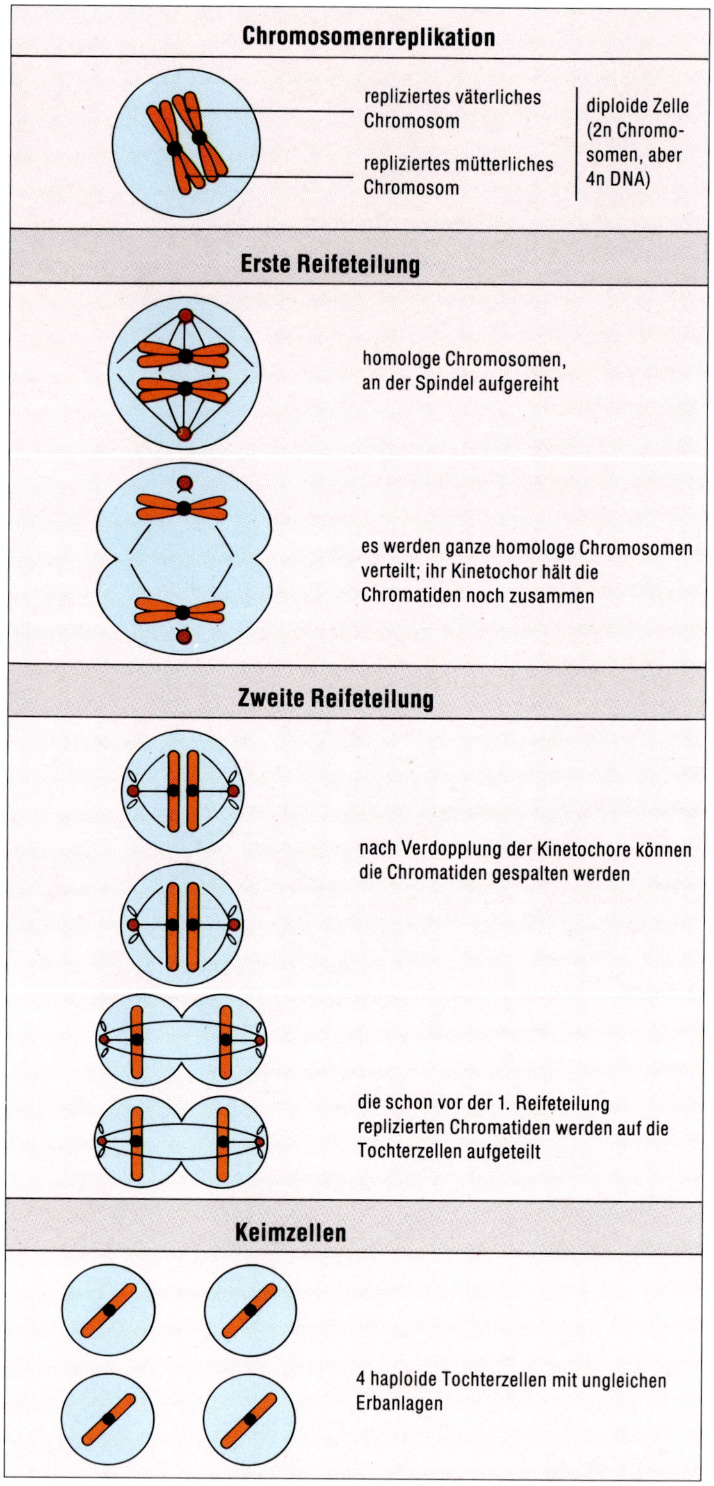

Abb. 2-24. Meiose. Bei der Meiose werden 4 Tochterzellen gebildet (Spermatiden bzw. Eizelle und Polkörperchen), die je nur die Hälfte des normalen Chromosomensatzes besitzen, also haploid sind

Die Keimzellen (Eizelle und Spermium), durch deren Verschmelzung bei der Befruchtung ein Embryo entstehen kann, weisen nur den halben Chromosomensatz auf sie, sind haploid (n). Haploide Keimzellen entstehen durch eine modifizierte Form der Zellteilung, die **Meiose** oder Reifeteilung.

Bei der Meiose (s. Abb. 2-24) werden die homologen Chromosomen nach der S-Phase (die nur vor der 1. Reifeteilung stattfindet) an der Mitosespindel gepaart, wobei es zu einem Faktorenaustausch zwischen väterlichen und mütterlichen Erbfaktoren kommen kann.

Im Gegensatz zur Mitose werden in der 1. Reifeteilung keine Chromatiden, sondern ganze Chromosomen verteilt; es bleibt dem Zufall überlassen, an welchem Pol welcher Partner eines Homologenpaars angeheftet wird. Schon die Tochterzellen der 1. Reifeteilung (Reduktionsteilung) sind dadurch haploid und nicht mehr erbgleich. Bei der 2. Reifeteilung erfolgt die Längsteilung des Chromosoms in 2 Chromatiden und die Verdopplung der Kinetochore; sie läuft daher ähnlich wie eine Mitose ab und verteilt die Chromosomenspalthälften auf 2 Tochterzellen. Am Ende der Meiose stehen 4 haploide Tochterzellkerne.

Praktische Zytologie

Beim Studium von Zellen in zytologischen Präparaten oder in Gewebsschnitten können allgemeine Prinzipien zur Erfassung ihrer Aktivität angewandt werden.

Zellkern

Eine **metabolisch inaktive Zelle** hat einen runden, kompakten Kern, der sich kräftig anfärbt, da eine Transkription nur an wenigen entspiralisierten Chromosomenabschnitten erfolgt. Da die Produktion von Ribosomen minimal ist, sind lichtmikroskopisch keine Nukleoli sichtbar.

Zellen bei der Proteinsynthese weisen einen großen, hellen Zellkern mit großen oder multiplen Nukleoli auf; beides weist auf aktive Transkription des Chromatins hin. Ähnliche Kernveränderungen werden in Zellen deutlich, die sich in einer aktiven Phase der Vermehrung befinden (Abb. 2-22).

Tote Zellen zeigen geschrumpfte Zellkerne (Karyopyknose) als kompakte amorphe Masse, die sich stark anfärbt. Sie fragmentiert später in einzelne Partikel (Karyorrhexis) und wird völlig aufgelöst (Karyolyse), so daß in der Zelle nichts mehr vom Zellkern zu erkennen ist.

Zellveränderungen bei Krebs

Eine Zelle, die im Verhältnis zur Zytoplasmamenge einen sehr großen Zellkern hat, befindet sich im allgemeinen in einer Phase der Zellteilung. Zellen mit unverhältnismäßig großen Kernen sind verdächtig auf neoplastische Veränderung. So sollten z. B. die Zellen an der Oberfläche der Cervix uteri kleine Kerne haben, außer bei einem abnormen Zellwachstum, wie es mit der Entwicklung von Krebs einhergeht (s. Abb. 18-9).

Bei allen ausdifferenzierten Zellarten sollten alle Kerne benachbarter Zellen halbwegs die gleiche Größe und gleiche Färbecharakteristika aufweisen. Bei Krebszellen jedoch variieren die Zellkerne in Größe und Form (**nukleärer Pleomorphismus**), und gewöhnlich ist stark angefärbtes Chromatin in groben Schollen zu erkennen (**nukleäre Hyperchromasie**).

Zytoplasma

Die Untersuchungen des Zytoplasmas sollte sich auf die Verteilung und Intensität azidophiler (roter) und basophiler (blauvioletter) Elemente konzentrieren.

Ein **granuläres, intensiv rot gefärbtes Zytoplasma** enthält Ansammlungen von Organellen, die saure Farbstoffe annehmen. Es handelt sich meistens um Mitochondrien oder Sekretgranula (z. B. neurosekretorische Granula oder spezifische Granula in Leukozyten).

Eine **diffuse blauviolette Anfärbung** des Zytoplasmas weist auf die Anwesenheit zytoplasmatischer RNA in Form von Ribosomen und damit auf eine aktive Proteinproduktion hin. **Große ungefärbte Regionen** repräsentieren meistens große Sekretvakuolen, wie sie in muzinsezernierenden Zellen auftreten. Bei manchen Zellarten weisen sie auf Fetteinlagerungen hin.

Diagnostische Zytologie

Die Zytologie erforscht und typisiert die Zellart.

Patientenzellen zur Untersuchung werden gewonnen durch Abschaben von Epitheloberflächen (Zervix, Magenschleimhaut), durch Aspiration fester Gewebe mittels einer Biopsienadel oder aus Körperflüssigkeiten wie Harn oder Sputum.

Letztlich ist man bestrebt, Anomalien der Zellstruktur zu entdekken, die möglicherweise das Entstehen einer Krankheit anzeigen. In der klinischen Medizin besonders bedeutsam ist das Erkennen von Veränderungen, die auf die Entwicklung einer Krebserkrankung hinweisen (**neoplastische Veränderungen**).

3 Epithelzellen

Epithelzellen bilden dicht zusammenhängende Zellagen, Epithelien genannt. Ihre Hauptaufgaben sind:

- Bedeckung oder Auskleidung von Körperoberflächen, z.B. Haut, Darm, Ausführungsgänge;
- Bildung von Funktionseinheiten exkretorischer Drüsen, wie z.B. Speicheldrüsen und Leber.

Epithelien werden charakterisiert durch:

- Mechanismen der Zelladhäsion, wobei das Zytoskelett jeder Epithelzelle mit dem der Nachbarzellen verankert wird;
- Mechanismen der Zelladhäsion, bei denen das Epithel mit extrazellulärem Matrixmaterial der Zellunterlage oder der Umgebung verankert wird.

Darüber hinaus sind Epithelzellen darauf spezialisiert, besondere Aufgaben zu erfüllen, z.B. bei Resorption oder Sekretion oder bei der Bildung von Permeabilitätsbarrieren (s. S. 39).

Benennung und Einteilung

Die traditionelle Nomenklatur und Einteilung verschiedener Epithelarten basiert auf der zweidimensionalen Zellform, wie sie in der frühen Lichtmikroskopie beobachtet wurde, und ignoriert jede spezielle funktionelle Eigenheit. Vor unserem jetzigen Wissenshintergrund von der Biologie dieser Zellen ist diese Benennung eher nichtssagend.

Traditionelle Einteilung

Traditionell gilt folgende Einteilung:

- Anhand der Zellform unterscheidet man 3 Hauptgruppen: Plattenepithel (Abb. 3-1), kubisches Epithel (Zellhöhe und -breite ähnlich, Abb. 3-2) und Zylinderepithel (2–5mal so hoch wie breit, (Abb. 3-3).
- Epithelzellen bilden entweder eine einzelne Zellage, in der jede Zelle Kontakt mit der daruntergelegenen extrazellulären Matrix hat (einschichtiges Epithel), oder mehrere Zellagen, von denen nur die unterste Zellschicht Kontakt mit der Unterlage hat (mehrschichtiges Epithel, Abb. 3-4). Mehrreihiges Epithel (Abb. 3-5) bedeutet, daß die Zellen scheinbar in mehreren Kernreihen geschichtet sind; sie fußen aber alle auf der extrazellulären Matrix. Ein besonderer Typ des mehrschichtigen Epithels aus dem Harntrakt heißt Übergangsepithel (moderner: Urothel, s. Abb. 16-38); die oberste Zellage kann je nach Dehnungszustand kubisch oder platt sein.
- Eine andere Einteilung unterscheidet Oberflächenepithel und Drüsenepithel.

Grenzen der traditionellen Einteilung

Früher wurde großer Wert auf das Vorkommen der verschiedenen Epithelarten gelegt, und darauf, ob es nun mehrschichtig oder einschichtig, Oberflächen- oder Drüsenepithel war. Diese Einteilungskriterien sind überholt. Zwei als kubisch bezeichnete Epithelien können in ihrer Funktion und Biologie so unterschiedlich sein, daß es irreführend ist, sie gleichzusetzen.

Wenn man sich dieser eingeschränkten Bedeutung der Nomenklatur bewußt ist, so ist eine rein morphologische Einteilung für deskriptive Zwecke dennoch sinnvoll.

In diesem Buch werden die traditionellen Benennungen der Epithelien zwar durchgehend benutzt, aber stets in funktioneller Hinsicht präzisiert.

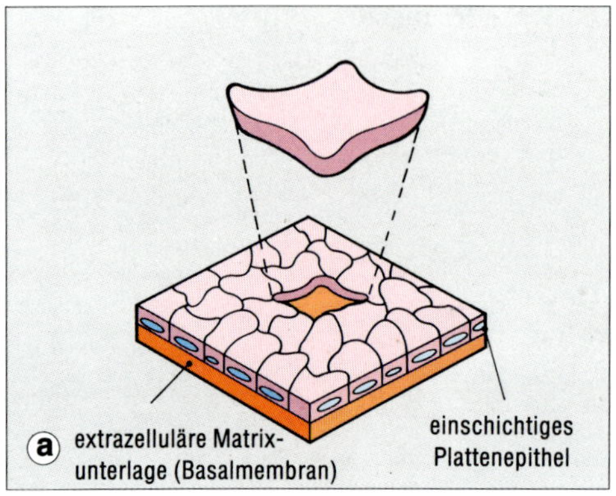

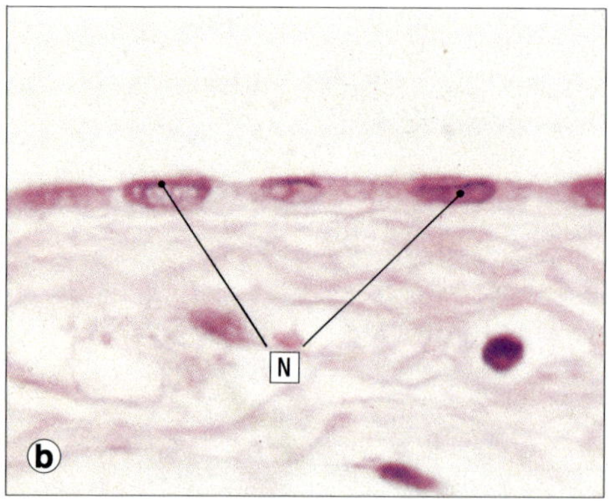

Abb. 3-1 a, b. Einschichtiges Plattenepithel. a Ein einschichtiges Plattenepithel besteht aus nur einer Lage flacher, plattenähnlicher Zellen. **b** In histologischen Schnitten erscheinen die Zellkerne (N) abgeflacht; die Zytoplasmagrenzen sind undeutlich. Obwohl sich „Plattenepithel" auf alle flachen, einschichtigen Epithelien bezieht, wird dieser Ausdruck nicht überall verwendet. So heißt das flache Epithel, das die Blutgefäße auskleidet, Endothel, und die ähnliche Auskleidung der serösen Höhlen Mesothel

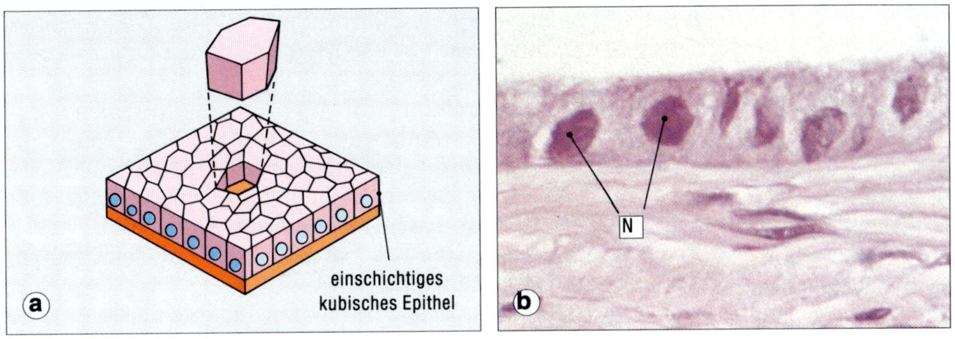

Abb. 3-2 a, b. Einschichtiges kubisches Epithel. a Einschichtiges kubisches Epithel besteht aus einer Lage von Zellen mit gleicher Höhe, Breite und Tiefe. Da sie selten würfelförmig sind, heißen sie auch isoprismatisches Epithel. **b** Im histologischen Schnitt haben solche Zellen gewöhnlich einen mittelständigen Kern (N)

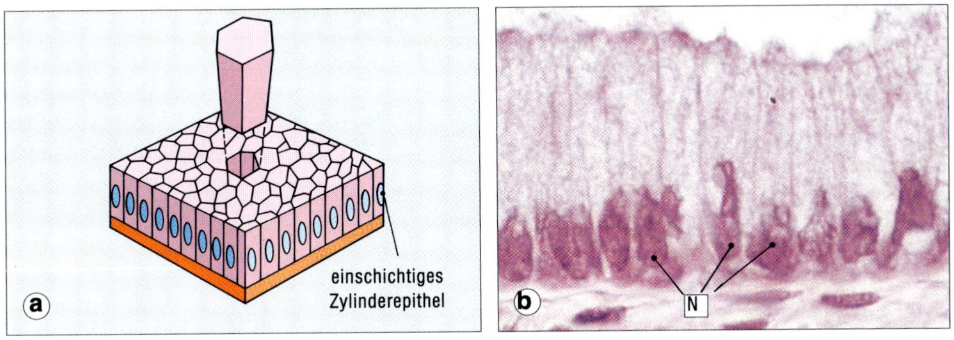

Abb. 3-3 a, b. Einschichtiges Zylinderepithel. a Dieses auch hochprismatisch genannte Epithel besteht aus Zellen, die 2–3mal so hoch wie breit sind. **b** Die Kerne (N) des Zylinderepithels bilden eine basale Reihe

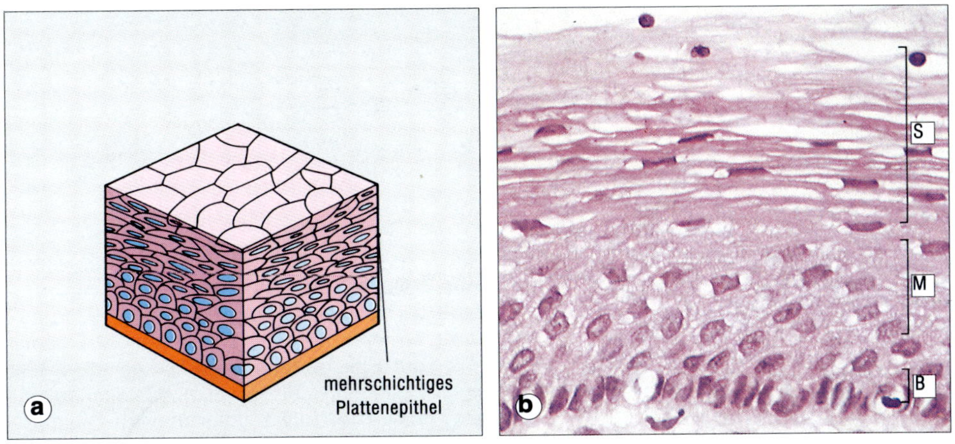

Abb. 3-4 a, b. Mehrschichtiges Plattenepithel. a Ein mehrschichtiges Epithel besteht aus mehreren Zellagen, so daß die Zellen oben im Epithel keinen Kontakt mehr mit der Unterlage haben. **b** Namensgebend für mehrschichtiges Epithel ist die Form der oberflächlichsten Zellen, die hier abgeplattet sind (Superfizialzellen S). Die Zellen in den basalen (B) und mittleren Schichten (M) sind tatsächlich pyramidenförmig oder polygonal und nicht platt. Die Zellkerne in den unteren Epithelschichten sind rundlich; weiter oben werden sie in dem Maß elliptisch, in dem die Zellen sich abplatten

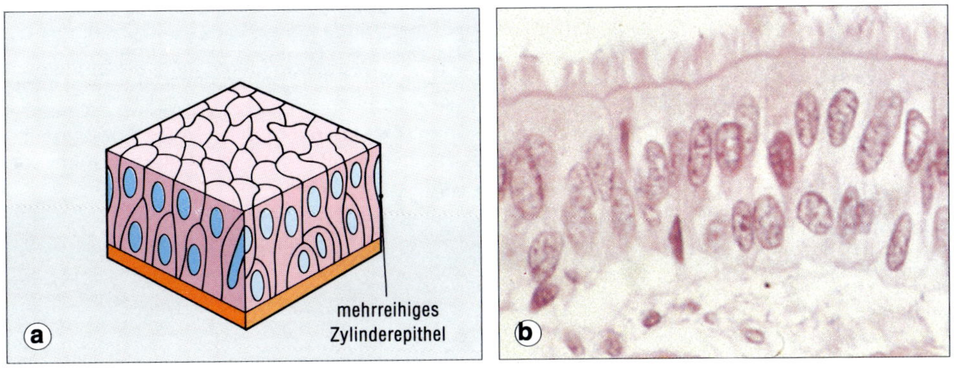

Abb. 3-5 a, b. Mehrreihiges Zylinderepithel. a In einem mehrreihigen Epithel weisen mehrere Reihen von Zellkernen scheinbar auf eine Schichtung der Zellen hin. Tatsächlich fußen aber hier alle Zellen auf der extrazellulären Unterlage, aber nicht alle erreichen die Oberfläche. **b** In den histologischen Routinepräparaten sind die Zellgrenzen undeutlich; u. a. zeigt die Kernanordnung, daß dieses Epithel mehrreihig ist und nicht mehrschichtig

Interzelluläre Verbindungen

Die strukturelle Integrität des Epithels wird durch Zellkontakte untereinander und zu bestimmten extrazellulären Strukturen aufrechterhalten.

Diese Verbindungen werden durch Membranproteine vermittelt, die als spezielle **Zelladhäsionsmoleküle** fungieren, und durch spezialisierte Regionen der Zellmembran, die **Zellkontakte** bilden. Es gibt 3 Arten von Zellkontakte: **Zonulae occludentes** verbinden Zellen miteinander, um impermeable Barrieren zu errichten; **Haftverbindungen** verbinden Zellen zur mechanischen Verfestigung und **kommunizierende Zellkontakte** gestatten die Bewegung von Molekülen zwischen den Zellen.

Zonulae occludentes

Zonulae occludentes haben 2 Funktionen:

- Sie verhindern die Diffusion von Molekülen zwischen benachbarten Zellen; durch diese Behinderung des parazellulären Transports unterstützen sie die Barrierefunktion der Epithelzellen, an denen sie ausgebildet sind.
- Sie verhindern die Lateraldiffusion spezieller Zellmembranproteine, wodurch sie gewisse Membrandomänen aufrechterhalten und abgrenzen.

Ihre abdichtende Funktion wird von Membranproteinen (Abb. 3-6) erfüllt, die für die Anheftung benachbarter Zellen sorgen. Ultrastrukturell erscheint die Zonula occludens als eine Stelle, an der angenäherte Zellmembranen punktförmig verschmolzen sind. Das hat zu dem Synonym **Tight junction** geführt.

Zonulae occludentes sind besonders in der Epithelauskleidung des Dünndarms gut entwickelt, wo sie

- den parazellulären Transport (in den Interzellularraum) von verdauten Makromolekülen verhindern;
- auf Resorption spezialisierte Regionen der Zellmembran auf den luminalen Zellpol begrenzen.

Zonulae occludentes sind außerdem in Zellen von Bedeutung, die eine Substanz wie z. B. Ionen aktiv gegen einen Konzentrationsgradienten transportieren. In dieser Situation verhindern die Zonulae occludentes die Rückdiffusion der transportierten Substanz (Abb. 3-7).

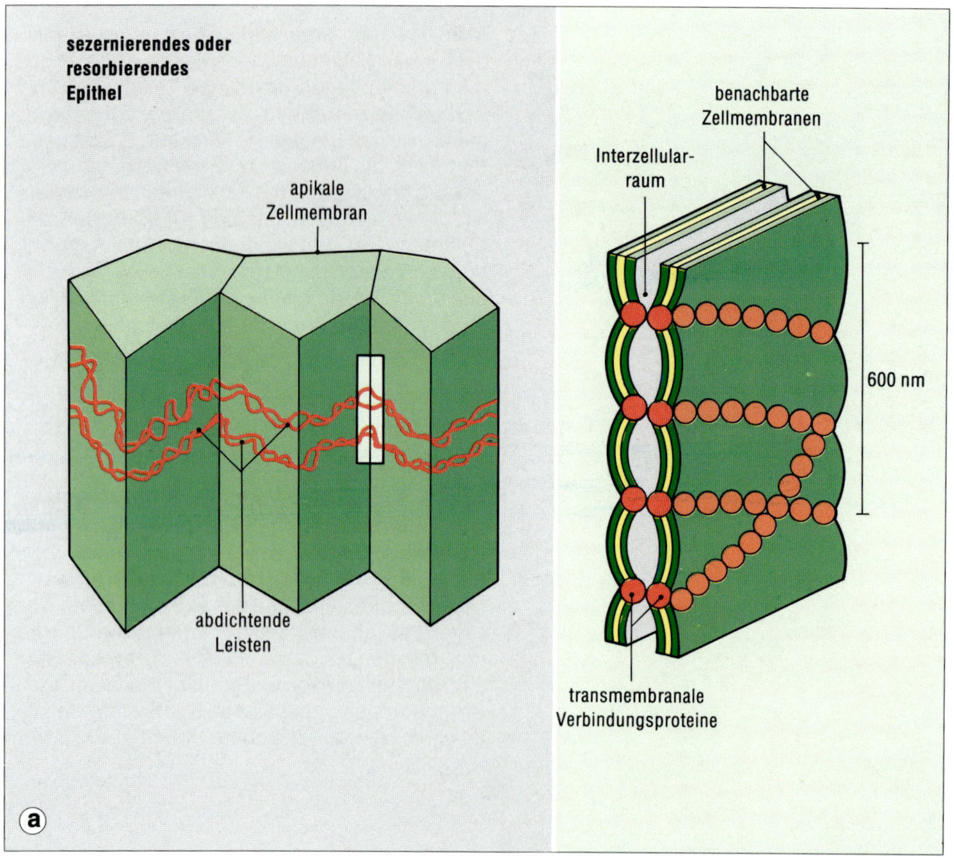

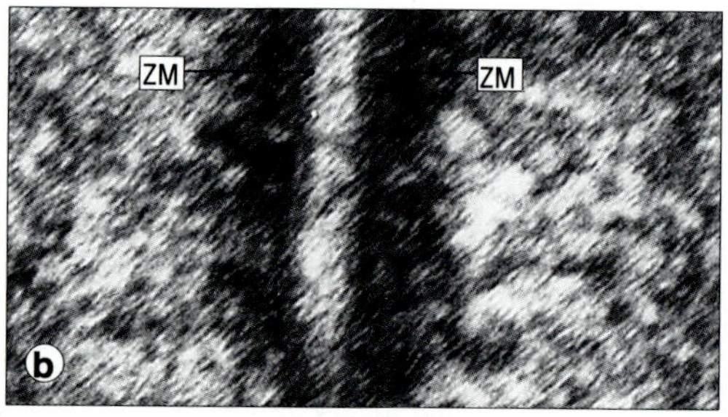

Abb. 3-6 a, b. Struktur der Zonula occludens. a Zonulae occludentes treten besonders an sezernierenden oder resorbierenden Epithelzellen auf. Eine gürtelförmige Zonula occludens umgibt jede Zelle; diese undurchlässige Verbindung dichtet den Interzellularraum ab. Die transmembranalen Verbindungsproteine sind als netzförmige Schlußleistenverschmelzung (Sealing strands) ausgebildet, deren Kämme die Zellmembranen benachbarter Zellen zusammenheften. **b** Eine Zonula occludens zeigt ultrastrukturell 2 eng aneinanderliegende Zellmembranen (ZM) mit punktuellen Verschmelzungen, an denen der Interzellularspalt aufgehoben ist

Haftverbindungen

Haftverbindungen (Abb. 3-8) sorgen für mechanische Stabilität von Zellgruppen, damit diese als zusammenhängende Einheit fungieren können; so bilden sie Verbindungen des Zytoskeletts (s. S. 19) benachbarter Zellen und eine unterstützende interzelluläre Matrix.

Durch Interaktion mit verschiedenen Zytoskelettfilamenten lassen sich 2 Klassen von Haftverbindungen unterscheiden: **Zonulae adhaerentes** und **Punktdesmosomen** verbinden sich mit dem Netzwerk aus Aktinfilamenten, während **Desmosomen** und **Hemidesmosomen** mit den intermediären Filamenten zusammenhängen.

Zonulae adhaerentes verbinden das Aktinfilamentnetzwerk benachbarter Zellen (Abb. 3-9).

Punktdesmosomen verbinden das Aktinfilamentnetzwerk einer Zelle mit der extrazellulären Matrix (Abb. 3-10).

Desmosomen verhaften das Netzwerk der intermediären Zellfilamente mit der Matrix des Interzellularraums (Abb. 3-11).

Hemidesmosomen stellen eine Verbindung zwischen dem Netzwerk der intermediären Zellfilamente und der extrazellulären Matrix her (Abb. 3-12).

Zonulae adhaerentes sind weit verbreitet in zylindrischen oder kubischen Epithelzellen, wo sie submembranale Aktinfilamentbündel zu einem Gürteldesmosom verbinden. Besonders auffällig sind sie im Dünndarmepithel, dort bilden sie ein lichtmikroskopisch sichtbares Band, die Schlußleiste.

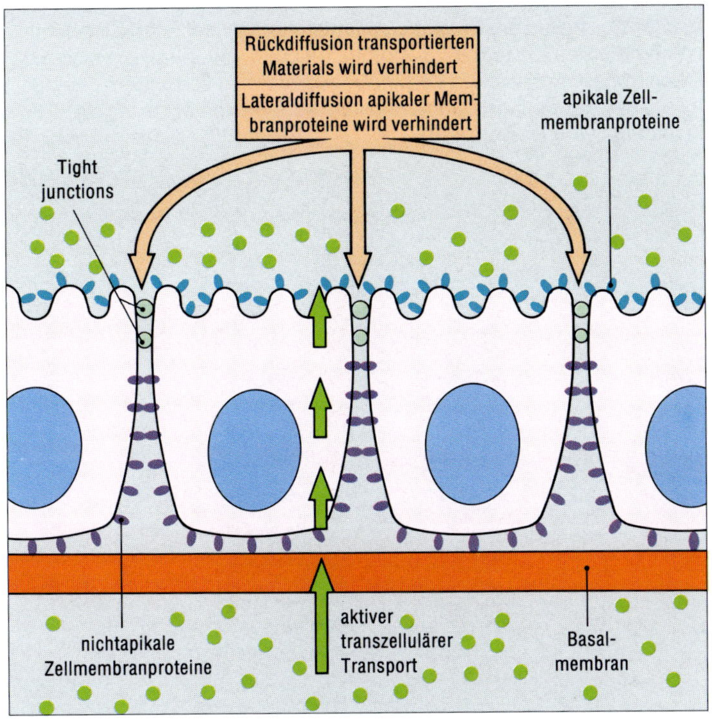

Abb. 3-7. Funktion der Zonula occludens. Zellen, die Moleküle gegen einen Konzentrationsgradienten transportieren, haben in ihren Schlußleisten Tight junctions, die die Rückdiffusion von transportierten Substanzen verhindern. Zusätzlich ist es erstrebenswert, bestimmte Zellmembrankomponenten in bestimmten Regionen zu konzentrieren, z. B. ein Transportprotein in der apikalen Zellmembran. Zellen benutzen die Zonulae occludentes auch dazu, die Lateraldiffusion spezieller Membranproteine zu verhindern, wodurch besondere Domänen der Zellmembran entstehen

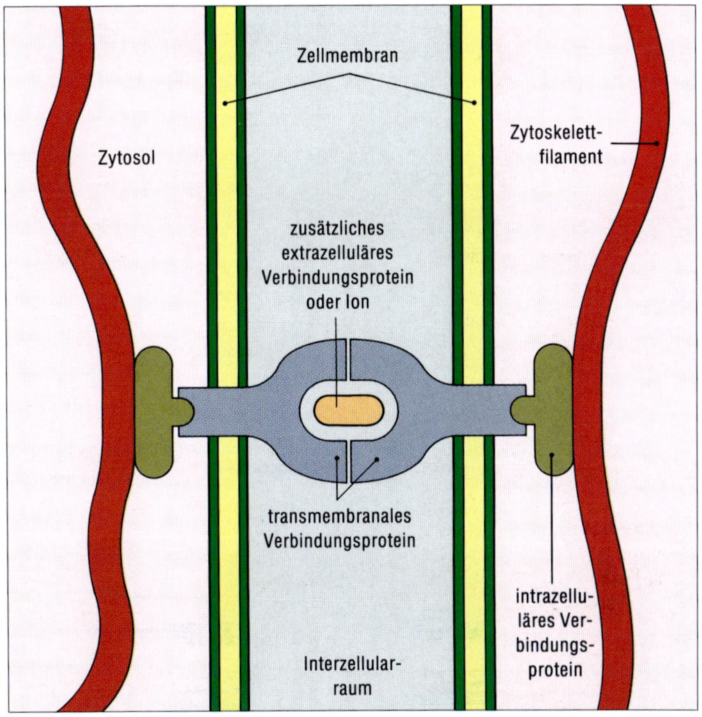

Abb. 3-8. Haftverbindung. Schema zum allgemeinen Aufbau von Zellhaftverbindungen. Zytoskelettfilamente benachbarter Zellen werden dadurch funktionell verbunden, daß intrazelluläre Verbindungsproteine diese Filamente an transmembranale Verbindungsproteine anheften. Diese interagieren dann mit ähnlichen Proteinen der Nachbarzellen. Diese extrazelluläre Interaktion kann noch durch zusätzliche extrazelluläre Proteine oder Ionen vermittelt werden, z. B. durch Ca^{++}. Bei den verschiedenen Typen von Haftverbindungen finden sich auch verschiedene (oder multiple) Verbindungsproteine und transmembranale Proteine

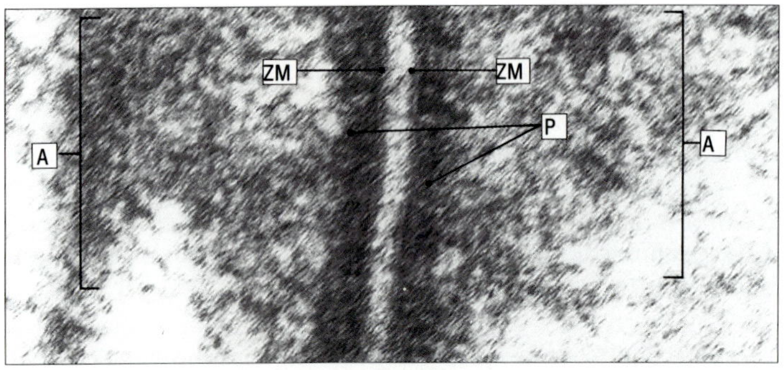

Abb. 3-9. Zonula adhaerens. Aktinfilamente benachbarter Zellen werden durch aktinbindende Proteine (α-Aktinin und Vinculin) mit einem transmembranalen Protein verbunden, welches zu einer Gruppe von Zelloberflächenglykoproteinen gehört, die die Zelladhäsion vermitteln (**Cadherin**). In den Zonulae adhaerentes liegt der Typ E-Cadherin vor, welches Zellen in Anwesenheit von Ca^{++} verbindet. Ultrastrukturell erscheint eine Zonula adhaerens wie eine fusselige Auflagerung (Plaque, P) elektronendichten Materials auf der Innenseite der Zellmembran (ZM), die der Lokalisation von α-Aktinin und Vinculin entspricht, in die Aktinfilamente (A) einstrahlen. Die interzelluläre Haftkomponente (des extrazellulären Raums, E-Cadherinmoleküle und Ca^{++}) ist unsichtbar, erscheint aber als heller Spalt zwischen den dicht benachbarten Zellmembranen

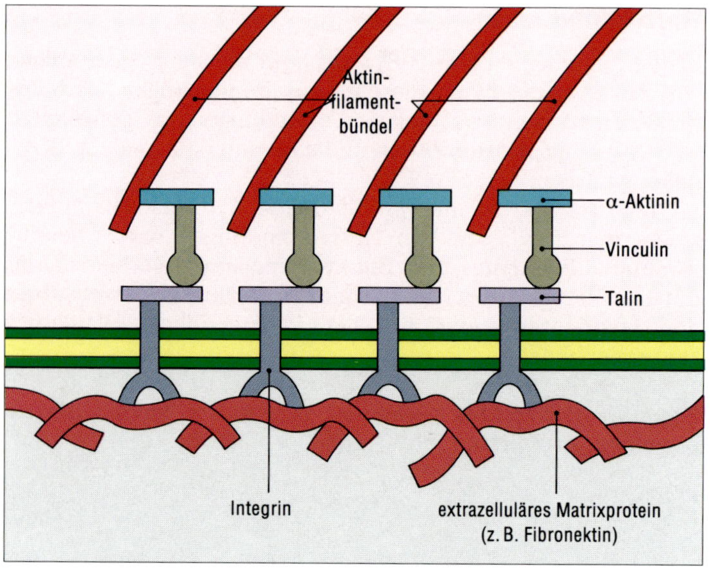

Abb. 3-10. Punktdesmosom. Aktinfilamentbündel interagieren mit aktinbindenden Proteinen (α-Aktinin, Vinculin und Talin), um sich mit einem transmembranalen Verbindungsprotein zu verbinden, das aus der Klasse der Zelladhäsionsmoleküle stammt und als **Integrin** bezeichnet wird (s. Abb. 4-9)

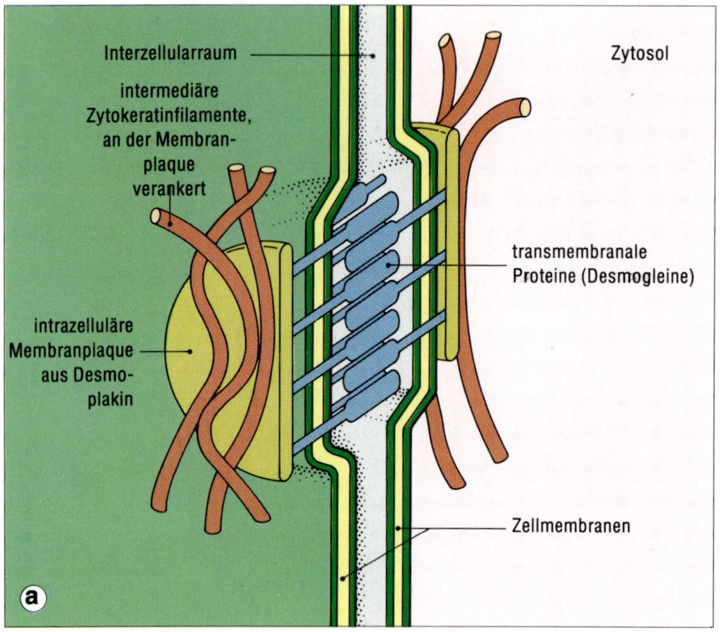

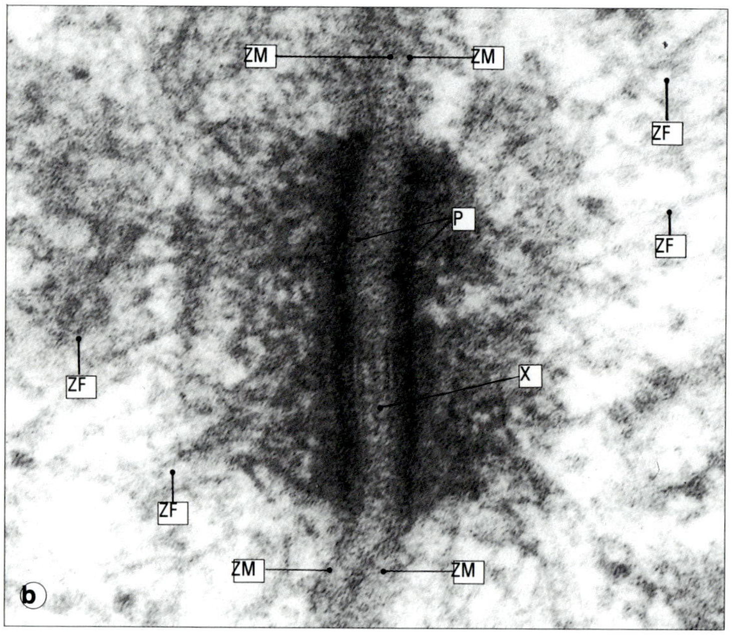

Abb. 3-11 a, b. Desmosom. a Jedes Desmosom besteht aus einer intrazellulären Membranplaque, die aus verschiedenen Verbindungsproteinen (Haupttyp: Desmoplakin) zusammengesetzt ist; daran inserieren intermediäre Zytokeratinfilamente (Tonofilamente). Die Zelladhäsion wird durch transmembranale Proteine vermittelt, die Desmogleine. **b** Die diskusförmigen Membranauflagerungsplaques (P) benachbarter Zellen erscheinen als elektronendichte Regionen, an der Zytokeratinfilamente (ZF) inserieren. Zwischen den Zellmembranen (ZM) des Desmosoms ist der Interzellularspalt etwa 30 nm weit und enthält bei manchen Desmosomen ein elektronendichtes Band (X)

In der Embryonalentwicklung übertragen Hafteinrichtungen vom Typ der Zonulae adhaerentes von Aktinfilamenten ausgehende Bewegungskräfte auf ganze Zellagen. Sie spielen eine wesentliche Rolle, wenn sich beim Embryo durch Abfaltung von Epithelzellagen die Primitivorgane bilden.

Desmosomen sorgen für mechanische Festigkeit in Epithelien, die Zug- und Scherkräften ausgesetzt sind; besonders gut entwickelt sind sie im mehrschichtigen verhornten Plattenepithel der Oberhaut.

Desmosomen sind so typisch für Epithelzellen, daß ihr Nachweis in malignen Tumoren unklarer Genese auf einen Tumor epithelialen Ursprungs hinweist, und nicht auf einen aus lymphatischem Gewebe oder aus Supportzellen.

Ein **Haftkomplex** bezeichnet die Vergesellschaftung mehrerer Arten von Haftverbindungen zwischen benachbarten Epithelzellen; er ist das morphologische Korrelat für verschiedene Arten epithelialer Zellhaftung, die nötig sind, um die strukturelle und funktionelle Integrität aufrechtzuerhalten (Abb. 3-13).

Erkrankungen der Zellkontakte – Pemphigus

Beim Pemphigus produziert der Körper anomale Antikörper gegen die Proteine, die die Desmosomenverbindungen in der Haut bilden. Bei betroffenen Personen treten weitverstreute Blasenbildungen an Haut und Schleimhäuten auf, da sich die desmosomalen Verbindungen benachbarter Epithelzellen des Stratum spinosum lösen.

Mit immunhistochemischen Färbungen können die anomalen Antikörper im Interzellularraum der erkrankten Epidermiszellen nachgewiesen werden.

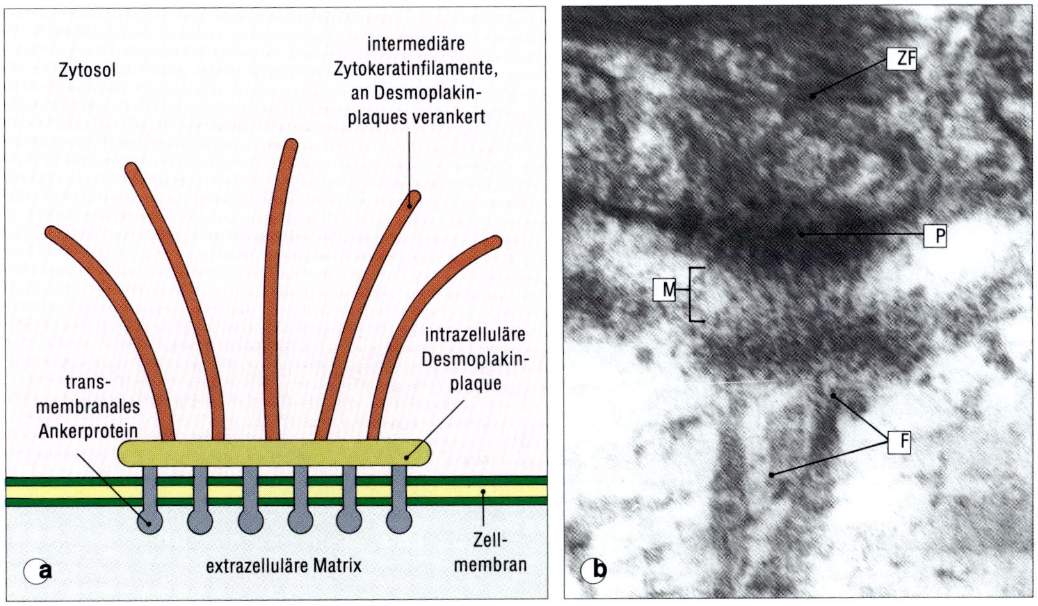

Abb. 3-12 a, b. Hemidesmosom. a Ein Hemidesmosom ähnelt einem Desmosom, aber es interagiert mit der extrazellulären Matrix und nicht mit der benachbarten Desmosomenhälfte einer anderen Zelle. Im Gegensatz zum Desmosom heften sich hier die Zytokeratinfilamente (Tonofilamente) mit ihren Enden an und nicht schleifenförmig. **b** Ultrastrukturell besteht ein Hemidesmosom aus einer dichten Plaque (P) aus intrazellulären Verbindungsproteinen einschließlich Desmoplakin, an dem intermediäre Zytokeratinfilamente (ZF) inserieren. Die Verbindung mit der extrazellulären Matrix (M) wird durch eine Reihe feiner verankernder Fibrillen (F) gebildet

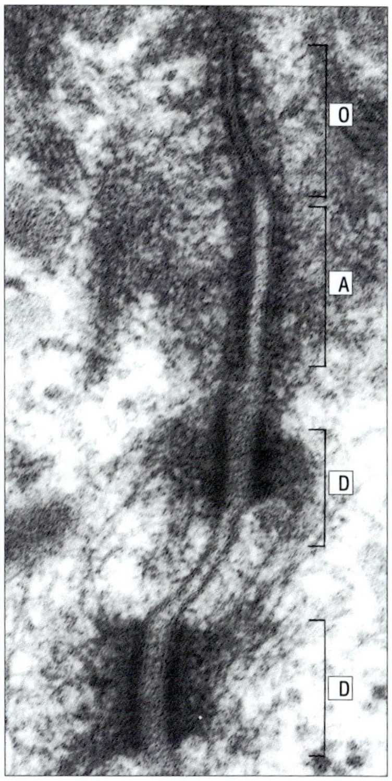

Abb. 3-13. Haftkomplex. Ein Haftkomplex findet sich gewöhnlich an der Seite des apikalen Pols kubischer oder zylindrischer Zellen. Unmittelbar unterhalb des apikalen Zellpols sitzt eine Zonula occludens (O), darunter die Zonula adhaerens (A) und etwas tiefer Desmosomen (D). Dieses Bild stammt von Epithelzellen aus dem Dünndarm, in denen solche Haftkomplexe gut entwickelt sind. Bei anderen Epithelien, besonders bei solchen, die keine Zonulae occludentes brauchen, sind so vollständig entwickelte Haftkomplexe selten

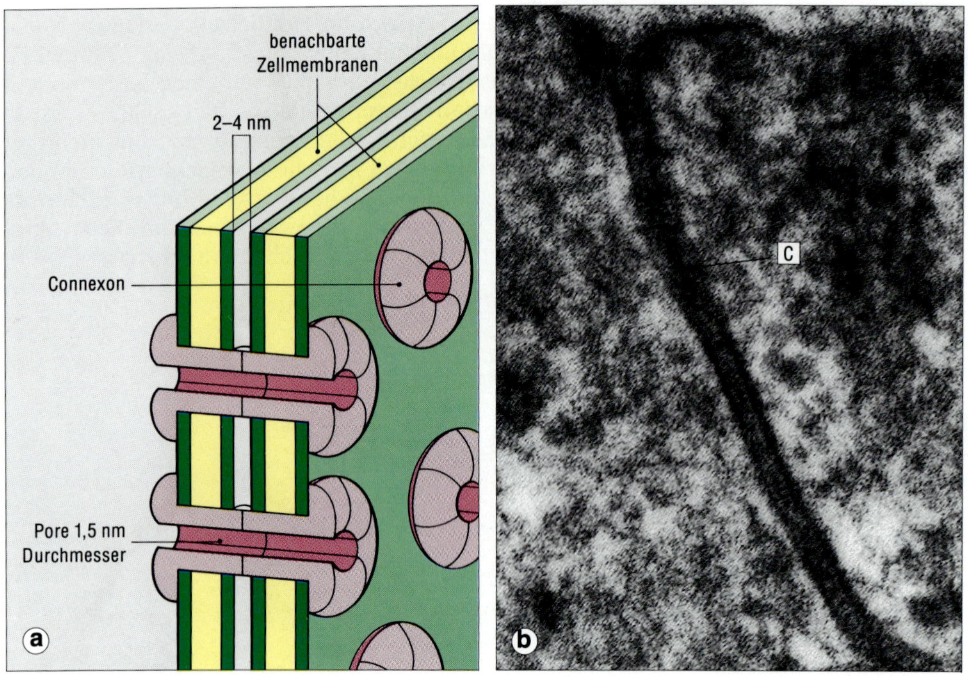

Abb. 3-14 a, b. Gap junction (kommunizierend). a Das Schema zeigt einen kleinen Ausschnitt aus einer Gap junction. Jede Gap junction ist ein zirkulärer Fleck mit mehreren hundert Poren, aus je 6 Proteinuntereinheiten, die die Zellmembran durchqueren und als Connexon bezeichnet werden. Die Poren benachbarter Zellen liegen einander genau gegenüber, so daß kleine Moleküle von einer Zelle zur anderen gelangen können. **b** Ultrastrukturell zeigt ein Querschnitt durch eine Gap junction 2 dicht aneinandergelagerte Zellmembranen, zwischen denen die Connexons (C) als fleckförmige Granula gerade noch sichtbar sind

Kommunizierende Verbindungen

Kommunizierende Verbindungen (**Gap junctions**) gestatten die selektive Diffusion von Molekülen zwischen benachbarten Zellen und erleichtern eine direkte Kommunikation von Zelle zu Zelle (Abb. 3-14).

Gap junctions finden sich in geringer Dichte in den meisten ausgereiften Epithelien; sie treten in großer Zahl während der Embryogenese auf und spielen dort vielleicht eine Rolle bei der räumlichen Anordnung sich entwickelnder Zellen. Gap junctions sind in der Herzmuskulatur und in der glatten Muskulatur funktionell von Bedeutung.

Basalmembran

Die Anheftung von Epithelzellen an daruntergelegenes Supportgewebe mit Ausbildung von Hemidesmosomen und Punktdesmosomen wird durch eine spezielle Schicht extrazellulärer Matrix vermittelt, die Basalmembran (Feinstruktur s. Abb. 4-11). Basalmembranen enthalten ein spezielles Matrixprotein, das Kollagen, welches von Epithelzellen synthetisiert wird. Lichtmikroskopisch erscheint die Basalmembran gerade noch als dünner Strich an der Epithelbasis. Sie kann mit der PAS-Technik angefärbt werden.

Oberflächenspezialisierungen

Die Oberflächen von Epithelzellen sind, je nach Funktion, unterschiedlich ausgebildet.

- Den funktionellen Hauptanforderungen nach einer Oberflächenvergrößerung begegnen die verschiedenen Zellen durch Ausbildung von Mikrovilli, basalen Einfaltungen oder Membranplaques.
- Der Weitertransport von Substanzen außen auf der Zelloberfläche erfolgt durch mobile Zellfortsätze, die Zilien.

Mikrovilli

Mikrovilli sind fingerartige Ausstülpungen der Zelloberfläche (Abb. 3-15). Die Oberfläche der meisten Epithelzellen trägt kleine Mikrovilli, aber resorbierende Zellen wie die der Nierentubuli oder das Dünndarmepithel zeigen Stäbchen- und Bürstensäume aus hochentwickelten Mikrovilli.

Die Form eines Mikrovillus wird durch ein Bündel aus Aktinfilamenten aufrechterhalten, welches in der Mitte eines jeden Mikrovillus liegt und mit dem Aktinkortex unter der Zellmembran verankert ist. Bei den Dünndarmepithelzellen ist das zentrale Aktinfilamentbündel auch noch mit dem Aktinnetzwerk der Zonulae adhaerentes an den Zellgrenzen verbunden.

Die Zellmembran der Mikrovilli trägt spezifische Oberflächenglykoproteine sowie Enzyme, die mit der Resorption zu tun haben. Diese Zellmembranspezialisierung läßt sich elektronenmikroskopisch gerade noch als fusselige Auflagerungen darstellen, wird aber viel deutlicher, wenn man enzymhistochemische

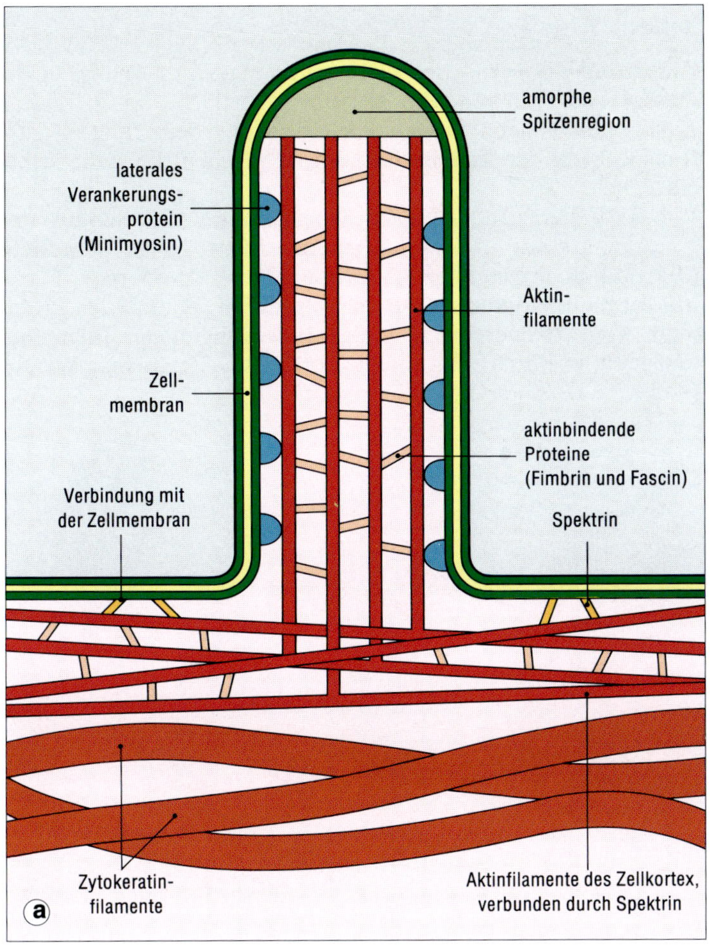

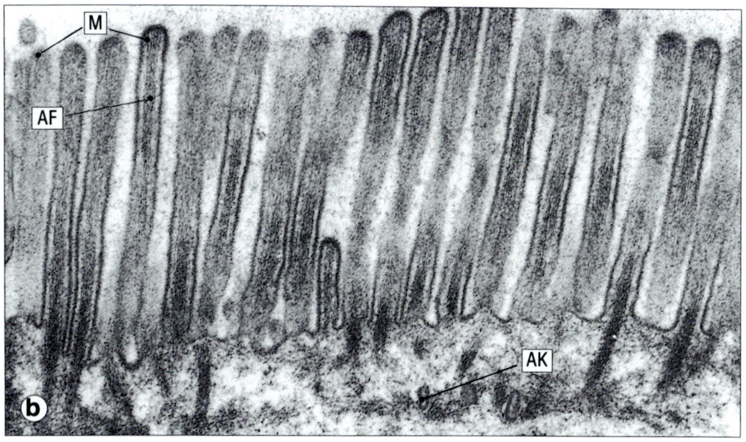

Abb. 3-15 a, b. Mikrovilli. a Jeder Mikrovillus ist eine fingerartige Ausstülpung der Zellmembran; sie wird durch ein Bündel aus Aktinfilamenten stabilisiert, die durch aktinbindende Proteine (Fimbrin und Fascin) genau im Abstand von 10 nm gehalten werden. Mit der lateralen Oberfläche des Mikrovillus wird das Aktinbündel durch eine schraubige Anordnung von Minimyosinmolekülen verbunden, die sich mit einer Seite an das Aktin heften und mit der anderen Seite an die innere Oberfläche der Zellmembran. Außerdem ist das Bündel an der Spitze des Mikrovillus an einer amorphen Region unbekannter Zusammensetzung befestigt, die vielleicht kappenbildende Proteine repräsentiert, die die Depolymerisierung von Aktinfilamenten verhindern können. An der Basis des Mikrovillus wird das Aktinfilamentbündel am Zellkortex mit Spektrin und Aktin stabilisiert; darunter liegen intermediäre Zytokeratinfilamente. **b** Elektronenmikroskopische Aufnahme einer Zelloberfläche aus dem Dünndarmepithel. Mikrovilli (M) bilden fingerförmige Vorstülpungen. Sie sind jeweils durch ein zentrales Aktinfilamentbündel versteift (AF), welches beim Eintritt ins apikale Hyaloplasma mit dem Zellkortex aus Aktinfilamenten (AK) verschmilzt

oder immunhistochemische Methoden zum Nachweis spezieller Proteine wie Laktase und saurer Phosphatasen anwendet (s. Abb. 3-19).

Stereozilien sind extrem lange Mikrovilli, die trotz ihres Namens nichts mit den echten Zilien (s. unten) zu tun haben. Sie finden sich im Nebenhodenepithel und stellen die Sensoren der Haarzellen der Kochlea dar (s. Kap. 13).

Basale Einfaltungen

Basale Einfaltungen sind tiefe Einstülpungen der basalen Zellfläche (Abb. 3-16), oft mit lateralen Einstülpungen zu „basolateralen Membraneinfaltungen" verbunden.

Basale Einfaltungen sind besonders typisch für flüssigkeits- oder ionentransportierende Epithelien. Gewöhnlich sind sie mit einer großen Anzahl von Mitochondrien vergesellschaftet, die die Energie für die Ionen- und Flüssigkeitstransporte bereitstellen.

Das Auftreten von basolateralen Einfaltungen zusammen mit vielen Mitochondrien führt dazu, daß das basale Zytoplasma solcher Zellen gestreift erscheint, daher der deskriptive Ausdruck „Epithel mit basaler Streifung".

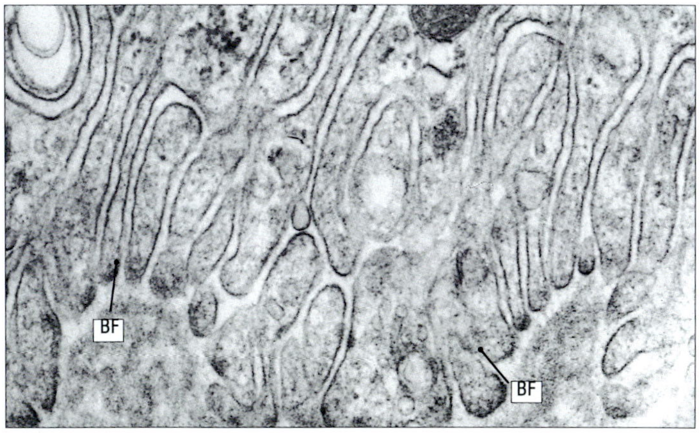

Abb. 3-16. Basale Einfaltungen. Elektronenmikroskopische Aufnahme von tiefen Einfaltungen der basalen Zellmembran (BF) einer Zelle aus dem distalen Nierentubulus. Diese Anordnung mit einer stark vergrößerten Zelloberfläche ist stets ein Hinweis auf Ionentransportvorgänge an der Zellmembran

Basolaterale Einfaltungen treten massiv in Nierentubuluszellen auf (s. Abb. 16-35) sowie im Ausführungsgangssystem vieler exokriner Drüsen.

Ausgeprägte Einfaltungen der lateralen Zellmembran findet man besonders in resorbierenden Darmepithelzellen.

Membranplaques

Membranplaques sind versteifte Regionen der apikalen Zellmembran; sie kommen nur an der Epitheloberfläche des Harntrakts vor. Bei leerer Blase können sich diese Plaques als fusiforme Vesikel ins Zytoplasma einstülpen; beim gedehnten Urothel einer gefüllten Blase gliedern sie sich wieder in die apikale Zellmembran ein.

Zilien

Zilien sind wimpernartige Zellausstülpungen mit einem Durchmesser von 0,25 µm, die aus der Oberfläche spezialisierter Zellen herausragen; sie spielen eine Rolle beim Flüssigkeitstransport auf der Zelloberfläche oder machen die Zelle selbst beweglich.

Jedes Zilium stellt eine hochspezialisierte Ausstülpung des Zytoskeletts dar und enthält in der Mitte genau geordnete Mikrotubuli in paralleler Anordnung (das Axonema). Diese Mikrotubuli, zusammen mit anderen daran gebundenen Proteinen, können energieaufwendige Bewegungen der Filamente erzeugen, wodurch es zu einem geordneten Zilienschlag kommt (Abb. 3-17). Zilien fallen besonders auf im

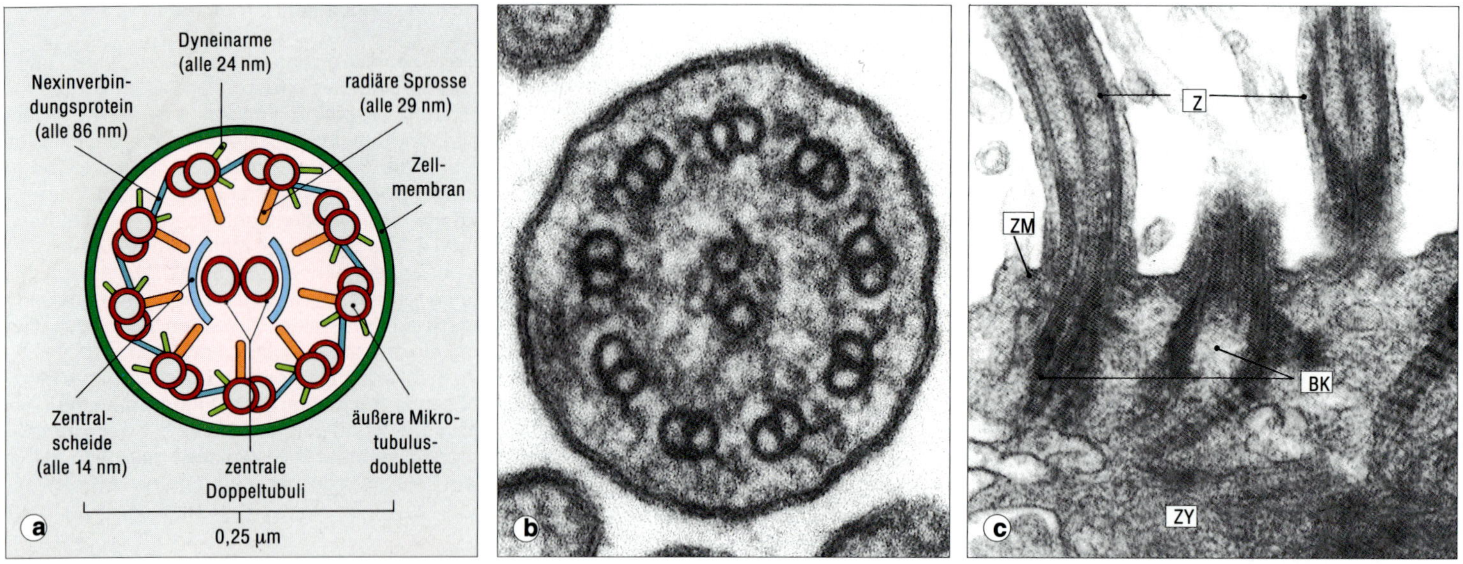

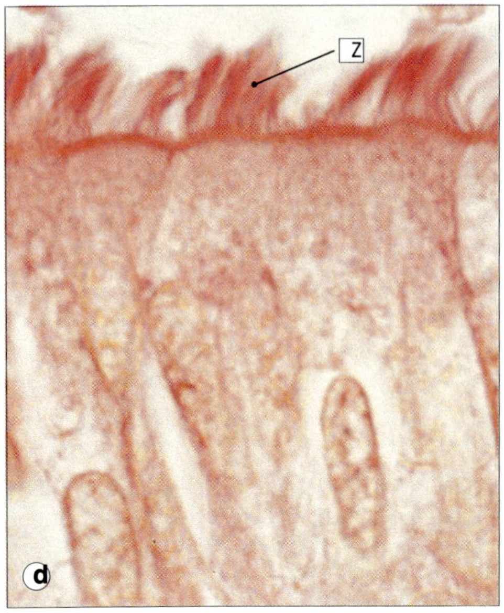

Abb. 3-17 a–d. Zilien. a Schematische Darstellung eines Zilienquerschnitts. Die 9 äußeren Doppeltubuli bestehen aus Tubulin; alle 24 nm entlang der Zilie ragen Arme (aus dem Protein Dynein) heraus, die mit benachbarten Mikrotubulusdoubletten als „molekularer Motor" interagieren und eine Krümmung bewirken. Verbindungen aus einem anderen Protein, Nexin, kommen in größeren Abständen vor (alle 86 nm) und halten die Mikrotubuli in ihrer Lage. Radiäre Sprossen erstrecken sich von jedem der 9 äußeren Doubletten im 29-nm-Intervall auf die Zentraltubuli zu, während eine Zentralscheide alle 14 nm ausgebildet ist. Sie ist wahrscheinlich an der Regulierung des Zilienschlagmusters beteiligt. **b** Ultrastruktur eines Zilienquerschnitts. Da die verschiedenen Bauproteine in unterschiedlichen Abständen entlang des Axonemas (Achsenfaden aus Mikrotubuli) angeordnet sind, können in nur einer Schnittebene nicht alle zu sehen sein. **c** Im Längsschnitt wächst die Basis einer jeden Zilie (Z) aus einem Basalkörperchen (BK) hervor, welches sich von einem Zentriol ableitet. An dieser Stelle entstehen die äußeren Mikrotubulusdoubletten der Zilie direkt aus den äußeren Triplets des Zentriols. Im Gegensatz dazu zeigt das Mikrotubulus-Organisatorzentrum am Zentriol keine direkte Kontinuität mit sich entwickelnden Mikrotubuli des Zytoplasmas (ZM Zellmembran, ZY Zytoplasma). **d** Flimmerepithel im Paraffinschnitt. Zilien (Z) bilden eine wimpernähnliche Schicht an der apikalen Zelloberfläche. Aufgrund ihrer hohen Empfindlichkeit sind sie in schlecht fixiertem und entwässertem Gewebe oft nicht gut erhalten

- Epithel des Atemtrakts; sie transportieren dort Schleim über die Zelloberflächen (s. Abb. 9-2);
- Epithel des Eileiters, in dem sie die Eizelle nach der Ovulation zur Uterushöhle hin transportieren (s. Abb. 18-12);

Eine ähnliche Ultrastruktur wie bei Zilien findet sich in der Geißel der Spermatozoen (s. Abb. 17-8).

Ziliendefekte und Erkrankungen

Defekte in Genen, die die Zilienproteine kodieren, führen zu unkoordiniertem oder fehlendem Zilienschlag im Flimmerepithel. Das ist die Ursache des **Kartagener Syndroms**.

Ultrastrukturell können Zilienbestandteile fehlen oder anomal sein (Abb. 3-18), und bei verschiedenen Individuen manifestieren sich unterschiedliche Anomalien, was auf genetische Unterschiede in bezug auf die Störung hinweist. Es gibt verschiedene Auswirkungen solcher Anomalien.

- Während der Embryonalentwicklung können durch fehlerhaften Zilienschlag Zellagen nicht korrekt bewegt werden; die Hauptorgane nehmen nicht ihre normale anatomische Lage ein, sondern sind verdreht, oft mit Dextrokardie (Herzlage rechts).
- Die Entwicklung der Nasennebenhöhlen im Schädel ist gestört, denn sie hängt von einer normalen Zilienfunktion ab.
- Der gestörte Schleimtransport aus der Lunge führt zu schweren, rezidivierenden Lungeninfektionen. Schließlich werden nach längerer Sekretverhaltung und wiederholten bakteriellen Infektionen die größeren Luftwege ständig dilatiert. Sie füllen sich mit infizierten Sekreten, die nicht abtransportiert werden, und es kommt zu einem frühzeitigen Tod.
- Häufig tritt Unfruchtbarkeit auf, denn der Eitransport in der Tube ist von einer normalen Zilienfunktion abhängig, und auch der bewegliche Schwanz der Spermatozoen besteht aus Zilienproteinen.

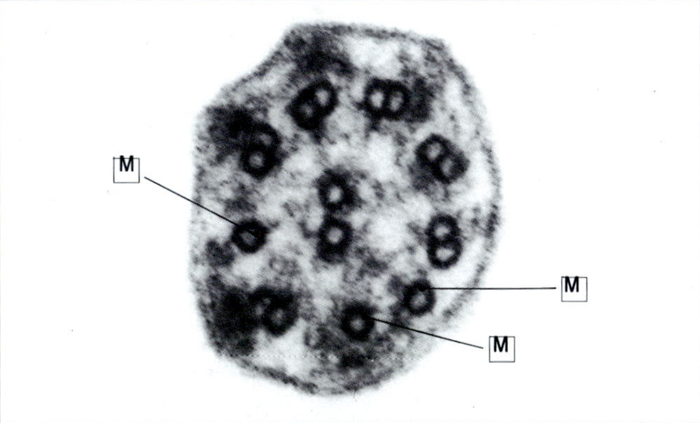

Abb. 3-18. Kartagener Syndrom. Elektronenmikroskopisches Bild einer Zilie eines Patienten, der seit der Kindheit an rezidivierenden Lungeninfektionen litt. Die äußeren Dyneinarme fehlen, und es gibt anomale einzelne Mikrotubuli (M), die sich nicht normal bewegen können (s. auch Abb. 3-17 b)

Zelloberflächenproteine

Die Oberfläche der meisten Epithelzellen wird von einer Schicht aus Proteinen, Glykoproteinen und Zuckerresten bedeckt, die ultrastrukturell als amorphe, fusselige Auflagerung der Zellmembran erscheint und die aufgrund ihres Kohlenhydratgehalts mit Techniken wie PAS anfärbbar ist. Dieser Oberflächenüberzug heißt **Glykokalyx**.

Mit enzymhistochemischen und immunhistochemischen Methoden können in dieser Schicht spezifische Enzyme nachgewiesen werden (Abb. 3-19), und es ist offenkundig, daß Epithelzellen an verschiedenen Orten auch verschiedene funktionelle Fähigkeiten hinsichtlich ihrer Enzymaktivität haben, auch wenn sie morphologisch ganz ähnlich aussehen.

Spezialisierung von sezernierenden Zellen

Manche Epithelzellen weisen strukturelle Besonderheiten auf, die mit ihrer Rolle bei der Produktion und Sekretion von Makromolekülen wie Enzymen, Muzinen und Steroiden zusammenhängen. Daneben können Epithelzellen auch auf die Sekretion und den Transport von Ionen spezialisiert sein.

Solche Zellen haben typischerweise umfangreiche Organellensysteme, die mit der Herstellung und der Ausschleusung von Makromolekülen befaßt sind (s. S. 36–37).

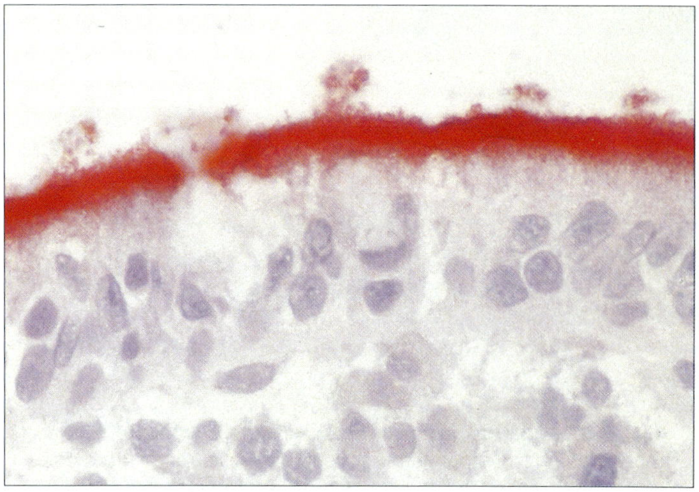

Abb. 3-19. Alkalische Phosphatase-Aktivität im Dünndarm. Dieses Bild zeigt die Lokalisation der membrangebundenen alkalischen Phosphatasen an der Oberfläche von Epithelzellen, die den Dünndarm auskleiden. Die Enzymaktivität (durch ein rotes Präzipitat nachgewiesen) ist auf die apikale Zelloberfläche beschränkt

Proteinsezernierende Epithelzellen

Obwohl alle Zellen zur Bildung von Strukturproteinen befähigt sind, so sind doch gewisse Zellen auf die Herstellung eines Eiweißprodukts spezialisiert. Sie weisen folgende Charakteristika auf:

- ein gut entwickeltes rauhes endoplasmatisches Retikulum, was oft dazu führt, daß sich das Zytoplasma bei der HE-Färbung blauviolett färbt (s. Plasmazellen, Kap. 7);
- eine deutliche polare Differenzierung mit basalem rauhem ER, supranukleären Golgi-Apparaten, die nur als hellere, schlecht abgegrenzte Region des Zytoplasmas erscheinen, und einer apikalen Zone mit Sekretgranula aus verpacktem Protein, das zur Ausschleusung durch Exozytose bereitliegt. Die Anfärbbarkeit des apikalen Teils der Zellen hängt von der Art dieses Proteinsekrets ab (Abb. 3-20).

Praktische Histologie

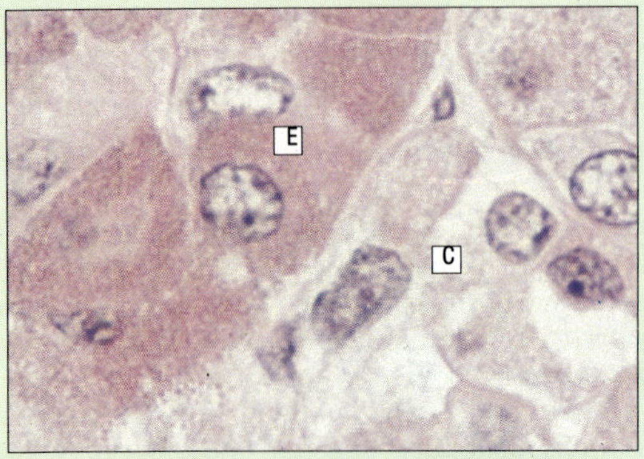

Abb. 3-20. Eiweißsezernierende Epithelzellen. Die Zellen dieses Schnittes stammen aus der Hypophyse und produzieren verschiedene Peptidhormone, die den Zellen unterschiedliche färberische Eigenschaften verleihen (E eosiniphile Zellen, C chromophobe Zellen)

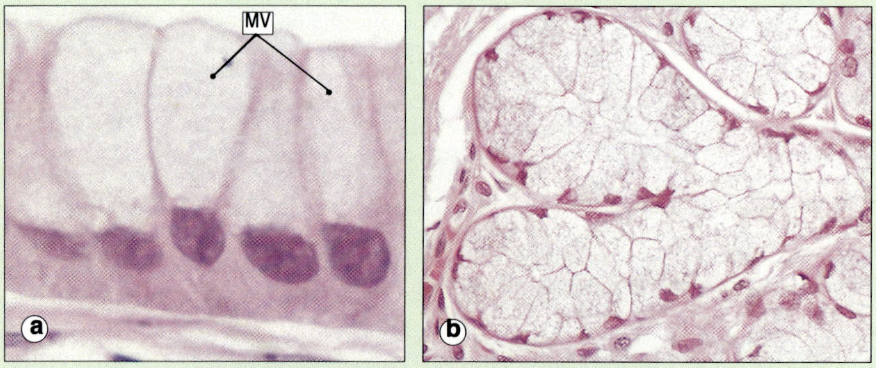

Abb. 3-21 a, b. Muzinsezernierende Epithelzellen. a Muzinsezenierendes Oberflächenepithel mit blaugefärbtem basalem Zytoplasma (wegen des gut entwickelten basalen ER) und schaumig-ungefärbtem apikalem Zytoplasma, dessen Muzinvakuolen (MV) extrahiert sind. **b** Muzinsezernierende Epithelzellen setzen eine muköse Speicheldrüse zusammen

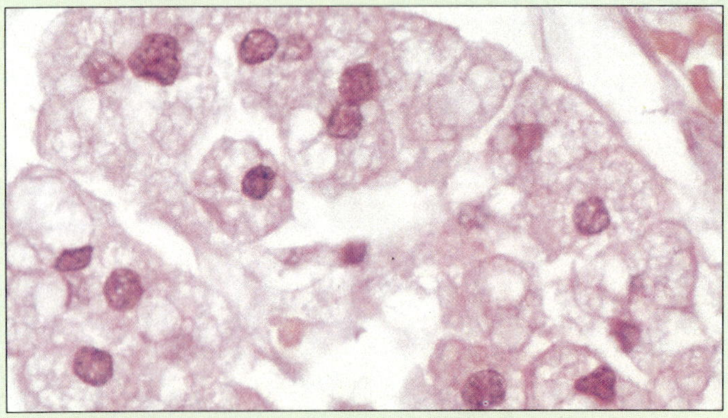

Abb. 3-22. Steroidhormonsezernierende Epithelzellen. Je nach ihrer Zytoplasmazusammensetzung erscheinen steroidsezernierende Zellen in der HE-Färbung körnig-blaßrot, wenn sie viele Mitochondrien und wenig Lipid enthalten, oder zartrosa und vakuolisiert, wenn sie sehr viel Lipideinschlüsse und dilatierte Zisternen des glatten ER aufweisen. Die hier abgebildeten Zellen stammen aus der Nebenniere und erscheinen fein vakuolisiert und blaß

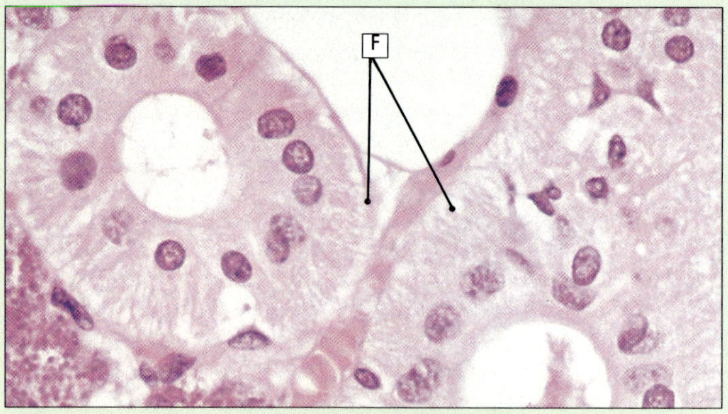

Abb. 3-23. Ionentransportierende Epithelzellen. Paraffinschnitt eines Streifenstücks aus einer Speicheldrüse. Durch Membraneinfaltungen (F), die Ionenpumpen zum aktiven Transport enthalten, entsteht eine feine basale Streifung. Die große Zahl von Mitochondrien läßt das basale Zytoplasma blaßrot-granuliert erscheinen. Tight junctions sind nur elektronenmikroskopisch nachweisbar

Muzinsezernierende Epithelzellen

Muzine (Mischungen aus Glykoproteinen und Proteoglykanen) erfüllen bedeutende Aufgaben in Körperhöhlen, z. B. als Gleitmittel in der Mundhöhle, im Scheidenvorhof und als Schleimbarriere im Magen. Muzinproduzierende und -sezernierende Zellen (Abb. 3-21) haben folgende Merkmale:

- Ein gut entwickeltes basales rauhes ER bildet den Proteinkern der Muzine und bewirkt eine schwach blaue Anfärbung des basalen Zytoplasmas.
- Der hochentwickelte supranukleäre Golgi-Apparat ist der Hauptort der Proteinglykosylierung, ist aber lichtmikroskopisch nicht klar zu erkennen.
- Große muzinhaltige Sekretvesikel im apikalen Zellpol bewirken ein vakuolisiertes, ungefärbtes Erscheinungsbild des apikalen Zytoplasmas.

Muzinsezernierende Zellen sind oft ein Bestandteil des Oberflächenepithels und heißen dann **Becherzellen**, z. B. im Darmepithel (s. Abb. 10-43) und im Atemtrakt (s. Abb. 9-10).

Muzinsezernierende Zellen können aber auch zu speziellen Drüsen zusammengestzt sein, z. B. im Genitaltrakt, Atemtrakt und im Verdauungstrakt.

Steroidsezernierende Epithelzellen

Steroidhormonproduzierende Zellen (Abb. 3-22) liegen überwiegend in Nebenniere, Ovar und Hoden und weisen folgende Charakteristika auf:

- ein gut entwickeltes glattes ER (zur Lipidbiosynthese s. S. 14), welches das Zytoplasma körnig blaßrot erscheinen läßt;
- freies Lipid in zytoplasmatischen Vakuolen (Lipide sind die Bausteine der Steroidhormone); die Zellen erscheinen fein vakuolisiert;
- auffällige Mitochondrien vom Tubulustyp (Mitochondrien sind an der Biosynthese von Steroiden aus Lipiden beteiligt; die funktionelle Bedeutung ihrer tubulären Cristae ist aber unklar).

Ionenpumpende Epithelzellen

Zellen der Nierentubuli und des Ausführungsgangsystems einzelner exokriner Drüsen tranportieren Ionen und Wasser, die säurebildenden Zellen des Magens hingegen H^+-Ionen (s. Abb. 10-28).

Der Ionentransport erfolgt durch Ionenpumpen der Zellmembran; diese benutzen ATP als Energiequelle, um Ionen zwischen dem Zytosol und dem extrazellulären Raum auszutauschen. Ionentransportierende Epithelzellen haben folgenden Aufbau:

- Die Zellmembran ist stark eingefaltet, so daß denjenigen Membranproteinen, die als Ionenpumpen fungieren, eine größere Membranoberfläche zur Verfügung steht.
- Zonulae occludentes (Tight junctions) zwischen den Zellen verhindern die Rückdiffusion transportierter Ionen;

In Zellen der Eingeweide, der Gallenblase und der Niere resorbieren die Ionenpumpen Natrium und Wasser von der apikalen Zelloberfläche, während in exkretorischen Drüsen Ionen und Flüssigkeit aus den Zellen apikal heraustransportiert werden, wodurch eine wäßrige Flüssigkeit wie z. B. Schweiß sezerniert wird.

Sekretionsmechanismen

Es gibt bei Epithelzellen 4 Sekretionstypen: merokrin, apokrin, holokrin und endokrin (Abb. 3-24).

Die Sekretion vom apikalen Zellpol auf eine Oberfläche oder in ein Lumen heißt **exokrin**, während die Sekretabgabe von der Zellseite oder Zellbasis direkt ins Blut als **endokrin** bezeichnet wird.

Drüsen

Eine Drüse ist eine geordnete Ansammlung sezernierender Epithelzellen. In vielen Epithelien treten nur gelegentlich einzelne auf Sekretion spezialisierte Zellen (wie die muzinsezernierenden Becherzellen) zwischen sekretorisch inaktiven Zellen auf (Abb. 3-25 a,b).

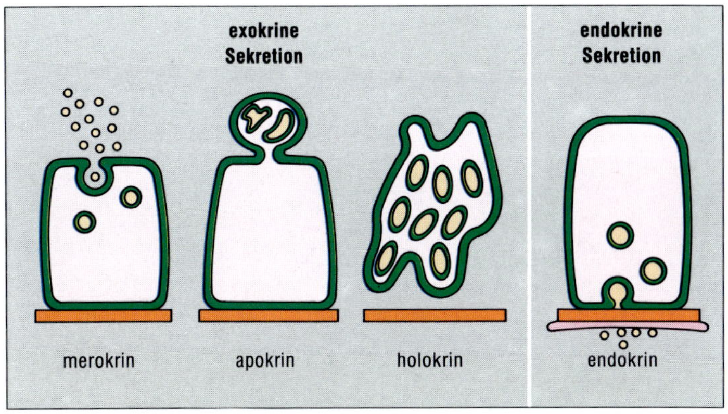

Abb. 3-24. Sekretionstypen. Die Sekretion von Zellprodukten kann durch Exozytose an der Zelloberfläche ins Lumen erfolgen (**merokrine** Sekretion), durch Abschnürung eines apikalen Zytoplasmateils mit Zellprodukten (**apokrine** Sekretion), durch Abschilferung der ganzen Zelle, die das Sekret enthält (**holokrine** Sekretion), oder durch Exozytose von der Zellbasis aus ins Blut (**endokrine** Sekretion, s. Abb. 15-1)

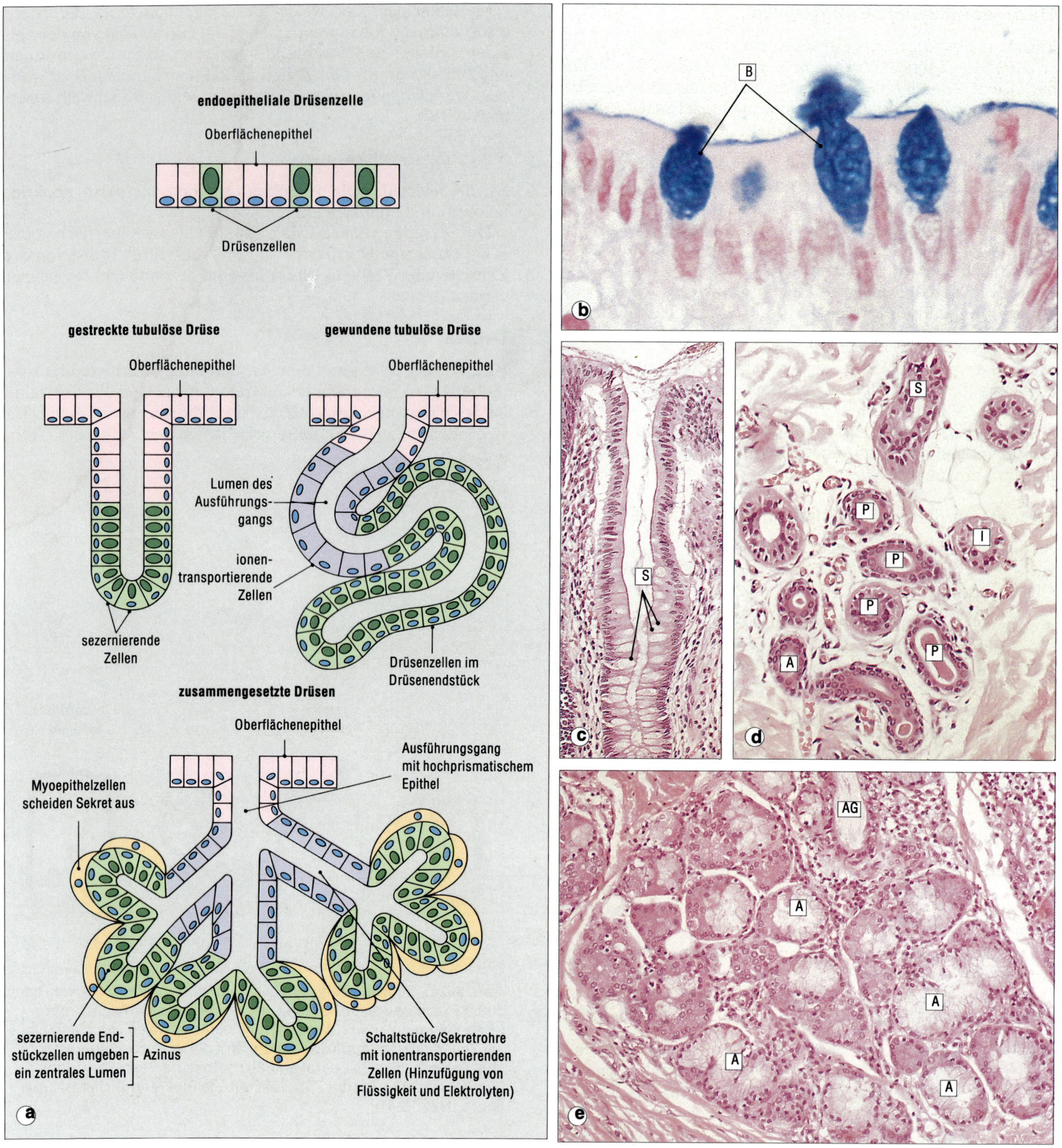
endoepitheliale Drüsenzelle
Oberflächenepithel
Drüsenzellen
gestreckte tubulöse Drüse
Oberflächenepithel
sezernierende Zellen
gewundene tubulöse Drüse
Oberflächenepithel
Lumen des Ausführungsgangs
ionentransportierende Zellen
Drüsenzellen im Drüsenendstück
zusammengesetzte Drüsen
Oberflächenepithel
Ausführungsgang mit hochprismatischem Epithel
Myoepithelzellen scheiden Sekret aus
sezernierende Endstückzellen umgeben ein zentrales Lumen
Azinus
Schaltstücke/Sekretrohre mit ionentransportierenden Zellen (Hinzufügung von Flüssigkeit und Elektrolyten)
a
B
b
S
c
S
P
I
A
d
AG
A
e

Wenn mehr Sekret erforderlich ist, so kann die Oberfläche von sezernierendem Epithel dadurch vergrößert werden, daß Einstülpungen der Oberflächen gerade, tubulöse Drüsen bilden (Abb. 3-25 a,c), oder daß komplexer gewundene oder verzweigte Drüsen entstehen, an denen spezielle Zonen für die Sekretion verschiedener Produkte unterschieden werden können (Abb. 3-25 a,d).

Die verzweigten Drüsen haben eine komplizierte Struktur; ihre sezernierenden Drüsenendstücke sind zu **Azini** gruppiert (Abb. 3-25 a,e).

Diese exokrinen Drüsen entlassen ihr Sekret durch ein System von **Ausführungsgängen**, die von einem Zylinderepithel ausgekleidet sind, in dem ein Haftkomplex in der Schlußleiste das Eindringen des Sekrets zwischen die Zellen verhindert (Abb. 3-26).

Die meisten Drüsen bilden Bestandteile anderer Organsysteme (z. B. Schleimdrüsen im Atemtrakt), andere dagegen haben selbst Organcharakter (Speicheldrüsen, Pankreas, Leber).

Neuroepithelzellen

Neuroepithelzellen sind auf die Sekretion chemischer Botenstoffe in den extrazellulären Raum und ins Blut spezialisiert.

Abb. 3-25 a–e. Drüsenzellen und Drüsen. a Schemazeichnung von Drüsenzellen **b** Alcianblaufärbung von Muzin in Becherzellen (B) aus dem Oberflächenepithel. **c** HE-Färbung einer gestreckten tubulären Drüse aus dem Kolon, typisch für die Darmdrüsen. Sezernierende Becherzellen (S) kleiden die geraden Tubuli aus und entlassen ihr Muzinsekret auf die Oberfläche. **d** HE-gefärbter Schnitt einer Schweißdrüse der Haut. Die stark gewundene tubulöse Drüse ist mehrfach angeschnitten. Sezernierendes Drüsenepithel (S) liegt distal im Drüsenschlauch, der eine funktionelle Zonierung aufweist. Proteinsezernierende Zellen (P) sitzen etwas oberflächennäher, dann folgt eine Region ionentransportierender Zellen (I), die zum Sekret im Lumen noch Flüssigkeit hinzufügen. Der oberflächennahe Ausführungsgang (A) hat keine sekretorische Funktion mehr, seine Tight junctions verhindern die Rückdiffusion von Ionen. **e** HE-gefärbter Schnitt einer zusammengesetzten Drüse mit verzweigtem Ausführungsgang. Das sezernierende Drüsenepithel ist zu Azini angeordnet (A), oben ist ein Ausführungsgang angeschnitten (AG). Myoepithelzellen (s. Abb. 5-10) sind bei dieser schwachen Vergrößerung nicht zu sehen

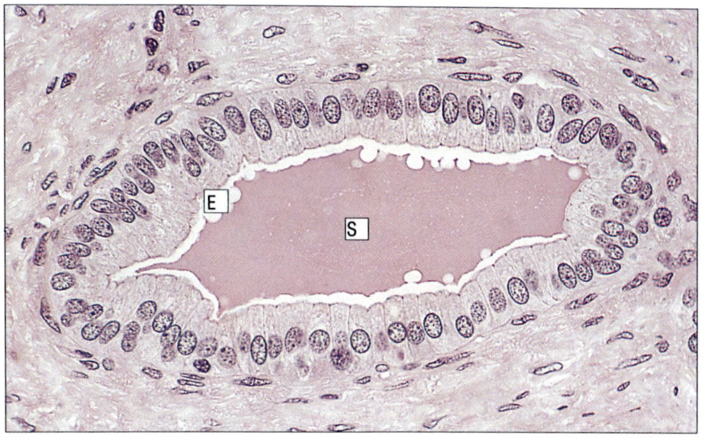

Abb. 3-26. Ausführungsgang. Ausführungsgänge entleeren exokrine Sekrete aus einer Drüse auf äußere oder innere Körperoberflächen. Ausführungsgänge sind von einem hochprismatischen Epithel (E) umgeben und enthalten keine spezialisierten sezernierenden Zellen. Im Lumen liegt rotes Sekret (S)

Schutzfunktion

Eine bedeutende Funktion vieler Epithelien ist die eines Schutzwalls oder einer Barriere; diese Aufgabe ist mit gewissen Spezialisierungen verbunden:

- Zonulae occludentes verhindern die Diffusion von Molekülen in den Interzellularspalt und verhindern damit, daß solche Substanzen von einer Epithelseite auf die andere gelangen.
- Die luminale Zellmembran des Harntraktepithels (Urothel, Übergangsepithel) enthält viele Sphingolipide. Diese bilden nicht nur die Membranplaques (s. S. 34), sondern stellen offenbar auch eine Barriere für Flüssigkeits- und Elektrolytverschiebungen zwischen Harn und Zytoplasma dar, damit die Zellen bei konzentriertem Harn keinen osmotisch bedingten Schaden nehmen.
- Desmosomen und Hemidesmosomen bewirken eine feste mechanische Verbindung gegen Scherkräfte zwischen den Zellen und der extrazellulären Matrix, wodurch es zur mechanischen Schutzfunktion des Epithels kommt.
- Epithelzellen des mehrschichtigen Plattenepithels können verhornen. Bei dieser **Keratinisierung** wird das Zytoskelett oberflächlicher Epithelzellen verdichtet und mit anderen speziellen Proteinen in eine elastische Masse überführt. Dabei sterben die Zellen ab, und es bildet sich eine kräftige, undurchdringliche Schutzschicht (**Keratin**), die auch abgestorbene Zellmembranen und Zytoplasmabestandteile enthält (Abb. 3-27).

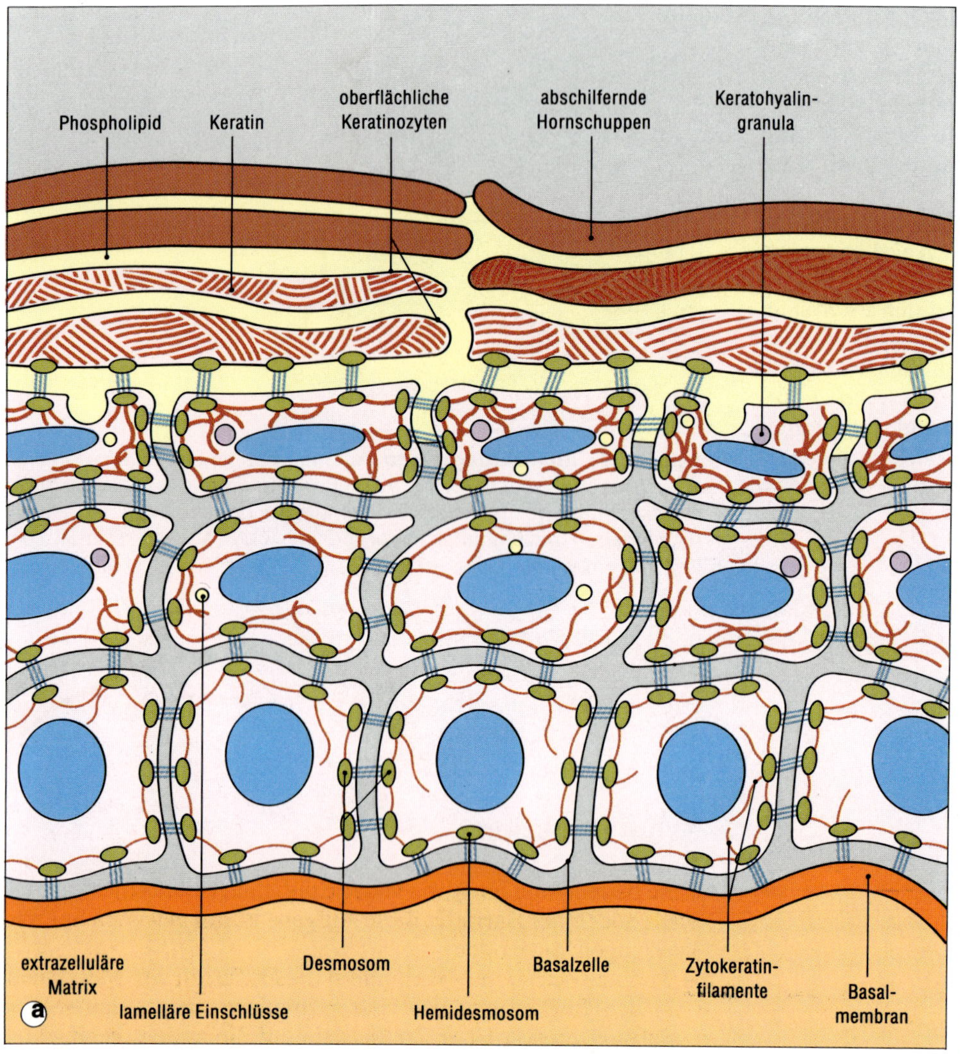

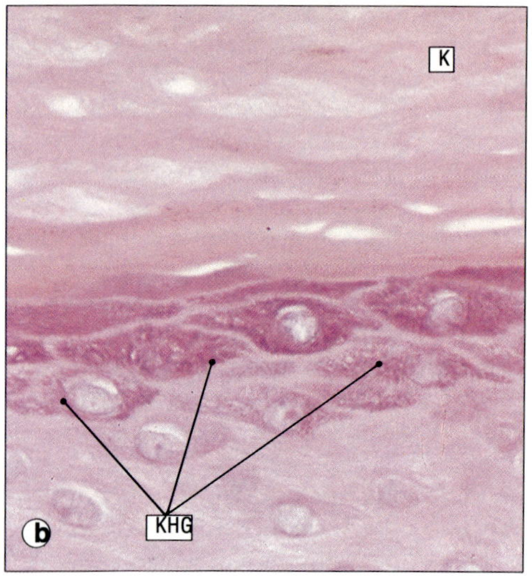

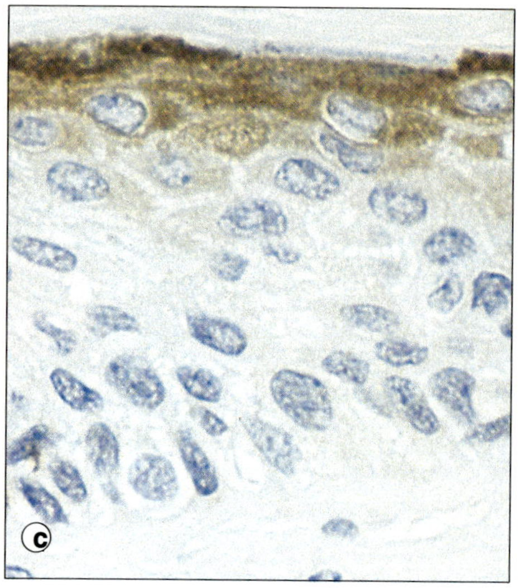

Abb. 3-27 a–c. Verhornung. a Im mehrschichtigen verhornten Plattenepithel werden die Basalzellen untereinander durch Desmosomen und mit der Basalmembran durch Hemidesmosomen verhaftet. Sie enthalten zahllose intermediäre Zytokeratinfilamente (Tonofilamente). Mit der weiteren Differenzierung bleiben die langsam höhersteigenden Zellen durch Desmosomen eng verbunden, aber die Zytokeratinproteine wechseln von Formen mit niedrigem Molekulargewicht zu solchen mit höherem, und es bilden sich lamelläre Einschlüsse in den Zellen. Lamelläre Einschlüsse sind membranumgebene Granula, die Phospholipide enthalten. Diese werden durch Exozytose in den Interzellularraum ausgeschleust und bilden eine lamelläre Schicht weiter oben zwischen den Epithelzellen. Dies ist die Hauptbarriere, die die Wasserverdampfung der Haut einschränkt.
Die **Verhornung** oder Keratinisierung setzt dann ein, wenn Keratinozyten in oberen Epithelschichten ihre bislang „für den Hausgebrauch" benutzten Gene abschalten und Gene exprimieren, die die Bildung verschiedener spezialisierter Proteine anregen. Diese reagieren mit den Zytokeratinfilamenten und der Zellmembran, bis letztlich eine elastische, mechanisch robuste Masse entsteht, das **Keratin**. Kleine Granula (**Keratohyalingranula**) enthalten einzelne dieser speziellen Proteine. Ein auffälliges Protein (**Involukrin**) verbindet sich mit der Zellmembran und führt zu deren Verdickung. Letztlich überführt die Verhornung die Zellen in ein nicht mehr lebendiges, eiweißhaltiges Material, welches durch die Zellhafteinrichtungen noch mit den daruntergelegenen Zellen verbunden bleibt. Diese oberflächlichen Hornschuppen gehen nach und nach verloren und werden von unten her ersetzt. Die oberflächliche Hornschicht ist mechanisch fest, aber flexibel; sie ist chemisch relativ inert und fungiert als Schutzbarriere, besonders gegen den Eintritt von Mikroorganismen. Durch die interzellulären Phospholipide wird das verhornte Epithel impermeabel für Wasser.
b HE-gefärbter Schnitt von verhorntem Plattenepithel. Purpurfarbene Keratohyalingranula (KHG) kennzeichnen das Stratum granulosum. Das verhornte Epithel besteht aus kernlosen Keratinozyten (K).
c Verhorntes Plattenepithel mit einer immunhistochemischen Darstellung des Involukrin (braun), welches nur in den oberen verhornenden Epithelschichten auftritt

Tumoren aus Epithelzellen

Wenn Zellen ihre normalen Wachstumskontrollmechanismen verlieren, kann ein Tumorwachstum einsetzen (**Neoplasie**). Viele solcher anomaler Gewächse bleiben lokalisiert (**benigne Neoplasmen**), aber manche wachsen invasiv ins benachbarte Gewebe ein und metastasieren in andere Teile des Körpers (**maligne Neoplasmen**).

Ein Neoplasma, das aus einer Krebszelle hervorgegangen ist, heißt **Karzinom** (Abb. 3-28); Karzinome aus Drüsenepithel sind **Adenokarzinome** (Abb. 3-29).

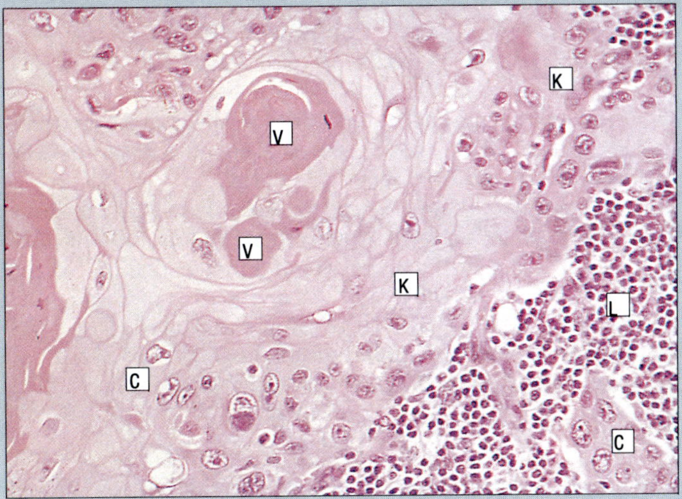

Abb. 3-28. Plattenepithelkarzinom. HE-gefärbter Schnitt eines Lymphknotens mit normalem lymphatischem Gewebe (L) und Krebszellen (K), die blaßrot gefärbt und z. T. verhornt sind (V) und somit wie normales Plattenepithel der Haut aussehen. Dieses Plattenepithelkarzinom ist in der Haut entstanden und hat lymphogen metastasiert

In den meisten Fällen ähneln die Karzinomzellen ihrem Muttergewebe. Die Diagnose der Bösartigkeit basiert auf der Feststellung **abnormer Zellbilder** (s. S. 25) und auf dem Nachweis von Zellen, die in andere Gewebe eingewachsen sind.

In manchen Fällen ähnelt ein Karzinom nur wenig seinem Muttergewebe (**undifferenziertes Karzinom**), solche Tumoren metastasieren häufig, und der Ort des Primärtumors kann unklar sein. Dann ist es wesentlich, durch immunhistochemische und elektronenmikroskopische Untersuchungen die Diagnose zu erhärten.

Der elektronenmikroskopische Nachweis von Desmosomen oder der immunhistochemische Nachweis der Expression von Zytokeratin sprechen mehr für ein Karzinom als für einen malignen Tumor aus lymphatischem Gewebe oder aus Supportzellen.

Der Nachweis eines speziellen Zellprodukts mit Hilfe immunhistochemischer Methoden (s. unten) kann weiterhelfen und z. B. auf einen Primärtumor in der Schilddrüse (Thyroglobulin) oder Prostata (spezifische Prostataantigene) hinweisen.

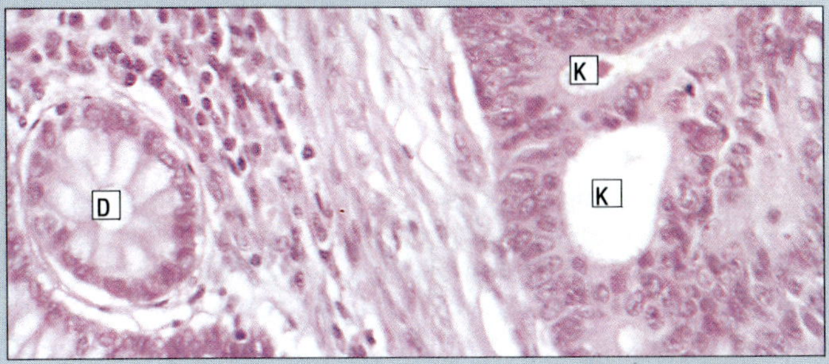

Abb. 3-29. Adenokarzinom. Paraffinschnitt des Kolonepithels mit normalem Drüsenepithel (D) und karzinomatösem Gewebe (K) mit drüsenähnlichen Strukturen (Adenokarzinom)

Immunhistochemie

Epithelzellen haben folgende Charakteristika, die durch immunhistochemische Methoden nachweisbar sind (S. 6):

- Expression von Proteinen intermediärer Filamente aus der Zytokeratinklasse. Dieses Merkmal tritt in anderen Zellarten wie lymphatischen Geweben oder Supportzellen nicht auf;
- Expression einer Klasse von Zelloberflächenglykoproteinen (epitheliales Membranantigen, EMA);
- Vorkommen eines speziellen, anfärbbaren Epithelzellprodukts in manchen Epithelien, z. B. prostataspezifisches Antigen und prostataspezifische saure Phosphatase in Ausführungsgängen und Azini der Prostata, Thyroglobulin in Schilddrüsenzellen und γγ-Enolase in Zellen neuroendokriner Abstammung.

4 Supportzellen und extrazelluläre Matrix

Supportzellen produzieren extrazelluläres Matrixmaterial, das für die räumliche Anordnung und die mechanische Unterstützung aller Gewebe wichtig ist. Sie haben folgende gemeinsame Charakteristika:

- Abstammung vom embryonalen **Mesenchym** (Abb. 4-1);
- Produktion unterschiedlicher extrazellulärer Matrixmaterialien;
- in ausgereiftem Zustand Bildung von zellarmen Geweben, in denen die Interzellularsubstanzen (Matrix) die Hauptkomponente darstellen;
- Zelladhäsionsmechanismen, die mehr mit den extrazellulären Matrixmaterialien als mit anderen Zellen interagieren.

Unter Supportzellen (s. S. 50–52) versteht man **Fibroblasten**, **Chondrozyten**, **Osteozyten**, **Myofibroblasten** und **Fettzellen**. Fibroblasten sezernieren die extrazellulären Matrixkomponenten der meisten Gewebe, während Chondrozyten die extrazellulären Matrixkomponenten des Knorpels herstellen und Osteozyten die extrazellulären Matrixkomponenten des Knochens sezernieren. Myofibroblasten bilden extrazelluläre Matrixkomponenten und sind auch kontraktil, und Fettzellen (Adipozyten) speichern Lipid.

Außerdem produzieren Supportzellen die spezielle faserhaltige extrazelluläre Matrix, die Gewebe wie die transparente Hornhaut des Auges und Sehnen am Muskelansatz bildet.

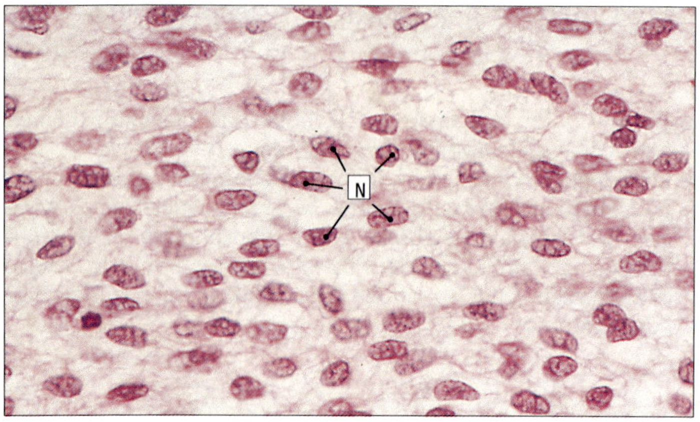

Abb. 4-1. Embryonales Mesenchym. Mesenchym ist ein embryonales Gewebe, es kann aus allen 3 Keimblättern entstehen. Es ist durch spindelförmige Zellen mit großen Kernen (N) charakterisiert und differenziert sich während der Embryonalentwicklung in verschiedene Zellarten aus der Gruppe der Supportzellen

Eine Supportzellart ist darauf spezialisiert, Lipide in Zellen zu speichern, die dann Fettzellen heißen, dadurch wird nicht nur ein Energievorrat gebildet, sondern auch eine Polsterfunktion wahrgenommen.

Extrazelluläre Matrix

Die extrazelluläre Matrix, die von den meisten Supportzellen hergestellt wird, besteht aus 2 Hauptgruppen: **Glykosaminoglykanen (GAG)** und **fibrillären Proteinen**.

Der Grundaufbau von Supportzellgewebe besteht aus einem verstreuten Maschenwerk von Supportzellen, die in großer Menge fibrilläre Proteine in einem extrazellulären Netzwerk produzieren, das in ein hydratiertes Gel aus GAG eingebettet ist. Andere Zellen (z. B. Epithelzellen, kontraktile Zellen) sind an diesem Gewebe durch Hafteinrichtungen verankert, die Zellen und extrazelluläre Matrix aneinanderkoppeln (s. S. 29).

Glykosaminoglykane (GAG)

GAG sind große, unverzweigte Polypeptidketten aus Disaccharid-Einheiten (70–200 Reste). Sie weisen folgende Eigenschaften auf:

- eine stark negative Ladung, weil in allen GAG eine der repetitiven Einheiten, ein Aminozucker (N-Acetylglukosamin oder N-Acetylgalaktosamin), gewöhnlich sulfatiert ist (SO^{3-}). In den meisten GAG ist der 2. Zucker Uronsäure mit einer Carboxylgruppe (COO^-);
- stark hydrophiles Verhalten, da sie sich nicht zu kompakten Strukturen zusammenfalten können und daher eine große, ständig offene Spiralanordnung besitzen;
- Retention von Kationen (z. B. Na^+) und Wasser. Dadurch wird die Gewebsarchitektur durch einen eigenen Turgor aufrechterhalten, die Verformungen durch Druckkräfte verhindert;
- mit Ausnahme der Hyaluronsäure existieren kovalente Bindungen an Proteinen unter Bildung von **Proteoglykanen**; Proteoglykane sind riesige Moleküle, die in der Lage sind, große Hydratationsräume in der extrazellulären Matrix aufrechtzuerhalten. Die räumliche Anordnung und die Lage der Proteoglykane erleichtern die selektive Diffusion verschiedener Moleküle, indem vielleicht die Porengröße des Matrixgels verändert wird. Das ist besonders in der Basalmembran des Nierenglomerulus von Bedeutung (Abb. 16-7).

GAG können aufgrund ihrer Zusammensetzung in 4 Gruppen eingeteilt werden: Hyaluronsäure, Chondroitinsulfat und Der-

Glykosaminoglykan	Sulfatierung	Mit Protein verknüpft	Vorkommen
Hyaluronsäure	nein	nein	Knorpel, Synovialflüssigkeit, Haut, Supportgewebe
Chondroitinsulfat	ja	ja	Knorpel, Knochen, Haut, Kornea, Arterien
Dermatansulfat	ja	ja	Haut, Blutgefäße, Herz
Heparansulfat	ja	ja	Basalmembran, Lunge, Arterien
Heparin	ja	ja	Lunge, Leber, Haut, Mastzellgranula
Keratansulfat	ja	ja	Knorpel, Kornea, Bandscheibe

Abb. 4-2. Glykosaminoglykane. Es gibt 4 Hauptgruppen von Glykosaminoglykanen, die unterschiedlich häufig im Gewebe vorkommen. Durch Sulfatierung tragen die Moleküle stark negative Ladungen, und ihre Fähigkeit, Na^+-Ionen und Wasser zurückzuhalten, wird verbessert. Mit Ausnahme der Hyaluronsäure werden die Glykosaminoglykane mit Proteinen zu Proteoglykanen verknüpft. Die Anwesenheit spezieller Glykosaminoglykantypen in verschiedenen Geweben verleiht der extrazellulären Matrix besondere Eigenschaften in Hinblick auf Diffusion oder Bindung anderer extrazellulärer Substanzen

matansulfat, Heparansulfat und Heparin, Keratansulfat (Abb. 4-2).

Ihr unterschiedliches Vorkommem im Gewebe ist möglicherweise Ausdruck örtlicher Anforderungen an spezifische Porengrößen und Ladungen in der extrazellulären Matrix.

Fibrilläre Proteine

Die 4 wesentlichsten Proteine, die Fibrillen in der extrazellulären Matrix bilden, sind

- Kollagen,
- Fibrillin,
- Elastin,
- Fibronektin.

Kollagen

Kollagene bilden eine Familie nah miteinander verwandter Proteine und stellen die zahlreichsten und die bedeutendsten fibrillären Proteine des extrazellulären Raums dar.

Die Hauptrolle des Kollagens besteht darin, durch Bildung **kollagener Fasern** (Abb. 4-3) dem Gewebe Zugkraft zu verleihen. Darüber hinaus bildet ein Kollagentyp das strukturelle Stützgerüst der **Basalmembranen** (s. S. 49).

Kollagenfasern werden aus Tropokollagenmolekülen zusammengesetzt, die aus einer steifen, gestreckten Tripelhelix aus α-Peptidketten bestehen. Diese Tripelhelixstrukturen werden dann zu langen Filamenten zusammengesetzt (Abb. 4-4). Es

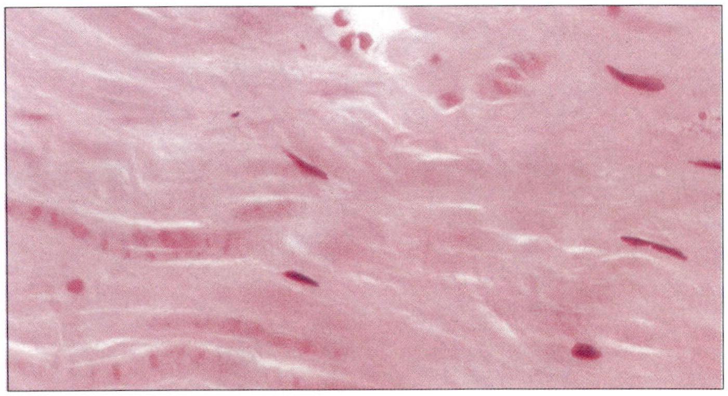

Abb. 4-3. Kollagene Fasern. In HE-gefärbten Präparaten erscheinen Kollagenfasern als blaßrot gefärbtes Material, das sich oft schwer von anderen, ebenfalls rot gefärbten Strukturen abgrenzen läßt (z. B. von Supportzellen, Wandstrukturen von Blutgefäßen). Kollagene Fasern können mit Spezialfärbungen dargestellt werden (s. Abb. 4-13); für die verschiedenen molekularen Kollagentypen können auch histochemische Färbungen eingesetzt werden, was aber in der Routinehistologie selten vorkommt

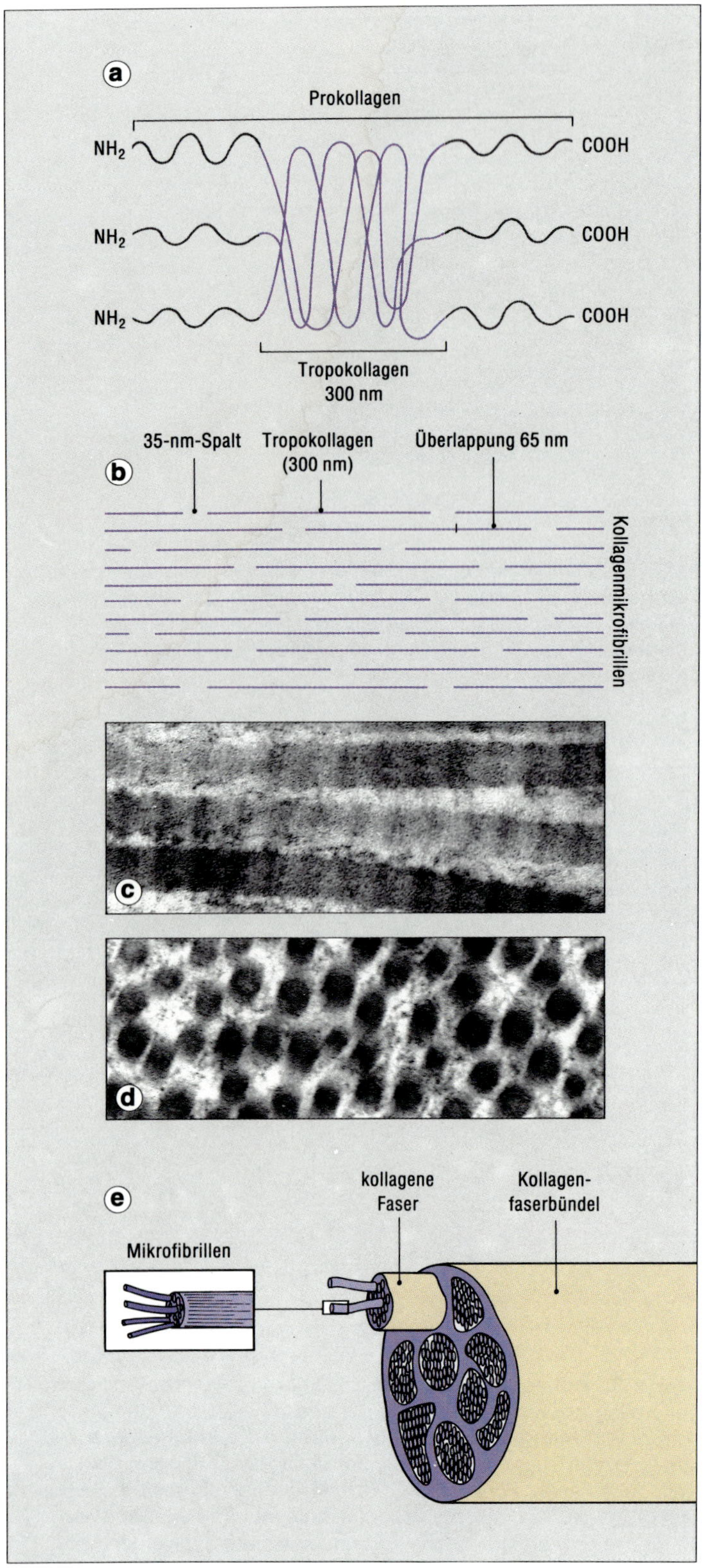

Abb. 4-4 a–e. Fibrilläres Kollagen. a Fibrilläres Kollagen wird aus 3 Polypeptid-(α-)Ketten gebildet, die ursprünglich sowohl mit ihren Amino- als auch mit ihren Carboxylgruppen sezerniert werden, damit sich das Kollagen nicht schon im Zytoplasma bildet. Das **Prokollagen** entsteht durch eine initiale Anordnung dieser Ketten in einer Tripelhelix. **b** Eine Abspaltung der endständigen Amino- und Carboxylgruppen, bei der die funktionellen mittleren Domänen erhalten bleiben (**Tropokollagen**), gestattet die longitudinale Anordnung der Moleküle; es entstehen lange Filamente. Die einzelnen Kollagenmoleküle sind 300 nm lang und überlappen sich um 67 nm mit den Nachbarmolekülen. Durch diese gestaffelte Anordnung entsteht eine Periodizität von 67 nm. **c** Elektronenmikroskopischer Längsschnitt kollagener Fibrillen mit 67-nm-Periodizität. **d** Elektronenmikroskopischer Querschnitt kollagener Fibrillen. **e** Die anfangs gebildeten Filamente (**Kollagenmikrofibrillen**) werden zu **Fasern** angeordnet und die Fasern zu größeren **Faserbündeln** durch enge Quervernetzung benachbarter Moleküle mit Lysinresten. Dadurch wird die mechanische Belastbarkeit kollagener Fasern im Gewebe erhöht

gibt mindestens 20 Typen von α-Ketten, durch deren Kombination verschiedene Kollagentypen entstehen (Abb. 4-5).

Kollagen Typ I, II und III sind in Form strickartiger Fibrillen angeordnet und bilden die Hauptformen des **fibrillären Kollagens.**

- **Kollagenfasern** (Typ-I-Kollagen) widerstehen den Zugkräften in Geweben, daher variieren ihre Verlaufsrichtung und Quervernetzung je nach der örtlichen Umgebung.
- **Retikuläre Fasern** (auch **Retikulinfasern** genannt) sind dünne Fibrillen (etwa 20 nm Durchmesser) aus Typ-III- Kollagen (Abb. 4-6). Sie bilden ein lockeres Maschenwerk in vielen Supportgeweben und sind besonders auffällig in einer Zone unter der Basalmembran, wo sie offenbar als Teil der Lamina fibroreticularis Stützfunktionen wahrnehmen (s. Abb. 4-11 c).

  Retikuläre Fasern können als zartes Stützgerüst für spezielle extrazelluläre Matrixkomponenten angesehen werden. In Lymphknoten, Milz und Knochenmark bilden retikuläre Fasern die wesentlichsten extrazellulären Matrixfasern, die die hämatopoetischen und lymphatischen Gewebe stützen. In parenchymatösen Organen wie Leber und Niere bilden retikuläre Fasern ein stützendes Netzwerk für spezialisierte Epithelzellen.
- **Typ-IV-Kollagen** tritt mehr in Form von Maschenwerk als in Fibrillenform auf und ist auf die Bildung von Basalmembranen beschränkt (s. S. 49).
- **Typ-VII-Kollagen** bildet die verankernden Fibrillen mancher Basalmembranen.

Obwohl Fibroblasten die Zellen sind, die den Hauptanteil des Kollagens herstellen (s. S. 50), kann Kollagen auch von anderen vom Mesenchym abstammenden Zellen aus der Familie der Supportzellen gebildet werden, ebenso von einer Reihe von Epithel- und Endothelzellen, die Typ-IV-Kollagen der Basalmembranen herstellen.

Typ	I	II	III	IV	V	VI	VII	VIII	IX	X	XI
Morphologie	Breite Kollagenfasern	Dünne Kollagenfasern	Dünne Kollagenfasern	Flächige Schichten	Dünne Fibrillen	Dünne Fibrillen	Kurze, gestreifte Fibrillen	Unklar	Unklar	Unklar	Unklar
Vorkommen	Lederhaut, Sehne, Knochen, Bänder, Faszien, Faserknorpel, Kornea, lockeres Bindegewebe	Hyaliner und elastischer Knorpel, Bandscheiben, Glaskörper des Auges	Blutgefäße, parenchymatöse Organe, Knochenmark, lymphatische Gewebe, glatte Muskulatur, Nerven, Lunge, fetale Haut	Basalmembranen, Laminae externae Linsenkapsel	Basalmembran der Plazenta, glatte Muskulatur, Skelettmuskulatur	Ubiquitär	Verankernde Fibrillen in Basalmembranen der Haut und des Amnions	Endothel	Knorpel	Knorpel bei der Mineralisierung	Knorpel

Abb. 4-5. Molekulare Formen des Kollagens

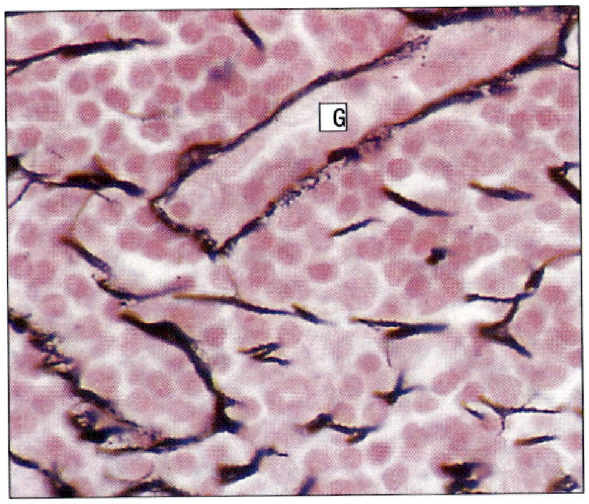

Abb. 4-6. Retikuläre Fasern. Retikuläre Fasern können mit der HE-Färbung nicht dargestellt werden, aber durch Imprägnierung mit Silbersalzen. Auf diesem Bild erscheinen die retikulären Fasern eines Lymphknotens als feine schwarze Linien, die lymphatischen Zellen im Hintergrund sind rot gegengefärbt; G Gefäß

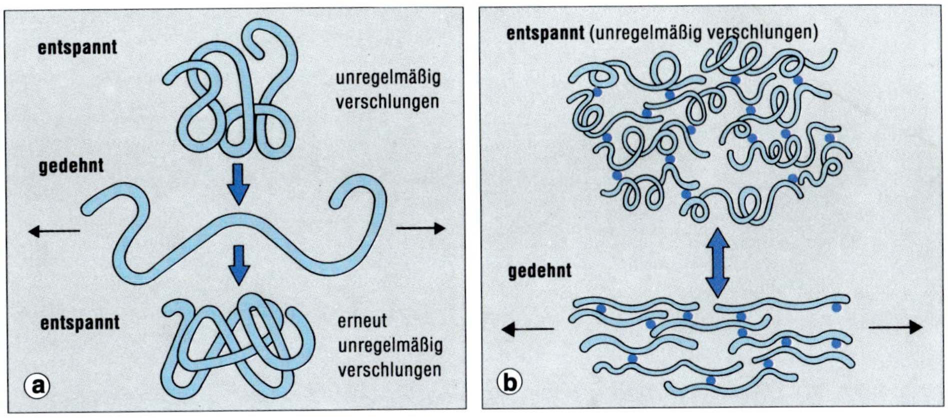

Abb. 4-7 a, b. Elastin. a Elastin besitzt in ungedehntem Zustand eine ungeordnete Wicklung, die gedehnt werden kann, danach aber wieder in eine andere unregelmäßig verschlungene Konfiguration zurückkehrt. **b** Elastinmoleküle werden durch kovalente Bindungen zu Einheiten zusammengefaßt, die sich reversibel dehnen und wieder zurückschnellen können und in Form von Fasern oder flächenhaften Membranen auftreten

Fibrillin

Fibrillin, ein erst kürzlich beschriebenes fibrillenbildendes Glykoprotein, ist der Hauptbestandteil **extrazellulärer Mikrofibrillen** mit 8–12 nm Durchmesser, die einen Bestandteil elastischer Fasern bilden (s. Abb. 4-8). Sie finden sich auch in der extrazellulären Matrix der Nierenglomeruli (Mesangium), als Aufhängefasern der Augenlinse und in der Milz.

Außerdem sind Mikrofibrillen von Bedeutung in extrazellulärer Matrix, die elastisches Material enthält, besonders in der Lunge, der Haut und in der Wand von Blutgefäßen.

Mikrofibrillen vermitteln die Adhäsion zwischen verschiedenen Komponenten der extrazellulären Matrix.

Elastin

Elastin ist ein hydrophobes Protein, welches sich durch Quervernetzung zu Filamenten und Membranen zusammensetzt (Abb. 4-7); es bildet den Hauptbestandteil der **elastischen Fasern**. Wie Kollagen wird auch Elastin von Fibroblasten gebildet.

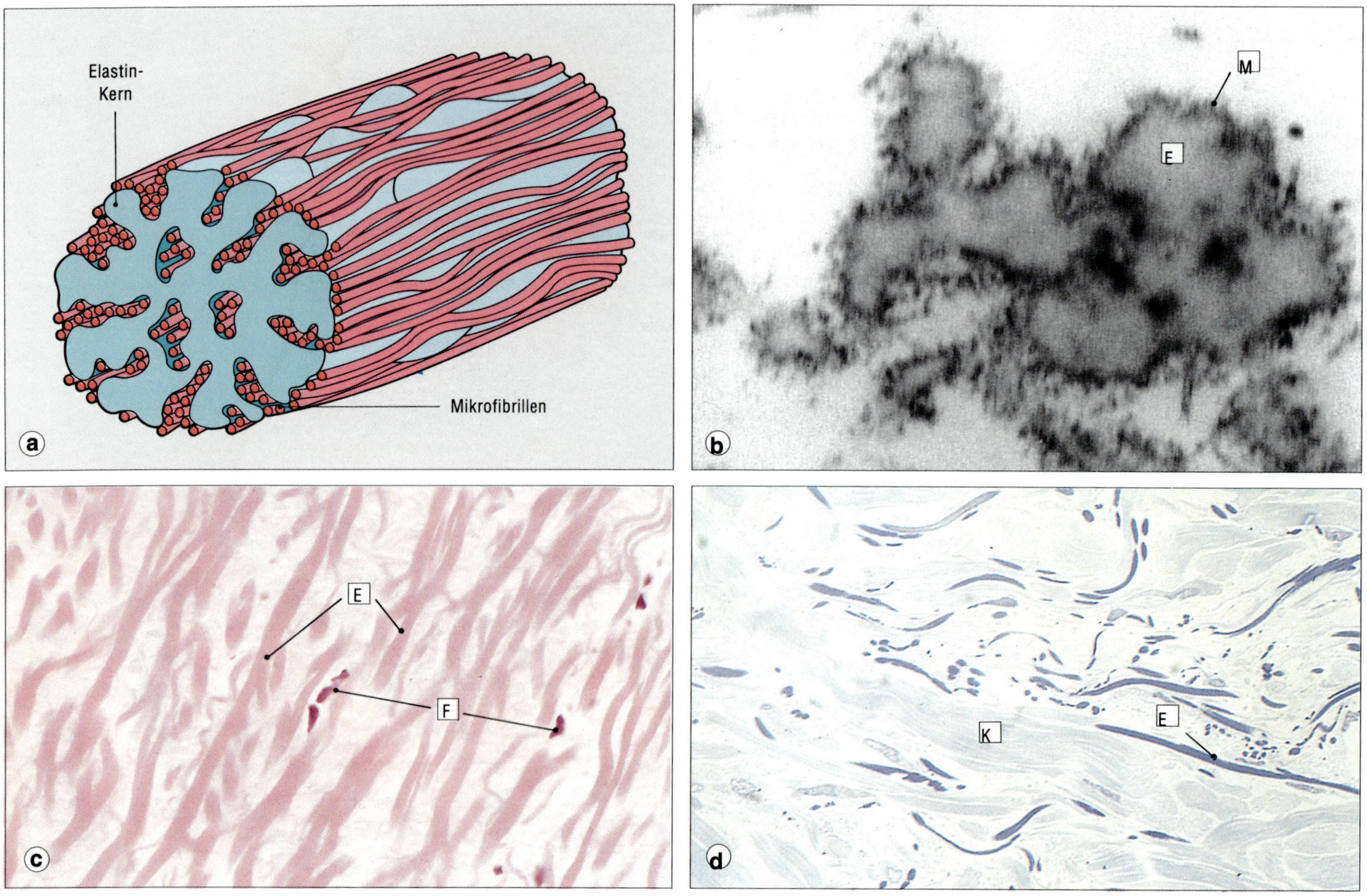

Abb. 4-8 a–d. Elastische Fasern. a Elastische Fasern bestehen aus Glykoproteinmikrofilamenten (Fibrillin), die eine Kernregion quervernetzten Elastins durchdringen und umgeben. **b** Ultrastrukturell erscheint der Elastinkern (E) als mäßig elektronendichte Region, in deren Peripherie Mikrofilamente (M) angeordnet sind. Die Mikrofilamente fallen besonders in frühzeitig gebildetem elastischem Gewebe auf; ihre Zahl nimmt im Alter ab. **c** In HE-gefärbten Geweben fallen elastische Fasern (E) als glasfadenähnliche, hellrote Strukturen auf, sie färben sich mit sauren Farbstoffen wie Eosin leichter an als kollagene Fasern; F Fibroblastenzellkerne. **d** Elastische Fasern können mit Spezialtechniken angefärbt werden. Hier sind elastische Fasern (E) in der Lederhaut durch Toluidinblau blau angefärbt, während das Kollagen (K) blaß bleibt

Elastische Fasern verleihen dem Gewebe Elastizität und ermöglichen die elastische Zurückführung nach der Dehnung; dazu kommt es durch Interaktion von Elastin und Fibrillin. Die Fibrillinmikrofibrillen scheinen sezerniertes Elastin so zu organisieren, daß es zwischen die Mikrofibrillen zu liegen kommt, wobei deutlich Fasern entstehen (Abb. 4-8). Elastische Fasern sind bedeutende Bestandteile vieler Supportgewebe.

Fibronektin

Fibronektin ist ein multifunktionales Glykoprotein und kommt in 3 Hauptformen vor:

- als zirkulierendes Plasmaprotein;
- als Protein, das sich vorübergehend an die Oberfläche vieler Zellen anheftet;
- als unlösliche Fibrillen und Teil der extrazellulären Matrix, entstanden durch Quervernetzung von Fibronektindimeren durch Disulfidbrücken.

Die funktionelle Bedeutung des Fibronektins rührt von seiner Fähigkeit her, an mehreren unterschiedlichen Gewebskomponenten zu haften, da es sowohl kollagen- und heparinbindende Stellen als auch Zelladhäsionsmoleküle aufweist.

Fibronektin wird von Fibronektinrezeptorproteinen in Zellmembranen erkannt, die die Zelladhäsion an die extrazelluläre Matrix gestatten. Solch ein Fibronektinrezeptor gehört zu einer

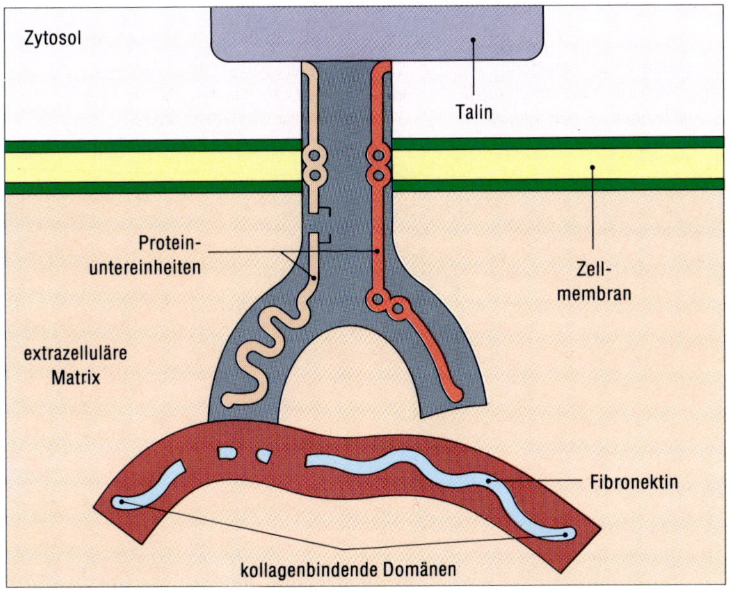

Abb. 4-9. Integrine. Integrine bilden eine Klasse von Zelladhäsionsmolekülen, von denen bisher 16 funktionell beschrieben wurden. Sie bestehen aus 2 Proteinuntereinheiten. Der **Fibronektinrezeptor** in dieser Schemazeichnung ist der am besten bekannte Rezeptor aus der Integrinfamilie. Er sitzt eine dem Zytosol zugewandte Domäne, die an Aktin bindet (über Talin und ein neu beschriebenes Protein namens Fibulin), eine transmembranale Domäne und extrazelluläre Domänen, die an Fibronektin binden. Dadurch verknüpft dieses Molekül das intrazelluläre Aktinnetzwerk an punktförmigen Kontaktstellen mit der extrazellulären Matrix (s. Abb. 3-10). Auch der Lamininrezeptor (s. unten) gehört zur Integrinfamilie. Integrine können an andere Zelloberflächenproteine binden und nehmen dann eine Funktion als interzelluläres Adhäsionsmolekül wahr (z. B. ist das Thrombozytenprotein gp IIb/IIIa, das für die fibrinogenassoziierte Aggregation der Thrombozyten verantwortlich ist, ein Integrin). Außerdem binden manche Integrine an Komponenten der extrazellulären Matrix und vermitteln eine Adhäsion zwischen Zelle und Matrix. Die wesentlichsten extrazellulären Matrixliganden sind Fibronektin, Laminin, Kollagene, Tenaskin und Thrombospondin

Klasse von Zelloberflächenrezeptoren, die als Integrine bezeichnet werden (Abb. 4-9).

Wenn Gewebe wachsen, bindet sich Fibronektin über Integrine an Zelloberflächen und spielt offenbar aufgrund seiner Kollagenanheftungsstellen eine bedeutende Rolle bei der Ablagerung und Ausrichtung neugebildeter Kollagenfibrillen.

Da Fibronektinrezeptoren mit dem intrazellulären Aktin verbunden sind, beeinflußt die Ausrichtung des inneren Zytosketts einer Zelle auch die Orientierung der extrazellulären Matrix.

Extrazelluläre Strukturglykoproteine

Verschiedene nichtfilamentöse Proteine, besonders Laminin, Entaktin und Tenaskin, vermitteln Interaktionen zwischen Zellen und der extrazellulären Matrix.

Laminin

Laminin ist ein sulfatiertes Glykoprotein und ein Hauptbestandteil von Basalmembranen. Es wird von den meisten Epithelzellen und Endothelzellen gebildet und ist ein kreuzförmiges Molekül mit Bindungsstellen für spezifische Zellrezeptoren (Integrine), Heparansulfat, Typ-IV-Kollagen und Entaktin (s. unten).

Durch die multiplen bindenden Liganden wird das Laminin zu einem wesentlichen extrazellulären Bindemolekül zwischen Zellen und der extrazellulären Matrix.

Entaktin

Entaktin Das sulfatierte Glykoprotein ist Bestandteil aller Basalmembranen und bindet Laminin. Man glaubt, daß es eine Funktion als Bindungsprotein besitzt, das Laminin an Typ-IV-Kollagen bindet.

Tenaskin

Tenaskin ist ein extrazelluläres Glykoprotein, das mit der Zelladhäsion befaßt ist und besonders in embryonalen Geweben exprimiert wird. Man meint, daß es für die Zellmigration bei der Entwicklung des Nervensystems wichtig ist.

Basalmembran

Basalmembranen sind spezielle, flächenartige Anordnungen von extrazellulären Matrixproteinen und GAG und dienen als Trennfläche zwischen parenchymatösen Geweben und Supportgeweben. Sie sitzen an Epithelzellen, Muskelzellen und Schwann-Zellen und bilden auch eine Grenzmembran im Zentralnervensystem.

Basalmembranen haben 5 Hauptbestandteile: Typ-IV-Kollagen (Abb. 4-10), Laminin, Heparansulfat, Entaktin und Fibronektin. Mit Ausnahme des Fibronektins werden diese Stoffe von den Parenchymzellen synthetisiert. Zusätzlich gibt es zahlreiche kleinere Bestandteile aus schlecht erforschten Proteinen und GAG.

Eine Basalmembran erfüllt 3 Hauptfunktionen:

- Sie vermittelt eine Adhäsion zwischen Parenchymzellen und der weniger spezialisierten extrazellulären Matrix. Die Zellen besitzen Adhäsionsmechanismen, um sich an der Basalmembran zu verankern; andererseits ist auch die Basalmembran fest mit der extrazellulären Matrix der Supportgewebe verbunden, besonders mit Kollagen. Wenn eine solche Zwischenfläche in nichtepithelialen Geweben auftritt, z. B. um Muskelzellen, sollte sie besser als **Lamina externa** bezeichnet werden, da solche Zellen keine Basalfläche besitzen.

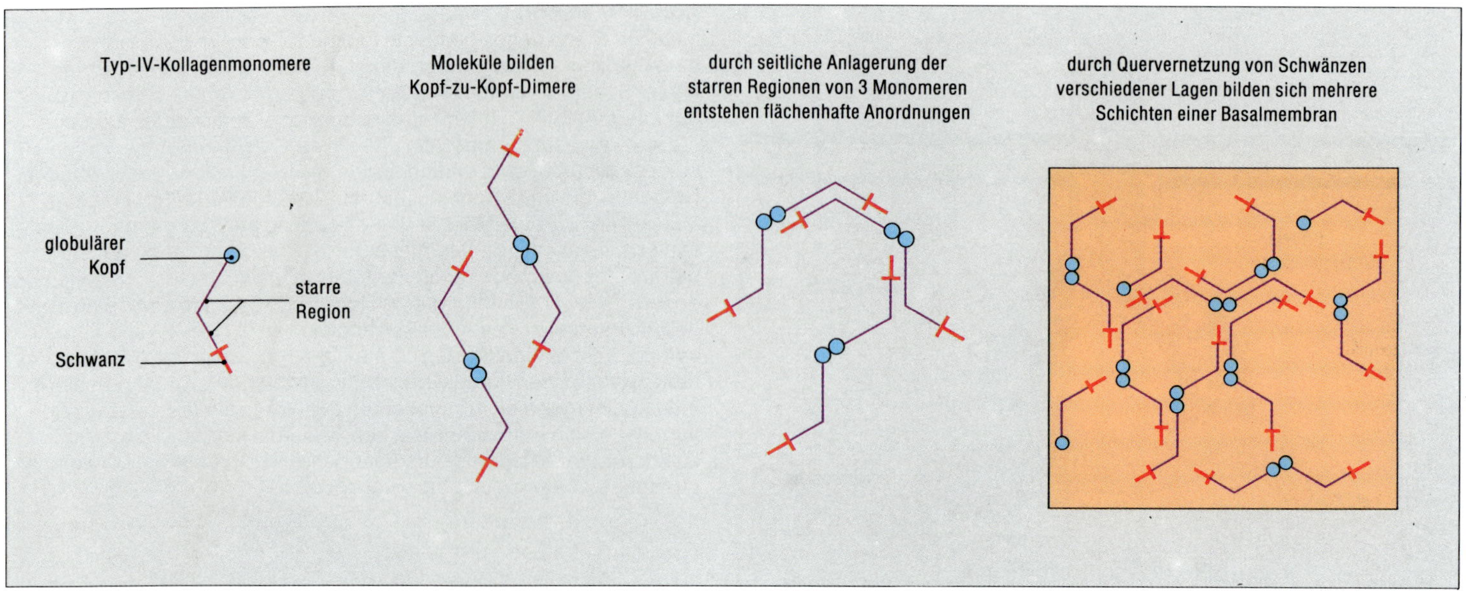

Abb. 4-10. Typ-IV-Kollagen in Basalmembranen. Typ-IV-Kollagenmoleküle bilden keine Filamente, sondern aggregieren zu einem polygonalen Stützgerüst. Einzelne Lagen besitzen eine vielschichtige Struktur, die als Skelett für den Rest der Basalmembran fungiert. Diese kann sowohl von Epithelzellen als auch von Supportzellen hergestellt werden

- Sie fungiert als molekulares Sieb (Permeabilitätsbarriere), deren Porenweite von den Ladungen und der räumlichen Anordnung ihrer GAG-Komponenten abhängt. So verhindert z. B. die Basalmembran der Blutgefäße den Austritt großer Serumproteine ins Gewebe, in der Niere filtert sie harnpflichtige Substanzen aus dem Blut, hält aber die Eiweiße zurück, und in der Lunge gestattet sie den Gasaustausch.
- Sie kontrolliert möglicherweise den Zellaufbau und die Zelldifferenzierung durch Wechselwirkungen zwischen Zelloberflächenrezeptoren und Molekülen der extrazellulären Matrix. Diese Wechselwirkungen sind Gegenstand intensiver Forschungen, besonders hinsichtlich der Mechanismen, die die Ausbreitung und Proliferation von Krebszellen im Körper betreffen.

Der allgemeine Aufbau von Basalmembranen ist gut bekannt (Abb. 4-11). Darüber hinaus finden sich in der Basalmembran mancher Gewebe seltenere Protein- und Kohlenhydratanteile, wodurch sich z. B. Basalmembranen der Niere von denen der Haut unterscheiden.

Zelladhäsion an die extrazelluläre Matrix

Die Gliederung von Zellen in funktionelle Gewebe und Organe hängt von der Binde- und Stützfunktion der extrazellulären Matrix ab und von den Zellen, die diese Interzellularsubstanz bilden. Zellen werden durch unterschiedliche Typen von Zellkontakten miteinander verbunden (s. S. 29–30), aber ebenso bedeutsam zur Aufrechterhaltung der strukturellen Integrität sind die Verbindungen zwischen Zellen und der extrazellulären Matrix.

Verbindungen zwischen Zellen und extrazellulärer Matrix sind u. a.:

- Hemidesmosomen (s. Abb. 3-12). Sie verankern das Zytoskelett aus intermediären Filamenten mit der Basalmembran.
- Punktdesmosomen (s. Abb. 3-10). Sie verankern das Aktinzytoskelett mit der Basalmembran. Die Interaktion wird durch den Fibronektinrezeptor vermittelt (s. Abb. 4-9).
- Lamininrezeptoren (s. Abb. 4-9). Sie verankern Zellen mit Basalmembranen, in denen Laminin einen Hauptbestandteil bildet.
- Nichtintegrin-Glykoproteine (die in vielen Zellen vorkommen). Sie binden an Kollagen und an andere Matrixkomponenten.

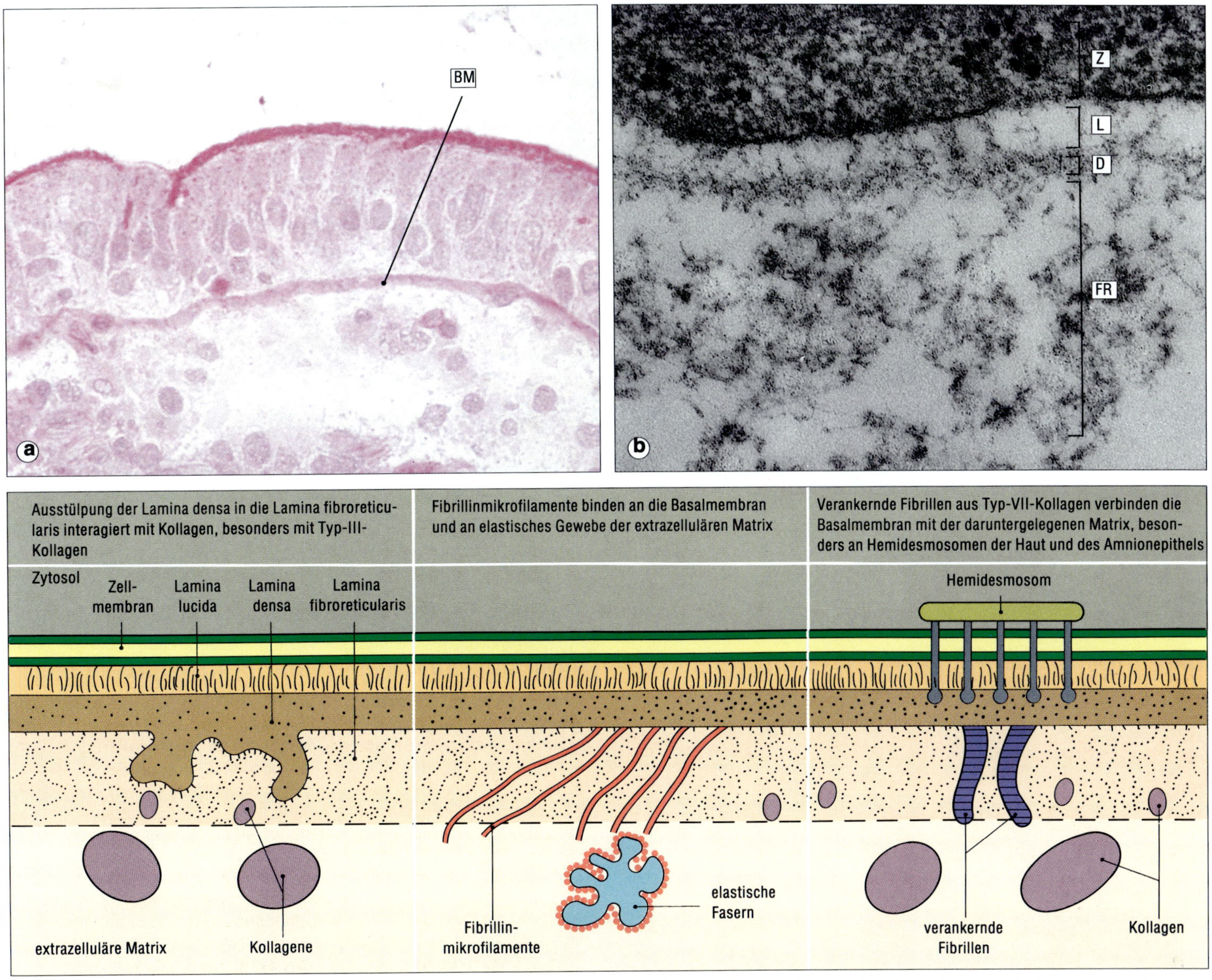

Abb. 4-11 a–c. Basalmembran. a An HE-Präparaten können Basalmembranen nicht deutlich gezeigt werden, da sie nur 0,05 µm dick und schwer anfärbbar sind. Aufgrund ihres hohen Gehalts an Glykoproteinen können sie aber mit der PAS-Färbung dargestellt werden und erscheinen dann als violett gefärbte Linie (BM). Spezifische Bestandteile von Basalmembranen können durch immunhistochemische Färbungen nachgewiesen werden, z. B. Laminin und Typ-IV-Kollagen. **b** Elektronenmikroskopisch besteht eine Basalmembran aus verschiedenen Schichten (**Laminae**). Die **Lamina densa** (D) ist ein 30–100 nm dickes, dunkel gefärbtes Band. Zwischen ihr und dem basalen Zellpol (Z) liegt eine helle Zone, die **Lamina lucida** (L) oder Lamina rara, die gewöhnlich 60 nm dick ist. Auf der zellabgewandten Seite der Lamina densa liegt eine ausgedünnte Schicht variabler Stärke, die **Lamina fibroreticularis** (FR), die in fibröse Proteine der extrazellulären Matrix übergeht. Die Struktur, die im Lichtmikroskop durch Versilberung oder PAS-Färbung dargestellt und als Basalmembran bezeichnet wird, ist eine Kombination aller dieser Schichten, besonders aber der Lamina fibroreticularis. Der Ausdruck Basallamina sollte nur für die Lamina densa auf ultrastruktureller Ebene verwendet werden. Dadurch, daß spezifische Basallaminakomponenten mit lichtmikroskopischen histochemischen Methoden entdeckt wurden, werden die Begriffe Basalmembran und Basallamina meistens synonym benutzt. **c** Die Lamina fibroreticularis verankert die Basalmembran auf 3 verschiedene Arten, die von Ort zu Ort wechseln und in der Schemazeichnung dargestellt sind, an der extrazellulären Matrix

Die Familie der Supportzellen

Während der Embryonalentwicklung differenziert sich ein Teil der spindelförmigen Mesenchymzellen in folgende Supportzelltypen: Fibroblasten, Myofibroblasten, Lipoblasten, Osteoblasten und Chondroblasten.

Die Endung „blast" am Namen einer Supportzelle zeigt, daß diese Zelle aktiv und noch nicht ausdifferenziert ist bzw. noch extrazelluläres Matrixmaterial herstellt. Die ausdifferenzierten, nicht mehr produktiven Zellen enden mit dem Suffix „zyt", z. B. Fibrozyt, Osteozyt, Chondrozyt.

Fibroblasten, Fibrozyten und kollagenfaseriges Gewebe

Fibroblasten (Abb. 4-12) bilden **kollagenfaseriges (fibröses) Gewebe**, welches hauptsächlich aus kollagenen Fasern besteht, die mit GAG, elastischen Fasern und retikulären Fasern vergesellschaftet sind (Abb. 4-13). Kollagenfaseriges Gewebe wird als **locker** bezeichnet, wenn die kollagenen Fasern dünn, ungeordnet und in großen Abständen vorliegen, oder als **straff**, wenn die kollagenen Fasern dick sind und zu Faserbündeln konfluieren. Je nach mechanischer Belastung des Gewebes variieren Anordnung und Ausrichtung des Kollagens. Hochorganisierte, straffe kollagenfaserige Gewebe bilden Sehnen und Bänder.

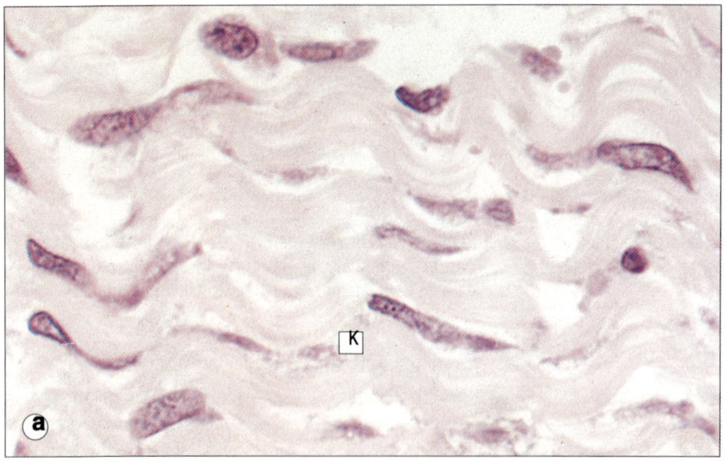

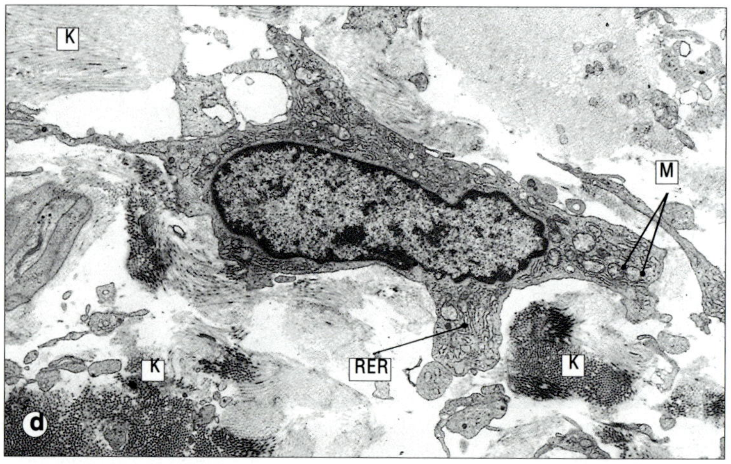

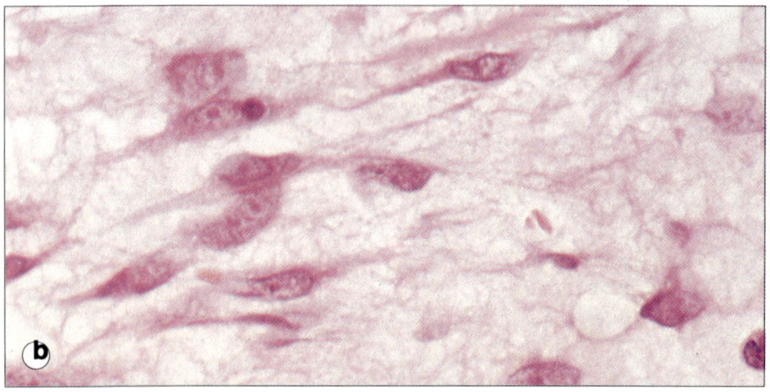

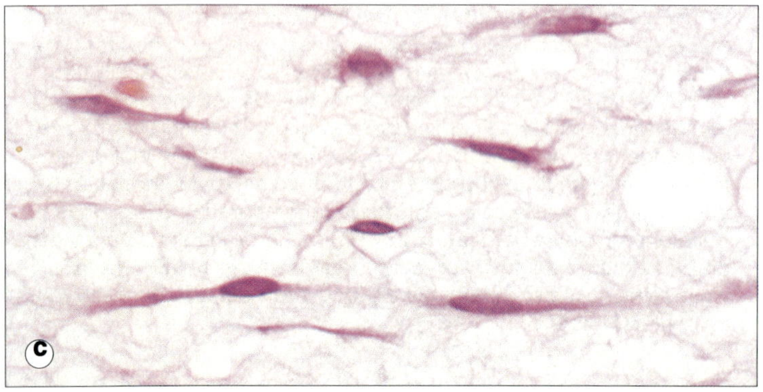

Abb. 4-12. a–d. Fibroblasten und Fibrozyten. a Im Embryo entwickeln sich kollagensezernierende Zellen aus dem Mesenchym und erscheinen als plumpe, spindelförmige Zellen, getrennt durch bereits sezerniertes Kollagen (K), welches sich in HE-Präparaten blaßrot färbt. **b** Beim Erwachsenen nennt man die aktiv kollagensezernierenden Zellen Fibroblasten. Sie sind durch einen großen, ovalen Kern mit großem Nukleolus gekennzeichnet. Das Zytoplasma erscheint spindelartig ausgezogen und hat kleine zusätzlich angeschnittene Zellausläufer und ein basophiles Zytoplasma, das auf aktive Proteinsynthese hinweist. **c** Nach der Beendigung der Kollagensynthese verlieren die Fibroblasten ihr voluminöses basophiles Zytoplasma, und der Kern verkleinert sich, da keine DNA-Transkription mehr erfolgt. Die Zellen werden jetzt **Fibrozyten** genannt, womit ihre Inaktivität zum Ausdruck gebracht werden soll. **d** Ultrastrukturell sind in den Fibroblasten rauhes endoplasmatisches Retikulum (RER), Golgi-Apparat und sekretorische Vesikel gut entwickelt, was insgesamt auf aktive Kollagensekretion hinweist. Mitochondrien (M) sind zahlreich. Kollagenfibrillen (K) liegen in unmittelbarer Nachbarschaft der Zellen; Fibroblasten bilden auch elastische und retikuläre Fasern. Bei der Bildung retikulärer Fasern in lymphatischem Gewebe und Knochenmark sind sie sternförmig, stark verzweigt und werden oft als **Retikulumzellen** bezeichnet

Kollagenfaseriges Gewebe stellt das wesentlichste Supportgewebe in den meisten Organen dar und erfüllt folgende spezifische Funktionen:

- Einbettung von Nerven, Blut- und Lymphgefäßen. Gefäße und Nerven sind besonders im lockeren kollagenfaserigen Supportgewebe ein typisches Merkmal.
- Trennung unterschiedlicher Schichten in Organen und Geweben (z. B. Trennung der Schleimhaut vom daruntergelegenen Gewebe). Die lockere Anordnung sowie der variable Gehalt an elastischem Material gestatten Beweglichkeit und Dehnung.
- Einbettung für permanente und transitorische Zellpopulationen des Immunsystems (z. B. Makrophagen, Lymphozyten, Plasmazellen, Mastzellen).
- Bildung **fibröser Kapseln**, die die meisten parenchymatösen Organe umgeben, wie Leber, Milz und Niere.
- Bildung von **fibroadipösem Gewebe**, einem Bestandteil der meisten Gewebe, in dem Fettzellen umschlossen und eingebaut werden.

Fibroblasten sind extrem robuste Zellen und widerstehen Schädigungen, die die meisten anderen Zellarten absterben lassen, z. B. Nervenzellen, Epithel- oder Muskelzellen. Sie spielen bei der Wundheilung eine wesentliche Rolle (s. S. 56).

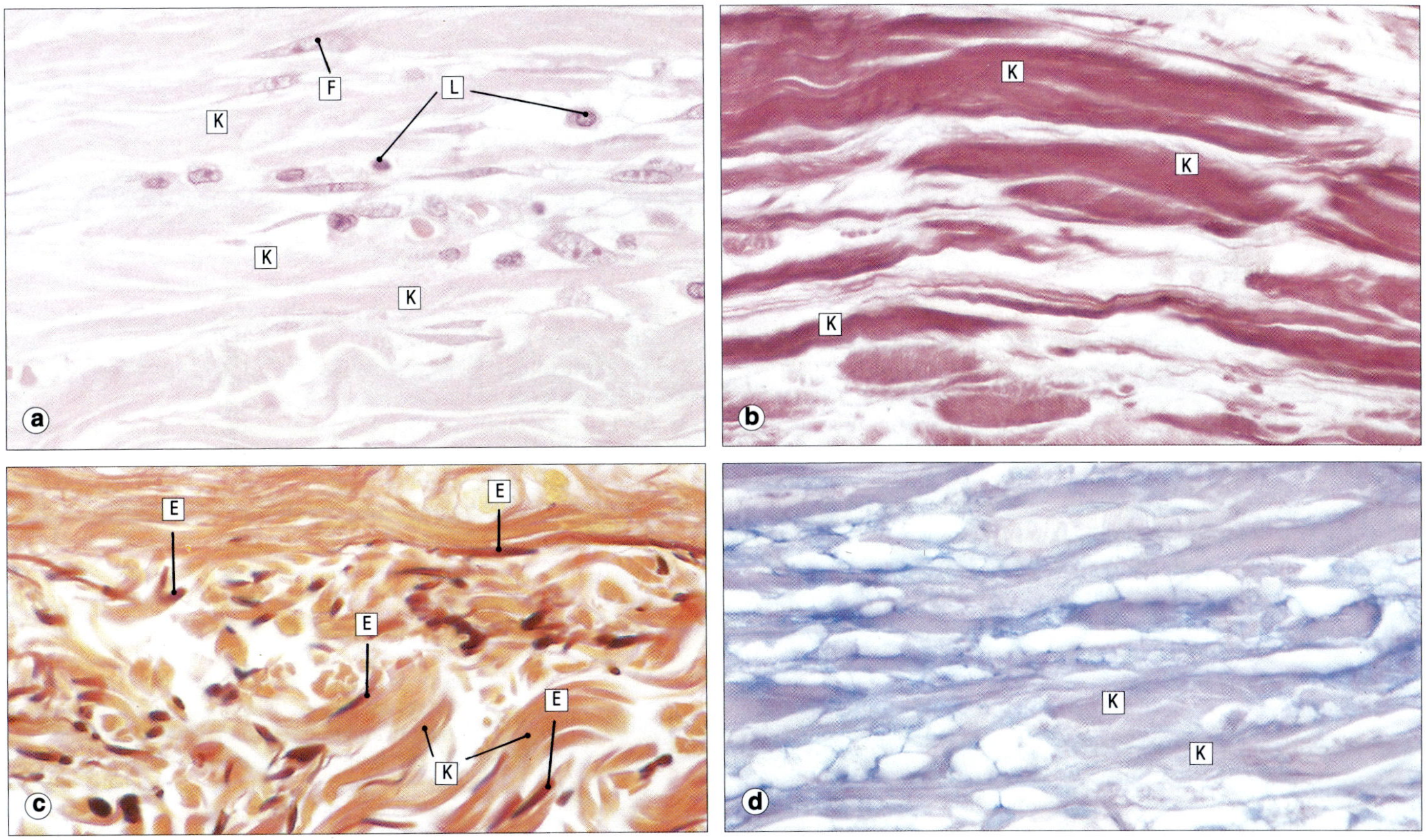

Abb. 4-13 a–d. Kollagenfaseriges Gewebe. a Kollagenfaseriges Gewebe enthält viele extrazelluläre Matrixkomponenten, besonders kollagene Fasern. In HE-Färbungen ist nur das zartrot angefärbt Kollagen (K) deutlich erkennbar. Fibroblasten (F) sind weit verstreut und unauffällig. Zellen des Immunsystems (d. h. Lymphozyten (L), Plasmazellen, Makrophagen und Mastzellen) treten gelegentlich auf. **b** Die Kollagenfasern (K) im lockeren kollagenfaserigen Gewebe können mit Farbstoffen angefärbt werden, die eine Affinität zu Kollagen haben (z. B. durch van Gieson-Färbung, wie abgebildet). Die Faserbündel sind wahllos angeordnet und unterschiedlich dick. **c** In den meisten lockeren kollagenfaserigen Geweben kommen elastische Fasern vor, treten aber in HE-gefärbten Präparaten nicht in Erscheinung. Sie werden nach Spezialfärbungen (Elastika) als dunkel gefärbte, gekrümmte Fasern (E) erkennbar, die sich von den orange gefärbten kollagenen Fasern (K) absetzen. Elastische Fasern stellen einen kleineren und variablen Bestandteil der meisten kollagenfaserigen Gewebe dar. **d** Spezialfärbungen für die GAG-Komponente von kollagenfaserigen Geweben zeigen, daß die in den HE-Präparaten ungefärbten Regionen reich an diesem extrazellulären Material sind (hier mit Alcianblau blau gefärbt, K Kollagen). Im Gegensatz zu lockerem kollagenfaserigem Gewebe hat das straffe wenig Platz für GAG und erscheint einheitlich blaßrot angefärbt, mit weniger Strukturmerkmalen. Kollagenproduzierende Fibroblasten sind weit verstreut und unauffällig

Myofibroblasten

Lichtmikroskopisch ähneln Myofibroblasten den Fibroblasten, aber ultrastrukturell enthalten sie Aggregate von Aktinfilamenten, die mit Myosin vergesellschaftet sind, um eine kontraktile Funktion erfüllen zu können (s. S. 66). Sie fallen in den Supportgeweben nicht auf, kommen nur in geringer Zahl vor und können mit Hilfe von immunhistochemischen Methoden oder mit dem Elektronenmikroskop identifiziert werden.

Myofibroblasten entwickeln sich bei der Wundheilung nach Gewebsverletzungen und entstehen wahrscheinlich entweder durch Proliferation der normalerweise unauffälligen Gewebsmyofibroblasten oder möglicherweise durch Differenzierung von Fibrozyten. Sie stellen Kollagen her, und ihre kontraktilen Eigenschaften tragen mit zur Retraktion und Schrumpfung von frischem kollagenfaserigem Narbengewebe (s. Abb. 4-22) bei.

Myofibroblasten können als bifunktionale Zellen angesehen werden, die sowohl Eigenschaften von Fibroblasten als auch von glatten Muskelzellen haben. Im Gegensatz zu glatten Muskelzellen sind sie aber nicht von einer Lamina externa (s. S. 48) umgeben.

Chondroblasten, Chondrozyten und Knorpel

Chondroblasten produzieren ein spezielles Stützgewebe, den **Knorpel**.

Aus embryonalem Mesenchym entstanden, treten Chondroblasten zunächst als Gruppen von vakuolisierten, rundlichen Zellen auf. Diese unterscheiden sich stark von den spindelförmigen Zellen des umgebenden undifferenzierten Mesenchyms, die zu Fibroblasten heranreifen und eine umhüllende Zellage bilden, das **Perichondrium (Knorpelhaut)**.

Chondroblasten enthalten reichlich Glykogen und Lipideinschlüsse, und auf die aktive Synthese extrazellulärer Matrixproteine weist die Basophilie ihres Zytoplasmas hin, das einen hohen Gehalt an rauhem endoplasmatischem Retikulum aufweist (Abb. 4-14 a).

Das Knorpelwachstum erfolgt entweder durch Proliferation von Chondroblasten und einer schon bestehenden Knorpelmatrix (**interstitielles Wachstum**) oder durch Bildung neuer Chondroblasten von der Knorpelhaut aus (**appositionelles Wachstum**). Nach der Ablagerung der Knorpelmatrix werden die Chondroblasten metabolisch weniger aktiv, mit kleinen Zellkernen und blassem, undeutlichem Zytoplasma: sie werden zu **Chondrozyten** (Abb. 4-14 b).

Knorpel enthält 2 extrazelluläre Hauptkomponenten:
- faserige Proteine (überwiegend Typ-II-Kollagen), die für mechanische Festigkeit sorgen;
- zahllose GAG, die der Deformierung durch Druckkräfte widerstehen.

Die kollagenen Fasern sind dünn und zu einem verschlungenen Maschenwerk angeordnet, das mit der extrazellulären Matrix benachbarter Supportgewebe verschmilzt.

Die wesentlichsten GAG sind Hyaluronsäure, Chondroitinsulfat und Keratansulfat, und diese sind überwiegend in großen Proteoglykanmolekülen mit dem Kollagenmaschenwerk verbunden.

Aufgrund seines hohen Gehalts an sulfatierten GAG färbt sich Knorpel mit basischen Farbstoffen wie Hämatoxylin an. Er erscheint in HE-Schnitten dann leicht blau, insbesondere dicht um die Chondrozyten herum.

Die Anordnung der extrazellulären Matrix im Knorpel verleiht ihr bedeutende Eigenschaften.
- Die stark gebundenen Proteoglykane bilden eine hydratisierte Matrix mit einem eigenen Turgor, die einer Verformung durch Druckkräfte widersteht.
- Kleine Moleküle können frei durch die extrazelluläre Matrix diffundieren.

Es gibt 3 Knorpelarten, hyalinen Knorpel, Faserknorpel und elastischen Knorpel, je nach Gehalt an spezifischem faserigem Protein.

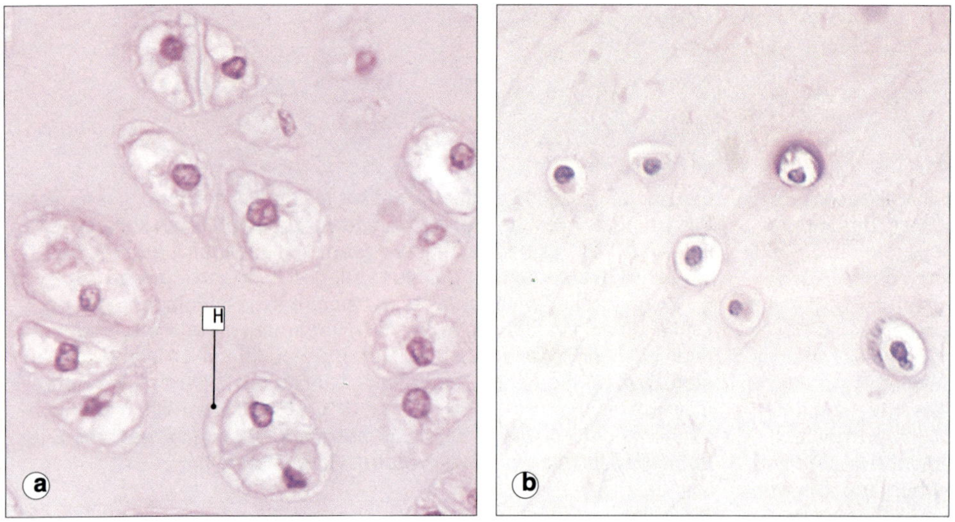

Abb. 4-14 a, b. Chondroblasten und Chondrozyten. a Chondroblasten sind stoffwechselaktiv und haben große, bläschenförmige Zellkerne mit auffälligen Nukleoli. Ihr Zytoplasma ist durch den hohen Gehalt an Lipid- und Glykogeneinlagerungen blaß und vakuolisiert. Es neigt dazu, sich nach Fixierung und Paraffineinbettung von der extrazellulären Matrix abzulösen. Dabei entsteht ein Hohlraum, die Knorpelzellhöhle (H). **b** Chondrozyten sind kleiner als Chondroblasten und zeigen dunkel gefärbte Kerne und weniger Zytoplasma, was auf ihre geringere Stoffwechselaktivität hinweist

Knorpelarten

Hyaliner Knorpel enthält nur Typ-II-Kollagen (Abb. 4-15). Er bildet das knorpelig präformierte Skelett des Fetus, bis es durch Knochen ersetzt wird, die Wachstumsfugen in Röhrenknochen des Kindesalters, den Gelenkknorpel (s. Kap. 14) und das Stützgewebe der Atemwege (s. Abb. 9-8).

Faserknorpel enthält Typ-I- und Typ-II-Kollagen (Abb. 4-16) und findet sich in Bandscheiben, Sehnenansätzen am Knochen und in der Beckensymphyse.

Elastischer Knorpel enthält neben Typ-II-Kollagen auch elastische Fasern (Abb. 4-17). Er kommt in der Ohrmuschel vor, im äußeren Gehörgang und in der Eustachi-Röhre (s. Kap. 14) sowie im Kehldeckel (Epiglottis) des Kehlkopfs (s. Abb. 9-6).

Osteoblasten und Osteoid

Osteoblasten produzieren die Stützsubstanz des Knochens, das Osteoid, das anschließend bei der Ossifikation verkalkt.

Osteoid, die unverkalkte Knochengrundsubstanz, besteht hauptsächlich aus Typ-I-Kollagen, welches mit den extrazellulä-

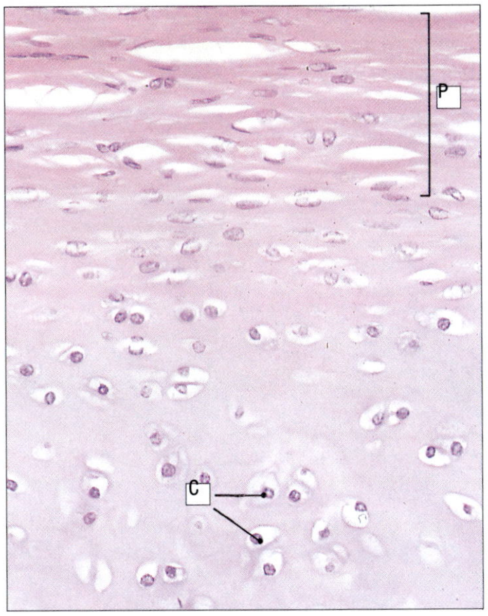

Abb. 4-15. Hyaliner Knorpel. Hyaliner Knorpel eines Kindes, daher noch im Wachstumszustand. Die Knorpelhaut, das Perichondrium (P), wird durch eine Lage spindelförmiger Fibroblasten mit angelagertem Typ-I-Kollagen gebildet; sie verschmilzt mit der äußeren, zartrosa gefärbten extrazellulären Matrixschicht des hyalinen Knorpels. Im Perichondrium bilden sich neue Chondroblasten und bewirken das appositionelle Wachstum. Die Vakuolisierung der Chondroblasten ist ein Artefakt, wobei die charakteristischen Höhlen um die Zellkörper entstehen. Viele Zellen in diesem Schnitt sind zu kleinen Gruppen, **Chondronen** (C), zusammengelagert; sie werden schließlich durch vermehrte Bildung der extrazellulären Matrix beim interstitiellen Wachstum weiter auseinanderrücken. Hyaliner Knorpel ist gewöhnlich von Perichondrium umgeben, außer an den Stellen, wo er Gelenkknorpel bildet

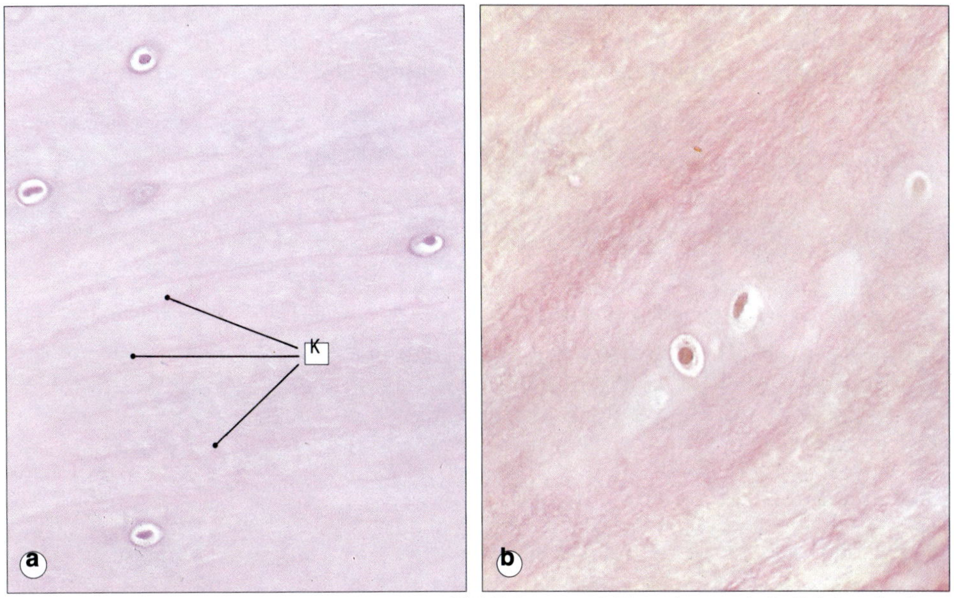

Abb. 4-16 a, b. Faserknorpel. a In diesem HE-Präparat mit Faserknorpel sind kleine, inaktive Chondrozyten in eine blaßrote extrazelluläre Matrix eingestreut, in der grobe Kollagenfasern (K) sichtbar sind. Es handelt sich um Typ-I-Kollagenfasern, die mit den Typ-I-Kollagenfasern der umgebenden kollagenfaserigen Supportgewebe verschmelzen. **b** Die Anwesenheit von Typ-I-Kollagen wird in der Gieson-Färbung eines Faserknorpels durch Rotfärbung deutlich

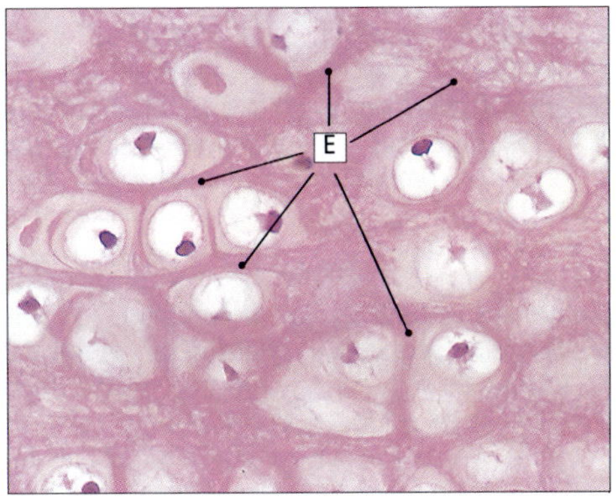

Abb. 4-17. Elastischer Knorpel. Die Struktur des elastischen Knorpels mit einem Perichondrium und (mehr vereinzelten) Chondrozyten in einer extrazellulären Matrix ist der des hyalinen Knorpels ähnlich, unterscheidet sich aber durch die Anwesenheit elastischer Fasern. Diese erscheinen als hellrot gefärbte, gebündelte Linien, die zwischen den Zellen verlaufen (E) und dem elastischen Knorpel eine große Elastizität und Rückstellkraft verleihen. Die elastischen Fasern können auch durch Spezialfärbungen stärker hervorgehoben werden

ren GAG vergesellschaftet ist, sowie aus Chondroitinsulfat und aus Keratansulfat. Zwei GAG, Sialoprotein und Osteokalzin, scheinen nur in Keratansulfat vorzukommen und binden Kalzium; sie spielen deshalb vielleicht eine Rolle bei der Knochenmineralisierung. Die Zytologie und Struktur des Knochengewebes und seiner Matrix werden in Kap. 14 diskutiert.

Fettzellen und Fettgewebe

Fettzellen sind durch ihre intrazelluläre Fettspeicherung charakterisiert. Es gibt 2 Arten fettspeichernder Gewebe, weißes und braunes Fettgewebe.

Weißes (univakuoläres) Fettgewebe entwickelt sich aus dem embryonalen Mesenchym durch Bildung spindelförmiger Zellen (**Lipoblasten**), die zunächst kleine Fettvakuolen enthalten (Abb. 4-18). Diese reifen zu Adipozyten heran, die Fett als Energiequelle für andere Körpergewebe speichern (Abb. 4-19). Ultrastrukturell weisen Adipozyten ein auffälliges glattes endoplasmatisches Retikulum und zahlreiche Mikropinozytosevesikel auf, die mit Lipidbiosynthese und -transport befaßt sind. Jede Zelle ist von einer Lamina externa umgeben, und die extrazelluläre Matrix besteht aus retikulären Fasern (Typ-III-Kollagen).

Univakuoläres Fettgewebe ist die Hauptform fettspeichernder Zellen beim Erwachsenen und dient sowohl als Supportgewebe wie auch als Energiespeicher.

- Es besitzt Rezeptoren, die die Aufnahme und Abgabe von Fett modulieren, für Wachstumshormone, Insulin, Glukokortikoide, Schilddrüsenhormone und Noradrenalin.

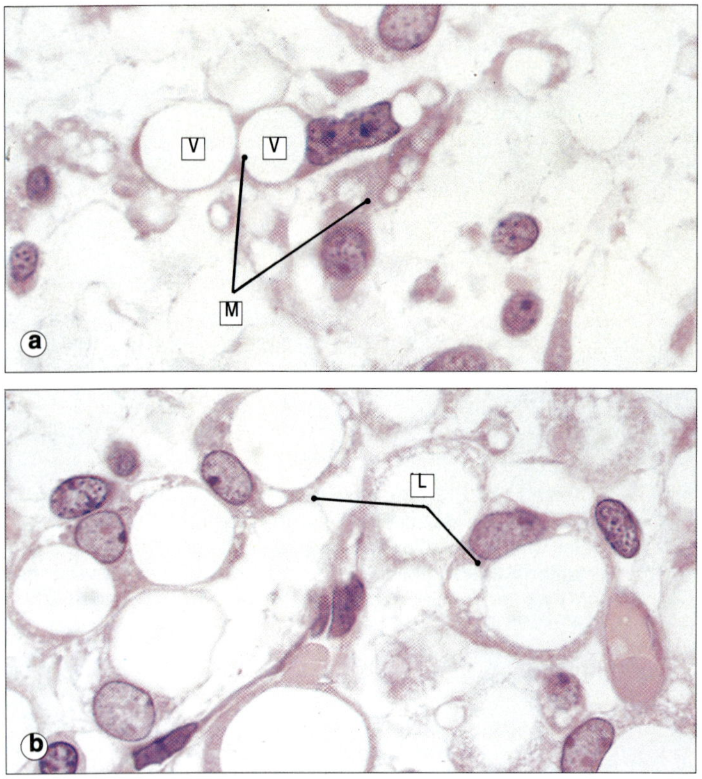

Abb. 4-18 a, b. Lipoblasten. a Beim Fetus ist das erste Anzeichen für eine Differenzierung zu fettspeichernden Zellen dann gegeben, wenn spindelförmige Mesenchymzellen (M) Fett in Form zahlreicher kleiner Vakuolen (V) in ihrem Zytoplasma ansammeln. **b** Durch Fusion der Vakuolen entsteht eine größere perinukleäre Vakuole, und die Zelle kann als reifender Lipoblast (L) erkannt werden, wobei seine Spindelform verlorengeht. Mit zunehmender Fettspeicherung wird das Zytoplasma um eine einzige, riesige Lipidvakuole herum abgeflacht; der Kern wird an den Rand verlagert. Jeder reifende Lipoblast produziert extrazelluläres Matrixmaterial, und um jede Zelle bildet sich eine Basalmembran

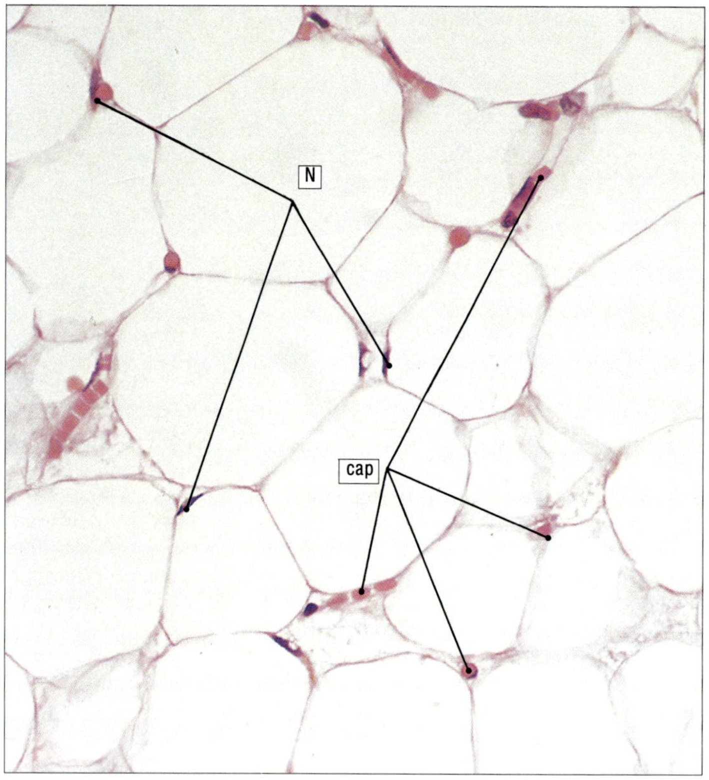

Abb. 4-19. Univakuoläres Fettgewebe. Univakuoläre (weiße) Fettgewebszellen (Adipozyten, Lipozyten) werden 50–150 μm groß und sind polygonal. Im HE-Präparaten wie hier erscheinen sie als dünne, fädige Zytoplasmastreifen, die eine leere Vakuole umgeben, da bei der Entwässerung für die Paraffineinbettung alle Fette durch Fettlösungsmittel extrahiert wurden. Bei gründlicher Betrachtung können unauffällige, abgeflachte Zellkerne (N) an einer Seite der Zellen gefunden werden. Zahlreiche, fein verzweigte Kapillaren (cap) transportieren Stoffwechselprodukte in die Zellen und aus ihnen heraus

- Es ist von einem großen Kapillarbett gut durchblutet und wird vom autonomen Nervensystem innerviert. Die örtliche Freisetzung von Noradrenalin stimuliert die Freisetzung gespeicherten Fetts ins Blut.
- Es ist an bestimmten Stellen durch Lagen kollagenfaserigen Gewebes zu Polstern angeordnet. Diese wirken als verformbares, stoßdämpfendes Supportgewebe, besonders an den Fußsohlen, den Gesäßbacken, in der Nierenkapsel und als retrobulbärer Fettkörper der Augenhöhle.

Braunes (plurivakuoläres) Fettgewebe tritt noch beim Neugeborenen auf; seine fetale Entwicklung unterscheidet sich von der des univakuolären Fettgewebes. Seine Aufgabe besteht darin, Fett zu verstoffwechseln, um in der Neonatalperiode Wärme zu erzeugen (Abb. 4-20).

Ultrastrukturell enthalten plurivakuoläre Fettzellen neben den Lipidvakuolen gewaltige Mengen von Mitochondrien, was mit ihrer Funktion der Wärmeerzeugung durch mitochondrialen Abbau von Fettsäuren korreliert.

Die große Mitochondriendichte bewirkt sowohl die Eosinophilie am histologischen Schnitt als auch die makroskopische Braunfärbung, die dem Gewebe das Synonym „braunes Fett" eingetragen hat.

Plurivakuoläres Fett erhält sich gewöhnlich nicht bis ins Erwachsenenalter und geht während der Kindheit verloren, obwohl an manchen Stellen kleine Mengen erhalten bleiben können (Abb. 4-21).

Wachstumsfaktoren und Supportzellen

Von einer Reihe von Polypeptiden, den Wachstumsfaktoren, ist bekannt, daß sie die Proliferation und Differenzierung von Supportzellen modulieren, indem sie mit Zelloberflächenrezeptoren

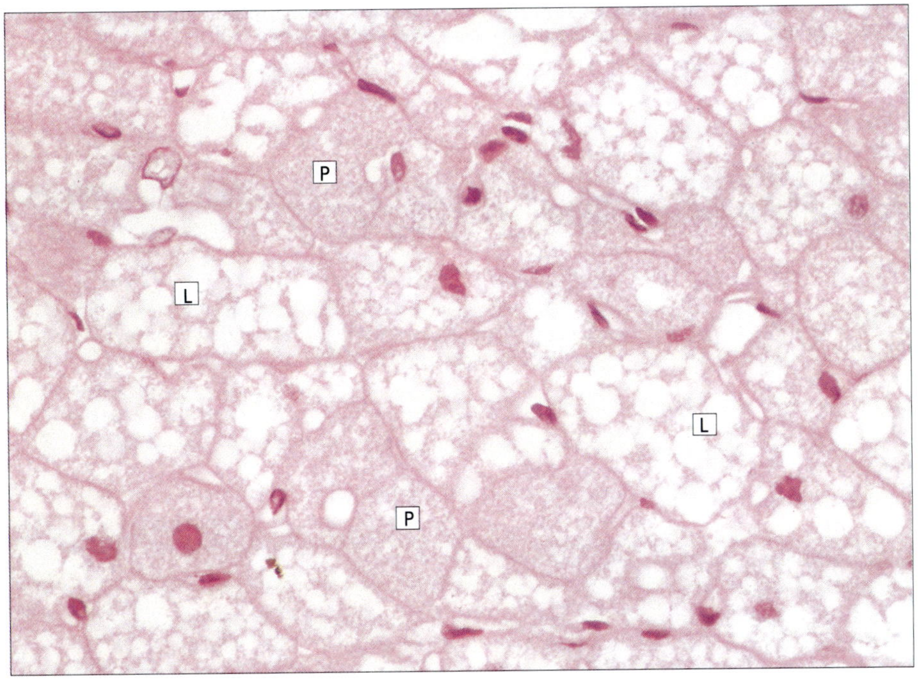

Abb. 4-20. Plurivakuoläres Fettgewebe. Plurivakuoläres Fettgewebe hat seinen Namen daher, daß die Zellen viele kleine Fetttröpfchen enthalten. Es entwickelt sich in Nestern plumper eosinophiler Zellen, die sich aus dem fetalen Mesenchym differenzieren. Es kommt nur an wenigen Stellen vor und ist konzentriert im Supportgewebe von Nacken, Schultern, Rücken, Nierenlager und der paraaortalen Regionen. Auf dem vorliegenden Schnitt erkennt man 2 Zellpopulationen: lipidreiche Zellen (L) mit einem zentralen Kern und zahlreichen, kleinen ungefärbten Vakuolen und polygonale Zellen (P) mit granulärem, blaßrotem Zytoplasma, einem zentralen Zellkern und nur gelegentlichen Lipidvakuolen. Ein Blutkapillarnetz und dünne kollagenfaserige Septen führen zu einer feinen Lobulierung des Gewebes

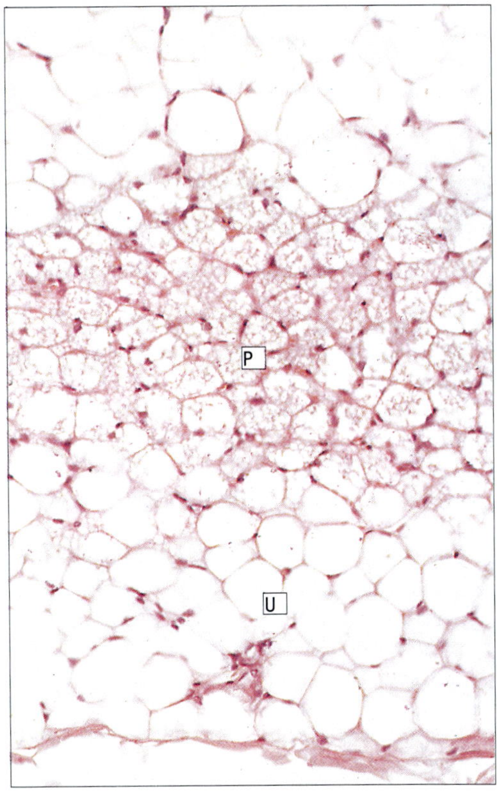

Abb. 4-21. Gemeinsam auftretendes univakuoläres und plurivakuoläres Fettgewebe. Manches Fettgewebe enthält eine Mischung aus univakuolärem (U) und plurivakuolärem Fettgewebe (P), besonders im subkutanen Gewebe über Rücken und Schulter

interagieren und dadurch die Genexpression mit beeinflussen. Bedeutende Vertreter dieser Gruppe sind:

- Wachstumsfaktoren, die von Thrombozyten abstammen (platelet-derived/growth factors);
- Fibroblastenwachstumsfaktoren (auch heparinbindende Wachstumsfaktoren genannt);
- insulinähnliche Wachstumsfaktoren;
- Nervenwachstumsfaktoren.

Diese Wachstumsfaktoren werden im Anschluß an Gewebsschäden sezerniert (s. unten) und induzieren neben der Proliferation von Supportzellen auch die Entwicklung neuer Blutgefäße. Die Supportzellen reparieren bei der Wundheilung geschädigte Regionen dadurch, daß sie die entsprechende extrazelluläre Matrix sezernieren.

Gewebsschäden und Supportzellen

Nach einer Gewebsschädigung (z. B. durch eine Infektion) kann das Absterben spezialisierter Zellen nur dann durch Nachwachsen ausgeglichen werden, wenn die Architektur des Supportgewebes (besonders der Basalmembran) erhalten ist. So können z. B. nach manchen Pneumonien Epithelzellen der Lunge nachwachsen.

Bei schweren Schäden mit Zerstörung der Architektur des Supportgewebes ist ein solches Nachwachsen üblicherweise nicht möglich. Die Region des abgestorbenen Gewebes wird durch eine **fibröse Narbe** aus unspezialisiertem Supportgewebe ausgeflickt.

Chemische Ambozeptoren aus dem geschädigten Gewebe ziehen Phagozyten an, wie z. B. neutrophile Granulozyten und Monozyten (s. S. 73), die aus dem Blut ins Gewebe übertreten. Diese Zellen verdauen die toten Zellen; gleichzeitig werden inaktive Zellen, besonders Fibroblasten, durch die Sekretion von Wachstumsfaktoren zur Proliferation angeregt (z. B. durch platelet-derived growth factors und Fibroblastenwachstumsfaktoren).

Die stimulierten Supportzellen sind pluripotent. Sie können sich in Endothelzellen, Myofibroblasten und Fibroblasten differenzieren, wobei die geschädigte Region von einer Mischung aus diesen Zellen ersetzt wird, die auch neue Blutgefäße bilden und Kollagenlagen produzieren. Das entstandene kollagenfaserige Gewebe wird dann **fibröse Narbe** genannt (Abb. 4-22).

Bei diesem **Heilungsprozeß durch bindegewebigen Ersatz**, einer der Hauptreaktionen auf Zelltod in den meisten Geweben, spielen aktive Fibroblasten eine pluripotente Rolle. Sie verhalten sich ähnlich wie das primitive Mesenchym, aus dem sie abstammen, indem sie sich zu einer Reihe verschiedener Zellarten differenzieren.

Diese Fähigkeit, sich auch beim Erwachsenen noch in verschiedene Zellarten transformieren zu können, um Wundheilung und Gewebsersatz zu fördern, ist eine wichtige Eigenschaft der Supportzellfamilie.

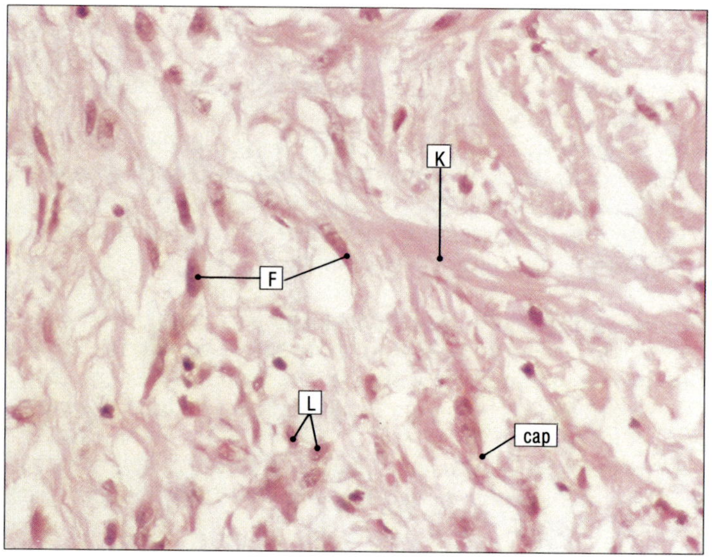

Abb. 4-22. Heilung durch Narbenbildung. Bild aus der Mitte einer frischen fibrösen Narbe mit Fibroblasten (F), Kollagen (K), Kapillaren (cap) und lymphatischen Zellen/Makrophagen (L)

Von Supportzellen ausgehende Tumoren

Aus Supportzellen können benigne oder maligne Tumoren entstehen.

Diese Tumoren ähneln üblicherweise ihren Ursprungszellen und enthalten eine spezielle extrazelluläre Matrix. So bilden z. B. von Chondrozyten ausgehende Tumoren knorpelähnliche Grundsubstanzen und Tumoren aus Fibroblasten Kollagen. Diese malignen Tumoren heißen Sarkome (Abb. 4-23).

Supportzelle	Gutartiger Tumor	Bösartiger Tumor
Fettzelle	Lipom	Liposarkom
Knorpelzelle	Chondrom	Chondrosarkom
Fibrozyt	Fibrom	Fibrosarkom
Myofibroblast	fibröses Histiozytom	malignes fibröses Histiozytom
Osteozyt	Osteom	Osteosarkom

Abb. 4-23. Tumoren aus Supportzellen

5 Kontraktile Zellen

Kontraktile Zellen sind darauf spezialisiert, durch Zusammenwirken der Proteine **Aktin** und **Myosin** (**kontraktile Proteine**) Bewegungskräfte zu erzeugen.

Es gibt 4 Arten kontraktiler Zellen: Muskelzellen, Myoepithelzellen, Myofibroblasten und Perizyten.

- **Muskelzellen** sind der Haupttyp, sie bilden **quergestreifte (willkürliche) Muskulatur**, **Herzmuskulatur** und **glatte (unwillkürliche) Muskulatur**.
- **Myoepithelzellen** sind ein wichtiger Bestandteil bestimmter exokriner Drüsen.
- **Myofibroblasten** sind kontraktil und können zusätzlich Kollagen synthetisieren.
- **Perizyten** ähneln glatten Muskelzellen und umgeben kleine Blutgefäße.

Die verschiedenen kontraktilen Zellen zeichnen sich durch unterschiedliche Anordnung von Aktin und Myosin sowie durch bedeutende strukturelle Anpassungsfähigkeit aus; dadurch kann die Kontraktion gesteuert und moduliert werden.

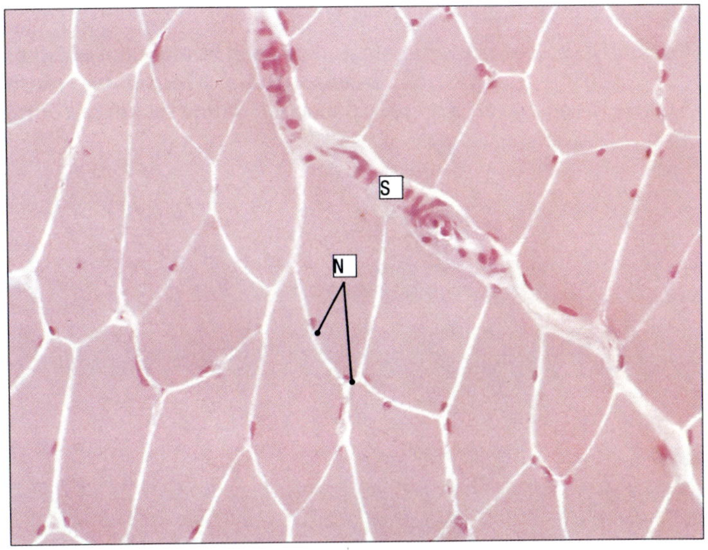

Abb. 5-1. Skelettmuskulatur. Im Querschnitt erscheinen die einzelnen Skelettmuskelfasern meistens hexagonal und aneinandergeschmiegt. Die Zellkerne (N) liegen randständig unter der Zellmembran. In den kollagenfaserigen Septen (S) liegen Blutgefäße

Skelettmuskulatur

Skelettmuskulatur bildet im wesentlichen die Muskeln (s. Kap. 14), die für willkürliche Bewegungen unter Einfluß des Nervensystems sowie für die Körperhaltung verantwortlich sind.

Struktur

Während der Embryonalentwicklung entsteht jede Skelettmuskelfaser durch Fusion von Hunderten von Vorläuferzellen (**Myoblasten**). Beim Erwachsenen ist eine „Skelettmuskelfaser“ eine vielkernige Riesenzelle mit Hunderten von Kernen, die dicht unter der Zellmembran sitzen; sie wurde früher als Synzytium bezeichnet.

Jede Skelettmuskelfaser ist lang, dünn und zylindrisch, beim Erwachsenen meistens mit einem Durchmesser von 50–60 μm und einer Länge von bis zu 10 cm, je nach Lage (Abb. 5-1).

Im reifen Muskel gibt es ein ruhendes Reservelager von Muskelvorläuferzellen (**Satellitenzellen**), die sich nach Gewebsschäden teilen und neue Muskelzellen bilden können.

Zusätzlich zu kontraktilen Proteinen enthält das Zytoplasma der Skelettmuskelfasern zahlreiche Mitochondrien und viel Glykogen als Energiequelle.

Jede Skelettmuskelfaser wird von einer Lamina externa (s. S. 48) umgeben.

Terminologie

Traditionell werden einzelne Teile der Skelettmuskelfasern besonders benannt: **Sarkolemm** steht für die Zellmembran, **Sarkoplasma** für das Zytoplasma und **sarkoplasmatisches Retikulum** für das endoplasmatische Retikulum.

Strukturelle und molekulare Grundlage der Kontraktion

Die kontraktilen Elemente der Skelettmuskelzellen (**Myofibrillen**) sind dünne, zylindrische Strukturen von 1–2 μm Durchmesser. Sie bestehen aus sich überlappenden, periodisch wiederkehrenden Einheiten aus dicken (hauptsächlich Myosin-) und dünnen (hauptsächlich Aktin-)Filamenten.

Jede Muskelfaser hat Hunderte von Myofibrillen, die parallel zueinander in ihrer Längsachse angeordnet sind; durch den Wechsel der Zonen aus dicken und dünnen Filamenten entstand der deskriptive Ausdruck **quergestreifte Muskulatur** (Abb. 5-2a). Ultrastrukturell werden dicke und dünne Filamente durch Platten aus zusätzlichen Proteinen in ihrer Lage gehalten; diese erscheinen als Querlinien, die die Myofibrillen in funktionelle Einheiten gliedern, die **Sarkomere** (Abb. 5-2b). Sarkoplasma, Mitochondrien und andere Zellbestandteile liegen zwischen den Myofibrillen.

Innerhalb eines jeden Sarkomers besteht eine regelmäßige Anordnung kontraktiler Proteine, wobei jedes dicke Filament von 6 dünnen Filamenten umgeben ist (Abb. 5-2c,d). Die Muskelkontraktion läuft so ab, daß dicke und dünne Filamente aneinander vorbeigleiten (Abb. 5-3), wobei sich die Breite der hellen Bänder verschmälert. Die Breite der dunklen Bänder bleibt dabei unverändert.

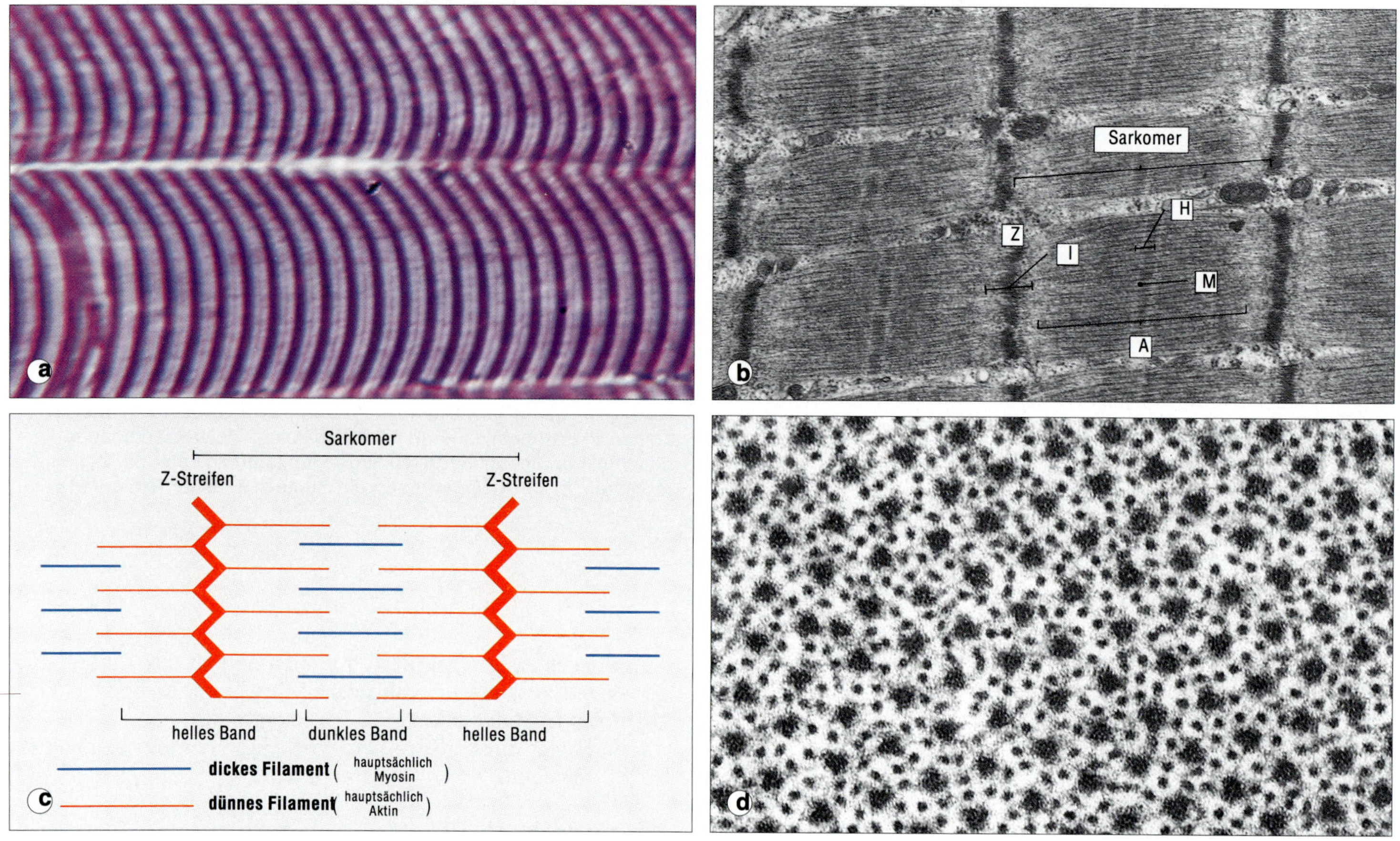

Abb. 5-2 a–d. Myofibrillen. a Einzelne Skelettmuskelzellen erscheinen in Längsschnitten quergestreift, da ihre zahlreichen Myofibrillen aus alternierenden, einander überlappenden Zonen aus dicken (dunkel gefärbten) und dünnen (hell gefärbten) Filamenten bestehen. **b** Ultrastrukturell lassen sich entlang einer Myofibrille unterschiedlich kontrastierte Banden unterscheiden. Der A-Streifen (dunkel) entspricht dem Band aus dicken Filamenten und beinhaltet eine Zone, in der auch dünne Filamente zwischen die dicken eingeschoben sind. Die H-Zone ist eine blasse Region in der Mitte des A-Streifens und zeigt den Bereich an, wo keine dicken Filamente die dünnen überlappen. Der (helle) I-Streifen ist der Bereich der dünnen Filamente, der nicht zwischen die dicken eingeschoben ist, während der Z-Streifen eine dunkle Linie in der Mitte des I-Streifens bildet, und der M-Streifen im Zentrum einer H-Zone verläuft. Die Funktionseinheit zwischen 2 Z-Streifen ist ein **Sarkomer**. **c** Schema der Anordnung der Filamente in einem Sarkomer. Die dünnen Filamente bestehen hauptsächlich aus Aktin, die dicken hauptsächlich aus Myosin. **d** In Querschnitten durch die Region, in der das I-Band in das A-Band eingeschoben ist wie in **b**, wird deutlich, daß dicke und dünne Myofilamente in jeder Myofibrille eine regelmäßige Anordnung haben. Jedes dicke Filament wird von 6 dünnen Filamenten in einem fast gleichmäßigen, hexagonalen Maschenwerk umgeben

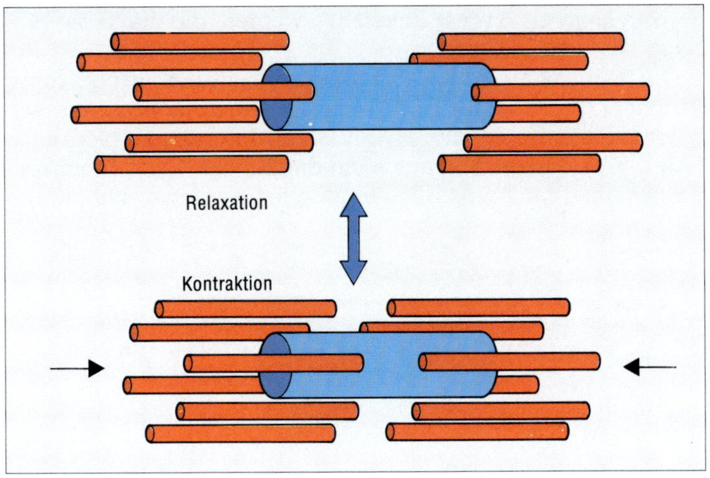

Abb. 5-3. Muskelkontraktion. Bei der Muskelkontraktion gleiten die dünnen Filamente der Myofibrillen zwischen die dicken Filamente. Dieser Vorgang kehrt sich bei der Muskelerschlaffung wieder um

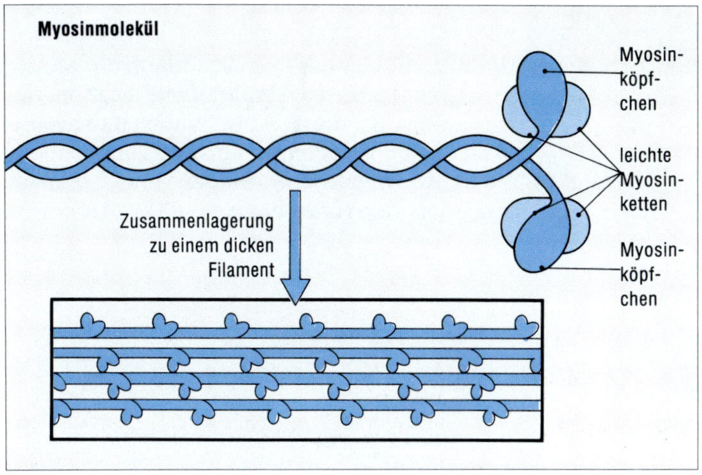

Abb. 5-4. Myosinmolekül. Jedes Myosinmolekül besteht aus 2 kaulquappenförmigen schweren Ketten, deren Schwänze einander umschlingen; an den Myosinköpfchen sind 4 leichte Ketten angeheftet. Die strickartig gewundenen Schwanzteile vieler Myosinmoleküle lagern sich in regelmäßig gestaffelter Anordnung zusammen, wobei ein Filament entsteht, aus dem die paddelartigen Köpfchenregionen in einem regelmäßigen helikalen Muster herausragen

Dünne Filamente

Dünne Filamente messen 8 nm im Durchmesser und bestehen hauptsächlich aus dem Protein Aktin. Jedes dünne Filament (F-Aktin) wird durch die Polymerisierung vieler einzelner globulärer Aktinfilamente (G-Aktin) gebildet. Diese Aktinfilamente sind polar angeordnet, und alle G-Aktin-Moleküle weisen in dieselbe Richtung.

Ein vollständiges dünnes Filament wird dadurch gebildet, daß 2 Aktinfilamente mit ihren Schwanzenden an α-Aktinin im Z-Streifen angeheftet werden, so daß sie in entgegengesetzte Richtungen weisen (also vom Z-Streifen weg).

Dicke Filamente

Dicke Filamente bestehen hauptsächlich aus dem Protein Myosin (Abb. 5-4).

Ähnlich wie Aktinfilamente sind auch Myosinfilamente polar organisiert. An ihren Schwanzenden werden 2 Myosinfilamente so zusammengeheftet, daß sie in unterschiedliche Richtungen (vom M-Streifen weg) weisen; so entsteht ein komplettes schweres Filament. In unterschiedlichen Typen von Skelettmuskelfasern finden sich verschiedene molekulare Myosintypen (Isoformen).

Zusätzliche Proteine

Die Funktionstüchtigkeit der Skelettmuskulatur hängt von einer präzisen Aneinanderreihung von Aktin- und Myosinfilamenten in jeder Myofibrille ab, was durch **zusätzliche Proteine** erreicht wird, die die verschiedenen Komponenten verbinden und in ihrer Aneinanderreihung halten. Diese Proteine können nur mit immunhistochemischen Techniken sichtbar gemacht werden.

Das Protein **α-Aktinin** hält Aktinfilamente in einer gitterartigen Anordnung am Z-Streifen. Andere Z-Streifen-Proteine sind **Filamin**, **Amorphin** und **Z-Protein**.

Myomesin hält Myosinfilamente in einer Gitteranordnung in der Gegend des M-Streifens. Neuere Modelle des M-Streifen-Gittergerüsts legen nahe, daß daran noch zusätzliche, bisher nicht beschriebene Proteine beteiligt sind.

Titin (Connectin) ist ein extrem langes, elastisches Protein, welches parallel zur Anordnung der Filamente verläuft und die Enden der dicken Filamente am Z-Streifen anheftet, wobei diese Enden in das Gitterwerk der dünnen Filamente eingepaßt werden.

Filamente aus **Desmin** (einem Protein aus der Klasse der intermediären Filamente) verknüpfen benachbarte Myofibrillen miteinander und halten ihre Aneinanderreihung aufrecht. Zusätzlich verbinden sie auch Myofibrillen mit der Zellmembran.

C-Protein ist ein myosinbindendes Protein, welches in Form von 7 Streifen in der ersten Hälfte des A-Bands parallel zum M-Streifen verläuft.

Kontraktion

Bei der Muskelkontraktion gleiten die Aktinfilamente an den Myosinfilamenten entlang. Die treibende Kraft liegt in den Köpfchen der Myosinmoleküle, die an Aktin binden und in einer Folge von Binde- und Loslaßbewegungen am Aktinfilament entlang „wandern". Dieses wiederholte Binden und Loslassen bezieht seine Energie aus der Hydrolyse von ATP (Abb. 5-5); Myosin kann als ATPase angesehen werden, die durch die Bindung an Aktin aktiviert wird.

Die Kontrolle des Kontraktionsmechanismus erfolgt durch Proteine, die an Aktin binden und die Muskelkontraktion verhindern, indem sie die Myosin-Aktin-Interaktion blockieren (Abb. 5-6). Dieser Vorgang kann durch hohe Ca^{++}-Ionenkonzentrationen im Zytoplasma umgekehrt werden (Abb. 5-7).

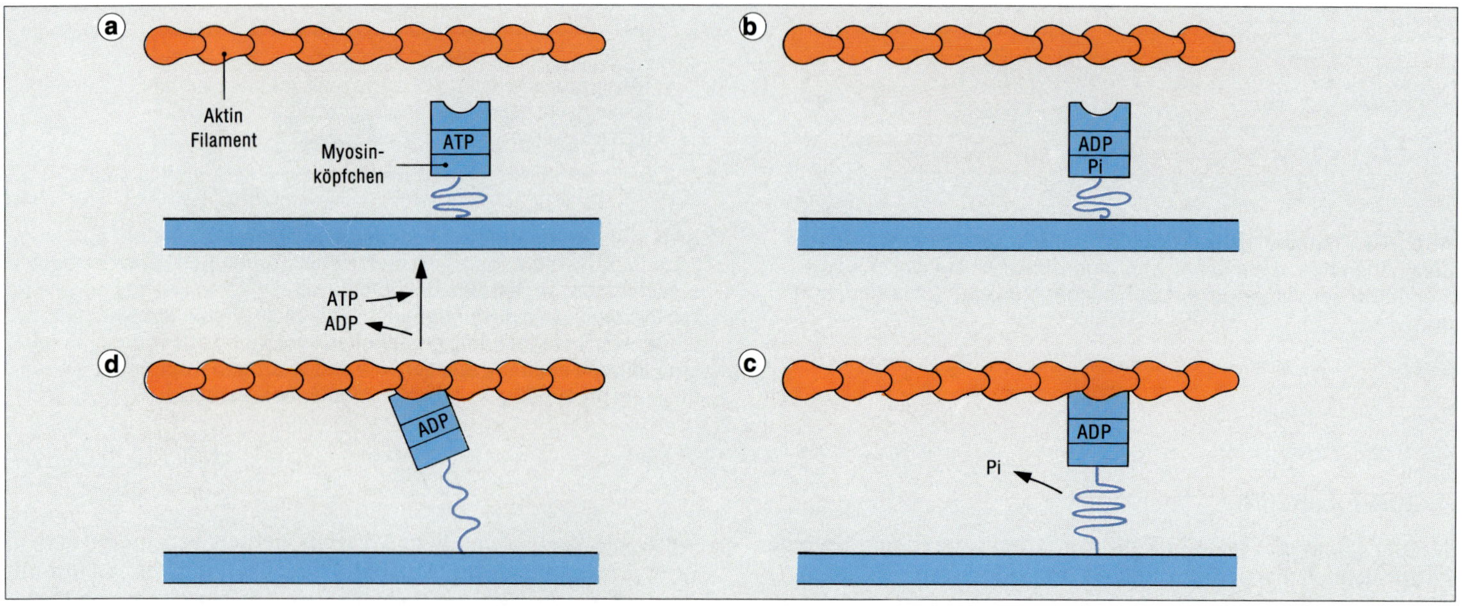

Abb. 5-5 a–d. Die Rolle des ATP bei der Myosinbindung an Aktin. Ein Myosinmolekül benutzt die Energie des ATP, um sich an einem Aktinfilament entlangzubewegen. **a** An Myosin gebundenes ATP wird zu ADP und Phosphat (Pi) hydrolysiert. **b** Dadurch bindet Myosin lose an Aktin. **c** Pi wird freigesetzt und Myosin bindet fest an Aktin. **d** Diese Bindung initiiert eine Faltung des Myosinmoleküls, wodurch die Bewegung dieses Moleküls gegenüber dem Aktinfilament verursacht wird. ADP wird freigesetzt, frisches ATP bindet, und das Myosin kehrt in seine nicht angeheftete Ausgangslage zurück. Der Zyklus wiederholt sich, und das Myosinköpfchen „wandert" am Aktinfilament entlang

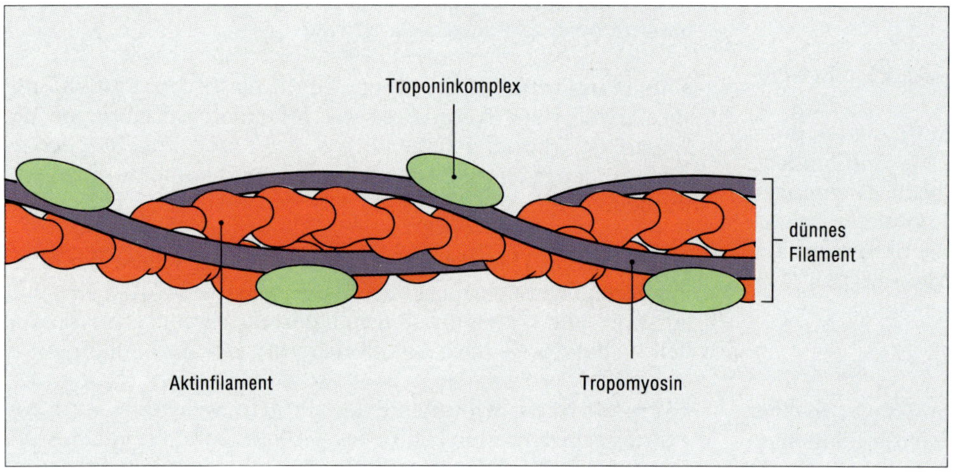

Abb. 5-6. Kontrolle der Muskelkontraktion. Tropomyosin ist ein langes, stabähnliches Molekül, das sich um ein Aktinfilament herumwindet, um es zu stabilisieren und zu versteifen. Der Troponinkomplex, der die Bindung von Aktin an Myosin reguliert, ist an das Tropomyosin angeheftet und besteht aus den 3 Polypeptiden Troponin T, I und C. Troponin T bindet den Komplex an Tropomyosin und positioniert ihn am Aktinfilament an der Stelle, wo Aktin an Myosin binden würde. Troponin I verhindert durch seine Anwesenheit die Myosinbindung an Aktin. Troponin C bindet Ca^{++}-Ionen, die eine Konformationsänderung im Troponinkomplex bewirken, so daß Myosin Zugang zum Aktinfilament finden kann

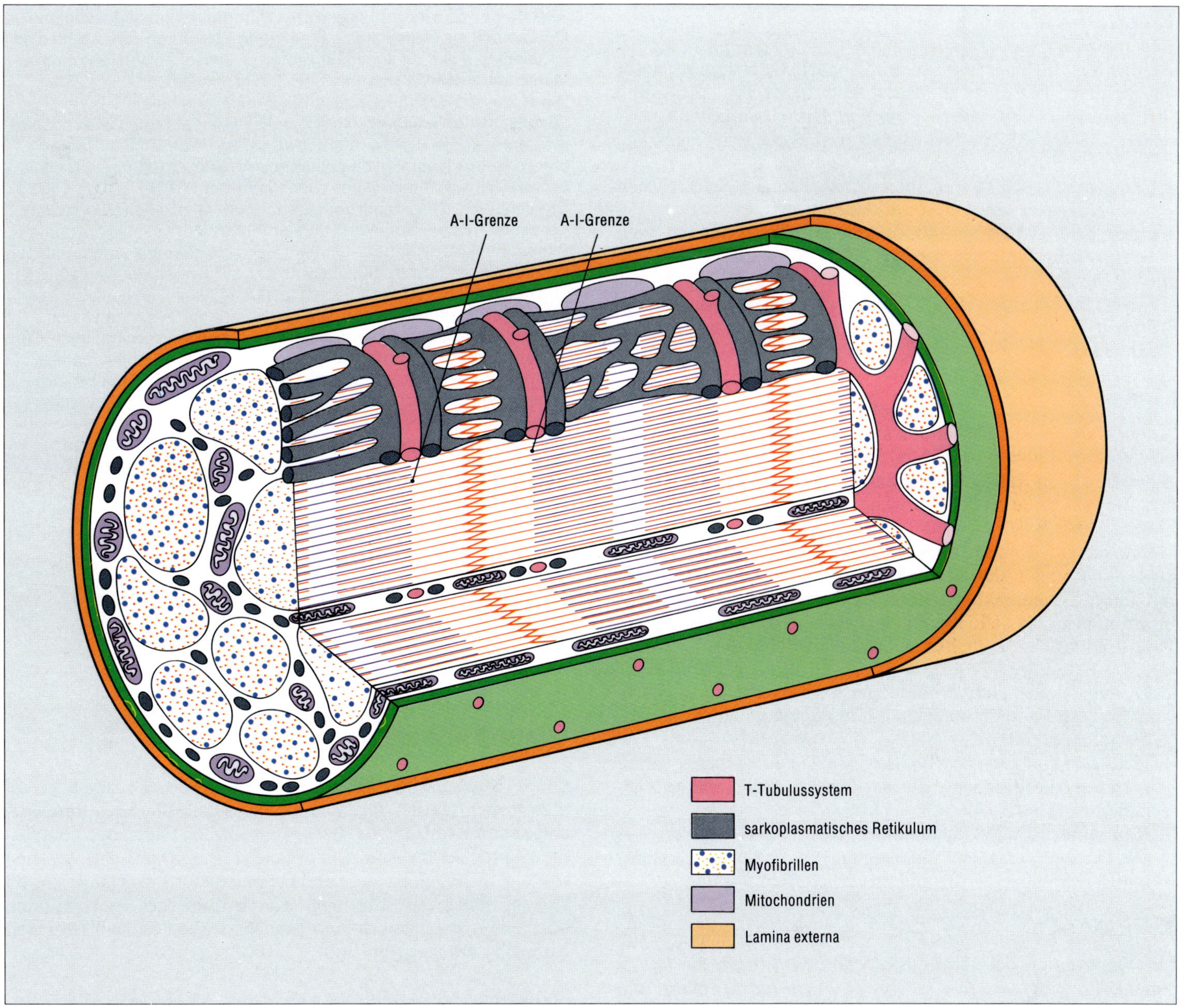

Abb. 5-7. Muskelzellerregung und intrazelluläre Ca^{++}-Ionen. Nach einem Nervensignal wird die Erregung der Muskelzellmembran durch eine Reihe von tunnelartigen Membraneinstülpungen (das **transversale Tubulussystem**, **T-Tubuli**), die von der Zelloberfläche aus jede Myofibrille umrunden, ins Zellinnere geleitet. Jeder T-Tubulus wird von 2 Teilen des **sarkoplasmatischen Retikulums**, den **Endzisternen**, flankiert, die eine hohe Konzentration an Ca^{++}-Ionen enthalten und elektronensensible Ca^{++}-Ionenkanäle in ihrer Wand aufweisen. Die Membranerregung des T-Tubulussystems bewirkt die Öffnung dieser Ca^{++}-Ionenkanäle, so daß Ca^{++}-Ionen in das Sarkoplasma einströmen können. Im Ruhezustand enthalten die Muskelzellen nur wenige freie intrazelluläre Ca^{++}-Ionen, und ein plötzlicher Anstieg von freien Ca^{++}-Ionen im Zytosol löst die Muskelkontraktion aus. Membranpumpen (Ca^{++}-ATPase) im sarkoplasmatischen Retikulum pumpen die Ca^{++}-Ionen rasch in die Zisternen des sarkoplasmatischen Retikulums zurück (innerhalb von etwa 30 ms) und beenden die Kontraktion. Durch die dichte Aneinanderlagerung von T-Tubuli und Endzisternen des sarkoplasmatischen Retikulums entstehen auf Querschnitten 3 Tubuli (**Triaden**). Beim Menschen liegt in der Muskulatur eine Triade an jeder Myofibrille an der A-I-Grenze, so daß pro Sarkomer 2 Triaden auftreten

Herzmuskulatur

Ähnlich wie die Skelettmuskulatur ist auch die Herzmuskulatur quergestreift, mit einer ähnlichen Anordnung von Aktin- und Myosinfilamenten für die Kontraktion. Die wesentlichen Unterschiede zwischen Herz- und Skelettmuskulatur sind folgende:

- Herzmuskelzellen haben einen mittelständigen Zellkern und sind viel kürzer als Skelettmuskelzellen;
- durch End-zu-End-Verknüpfungen mit Zellkontakten vom Verankerungstyp entstehen lange Herzmuskelfasern;
- Eine Stammzellpopulation analog zu den Satellitenzellen der Skelettmuskelfasern (s. S. 57) fehlt in der Herzmuskulatur, die deshalb nicht regenerationsfähig ist, wenn Zellen untergegangen sind.

Struktur

Anders als Skelettmuskelfasern, die durch Zellfusionen zu einem Synzytitium entstehen (s. S. 57), legen sich Herzmuskelzellen in langen Ketten hintereinander und bilden Zellkontakte aus, die jede Zelle an der Stirnseite mit ihrer Nachbarzelle verankern (Abb. 5-8).

Eine Herzmuskelzelle mißt 15–20 µm im Durchmesser und ist etwa 100 µm lang, der Kern ist mittelständig. Die Zellgrenzen mit ihren Zellkontakten heißen **Glanzstreifen**, sie sind lichtmikroskopisch als helle Linien zu erkennen, die quer durch die Fasern laufen. Sie enthalten 3 Arten von Zellhaften:

1. Desmosomale Haftverbindungen verankern benachbarte Zellen mit Hilfe der intermediären Filamente eng miteinander (s. Abb. 3-11).
2. Haftverbindungen vom Typ der Zonulae adhaerentes verankern die Aktinfilamente der Sarkomere an den beiden Zellenden (s. Abb. 3-9).
3. Kommunizierende Gap junctions (s. Abb. 3-14) ermöglichen die Passage der Membranerregung (und -kommunikation) und synchronisieren dadurch die Muskelkontraktion.

Kontraktion

Die Kontraktion der Herzmuskelzellen wird durch die Ca^{++}-Ionenkonzentration des Zytosols in einer Art reguliert, die nahezu identisch mit der im Skelettmuskel ist (s. Abb. 5-5 und 5-6), wobei aber:

- das T-Tubulussystem aus viel breiteren Invaginationen der Zelloberfläche besteht;
- das an die T-Tubuli grenzende sarkoplasmatische Retikulum weder so regelmäßig noch so hoch organisiert ist wie in der Skelettmuskulatur;
- die Anlagerung von Endzisternen des sarkoplasmatischen Retikulums an die T-Tubuli mehr in Form von Diaden als von Triaden erfolgt und in der Nähe des Z-Streifens liegt statt an der AI-Grenze.

Abb. 5-8 a–d. Herzmuskulatur. a Herzmuskelzellen erscheinen im Querschnitt als elliptische oder gelappte Strukturen. Ihre Kerne sind mittelständig und unregelmäßig geformt. Zwischen den Herzmuskelfasern verlaufen kollagenfaserige Septen mit kleinen Blutgefäßen. Die einzelnen Herzmuskelzellen sind stark kapillarisiert. **b** Auf Längsschnitten erscheint die Herzmuskulatur als eine Reihe anastomosierender Zellstränge, die sich verzweigen und sich mit benachbarten Muskelfasern an den Zellgrenzen (Glanzstreifen, Disci intercalares, DI) verbinden. Diese bilden in dieser PTAH-Färbung blasse Streifen. **c** Ultrastrukturell enthalten Herzmuskelzellen Myofibrillen mit einem System dicker und dünner Filamente, welches mit dem der Skelettmuskulatur nahezu identisch ist, sich aber aus strukturell verschiedenen Isoformen zusammensetzt. Mitochondrien sind auffällig und machen einen viel größeren Bestandteil des Zellvolumens aus als in der Skelettmuskulatur. Die verschiedenen Regionen eines Glanzstreifens zeigen hier desmosomenähnliche Verbindungen (D), Zellkontakte vom Typ der Zonulae adhaerentes (A), und auffällige kommunizierende Gap junctions (G) in den lateralen Strecken des abgestuften Glanzstreifens. **d** Schema der Anordnung aneinanderliegender Herzmuskelzellen. Die Zellen werden durch desmosomale Verbindungen an interdigitierenden Regionen der Stirnflächen miteinander verbunden, die die Glanzstreifen bilden. Gap junctions erleichtern die Übertragung der Kontraktionsreize von Zelle zu Zelle

Glatte Muskulatur

Glatte Muskelzellen besitzen ein weniger hoch organisiertes System kontraktiler Proteine als quergestreifte Skelettmuskel- und Herzmuskelzellen. Glatte Muskelzellen bilden den kontraktilen Anteil der meisten Hohlorgane (z. B. Darm, Blase, Uterus) sowie der Blutgefäßwände und Drüsenausführungsgänge, treten also an Stellen auf, die langsame rhythmische Kontraktionen oder einen Dauertonus erfordern und nicht der willkürlichen Kontrolle unterworfen sind.

Struktur

Typische glatte Muskelzellen sind spindelförmig, ihre Länge variiert je nach Lage zwischen 20 µm (kleine Blutgefäße) und 400–500 µm (Uterus). Jede Zelle hat einen zentral gelegenen Kern, der länglich oder elliptisch ist (Abb. 5-9).

Auf Querschnitten zeigen glatte Muskelzellen einen polygonalen Umriß, während sie in Längsschnitten als schlanke Bündel erscheinen.

Jede glatte Muskelzelle wird von einer Lamina externa umgeben (s. S. 48), an der die Zellmembranen angeheftet sind. Kleine Zellgruppen werden durch feines, kollagenfaseriges Gewebe mit Blutgefäßen und Nerven zu Bündeln zusammengefaßt.

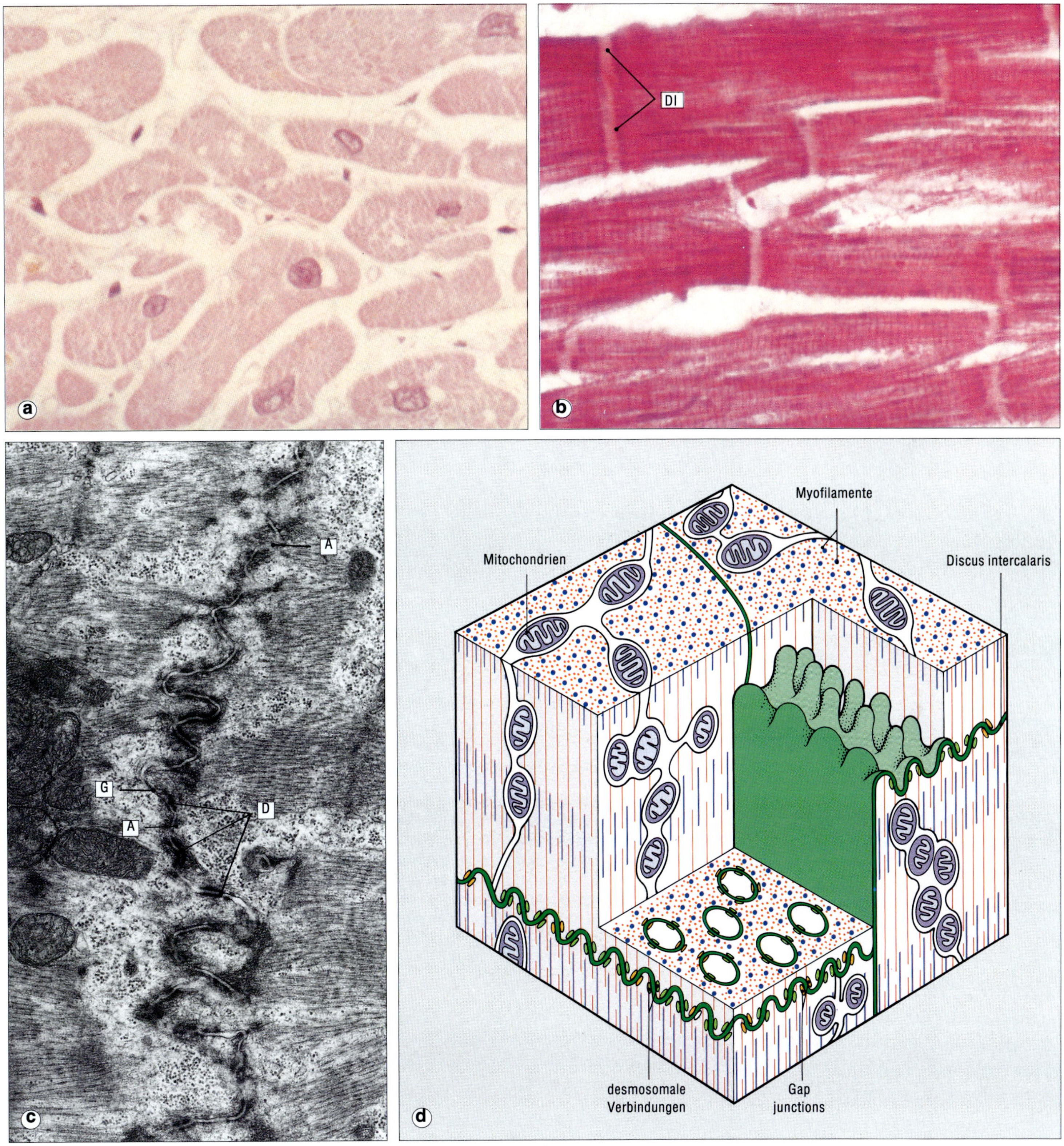

a
b
DI
c
A
G
D
A
d
Myofilamente
Mitochondrien
Discus intercalaris
desmosomale Verbindungen
Gap junctions

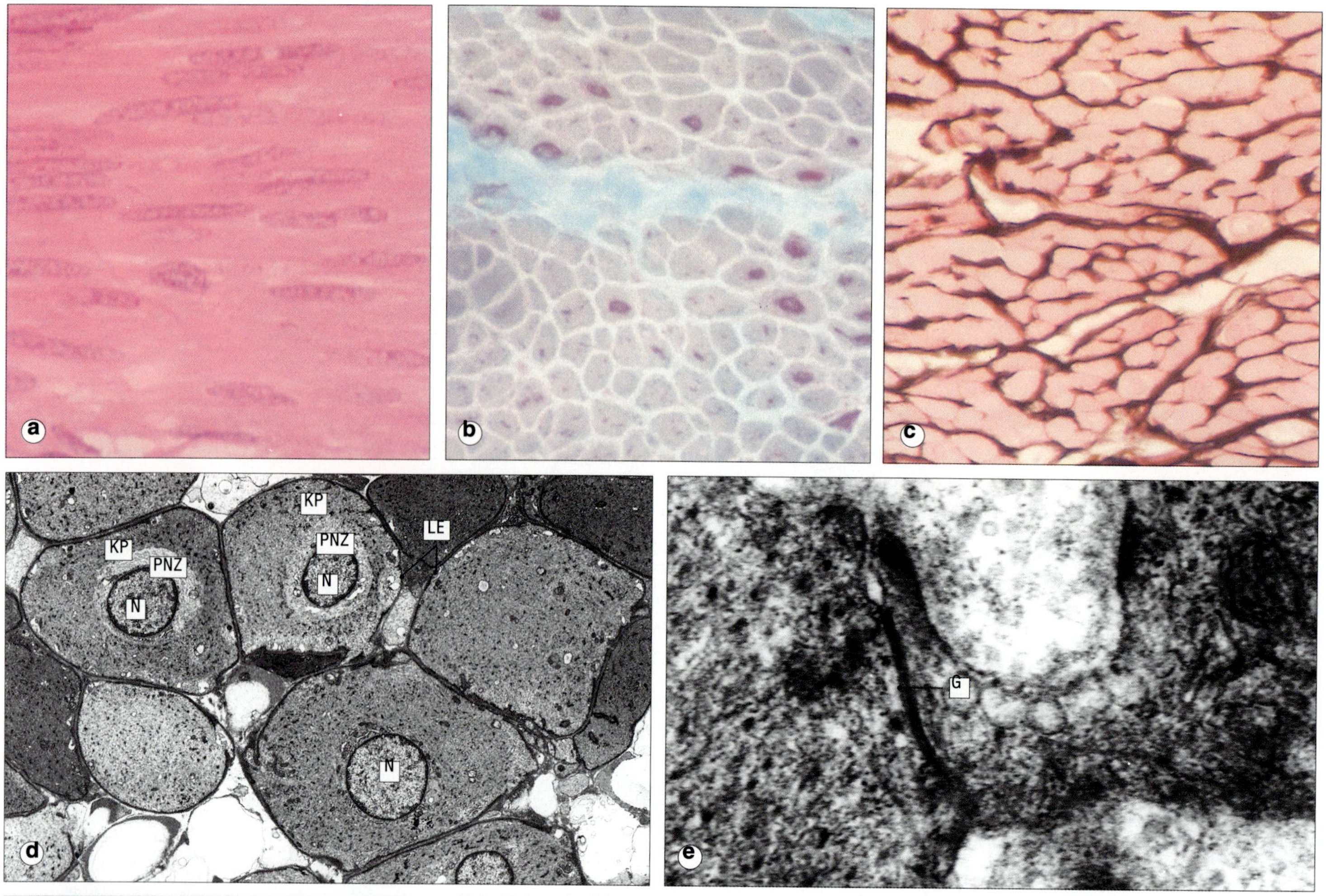

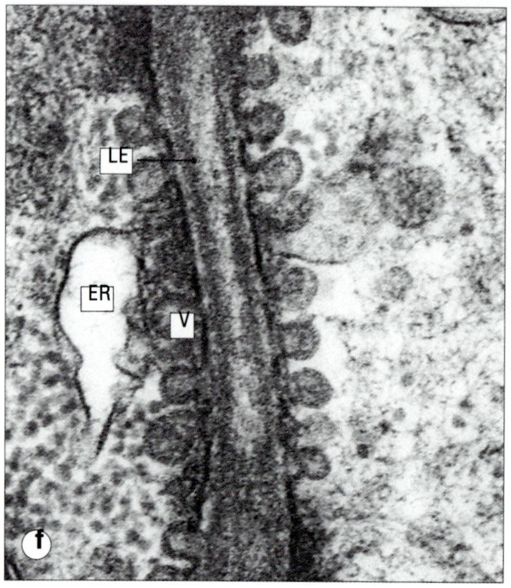

Abb. 5-9 a–f. Glatte Muskulatur. a Auf Längsschnitten zeigen glatte Muskelzellen reichlich rotes Zytoplasma und typisch langgestreckte, mittelständige Kerne. **b** Auf Querschnitten wird deutlich, daß jede Zelle einen polygonalen Umriß und zentral gelegenen Kern hat. **c** Die Lamina externa, die jede glatte Muskelzelle umgibt, verbindet einzelne Zellen zu einer funktionellen Masse. Sie kann durch Versilberung hervorgehoben werden, die Typ-IV-Kollagen und Glykoproteine in der Lamina externa nachweist. **d** Ultrastrukturell zeigt sich, daß glatte Muskelzellen von einer Lamina externa (LE) umgeben sind und zentral gelegenen Kerne (N) haben. Die irregulär angeordneten kontraktilen Proteine (KP) färben sich dunkel an der Peripherie jeder Zelle, während Mitochondrien und andere Organellen in einer hellen perinukleären Zone (PNZ) konzentriert sind. **e** Gap junctions (G) verbinden benachbarte Zellen an Stellen, an denen die Lamina externa fehlt. **f** Eine Endzisterne des endoplasmatischen Retikulums (ER) ist eng an Endozytosevesikel (V) angelagert, die an der Oberfläche der glatten Muskelzellen auftreten. Man erkennt die Lamina externa (LE)

Ultrastrukturell weist die glatte Muskulatur nicht das hochorganisierte System kontraktiler Filamente (Myofilamente) auf wie der Skelettmuskel. In den glatten Muskelzellen laufen Bündel kontraktiler Filamente kreuz und quer durch die Zelle und inserieren an verankernden Stellen (**fokale Verdichtungen**). Fokale Verdichtungen ähneln den Maculae adhaerentes und treten hier und da an der Zellmembran auf.

Spannungen, die durch Kontraktion entstanden sind, werden unter Vermittlung der fokalen Verdichtungen auf das die Zellen umgebende Netzwerk der Laminae externae übertragen, wodurch eine Masse glatter Muskelzellen als eine Einheit funktionieren kann.

Die zahlreichen intermediären Filamente glatter Muskelzellen aus **Desmin** inserieren ebenfalls an den fokalen Verdichtungen.

Die Energie wird von zahlreichen Mitochondrien geliefert, die ähnlich wie das endoplasmatische Retikulum und andere Organellen vornehmlich an den Kernpolen gelagert sind, in Regionen, die frei sind von kontraktilen Filamenten.

Obwohl jede glatte Muskelzelle von einer Lamina externa umgeben ist, fehlt eine solche an den Stellen, an denen die Zellen über **Gap junctions** miteinander kommunizieren. Diese Zellkontakte, die in der glatten Muskulatur auch **Nexus** heißen, sind weitverbreitet und gestatten die Ausbreitung der Membranerregung von Zelle zu Zelle.

Ein typisches Merkmal glatter Muskelzellen sind zahlreiche Einstülpungen der Zellmembran, die wie Mikropinozytosevesikel aussehen. Man meint, daß diese Invaginationen eine ähnliche Aufgabe erfüllen wie das T-Tubulussystem der quergestreiften Muskulatur, indem der Eintritt von Ionen in die Zelle bei der Membranerregung kontrolliert wird. Endzisternen von Ca^{++}-Ionen enthaltendem endoplasmatischem Retikulum enden dicht an diesen Vesikeln unter der Zellmembran.

Kontraktion

Der Kontraktionsmechanismus der glatten Muskulatur ist anders als der der quergestreiften Muskulatur.

- Dünne Aktinfilamente (eine für glatte Muskulatur spezifische Isoform) sind mit Tropomyosin vergesellschaftet (s. Abb. 5-6), aber es gibt, im Gegensatz zur quergestreiften Muskulatur, kein Troponin.
- Die dicken Filamente bestehen aus Myosin, aber aus einem anderen Typ als in der Skelettmuskulatur; sie binden nur an Aktin, wenn ihre leichte Kette phosphoryliert ist, ein Phänomen, das in der Skelettmuskulatur nicht auftritt.
- Obwohl die Ca^{++}-Ionen in der glatten Muskulatur die Kontraktion ebenso wie in der Skelettmuskulatur auslösen, wird die Bewegung der Ca^{++}-Ionen auf andere Weise kontrolliert. In entspannter glatter Muskulatur treten freie Ca^{++}-Ionen normalerweise verstreut im sarkoplasmatischen Retikulum der ganzen Zelle auf. Bei der Membranerregung werden freie Ca^{++}-Ionen ins Zytoplasma entlassen und binden an ein Protein **Calmodulin** (ein kalziumbindendes Protein). Der Kalzium-Calmodulin-Komplex aktiviert dann ein Enzym namens Myosin-leichte-Kette-Kinase, das die leichte Myosinkette phosphoryliert und ihre Bindung an Aktin ermöglicht. Aktin und Myosin interagieren anschließend bei der Kontraktion in einem ähnlichen Gleitmechanismus wie bei der Skelettmuskulatur.
- Da die kontraktilen Proteine in einem kreuz und quer vernetzten Maschenwerk vorliegen, welches rundrum an der Zellmembran inseriert, führt eine Kontraktion zu einer Verkürzung der Zelle, die versucht, eine kugelige Form anstatt der länglichen Form im Ruhezustand anzunehmen.

Innervation und funktionelle Anordnung

Einheitliche glatte Muskulatur

Der größte Teil der glatten Muskulatur liegt in der Wand vor Hohlorganen (z. B. Darm, Harnleiter, Eileiter); die Zellen bilden zirkuläre oder longitudinale Schichten, und bei ihrer Kontraktion wird das Lumen enger.

In dieser sogenannten **einheitlichen glatten Muskulatur** neigen die Zellen dazu, ihren eigenen geringen Pegel an rhythmischen Kontraktionen zu bilden; er kann auch durch Dehnung ausgelöst werden, und wird durch Gap junctions von einer Zelle auf die andere übertragen. Diese Art glatter Muskulatur ist reich innerviert vom autonomen Nervensystem (s. Kap. 13), das eher den Pegel der spontanen Kontraktion hebt oder senkt, als diese selbst zu initiieren.

Neuronal kontrollierte glatte Muskulatur

Ein anderer Typ glatter Muskulatur tritt in der Iris des Auges auf. Hier bewirkt die autonome Innervation nicht einfach eine Modulierung der Spontanaktivität, sondern kontrolliert präzise die Kontraktion, wodurch die Pupille verengt oder erweitert wird.

Eine ähnliche neuronal kontrollierte glatte Muskulatur findet sich im Samenleiter und in manchen großen Arterien.

Sekretorische Eigenschaften

Je nach Vorkommen produzieren glatte Muskelzellen Kollagen, Elastin und andere Bestandteile der extrazellulären Matrix. Dadurch haben sie nicht nur eine kontraktile Funktion, sondern auch Supportzellfunktion. In den meisten Fällen beschränkt sich die Supportzellfunktion darauf, eine extrazelluläre Matrix zu bilden, an der sich die glatte Muskulatur verankert.

Myofibroblasten

Myofibroblasten sind spindelförmige, kollagensezernierende Zellen (also fibroblastenähnlich), zeigen aber auch gut definierte kontraktile Eigenschaften ähnlich denen der glatten Muskelzellen (also myoide).

In histologischen Routinepräparaten können Myofibroblasten kaum von Fibroblasten unterschieden werden; dies gelingt präziser durch den immunhistochemischen Nachweis ihres Gehalts an glattem Muskelaktin und Desmin (die in Fibroblasten nicht auftreten) oder durch den ultrastrukturellen Nachweis ihrer kontraktilen Proteine. Im Gegensatz zu echten glatten Muskelzellen haben Myofibroblasten keine Lamina externa.

In gesunden Geweben sind Myofibroblasten unauffällig und bilden gewöhnlich eine inaktive Zellpopulation, z. B. in den Alveolarsepten der Lunge und um die Krypten von Darmdrüsen herum. Sie stellen auch eine spärliche Population im lockeren kollagenfaserigen Supportgewebe.

Nach Gewebsschädigungen werden jedoch Myofibroblasten aktiv und proliferieren, und es scheint ihre Aufgabe zu sein, durch Zelluntergang verursachte Defekte zu reparieren. Sie synthetisieren Kollagen, um an einer geschädigten Stelle ein festes, stärkendes Stützgerüst zu bilden (fibröse Narbe), und kontrahieren sich, um die räumliche Ausdehnung des geschädigten Gebiets zu verringern.

Neben ihrem Auftreten bei der Wundheilung und bei normalen Wiederherstellungsprozessen treten Myofibroblasten auch bei verschiedenen Krankheiten auf, die durch Gewebsfibrose charakterisiert sind, z. B. bei Lungenfibrose nach Schäden durch Krankheiten des Immunsystems, bei Atheromen in der Arterienwand (s. Abb. 8-17) und bei Leberzirrhose (s. Abb. 11-8). Bei diesen Krankheiten ist unklar, welche Reizfaktoren die Myofibroblastenproliferation bewirken, zu ihnen gehören aber lokal gebildete Wachstumsfaktoren.

Perizyten

Perizyten sind spindelförmige Zellen, die Kapillaren und Venolen umrunden (s. Abb. 8-21). Sie sind von einer Lamina externa umgeben und zeigen in gesunden Geweben ultrastrukturell wenig Zytoplasmadifferenzierungen. Immunhistochemisch enthalten sie Aktin und Myosin, was auf eine kontraktile Funktion hinweist.

Nach Gewebsverletzungen proliferieren Perizyten und übernehmen die Rolle primitiver Mesenchymzellen, die sich in Myofibroblasten differenzieren können, aber auch in Mesenchymgewebe als Ausgangsmaterial für kollagene Supportgewebe und neue Blutgefäße.

Myoepithelzellen

Myoepithelzellen kommen in exokrinen Drüsen vor, auch in hochentwickelten wie der Brustdrüse; hier bilden sie eine größere Zellpopulation, die Drüsenendstücke und Ausführungsgänge umgibt und Sekret aus dem Drüsenlumen ausquetscht.

In HE-Routinepräparaten sind Myoepithelzellen generell unauffällig. Sie erscheinen als Lage flacher Zellen, die Azini und Gänge umgibt. Sie enthalten dunkel gefärbte, rundliche Kerne und ein helles oder vakuolisiertes Zytoplasma.

An den Drüsenazini sind die Myoepithelzellen krakenartig verzweigt und bilden ein kontraktiles Maschenwerk, das die sezernierenden Einheiten der Drüsen umschließt. Um die Ausführungsgänge herum sind sie spindelförmig und umgeben die Ausführungsgangzellen ähnlich wie Faßreifen.

Ultrastrukturell enthalten Myoepithelzellen kontraktile Proteine, die ähnlich wie in der glatten Muskulatur angeordnet sind und viele desmosomale Verbindungen mit benachbarten Zellen aufweisen.

Immunhistochemisch können sie durch ihren Gehalt an dem muskelspezifischen intermediären Filament Desmin nachgewiesen werden (Abb. 5-10).

Myoepithelzellen werden vom autonomen Nervensystem gesteuert, sie kontrahieren sich nach einer Stimulation und pressen Drüsensekrete aus.

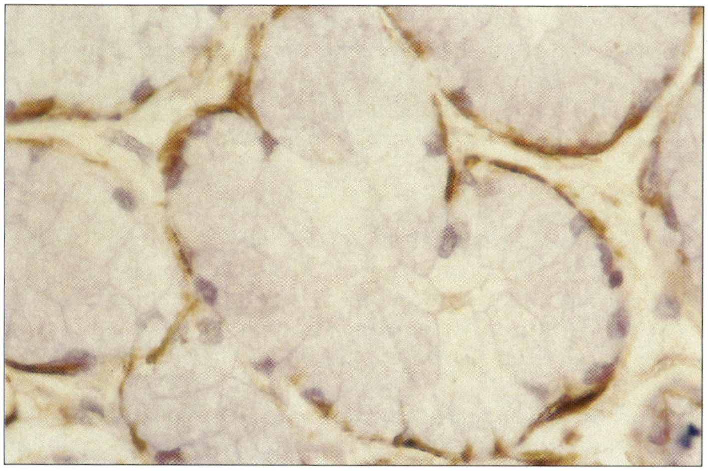

Abb. 5-10. Myoepithelzellen. In diesem Schnitt einer Speicheldrüse sind die Myoepithelzellen durch eine Immunperoxidasemethode hervorgehoben, die Desmin nachweist; dieses muskelspezifische intermediäre Filament zeigt ein braunes Reaktionsprodukt

6 Blutzellen

Blut hat 4 Hauptbestandteile:

1. **Rote Blutkörperchen** (**Erythrozyten**) transportieren Sauerstoff aus der Lunge in die peripheren Gewebe.
2. **Weiße Blutkörperchen** (**Leukozyten**) haben eine Abwehrfunktion. Sie zerstören infizierende Organismen wie Bakterien und Viren, und helfen beim Abräumen von totem oder geschädigtem Gewebe.
3. **Blutplättchen** (**Thrombozyten**) bilden die 1. Verteidigungslinie gegen Schäden an Blutgefäßen, heften sich an Defekte und sind Teil des Blutgerinnungssystems.
4. **Plasma** ist eine eiweißhaltige Lösung, in der die oben genannten Zellen schwimmen. Es transportiert Nährstoffe, Stoffwechselprodukte, Antikörper, Hormone, Proteine des Blutgerinnungssystems und andere Moleküle durch den Körper.

Orte der Blutzellbildung

Der Ort der Blutbildung (Hämopoese, Hämatopoese) wechselt mehrere Male während der vorgeburtlichen Entwicklung. Zunächst ist es der Dottersack, dann die Leber (Abb. 6-1) und die Milz. Mit 5 Monaten beginnt das fetale Knochenmark, Leukozyten und Thrombozyten zu bilden; die Erythropoese im Knochenmark beginnt später, mit etwa 7 Monaten.

Bei der Geburt ist das Knochenmark der Hauptort der Erythropoese, und fast alle Knochen des Körpers sind daran beteiligt. Damit wird gerade den üblichen Anforderungen genügt, und jeder erhöhte Bedarf (z. B. nach schwerem Blutverlust) führt zu einer gesteigerten Blutbildungstätigkeit in Leber und Milz, zur **extramedullären Hämopoese**.

In den nächsten Lebensjahren nimmt die hämopoetische Kapazität des Knochenmarks mit dem rapiden Wachstum der Knochen so stark zu, daß selbst für Notfälle eine Überkapazität besteht; daher nimmt später das blutbildende (rote) Knochenmark nicht mehr den gesamten Markraum ein. An einem ausgewachsenen Skelett ist nur noch das Knochenmark der Wirbel, Rippen, Schädel- und Beckenknochen sowie des proximalen Femurs blutbildend; der Rest wurde durch Fettgewebe ersetzt, behält aber seine Fähigkeit, notfalls die Hämopoese wieder aufzunehmen.

Alle zellulären Bestandteile des Blutes stammen von einer einheitlichen Stammzelle ab, durch deren Differenzierung Stammzellen für die erythroblastische Reihe, die leukoblastische Reihe und für die Thrombozyten entstehen.

Knochenmark

Das Knochenmark nimmt die Räume zwischen den Knochenbälkchen der Spongiosa (s. Kap. 14) ein. Es besteht aus stark verzweigten (Gefäß-)Sinus und einem retikulären Stützgerüst, in dessen Interstitium die hämopoetischen Herde liegen (Abb. 6-2).

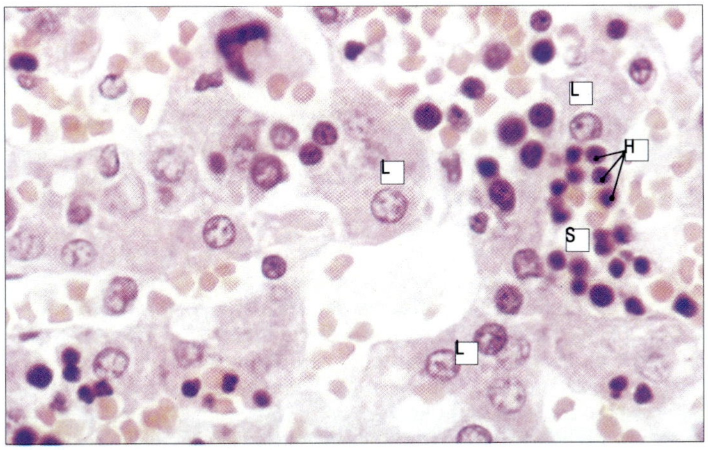

Abb. 6-1. Blutbildung in der fetalen Leber. Zwischen den Leberzellplatten (L) eines Fetus liegen hämopoetische Zellen (H) an den Sinusoiden (S)

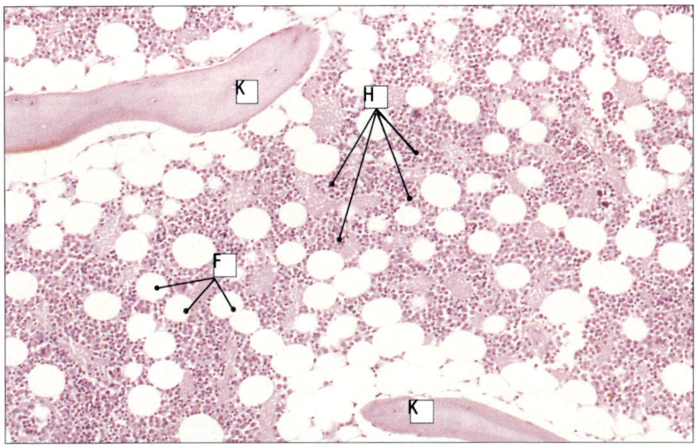

Abb. 6-2. Knochenmark. HE-Präparate eines entkalkten Wirbels mit rotem, blutbildendem Knochenmark (H) in den Markräumen zwischen den Knochenbälkchen (K). Einige Markräume werden auch von Fettzellen (F) eingenommen

Zusätzlich zu seiner blutbildenden Funktion enthält das Knochenmark, ebenso wie Milz und Leber, ortsständige Makrophagen, die gealterte und beschädigte Erythrozyten durch Phagozytose dem Blutkreislauf entziehen. Es spielt auch eine zentrale Rolle im Immunsystem, da es Reifungsort der B-Lymphozyten ist, die Antikörper produzieren (s. Kap. 7).

Vaskularisierung

Knochenmark wird von **Markästen** gespeist, die von der A. nutrica des Knochens abzweigen, einer Arterie, die durch ein Foramen nutriens in die Kortikalis des Knochens eindringt und auch eine Reihe kleiner Gefäße an die Kortikalis und Spongiosa des Knochens abgibt.

Dazu kommen noch kleinere Gefäße aus der Muskulatur und dem Periost, das den Knochen umgibt, die die Knochenkortikalis ähnlich durchbohren.

Das Kapillarnetz fließt in eine Reihe dünnwandiger **Sinusoide** ein, die ihren Inhalt in einen großen Zentralsinus entleeren, bevor sie den Knochen durch einen Kanal als **Vena emissaria** verlassen.

Endothel

Die Knochenmarksinusoide werden von flachen Zellen ausgekleidet (**Endothelzellen**), die normalerweise Blutgefäße auskleiden (s. Abb. 8-20) und auf einer diskontinuierlichen Basalmembran liegen.

Die Endothelzellen kontrollieren möglicherweise durch Endozytose den Durchtritt aller Stoffe in das hämopoetische Kompartiment und aus ihm heraus.

Stellenweise ist ihr Zytoplasma so dünn, daß die Endothelschranke aus wenig mehr besteht als aus der inneren und äußeren Endothelzellmembran; diese Stellen bilden wohl den Austrittsort reifer Blutzellen in den Blutkreislauf.

Supportzellen und extrazelluläre Matrix

Unter dem Endothel und seiner Basalmembran liegt eine diskontinuierliche Lage von Supportzellen (retikuläre Zellen) mit stark verzweigten Zytoplasmafortsätzen, die nicht nur gut 50% der Außenfläche der Sinusoidwand umgeben, sondern sich auch noch im hämopoetischen Spalt verzweigen. Diese Zellen synthetisieren kollagene Retikulinfasern (s. Abb. 4-6), die zusammen mit Zytoplasmafortsätzen ein stützendes Maschenwerk für die blutbildenden Zellen erzeugen.

Durch Lipidansammlungen können diese retikulären Supportzellen zu Fettzellen metaplasieren, wie man sie besonders im weißen Knochenmark findet.

Die extrazelluläre Matrix des blutbildenden Kompartiments enthält grobe Kollagenfasern, dazu Laminin und Fibronektin, die die Anheftung der blutbildenden Zellen an das Markstroma fördern. Die damit vergesellschafteten Proteoglykane, Chondroitsulfat, Hyaluronsäure und Heparansulfat binden vielleicht Wachstumsfaktoren, die die Blutbildung steuern.

Rote Blutkörperchen

Ein **Erythron** umfaßt die Gesamtheit der reifen Erythrozyten (Abb. 6-3) und ihrer Vorläufer; es bildet ein verstreutes Organ. Die Anzahl der zirkulierenden Erythrozyten wird je nach Sauerstoffbedarf reguliert, und die Produktion nachwachsender Zellen hängt davon ab, wann Erythrozyten wieder dem Blutkreislauf entzogen werden.

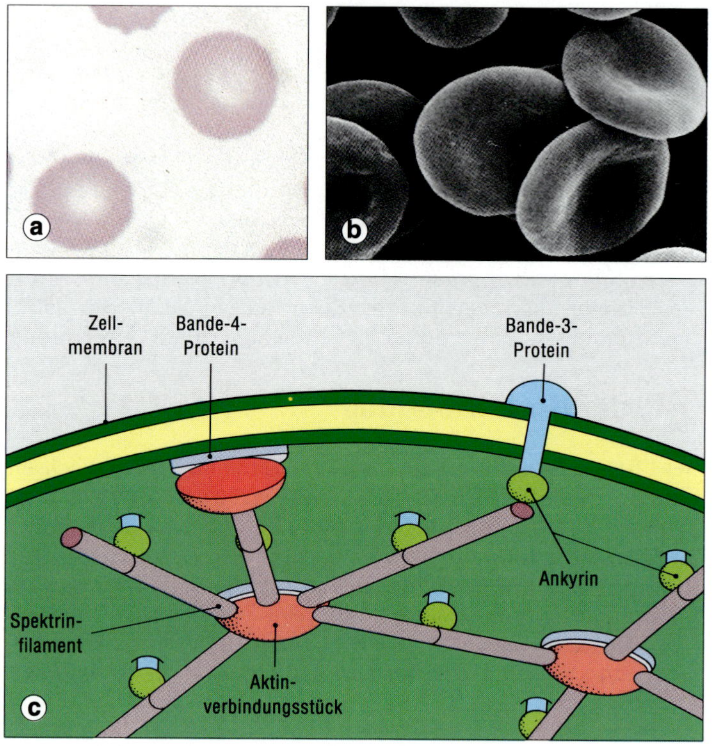

Abb. 6-3 a–c. Reifer Erythrozyt. a Typisches Erscheinungsbild eines reifen Erythrozyten in einem gefärbten Ausstrich aus dem peripheren Blut. Er bildet eine 1,8 µm dicke, bikonkave Scheibe, deren Durchmesser zwischen 7,5 und 8,7 µm schwankt; im Alter wird er etwas kleiner. Sein zytoplasmatischer Hauptbestandteil ist der Proteinkomplex Hämoglobin, der seine charakteristische azidophile Färbeeigenschaft verursacht. Aufgrund der bikonkaven Form, die den Sauerstoffaustausch erleichtert, erscheint die Zellmitte blasser. **b** Die rasterelektronenmikroskopische Aufnahme zeigt die typisch bikonkave Struktur reifer Erythrozyten. **c** Schemazeichnung des Erythrozytenzytoskeletts, das die charakteristische Zellform aufrechterhält. Ein filamentöses Skelett aus dem Protein Spektrin wird an der Zellmembran durch 3 Hauptproteine verankert (Bande-3-Protein, Ankyrin und Bande-4-Protein), wobei kurze Verbindungsstücke aus Aktin, ungefähr 15 Aktinmonomere lang, Spektrin mit dem Bande-4-Protein verbinden. Auf die Darstellung anderer, ebenfalls beteiligter Proteine wurden aus Gründen der Übersichtlichkeit verzichtet

Dieses Verhalten wird von einer Anzahl von Faktoren gesteuert, besonders durch das Hormon **Erythropoetin**, welches die Erythrozytenproduktion dem Sauerstoffbedarf anpaßt. Erythropoetin wird hauptsächlich in der Niere des Erwachsenen und in der Leber des Fetus gebildet.

Erythrozyten sind bikonkav, um im Verhältnis zu ihrem Volumen eine möglichst große Oberfläche zu bieten, die den Sauerstoffaustausch begünstigt.

Sphärozytose

Erbliche Sphärozytose (Kugelzellanämie) wird durch eine anomale Anordnung des Zytoskeletts der Erythrozyten hervorgerufen. Normalerweise wird die innere Oberfläche der Zellmembran durch Zytoskelettproteine unter Vermittlung von Ankyrin und Spektrin verstrebt (s. Abb. 6-3c). Bei der Sphärozytose fehlt die Ankyrinbindung an Spektrin. Infolgedessen ist die Erythrozytenzellmembran nicht verstrebt und kann leicht verformt werden.

Bei der erblichen Sphärozytose bilden Erythrozyten nicht ihre normale bikonkav-scheibenförmige Gestalt aus, sondern sind kugelig und konvex (Abb. 6-4). Sie sind abnorm brüchig und ertragen keine Veränderungen des osmotischen Drucks. Dieser anomal rasche Zerfall von Erythrozyten wird als **Hämolyse** bezeichnet.

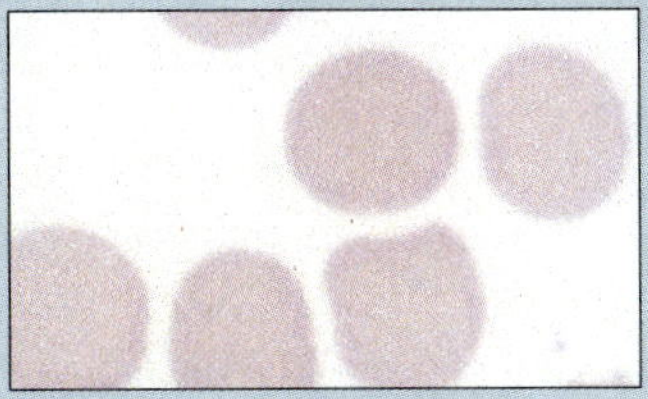

Abb. 6-4. Sphärozytose. Die roten Blutkörperchen sind bei der erblichen Sphärozytose abnorm kugelig und konvex (s. auch Abb. 6-3a)

Erythropoese

Erythrozyten sind das ausdifferenzierte Endglied einer Zellinie zunächst pluripotenter Knochenmarkstammzellen, die nur mit der Erythropoese befaßt sind. Diese dann festgelegten Stammzellen sind spärlich und können in Knochenmarkausstrichen nicht identifiziert werden. Untersuchungen nach experimentell stimulierter Erythropoese haben gezeigt, daß solche Zellen große Nukleoli haben, dazu viele Polyribosomen und große Mitochondrien. Die Differenzierung dieser Stammzellen zu reifen Erythrozyten geht einher mit:

- Abnahme der Zellgröße;
- Hämoglobinbildung;
- stufenweiser Abnahme, schließlich mit dem Verlust aller Zellorganellen;
- Wechsel in der Anfärbbarkeit des Zytoplasmas von starker Basophilie aufgrund der zahlreichen Polyribosomen bis hin zur Eosinophilie durch das Hämoglobin;
- Kondensation und schließlich Ausschleusung des Zellkerns.

In der Reihenfolge ihrer Differenzierung können folgende morphologische Zelltypen unterschieden werden: **Proerythroblast**, **basophiler Erythroblast**, **polychromatischer Erythroblast**, **orthochromatischer Erythroblast** und **Retikulozyt** (Abb. 6-5). Die Erythrozyten werden in kleinen **Erythroblasteninseln** mit 1 oder 2 spezialisierten Makrophagen gebildet, die von Erythroblasten umgeben sind.

Die Makrophagen besitzen lange Zytoplasmafortsätze und tiefe Einstülpungen, in denen die Erythroblasten sitzen, die bei fortschreitender Reifung am Zytoplasmafortsatz entlang nach außen wandern. Wenn sie reif sind, kommen die Erythrozyten in Kontakt mit benachbartem Sinusendothel, durch das sie sich dann hindurchquetschen, um in den Blutstrom zu gelangen.

Reife Erythrozyten haben keine RNA mehr und können daher keine neuen Enzyme mehr synthetisieren, um die bei normalen Stoffwechselvorgängen verlorengegangenen zu ersetzen.

Der nachlassende Wirkungsgrad der Ionenpumpe ist vielleicht der Hauptfaktor beim Alterungsprozeß der Erythrozyten, bei dem sich die Zelle zunehmend weniger verformen läßt, bis sie die Milzpassage nicht mehr schafft und durch Phagozytose entfernt wird. Die Lebensdauer der Erythrozyten im Blut beträgt 100–120 Tage.

Milz, Leber und Knochenmark bauen gealterte und geschädigte Erythrozyten ab, aber der Anteil ihrer Beteiligung unter normalen Bedingungen ist unklar; die Milz scheint dabei am aktivsten zu sein.

	Proerythroblast	Basophiler Erythroblast (Makroblast)	Polychromatischer Erythroblast	Orthochromatischer Erythroblast (Normoblast)	Retikulozyt
	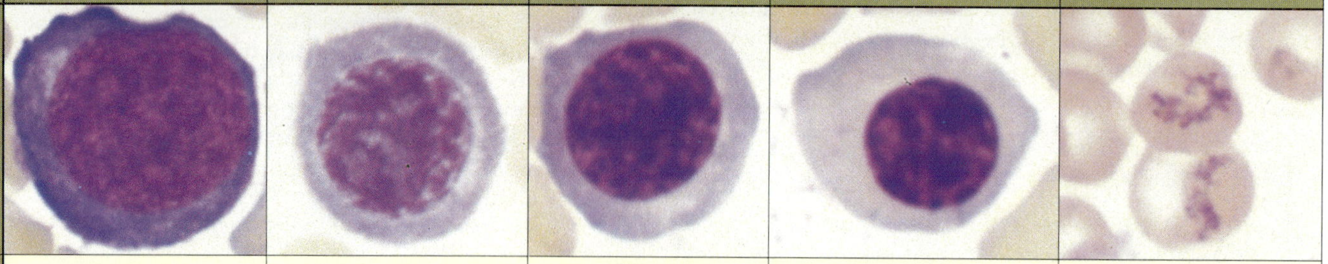				
Durchmesser	20–25 µm	16–18 µm	12–15 µm	10–12 µm	–
Zellkern	Groß (80 % der Zelle)	Stärker kondensiert	Kondensiert	Extrem kondensiert, exzentrisch gelegen	Fehlt
Chromatin	Feinschollig	Grobschollig	Grobschollig gleichmäßig verteilt	Pyknotisch	–
Nukleoli	Einer oder mehrere, hell	Unterschiedlich deutlich	Fehlt lichtmikroskopisch	–	–
Zytoplasma	Stark basophil (wegen der Polyribosomen)	Basophil (wegen der Polyribosomen)	Polychromatisch (Kombination von Basophilie durch die Polyribosomen und Eosinophilie durch Hämoglobin)	Stärker eosinophil (durch den größeren Hämoglobingehalt)	Eosinophil (durch das Hämoglobin)
Organellen	Zahlreich, besonders Polyribosomen	Zahlreich, besonders Polyribosomen	In reduzierter Menge; Beginn der Hämoglobinbildung	Werden größtenteils eliminiert, besonders Polyribosomen und Mitochondrien	Organellenreste unauffällig bei Routinefärbungen, können aber durch Supravitalfärbungen* nachgewiesen werden
Andere Merkmale	Enthalten Ferritin (frei und in Lysosomen), teilen sich in 8–16 Zellen	Charakteristisch blaßgefärbter perinukleärer Hof (Halo)	Perinukleärer Halo noch deutlich, Zellvermehrung abgeschlossen	Schnürt den Kern samt einem Zytoplasmarest ab (wird von Makrophagen phagozytiert), der kernlose größere Teil schlüpft durch das Endothel der Sinusoide und gelangt als Retikulozyt in den Blutstrom	Reift in 24–48 h zu einem Erythrozyten heran; stellt 1% der Population zirkulierender Erythrozyten dar, wird häufiger bei überstürzter Nachbildung von Erythrozyten wie auf dem Foto oben

* Zum Nachweis von Organellenresten werden frische Blutausstriche mit Brillantkresylblau oder Methylenblau inkubiert (Supravitalfärbung); die Überreste präzipitieren als blaue, netzartige Stränge, daher der Name Retikulozyt.

Abb. 6-5. Morphologie der Erythropoesestadien

Anämie

Die häufigste Störung des blutbildenden Systems führt zur **Anämie**, bei der die unzulängliche Hämoglobinmenge zu Schwäche, Blässe und manchmal zu Kurzatmigkeit führt.

Eine Anämie kann als Folge einer gestörten Erythropoese auftreten oder durch exzessiven Untergang roter Blutkörperchen bedingt sein.

- Die häufigste Ursache ist ein Mangel an Eisen, das für die Hämoglobinbildung wesentlich ist. So werden Erythrozyten in den Blutstrom freigesetzt, die viel weniger Hämoglobin als üblich enthalten, und deshalb blaß gefärbt (hypochromatisch) und klein (mikrozytär) sind (Abb. 6-6).
- Zu einem exzessiven Untergang roter Blutkörperchen kommt es gewöhnlich dann, wenn die Erythrozyten abnorme Strukturen aufweisen und daher bei der Zirkulation verstärkt Schädigungen ausgesetzt sind: solche Zellen werden vorzeitig und in großen Mengen in der Milz herausgefiltert, wobei eine hämolytische Anämie entsteht. Die Ursache dafür kann in einer genetischen Strukturanomalie roter Blutkörperchen bestehen, wie sie bei der Sphärozytose auftritt (s. Abb. 6-4).

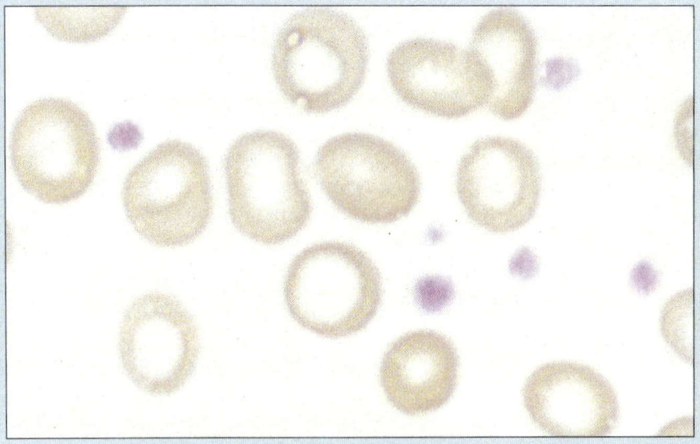

Abb. 6-6. Hypochromatisch-mikrozytäre Anämie. Bei einer Eisenmangelanämie zeigt der Blutausstrich hypochromatische und mikrozytäre Erythrozyten. Daneben Thrombozyten (s. auch Abb. 6-3 a)

Weiße Blutkörperchen

Weiße Blutkörperchen (Leukozyten) haben ihren Namen nach der weißen Schicht, in der sie über den roten Blutkörperchen schwimmen, wenn das Blut sich in einem Senkungsröhrchen absetzt. Die weißen Blutkörperchen benutzen das Blut nur als Transportvehikel zwischen dem Knochenmark und ihrem Haupteinsatzort im Gewebe; die gesamte Leukozytenanzahl im peripheren Blut beträgt normalerweise $4–11 \cdot 10^9/l$.

Einteilung und Benennung

Es gibt 5 Arten von Leukozyten in folgenden Anteilen an der Gesamtzahl der Leukozyten:

- Neutrophile 40–75 %;
- Eosinophile 5 %;
- Basophile 0,5 %;
- Lymphozyten 20–50 %;
- Monozyten 1–5 %.

Bei funktionellen Anforderungen an eine erhöhte Aktivität einer dieser Zellarten im Gewebe können sowohl Anzahl als auch relativer Anteil dieser Zellart merklich zunehmen.

Neutrophile, Eosinophile und Basophile werden **Granulozyten** genannt, da ihr Zytoplasma auffällige Granula enthält, oder Zellen der **myeloischen Reihe**, da sie aus dem Knochenmark stammen. Neutrophile heißen meistens **segmentkernige Neutrophile** oder **Segmentkernige**, da ihre Kerne aus mehreren Lappen bestehen.

Lymphozyten und Monozyten werden zu den Leukozyten gerechnet, da sie ein Blutbestandteil sind und aus dem Knochenmark stammen. Sie finden sich überwiegend in lymphatischen Organen wie Lymphknoten und Milz. Im Gewebe transformieren sich Monozyten zu Makrophagen, und Basophile werden zu Mastzellen.

Neutrophile

Neutrophile (Abb. 6-7) sind hochmobile, phagozytierende Zellen. Ihre primäre Funktion besteht darin, eindringende Mikroorganismen aufzunehmen und zu zerstören. Sie spielen eine zentrale Rolle in Frühstadien einer akuten Entzündung als Antwort auf einen Gewebsschaden und stellen den Hauptbestandteil des Eiters dar.

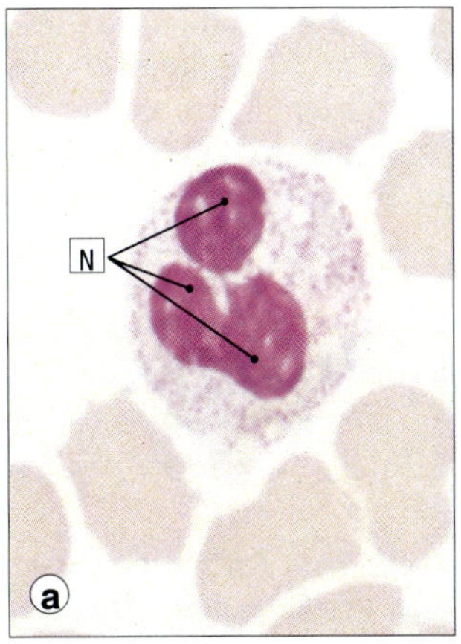

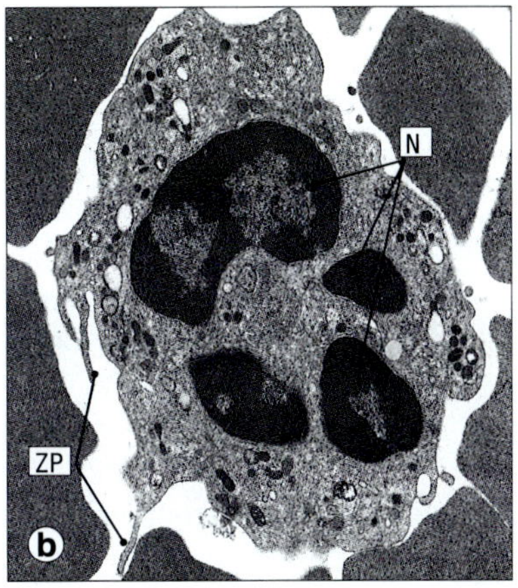

Abb. 6-7 a, b. Neutrophiler Granulozyt. a Ein reifer neutrophiler Granulozyt hat einen Durchmesser von 12–14 µm. Sein Kern (N) ist charakteristisch segmentiert. Im blaß gefärbten Zytoplasma erkennt man bei Routinefärbungen nur wenige der vielen Granula. **b** Elektronenmikroskopische Aufnahme eines Neutrophilen aus dem Blut mit 4 Kernsegmenten (N), Zytoplasmafortsätzen (ZP) und einem Gemisch verschiedener Granulaarten im Zytoplasma, die in dieser Vergrößerung nicht näher unterschieden werden können

Granulopoese

Alle 3 Arten von Granulozyten sollen aus einer gemeinsamen Stammzelle hervorgehen; der 1. erkennbare Zelltyp der myeloischen Reihe ist der **Myeloblast**. Die weiteren Entwicklungsstadien über den **Promyelozyten**, **Myelozyten**, **Metamyelozyten** und **Stabkernigen** sind auf dem Ausstrich der Abb. 6-8 gezeigt.

Die Reifung vom Myeloblasten zum Neutrophilen dauert ungefähr 7–8 Tage und beinhaltet 5 Zellteilungen zwischen dem Stadium des Myeloblasten und des Metamyelozyten, nach dem keine Vermehrungsteilung mehr stattfindet, sondern sich die Fähigkeit zu Chemotaxis entwickelt hat sowie Komplement- und Fc-Rezeptoren ausgebildet sind.

Strukturell ausgereifte Neutrophile bleiben noch etwa 5 Tage lang im Knochenmark und werden dann in die Blutzirkulation entlassen. Nach etwa 6 Stunden im Blut wandern sie in die peripheren Gewebe aus, in denen sie noch 2–5 Tage überleben, falls sie nicht schon früher aufgrund ihrer phagozytierenden Tätigkeit zugrunde gehen.

Im Knochenmark liegt ein gewaltiger Pool gespeicherter Neutrophiler lose dem Sinusendothel an, der rasch mobilisiert werden kann. Adrenerge Reize bewirken eine plötzliche Ausschüttung von Granulozyten aus dem Knochenmark, was zu einem Anstieg der Neutrophilenzahl im Blut führt (neutrophile Leukozytose).

Wenn es nötig ist, eine hohe Neutrophilenzahl im Blut aufrechtzuerhalten, z. B. bei bakteriellen Infektionen, proliferieren auch verstärkt die Granulozytenvorläufer im Knochenmark.

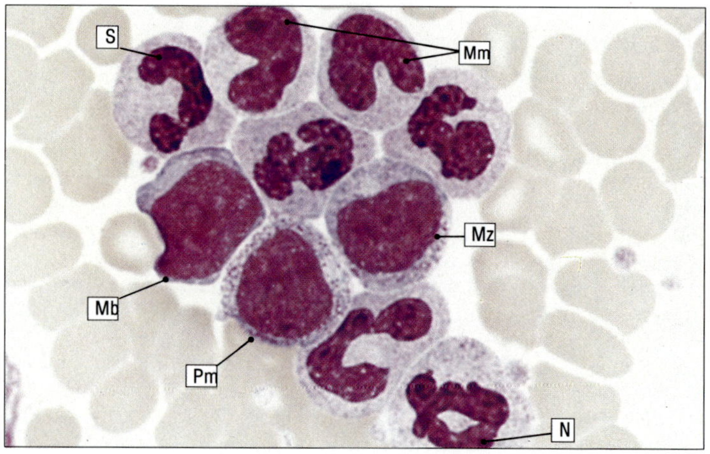

Abb. 6-8. Reifungsstadien von Neutrophilen bei der Granulopoese. Ausstrichpräparat von Granulozytenvorläufern unterschiedlicher Reife. Der **Myeloblast** (Mb) ist eine große Zelle mit enger Kern-Plasma-Relation und deutlichen Nukleoli; das spärliche Zytoplasma enthält nur wenige Granula. Der **Promyelozyt** (Pm) enthält mehr Zytoplasma und mehr primäre Granula; Nukleoli sind im Kern noch sichtbar. Der **Myelozyt** (Mz) zeigt eine Abflachung oder Eindellung von einer Fläche des Kerns, in dem keine Nukleoli mehr sichtbar sind. Das Zytoplasma enthält eine Mischung aus wenigen primären Granula und den kleineren sekundären Granula. Der **Metamyelozyt** (Mm) zeigt den Zellkern schon nierenförmig eingezogen, er wird später beim **Jugendlichen** bzw. beim **Stabkernigen** (S) hufeisenförmig. Durch stärkere Lappung des Zellkerns entsteht der reife **Neutrophile** (N) als **Segmentkerniger**, sein reichliches Zytoplasma enthält kleine sekundäre Granula

Der Zellkern der Neutrophilen

Der charakteristische Neutrophilenzellkern besteht aus 2–5 deutlichen Lappen, die noch durch feine Chromatinbrücken zusammenhängen; die Entwicklung dieser Kernlobulierung geht mit der fortschreitenden Zellreifung einher. Das Chromatin ist stark kondensiert und weist so auf eine nur geringe Proteinbiosynthese hin.

Bei Frauen zeigen etwa 3 % der Kerne einen kleinen, kondensierten trommelschlegelartigen Kernanhang (**Drumstick**), der ähnlich wie das **Barr-Körperchen** das eine inaktive X-Chromosom repräsentiert.

Das Zytoplasma der Neutrophilen

Das Neutrophilenzytoplasma enthält 3 Arten (primäre, sekundäre und tertiäre) membranumgebene Vesikel oder Granula.

Primäre Granula ähneln den Lysosomen (s. S. 16) anderer Zellen. Es sind die 1. Granula, die während der Granulopoese auftreten. Ihre Anzahl nimmt aber bei fortschreitender Zellreifung zugunsten der sekundären Granula ab, wodurch sie schwer im Lichtmikroskop zu erkennen sind. Im Elektronenmikroskop sind sie groß und elektronendicht.

Ebenso wie Lysosomen enthalten die primären Granula saure Hydrolasen, zusätzlich aber auch antibakterielle und verdauende Substanzen, namentlich Myeloperoxidase, die durch Peroxidasefärbung nachgewiesen werden kann. Myeloperoxidase ist daher ein nützlicher lichtmikroskopischer Marker nicht nur zum Nachweis dieser Granula, sondern auch zur Typisierung von Zellinien bei der Diagnose von Leukämien (s. S. 77).

Sekundäre Granula sind spezifisch für Neutrophile und doppelt so zahlreich wie die primären. Mit einem Durchmesser von 0,2–0,8 μm (also kleiner als primäre Granula) sind sie im Lichtmikroskop kaum noch sichtbar.

Ultrastrukturelle Studien haben gezeigt, daß sekundäre Granula Unterschiede in Größe, Form und Elektronendichte aufweisen; sie enthalten Substanzen, die an der Mobilisierung von Entzündungsmediatoren und an der Komplementaktivierung beteiligt sind. Diese Stoffe werden in die extrazelluläre Umgebung sezerniert.

Tertiäre Granula sind noch nicht lange bekannt und enthalten Enzyme (z. B. Gelatinase), die in den extrazellulären Raum abgegeben werden. Sie fügen auch einige Glykoproteine in Zellmembranen ein, was vielleicht die Zelladhäsion begünstigt und somit im Phagozytoseprozeß eine Rolle spielen kann. Es ist nicht bekannt, in welchem Stadium sich die tertiären Granula bilden.

Weitere Zytoplasmamerkmale

Die Aktivität der **alkalischen Phosphatase** ist schon lange als charakteristisches Merkmal des Neutrophilenzytoplasmas bekannt und auch als Marker für spezifische Granula benutzt worden. Im Homogenat findet sie sich in der leichten Fraktion aus Neutrophilenmembranen und stellt vielleicht den Inhalt einer 4. Art von Granula dar, die als **Phosphasomen** beschrieben wurden.

Das Zytoplasma enthält auch verschiedene Antoxidantien, um potentiell toxische Peroxide zu zerstören, die bei lysosomaler Aktivität entstehen können.

Weitere Organellen

Weitere zytoplasmatische Organellen der Neutrophilen sind spärlich. Es gibt ein paar verstreute Anschnitte von rauhem endoplasmatischem Retikulum, freie Ribosomen und Überreste des Golgi-Apparats, der in einem früheren Entwicklungsstadium die Granula verpackt hat. Mitochondrien sind ebenfalls spärlich, liefern aber etwa 50 % der benötigten Energie.

Die Neutrophilen arbeiten meistens in nicht mehr vaskularisiertem Gewebe, wo Sauerstoff und Glukose knapp sein können. Sie enthalten daher eine Fülle von Glykogen für den anaeroben Metabolismus, der überwiegend über die Glykolyse abläuft. Der anaerobe Metabolismus über den Hexosemonophosphat-Shunt dient mehr zur Erzeugung mikrobizider Oxidantien als zur Energiegewinnung.

Phagozytose der Neutrophilen

Phagozytose (Abb. 6-9) ist ein Vorgang, bei dem extrazelluläre Partikel zum Abbau in den Zellen aufnommen werden. Neutrophile spielen eine Rolle bei der Phagozytose von Bakterien und abgestorbenen Zellen.

Auf ihrem Weg zu einer lokalen Infektion oder einem Gewebsschaden lagern sich Neutrophile zunächst mit Hilfe von Adhäsionsmolekülen, die aufgrund der örtlichen Sekretion von Zytokinen exprimiert wurden, an die Endothelzellen an (Pavementing). Anschließend durchdringen sie das Endothel und die Basalmembran (Diapedese).

Im Supportgewebe reagieren die Neutrophilen weiterhin auf chemotaktische Peptide und wandern zu den Stellen ihrer stärksten Konzentration. **Chemotaxine** beinhalten Abbauprodukte von Komplement, toten Zellen und Bakterienpolysacchariden im Extrazellularraum. Die Beweglichkeit der Neutrophilen kommt durch Auf- und Abbau zellulärer Aktinfilamente zustande.

Neutrophile sterben typischerweise bald nach der Phagozytose ab, da dieser stark energieabhängige Vorgang ihre Glykogenreserven aufbraucht. Dann werden ihre lysosomalen Enzyme in den extrazellulären Raum entlassen, wodurch das angrenzende Gewebe verflüssigt wird. Die Ansammlung von toten Neutrophilen, Gewebsflüssigkeit und abnormem Material bezeichnet man als **Eiter**.

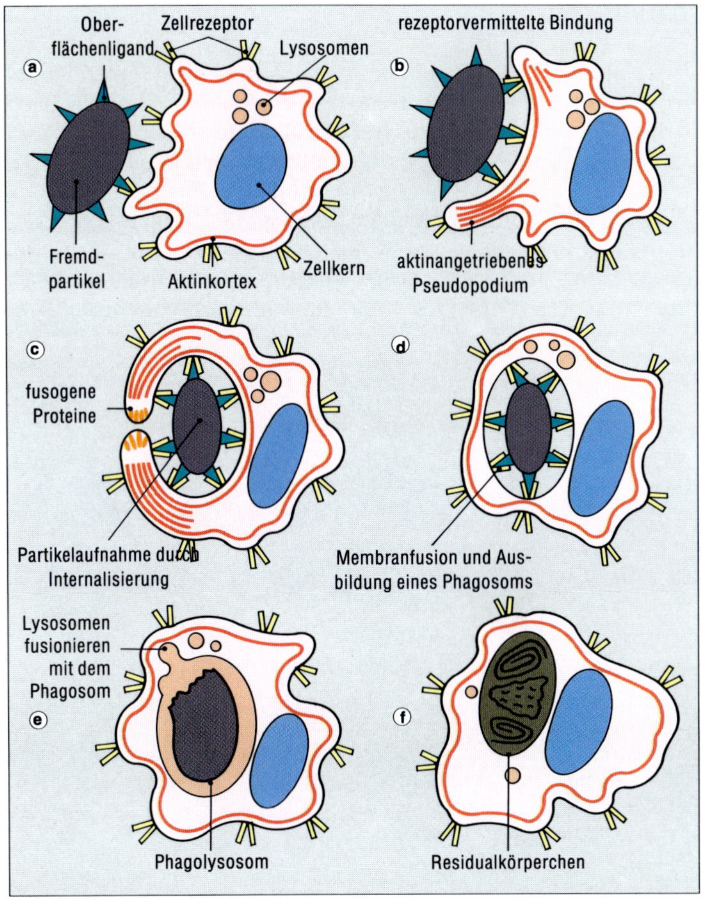

Abb. 6-9 a–f. Phagozytose durch neutrophile Granulozyten. **a** Neutrophile tragen Membranrezeptoren, besonders für das Fc-Fragment von Antikörpern, für Komplementfaktoren, die am antigenen Fremdkörper gebunden sind, und für Polysaccharide von Bakterien. Neutrophile phagozytieren kein Material, das sie nicht binden können. **b** Der erste Schritt zur Phagozytose durch Neutrophile erfolgt durch dessen Bindung an den Fremdkörper mittels seiner spezifischen Rezeptoren. Die Zelle streckt Pseudopodien aus, um den Fremdkörper einzuschließen; diese werden durch Auf- und Abbau von Aktinfilamenten bewegt. **c** Die Pseudopodien umfließen den Fremdkörper völlig, fusionieren und bilden ein Endozytosevesikel. Für den endgültigen Schluß der Membran sind vielleicht spezielle Proteine verantwortlich. **d** Der aufgenommene Fremdkörper im Endozytosevesikel ist nun ein Phagosom. **e** Mit dem Phagosom verschmelzen Neutrophilengranula, besonders primäre Granula, die ihren Inhalt freigegeben und den Fremdkörper so einer wirkungsvollen Mischung lysosomaler Enzyme aussetzen. Wenn der Fremdkörper aus einem Bakterium besteht, so wird die abtötende Kraft durch Wasserstoffsuperoxid und andere Peroxide gesteigert, die durch enzymatische Reduktion von Sauerstoff durch das Membranenzym RBO (Respiratory burst oxidase) entstehen. **f** Bei der Zerstörung des Fremdkörpers entsteht ein Residualkörperchen (s. Abb. 2-16) aus abgebautem Material

Eosinophile

Eosinophile Granulozyten besitzen einen zweigelappten hantelförmigen Kern und enthalten stark eosinophile Granula (Abb. 6-10). Sie sind auch phagozytotisch aktiv mit besonderer Affinität zu Antigen-Antikörper-Komplexen, haben aber weniger mikrobizide Aktivität als die Neutrophilen.

Die Zahl der zirkulierenden Eosinophilen zeigt starke zirkadiane Schwankungen; sie ist morgens besonders hoch und am Nachmittag besonders gering. Die Eosinophilenzahl steigt bei manchen parasitären Erkrankungen stark an; Abwehr bei Parasitosen scheint eine der Hauptfunktionen der Eosinophilen zu sein.

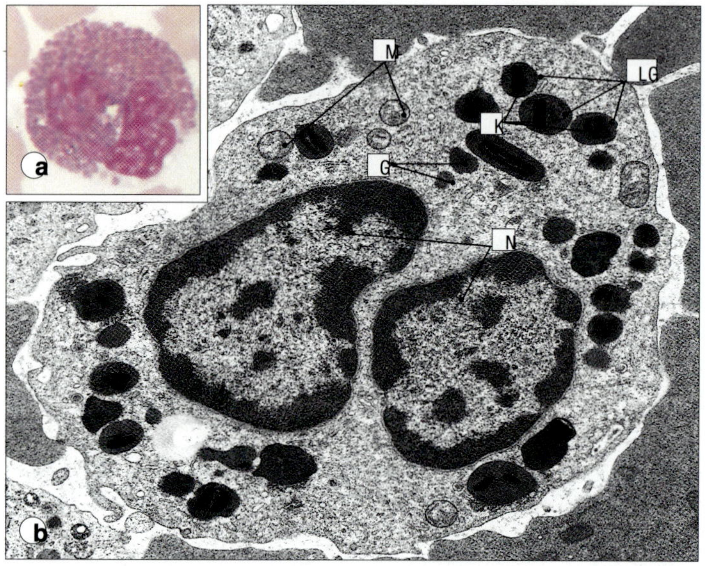

Abb. 6-10 a, b. Eosinophile. a Der Eosinophile ist im Blutausstrich 12–17 µm groß; er kann leicht an seinen großen Granula erkannt werden, die sich leuchtend rot färben. Der Kern besteht meistens aus 2 zusammenhängenden Segmenten; Details werden oft durch die dicht gepackten, überlagernden Granula verdeckt. **b** Elektronenmikroskopische Aufnahme eines Eosinophilen aus dem Blut mit 2 typischen Kernsegmenten (N), verstreuten Mitochondrien (M) und Glykogeneinlagerungen im Zytoplasma. Die charakteristischen Granula (LG) sind groß und oval (0,15–1,5 µm lang und 0,3–1 µm breit) und enthalten ein zentrales, elektronendichtes Kristalloid (K), das von einer helleren Matrix umgeben wird. Beim Menschen hat das Kristalloid eine kubische Gitterstruktur und besteht aus einem extrem stark alkalischen (basischen) Protein, dem **Major basic protein**, sowie aus weiteren basischen Proteinen, lysosomalen hydrolytischen Enzymen und aus Peroxidase, die eine andere Substratspezifität aufweist als die Myeloperoxidase der Neutrophilen. Kleine Granula (G) mit 0,1–0,5 µm Durchmesser kommen auch in reifen Eosinophilen vor. Sie enthalten saure Phosphatase und Arylsulfatase, die hier 8mal stärker konzentriert ist als in anderen Leukozyten und anscheinend sezerniert wird, ohne daß dabei Phagozytose- oder Degranulationsvorgänge ablaufen

Die Menge der Eosinophilen im Gewebe (und manchmal im Blut) ist auch bei bestimmten allergischen Zuständen erhöht, z. B. in der Nasen- und Bronchialschleimhaut bei Heufieber und Asthma und bei Medikamentenunverträglichkeit. Die Rolle der Eosinophilen bei allergischen Phänomenen ist aber nicht klar.

Bildung der eosinophilen Granulozyten

Eosinophile haben mit anderen Granulozyten die Vorläuferzelle gemein; ihre separate Entwicklung beginnt nach dem Myeloblastenstadium, weist aber vergleichbare Entwicklungsstadien auf.

Die Eosinophilen sind im frühen Myelozytenstadium von Neutrophilen dadurch leicht zu unterscheiden, daß sie größere Granula enthalten, von denen die meisten eosinophil, manche aber auch anfangs basophil sind.

Nach ihrer Bildung im Knochenmark werden Eosinophile mehrere Tage lang gelagert, bevor sie in den Blutkreislauf entlassen werden. Dort bleiben sie 3–8 Stunden, bevor sie vorzugsweise in die Haut, die Lunge und in den Gastrointestinaltrakt auswandern. Sie können die Sekrete von Lunge und Darm entweder über die Lymphgefäße oder durch direkte Migration erreichen.

Üblicherweise kehren Eosinophile nach ihrem Eintritt ins Gewebe nicht wieder in den Kreislauf zurück; über ihren Verbleib und ihre Lebensdauer ist nichts bekannt.

Phagozytose und Degranulierung eosinophiler Granulozyten

Ähnlich wie bei den Neutrophilen erfolgt die Einwanderung der Eosinophilen aufgrund chemotaktischer Reize, entweder aus Bakterienprodukten oder aus Komplementfaktoren. Sie werden speziell von Substanzen angezogen, die von Mastzellen freigesetzt werden, namentlich Histamin und ECF-A (Eosinophil chemotactic factor of anaphylaxis), sowie von aktivierten Lymphozyten (s. Kap. 7).

Alle Eosinophilen tragen Oberflächenrezeptoren für IgE (der bei Neutrophilen fehlt), welches wohl am Abbau von Parasiten beteiligt ist. Nur wenige Eosinophile haben IgG-Fc-Rezeptoren, aber diese steigen bei Eosinophilie deutlich an.

Die Phagozytose läuft nach dem üblichen Endozytosemuster ab; wenn aber der Fremdkörper zu groß ist, um aufgenommen werden zu können (z. B. Parasit), entleeren die Eosinophilen anscheinend den Inhalt ihrer Granula in die äußere Umgebung.

Eosinophile bewirken möglicherweise eine lokale Beschränkung des destruktiven Effekts von Reaktionen, die zu einer Mastzelldegranulation (bei hypersensitiv-allergischen Reaktionen) führen, indem sie:

- Histamin neutralisieren;
- einen Faktor herstellen (von Eosinophilen stammender Inhibitor), der vielleicht aus den Prostaglandinen E1 und E2 zusammengesetzt ist, und von dem man annimmt, daß er die Mastzelldegranulierung hemmt.

Aktivierte Eosinophile hemmen gefäßaktive Substanzen (z. B. Leukotriene 3, früher SRS-A), die von Basophilen und Mastzellen produziert werden.

Basophile und Mastzellen

Basophile Granulozyten sind durch große, intensiv basophile Zytoplasmagranula charakterisiert und stellen wahrscheinlich die Vorläufer von Gewebsmastzellen dar, mit denen sie viele strukturelle und funktionelle Ähnlichkeiten aufweisen (Abb. 6-11).

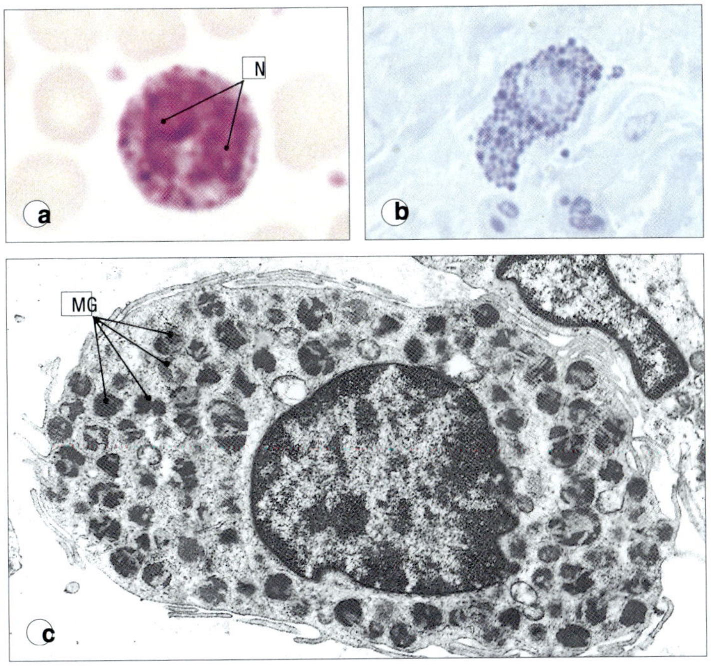

Abb. 6-11 a–c. Basophile und Mastzellen. a Der Basophile hat einen Durchmesser von 14–16 µm. Sein Zellkern (N) ist hantelförmig, die beiden Kernsegmente zeigen stark kondensiertes Chromatin. Die Zytoplasmagranula sind groß, dunkelblau gefärbt und verdecken oft den Kern. **b** Gewebsmastzellen sind ovale oder längliche, spindelförmige Zellen mit einem unsegmentierten Kern. In HE-gefärbten Paraffinschnitten erscheint das Zytoplasma durch die Granula diffus violett gefärbt, wenn nicht, wie hier, Spezialfärbungen verwendet wurden, um einzelne Granula anzufärben. Auf Semidünnschnitten können die Granula bereits auch lichtmikroskopisch einzeln gesehen werden. **c** Ultrastrukturell sind die Mastzellgranula (MG) rund oder oval, von einer Membran umgeben, mit dichtem Partikelinhalt und einer weniger elektronendichten Matrix. Es gibt außerdem in Kernnähe eine kleine Population kleinerer, einheitlicher Granula. Das Zytoplasma der Mastzellen enthält außerdem freie Ribosomen, Mitochondrien und Glykogen; die Zellmembran weist in unregelmäßigen Abständen plumpe Oberflächenvorstülpungen auf

Die Granula der Basophilen und Mastzellen enthalten sulfatierte Proteoglykane, Heparin und Chondroitinsulfat, zusammen mit Histamin und Leukotrien 3.

Basophile und auch Mastzellen besitzen hochspezifische Membranrezeptoren für das Fc-Fragment von IgE, das als Antwort auf Allergene produziert wurde (s. Kap. 7). Bei Allergenexposition kommt es zu rascher Exozytose ihrer Granula, wobei Histamine und andere vasoaktive Mediatoren freigesetzt werden. Dies führt zu einer **Hypersensitivität vom Soforttyp (anaphylaktoide Reaktion)**. Solch eine Reaktion ist die Ursache der allergischen Rhinitis (Heufieber), mancher Asthmaformen, der Urtikaria (Nesselfieber) und des anaphylaktischen Schocks.

Basophile werden im Knochenmark gebildet und haben bis zum Myeloblastenstadium eine gemeinsame Vorläuferzelle mit den anderen Granulozyten. Ihre weitere Entwicklung durchläuft dann analoge Stadien wie die der Neutrophilen und Eosinophilen. Ihre Lebensdauer ist unbekannt.

Mastzellen sitzen in Supportgeweben, besonders in solchen, die neben von Epithelien umgebenen Blutgefäßen liegen und unter der Auskleidung seröser Höhlen. Sie sind langlebig und können sich im Gewebe vermehren. Nur in Schleimhäuten, nicht aber an anderen Orten scheint ihre Proliferation von Interaktionen mit T-Lymphozyten abhängig zu sein.

Lymphozyten und Plasmazellen

Bei Erwachsenen und größeren Kindern sind Lymphozyten die zweithäufigste Leukozytenart im Blut; ihre Zahl steigt als Reaktion auf Virusinfektionen an. Bei kleinen Kindern sind sie die häufigste Leukozytenart. Es gibt 2 Hauptformen von Lympho-

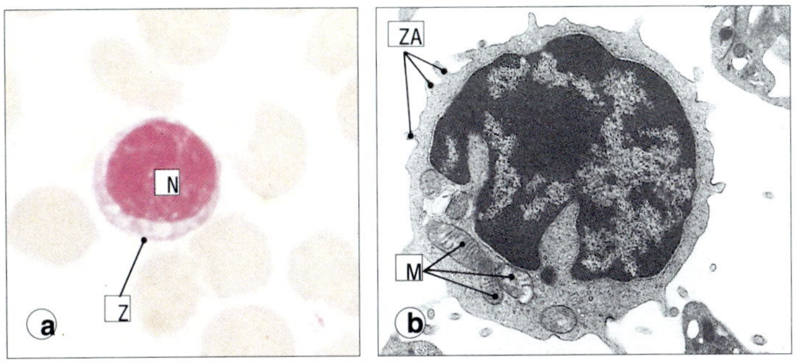

Abb. 6-12 a, b. Lymphozyten. a Bei kleinen Lymphozyten mit einem Durchmesser von 6–9 µm nimmt der Zellkern (N) etwa 90 % der Zelle ein. Das Zytoplasma (Z) erscheint nur als schmaler Rand, es ist durch die Anwesenheit freier Ribosomen (RNA) schwach basophil. Rauhes ER ist sehr spärlich. **b** Ultrastrukturell zeigen Lymphozyten kleine Zytoplasmaausläufer (ZA), die im Rasterelektronenmikroskop als kleine Mikrovilli zu sehen sind; auf B-Lymphozyten sind sie am zahlreichsten. Das spärliche Zytoplasma enthält nur wenige Mitochondrien (M) und gelegentlich Glykogenansammlungen zyten, B- und T-Lymphozyten, die unterschiedliche, aber ineinandergreifende Rollen im Immunsystem spielen (s. Kap. 7).

Die meisten zirkulierenden Lymphozyten sind kleine Lymphozyten (Abb. 6-12), aber es gibt auch etwa 3 % große Lymphozyten mit einem Durchmesser von 9–15 μm. Ihre Kerne sind oval oder nierenförmig und zeigen die dichte Chromatinstruktur, die für Zellen mit geringer Biosyntheseaktivität typisch ist.

Lymphozyten transformieren sich zu aktiven Zellen, die die Immunantwort vermitteln, besonders in spezialisierten lymphatischen Geweben; dabei repräsentieren die großen Lymphozyten im Blut aktivierte Lymphozyten auf dem Wege in die Gewebe.

Plasmazellen

Plasmazellen stellen eine aktivierte Form von B-Lymphozyten dar und synthetisieren aktiv Immunglobuline. Sie bilden eine kleine Population im normalen Knochenmark und treten gewöhnlich in Supportgeweben und spezialisierten lymphatischen Organen auf. Bei Gesunden kommen sie im Blut nicht vor.

Plasmazellen sind groß und haben einen exzentrisch gelegenen, runden oder ovalen Kern, dessen grobscholliges Chromatin ein typisches Radspeichenmuster zeigt, was auf aktive Transkription hinweist.

Myelom

Ein Myelom ist eine bösartige Wucherung eines besonderen Klons von Plasmazellen im Knochenmark (Abb. 6-13), wo es in Form einer diffusen Vermehrung von Plasmazellen auftritt oder als deutlicher Tumor, der singulär oder multipel vorkommen kann.

Diese malignen Plasmazellen treten nur selten in den Blutstrom über.

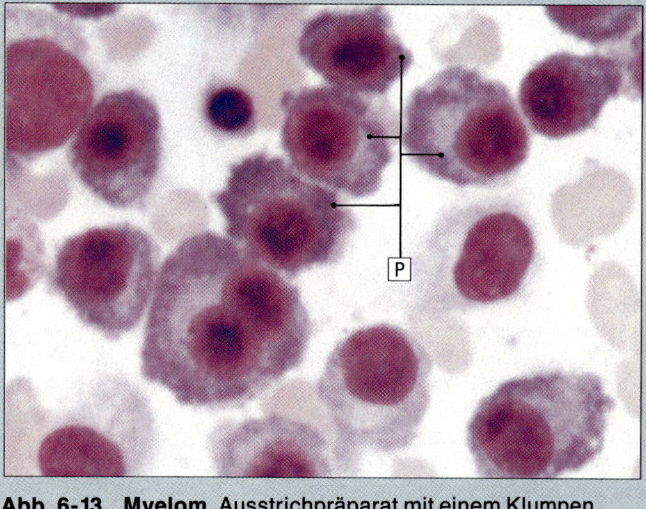

Abb. 6-13. Myelom. Ausstrichpräparat mit einem Klumpen von Plasmazellen (P) aus einem Knochenmarkpunktat eines Myelompatienten

Ihr Zytoplasma ist stark basophil durch den großen Gehalt an ribosomaler RNA auf dem reichlich vorhandenen rauhen endoplasmatischen Retikulum. Ein ebenfalls stark entwickelter Golgi-Apparat verlagert den Kern, neben dem er als heller Hof zu erkennen ist.

Monozyten und Makrophagen

Monozyten in Blut und Knochenmark stellen temporär die Vorläufer der Makrophagen in Geweben und lymphatischen Organen dar und gehören zu einer funktionellen Einheit, dem MPS (**System mononukleärer Phagozyten**). Dieses System umfaßt die Knochenmarkvorläufer (**Monoblasten** und **Promonozyten**), zirkulierende Monozyten und Gewebsmakrophagen, sowohl mobile als auch sessile (**Histiozyten**). Ebenfalls zu diesem System gehören:

- Kupffer-Sternzellen aus der Leber (s. Abb. 11-3);
- Zellen der Sinusoidwand von Milz und Lymphknoten (s. Kap. 7);
- Alveolarmakrophagen in Synovia, Pleural- und Peritonealflüssigkeit;
- dendritische antigenpräsentierenden Zellen (s. Kap. 7).

Monozyten sind große, bewegliche Phagozyten. Im Blutausstrich erscheint ihr Zytoplasma oft vakuolisiert (Abb. 6-14).

Ultrastrukturell enthält das Monozytenplasma zahlreiche kleine, lysosomale Granula und Zytoplasmavakuolen. Die Granula sind elektronenendicht, homogen, von einer Membran umgeben und kommen in 2 Arten vor. Eine Art stellt primäre Lysosomen dar, die saure Phosphatase, Arylsulfatase und Peroxidase enthalten; sie entsprechen den primären Granula der Neutrophilen. Der Inhalt der anderen Granulaart ist unbekannt. Die Monozyten strecken zahlreiche kleine Pseudopodien aus, eine Hinweis auf ihre phagozytären Fähigkeiten und ihre amöboide Beweglichkeit.

Monozyten reagieren chemotaktisch auf anfallendes nekrotisches Material, auf eindringende Mikroorganismen und Entzün-

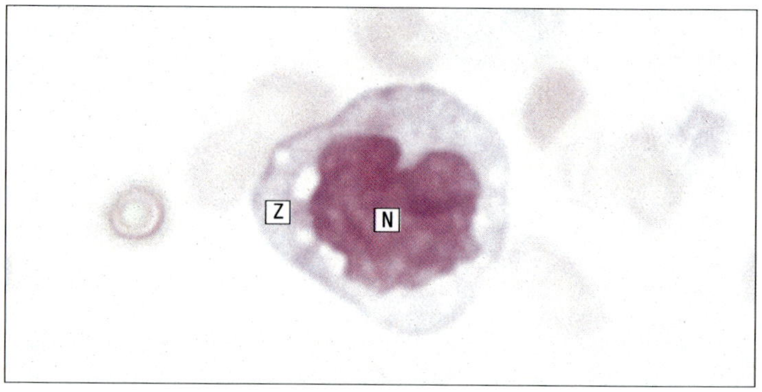

Abb. 6-14. Monozyt. Ein Monozyt ist eine bis zu 20 μm große Zelle mit schwach angefärbtem, vakuolisiertem Zytoplasma (Z) und einem unregelmäßig geformten Kern (N), der oft an einer Seite tief eingefaltet ist

dungen. Dann verlassen sie das Blut und gehen ins Gewebe, wo sie **Makrophagen** genannt werden.

Durch Gaben von Kortikosteroiden kann die Monozytenzahl gesenkt werden.

Monozytenvorläufer

Es lassen sich 2 morphologische Monozytenvorläufer unterscheiden: der Monoblast und der Promonozyt. Zwischen ihnen und den reifen Monozyten liegen mindestens 3 Zellteilungen.

Reife Monozyten verlassen bald nach ihrer Bildung das Knochenmark; es gibt kein Reservelager. Sie zirkulieren etwa 3 Tage im Blut, bevor sie – anscheinend willkürlich – in die Gewebe auswandern. Sie können danach nicht mehr in den Blutkreislauf zurückkehren.

Leukozytenanomalien

Bei einer Anzahl verschiedener Störungen treten vermehrt Leukozyten im peripheren Blut auf und geben nützliche Hinweise auf die ursächliche Erkrankung. Es gibt z. B.

- einen beträchtlichen und dauerhaften Anstieg der Zahl zirkulierender Neutrophiler bei bakteriellen Infektionen;
- einen Anstieg der zirkulierenden Eosinophilen bei parasitären Invasionen und bei einigen Allergien.

In beiden Fällen sind die weißen Blutkörperchen qualitativ nicht verändert.

Die bedeutendsten und lebensbedrohlichsten Leukozytenstörungen sind die **Leukämien**, bei denen eine maligne Proliferation der Vorläuferstufen weißer Blutzellen im Knochenmark vorliegt. So wird eine große Zahl von Leukozyten und ihren Vorläufern erzeugt, die z. T. ins Blut übertreten.

Die Einteilung der Leukämien erfolgt anhand ihrer betroffenen Zellen (z. B. granulozytäre, monozytäre, lymphozytäre) und des Grades ihrer Malignität.

- Bei **chronischen Leukämien** (Abb. 6-15 a) sind ein Teil oder alle der proliferierenden Zellen ausdifferenziert, z. B. Myelozyten, Metamyelozyten, Stabkernige und Neutrophile bei granulozytären Leukämien. Diese Erkrankungen sind langsam progredient.
- Bei **akuten Leukämien** (Abb. 6-15 b) gehen die proliferierenden Zellen aus den undifferenzierten Vorläuferzellen hervor, z. B. Myeloblasten bei der **akuten myeloischen Leukämie** und Lymphoblasten bei der akuten lymphatischen Leukämie. Die akuten Leukämien haben einen rasch progredienten Verlauf.

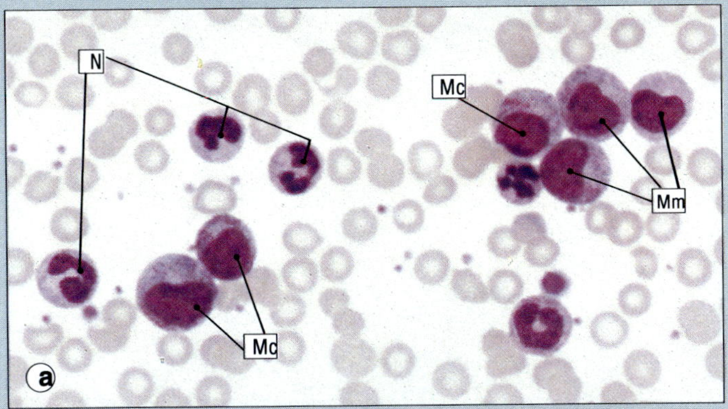

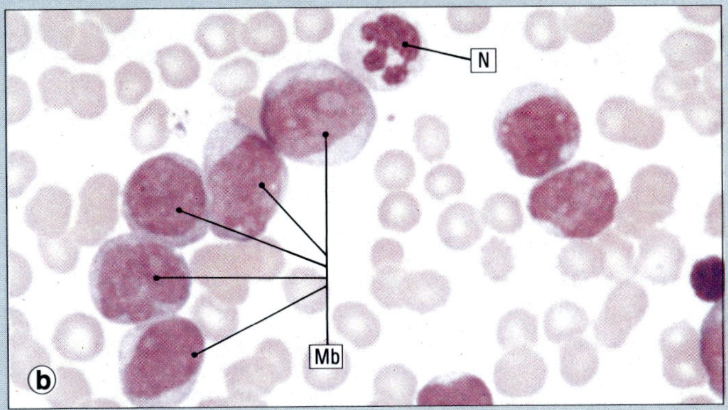

Abb. 6-15 a, b. Leukämie. a In diesem Blutausstrich eines Patienten mit **chronisch myeloischer Leukämie** ist die Zahl reifer Leukozyten erhöht, besonders die der Neutrophilen (N). Es treten auch Vorläuferzellen im Blut auf, die schon aus dem Knochenmark ausgetreten sind, besonders Myelozyten (Mc) und Metamyelozyten (Mm).

b In diesem typischen Blutausstrich eines Patienten mit einer **akuten myeloischen Leukämie** sind die malignen Zellen unreife Granulozytenvorläufer, besonders Myeloblasten (Mb). Es werden nur wenige reife Neutrophile (N) gebildet

Blutplättchen

Blutplättchen (Thrombozyten) sind kleine, scheibenförmige, kernlose Zellen (Abb. 6-16); sie entstehen durch Abspaltung von Zytoplasmateilen riesiger Vorläuferzellen im Knochenmark (**Megakaryozyten**). Blutplättchen enthalten Mitochondrien, Mikrotubuli, Glykogengranula, gelegentlich Teile des Golgi-Apparats und Ribosomen sowie Enzymsysteme zum aeroben und anaeroben Stoffwechsel. Ihre auffälligsten Organellen sind jedoch die Granula, von denen es 4 Arten gibt:

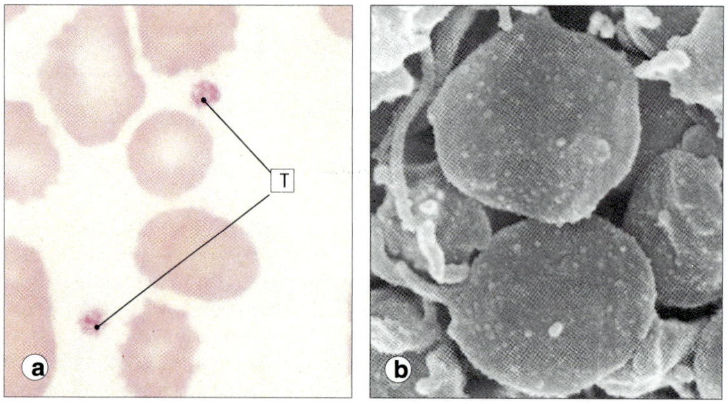

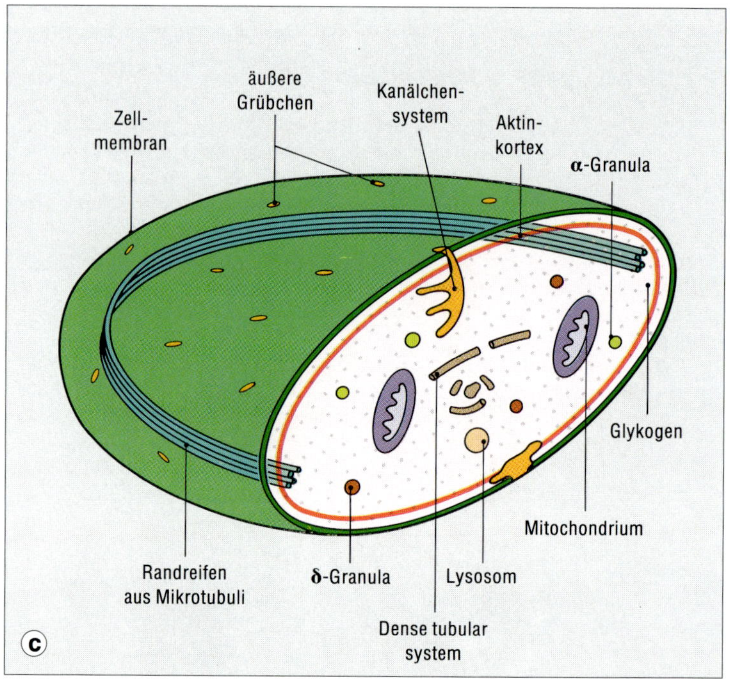

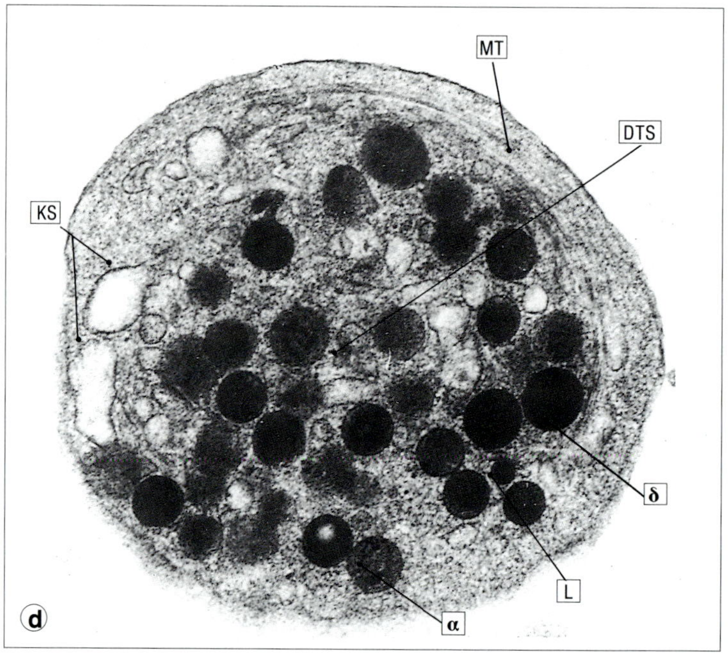

Abb. 6-16 a–d. Blutplättchen. a Thrombozyten (T) sind im peripheren Blut 1,3–1,5 µm groß. **b** Im Rasterelektronenmikroskop erscheinen die inaktiven Thrombozyten als glatte Scheiben. Bei dieser Vergrößerung kann man ihre Kanälchenporen an der Oberfläche (s. unten) nicht erkennen. **c** Schemazeichung der Blutplättchenstruktur. Die Zellmembran, die eine auffällige Glykokalyx mit Zelladhäsionsmolekülen für die Thrombozytenadhäsion trägt, enthält viele äußere Grübchen, die ein System miteinander verbundener Membrankanälchen mit der extrazellulären Umgebung verbinden. Die Zytoplasmaseite dieser Membranen ist mit einem Aktinkortex (s. S. 19) vergesellschaftet. Dieses Kanälchensystem sezerniert den Inhalt der α-Granula, während die kontraktilen Proteine des Aktinkortex (früher **Thrombosthenin** genannt) beim Zusammenziehen des Blutgerinnsels und bei der Ausschüttung vom Granulainhalten eine Rolle spielen. Ein gut entwickeltes Zytoskelett beinhaltet einen Randreifen aus Mikrotubuli, der in der Zellperipherie angeordnet ist; diese depolymerisieren zu Beginn der Plättchenaggregation zu den Filamenten, aus denen sie zusammengesetzt sind. Unterhalb des Randreifens aus Mitochondrien liegt das „Dense tubular system" (DTS) im Zytoplasma verstreut; es besteht aus engen membranösen Tubuli mit einem homogenen, elektronendichten Inhalt. Obwohl mit histochemischen Methoden im DTS ein thrombozytenspezifisches Isoenzym der Peroxidase nachgewiesen wurde, ist die Funktion dieses Systems noch weitgehend unklar; es gibt einige Hinweise darauf, daß es vielleicht der Ort der Prostaglandinsynthese ist. **d** Elektronenmikroskopische Aufnahme eines Blutplättchens. Der Randreifen aus Mikrotubuli (MT) und Anteile des Dense tubular system (DTS) sowie des Kanälchensytems (KS) sind deutlich sichtbar, dazu eine Auswahl von Granula einschließlich α-und δ-Granula und einigen Lysosomen (L)

1. **α-Granula** sind unterschiedlich in Größe und Form und enthalten 3 wichtige Gruppen von Proteinen (thrombozytenspezifische Proteine, Gerinnungsfaktoren und andere Proteine).
2. **Dunkle Granula (δ-Granula)** sind elektronendicht und scheinen Serotonin zu enthalten, welches nicht von Blutplättchen synthetisiert, sondern aus dem Plasma resorbiert wird.
3. **Lysosomen** sind membranumgebene Vesikel mit lysosomalen Enzymen (z. B. saure Hydrolasen).
4. **Peroxisomen** liegen in geringer Zahl vor und haben Peroxidaseaktivität (vielleicht auch Katalase-Aktivität).

Blutplättchen sind wesentlich für die normale Hämostase (Blutgerinnung), bei der sie sich zusammenlagern (Abb. 6-17).

Funktion der Blutplättchen bei der Hämostase

Zur Hämostase kommt es durch folgende Schritte:

- Wenn die Endothelauskleidung von Blutgefäßen verlorengeht, lagern sich Blutplättchen an Kollagen an, indem sie mit den Glykoproteinrezeptoren für den Willebrand-Faktor interagieren, der am Kollagen sitzt.
- Aktin, Myosin und Mikrotubuli in den Blutplättchen bewirken ein reversibles Anlegen und Anheften der Thrombozyten an eine weite Oberfläche.
- Die Blutplättchen entlassen dann den Inhalt ihrer Granula in einer Sekretionsreaktion durch ihr Kanälchensystem. Sie synthetisieren auch Thromboxan. Dieser Vorgang ist irreversibel.

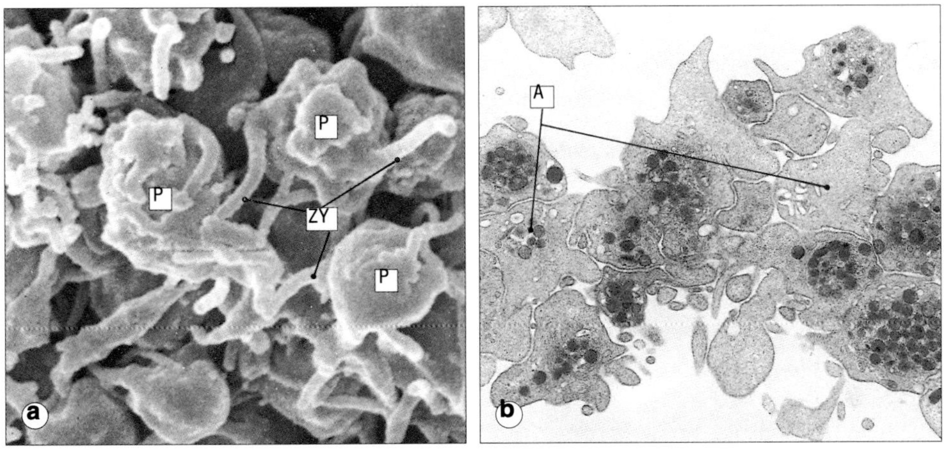

Abb. 6-17 a, b. Thrombozyten bei der Aggregation. a Rasterelektronenmikroskopische Aufnahme von Blutplättchen (P) in einem frühen Stadium der Aggregation. Sie zeigen umfangreiche Formveränderungen, bei denen sie kugelig werden. Außerdem bilden sie viele lange dünne Zytoplasmafortsätze (ZY) aus (s. auch Abb. 6-16 b). **b** Transmissionselektronenmikroskopische Aufnahme von Blutplättchen bei der Aggregation. Zu beachten ist das Ineinandergreifen einzelner Zytoplasmafortsätze sowie die Abnahme des Granulagehalts bei einigen Thrombozyten (A) (s. auch Abb. 6-16 d)

Thrombozytenstörungen

Eine starke Abnahme der Zahl zirkulierender Thrombozyten im Blut wird als **Thrombozytopenie** bezeichnet. Diese führt zur spontanen Blutungsneigung, da Blutplättchen fehlen, die zur Abdichtung mikroskopisch kleiner Brüche in den Gefäßwänden infolge kleiner Traumen benötigt werden.

In der Haut manifestiert sich die Thrombozytopenie in einem rotvioletten, fleckigen Ausschlag in Form petechialer Blutungen oder größerer Ekchymosen, die wie ein blauer Fleck aussehen.

Massive Thrombozytopenie kann allein auftreten, z. B. als idiopathische, thrombozytopenische Purpura. Sie kann aber auch Bestandteil einer umfassenderen Störung des blutbildenden Knochenmarks sein und tritt dann zusammen mit einer Verminderung der Neutrophilenzahl (Neutropenie) und der Zahl der Erythrozyten auf. Dazu kommt es z. B. bei einer Suppression von normal blutbildendem Knochenmark durch die Tumorinvasion bei akuten Leukämien (s. Abb. 6-15 b) oder auch unter einer Therapie mit zytotoxischen Medikamenten (Zytostatika), die in der Krebstherapie eingesetzt werden.

● Thromboxan, ADP und Ca^{++}-Ionen vermitteln die Anheftung anderer Blutplättchen. Thrombozytenphospholipide (mit Ca^{++}-Ionen) aktivieren die Kaskade der Blutgerinnung, die schließlich zur Fibrinbildung führt.

Megakaryozyten

Megakaryozyten oder Knochenmarkriesenzellen (Abb. 6-18) sind die größten Zellen, die sich in Knochenmarkpunktaten finden; durch Fragmentierung ihres Zytoplasmas entstehen die Blutplättchen.

Der Vorläufer des Megakaryozyten im Knochenmark ist der **Megakaryoblast**, der seine Kern- und Zytoplasmabestandteile bis zu 7mal redupliziert, ohne daß dabei eine Zellteilung erfolgt. Die Zellen werden dadurch riesig und stark polyploid mit gelappten Kernen.

Bei der Zytoplasmareifung kommt es zur Bildung von Granula, Vesikeln und Demarkationsmembranen (s. unten) sowie zum progressiven Verlust von freien Ribosomen und rauhem endoplasmatischem Retikulum. Das Megakaryozytenplasma gliedert sich in 3 Zonen:

1. Die **perinukleäre Zone** enthält den Golgi-Apparat und damit verbundene Vesikel, rauhes und glattes endoplasmatisches Retikulum, in Entwicklung befindliche Granula, Zentriolen und Spindeltubuli. Diese Zone bleibt am Kern haften, wenn sich die Blutplättchen ablösen.
2. Die **intermediäre Zone** enthält ein ausgedehntes System kommunizierender Vesikel und Tubuli (Demarkationsmembransystem, DMS), das in die Zellmembran übergeht und die Aufgabe hat, Regionen künftiger Blutplättchenfelder abzugrenzen, die wie die Thrombozyten ungleich groß sind.
3. Die Randzone ist mit Zytoskelettfilamenten angefüllt und wird von Membranen durchzogen, die mit dem DMS zusammenhängen.

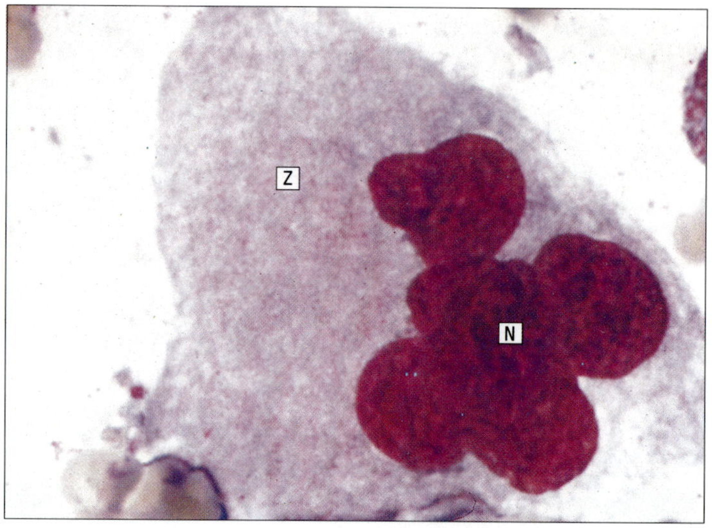

Abb. 6-18. Megakaryozyt. Megakaryozyten sind riesige, polyploide Zellen mit 30–100 µm Durchmesser; ihr großer, unregelmäßiger und segmentierter Kern (N) enthält fein verteiltes Chromatin und zeigt keine Nukleolen. Ihr ausgedehntes Zytoplasma (Z) ist mit feinen, basophilen Granula angefüllt, die ihren Reichtum an Zytoplasmaorganellen widerspiegeln. Im Lichtmikroskop sind die Zellgrenzen oft nicht klar auszumachen, da sich an den gekräuselten Rändern viele Thrombozyten mit ihren Zytoplasmafortsätzen ablösen

7 Immunsystem

Der Körper muß sich ständig selbst vor einer Fülle verschiedener lebender Organismen und Fremdkörper schützen, die über die Haut, den Darm, den Atemtrakt und auf anderen Wegen eindringen. Dieser Schutz erfolgt durch 3 Mechanismen: Oberflächenschutz, akute Entzündung und Immunantwort.

Der **Oberflächenschutz** wird bewirkt durch Keratin in der Haut, durch Schleim im Respirations- und Verdauungstrakt und durch einen Säuremantel in der Vagina, also durch unspezifische Mechanismen.

Eine **akute Entzündung** stellt eine organisierte Gewebsreaktion auf Fremdkörper jeglicher Art dar. Diese werden durch Neutrophile, die aus nahe gelegenen Blutgefäßen in die Gewebe auswandern, zerstört oder neutralisiert.

Eine akute Entzündung ist auch eine allgemeine Reaktion auf Gewebsschäden, von denen die Invasion durch Mikroorganismen nur eine Ursache ist. Sie ist daher unspezifisch und läuft gleichartig ab, unabhängig vom auslösenden Faktor.

Im Gegensatz zum Oberflächenschutz und einer akuten Entzündung ist die **Immunantwort** spezifisch und gezielt auf chemische Gruppen von eindringenden Organismen oder Fremdkörpern gerichtet.

Die Immunantwort erfolgt durch spezielle Gewebe und Zellen, die das **Immunsystem** bilden. Diese System hat die Aufgabe, exogenes Material als körperfremd zu erkennen; solches Fremdmaterial bezeichnet man dann als **Antigen**.

Die Erkennung eines Antigens aktiviert das Immunsystem dazu, das Antigen zu neutralisieren oder zu zerstören, wobei Lymphozyten die Hauptrolle spielen.

Die Immunantwort selbst ist hoch antigenspezifisch; sie kann aber auch auf die phagozytierenden Zellen des unspezifischen Abwehrsystems (s. S. 84) zurückgreifen, und zwar bei der initialen Antigenpräsentation oder bei der endgültigen Antigenzerstörung.

Da die meisten Fremdkörper aus vielen verschiedenen Antigenen zusammengesetzt sind (d.h. aus Peptiden, Proteinen, Polysacchariden), kann die Immunantwort eine Kombination einzelner spezifischer Reaktionen umfassen.

Mechanismen der Immunantwort

Die Immunantwort erfolgt durch die synergistische Zusammenarbeit unterschiedlicher Zellarten.

- Exogene Noxen (gewöhnlich Mikroorganismen) werden zuerst von **antigenpräsentierenden Zellen** (Antigen-presenting cells, APC) als körperfremd erkannt; diese Zellen ähneln Makrophagen und überprüfen ständig ihre nähere Umgebung. Die exogenen Noxen werden dann innerhalb der APC in Schlüsselbestandteile zerlegt, die als **Antigene** wirken.
- Spezielle Effektorzellen (**Lymphozyten**) erkennen die körperfremden Antigene, indem sie sich spezifisch an sie binden. Solche Lymphozyten vermehren sich dann und starten eine Immunantwort.

Es gibt 2 Hauptarten der Immunantwort, zelluläre Immunität und humorale Immunität, die gewöhnlich bei der Eliminierung eines Fremdkörpers zusammenarbeiten.

Die **zelluläre Immunität** ist durch die Zusammenarbeit von Lymphozyten und Makrophagen bei Zerstörung oder Neutralisierung des Fremdkörpers charakterisiert.

Die **humorale Immunität** ist durch die Sekretion von Proteinen (**Antikörper**) durch eine Lymphozytenart charakterisiert. Antikörper neutralisieren Fremdmatrial, indem sie das Antigen binden.

Während die Immunantwort in allen Körpergeweben abläuft, finden Wachstum, Erhaltung und Programmierung von Immunzellen vorzugsweise in **Lymphknoten**, **Milz**, **Thymus** und **Knochenmark** statt, den speziellen Organen des Immunsystems.

Die speziellen Zellen des Immunsystems sind **T-** und **B-Lymphozyten**, **Makrophagen** und **dendritische Zellen**.

Lymphozyten

Die beiden Lymphozytenhauptarten (s. Abb. 6-12) sind T- und B-Lymphozyten (T- und B-Zellen).

B-Lymphozyten (B-Zellen)

B-Zellen
- stammen von Vorläuferzellen im Knochenmark ab;
- zirkulieren im Blut und in den Körpergeweben und besiedeln auch spezielle lymphatische Organe;
- transformieren sich in **Plasmazellen**, die spezifische **Immunglobuline** (**Antikörper**, Abb. 7-1) sezernieren, sobald sie durch ein passendes Antigen stimuliert werden.

B-Zellen, Plasmazellen und Antikörper im Blut und in Körperflüssigkeiten bilden die Grundlagen für die **humorale Immunantwort**.

Alle B-Zellen haben in ihrer Entwicklung zunächst einheitliche Gene, die die Immunglobulinproduktion kodieren, und werden dann **Keimbahn-B-Zellen** genannt. Während der Reifung werden diese Gene umstrukturiert, um zielgerichtete Immunglobulinproteine zu bilden, die spezifisch mit bestimmten Antigenen interagieren. Auf diese Weise entsteht die Verschiedenheit der humoralen Immunantwort. Zellen, die ein Immunglobulin herstellen, die ein normales körpereigenes Antigen als fremd erkennen, werden wohl während der Entwicklung eliminiert.

Morphologie

B-Zellen, die an der Immunantwort teilnehmen, reifen von kleinen, inaktiven Zellen zu großen, immunglobulinsezernierenden Zellen; ihr zytologisches Erscheinungsbild wechselt je nach Aktivität.

B-Zellen entstehen im Knochenmark, erhalten ihre speziellen Eigenschaften aber bei ihrer Reifung in peripheren Geweben, deren genaue Lokalisation beim Menschen unbekannt ist.

Bei Vögeln ist es ein lymphatisches Organ der Kloake, die sog. Bursa Fabricii, die zu dem Ausdruck B(Bursa)-Zellen geführt hat.

- **Inaktive B-Zellen** sind kleine Zellen mit kaum erkennbarem Zytoplasma. Der Kern ist rundlich, das kompakte Chromatin zeigt an, daß kaum DNA-Transkriptionsvorgänge ablaufen.
- Im Rahmen der Immunantwort **zur Teilung angeregte B-Zellen** sind größer als inaktive B-Zellen und enthalten eine geringe Menge an basophilem Zytoplasma. Ihr Zellkern ist groß, und das aufgelockerte vesikuläre Chromatin und der sichtbare Nukleolus sind Ausdruck der Gentranskription.
- Plasmazellen sind antikörpersezernierende B-Zellen und zeigen daher zytologische Merkmale proteinsezernierender Zellen. Aufgrund ihres reichen Gehalts an rauhem endoplasmatischem Retikulum ist ihr Zytoplasma basophil; eine hellere Region in Kernnähe entspricht dem Golgi-Feld. Der Zellkern zeigt eine aufgelockerte Chromatinstruktur („Radspeichenkern") und einen großen, zentral gelegenen Nukleolus.

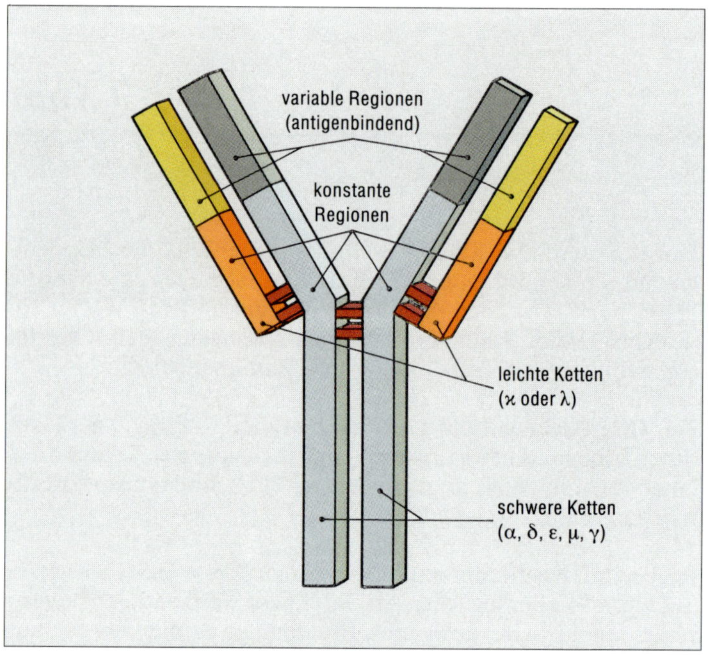

Abb. 7-1. Antikörpermoleküle. B-Lymphozyten besitzen die Fähigkeit, Antikörper zu synthetisieren; diese Glykoproteine haben die Aufgabe, spezifische Antigene zu binden. Antikörper sind auch unter dem Ausdruck Immunglobuline bekannt. Sie werden in 5 strukturell unterschiedliche Arten eingeteilt, IgG, IgA, IgD, IgM und IgE. Ein Antikörpermolekül hat 2 Hauptteile, **leichte Immunglobulinketten** vom Typ κ oder λ, und **schwere Ketten** der Typen α, δ, ε, μ, γ. Die schweren und leichten Ketten haben stark variable Regionen, die den antigenbindenden Teil bilden, und konstante Regionen, die den Hauptteil des Moleküls ausmachen. Antikörper zirkulieren entweder im Blut und in anderen Körperflüssigkeiten, oder sie bleiben an die Oberfläche von B-Lymphozyten gebunden, wo sie als Antigenrezeptoren fungieren und die B-Zelle aktivieren, sobald ein passendes Antigen erkannt wird

T-Lymphozyten (T-Zellen)

T-Zellen stellen den 2. Lymphozytenhaupttyp dar; sie
- stammen aus dem Knochenmark, entwickeln aber spezifische Eigenschaften bei ihrer Reifung im **Thymus**;
- werden in 3 wesentliche funktionelle Unterarten eingeteilt (s. unten);
- zirkulieren im Blut durch die Körpergewebe und besetzen auch spezielle Regionen in den lymphatischen Organen (s. S. 86–100);
- sezernieren Lymphokine (Abb. 7-2), sobald sie durch ein Antigen stimulieren werden;
- exprimieren Oberflächenproteine, die **T-Zell-Rezeptoren**, deren Vorkommen auf die Oberfläche der T-Zellen beschränkt ist und die spezifische Antigene in ähnlicher Weise wie die Antikörper erkennen.

Lymphokine	Herkunft	Zielfunktion
IL-1	Antigenpräsentierende Zellen	Aktiviert T_H-Zellen
IL-2	T_H-Zellen	Stimuliert die Proliferation von T_H-Zellen
IL-3	T_H-Zellen	Stimuliert das Wachstum hämatopoetischer Zellen
IL-4	T_H-Zellen	Aktiviert B-Zellen, T-Zellen und Mastzellen
IL-5	T_H-Zellen	Fördert die Proliferation und Reifung von B-Zellen
IL-6	T_H-Zellen/ Makrophagen	Aktiviert T-Zellen und läßt B-Zellen IgG sezernieren
γ-Interferon	T_H-Zellen	Induziert die Expression von Klasse II Major histocompatibility complex und aktiviert Makrophagen

Abb. 7-2. Lymphokine. Eine Hauptfunktion der T-Helferzellen (T_H) besteht darin, Proteine (Lymphokine) zu synthetisieren, die lokale Interaktionen zwischen Immunzellen vermitteln. Lymphokine werden aber nicht nur von lymphatischen Zellen gebildet, sondern stellen nur eine Untergruppe der Familie sezernierter Faktoren (Zytokine) dar, die ganz allgemein Wachstum und Differenzierung von Zellen beeinflussen. Die wichtigsten Lymphokine sind die Interleukine (IL, s. Abb. 4-9); sie alle stellen Peptide oder Proteine dar, die an spezifischen Rezeptoren von Zielzellen ansetzen

Genetische Mechanismen (Umgestaltung der Gene für die T-Zell-Rezeptoren) bewirken die Verschiedenheit der T-Zellen, die nötig ist, um auf unterschiedliche Antigene zu reagieren.

Die T-Zellen werden als die Grundlagen für die **zelluläre Immunantwort** bezeichnet, da sie keine Antikörper sezernieren, sondern andere Zellen steuern und rekrutieren.

Morphologie

Wie bei den B-Zellen hängt auch bei den T-Zellen das histologische Erscheinungsbild von der Aktivität ab (d. h. davon, ob die Zelle gerade inaktiv ist, als Teil einer Immunantwort proliferiert oder aktiv Lymphokine sezerniert).

- **Inaktive T-Zellen** sind kleine Zellen mit kaum erkennbarem Zytoplasma. Der Kern ist rundlich und enthält kompaktes Chromatin als Ausdruck der fehlenden DNA-Transkription.
- Im Rahmen der Immunantwort **zur Teilung angeregte T-Zellen** sind größer als inaktive Zellen und besitzen eine kleine Menge basophiles Zytoplasma. Der Kern ist groß und knäuelförmig (im Gegensatz zu dem der B-Zellen) mit bläschenartigem Chromatinmuster und deutlichem Nukleolus, was beides auf Gentranskription hinweist.
- **Lymphokinsezernierende T-Zellen** haben aufgrund ihres großen Gehalts an rauhem endoplasmatischem Retikulum ein basophiles Zytoplasma; der Zellkern ist groß und zeigt einen gewundenen Umriß.

T-Zell-Subpopulationen

Es gibt verschiedene funktionelle Subpopulationen von T-Zellen: **T-Helferzellen (T_H)**, **zytotoxische T-Zellen (T_C)** und **T-Supportzellen (T_S)**. Diese Subpopulationen können anhand ihrer unterschiedlichen Membranproteine und Glykoproteinmoleküle identifiziert werden.

T_H-Zellen

T_H-Zellen sezernieren Lymphokine (s. Abb. 7-2) und helfen dadurch anderen Lymphozyten, ihre Effektorfunktion zu erfüllen. Ihre Mithilfe ist nötig,

- um B-Zellen zur Antikörperproduktion anzuregen;
- um das Abwehrsystem der Makrophagen zu aktivieren (s. S. 84).

Der gebräuchlichste Marker zur Identifizierung der T_H-Zellen ist das CD4-Molekül.

T_C-Zellen

T_C-Zellen töten virusinfizierte und maligne Tumorzellen. Um selbst aktiviert zu werden und ihre zytotoxischen Aufgaben zu erfüllen, benötigen sie die Interaktion mit T_H-Zellen, die die Immunantwort modulieren. T_C-Zellen exprimieren den Zelloberflächenmarker CD8.

T_S-Zellen

T_S-Zellen inhibieren die Antwort von T_H-Zellen und modulieren dadurch die Immunantwort.

Da T_S-Zellen auch den CD8 Marker tragen, sind T_C- und T_S-Zellen oft zusammengelagert als Suppressor-/zytotoxische ($T_{S/C}$-)Zellen.

T-Zell-Rezeptoren

T-Zellen können auch anhand der Proteinstruktur ihrer T-Zell-Rezeptoren eingeteilt werden.

- **αβ-Rezeptoren** sitzen auf etwa 90 % der T-Zellen; diese exprimieren CD4- und CD8-Marker.
- **γδ-Rezeptoren** sitzen auf etwa 10 % der T-Zellen, von denen die meisten weder den CD4- noch den CD8-Marker exprimieren. Die funktionelle Rolle dieser Zellen, die andere T-Zell-Marker exprimieren, ist nicht klar, aber sie scheinen bedeutende Bestandteile des schleimhautassoziierten lymphatischen Gewebes (s. S. 99) zu sein. Eine Hauptaufgabe besteht offenbar in der Erkennung gewisser Antigene (**Zell-Streßantigene**), die von geschädigten Zellen exprimiert werden, um ihre frühzeitige Eliminierung zu erleichtern.

Makrophagen und dendritische Zellen

Makrophagen und dendritische Retikulumzellen stammen von den Monozyten ab (s. S. 76), die sich im Gewebe ansiedeln, wo sie dann bei ihrer Differenzierung für verschiedene spezielle Aufgaben ein unterschiedliches morphologisches Erscheinungsbild annehmen.

- Sie können eine Population von Zellen bilden, die hauptsächlich auf Phagozytose ausgerichtet sind. Diese Zellen (sessile **Gewebsmakrophagen** oder **Histiozyten**) entfernen oder speichern Material, wobei sie sich abrunden und breite, kurze Pseudopodien ausstrecken; sie enthalten Lysosomen in großer Zahl.
- Sie können von Lymphokinen, die von T-Zellen abstammen (s. Abb. 7-2), stimuliert werden und dann chemische Botenstoffe sezernieren (**Zytokine**), die lokal die zelluläre Immunantwort kontrollieren. Solche **Makrophagen vom sekretorischen Typ** sind große Zellen mit reichlichem, blaßrotem Zytoplasma, da der Golgi-Apparat und das glatte ER einen weiten Raum einnehmen. In normalen Geweben werden sie selten angetroffen, aber sie sind bei der T-Zell-abhängigen Immunantwort wichtig, bei der sie als **epitheloide Zellen** bezeichnet werden, da sie bei oberflächlicher Betrachtung Epithelzellen ähneln.
- Sie können auf Immunüberwachung spezialisierte Zellen (**dendritische antigenpräsentierende Zellen**, **APC**) bilden, die durch langgestreckte verzweigte Zellausläufer und einen geringen Gehalt an lysosomalen Enzymen gekennzeichnet sind (Abb. 7-3).

Sessile Gewebsmakrophagen, sekretorische Makrophagen, epitheloide Zellen und APC werden mit den Blutmonozyten oft zum **System mononukleärer Makrophagen** zusammengefaßt.

Morphologie und Vorkommen

Die Morphologie der Makrophagen wechselt je nach Ort und Funktion. Der allgemeine Aufbau und die Zytologie der Monozyten und Makrophagen wurden schon auf S. 76 abgehandelt.

Spezialisierte Makrophagen gibt es in der Lunge (Alveolarmakrophagen, s. Abb. 9-14), in der Leber (Kupffer-Sternzellen, s. Abb. 11-3), im Gehirn (Mikroglia, s. Abb. 13-14) und in der Haut (Langerhans-Zellen, s. Abb. 19-9).

Makrophagen bilden einen wesentlicher Anteil der auf Immunabwehr spezialisierten Organe (s. S. 94). Sie sind auch besonders zahlreich im lockeren, fibrokollagenen Supportgewebe, das fast überall im Körper vorkommt (Abb. 7-4).

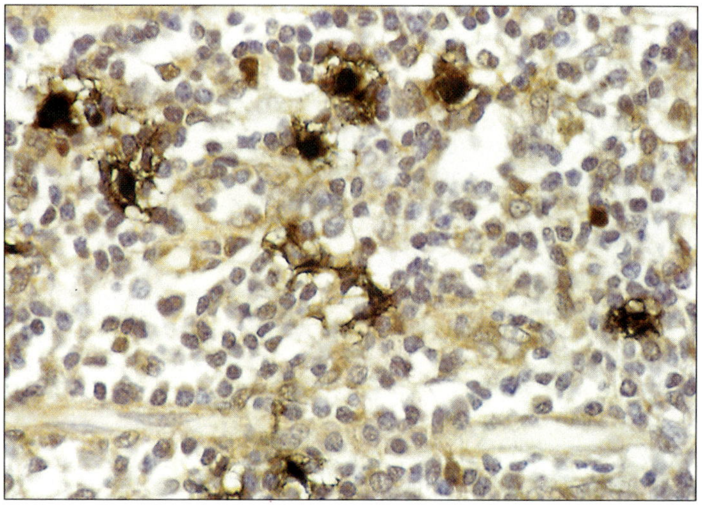

Abb. 7-3. Dendritische antigenpräsentierende Zellen. Ausschnitt aus der parakortikalen Region eines Lymphknotens mit verzweigten Ausläufern dendritischer antigenpräsentierender Zellen. Der Schnitt wurde mit einer Immunperoxidasemethode angefärbt, die ein für diesen Zelltyp spezifisches Protein nachweist

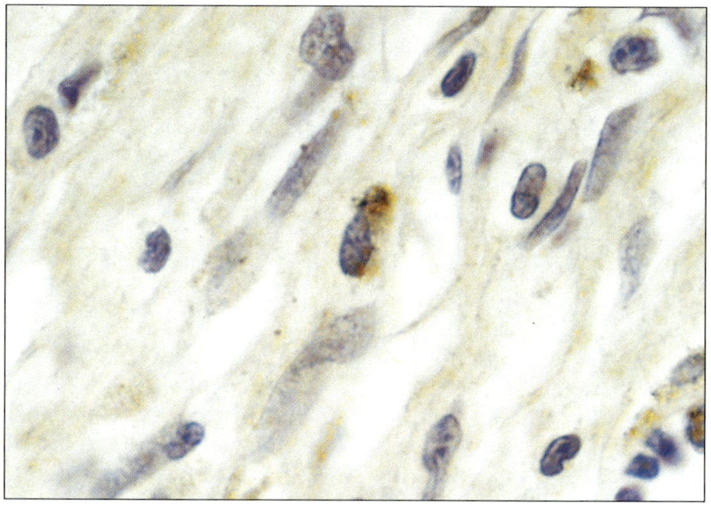

Abb. 7-4. Makrophagen. Makrophagen sind besonders zahlreich im kollagenfaserigen Supportgewebe zu finden, wie es in den meisten Organen vorkommt. An diesem Ort üben sie ihre hauptsächlich phagozytäre Aktivität aus, was durch ihren hohen Gehalt an Lysosomen belegt wird. In HE-gefärbten Schnitten sind die normalen Makrophagen unauffällig, können aber durch histochemische Reaktionen auf saure Phosphatase oder durch immunhistochemische Darstellung lysosomaler Enzyme wie hier nachgewiesen werden

Antigenpräsentierende Zellen

Antigenpräsentierende Zellen (APC) phagozytieren antigenes Material, verarbeiten es und bieten Fragmente davon Lymphozyten an. Solche Zellen haben mehrere gemeinsame Merkmale.

- Sie stammen von Monozyten ab und exprimieren Marker der Leukozytenzellinie („leukocyte common antigen").
- Sie besitzen feinverzweigte Zytoplasmafortsätze, die die mit anderen Zellen und Antigenen interagierende Oberfläche der Zellmembran vergrößert, was zu der deskriptiven Bezeichnung dendritische antigenpräsentierende Zellen geführt hat (s. Abb. 7-3).
- Obwohl sie aktiv pinozytotisch aktiv sind, haben sie nur einen geringen Bestand an lysosomalen Enzymen und unterscheiden sich dadurch von anderen auf Phagozytose spezialisierten Zellen, die sich von Monozyten ableiten.
- Sie besitzen einen hohen Gehalt an Klasse-II-MHC-Molekülen (HLA-Dr), der wesentlich ist, um T-Zellen neues Antigen zu präsentieren (MHC = Major histocompatibility complex, Haupthistokompatibilitätskomplex; HLA = Human lymphocytic antigen).

Zellen, die als dendritische APC eingestuft werden können, sind

- Langerhans-Zellen der Haut (s. Abb. 19-9);
- dendritische Retikulumzellen der Lymphknoten (s. Abb. 7-3);
- interstitielle dendritische Zellen, die eine Population dendritischer Zellen in den Supportgeweben der meisten Organe bilden;
- „verschleierte" Zellen (Veiled cells) aus dem Blut, von denen man meint, daß es sich um zirkulierende Formen dendritischer APC im Transit zwischen den Geweben handelt;
- die Mikroglia des Zentralnervensystems (s. Abb. 13-44).

Trotz gewisser gemeinsamer Merkmale ist jede dieser Zellarten auf ein bestimmtes Mikromilieu spezialisiert und besitzt auch jeweils unterschiedliche Oberflächenrezeptoren und Proteine, wodurch sie zur Antigenpräsentation an unterschiedlichen Orten befähigt sind.

Außer dieser Zellgruppe, die eine primäre Rolle bei der Antigenpräsentation spielt, sind dazu noch verschiedene andere Zellen befähigt, besonders die unspezifischen phagozytierenden Makrophagen.

Ablauf der Immunantwort

Die Entwicklung einer Immunantwort ist von der engen Zusammenarbeit zwischen den Zellen des Immunsystems abhängig. Diese spielt sich bevorzugt in speziellen Geweben und Organen des Immunsystems ab, besonders in den Lymphknoten und in der Milz, die die geeigneten Strukturen für diese Interaktionen aufweisen.

Aktivierung des Immunsystems

Eine Immunantwort beginnt damit, daß Antigene mit Lymphozyten interagieren; dies schließt die Beteiligung antigenpräsentierender Zellen mit ein.

Weiterverarbeitung durch antigenpräsentierende Zellen, APC. Ein Antigen wird von einer APC aufgenommen und partiell fragmentiert. Dann wird es an ein HLA-Protein aus der Klasse der Histokompatibilitätsantigene gebunden und zur Zelloberfläche hin transportiert. Hier wird das HLA-Protein in die Zellmembran inkorporiert, so daß ein großer Teil des Moleküls einschließlich des gebundenen antigenen Peptids exponiert wird.

Sobald das aufbereitete Antigen auf eine reife T-Zelle mit den entsprechenden Rezeptoren trifft, aktiviert es diese T-Zelle, wobei die Art der T-Zell-Antwort davon abhängt, ob das aufbereitete Antigen an HLA der Klasse I oder II gebunden ist. HLA-Klasse-I-Proteine interagieren mit CD8-besetzten T-Zellen, HLA-Klasse-II-Proteine dagegen mit CD4-besetzten T-Zellen.

Auf diese Weise erzeugen antigenwirksame Peptide, die an Klasse-II-HLA-Moleküle gebunden sind, eine TH-Zellantwort, die dann B-Zellen dabei helfen kann, auf dasselbe Antigen zu reagieren.

Die Architektur des lymphatischen Gewebes und die Zirkulationswege der T-Zellen sind so ausgelegt, daß möglichst viele Lymphozyten mit einem potentiellen Antigen Kontakt aufnehmen können.

Direkte Interaktion mit B-Zellen. Selten kommt es vor, daß B-Zellen direkt mit einem Protein- oder Polysaccharidantigen (z. B. mit der Polysaccharidhülle der Bakterienwand von Pneumokokken) interagieren, das eine repetitive chemische Struktur besitzt. Es gibt allerdings nur wenige Antigene dieser Art.

Antigensynthese in einer Zelle. In einer Zelle entstandenes Antigen (z. B. in Tumorzellen oder virusinfizierten Zellen) kann in die Zellmembran inkorporiert werden, wenn es an ein Klasse-I-HLA-Protein gebunden ist, wodurch es von CD8-besetzten T-Zellen erkannt werden kann.

Das immunologische Gedächtnis

Wenn aktivierte Lymphozyten bei einer Immunantwort proliferieren, so reifen einige von ihnen zu T- und B-Gedächtniszellen heran. Solche Lymphozyten sehen ähnlich aus wie die noch inkompetenten, inaktiven Lymphozyten, haben aber schon gelernt, ein spezifisches Antigen zu erkennen. Bei erneuter Exposition reagieren sie prompt auf diese Antigene mit Proliferation und Aktivierung.

Von B-Gedächtniszellen weiß man, daß sie Rezeptoren (Oberflächenimmunglobuline) mit größerer Affinität zu Antigenen als inkompetente B-Zellen aufweisen und daß sie bei der Immunantwort frühzeitiger IgG produzieren.

Gedächtniszellen zirkulieren in Blut- und Lymphgefäßen und besiedeln auch spezielle lymphatische Organe.

Immunhistochemische Identifizierung lymphatischer Zellen

Die vielen zytoplasmatischen und Zellmembranproteine, die für Lymphozyten und verwandte Zellen charakteristisch sind, haben nach einem internationalen System Bezeichnungen erhalten, die sich auf die Proteine (Antigene) beziehen, die in verschiedenen Phasen der Differenzierung exprimiert werden. Diese Proteine nennt man CD (**Cluster of Differentiation**)-Moleküle, (Abb. 7-5).

Mit Antikörpern gegen CD-Moleküle können spezifische Subpopulationen lymphatischer Zellen identifiziert werden.

Außer mit Hilfe von CD-Molekülen können B-Zellen auch durch den Nachweis von leichten oder aber schweren Immunglobulinketten erkannt werden.

CD-Molekül	Merkmal	Vorkommen
CD1	Glykoprotein, hieß früher T6	auf kortikalen Thymozyten, Langerhans-Riesenzellen, interdigitierenden Retikulumzellen
CD2	entspricht dem Rezeptor für Hammelerythrozyten	auf allen T-Zellen in frühen Entwicklungsstadien
CD3	mit T-Zellrezeptorproteinen vergesellschaftet	auf T-Zellen
CD4	Glykoprotein, Rezeptor für das HIV-1-Virus	auf T_H-Zellen, Makrophagen
CD8	Glykoprotein	auf $T_{s/c}$-Zellen
CD10	Glykoprotein	auf B-Zell-Vorläufern, frühen Formen von B-Zellen, Zellen, die die akute lymphatische (B-Zell-)Leukämie in der Kindheit verursachen (s. Abb. 6–15)
CD19	Glykoprotein	auf frühen Formen von B-Zellen
CD22	Glykoprotein	auf allen B-Zellen
CD45	Glykoprotein, bekannt als leukocyte common „antigen“	auf vielen Arten weißer Blutkörperchen, einschl. T- und B-Zellen und Makrophagen

Abb. 7-5. CD-Moleküle. Tabelle über Merkmale und Vorkommen der wichtigsten CD-Moleküle

Marker des lymphatischen Phänotyps sind in der ärztlichen Praxis weit verbreitet bei der Analyse und Typisierung von **Lymphomen**, den Tumoren lymphatischer Zellen.

Knochenmark

Das Knochenmark ist die Region, in der die B- und T-Zell-Vorläufer und auch die Makrophagen entstehen; es wurde schon auf S. 67 eingehend besprochen.

Thymus

Der Thymus ist der Ort, an dem sich die immunologisch noch inkompetenten Lymphozyten aus dem Knochenmark zu reifen T-Zellen ausdifferenzieren. Dieser Vorgang umfaßt die Differenzierung zu T_H- und $T_{S/C}$-Zellen und ihre Proliferation, damit ein kontinuierlicher Nachschub von T-Zellen für die lymphatischen Organe des ganzen Körpers bereitsteht.

Dabei unterscheidet das Immunsystem zwischen körpereigenen und Fremdantigenen und entwickelt die Immuntoleranz.

Der Thymus ist außerdem ein endokrines Organ, welches Hormone und andere lösliche Faktoren bildet, die nicht nur die Produktion, Differenzierung und Reifung der T-Zellen im Thymus kontrollieren, sondern auch die Funktion der T-Zellen und deren Interaktionen in den peripheren Geweben regulieren. Da der Wissenszuwachs auf diesem Gebiet rapide voranschreitet, befinden sich die Kenntnisse über die Natur dieser Substanzen sowie ihre Bezeichnungen gegenwärtig im Fluß. Dennoch gibt es wenigstens 3 Polypeptide mit Hormoncharakter: **Thymulin**, **Thymopoetin** und **Thymosin α1**.

Eine normale Thymusfunktion ist für die normale Entwicklung der lymphatischen Gewebe bis hin zur Pubertät und selbst danach wichtig. Die Entfernung des Thymus reduziert die Fähigkeit des Immunsystems, auf neue Antigene zu reagieren.

Im fetalen Leben ist der Thymus außerdem eine wichtige Stätte der Blutbildung.

Entwicklung

Der Thymus entwickelt sich als erstes der lymphatischen Organe; er entsteht aus dem Entoderm und einem kleinen ektodermalen Anteil der ventralen Anlage der 3. Schlundtasche beiderseits.

Der Thymus ist das einzige lymphatische Organ mit einem Stützgerüst aus Epithelzellen (epitheliale Thymusretikulumzellen = Epitheliozyten), die vom Entoderm abstammen.

Aufbau

Der Thymus ist ein weiches, gelapptes Organ im oberen und vorderen Mediastinum, wo sich seine abgeplattete Form an die umgebenden Strukturen anpaßt.

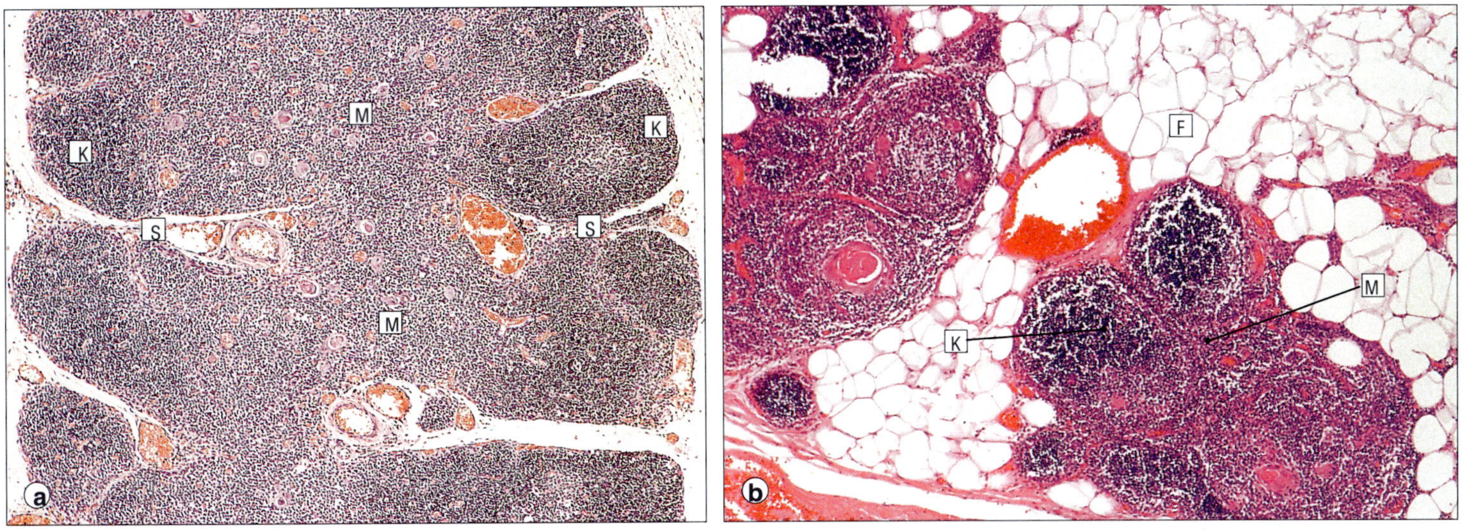

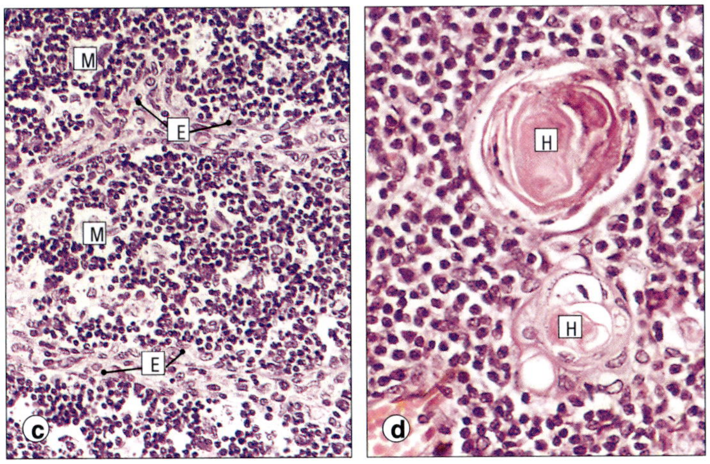

Abb. 7-6 a–d. Thymus. a Beim Kind ist die Thymusrinde (Kortex, K) durch fibrokollagene Septen (S) in Läppchen gegliedert und von Fettgewebe aus dem Mediastinum umgeben. Das Mark (Medulla, M) ist zellärmer. **b** Beim Erwachsenen erfolgt eine Involution, bei dem Thymusgewebe durch Fettgewebe (F) ersetzt wird. Die Unterteilung in den zellreichen Kortex (K) und die zellärmere Medulla (M) ist noch deutlich erhalten. **c** Das hervorstechende Merkmal des Thymuskortex ist der hohe Gehalt an eng gepackten Lymphozyten, deren Größe je nach Aktivität zwischen klein zu groß schwankt. Die meisten, wenn nicht sogar alle Lymphozyten haben direkten Kontakt zu Epitheliozyten (E), die die ganze Drüse durchsetzen und als Stützgerüst fungieren. Sie sind in der großen Menge lymphatischer Zellen schwer zu identifizieren, dort jedoch deutlich zu sehen, wo sie Blutgefäße umgeben, die in die Drüse eintreten. Zahlreiche Makrophagen (M) sind im Kortex verstreut und enthalten phagozytierte Trümmer eliminierter Lymphozyten. **d** Den auffälligsten Teil des Thymusmarks bildet sein epithelialer Anteil; die Zellen haben große blasse Kerne und reichlich eosinophiles Zytoplasma. Die Lymphozyten sind weniger eng gedrängt als in der Rinde, die meisten sind T-Zellen, die sich wahrscheinlich auf dem Weg in den Kreislauf befinden. Hassall-Körperchen (H) entstehen aus Epitheliozyten zunächst in der Fetalzeit; später werden sie kontinuierlich gebildet. Der Vorgang beginnt mit der Vergrößerung eines einzelnen Markepitheliozyten, der dann zunehmend degenerativen Veränderungen unterliegt, die sich durch Kernzerfall und zunehmende Zytoplasmaeosinophilie manifestieren. Vakuolen erscheinen im Zytoplasma und nehmen die Kernreste auf. Dieser Vorgang wiederholt sich in benachbarten Epitheliozyten, die konzentrische Lamellen um eine zentrale, hyalinisierende Masse bilden. Hassall-Körperchen können bis zu einem Durchmesser von 100 µm heranwachsen; sie unterliegen einer Anzahl degenerativer Veränderungen, werden von Lymphozyten, Makrophagen und Eosinophilen infiltriert und können auch verkalken oder zystische Veränderungen aufweisen

Bei der Geburt ist der Thymus graurötlich, sein Gewicht von 10–15 g steigt bis zur Pubertät auf 30–40 g an. Anschließend unterliegt er einer fortschreitenden Involution mit ausgedehnter Infiltration durch Fettgewebe und wird gelblich.

Beim Kind gliedert sich das Thymusparenchym in die äußere, äußerst zellreiche **Rinde** (Kortex) und ein zentrales, blaß gefärbtes **Mark** (Medulla). Die Rinde wird durch feine Septen in unregelmäßige Läppchen von 0,5–2 mm Durchmesser unterteilt; diese Septen erstrecken sich von der lockeren, kollagenfaserigen Kapsel bis an die Grenze zwischen Kortex und Medulla. Das zellärmere Markgewebe bildet einen zusammenhängenden zentralen Kern. Der Thymus besteht aus Epitheliozyten, Lymphozyten, Makrophagen und Eosinophilen (Abb. 7-6).

Thymusepithelzellen (Epitheliozyten)
Die Epitheliozyten bilden das Stromamaschenwerk des Thymus und besitzen eine Reihe ultrastruktureller und immunhistochemischer Merkmale. Wenigstens 4 Zellarten mit unterschiedlicher Antigenität können unterschieden werden: die **kortikalen subkapsulären**, die **inneren kortikalen**, die **medullären Zellen** und die der **Hassall-Körperchen**.

Epitheliozyten des Thymus haben blaß gefärbte, ovale Zellkerne und ein eosinophiles Zytoplasma; sie sind im Mark leicht zu erkennen (s. Abb. 7-6d). Im Kortex dagegen können sie mit ihren feinen Zytoplasmaausläufern in der Menge der Lymphozyten nur schwer identifiziert werden.

Im Elektronenmikroskop sieht man, daß die Epithelzellen durch typische Desmosomen (s. Abb. 3-11) verbunden werden; sie enthalten Bündel intermediärer (Zytokeratin-)Filamente.

Lage. Die Anordnung der Epitheliozyten ist an unterschiedlichen Stellen des Thymus verschieden.

- Unter der Kapsel bilden die Epitheliozyten eine kontinuierliche Schicht, die dort tief in den Thymus eingelassen ist, wo Septen und Gefäße in das Organ ziehen oder es verlassen.
- In der Rinde formen die Epitheliozyten ein schwammartiges Maschenwerk mit Zwischenräumen, die von Lymphozyten besiedelt werden (s. Abb. 7-6c).
- Im Mark konvergieren Lagen aus Epitheliozyten und bilden eine gröbere, kräftigere Struktur mit kleineren Zwischenräumen aus, in denen auch viel weniger Lymphozyten zu finden sind.
- Tief im Mark bilden die Epitheliozyten massige Stränge und Wirbel, von denen einige lamelläre Strukturen enthalten (**Hassall-Körperchen**, s. Abb. 7-6d).

Funktion. In großen Teilen der Thymusrinde haben die Epitheliozyten einen engen Kontakt mit den Lymphozyten und umschließen diese völlig durch tiefe Zytoplasmaeinfaltungen. Sie werden als **Thymus-Ammenzellen** bezeichnet und sollen unreife T-Zellen eliminieren, die körpereigene Stoffe als Antigen erkennen.

Epitheliozyten fördern auch die Differenzierung und Proliferation von T-Zellen und die Reifung von Subpopulationen. Darüber hinaus sezernieren sie mindestens 3 Hormone und andere Substanzen, die Reifung und Proliferation von T-Zellen in Thymus und anderen lymphatischen Organen regulieren.

Thymuslymphozyten
Die meisten Thymuslymphozyten sind T-Zellen in verschiedenen Stadien der Differenzierung. Auch B-Zellen kommen vor, aber in geringer Zahl. Obwohl der Ausdruck **Thymozyt** oft speziell für Thymuslymphozyten benutzt wird, bezieht er sich strenggenommen nur auf unreife Lymphozyten der T-Zell-Linie.

Durch Zellteilung im äußeren Teil der Thymusrinde werden T-Zell-Klone gebildet, die noch reifen, wenn sie tief in der Rinde markwärts geschoben werden.

Im Mark treten die reifenden T-Zellen in Blutgefäße und Lymphbahnen über und schließen sich dem Pool zirkulierender T-Zellen an. Anschließend siedeln sie sich in peripheren lymphatischen Geweben an, in denen sie erst ihre volle immunologische Reife erlangen.

Offenbar wird nur ein sehr kleiner Teil der im Thymus entstandenen Lymphozyten reif und bildet dann Klone aus T-Zellen, die Fremdantigene erkennen können. Vom Rest der Lymphozyten nimmt man an, daß sie körpereigene Stoffe als Antigen erkennen und eliminiert werden; so entsteht die **immunologische Selbsttoleranz**.

Obwohl der Thymus gewöhnlich als typisches T-Zell-Organ angesehen wird, finden sich doch gelegentlich reife B-Zellen und B-Zell-Keimzentren und – selten – auch Plasmazellen im Thymusmark, besonders bei Kindern.

Thymusmakrophagen
Im Thymus gibt es verschiedene Makrophagenarten einschließlich solcher mit phagozytären und noch immunologischen Funktionen.

Die für die Entfernung toter Lymphozyten verantwortlichen Zellen sind phagozytäre mononukleäre Makrophagen; sie liegen im subkapsulären Kortex und enthalten gewöhnlich Kern- und Zytoplasmatrümmer (s. Abb. 7-6c).

Makrophagen mit relativ wenig phagozytierten Einschlüssen sind in der kortikomedullären Region und im Mark verbreitet; manche nehmen die Form **dendritischer interdigitierender Zellen** (s. S. 84) an, die als APC für reifere T-Zellen fungieren.

Eosinophile im Thymus
Eosinophile treten im Thymus in der Fetalperiode auf und sind gewöhnlich noch im Kindesalter anzutreffen, manchmal in großer Zahl. Nach der Pubertät sind sie selten. Wenn dann noch Eosinophile vorkommen, liegen sie überwiegend im Supportgeweben der Septen, im Mark und manchmal in Hassall-Körperchen.

Vaskularisation

Der Thymus bezieht seine arterielle Versorgung aus vielen kleinen Ästen der A. thoracica interna und der A. thyroidea inferior, die den Thymus hauptsächlich über die interlobulären Septen erreichen.

In der Region der Mark-Rinden-Grenze entspringen aus den Arterienästen kleine, radiär angeordnete Arteriolen und Kapillarschlingen, die dann Mark und Rinde versorgen.

Die kortikalen Kapillaren besitzen ein kontinuierliches Endothel (s. S. 118), während die Kapillaren im Mark und in den Septen fenestriert sein können.

An der Mark-Rinden-Grenze, dem Ort der Lymphozyteneinwanderung in den Thymus, haben die postkapillären Venolen ein höheres Endothel.

Venenzuflüsse folgen dem Verlauf der arteriellen Gefäße in den Septen und bilden stellenweise einen Plexus in der Thymuskapsel, bevor sie über die Thymusvenen in die linke V. brachiocephalica, die V. thoracica interna sowie in die V. thyroidea inferior einmünden.

Der Thymus erhält keine afferenten Lymphgefäße, aber aus dem Mark und der kortikomedullären Region entspringen efferente Lymphgefäße, die dem Verlauf der Arterien und Venen folgen.

Blut-Thymus-Schranke

Ein- und austretende Gefäße des Thymus werden von Epitheliozyten eingescheidet; der dazwischengelegene perivaskuläre Spalt enthält Supportgewebe, lymphatische Ansammlungen und Perizyten. Es besteht also eine Schranke zwischen Blut und Thymusparenchym. Sie besteht aus

- Kapillarendothel;
- perivaskulärem Supportgewebe;
- Epitheliozyten mit Basalmembran.

Untersuchungen haben gezeigt, daß intravenös injizierte kolloidale Partikel die extravaskulären Spalten des Kortex nicht erreichen, und man glaubt, daß der Eintritt von Antigenen ebenso verhindert wird; die Thymusrinde ist somit ein immunologisch abgeriegelter Ort. Es gibt auch Beweise dafür, daß kleine Materialmengen, die doch in die Rinde gelangen, rasch von Makrophagen phagozytiert werden.

Für den Übertritt von im Blut transportiertem Material in die extravasalen Räume des Marks scheint es keine Schranke zu geben; wahrscheinlich wird der Übertritt von Antigenen aus dem Mark in die Rinde durch Makrophagen an der Mark-Rinden-Grenze verhindert.

Die Blut-Thymus-Schranke schafft vielleicht die wesentlichen Milieubedingungen zur Eliminierung von Lymphozytenklonen, die körpereigene Stoffe als fremd erkennen. Dadurch, daß alle körperfremden antigen wirksamen Substanzen ausgeschlossen werden, stellen die Epitheliozyten den einzigen Kontakt her, den Lymphozyten mit körpereigenen Bestandteilen haben (Abb. 7-7).

Involution

Der Thymus erreicht sein Maximalgewicht in der Pubertät und wird dann wieder kleiner, so daß er im hohen Alter bisweilen gar nicht mehr erkennbar ist. Die Involution geht mit einem Ersatz der Drüse durch Fettgewebe (Fettgewebsinfiltration) und einer Verringerung des Lymphozytengehalts einher.

Die Verfettung setzt schon bei der Geburt ein und beschleunigt sich nach der Pubertät. Die Anzahl der Fettzellen nimmt im perivaskulären Kompartiment zu, was anfangs am deutlichsten in den Septen in Erscheinung tritt, also zunächst die Rinde betrifft und sich dann auch aufs Mark erstreckt (s. Abb. 7-6b).

Nach dem 1. Lebensjahr setzt die Verarmung an Lymphozyten ein und schreitet danach, unabhängig von der Pubertät, in gleichbleibendem Maß fort. Dies führt zu einem fortschreitenden Zusammensinken des schwammartigen Epitheliozytengerüsts, das aber erhalten bleibt, so daß Epitheliozytenstränge selbst in den atrophischsten Thymusresten histologisch nachgewiesen werden können. Solche Zellen sezernieren vielleicht Thymushormone bis ins hohe Alter.

Trotz der mit der Involution fortschreitenden zahlenmäßigen Abnahme der Thymuslymphozyten kommt es weiterhin zur Differenzierung und Proliferation, so daß das ganze Leben lang ein kontinuierlicher Nachschub an T-Zellen gewährleistet ist.

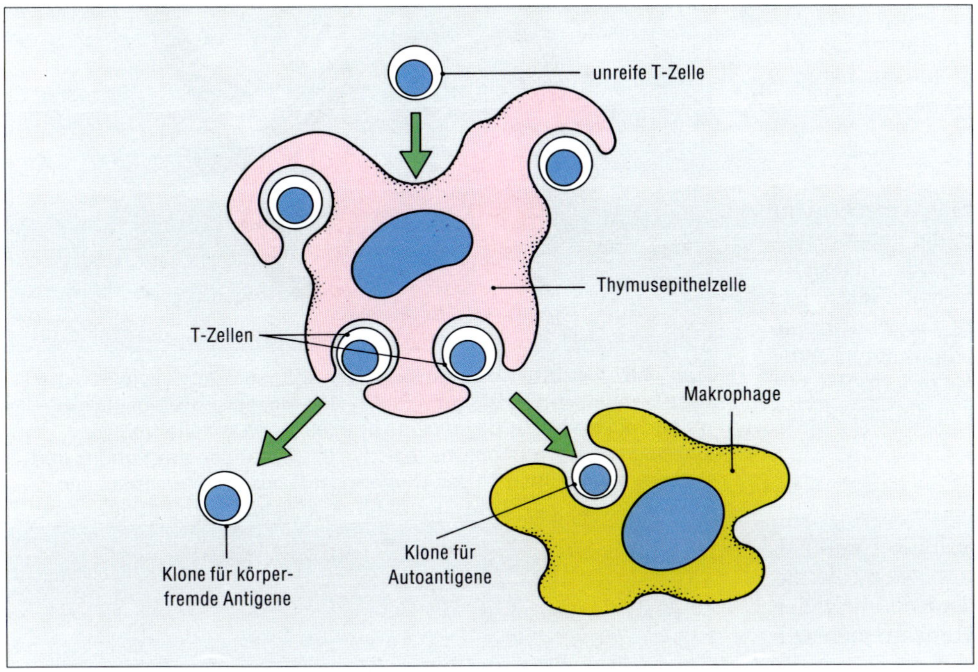

Abb. 7-7. Lymphozytenreifung in der Thymusrinde. Im Thymuskortex proliferieren Lymphozyten und werden von den Fortsätzen der Thymusepithelzellen umscheidet. Die T-Zellen befinden sich in engem Kontakt mit körpereigenen Antigenen, und körperfremde Antigene werden durch die Blut-Thymus-Schranke ausgeschlossen. T-Zellen, die körpereigene Antigene als fremd erkennen, werden durch Phagozytose von Makrophagen eliminiert. T-Zellen, die körperfremde Antigene erkennen, verlassen den Thymus und besiedeln andere Gewebe

Lymphknoten

Lymphknoten sind kleine Organe, die in Gruppen oder Ketten dort liegen, wo Lymphgefäße, die eine anatomische Region drainieren, unter Bildung größerer Lymphstämme konvergieren, z. B. am Hals, in der Axilla, in der Leistenbeuge oder paraaortal. Sie haben 2 Hauptfunktionen.

1. Phagozytierende Zellen in den Lymphknoten fungieren als unspezifische Filter für partikuläre Teilchen wie Mikroorganismen oder Kohlepartikel und verhindern ihr Eindringen in die allgemeine Zirkulation.
2. Sie sind mit einem eleganten Mechanismus ausgestattet, bei dem Lymphozyten an einer Grenzfläche zwischen Lymphe und Blut mit neuen Antigenen und antigenpräsentierenden Zellen interagieren können. Lymphknoten enthalten zunächst nur eine geringe Zahl von Lymphozyten, die ein Antigen erkennen können. Davon ausgehend, bewirken sie eine Proliferation aktivierter Zellen, wobei zur Verstärkung der Immunantwort Lymphozytenklone gebildet werden.

Im relativ inaktiven Zustand mißt jeder Lymphknoten nur ein paar mm, er kann aber unter funktioneller Belastung wesentlich größer werden.

Die Zellen eines Lymphknotens können in 3 funktionelle Gruppen eingeteilt werden: lymphatische Zellen, Hilfszellen der Immunabwehr und immunologisch inaktive Stromazellen.

Lymphatische Zellen

Die lymphatischen Zellen im Lymphknoten setzen sich aus Lymphoztyen aller Art und ihren Abkömmlingen zusammen; sie entstehen im Knochenmark, vermehren sich aber im Thymus und anderen peripheren lymphatischen Geweben. Die meisten Lymphozyten treten aus dem Blutstrom in die Lymphknoten ein, nur wenige einwandernde Lymphozyten stammen aus der Lymphe drainierter Gewebe.

Hilfszellen der Immunabwehr

Unter Hilfszellen der Immunabwehr faßt man verschiedene Makrophagen zusammen, einschließlich derer, die phagozytiertes Antigen aufbereiten, Antigene präsentieren oder unspezifische Effektorfunktionen haben. Diese Zellen entstammen dem Knochenmark und werden in die peripheren Gewebe ausgeschwemmt, bevor sie im Lymphstrom die Lymphknoten erreichen. Viele dieser Zellen sind Teil des Systems mononukleärer Phagozyten und können anschließend wieder in die peripheren Gewebe einwandern.

Immunologisch inaktive Stromazellen

Immunologisch inaktive Stromazellen umfassen die Endothelzellen der Lymph- und Blutgefäße sowie Fibroblasten, die das retikuläre Stromagerüst synthetisieren. Viele der Endothelzellen sind hochspezialisiert auf Interaktionen mit lymphatischen Zellen.

Struktur

Ein Lymphknoten ist ein bohnenförmiges Organ mit einer kollagenfaserigen Kapsel, von der aus sich fibröse Trabekel als Stützgerüst in den Knoten hinein erstrecken (Abb. 7-8).

Die konvexe Lymphknotenoberfläche wird von einer Anzahl **afferenter Lymphgefäße** durchbohrt, die ihren Inhalt in den Lymphknoten entleeren, während es am Hilum nur ein einziges efferentes Lymphgefäß gibt, aus dem die Lymphe in einen größeren Sammellymphstamm fließt. Solche Gefäße drainieren wiederum in weiter proximal gelegene Lymphknoten oder Lymphknotenketten, bevor sie sich über den Ductus thoracicus oder den Ductus lymphaticus dexter ins Blut entleeren. Lymphknoten enthalten 3 verschiedene funktionelle Kompartimente (Abb. 7-9):

1. ein Netzwerk endothelausgekleideter **Lymphsinus**, die mit den Lumina der afferenten und efferenten Lymphgefäße kommunizieren;
2. ein Netzwerk kleiner Blutgefäße einschließlich spezieller postkapillärer Venolen, durch die zirkulierende Lymphozyten in den Lymphknoten eintreten;
3. ein parenchymatöses Kompartiment aus dem oberflächlichen Kortex, dem Parakortex und der Medulla.

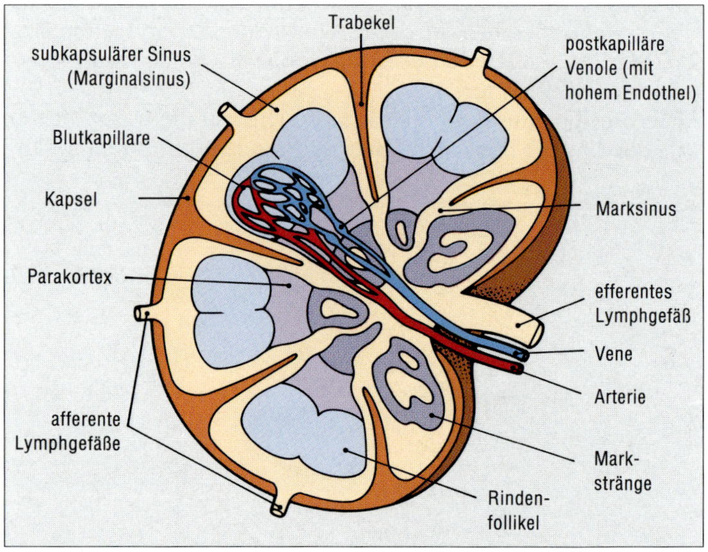

Abb. 7-8. Lymphknotenaufbau. Der bohnenförmige Lymphknoten hat ein Hilum, in den Blutgefäße ein- und aus dem efferente Lymphgefäße austreten. Er besitzt eine umhüllende Kapsel. Afferente Lymphgefäße durchbohren die konvexe Oberfläche des Organs und entleeren ihren Inhalt in das System der Sinus. Das lymphatische Parenchym wird in Kortex, Parakortex und Medulla unterteilt

Die strukturelle Integrität des Lymphknotens wird durch ein Gerüst aus Retikulinfasern (s. S. 44) gesichert; sie stehen mit den fibrösen Trabekeln in Verbindung. Diese Fasern sind im parenchymatösen Kompartiment am dichtesten, einige Fasern durchqueren aber auch das lymphatische Kompartiment, in dem sie völlig von Endothelzellen umhüllt werden.

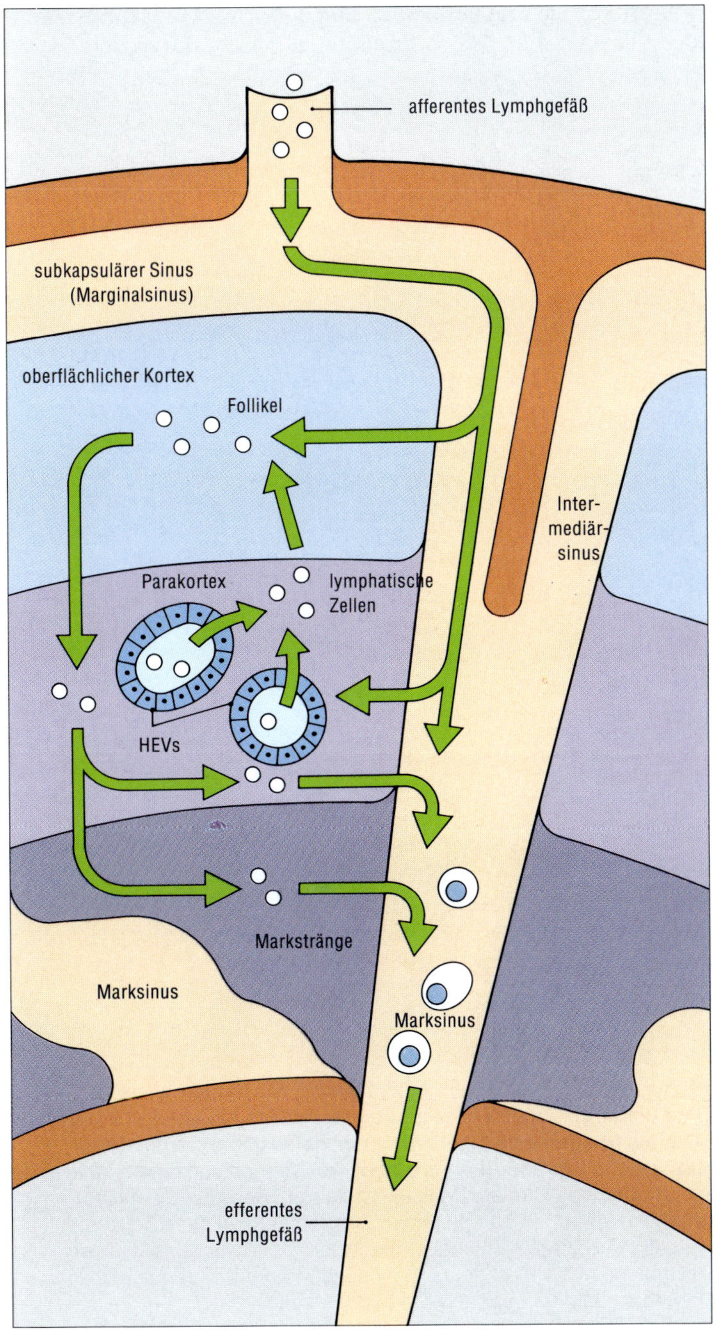

Die Lymphknotensinus

Afferente Lymphgefäße entleeren sich in einen größeren **subkapsulären Sinus** (**Marginalsinus**, Randsinus) an der gesamten Peripherie des Lymphknotens. Vom Marginalsinus aus ziehen **kortikale** (**intermediäre**) **Sinus** durch die Rindenzellmasse hinein ins Mark.

Das vorherrschende Merkmal im Mark bildet ein Netzwerk verbundener Lymphkanäle, die **Marksinus**, die zum efferenten Lymphgefäß am Hilum hin konvergieren.

Bei der histologischen Untersuchung sind nur die größeren Kanäle des lymphatischen Kompartiments zu erkennen. Die kortikalen Sinus sind im allgemeinen schwer zu sehen, da sie stark gewunden verlaufen und mit zahlreichen feinen Ausläufern die Zellmasse des Kortex durchsetzen.

Es ist fast unmöglich, mit gewöhnlichen lichtmikroskopischen Färbemethoden die extrem flachen, blaß gefärbten Endothelzellauskleidungen der Sinus sichtbar zu machen.

Das Gefäßkompartiment

Die Blutgefäßversorgung eines Lymphknotens bildet den Haupteintrittsweg für Lymphozyten in den Lymphknoten und erfüllt zudem die metabolischen Anforderungen.

Ein oder mehrere kleine arterielle Gefäße treten am Hilum in den Lymphknoten ein und teilen sich dann im Mark in Äste, die sich entlang den kortikalen Follikeln und dem Parakortex in ein Kapillarnetz aufzweigen.

Im Parakortex haben die **postkapillären Venolen** (s. S. 118) ein kubisches Endothel mit speziellen Zellrezeptoren („lymphocyte homing receptors"), die von zirkulierenden Lymphozyten erkannt werden und den Übertritt von Lymphozyten aus dem Blut in den Lymphknoten erleichtern. Diese postkapillären Venolen werden oft als Venolen mit hohem Endothel (**High endothelial venules**, **HEVs**) bezeichnet.

Die Blutgefäße des oberflächlichen Kortex und der Markstränge sind offenbar nicht spezialisiert und scheinen auch keinen Lymphozytendurchtritt zu gestatten.

Kleine Venen verlassen den Lymphknoten über das Hilum.

Abb. 7-9. Funktionelle Lymphknotenkompartimente. Antigene, immunologische Hilfszellen und Lymphozyten kommen über die afferenten Lymphgefäße in den Lymphknoten; werden zunächst in den subkapsulären Sinus und dann in die Intermediärsinus geleitet. Diese Antigene, Hilfszellen und Lymphozyten können dann entweder in den oberflächlichen Kortex (aus B-Zell-Follikeln) oder in den Parakortex (aus diffusen Lagen von T-Zellen) eintreten, oder aber in den Sinus verbleiben und den Lymphknoten dann über das efferente Lymphgefäß verlassen. Die Mehrzahl der Lymphozyten betritt den Lymphknoten über den Blutweg, aus den Venolen mit hohem Endothel (HEV). Diese sind mit einem speziellen Endothel ausgekleidet, das Rezeptoren für das Homing der Lymphozyten trägt

Oberflächlicher Kortex (Lymphfollikel)

Der oberflächliche Kortex ist durch dunkel gefärbte, kugelige Lymphozytenansammlungen gekennzeichnet (**Lymphfollikel**); sie stehen mit ihrer langen Achse im rechten Winkel zur Organkapsel.

Einige dieser Follikel (**Primärfollikel**) färben sich nahezu homogen an; die meisten Follikel dagegen, in denen eine Antigenantwort abläuft, besitzen ein heller gefärbtes **Keimzentrum** und werden als **Sekundärfollikel** bezeichnet.

Die Lymphozytenpopulation der Follikel besteht vornehmlich aus B-Zellen, aber es gibt auch eine kleinere Population aus T_H-Zellen, Makrophagen und Hilfszellen.

B-Zellen

B-Zellen treten in den Lymphknoten über die HEVs des Parakortex ein, und viele sind innerhalb weniger Stunden in den oberflächlichen Kortex eingewandert. Nach ihrer Aktivierung proliferieren sie und verbleiben lange Zeit als Gedächtniszellen oder Plasmazellen im Lymphknoten. Nichtaktivierte Zellen

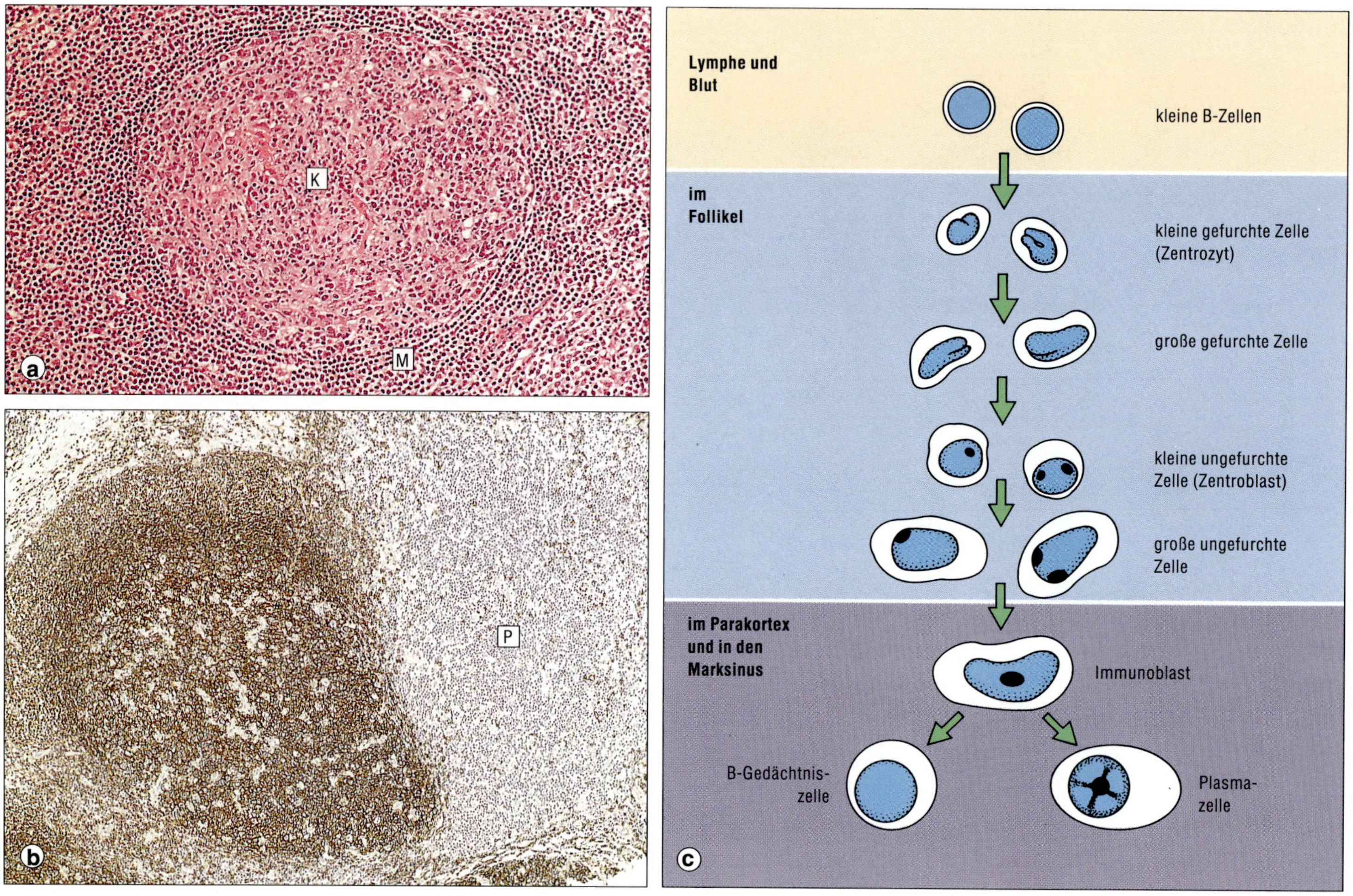

Abb. 7-10 a–c. Follikuläre B-Zellen. a HE-gefärbter Schnitt durch einen Sekundärfollikel, der hauptsächlich aus B-Zellen besteht. Kleine, nicht immunkompetente B-Zellen und ein paar T-Zellen bilden die dunkle Mantelzone (M), während das blassere Keimzentrum (K) B-Zellen unterschiedlicher Reifestadien enthält. Hilfszellen (s. Abb. 7-11) sind vorhanden, aber bei dieser Vergrößerung kaum zu erkennen. **b** Immunhistochemisch gefärbter Schnitt der Lymphknotenrinde, nach Verwendung eines Antikörpers gegen B-Zellen. Die B-Zellen färben sich braun an, im Gegensatz zum ungefärbten Parakortex (P), der reich an T-Zellen ist. **c** Die Reifung von B-Zellen von kleinen, nicht immunkompetenten Zellen zu Zellen, die sich als Antwort auf ein spezifisches Antigen teilen, geht mit einer Reihe charakteristischer morphologischer Veränderungen einher. Ausgehend von einem kleinen reifen Lymphozyten wird die Zelle erst zu einem Zentrozyten mit einem gespaltenen Kern und dann zu einem Zentroblasten. Diese Zelle vergrößert sich, verläßt den Follikel und wandert als Immunoblast in den Parakortex und in die Marksinus. Schließlich transformiert sie sich in eine Plasmazelle oder in eine B-Gedächtniszelle dagegen wandern innerhalb von Stunden über die efferenten Lymphbahnen wieder in das allgemeine Kreislaufsystem ab.

Die Primärfollikel enthalten überwiegend nicht immunkompetente (naive) B-Zellen und einige Gedächtniszellen, die Sekundärfollikel dagegen periphere kleine nicht immunkompetente B-Zellen und in ihren Keimzentren aktivierte B-Zellen.

Bei der Reifung der B-Zellen im Follikel (Abb. 7-10) lassen sich verschiedene Stadien unterschieden. Aktivierte B-Zellen proliferieren und reifen und bilden dadurch eine vergrößerte Population identischer B-Zellen, die das gleiche Antigen erkennen.

Die aktivierten B-Zellen im Keimzentrum werden summarisch als **Follikelzentrumzellen** bezeichnet. Sie zeichnen sich aus durch chromatinarme Kerne, haben mehr Zytoplasma und sind weniger dicht gepackt als die kleineren, weiter peripher gelegenen follikulären B-Zellen. Dadurch erklärt sich die schwächere Anfärbbarkeit der Keimzentren.

Die Proliferation und Differenzierung antikörperproduzierender Plasmazellen wird möglicherweise durch Interaktionen zwischen T- und B-Zellen im Parakortex verursacht; die Plasmazellen wandern dann direkt in die Markstränge ein, von wo aus sie leicht Antikörper in die efferente Lymphe abgeben können.

Grenzzellen des Keimzentrums

An der Peripherie der Keimzentren befindet sich eine kapselähnliche Struktur aus abgeplatteten Stromazellen, die zur Lymphknotenperipherie hin offen ist.

Die Funktion dieser Pseudokapsel aus sogenannten Keimzentrumgrenzzellen ist unklar, aber es gibt Hinweise darauf, daß sie den Eintritt zirkulierender T-Lymphozyten ins Keimzentrum verhindern. Es ist auch nachgewiesen worden, daß aktivierte Lymphozyten, die über die afferente Lymphe in den Lymphknoten eintreten, in großer Zahl in die Keimzentren gelangen, was erklären mag, wieso die Pseudokapsel an einer Stelle offen ist.

Hilfszellen

Im oberflächlichen Kortex findet man eine Reihe immunologischer Hilfszellen, die vom Knochenmark abstammen und den Lymphknoten über die afferente Lymphe erreichen.

Umstritten bleiben Beschreibung, Benennung, Phagozytosefähigkeit und immunologische Funktion der immunologischen Hilfszellen; sie scheinen aber alle eine gewisse Rolle bei der Antigenaufbereitung zu spielen, auch die Hilfszellen des Parakortex und der Medulla.

Die wesentlichen Hilfszellarten im oberflächlichen Kortex sind:

- **Sinusmakrophagen**, stark phagozytotisch aktive Zellen aus den subkapsulären und kortikalen Sinus;
- **verschleierte Zellen** (Veiled cells), die wegen ihres verschleierten Aussehens im Elektronenmikroskop so benannt wurden und hauptsächlich in den subkapsulären Sinus liegen;
- **Makrophagen mit anfärbbaren Körperchen**, die ihre Bezeichnung aus ihrem Gehalt an Zelltrümmern herleiten, und die mit einer Fülle von lysosomalen Enzymen in den Keimzentren vorkommen.
- **Marginalzonen-Makrophagen**, die eine morphologisch uneinheitliche Gruppe phagozytierender Zellen darstellen und im Follikelinterstitium unmittelbar unter dem subkapsulären Sinus liegen;
- **follikuläre dendritische Zellen** mit zahlreichen, fein verzweigten Zellausläufern oder Kappenregionen (Coronae) der Follikel.

Follikuläre dendritische Zellen halten auf ihrer Oberfläche Antigene monatelang fest. Ihre Herkunft sowie ihre immunologische Rolle sind noch nicht vollständig erforscht, sie scheinen sich auf irgendeine Weise in die Keimzentrumgrenzzellen fortzusetzen.

Alle diese immunologischen Hilfszellen können in HE-Schnitten nicht ohne weiteres differenziert werden, lassen sich aber durch immunhistologische Methoden mit speziellen Makrophagenmarkern darstellen (Abb. 7-11).

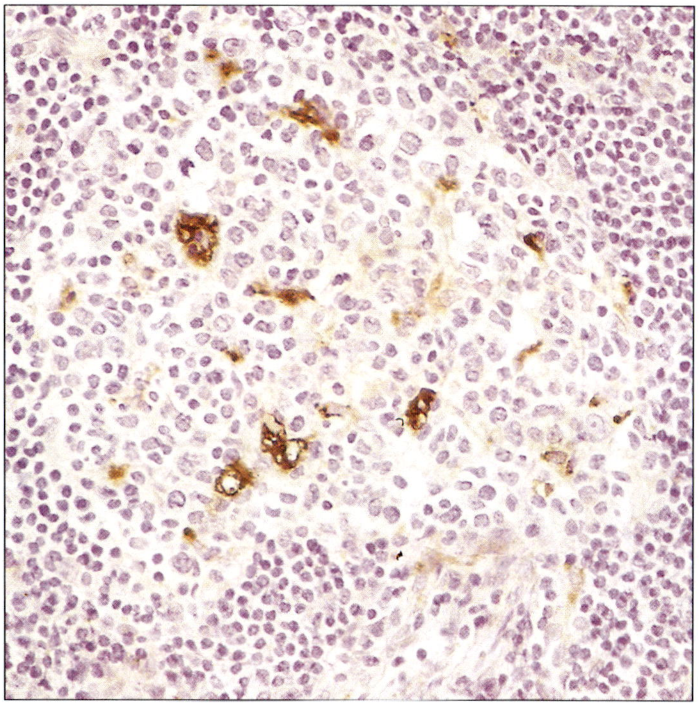

Abb. 7-11. Follikuläre Hilfszellen. Die follikulären Hilfszellen lassen sich in HE-Schnitten nicht leicht erkennen, aber man kann sie mit immunhistochemischen Techniken nachweisen. Dieses Bild zeigt die Makrophagen mit Einschlußkörperchen, braun angefärbt durch die Aktivität des lysosomalen Enzyms Kathepsin-D

Parakortex

Die Zellpopulation des Parakortex besteht aus Lymphozyten und Hilfszellen, die ständig in diese Region ein- oder auswandern.

T-Zellen
Im Parakortex dominieren T-(T_H- und $T_{C/S}$-) Zellen (Abb. 7-12); sie treten über die HEVs aus dem Blut in den Lymphknoten ein und verlassen ihn 6–18 Stunden später über das efferente Lymphgefäß.

Nach ihrer Aktivierung vergrößern sich T-Lymphozyten und werden zu **Lymphoblasten**. Diese proliferieren dann und bilden einen ausgedehnten Klon aktivierter T-Zellen.

Bei einer T-Zell-dominierten Immunantwort kann sich der Parakortex bis in die Medulla erstrecken und die sog. **parakortikale Reaktion** erzeugen.

Aktivierte T-Zellen werden schließlich über den Blutkreislauf auf die Peripherie verteilt, wo ihre Hauptaktivitäten stattfinden.

Hilfszellen
Interdigitierende Zellen dominieren im Parakortex. Sie stellen eine Form dendritischer antigenpräsentierender Zellen dar, die aufgrund ihrer zahlreichen, mit den Nachbarzellen interdigitierten Fortsätze so benannt wurden. Diese Zytoplasmaausläufer unterhalten auch zahlreiche Kontakte mit anderen benachbarten Zellarten.

Es gibt einige Hinweise darauf, daß die verschleierten Zellen der subkapsulären Sinus und des Blutes vielleicht die Vorläufer der interdigitierenden Zellen sind.

Im Parakortex finden sich auch Makrophagen; ihr Zytoplasma ist oft mit Lipideinschlüssen (vielleicht aufgenommene Zellmembranen) und Kerntrümmern gefüllt.

Mark

Das Mark enthält hauptsächlich
- größere Blutgefäße und Trabekel, die sie stützen;
- zahlreiche Markstränge;
- breite Marksinus (zwischen den Marksträngen), durch die die Lymphe auf dem Weg vom Kortex zum Hilum hindurchsickert.

Wie die Rinde, so wird auch das interstitielle Kompartiment des Marks von einem Gerüst aus Retikulinfasern gestützt; einige Fasern durchqueren auch die Sinus.

Plasmazellen
Die häufigsten Zellen der Markstränge sind Plasmazellen und ihre Vorläufer. Plasmazellen (Abb. 7-13) produzieren Antikörper, die über die efferente Lymphe aus den Lymphknoten in die allgemeine Zirkulation gelangen. Zusätzlich wandern wahrscheinlich einige reife Plasmazellen aus dem Lymphknoten aus.

Klassische Makrophagen
Klassische Makrophagen stellen den wesentlichsten Hilfszelltyp im Mark dar; sie liegen in den Sinus und werden von durchziehenden Retikulinfasern gestützt.

Werdegang der Lymphe

Lymphe fließt über afferente Lymphgefäße zuerst in den subkapsulären Sinus eines Lymphknotens. Dann sickert sie durch die kortikalen sinusoiden Labyrinthe, um in die Marksinus zu fließen, bevor sie den Lymphknoten über die efferenten Lymphgefäße verläßt.

Etwas partikuläres Material wird wahrscheinlich von der Lymphe aufgenommen und durch Phagozytosetätigkeit der Endothelzellen beseitigt, ohne daß es zu einer Immunantwort kommt.

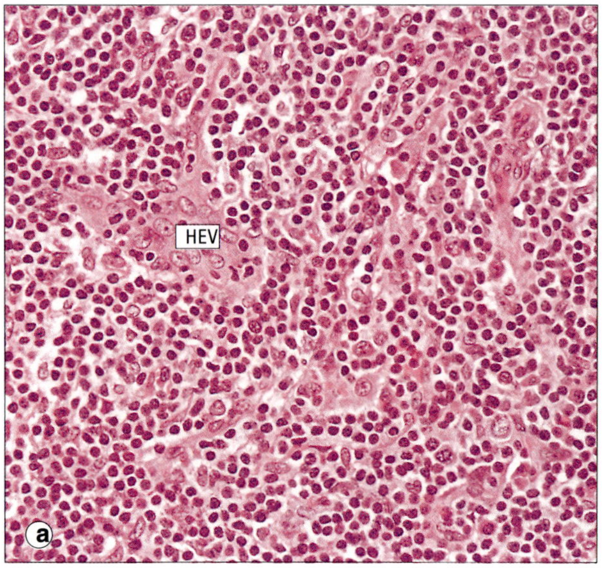

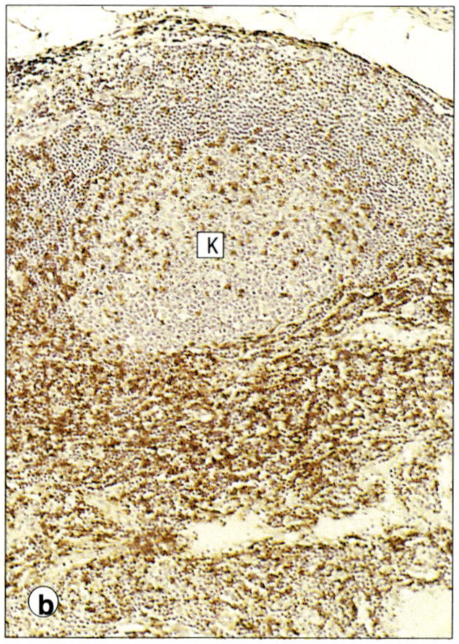

Abb. 7-12 a, b. Parakortex. a Paraffinschnitt des Lymphknotenparakortex mit Lagen von morphologisch kleinen, inaktiven bis hin zu großen T-Zellen, bei denen es sich um aktivierte, proliferierende T-Zellen handelt. Die Venolen mit hohen Endothel (HEV) sind auffällig, während Hilfszellen sogar bei starker Vergrößerung unauffällig sind. **b** Färbung eines Lymphknotens mittels einer Antikörpertechnik zum Nachweis von T-Zellen. Der Parakortex färbt sich braun (d. h. hat T-Zell-Natur), während der angrenzende Teil des kortikalen Follikels (K) ungefärbt ist; er besteht aus B-Zellen

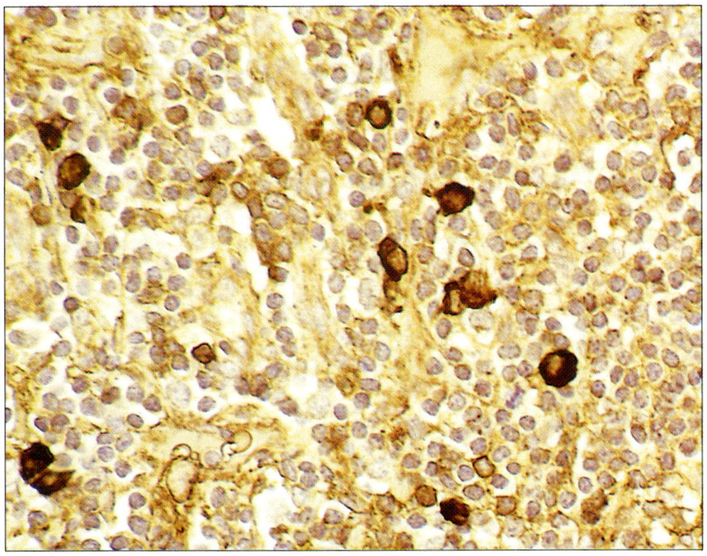

Abb. 7-13. Plasmazellen im Lymphknotenmark. Antikörperproduzierende B-Zellen (d. h. Plasmazellen) können mit immunhistochemischem Nachweis der leichten Immunglobulinketten dargestellt werden. Dieser Schnitt wurde zum Nachweis von κ-leichten-Ketten angefärbt und zeigt Plasmazellen (kräftig braun) im Lymphknotenmark

Krebsausbreitung in die Lymphknoten

Krebszellen können sich vom Primärtumor ablösen und in Lymphgefäße gelangen, von wo aus sie in Lymphknoten gelangen. Im Lymphknoten heften sie sich an den Sinuswänden fest und proliferieren dort (Abb. 7-14).

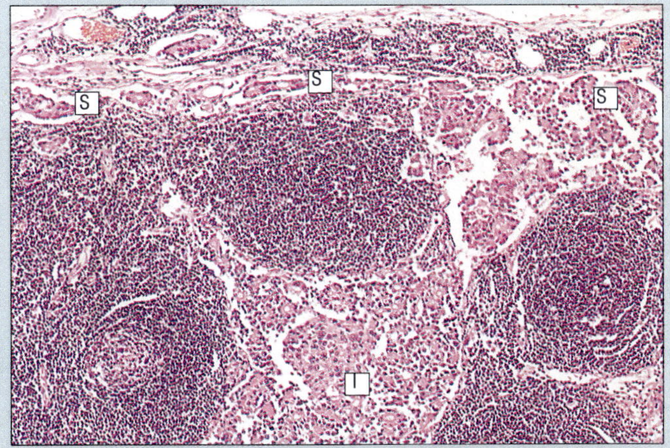

Abb. 7-14. Krebsausbreitung im Lymphknoten. Ein Magenkarzinom hat mit Klumpen von Krebszellen den subkapsulären (S) und intermediären (I) Sinus eines Lymphknotens besiedelt

Antigene werden von verschiedenen Arten von APC phagozytiert, aufbereitet, und dem Lymphstrom ausgesetzt; dann werden sie über die Zytoplasmaausläufer der APC an Orte transportiert, wo sie auf Lymphozyten treffen können.

Weniger als 10% aller Lymphozyten, die in den Lymphknoten eintreten, kommen mit der afferenten Lymphe in den Lymphknoten. Ausgenommen sind Mesenteriallymphknoten, in denen diese Quote bis zu 30% betragen kann. Die Hauptmasse der Lymphozyten erhält ihren Zutritt über die Venolen mit hohem Endothel.

Aktivierte Lymphozyten passieren das Endothel des subkapsulären Sinus und wandern in die Keimzentren der kortikalen Follikel.

Milz

Die Milz liegt links oben im Abdomen und wiegt beim Erwachsenen ungefähr 150 g, was aber stark von Ernährungs- und Gesundheitszustand abhängt; mit fortschreitendem Alter wird sie allmählich kleiner.

Die beiden Hauptaufgaben der Milz des Menschen bestehen darin,

- eine primäre Immunantwort auf Antigene im Blut in Gang zu bringen;
- einen Filter zu bilden, um partikuläres Material und überalterte oder abnorme Erythrozyten und Thrombozyten aus dem Kreislauf zu entfernen.

Bei verschiedenen Tierarten gibt es signifikante Unterschiede in der Architektur der Milz, was zu unterschiedlichen Beschreibungen der Mikroanatomie geführt hat. Die folgende Schilderung bezieht sich speziell auf die Milz des Menschen.

Aufbau

Die Milz besitzt eine dünne kollagenfaserige Kapsel, von der aus kurze Septen ins Organ hineinragen. Diese Septen unterstützen ein weiteres Maschenwerk aus Retikulinfasern, die das Stützgerüst des Milzparenchyms bilden.

Das Retikulingerüst ist auch mit kollagenfaserigem Gewebe verknüpft. Dieses ist mit einem verzweigten arteriellen und venösen Maschenwerk vergesellschaftet, das vom Milzhilum aus eingestrahlt. Dieses perivaskuläre Gewebe bildet keine Septen, sondern eine Scheide um die größeren Gefäße herum.

Der größte Teil der Milz besteht aus einer großen Menge von Sinusoiden und blutgefüllten Gefäßsinus (**rote Pulpa**). Der baumartig verzweigte Organanteil aus Arterien (Zentralarterien), umgeben von Ansammlungen lymphatischen Gewebes, bildet die **weiße Pulpa** (Abb. 7-15); sie beträgt 5–20% der gesamten Milzmasse.

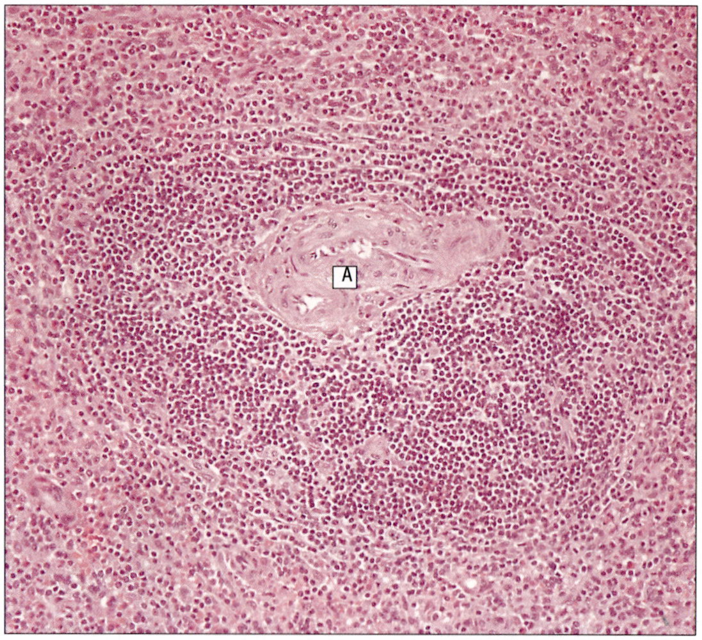

Abb. 7-15. Milz. HE-gefärbter Milzschnitt. Die weiße Pulpa erscheint als dunkler gefärbte, dichte Aggregation lymphatischer Zellen, die Zentralarterien (A) umgeben. Die rote Pulpa ist weniger dunkel gefärbt, da sie nicht so viele Kerne enthält. In diesem Ausschnitt kann man nicht zwischen den verschiedenen Sinus und parenchymatösen Komponenten unterscheiden

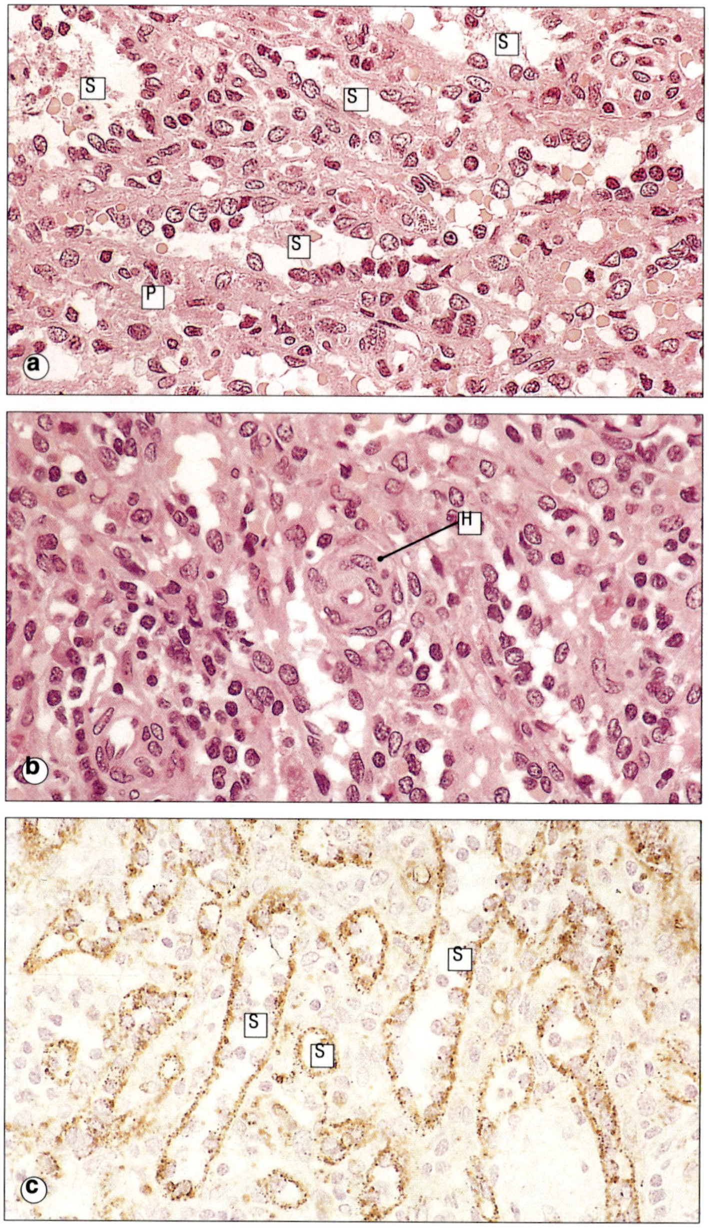

Abb. 7-16 a–c. Rote Milzpulpa. a Die rote Pulpa besteht aus parenchymatösen Regionen (P), den Pulpasträngen, und aus den Sinusoiden (S). Die Endothelzellen wölben sich in die Sinus vor. **b** Eine elliptische Hülsenkapillare (H) im Querschnitt. **c** Venöse Sinusoide der roten Pulpa; immunhistochemischer Nachweis des lysosomalen Enzyms Kathepsin-D. Durch diese Technik wird mit einer Braunfärbung das reiche Netzwerk phagozytierender Makrophagen dargestellt, die in der Wand der venösen Sinusoide (S) sitzen

Rote Pulpa

Die rote Pulpa besteht aus lockerem Supportgewebe, gestützt von Retikulinfasern mit unterschiedlichen funktionellen Regionen:

- Kapillaren, die in einem spindelförmigen, makrophagengesäumten Raum enden und so die **Hülsenkapillaren** bilden (s. unten);
- einem Parenchym aus sternförmigen, retikulären Supportzellen, das schwammähnliche Hohlräume umgibt, durch die langsam Blut aus den Hülsenkapillaren sickert;
- venösen Sinus, die parallel zu Säulen aus Parenchymgewebe laufen und sowohl Blut aufnehmen, das durch das Parenchym filtriert wurde als auch Blut, das direkt aus den Hülsenkapillaren einfließt (Abb. 7-16).

Die Sinus sind mit platten Endothelzellen ausgekleidet. Diese sitzen auf einer diskontinuierlichen Basalmembran, die von zahlreichen engen Schlitzen unterbrochen wird; durch sie hindurch quetschen sich Erythrozyten. Phagozytierende Zellen sind eng mit der Wand dieser Sinus vergesellschaftet.

Weiße Pulpa

Die weiße Pulpa oder die Gesamtheit der lymphatischen Gefäßscheiden besteht aus 2 Zellarten, aus T- und B-Zellen. Diese beiden Arten lymphatischer Zellen scheinen in ihrer Funktion den Zellen im Parakortex bzw. oberflächlichen Kortex des Lymphknotens zu ähneln (Abb. 7-17).

T-Zellen
Die T-Zellen der weißen Pulpa gehören überwiegend zur T_H-Subpopulation und bilden unregelmäßige Massen um die Zentralarterien herum. Generell liegen die Zentralarterien (exzentrisch) an einer Seite der T-Zell-Region (Abb. 7-17).

An der Peripherie der T-Zell-Zone besteht eine schmale Mantelzone aus kleinen Lymphozyten. Sie wird von einer breiteren **Randzone** umschlossen, in der weniger dicht gepackte größere Lymphozyten und dendritische APC dünne Gefäßkanäle mit einem Retikulinstützgerüst umgeben.

Zusätzlich zu diesen mit den Zentralarterien vergesellschafteten lymphatischen Regionen kommen im Milzparenchym bedeutende Mengen von B-Zell-, T-Zell- und Plasmazellansammlungen vor.

B-Zellen
B-Zellen der weißen Pulpa bilden Follikel, gewöhnlich dicht bei einer Arteriole. Bei jungen Menschen weisen viele dieser Follikel Keimzentren auf; mit fortschreitendem Alter geht der Anteil solcher Follikel zurück.

Perilymphatische Zonen

Die Zone der roten Pulpa, die unmittelbar die Massen aus T- und B-Lymphozyten umgibt, setzt sich aus einem spärlichen Retikulingerüst und feinen, anastomosierenden Gefäßkanälen zusammen, die von dendritischen APC umgeben sind (Randzone).

Schätzungsweise tritt etwa 10 % des in die Milz eintretenden Blutes in das perilymphatische Parenchym über, aus dem es in die Sinusoide oder direkt in die venösen Sinus der roten Pulpa abfließt.

Die Funktion der Sinus in den perilymphatischen Zonen ist unklar. Vielleicht dienen sie als Mittel, um die Interaktionen zwischen APC und lymphatischem Milzgewebe bei der Immunantwort mit solchen Antigenen zu verstärken, die eher aus dem Blutstrom stammen als aus dem Gewebe (z. B. zirkulierende Bakterien bei einer Sepsis).

Vaskularisation

Die Anordnung der Milzblutgefäße und Sinusoide gestattet eine selektive Filtration des Blutes.

Zentralarterien verlaufen exzentrisch in der weißen Milzpulpa und entlassen

- Bündel von Arteriolen und Kapillaren, die die weiße Pulpa versorgen;
- Arteriolen und Kapillaren, die direkt in ein System feiner, vaskulärer Sinusoide der Markzone übergehen (Abb. 7-18).

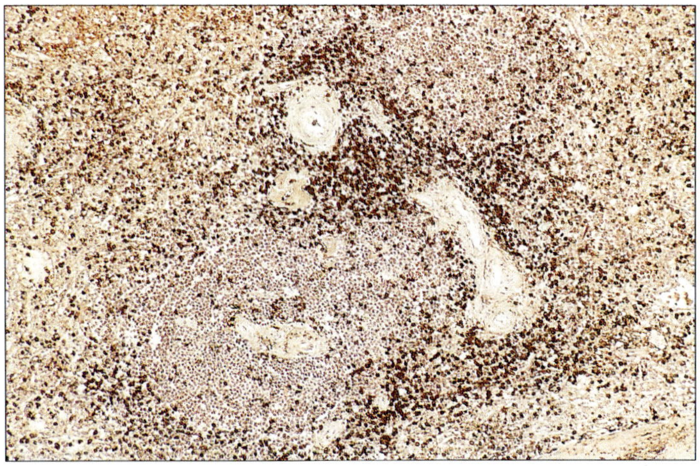

Abb. 7-17. Weiße Milzpulpa. Weiße Milzpulpa in der Umgebung einer Zentralarterie. Die immunhistochemische Färbung mit einem Antikörper zum Nachweis von T-Zellen zeigt, daß die periarteriellen lymphatischen Zellen zum Typ der T-Zellen gehören (braun angefärbt), während der Follikel mit dem Keimzentrum ungefärbt ist, weil er sich aus B-Zellen zusammensetzt

Die Sinusoide der Randzone umgeben konzentrisch die weiße Pulpa in der perilymphatischen Zone. In der Milz des Menschen können anhand von Perfusionsstudien 3 konzentrische Systeme definiert werden:

1. das Netzwerk der Randzone;
2. die Randsinus;
3. die perimarginalen kavernösen Sinus.

Die Zentralarterien enden in einer Reihe gerader arterieller Gefäße, die traditionell als **Pinselarteriolen** bezeichnet werden. Diese Arteriolen sind nicht von Schichten aus lymphatischen Zellen umhüllt und liegen in der roten Pulpa. Aus ihnen entspringen wiederum Arteriolen sowie Kapillaren, die von den Arteriolen überwiegend rechtwinklig abzweigen.

Die Milzkapillaren der roten Pulpa haben die übliche Endothelstruktur, die abrupt an einer spindelförmigen Anordnung mononukleärer Phagozyten endet. Diese elliptisch umscheideten Kapillaren heißen Hülsenkapillaren (s. Abb. 7-16 b).

Aus den meisten Hülsenkapillaren fließt das Blut ins eigentliche Milzparenchym, ein schwammartiges Maschenwerk von Zwischenräumen zwischen sternförmigen Retikulumzellen (**Pulpastränge**). Aus einem kleinen Teil der Hülsenkapillaren fließt das Blut direkt in die perimarginalen kavernösen Sinus.

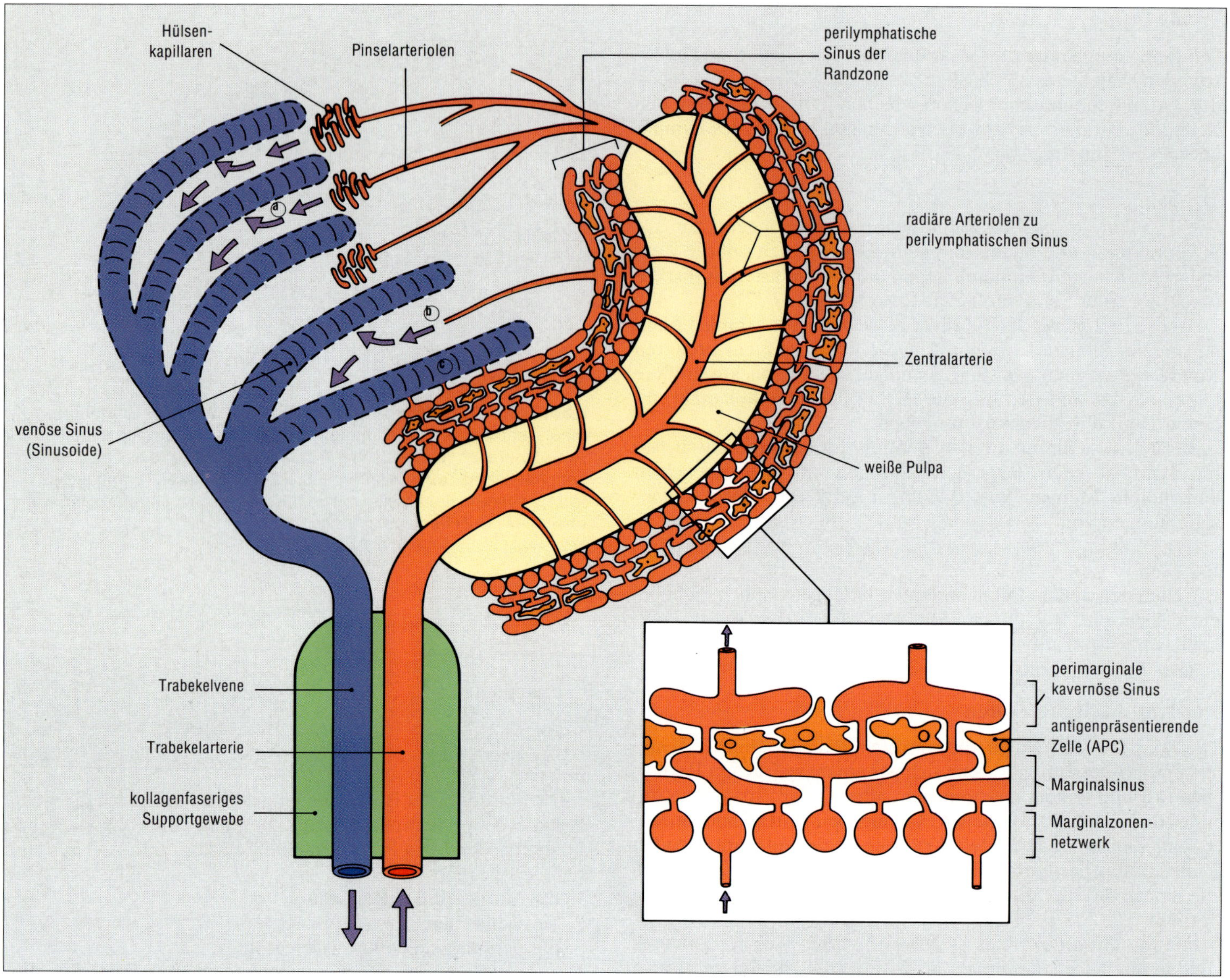

Abb. 7-18. Gefäßanatomie der Milz. Die Milz hat 2 Hauptfunktionen. Sie entfernt überalterte rote Blutkörperchen aus dem Kreislauf und setzt eine Immunantwort gegen im Blut zirkulierende Antigene in Gang, besonders gegen Bakterien. Das Blut kommt über die A. splenica in die Milz. Ihre Äste verzweigen sich zu Trabekelarterien, aus denen eine Reihe von Zentralarterien hervorgehen, die von T-Zellen umgeben werden. Damit Erythrozyten ausgemustert werden können, fließt das Blut aus den Zentralarterien durch eine Reihe spezieller Gefäße (Pinselarteriolen und Hülsenkapillaren) in die Pulpastränge des Milzparenchyms. Dann sickert das Blut durch enge Schlitze, um in die venösen Sinus (Sinusoide) zu gelangen. Normale Erythrozyten sind stark verformbar und überleben diese extravasale Passage, aber überalterte Erythrozyten haben starre Membranen und zerreißen dabei. Bruchstücke zerstörter Erythrozyzten werden von phagozytierenden Zellen entlang der Sinuswände abgeräumt. Der Abfluß der Erythrozyten erfolgt über Trabekelvenen in die Milzvene. Dieser Vorgang wird als **offener Milzkreislauf** (a) bezeichnet. Ein Teil des ankommenden Milzblutes gelangt über kleine Arteriolen zu einer Reihe von Marginalsinus, die um die lymphatischen Scheiden herum angeordnet sind. In dieser Region kommt das Blut in Kontakt mit dendritischen antigenpräsentierenden Zellen, und fremde Antigene können ausgesondert und den entsprechenden lymphatischen Zellen präsentiert werden. Der Hauptteil des Blutes aus den Marginalsinus geht in die rote Pulpa und sickert dann in die venösen Sinus (b), aber ein kleiner Teil tritt direkt in die Sinus ein und bildet den **geschlossenen Kreislauf** (c)

Splenektomie

Eine Entfernung der Milz ist nötig
- bei Milzruptur infolge eines abdominalen Traumas;
- bei manchen Erkrankungen, z. B. Lymphomen;
- bei einigen größeren Operationen, z. B. Magenresektion bei Krebs.

Auswirkungen der Splenektomie

Die Milzentfernung zeigt deutliche Auswirkungen auf ihre Hauptfunktionen.

Im **Blutausstrich** (Abb. 7-19) einer splenektomierten Person finden sich vermehrt Blutplättchen und abnorme, deformierte Erythrozyten. Zusätzlich enthalten überalterte Erythrozyten blau gefärbte, körnige Einschlüsse mit degenerierten Zellteilen (Howell-Jolly-Körperchen).

Diese Zellen würden normalerweise beim Durchsickern durch die Pulpastränge und beim Versuch, wieder in die Milzsinus zu gelangen, aussortiert werden.

Infektabwehr. Bei splenektomierten Patienten kann es zu lebensbedrohlichen bakteriellen Sektikämien kommen. Hierfür kommt als Erreger besonders *Streptococcus pneumoniae* in Frage.

Die Anwesenheit von *S. pneumoniae* im Blut würde normalerweise eine Immunantwort hervorufen und die Entwicklung einer fulminanten Infektion verhindern, aber bei einem Patienten ohne Milz kann das Bakterium im Blut zirkulieren und sich vermehren. Solange sich der Mikroorganismus im Blut befindet, gerät er nicht in Kontakt mit dem Immunüberwachungssystem, das von den Lymphknoten bereitgehalten wird.

Es ist deshalb empfehlenswert, alle Patienten nach Splenektomie gegen S. pneumoniae zu immunisieren.

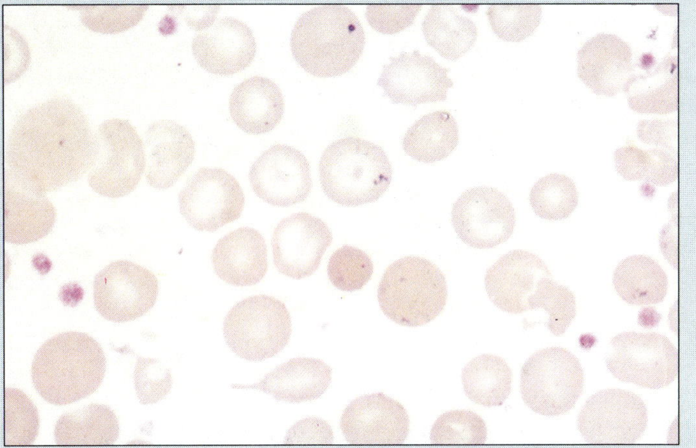

Abb. 7-19. Blutausstrich nach einer Splenektomie. Blutausstrich von einem splenektomierten Patienten. Die Erythrozyten sind bizarr geformt, und in diesem Gesichtsfeld enthalten 2 von ihnen kleine blaue Einschlußkörperchen (Howell-Jolly-Körperchen). Die Thrombozytenanzahl ist erhöht

Offener Blutkreislauf

Ein System der Blutfiltration durch das Parenchym (Pulpastränge) hindurch und dann in die Sinusoide wird als **offener Blutkreislauf** bezeichnet; er bildet den Hauptweg des Blutflusses in der Milz des Menschen.

Das Blut sickert langsam durch die Spalträume der Pulpastränge und durch die schlitzartigen Öffnungen in den Wänden der Sinusoide, um sich wieder im System der venösen Milzsinus und dann in den Milzvenen zu formieren.

Geschlossener Blutkreislauf

Der geschlossene Blutkreislauf hat offenbar einen geringeren Anteil am Blutfluß in der Milz des Menschen. Das Blut aus den perimarginalen venösen Sinus umgeht den langsamen Weg durch das Milzparenchym und fließt statt dessen direkt in die venösen Milzsinus. Damit steht ein System zur Verfügung, in dem Blut rasch unfiltriert durch die Milz strömen kann. Beim Menschen münden auch einige wenige, von den Zentralarterien abzweigende Kapillaren direkt in die venösen Sinus ein.

Schleimhautassoziiertes lymphatisches Gewebe (MALT)

Zusätzlich zu der Masse lymphatischen Gewebes, welches, von einer Kapsel umgeben, in Lymphknoten und Milz sitzt, enthält der Körper eine ebenso große Menge von nicht umkapseltem lymphatischem Gewebe, z. B. in den Wänden des Gastrointestinaltrakts, des respiratorischen Trakts und des Urogenitaltrakts.

Dieses Gewebe wird unter dem Begriff schleimhautassoziiertes lymphatisches Gewebe (**mucosa-associated lymphoid tissue, MALT**) zusammengefaßt und tritt in Form diffuser Infiltrationen oder kleinerer Knötchen auf; es sorgt für immunologischen Schutz gegen Keiminvasionen, die den Körper über die verletzlichen resorbierenden Oberflächen betreten können.

Das schleimhautassoziierte lymphatische Gewebe des Darms (**gut-associated lymphoid tissue**, **GALT**) umfaßt:
- Tonsilla palatina, lingualis und pharyngealis (adenoide Wucherung), s. S. 125, 154;
- Lymphfollikel in der Ösophagusschleimhaut;
- **Peyer-Plaques** im Dünndarm (s. S. 159, 170);

- Ansammlungen lymphatischen Gewebes in Dickdarm und Appendix;
- eine große Zahl von Lymphozyten und Plasmazellen, die verstreut in der Lamina propria des Dünn- und Dickdarms liegen.

Das **bronchusassoziierte lymphatische Gewebe (BALT)** liegt unter der Schleimhaut der großen Bronchien und weist enge strukturelle Ähnlichkeiten mit anderen Formen des MALT auf.

In großen MALT-Ansammlungen, besonders in den Tonsillen und Peyer-Plaques, ist das lymphatische Gewebe zu Follikeln geordnet, die oft Keimzentren enthalten und denen der Lymphknoten ähneln.

Mit immunhistochemischen Techniken können einzelne B- und T-Zell-Zonen identifiziert werden, die typische antigenverarbeitende Hilfszellen aufweisen und gleiche Funktionen haben wie die im oberflächlichen Kortex bzw. Parakortex der Lymphknoten.

Die verstreuten Lymphozyten in der Lamina propria des Darms und Atemtrakts sind meistens B-Zellen, von denen einige zu antikörpersezernierenden Plasmazellen heranreifen. Es werden alle Antikörperklassen hergestellt, aber IgA überwiegt.

- IgA wird als sekretorischer Antikörper ins Darmlumen sezerniert; in dieser Form ist es gegen enzymatische Verdauungsvorgänge resistent und sorgt für einen Schutz vor Krankheitserregern, bevor diese ins Gewebe einbrechen.
- IgG und IgM werden in die Lamina propria sezerniert, um Organismen anzugehen, die dem Oberflächenschutzmechanismus entgangen sind.
- IgE vermittelt die Histaminfreisetzung aus Mastzellen, die in großer Zahl in der Lamina propria sitzen.

Peyer-Plaques

Peyer-Plaques, etwa 200 Stück beim Menschen, sind große Ansammlungen von MALT im Dünndarm. Sie erstrecken sich durch die Lamina propria hindurch bis in die Submukosa und wölben sich oft ins Darmlumen vor.

Das Epithel über den Peyer-Plaques (Domepithel) weist charakteristischerweise eher kubische als hochzylindrische Zellen auf (s. Abb. 10.25) und enthält intraepitheliale Lymphozyten in großer Zahl. Becherzellen fehlen hier.

Einige Epithelzellen tragen auf der Oberfläche anstatt Mikrovilli zahlreiche Mikrofalten; man hat sie M-Zellen genannt. Diese Zellen wandern aus den Schleimhautkrypten aus und haben eine Funktion beim Antigentransfer zwischen dem Lumen und den Peyer-Plaques.

Immunantwort der Peyer-Plaques

Antigen wird von Makrophagen aufgenommen und den B- und T-Zellen angeboten. Damit beginnt folgende Immunantwort:

- IgA-sezernierende B-Zell-Vorläufer und Gedächtniszellen scheinen in den Peyer-Plaques stimuliert zu werden; sie wandern über die efferenten Lymphgefäße in Mesenteriallymphknoten, wo die Immunantwort durch Zellteilungen erheblich verstärkt wird.
- Aktivierte Lymphozyten aus den Mesenteriallymphknoten erreichen dann über den Ductus thoracicus den Kreislauf und siedeln sich anschließend in der Lamina propria des Darms an („homing").
- In der Lamina propria nehmen die aktivierten Lymphozyten ihre wesentlichen Effektorfunktionen auf, einschließlich der endgültigen Reifung zu Plasmazellen und der Antikörpersekretion.

Anders als die Peyer-Plaques enthält die Lamina propria keine HEVs, und die Mechanismen, mit denen aus den Peyer-Plaques stammende Lymphozyten die Lamina propria des Darms erkennen und sich darin wieder ansiedeln, sind unbekannt. Man meint aber, daß daran **Addressine** beteiligt sind, Zelloberflächenmoleküle mit wechselseitiger Anziehungskraft. Während der Laktation wandern aus den Peyer-Plaques stammende B-Zellen in die Brust ein; sie reifen dort zu Plasmazellen heran und sezernieren IgA in die Milch. Auf diese Weise kommt es zu einem Schutz des Neugeborenen vor denselben potentiell aufgenommenen Krankheitserregern, denen auch die Mutter ausgesetzt ist.

Eine spezielle Subpopulation von T-Zellen in den Peyer-Plaques kontrolliert die Differenzierung IgA-sezernierender B-Zell-Vorläufer und damit letztlich die IgA-Sekretion. Die Peyer-Plaques selbst sind kein Ort mit bedeutender IgA-Sekretion.

Tonsillen (Mandeln)

Der **lymphoepitheliale** (Waldeyer-)**Rachenring** umfaßt 4 Gruppen von Mandeln, von denen die Gaumenmandel (Tonsilla palatina) die größte ist. Sie enthält 12–15 tiefe Fossulae tonsillares und ist mit einem geschichteten Plattenepithel ausgekleidet. In diesen Krypten findet man häufig Pfröpfe aus Lymphozyten, Bakterien und Epitheltrümmern, die sogar verkalken können.

Die Mandeln enthalten zahlreiche Lymphfollikel mit Keimzentren, und das lymphatische Gewebe als Ganzes scheint einen ähnlichen Zellaufbau zu haben wie die Peyer-Plaques. Das Epithel, welches das Mandelgewebe überzieht, enthält T-Zellen und auch dendritische APC.

Bronchusassoziiertes lymphatisches Gewebe

Die lymphatischen Ansammlungen des Atemtrakts ähneln denen des Darms (d. h. den Peyer-Plaques), sind aber generell kleiner. Sie sind in ähnlicher Weise von M-Zellen besetzt, die Antigenteile aufnehmen und transportieren. Wie auch im Darm gibt es keine afferenten Lymphgefäße, aber efferente Lymphgefäße ziehen in die regionalen Lymphknoten.

Aus lymphatischen Ansammlungen des Respirationstrakts stammende, aktivierte Lymphozyten neigen dazu, sich speziell in der Schleimhaut der Atemwege wieder anzusiedeln.

Praktische Histologie

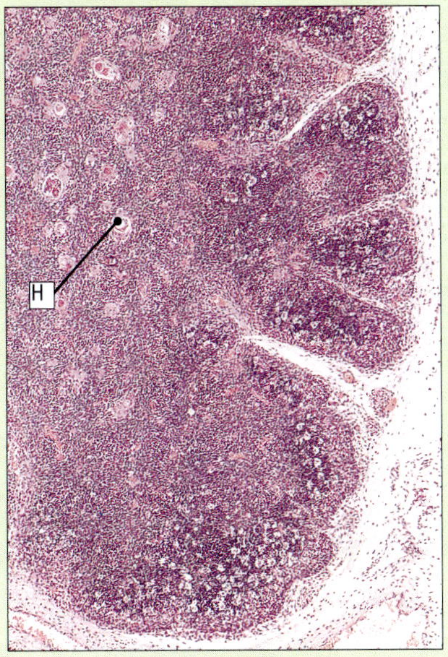

Abb. 7-20. Thymus. Der Thymus eines Kindes bei schwacher Vergrößerung. Die Drüse ist aktiv, mit dunkel gefärbter Rinde und „Löchern" aus Makrophagen, die Autoantikörper bildende Zellklone zerstören. Von der Kapsel her erstrecken sich Thymusepithelzellen in die Tiefe und bewirken eine Lobulierung des Organs. Das Mark enthält zahlreiche Hassall-Körperchen (H)

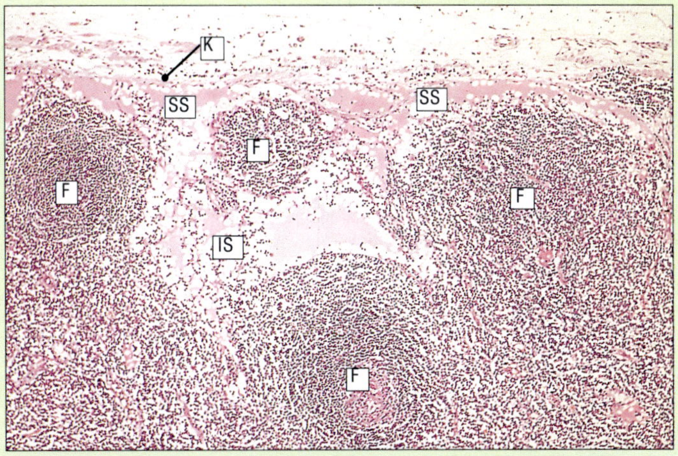

Abb. 7-21. Lymphknotensinus. Stärkere Vergrößerung eines Lymphknotenrands mit Kapsel (K), subkapsulärem Sinus (SS), Intermediärsinus (IS) und Follikeln (F). Die Sinus sind mit rötlich gefärbter, eiweißreicher Lymphe gefüllt

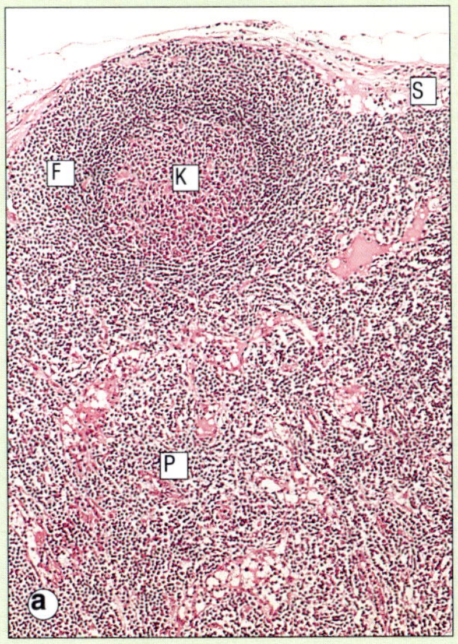

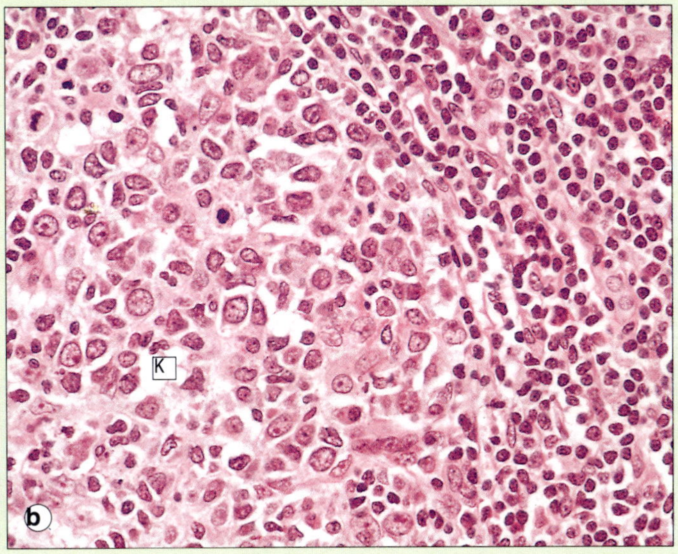

Abb. 7-22 a, b. Follikel eines Lymphknotens. a Bei schwacher Vergrößerung eines Lymphknotens sieht man einen Follikel (F) mit seinem Keimzentrum (K) und angrenzendem Parakortex (P). Der Sinus (S) ist undeutlich, er ist mit wandernden Lymphozyten angefüllt. **b** Starke Vergrößerung vom Rand eines Lymphknotenfollikels mit Keimzentrum (K) und Mantelzone. Zu beachten ist die Verschiedenheit der Zellen im Keimzentrum; sie repräsentieren eine Mischung aus sich entwickelnden B-Zellen (s. Abb. 7-10) und Hilfszellen. Hilfszellen sind in HE-Präparaten sehr schwer zu erkennen (s. Abb. 7-11)

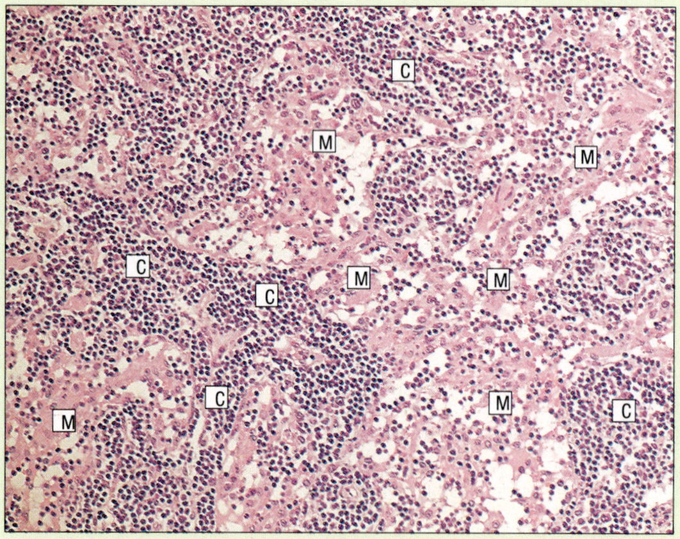

Abb. 7-23. Lymphknotenmark. HE-gefärbtes Lymphknotenmark bei stärkerer Vergrößerung. Die Sinus sind nicht leicht zu erkennen, können aber anhand ihres Gehalts an blaß gefärbten Makrophagen (M) erkannt werden. Viele der lymphatischen Zellen in den Marksträngen (C) sind Plasmazellen

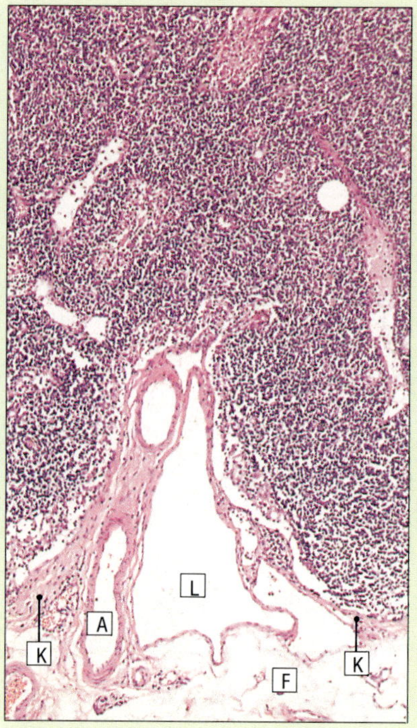

Abb. 7-24. Lymphknotenhilum. Hilum eines Lymphknotens bei mittlerer Vergrößerung mit eintretender Arterie (A) und efferentem Lymphgefäß (L). Die Vene ist nicht getroffen. Die Kapsel (K) grenzt den Lymphknoten vom umgebenden Fettgewebe (F) ab

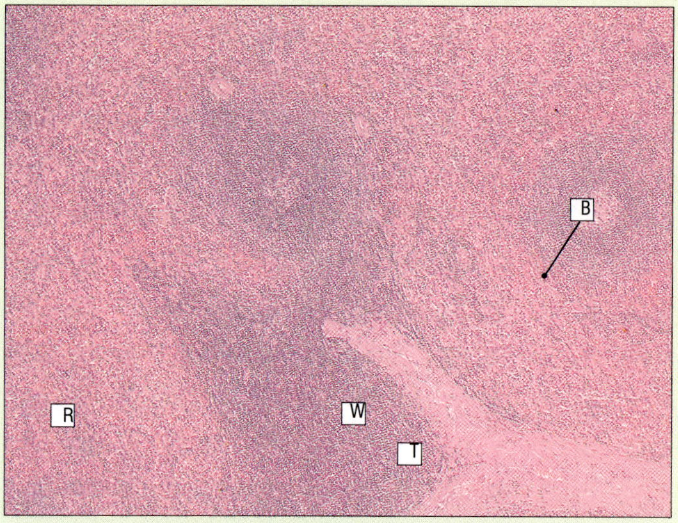

Abb. 7-25. Milz. Übersichtsvergrößerung einer Milz mit weißer Pulpa (W) und roter Pulpa (R). In der weißen Pulpa liegen sowohl Regionen von B-Zellen (B) als auch von T-Zellen (T)

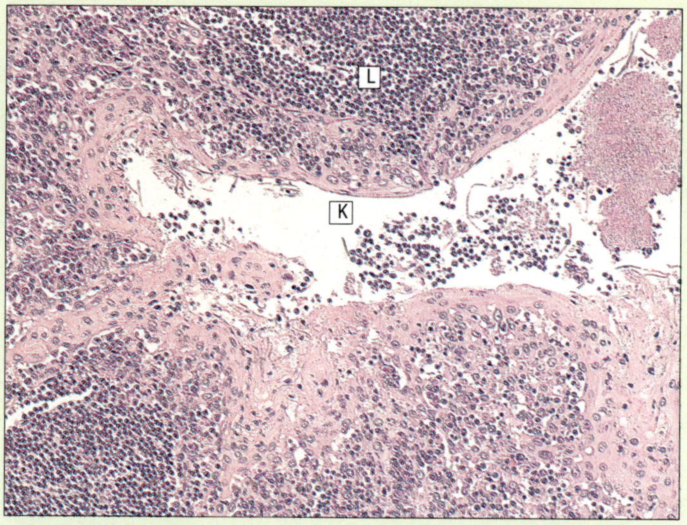

Abb. 7-26. Mandel. Bei mittlerer Vergrößerung eines Tonsillenpräparats sieht man eine Krypte (K), die mit Plattenepithel ausgekleidet und von lymphatischem Mandelgewebe (L) umgeben ist. Die Krypte enthält Kolonien von kommensalen Bakterien aus der Mundhöhle und zeigt einen Normalbefund

8 Blut- und Lymphgefäßsystem

Die wesentlichen Systeme zum Transport von Sauerstoff, Nährstoffen und Abfallprodukten von einem Teil des Körpers zum anderen sind Kreislaufsysteme, in denen in Flüssigkeiten gelöste oder suspendierte Substanzen in einem Röhrensystem von einem Ort zum anderen transportiert werden.

Es gibt 2 wesentliche Kreislaufsysteme: das System des Blutkreislaufs und das Lymphsystem.

1. Das **Blutkreislaufsystem** transportiert im wesentlichen Sauerstoff und Kohlendioxid, Nährstoffe und Stoffwechselschlacken, Zellen des Immunsystems und anderer Abwehrsysteme, chemische Botenstoffe (Hormone) und andere bedeutende Substanzen wie Blutgerinnungsfaktoren.
2. Das **Lymphsystem** drainiert nicht nur extrazelluläre Flüssigkeiten aus den Geweben und führt sie nach einer Lymphknotenpassage wieder dem Blutkreislaufsystem zu, sondern transportiert auch Nährstoffe, die im Verdauungstrakt resorbiert wurden.

Blutkreislaufsystem

Es gibt 3 Arten des Blutkreislaufsystems; den großen Körperkreislauf, den Lungenkreislauf, und das Pfortadersystem, von denen die ersten beiden von einer zentralen Pumpe, dem Herzen, abhängig sind, die den Kreislauf antreibt (Abb. 8-1).

Körperkreislauf

Der große Kreislauf leitet oxygeniertes Blut von einer zentralen Pumpe, dem Herzen, in alle Körpergewebe (**systemisches arterielles System**) und führt desoxygeniertes Blut mit hohem Kohlendioxidgehalt aus den Geweben zurück zur zentralen Pumpe (**systemisches venöses System**).

Lungenkreislauf

Der kleine Kreislauf leitet desoxygeniertes Blut mit hohem Kohlendioxidgehalt von einer zentralen Pumpe, dem Herzen, in die Lungen (**arterieller Lungenkreislauf**) und führt reoxygeniertes Blut von der Lunge zurück zur zentralen Pumpe (**venöser Lungenkreislauf**).

Pfortadersysteme

Die portalen Systeme bestehen aus spezialisierten Venen, die Substanzen von einem Ort zum anderen transportieren, ohne von einer zentralen Pumpe abhängig zu sein. Das größte Portalsystem, die Pfortader, verbindet die Darmkapillaren mit den Lebersinusoiden (s. S. 177).

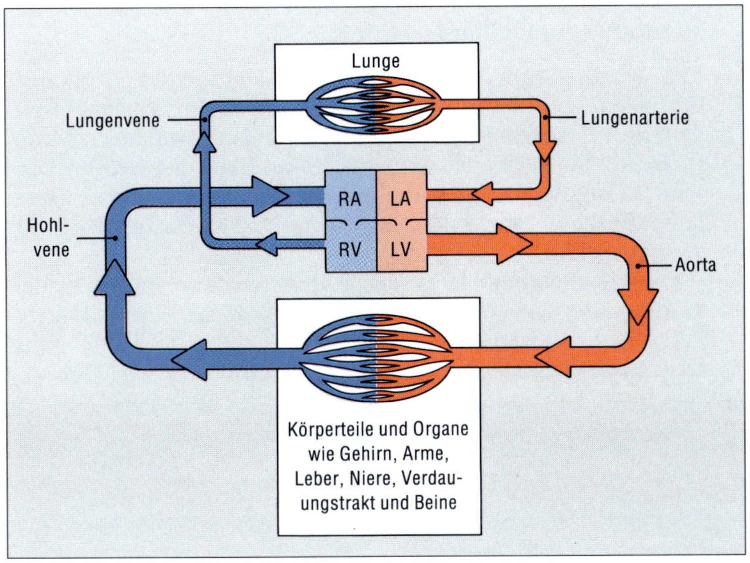

Abb. 8-1. Großer und kleiner Blutkreislauf. Schemazeichnung der Hauptbestandteile und Beziehungen zwischen dem Körperkreislauf und dem Lungenkreislauf. Das Herz ist eine Pumpe mit 4 Hohlräumen im Kreuzungspunkt beider Systeme; die Richtung des Blutstroms ist durch Pfeile angedeutet. Gefäße, die Blut vom Herzen wegführen, heißen **Arterien** (arterielles System), während die Blut zum Herzen führenden Gefäße als **Venen** bezeichnet werden (venöses System). Die systemischen venösen Gefäße sowie die Pulmonalarterien führen desoxygeniertes Blut; die Lungenvenen und systemischen Arterien führen oxygeniertes Blut. In Organen und Geweben außerhalb der Lunge gibt das oxygenierte Blut einen großen Teil seines Sauerstoffs ab und wird so desoxygeniert; in der Lunge wird desoxygeniertes Blut wieder oxygeniert (arterialisiert). Der Gasaustausch findet in haarfeinen, dünnwandigen Gefäßen statt, den Kapillaren. RA rechtes Atrium, RV rechter Ventrikel, LA linkes Atrium, LV linker Ventrikel

Herz

Das Herz ist eine muskulöse Pumpe mit 4 Hohlräumen, von denen 2 (**Atrien**, Vorhöfe) Blut aus dem Körperkreislauf und Lungenkreislauf aufnehmen, während die anderen beiden (**Ventrikel**, Kammern) das Blut in den Körper- und Lungenkreislauf treiben.

Anatomie

Die Herzwand besteht aus 3 Schichten:
1. einem äußeren **Epikard** (viszerales Perikard), bedeckt von flachen Mesothelzellen, die eine glatte äußere Oberfläche bilden (s. unten);
2. einem mittlerem **Myokard** aus speziellen Muskelzellen (Herzmuskulatur), das für die Pumpaktion des schlagenden Herzens verantwortlich ist;
3. einer inneren glatten Auskleidung, dem **Endokard**, das in direktem Kontakt mit dem zirkulierenden Blut steht.

Rechter Vorhof

Das **rechte Atrium** erhält desoxygeniertes Blut aus der systemischen venösen Zirkulation und treibt es den kurzen Weg in den rechten Ventrikel.

Rechte Kammer

Der **rechte Ventrikel** treibt desoxygeniertes Blut durch die Lunge (wo das Blut Sauerstoff aufnimmt, s. Abb. 8-1) und dann über die Lungenvenen ins linke Atrium.

Linker Vorhof

Das **linke Atrium** erhält oxygeniertes Blut aus den Lungenvenen. Es braucht nur eine geringe Kontraktionskraft, um das Blut in den linken Ventrikel zu treiben.

Linke Kammer

Der **linke Ventrikel** ist die Kammer mit der stärksten, muskulösesten Wand, da er oxygeniertes Blut mit genügend Kraft durch den Körper pumpen muß, um den Wandwiderstand zunehmend kleiner werdener Gefäße zu überwinden. Er treibt dann das Blut durch die Kapillaren in die 1. Abschnitte des venösen Systems. Der linke Ventrikel ist daher die Kammer mit dem höchsten Sauerstoffbedarf, die auch am wahrscheinlichsten insuffizient wird.

Herzklappen

Bei der Kontraktion der Ventrikel (**Systole**) hindern 2 Klappen den Rückfluß des Blutes in die Vorhöfe:
1. die rechte Atrioventrikularklappe (**Trikuspidalis**) zwischen dem rechten Atrium und dem rechten Ventrikel;
2. die linke Atrioventrikularklappe (**Bikuspidalis**, **Mitralis**) zwischen dem linken Atrium und dem linken Ventrikel.

Damit das Blut am Ende der Systole nicht wieder in die beiden Ventrikel zurückfließt, gibt es Klappen am Übergang in die großen ausführenden Gefäße:
- die **Pulmonalklappe** zwischen dem rechten Ventrikel und seiner Ausstrombahn, dem Truncus pulmonalis;
- die **Aortenklappe** zwischen dem linken Ventrikel und der Aorta.

Herzskelett

Das Herz besitzt ein kollagenfaseriges **Herzskelett** in Höhe der 4 Herzklappen.

Es besteht aus fibrösen Ringen, die die Basis der Segelklappen und Taschenklappen umgeben. Die Faserringe im linken Herzen umrunden die Mitralklappe und die Aortenklappe und sind stärker als die im rechten Herzen, die die Trikuspidalklappe und Pulmonalklappe umgeben. Dazu kommen 2 Trigona fibrosa als derbe kollagenfaserige Zwickel.

Eine nach unten gerichtete Abspaltung des kollagenfaserigen Gewebes vom Faserring der Aortenklappe bildet ein fibröses Septum zwischen rechtem und linkem Ventrikel, die Pars membranacea des Septum interventriculare. Diese stellt aber nur einen kleinen Bestandteil des Septums zwischen dem rechten und linken Ventrikel dar, das ganz überwiegend aus Herzmuskulatur besteht, die auf beiden Seiten von Endokard bedeckt ist. Die Pars membranacea liegt oben in der Kammerscheidewand, unterhalb der Aortenklappe.

Perikard und Epikard

Das Herz ist von einem Sack, dem **Herzbeutel** (Perikard), umschlossen; er besteht außen aus kompaktem kollagenfaserigem und elastischem Gewebe und ist innen mit flachen Mesothelzellen ausgekleidet, dem parietalen Blatt des serösen Perikards. Diese glatte Mesothelschicht schlägt sich auf die Herzaußenfläche um und bildet das Epikard, das viszerale Blatt des serösen Perikards.

Die Herzbeutelhöhle ist der Raum zwischen diesen beiden Serosablättern. Sie enthält eine geringe Menge seröser Flüssigkeit, um die Oberfläche schlüpfrig zu machen und die reibungsfreie Bewegung im Herzbeutel zu gewährleisten.

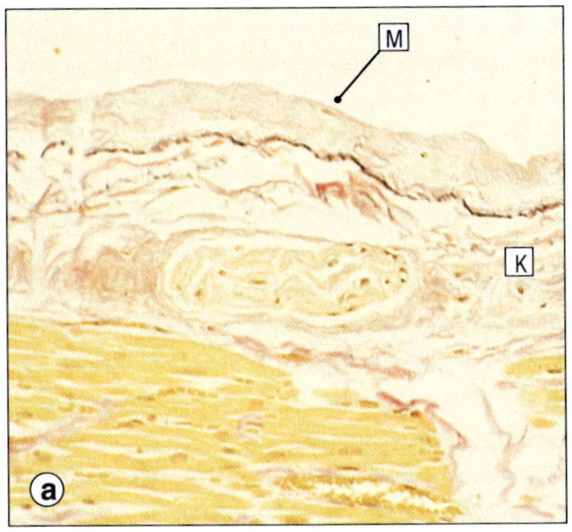

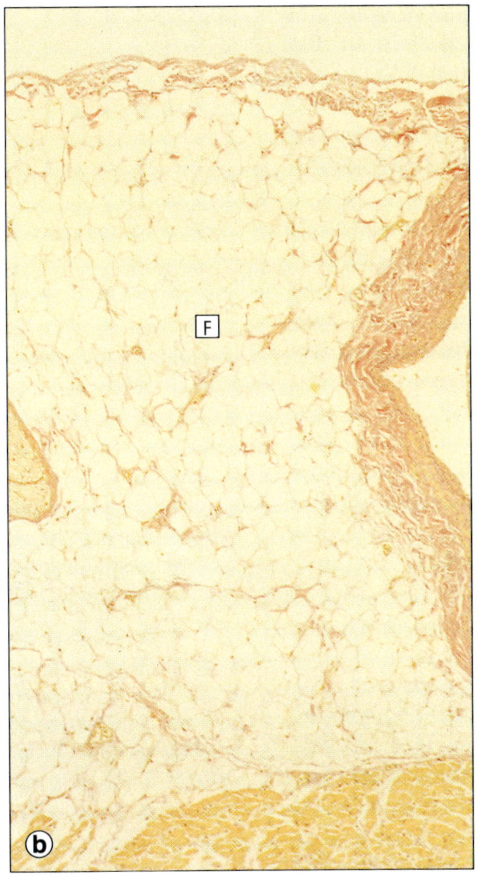

Abb. 8-2 a, b. Epikard (viszerales seröses Perikard). a Dünnes Epikard mit einer schmalen Lage kollagenfaserigen Gewebes (K) mit elastischen Fasern (schwarz), überzogen von flachen Mesothelzellen (M), die denen an der Innenseite des parietalen Perikards gleichen. **b** Dort, wo größere Äste der Koronararterien und -venen im Epikard eingebettet sind, ist die kollagenfaserige Schicht durch unterschiedlich starke Fetteinlagerungen (F) verdickt. Sie polstern Blutgefäße, Nerven und Lymphgefäße aus und bilden ein dickes Epikard

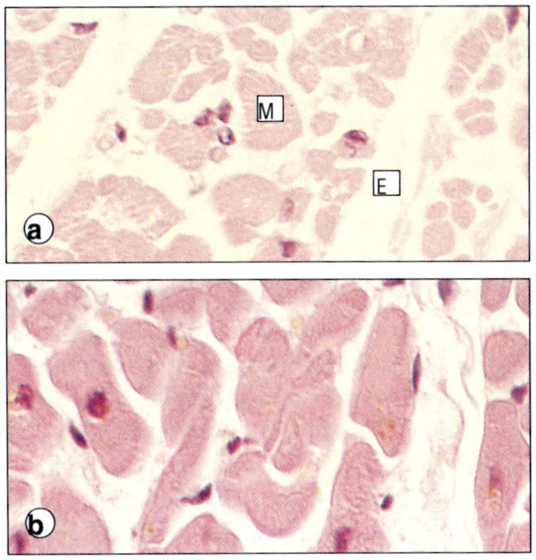

Abb. 8-3 a, b. Myokard. a Myokard aus dem linken Vorhof im Querschnitt. Die Myokardfasern (M) bilden ein kommunizierendes Netzwerk; zwischen den Muskelfasern liegt lockeres kollagenfaseriges Gewebe, das **Endomysium** (E). **b** Myokard aus der linken Kammer, annähernd quer geschnitten und gleich stark vergrößert wie in **a**. Der Grundaufbau ist der gleiche, aber im linken Ventrikel sind die Muskelfasern dicker

Das Epikard bildet die äußere Bedeckung des Herzens; seine äußere Schicht besteht aus flachen Mesothelzellen. Sie ruhen auf einem Stroma aus kollagenfaserigem Supportgewebe, welches elastische Fasern enthält sowie die großen Arterien, die die Herzwände versorgen, und die größeren Venenäste mit Blut aus der Herzwand. Die großen Arterien (Koronararterien) und Venen sind in Fettgewebe eingebettet, wodurch das Epikard verbreitert sein kann (Abb. 8-2).

Die Koronararterien entspringen aus dem Sinus aortae und laufen im Epikard über die Herzoberfläche, wobei sie Äste tief ins Myokard abgeben. Diese oberflächliche Lokalisierung der Arterien ist von großer praktischer Bedeutung, da sie bei der koronaren Herzkrankheit das Anlegen von Bypässen begünstigt.

Myokard

Das **Myokard** macht den Hauptbestandteil des Herzens aus, es bildet das kontraktile Element aus spezialisierten Muskelfasern, der **Herzmuskulatur** (s. Abb. 5-8 d).

Die Stärke des Myokards in den verschiedenen Herzhohlräumen variiert mit deren Arbeitsbelastung (Abb. 8-3).

- Die beiden Atrien treiben das Blut gegen einen geringen Widerstand in die Ventrikel und haben daher dünne Myokardschichten.
- Der rechte Ventrikel treibt das Blut durch die Pulmonalklappe in die Aufzweigungen der Pulmonalarterien und die kleinen Lungengefäße, in denen der Gasaustausch stattfindet, und dann über die Lungenvenen in den linken Vorhof (s. Abb. 8-1). Er hat daher eine kräftigere Muskelschicht.
- Der dickwandige linke Ventrikel pumpt Blut gegen einen hohen peripheren Widerstand durch den Körper. Das systemische arterielle System ist ein Hochdrucksystem mit einem normalen systolischen Druck von etwa 120 mm Hg.

Die äußere Myokardoberfläche unter dem Epikard ist glatt, aber die innere Oberfläche unter dem Endokard ist zu **Trabekeln** aufgeworfen, am stärksten in den Ventrikeln. Diese Trabekel sind von glattem Endokard überzogen und führen kaum zu Turbulenzen im Blutstrom.

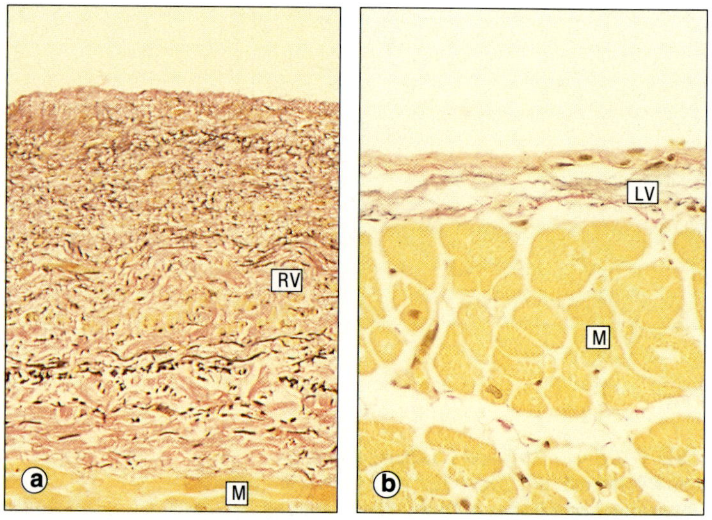

Abb. 8-4 a, b. Endokard. a Gieson-Elastika-Färbung von Endokard aus dem rechten Vorhof (RV). Der Kollagenanteil ist rot gefärbt, die elastischen Fasern schwarz, Herzmuskelfasern (M) gelb. Die Art der Endokardfasern läßt sich in HE-Routineschnitten nicht beurteilen (s. Abb. 8-25). Das Vorhofendokard ist viel dicker als das der Ventrikel. **b** Endokard aus dem linken Ventrikel (LV) in der gleichen Färbung. Es bildet eine viel dünnere Schicht als im Atrium und enthält viel weniger elastisches Gewebe; die Muskelfasern (M) sind dick. Die innere Mesothelauskleidung ist an Autopsiematerial (wie hier) stets schlecht erhalten

In beiden Kammern weisen hervorgezogene Muskelzipfel (**Papillarmuskeln**) ins Ventrikellumen und nach oben zu den Atrioventrikularklappen. An diesen Papillarmuskeln sind die Chordae tendineae verankert, dünne Sehnenfäden, die an den freien Rändern der Atrioventrikularklappen ansetzen. Dieses System verhindert, daß die Segelklappen bei der Kammerkontraktion in die Vorhöfe zurückschlagen.

Atrialer natriuretischer Faktor

Die Muskelfasern der Vorhöfe sind kleiner als die der Ventrikel und enthalten wenige kleine, neuroendokrine Granula, die dicht am Kern liegen. Bei starker Dehnung der Vorhoffasern sezernieren diese Granula ein **Peptidhormon**, den atrialen natriuretischen Faktor ANF.

ANF steigert die Ausscheidung von Wasser, Na^+- und K^+-Ionen im distalen Konvolut der Nierentubuli. Er senkt auch den Blutdruck, indem er die Reninsekretion der Niere und die Aldosteronproduktion der Nebenniere hemmt (s. S. 260).

Endokard

Die Innenauskleidung aller 4 Herzhohlräume wird durch das dreischichtige Endokard gebildet.

- Die Schicht in unmittelbarem Kontakt mit dem Myokard ist aus unregelmäßig angeordneten Kollagenfasern aufgebaut, die mit der Kollagenumgebung anliegender Herzmuskelfasern verschmelzen. Diese Schicht kann einige **Purkinje-Fasern** enthalten, einen Teil des Reizleitungssystems (s. S. 109).
- Die mittlere Schicht ist die dickste Endokardschicht und besteht aus regelmäßig angeordneten Kollagenfasern und unterschiedlichen Mengen von elastischen Fasern, die in kompakter Form in der tiefsten Schicht dieser Lage parallel verlaufen. Ab und zu sind Myofibroblasten eingelagert.
- Die innerste Schicht kleidet das Herzlumen aus und besteht aus flachen Endothelzellen. Sie setzen sich in die Endothelauskleidung der in das Herz ein- und austretenden Gefäße fort.

Das Endokard variiert in seiner Stärke; es ist in den Vorhöfen am dicksten und in den Ventrikeln, besonders im linken, am dünnsten. Die Verdickung kommt fast völlig durch eine dickere fibroelastische Mittelschicht zustande (Abb. 8-4). Lokale Endokardverdickungen sind häufig, besonders in den Vorhöfen, und werden durch den turbulenten Blutstrom verursacht.

Herzklappen

Im Herzen gibt es 4 Klappen; sie gestatten den Blutstrom in nur eine Richtung. Zusätzlich liegt noch eine klappenähnliche Endokardduplikatur an der Stelle, an der die V. cava inferior mit dem Blut aus der unteren Körperhälfte in das rechte Atrium einmündet.

Anatomie

Aorten- und Pulmonalklappen (Semilunarklappen)

Die Klappen an der Ausstrombahn des rechten und linken Ventrikels, Pulmonalklappe und Aortenklappe, bestehen aus je 3 schwalbennestähnlichen Falten, die in geschlossenem Zustand dicht aneinanderliegen. Aufgrund ihrer Halbmondform heißen sie auch Semilunarklappen.

Die Basis einer jeden Klappe ist mit dem kollagenfaserigen Anulus fibrosus verbunden (s. S. 104); die Verbindungen zwischen den 3 einzelnen Klappenteilen werden Kommissuren genannt (Abb. 8-5).

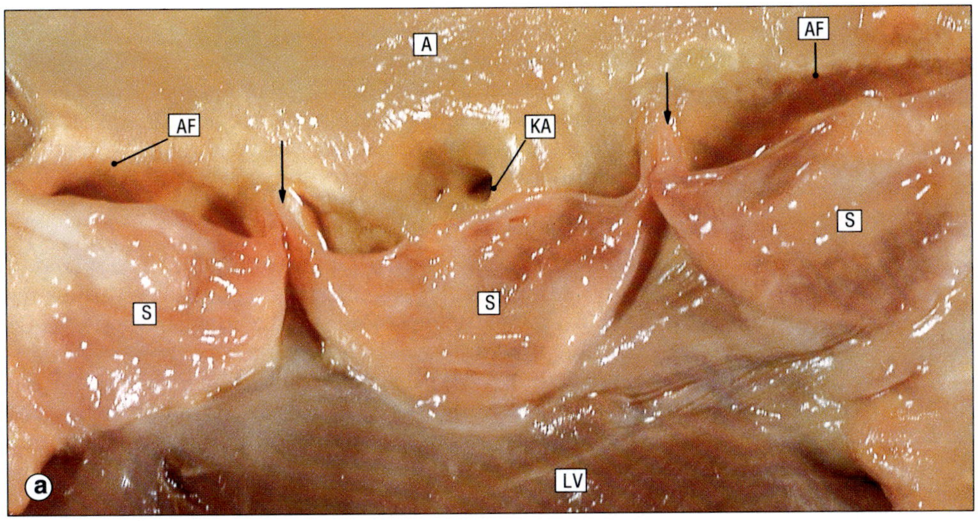

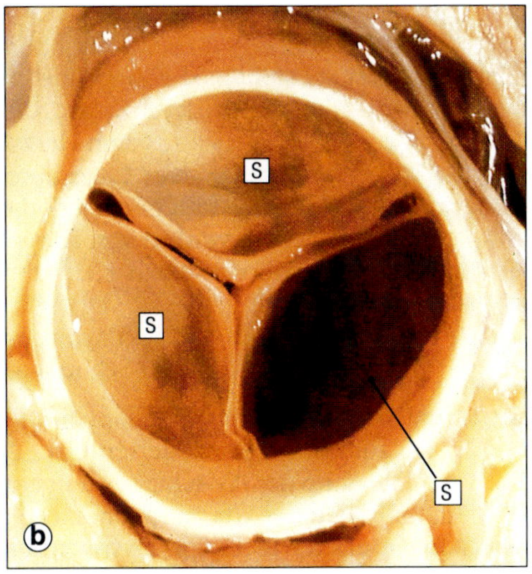

Abb. 8-5 a, b. Aortenklappen. a Aufgeschnittene Aortenklappe zwischen Aorta (A) und linkem Ventrikel (LV). Die 3 Semilunarklappen (S), die Kommissuren (Pfeile), der Ursprung einer der Koronararterien (KA) und der blasse Anulus fibrosus (AF) sind deutlich zu sehen. **b** Die geschlossene Aortenklappe in der Ansicht von oben. Die 3 Semilunarklappen (S) schließen eng gegeneinander ab. In der Diastole wird die Aortenklappe durch die sich absenkende Blutsäule geschlossen, und das Blut durchströmt die Koronararterien

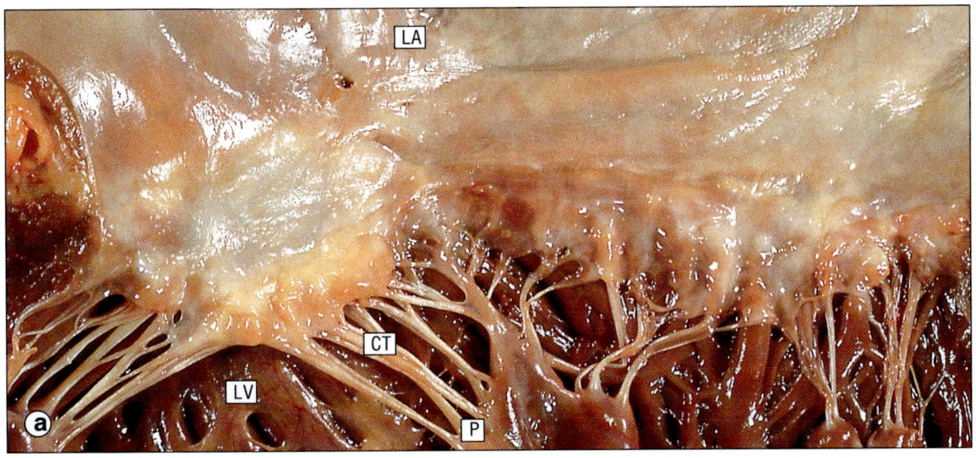

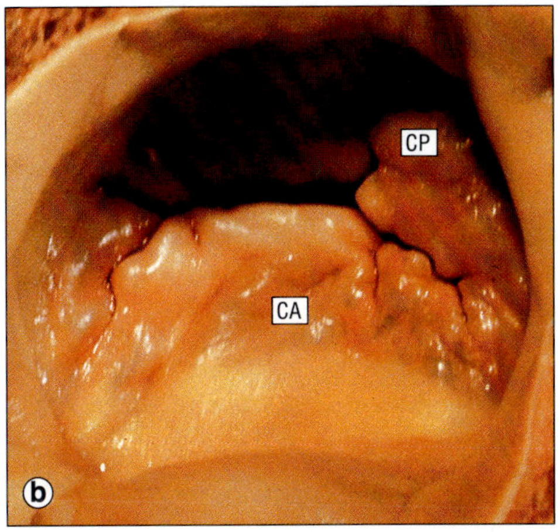

Abb. 8-6 a, b. Mitralklappe. a Das aufgeschnittene linke Herz zeigt die Mitralklappe zwischen dem linken Atrium (LA) und dem linken Ventrikel (LV). Sie hat 2 Segel, deren freie Enden durch dünne Chordae tendineae (CT) mit den Papillarmuskeln (P) verbunden sind. **b** Aufsicht auf eine geschlossene Mitralklappe. Es gibt eine Cuspis anterior (CA) und eine Cuspis posterior (CP)

Atrioventrikularklappen (Mitralis und Trikuspidalis)

Die Atrioventrikularklappen sind dünne Segel, die mit dem entsprechenden Faserring an ihrer Basis verbunden sind und an ihrem freien Rand in zügelähnliche, dünne Sehnenfäden übergehen, die Chordae tendineae. Diese erstrecken sich von den Klappen bis zur Spitze der Papillarmuskeln in der Ventrikelwand (Abb. 8-6).

Histologie

Ganz allgemein besteht jede Klappe aus einer dichten kollagenfaserigen zentralen Platte (der **Fibrosa**), die eine Fortsetzung des kollagenfaserigen Gewebes aus dem Herzskelett darstellt. Diese Fibrosa ist beidseitig von einer Lage fibroelastischen Gewebes bedeckt und außen mit flachen Endothelzellen besetzt. Die Stärke dieser Schichten variiert von Klappe zu Klappe und von Ort zu Ort innerhalb derselben Klappe und ist zudem altersabhängig (Abb. 8-7).

Alle 4 Klappen weisen Verdickungen aus dichtem, fibroelastischem Material an ihren freien Schließrändern auf.

Atrioventrikularklappen (AV-Klappen)

Zusätzlich zum oben geschilderten Grundaufbau ist ein großer Teil der Unterseite der AV-Klappen aufgerauht, und zwar an den Stellen, an denen die Chordae tendineae ansetzen. Diese Sehnenfäden inserieren nicht nur am freien Rand der Segelklappen, sondern z. T. auch weiter hinten, einige kleine sogar fast an der Basis. Die Fasern der Chordae verschmelzen mit den kollagenen Fasern der zentralen Fibrosa der Segelklappe.

Die AV-Klappen können auch eine dünne Schicht von Muskelfasern enthalten, die mit denen der Vorhofwand in Verbindung stehen und mehr an der Oberseite liegen.

Aorten- und Pulmonalklappe

Zusätzlich zum histologischen Grundaufbau der Herzklappen enthält die Aortenklappe auffällige fibroelastische Verdickungen an den Anlagerungensrändern, die manchmal als weiße Linien gerade unterhalb des freien Randes der Semilunarklappen sichtbar sind. Die Verdickungen tragen in der Mitte ein Knötchen, Nodulus valvulae (s. Abb. 8-5). Etwas ähnliches gibt es in weniger auffälliger Form auch an den Semilunarklappen der Pulmonalklappe, die angesichts des geringeren Drucks im kleinen Kreislauf ja weniger kräftig schließt.

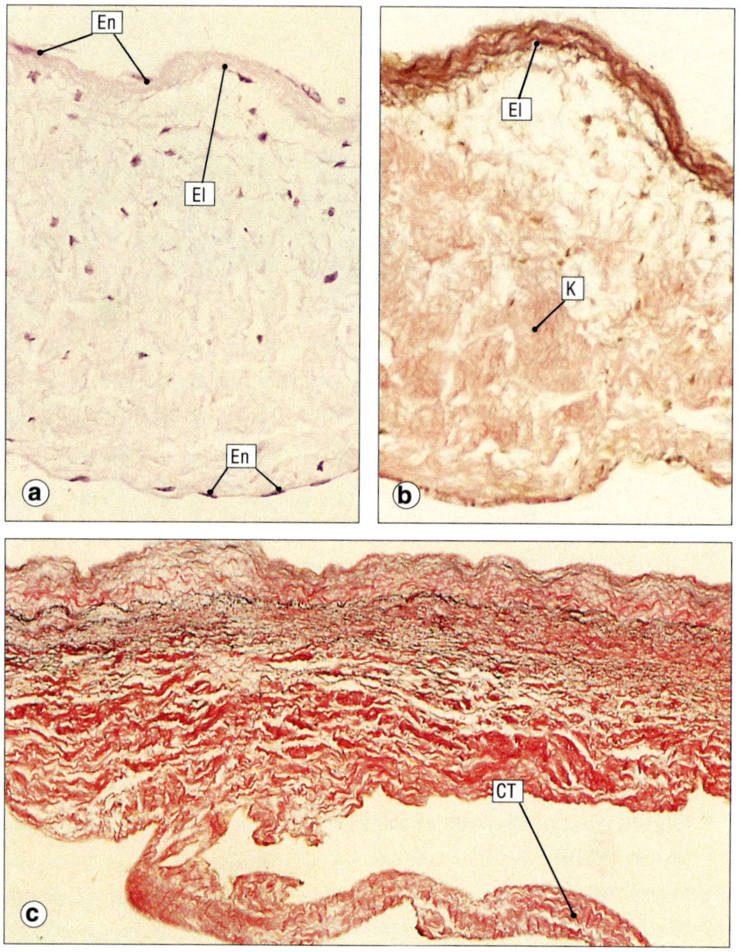

Abb. 8-7 a–c. Histologie der Herzklappen. a HE-gefärbte Aortenklappe bei stärkerer Vergrößerung. Der Großteil der Klappe besteht aus lockerem kollagenfaserigem Gewebe und ungefärbten Glykosaminoglykanen zwischen den Kollagenfasern. An der oberen Seite liegt eine dichte Zone elastischen Gewebes (El). Die flachen Endokardzellen (En) sind auf beiden Seiten der Klappen deutlich zu erkennen. **b** Stärkere Vergrößerung einer Aortenklappe in der Gieson-Elastika-Färbung. Das dichte elastische Gewebe (El) ist schwarz angefärbt, das Kollagen (K) rot. **c** Ebenfalls Gieson-Elastika-Färbung einer Mitralklappe dicht an ihrem Ursprung am Anulus fibrosus sinister. Das Klappenstroma besteht aus rot gefärbtem Kollagen mit einigen durchziehenden, schwarz gefärbten elastischen Fasern. Das Kollagen ist an der ventrikulären Seite, an der die Chordae tendineae (CT) ansetzen, besonders dick, dicht und unregelmäßig angeordnet. Die Chordae haben eine sehnenähnliche Struktur (s. Abb. 14-10)

Herzklappenfehler (Vitien)

Es gibt 3 bedeutende Veränderungen an den Herzklappen, die gewöhnlich alle die Klappen des linken Herzens betreffen.

Rheumatische Klappenfehler

Im akuten Stadium einer Kinderkrankheit, des rheumatischen Fiebers, können Herzklappen geschädigt werden. Bei der Heilung solcher Schäden vernarbt das Klappengewebe zunehmend, und der elastische Anteil wird durch unregelmäßige Massen von kollagenem Narbengewebe ersetzt. Dadurch werden die Klappen steifer. Die Klappen können auch partiell verkleben, damit wird ihre Fähigkeit zum Öffnen oder Schließen eingeschränkt (**Stenose** bzw. **Insuffizienz**).

Klappenverkalkung

Eine Klappenverkalkung betrifft hauptsächlich die Aortenklappe, besonders dann, wenn sie die angeborene Anomalie von nur 2 Klappentaschen aufweist. Durch fibröse Vernarbung und Ablagerung von Kalkknötchen (Abb. 8-8) werden die Klappen verdickt und verkrümmt. Die fehlende Flexibilität der Klappentaschen behindert den systolischen Blutausstrom aus dem linken Ventrikel und führt zur Linksherzinsuffizienz (s. S. 113).

Infektöse Endokarditis

Herzklappen können durch Bakterien oder Pilze infiziert werden, am häufigsten bei vorgeschädigten Klappen, z.B.nach einer rheumatischen Erkrankung. Das geschädigte Endokard ist aufgerauht, Kollagenfasern liegen frei und bilden eine Anheftungsstelle für Thrombozytenaggregate. Schließlich führen solche Aggregate zur Thrombusbildung (s. S. 116). Im Blutstrom zirkulierende Bakterien oder Pilze können sich dann im Thrombus ansiedeln und proliferieren. Eine infektöse Endokarditis kann 2 Auswirkungen haben:

1. Ein Teil eines infizierten Thrombus kann abbrechen und in den großen Kreislauf geraten, bis er in einem kleinen Gefäß steckenbleibt. Diese kleinen Gefäße sind meistens Arteriolen in Organen wie Gehirn, Niere oder Milz. Die folgende Unterbrechung der arteriellen Versorgung führt zu einer ischämischen Nekrose (Infarkt) des Gewebes, das von dem blockierten Gefäß versorgt wurde (**Embolie**).
2. Die proliferierenden Bakterien können das Gewebe der Klappen arrodieren und zerstören.

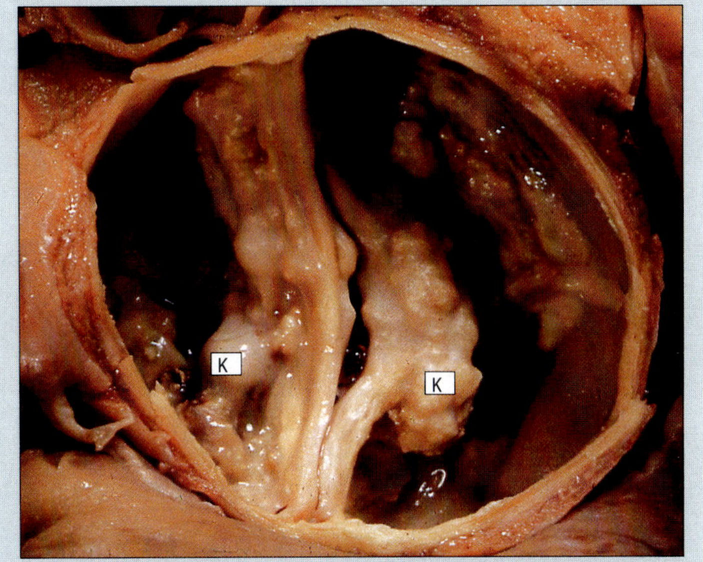

Abb. 8-8. Herzklappenverkalkung. Eine Aortenklappe mit nur 2 Taschen, die durch Einlagerung von Kalkknötchen (K) und fibröse Vernarbung deformiert sind (s. auch Abb. 8-5 a)

Reizleitungssystem

Das Herz kontrahiert sich willensunabhängig (automatisch) mit einer Schlagfrequenz von etwa 70/min; jede Störung des Rhythmus stört auch die Funktion der einzelnen Kammern oder Vorhöfe.

Die rhythmische Kontraktion der Vorhöfe und Ventrikel erfordert keine Nervenstimulation, sondern kommt durch Impulse zustande, die im Herzen selbst entstehen. Dieser günstige Umstand erlaubt erst eine Herztransplantation, denn dabei werden ja alle Nervenverbindungen durchtrennt. Andererseits steht die Herzfrequenz unter dem Einfluß der autonomen Innervation; eine Stimulierung des Parasympathikus (Vagusreiz) verlangsamt den Herzschlag, während die Stimulierung des Sympathikus die Schlagfrequenz erhöht.

Die Kontraktionsimpulse entstehen in einem kleinen Reizleitungszentrum, dem **Sinusknoten**, der als Schrittmacher fungiert und zunächst die Vorhofkontraktion anregt. Der Impuls wird über den Vorhof zu einem weiteren Knoten geleitet, dem **Atrioventrikularknoten**. Dieser Knoten initiiert die geringfügig später einsetzende Ventrikelkontraktion, wobei sich die Erregung in spezialisierte Reizleitungsfasern fortsetzt (**His-Bündel**, **rechter** und **linker Kammerschenkel**, **Purkinje-Fasern**) und schließlich die Arbeitsmuskulatur des Ventrikels erreicht (Abb. 8-9).

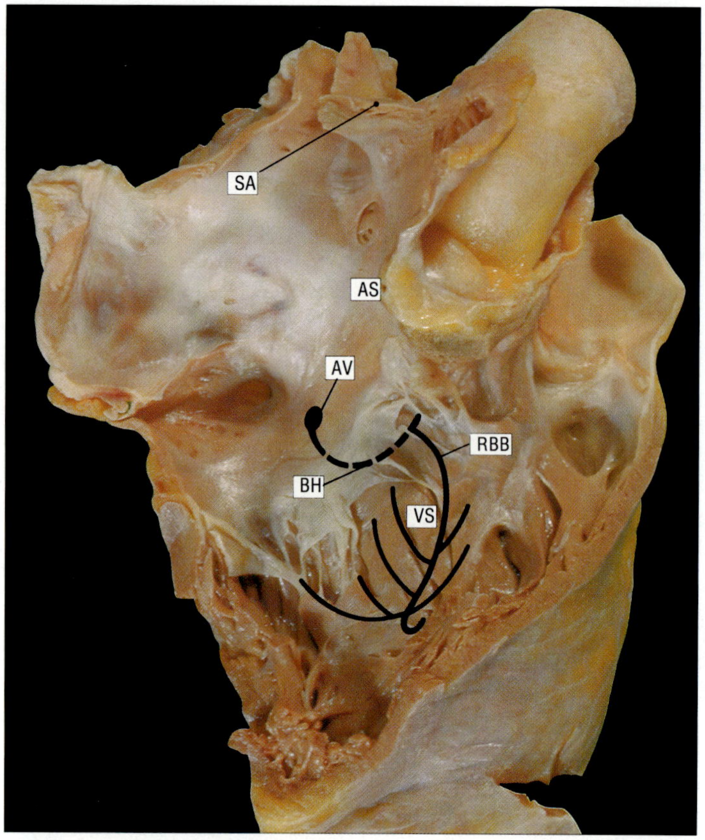

Abb. 8-9. Reizleitungssystem des Herzens. Eine eröffnete rechte Herzseite wurde so zurechtgeschnitten, daß das Vorhofseptum zwischen beiden Atrien (SA) und das Kammerseptum zwischen beiden Ventrikeln (VS) zu sehen sind. Sinusknoten (AS), Atrioventrikularknoten (AV), His-Bündel (BH) und rechter Kammerschenkel (RBB) sind eingezeichnet. Der linke Kammerschenkel läuft auf der linken Seite des Kammerseptums herab

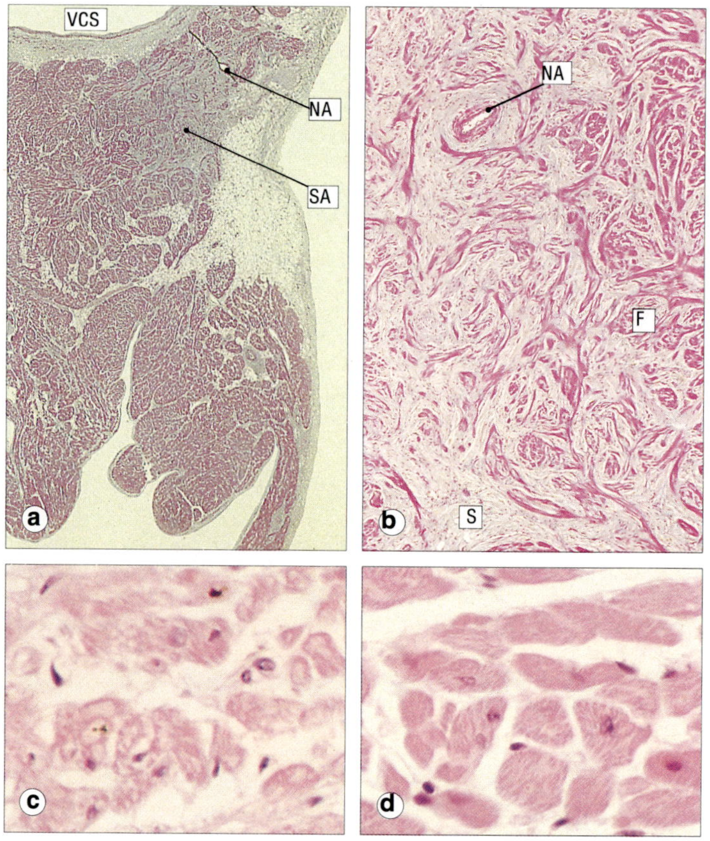

Abb. 8-10 a–d. Sinusknoten. a Der Sinusknoten (SA) liegt in der Vorhofwand, dicht am Eintritt der V. cava superior (VCS). Der Knoten wird in dieser Trichromfärbung durch das auffällig blau gefärbte kollagenfaserige Supportgewebe hervorgehoben, worin die Herzschrittmacherzellen eingebettet sind; NA Sinusknotenarterie. **b** Die mittlere Vergrößerung zeigt das unregelmäßig wirbelige Netzwerk kleiner nodaler Fasern (F), die in das massive kollagenfaserige Stroma (S) eingebettet sind; NA Sinusknotenarterie. **c** Starke Vergrößerung der unregelmäßig angeordneten kleinen Reizbildungsmuskelfasern des Sinusknotens. **d** Zum Vergleich mit derselben Vergrößerung aufgenommene Arbeitsmuskulatur aus dem Atrium

Sinusknoten

Der Sinusknoten, Nodus sinuatrialis, sitzt am vorderen Umfang der oberen Hohlvene, die die obere Körperhälfte drainiert, an deren Mündung ins Atrium dextrum (Abb. 8-10 a, b). Seine Lage ist konstant, aber er ist so klein, daß er nicht mit dem bloßen Auge gesehen werden kann. Es handelt sich um eine spazierstockförmige, gebogene Struktur von 1–1,5 cm Länge, die aber nur 0,1–0,15 cm dick ist und an der Eintrittsöffnung der oberen Hohlvene dicht unterhalb des Epikards liegt.

Der Sinusknoten besteht aus einem unregelmäßigen Maschenwerk nur 3–4 µm dicker Muskelfasern, die damit erheblich dünner sind als Fasern der Vorhofarbeitsmuskulatur (Abb. 8-10 c).

Im Gegensatz zur Arbeitsmuskulatur haben die Reizleitungsfasern des Sinusknotens keine Glanzstreifen (s. Abb. 5-8), son-

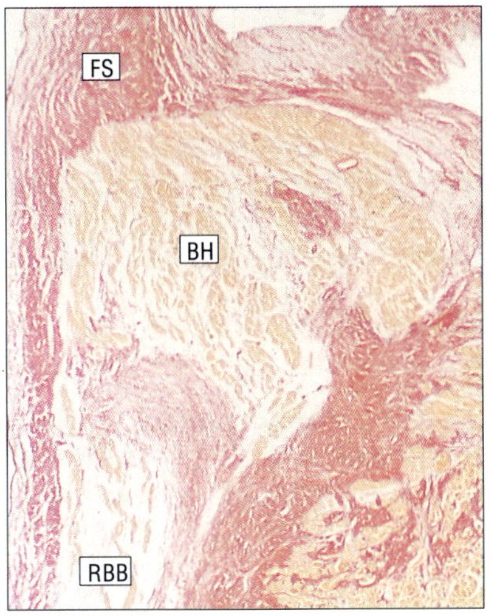

Abb. 8-11. His-Bündel und rechter Kammerschenkel. Das His-Bündel (BH) mit dem Ursprung des rechten Kammerschenkels (RBB). Das His-Bündel sitzt im Faserskelett (FS), das in dieser Gieson-Färbung rot erscheint, während die Reizleitungsfasern gelb gefärbt sind

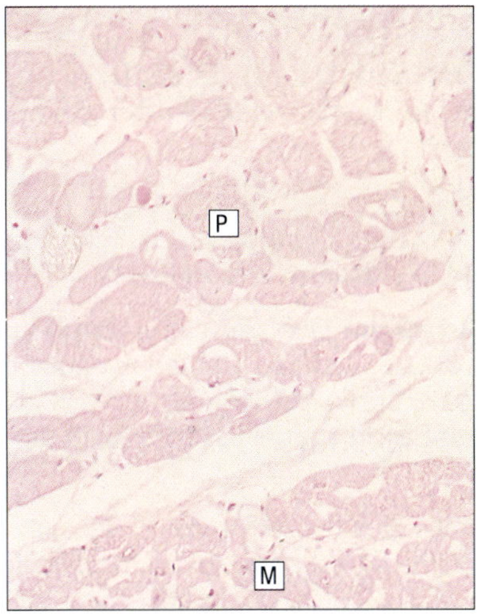

Abb. 8-12. Purkinje-Fasern. Große, blaß gefärbte Purkinje-Fasern (P) in der Endokardauskleidung des Kammerseptums; zum Vergleich die Arbeitsmuskulatur (M)

dern sind miteinander durch Desmosomen verknüpft; sie enthalten wenig Myofibrillen und weisen dadurch keine regelmäßige Querstreifung auf.

Die Sinusknotenzellen sind in ein reiches kollagenfaseriges Supportgewebe eingebettet, das zahlreiche Blutgefäße enthält, darunter die auffällige zentrale Sinusknotenarterie. In der Peripherie treten viele Nervenfasern auf.

Die im Sinusknoten entstandenen Impulse greifen rasch auf den AV-Knoten über, wobei gleichzeitig die Vorhofkontraktion angeregt wird.

Atrioventrikularknoten

Der **AV-Knoten** liegt subendokardial in der medialen Wand des rechten Vorhofs, unweit vor der Mündung des Sinus coronarius (s. Abb. 8-24), kurz oberhalb des Anulus fibrosus der Trikuspidalis. Er sitzt an der Basis des Septum interatriale an der Vorhof-Kammer-Grenze und zwischen Trigonum fibrosum dextrum und Endokard.

Histologisch besteht der AV-Knoten aus einem Netzwerk kleiner Muskelfasern und gleicht denen des Sinusknotens, aber in weniger unregelmäßiger Anordnung. Ebenso wie im Sinusknoten sind die Fasern des AV-Knotens in ein kollagenfaseriges Stroma eingebettet und haben eine reiche Blutgefäß- und Nervenversorgung.

His-Bündel, rechter und linker Kammerschenkel

Die kleinen Fasern am vorderen Ende des AV-Knotens sind regelmäßiger angeordnet und bilden schließlich ein deutliches Bündel paralleler Fasern, das Hauptbündel, in dem die Impulse vom AV-Knoten zu den Ventrikeln geleitet werden.

Dieses **His-Bündel** (Abb. 8-11) aus Reizleitungsfasern tritt durch das Kollagen des Trigonum fibrosum dextrum hindurch und läuft dann eine kurze Strecke auf der Oberkante der Muskulatur des Septum interventriculare nach vorn, bevor es sich in den rechten und linken Kammerschenkel aufteilt.

Der **linke Kammerschenkel** entspringt breit gefächert mit einzelnen Fasern aus dem His-Bündel; die restlichen Fasern bilden einen deutlichen **rechten Kammerschenkel**.

- Die Faszikel des linken Kammerschenkels verlaufen an der linken Seite des Kammerseptums subendokardial in 2 Hauptgruppen abwärts, einer hinteren und einer schwächeren vorderen Gruppe.
- Der rechte Kammerschenkel läuft als einzelnes Bündel an der rechten Seite der Kammerscheidewand subendokardial nach unten.

Purkinje-Fasern

Die beiden Kammerschenkel enden in einem komplexen Maschenwerk spezialisierter Reizleitungsfasern, den **Purkinje-Fasern**. Das sind dicke Muskelfasern, deren Zytoplasma durch das extrahierte Glykogen vakuolisiert erscheint, und die nur spärliche Myofibrillen aufweisen. Sie liegen in Gruppen von bis zu 6 Fasern zusammen (Abb. 8-12).

Arterielle Versorgung

Das Herz hat wegen seiner ständigen Kontraktionsaktivität einen enormen Energieverbrauch und besitzt daher eine gute arterielle Versorgung, wobei der linke Ventrikel den höchsten Sauerstoffbedarf und damit auch die beste arterielle Versorgung aufweist. Daher betrifft jede Unterbrechung der arteriellen Herzversorgung besonders die Struktur und Funktion des linken Ventrikels (s. Abb. 8-13).

Koronararterien

Das Herz wird von 2 **Koronararterien** versorgt, die am Ursprung der Aorta als 1. Äste abzweigen, genau oberhalb der beiden Taschen der Aortenklappe (Abb. 8-5).

Linke Koronararterie
Die linke Koronararterie teilt sich in 2 Hauptäste, den Ramus interventricularis anterior und den Ramus circumflexus.

Der **Ramus interventricularis anterior** läuft vorn am Herzen im Epikard abwärts und liegt vor dem vorderen Teil des Kammerseptums. Er gibt zahlreiche Äste für die Versorgung der Vorderwand des linken Ventrikels und für die vordere Hälfte des Kammerseptums ab.

Der **Ramus circumflexus** zieht nach lateral in die Herzkranzfurche zwischen dem linken Vorhof und dem linken Ventrikel, bevor er in der Seitenwand des linken Ventrikels absteigt und diese versorgt.

Rechte Koronararterie
Die rechte Koronararterie läuft zwischen dem rechten Vorhof und dem rechten Ventrikel auf die Rückseite des Herzens und steigt in der hinteren Längsfurche ab. Ihre Endäste versorgen auch die Hinterwand des linken Ventrikels und die hintere Hälfte des Kammerseptums.

Venöser Abfluß

Venenäste verlaufen parallel zu den größeren Koronararterien, bevor sie sich zu einem starken Gefäß, dem Sinus coronarius, vereinigen. Er liegt in der Herzkranzfurche auf der Herzrückseite und mündet neben der unteren Hohlvene in den rechten Vorhof ein (s. Abb. 8-24).

Koronare Herzerkrankung

Die verbreitetste und bedeutendste Herzkrankheit ist die **Atheromatose** der Koronararterien, die die Effektivität des linken Ventrikels herabsetzt, da sie die Blut- und damit die Sauerstoffzufuhr einschränkt. Die Koronararterien sind besonders anfällig für diese weitverbreitete Erkrankung, deren Auswirkungen auf den linken Ventrikel schwerwiegend und oft fatal sind.

Angina pectoris

Eine langsame, progressive Verringerung des Lumens von Koronararterien durch Atheromatose vermindert die Oxygenierung der Muskulatur des linken Ventrikels, was zu charakteristischen Schmerzen in der Brust führt (**Angina pectoris**); sie treten gewöhnlich bei stärkerer Belastung auf (d.h. wenn das linke Herz mehr arbeiten muß).

Herzinfarkt

Ein völliger Verschluß einer Koronararterie oder eines ihrer Äste (s. Abb. 8-17) führt dazu, daß ein umschriebener Herzmuskelbezirk weder Blut noch Sauerstoff erhält. Die betroffenen Herzmuskelfasern sterben ab und können nicht ersetzt werden. Ein solcher **Myokardinfarkt** (Abb. 8-13) wird im allgemeinen Sprachgebrauch als **Herzinfarkt** bezeichnet.

Das Herz kann den Verlust von Teilen seiner Muskelwand überleben, aber die Pumpleistung des linken Ventrikels ist reduziert und kann zur **Herzinsuffizienz** oder zu einem plötzlichen Herzversagen führen.

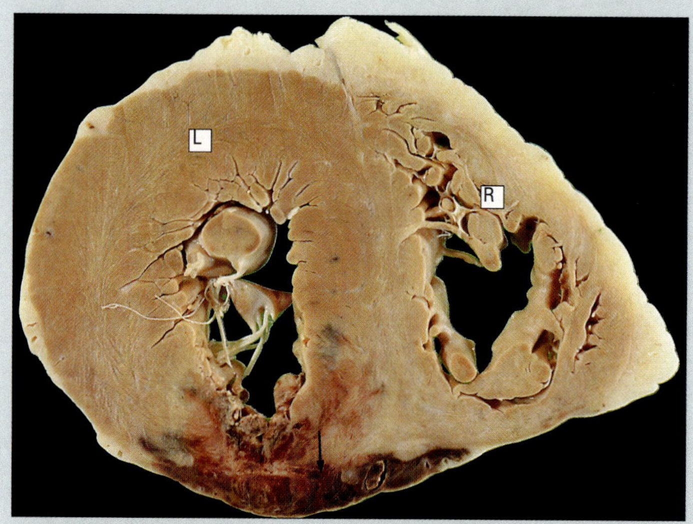

Abb. 8-13. Herzinfarkt. Ein Querschnitt durch den linken (L) und rechten Ventrikel (R). Das Myokard des linken Ventrikels ist infolge anhaltenden hohen Blutdrucks (Hypertonie) verdickt. Ein Teil der linken Kammerwand und des Septums zeigen aufgrund des Infarkts (Gewebstod durch plötzliches Versiegen der Zufuhr oxygenierten Blutes) eine schwarzrote Verfärbung, die vom Verschluß eines Koronararterienastes herrührt. In das abgestorbene Myokard ist Blut eingedrungen, und eine Herzruptur steht unmittelbar bevor

Herzinsuffizienz

Der Ausdruck Herzinsuffizienz ist unpräzise, da ja selten Vorhöfe und Kammern des Herzens gleichzeitig insuffizient werden.

Ein insuffizienter Ventrikel oder Vorhof ist nicht mehr in der Lage, das Blut vollständig auszuwerfen; Ursachen sind meistens:

- gestörte Kontraktionsfähigkeit;
- Abflußstörungen, z. B. aufgrund verengter Herzklappen (s. Abb. 8-8).

Ein insuffizienter Vorhof wird in der Diastole nicht vollständig entleert; ein insuffizienter Ventrikel kann sich in der Systole nicht vollständig entleeren, und bei jeder ineffektiven Kontraktion bleibt etwas Blut in der Kammer zurück. Die steigende Blutansammlung führt zu einer Ausweitung der Kammer, wodurch der Druck in der Herzkammer ansteigt. Solch ein erhöhter Druck wirkt sich auch auf den vorgeschalteten Vorhof bzw. ein vorgeschaltetes Blutgefäß aus.

Bei einer insuffizienten Herzkammer beobachtet man eine Zunahme von Wandstärke und Schlagfrequenz. Eine solche kompensatorische Muskelhypertrophie läßt sich schon mit bloßem Auge am Röntgenbild diagnostizieren; gleichzeitig ist die Kammer dilatiert, da sie sich nicht richtig entleeren kann.

Linksherzinsuffizienz

Der häufigste Herzinsuffizienztyp betrifft das linke Herz (**Linksherzversagen**), wobei sich gewöhnlich der linke Ventrikel in der Systole nicht völlig entleeren kann. Myokardschäden (s. Abb. 8-13) sind die häufigste Ursache, aber auch eine Aortenklappenstenose kann zum Linksherzversagen führen, z. B. bei der Klappenverkalkung (s. Abb. 8-8).

Schließlich ist ein insuffizienter linker Ventrikel nicht mehr in der Lage, in der Diastole die ganze Blutmenge aus dem linken Vorhof aufzunehmen, wodurch auch dieser nur unvollständig entleert wird. Dieser Entleerungsfehler pflanzt sich rückwärts in die Lungenvenen fort, die in den linken Vorhof einmünden, so daß auch die Lungenkapillaren und -venen blutgefüllt geweitet sind und der Binnendruck steigt.

Rechtsherzinsuffizienz

Eine **Rechtsherzinsuffizienz** entsteht durch:

- eine Schädigung der Lungenkapillaren, wie sie bei manchen chronischen Lungenkrankheiten vorkommt;
- einen erhöhten Druck im Kapillarbett der Lunge durch eine Linksherzinsuffizienz.

Die Rechtsherzinsuffizienz tritt im allgemeinen als Folge einer Linksherzinsuffizienz auf.

Systemische Blutgefäße

Der systemische Kreislauf ist ein extensives Hochdrucksystem; der Aufbau seiner proximalen Gefäße spiegelt die hohen Drücke wider, denen sie ausgesetzt sind. Darüber hinaus sind sie darauf eingerichtet, den Blutstrom zu egalisieren, denn das Blut wird nur während der Systole in sie hineingetrieben, so daß es wichtig ist, auch zur Zeit der Diastole einen adäquaten Druck und Blutfluß aufrechtzuerhalten.

Die strukturellen Veränderungen zur Anpassung an den hohen systolischen Druck mit Aufrechterhaltung eines angemessenen diastolischen Drucks sind am ausgeprägtesten in den großen **Arterien vom elastischen Typ**, die das Schlagvolumen des linken Ventrikels aufnehmen (Aorta und ihre großen Äste wie die Karotiden, Subklavia, Nierenarterien). Distal von diesen großen elastischen Arterien wird die Arterienwand schrittweise stärker muskulär (**Arterien vom muskulären Typ**).

Grundbauplan

Die Wand großer und mittlerer Arterien ist dreischichtig. In Venen sind diese 3 Schichten weniger gut abzugrenzen, und in kleinen Blutgefäßen (Arteriolen, Kapillaren und Venolen, s. S. 116–118) sind sie so schmal, daß man sie nicht mehr unterscheiden kann.

Die Schichten werden von Intima, Media und Adventitia gebildet.

Intima

Die **Intima** ist die dünne innere Schicht einer Blutgefäßwand. Sie besteht innen aus flachen **Endothelzellen**, die normalerweise für eine glatte, reibungsfreie innere Oberfläche sorgen, um den freien Blutfluß zu gestatten. In manchen Gefäßen kann das Endothel eher kubisch sein.

Endothelzellen (s. Abb. 8-20) enthalten gelegentlich rundliche membranumgebene Körperchen, die Mikrotubuli aufweisen und als Weibel-Palade-Körperchen bezeichnet werden; ihre Funktion ist unbekannt.

Die Endothelzellen ruhen auf einer Basalmembran, unter der sich gewöhnlich eine dünne Lage kollagener Fasern und gelegentlich elastischer Fasern befinden. In großen Gefäßen können sich die elastischen Fasern an der Grenze zur Media hin zu einer deutlichen **Membrana elastica interna** zusammenlagern; sie ist in Arterien vom muskulären Typ gut zu unterscheiden, kaum aber in Venen und in elastischen Arterien.

Media

Die **Media** bildet die mittlere Schicht einer Blutgefäßwand; sie ist besonders stark in Arterien ausgeprägt, in Venen dagegen undeutlich und fehlt in sehr kleinen Gefäßen wie den Kapillaren. Die Zusammensetzung der Media führt im wesentlichen zur Unterscheidung zwischen Arterien vom elastischen bzw. vom muskulären Typ.

Adventitia

Die **Adventitia** ist die äußere Schicht der Blutgefäßwand und besteht im wesentlichen aus Kollagen, aber auch glatte Muskelzellen können dort liegen, besonders in Venen. In Arterien wird sie von der Media durch eine Verdichtung elastischer Fasern zu einer unterschiedlich deutlichen **Lamina elastica externa** abgegrenzt. In Venen bildet die Adventitia die auffälligste Wandschicht.

In der Adventitia dickwandiger Blutgefäße finden sich kleine Blutgefäße, die **Vasa vasorum**, deren Äste die Media mit Blut versorgen. In dünnen Gefäßen fehlen sie; ihren Sauerstoff erhalten sie durch Diffusion vom Lumen her.

Elastische Arterien

Elastische Arterien stellen die stärksten Arterien dar. Sie erhalten den größten Teil des Schlagvolumens aus dem linken Ventrikel, müssen daher dem hohen systolischen Druck von 120–160 mm Hg Widerstand entgegensetzen und einen adäquaten diastolischen Blutdruck gewährleisten.

Media. Elastische Arterien haben eine dicke, hochentwickelte Media, in der elastische Fasern den Hauptbestandteil ausmachen; diese sind als scherengitterartige Membranen in konzentrischen Lagen angeordnet und verantwortlich für die Dicke der Media. In der größten Arterie, der Aorta, gibt es oft über 50 elastische Lagen (Abb. 8-14).

Die elastischen Fasern sind so angeordnet, daß sie mehr zirkulär als longitudinal verlaufen, wodurch eine systolische Überdehnung des Gefäßes verhindert wird. Die Rückkehr der gedehnten elastischen Fasern in ihre Ausgangslage sorgt dafür, daß in der Aorta und in großen Arterien ein diastolischer Druck von etwa 60–80 mm Hg aufrechterhalten wird (Windkesselprinzip). Zwischen den elastischen Lagen liegen glatte Muskelzellen und etwas Kollagen.

Intima. Die Intima elastischer Arterien muß die volle Kraft des systolischen Ausstroms aufnehmen, wenn der Druck am höchsten ist, und ist daher besonders anfällig für mechanische Schäden durch die Scherkräfte des Blutstroms.

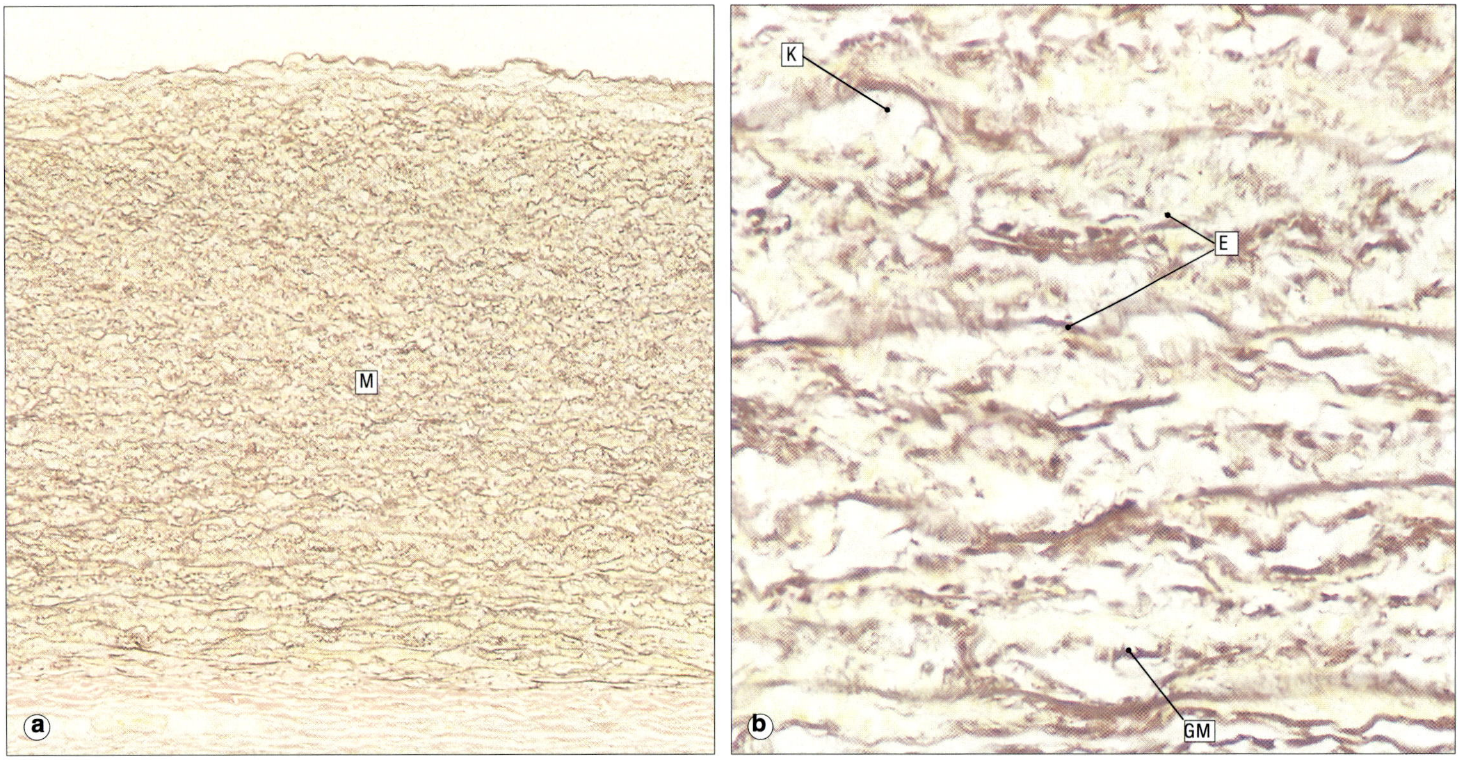

Abb. 8-14 a, b. Elastische Arterie. a Übersichtsvergrößerung einer Arterie in der Gieson-Färbung. Die vorherrschende Wandschicht wird von der Media (M) gebildet. Sie besteht aus elastischen Fasern (schwarz), die als konzentrische Lamellen angeordnet und durch glatte Muskulatur und Kollagen voneinander getrennt sind. **b** Die starke Vergrößerung der Media zeigt die Anordnung der elastischen (E) und kollagenen (K) Fasern sowie der glatten Muskelzellen (GM), die diese Fasern synthetisiert haben

Arterien vom muskulären Typ

Die großen elastischen Arterien gehen allmählich in muskuläre Arterien über, indem sie die meisten ihrer elastischen Lagen in der Media verlieren. Gewöhnlich verbleiben nur 2 elastische Schichten, eine Elastica interna und eine Elastica externa an der Grenze der Media zur Intima bzw. zur Adventitia.

Media. Die Media einer muskulären Arterie besteht fast ausschließlich aus glatter Muskulatur. Diese Arterien sind daher besonders kontraktil; das Ausmaß der Kontraktion oder Erschlaffung steht unter der Kontrolle des autonomen Nervensystems. Ein paar feine, elastische Fasern sind zwischen die glatten Muskelzellen eingestreut, bilden aber keine Membranen; am häufigsten kommen sie in den großen muskulären Arterien vor, die eine direkte Fortsetzung des distalen Endes elastischer Arterien darstellen (Abb. 8-16).

Muskuläre Arterien schwanken in ihrem Durchmesser von etwa 1 cm kurz nach ihrem Ursprung aus elastischen Arterien bis zu etwa 0,5 mm. Große Arterien können 30 oder mehr Lagen glatter Muskelzellen enthalten, während es in den kleinsten peripheren Arterien nur 2 oder 3 Lagen gibt. Gewöhnlich verlaufen die glatten Muskelzellen zirkulär im rechten Winkel zur Gefäßachse.

Die Membrana elastica interna ist gewöhnlich eine deutliche Schicht, aber die Elastica externa ist weniger gut zu unterscheiden und oft diskontinuierlich.

Aneurysma

Im Alter degenerieren die elastischen Fasern in der Media der großen elastischen Arterien und werden durch unelastisches Kollagen ersetzt. Die Gefäße büßen dadurch ihre elastische Rückstellkraft nach der Systole ein und tendieren dazu, über Jahre hinweg permanent dilatiert zu sein. Wegen der fehlenden elastischen Rückstellkraft können sie auch den diastolischen Druck nicht mehr angemessen aufrechterhalten, so daß er absinken kann.

Wenn die meisten elastischen Lamellen durch Kollagen ersetzt worden sind, kann die Arterie so dilatiert werden, daß sich ein Aneurysma ausbildet. Ein **Aneurysma** (Abb. 8-15) ist ein permanent dilatierter, dünnwandiger Arterienabschnitt, der rupturgefährdet ist, wobei es zu sturzbachähnlichen und oft tödlichen Blutungen kommt.

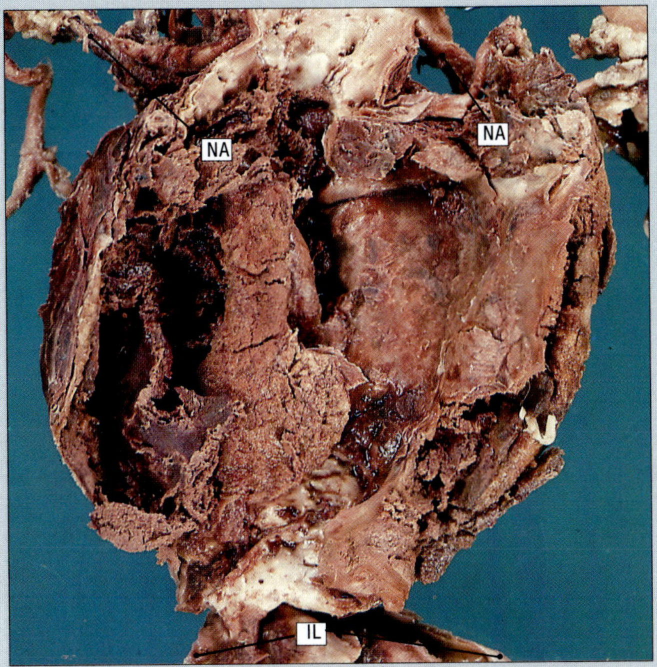

Abb. 8-15. Aneurysma. Übersichtsbild der abdominalen Aorta mit einem rupturierten Aneurysma. Man erkennt rote Thromben zwischen den Ursprüngen der Nierenarterien (NA) und der Iliakaaufzweigung (IL)

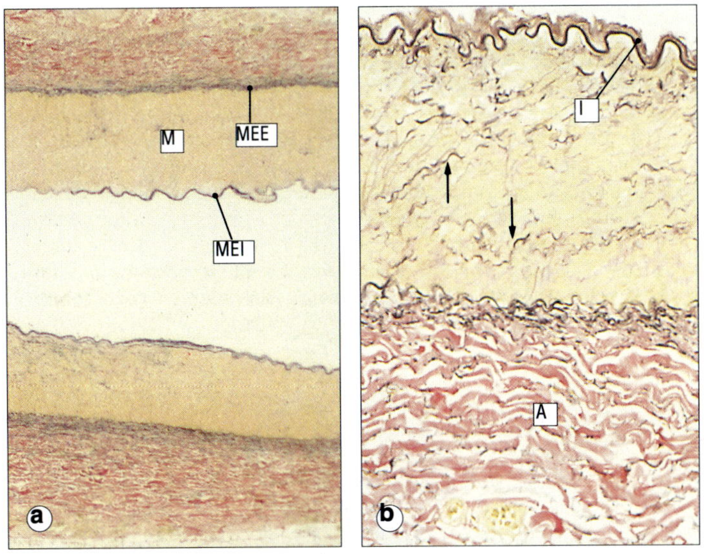

Abb. 8-16 a, b. Arterie vom muskulären Typ. a Längsschnitt durch eine muskuläre Arterie in Gieson-Elastika-Färbung. Die Intima ist kaum zu erkennen, die vorherrschende Wandschicht ist die muskuläre Media (M) zwischen einer Membrana elastica interna (MEI) und externa (MEE), die aus verdichteten Lagen elastischer Fasern (schwarz) bestehen. Die Adventitia außen ist rot gefärbt und enthält im wesentlichen Kollagen. **b** Stärkere Vergrößerung derselben Arterie mit der Intima (I) und den feinen, schwarz gefärbten elastischen Fasern, die in der muskulären Media verlaufen (Pfeile). Diese große muskuläre Arterie besitzt eine dicke kollagenfaserige Adventitia (A)

Atherosklerose

In elastischen Arterien und den Anfangsteilen muskulärer Arterien ist die Intima der vollen Kraft des hohen systolischen Drucks ausgesetzt und wird im Lauf der Zeit geschädigt, wobei sich eine Erkrankung entwickelt, die **Atherosklerose**.

Bei der Atherosklerose wird die Intima mit fettigem Material infiltriert, und es werden vermehrt kollagene und elastische Fasern abgelagert; die endstandene Intimaverdickung bezeichnet man als **atherosklerotische Plaque**.

Gewöhnlich führt die Atherosklerose zu Durchblutungsstörungen, Thrombus- und Aneurysmabildung.

Durchblutungsstörungen

In kleinkalibrigen Arterien führen atherosklerotische Veränderungen zu Einengungen des Gefäßlumens, so daß der Blutstrom geringer wird. Das ist besonders verhängnisvoll, wenn kleine muskuläre Arterien betroffen sind, die lebensnotwendige Organe mit hohem Blut- und Sauerstoffbedarf versorgen, wie z.B. das Herz. Ein teilweiser Gefäßverschluß der Koronarien kann zu den Symptomen der **Angina pectoris** (s. S. 112) führen.

Thrombusbildung

Eine weitere Komplikation der Atherosklerose besteht darin, daß die glatte Gefäßinnenauskleidung aus Endothelzellen geschädigt wird, wobei das strömende Blut mit dem daruntergelegenen Kollagen in Kontakt kommt. Dadurch wird häufig die Bildung eines Thrombus im Gefäß ausgelöst, wobei sich anfangs Blutplättchen über der geschädigten Oberfläche zusammenlagern (s. Abb. 6-17).

Durch eine Thrombosierung wird das Gefäßlumen weiter verengt, es kann zum Gefäßverschluß (Abb. 8-17) kommen; daraus resultiert eine **Infarzierung** des Gewebes, das von diesem Gefäß versorgt wird. Das Myokard des linken Ventrikels ist besonders infarktgefährdet (s. Abb. 8-13), ebenso wie das Gehirn (**Schlaganfall**) sowie Füße und Zehen (**Gangrän**).

Aneurysmaentstehung

Die Atherosklerose kann auch die Media von Blutgefäßen betreffen. Es kommt zu einem Verlust von elastischem Material in elastischen Arterien und von glatten Muskelzellen in muskulären Arterien, wobei diese beiden hochentwickelten Komponenten durch das minderwertige, nicht kontraktile und unelastische Kollagen ersetzt werden. Dadurch wird eine Prädisposition für die Bildung eines Aneurysmas geschaffen (s. Abb. 8-15).

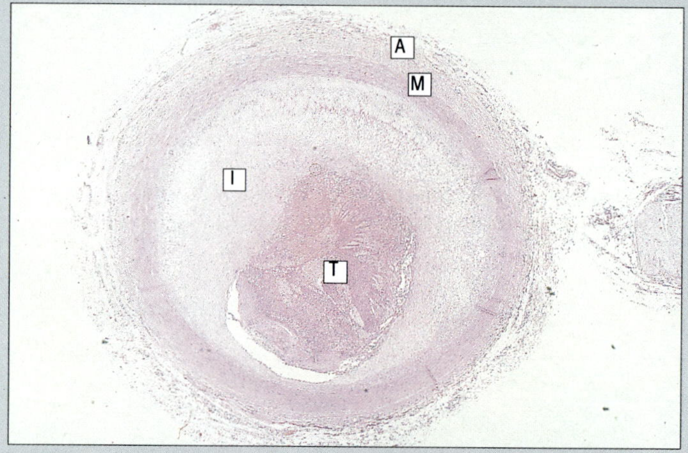

Abb. 8-17. Koronararteriensklerose und Thrombosierung. Ein Querschnitt durch die Koronararterie, die die in Abb. 8-13 gezeigte abgestorbene Region versorgt hatte. Das Lumen ist durch die intimale Verdickung (I) weitgehend reduziert. Media (M) und Adventitia (A) sind unverändert. Die Intimarauhigkeit und -verdickung hat zur Bildung eines Thrombus (T) geführt, der das Lumen und damit den Blutstrom weiter einengt

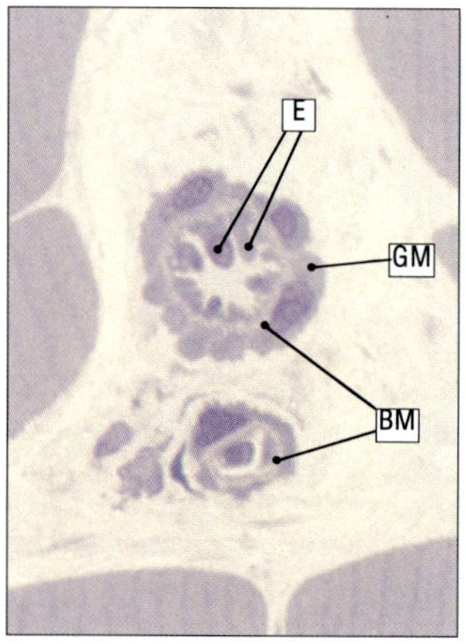

Abb. 8-18. Arteriole. Toluidinblau gefärbter Semidünnschnitt mit 2 Arteriolen, deren Basalmembran (BM) als blaß gefärbte, von einigen glatten Muskelzellen (GM) umgebene Schicht imponiert. Die Endothelzellen (E) in dem größeren Gefäß erscheinen eher kubisch, da es sich bei der Biopsie kontrahiert hat. Die beiden Arteriolen unterscheiden sich nicht nur durch ihre Größe, sondern auch in der Anzahl ihrer Muskelzellen

Arteriolen

Die kleinsten Endäste des arteriellen Systems heißen Arteriolen, ihr Durchmesser schwankt zwischen 30 µm und 400 µm (0,4 mm).

Intima. Die Intima einer Arteriole besteht aus Endothelzellen, die entweder der Basalmembran (in den kleinsten Arteriolen) oder der Membrana elastica interna anliegen.

Media. Die Media der Arteriolen besteht aus 1–2 Lagen glatter Muskelzellen (Abb. 8-18). Die zuerst kontinuierliche Lage glatter Muskelzellen wird mit der Verkleinerung der Arteriolen zunehmend diskontinuierlich. In den kleinsten Arteriolen besitzen die Endothelzellen basale Fortsätze, die die Basalmembran durchbohren und Zellkontakte mit den glatten Muskelzellen bilden.

Adventitia. Die Adventitia der Arteriolen ist unbedeutend.

Mikrozirkulation

Die Arteriolen stehen am Anfang der **Mikrozirkulation** (Abb. 8-19); sie besteht aus kleinkalibrigen Blutgefäßen mit teilweise permeablen, dünnen Wänden, die den Transfer einiger Blutbestandteile in die Gewebe und umgekehrt ermöglichen. Der größte Teil dieses Austauschs zwischen Blut und Geweben findet in dem ausgedehnten Kapillarmaschenwerk statt, in das sich die kleinsten Arteriolen (**Metarteriolen**) entleeren. Die **Kapillaren** leiten das Blut in die 1. Anteile des Venensystems, die **Venolen** (s. unten).

Kapillaren

Kapillaren sind die feinsten Gefäße des Blutkreislaufsystems, mit 5–10 μm Durchmesser. Sie bilden ein komplex verbundenes Maschenwerk.

Kapillaren haben die dünnsten Wände und sind der Hauptort für den Gasaustausch, bei dem Sauerstoff aus dem Blut ins Gewebe und Kohlendioxid umgekehrt vom Gewebe ins Blut übertritt. Flüssigkeiten mit kleinen Molekülen passieren die Kapillarwand in beiden Richtungen.

Die Kapillarwand (Abb. 8-20) besteht aus Endothelzellen, einer Basalmembran und vereinzelt angelagerten kontraktilen Zellen, den Perizyten (s. S. 66).

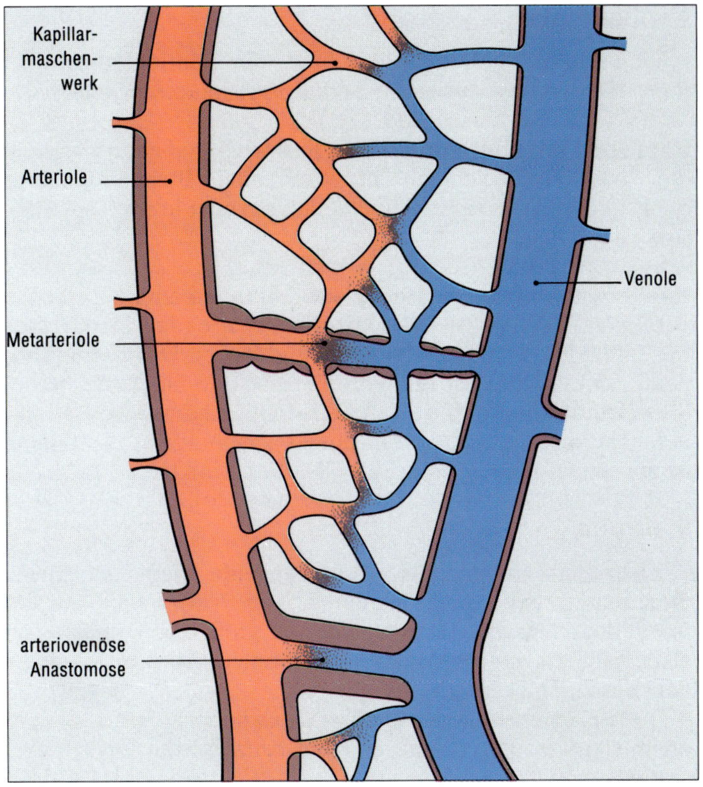

Abb. 8-19. Mikrozirkulationsschema. Das Blut fließt von den Arteriolen aus durch ein komplexes Maschenwerk aus Kapillaren, die entweder direkt aus den Arteriolen oder aus Metarteriolen hervorgehen, in die Venolen. Durch Öffnung der arteriovenösen Anastomose kann das Kapillarbett umgangen werden

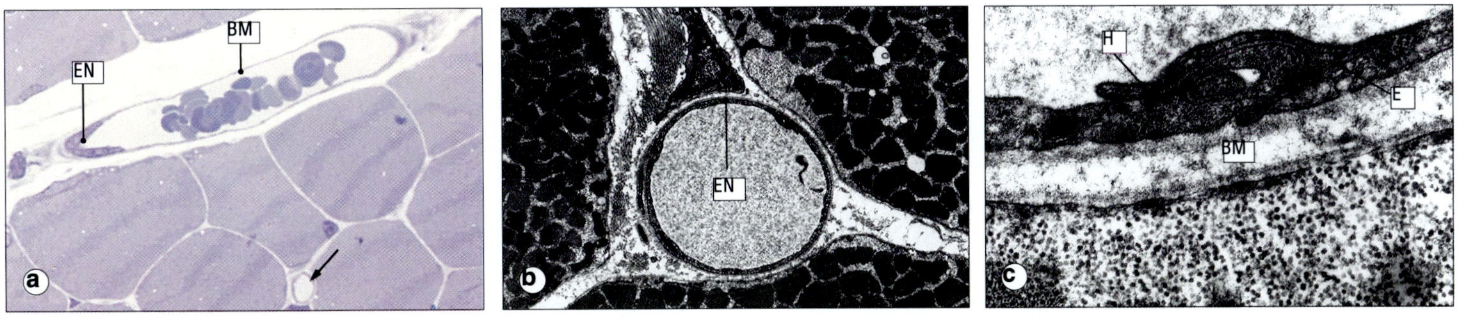

Abb. 8-20 a–c. Kapillaren. a Toluidinblau gefärbter Semidünnschnitt mit einer längsgeschnittenen Kapillare. Die Wand besteht fast gänzlich aus der dünnen Basalmembran (BM); das Zytoplasma des lumenauskleidenden Endothels ist bei dieser Vergrößerung nicht sichtbar. An einem Ende ist ein Endothelzellkern zu sehen (EN). Eine ähnliche, aber kleinere Kapillare liegt als Querschnitt unten (Pfeil) zwischen den Skelettmuskelfasern. **b** Elektronenmikroskopische Aufnahme der mit dem Pfeil markierten Kapillare. Bei dieser geringen Vergrößerung wird das Zytoplasma des Endothels (EN) sichtbar, nicht aber die Basalmembran. **c** Starke Vergrößerung der Kapillarwand mit der Basalmembran (BM), dem Endothelzytoplasma (E) und einer Haftverbindung (H) zwischen benachbarten Endothelzellen

Kapillartypen

Anhand ihrer Endothelzellstruktur, die kontinuierlich oder fenestriert ist, lassen sich 2 Kapillartypen unterscheiden.

Kapillaren mit kontinuierlichem Endothel sind am häufigsten; die Endothelzellen bilden eine vollständige Innenauskleidung der Kapillare ohne jegliche interzellulären oder intrazytoplasmatischen Lücken.

Kapillaren mit fenestriertem Endothel treten am häufigsten in der Schleimhaut des Magen-Darm-Trakts, in endokrinen Drüsen und in der Niere auf (s. Abb. 16-16 und 16-22). Das Zytoplasma der Endothelzellen ist mit Poren (Fenestrationen) durchsetzt, die sich durch die gesamte Zellbreite hindurch fortsetzen. Einige Fenestrationen enthalten ein dünnes Diaphragma, das dünner ist als eine Zytomembran; seine Natur ist unklar.

Sinusoide

Hochspezialisierte Gefäßkanäle, **Sinusoide**, treten in einigen Organen wie Leber und Milz auf (s. Abb. 7-18). Es handelt sich um endothelausgekleidete Kanäle mit größerem Durchmesser als Kapillaren und spärlichen, diskontinuierlichen oder fehlenden Basalmembranen.

Diese Endothelzellen sind gewöhnlich hochgradig fenestriert, oft mit großen Poren, und es kann beträchtliche Lücken zwischen den Zellen geben.

Venolen

Postkapilläre Venolen. Kapillaren gehen in postkapilläre Venolen über; diese bilden die kleinsten Venolen mit 10–25 µm Durchmesser. In ihrer Struktur ähneln sie den Kapillaren, haben aber mehr Perizyten (Abb. 8-21).

Sammelvenolen. Postkapilläre Venolen gehen in größere Sammelvenolen mit 20–50 µm Durchmesser über; hier wird die Perizytenschicht kontinuierlich, und es treten Kollagenfasern auf, die die Venolen umgeben.

Muskuläre Venolen. Mit steigender Kalibergröße der Sammelvenolen werden die Perizyten zunehmend durch glatte Muskelzellen ersetzt, die eine 1–2 Zellagen dicke Schicht bilden; zudem wird eine kollagenfaserige Adventitia erkennbar. Es handelt sich dann schon um muskuläre Venolen mit einem Durchmesser von 50–100 µm; sie gehen in die kleinsten Venen über.

Venen

Venen schwanken in ihrem Kaliber zwischen < 1 mm–4 cm. Im Vergleich zu Arterien ähnlichen Außendurchmessers haben Venen ein größeres Lumen und eine relativ dünnere Wand und sind daher gewöhnlich in nicht perfusionsfixiertem histologischem Material kollabiert.

Obwohl die Venen auch eine Intima, Media und Adventitia besitzen, sind diese Schichten weniger deutlich abgegrenzt als in Arterien, und es ist oft schwierig zu sagen, wo die eine Schicht aufhört und die andere beginnt. Darüber hinaus weist die Venen-

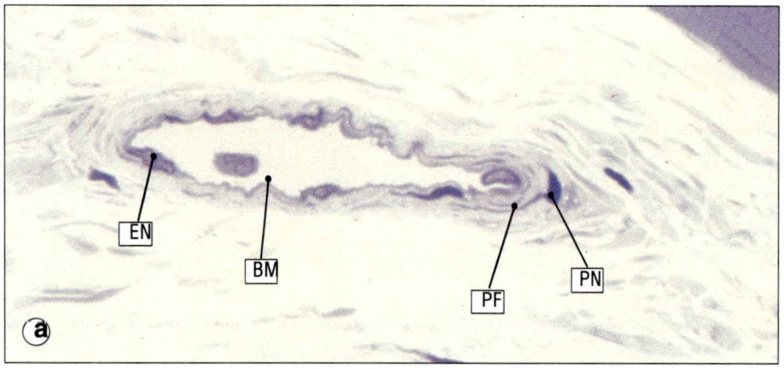

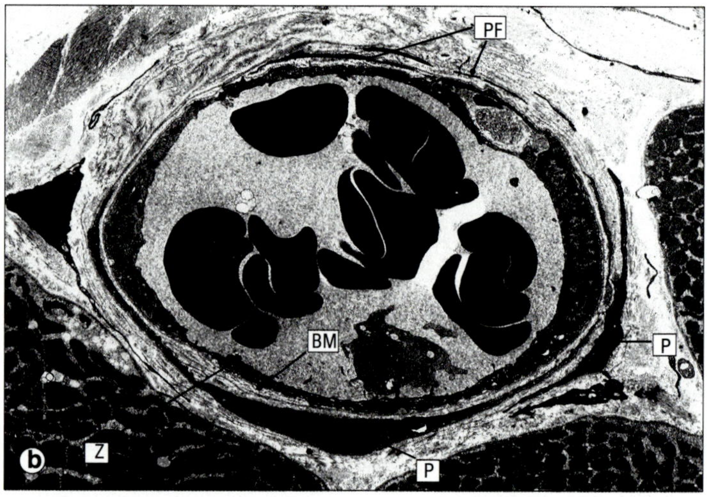

Abb. 8-21 a, b. Postkapilläre Venole. a Toluidinblau gefärbter Semidünnschnitt einer partiell kollabierten postkapillären Venole. Der Endothelzellkern (EN) und die Basalmembran (BM) sind sichtbar. In der Wand liegen ein paar Perizytenfortsätze (PF) und der Zellkern eines Perizyten (PN), Details sind jedoch nicht deutlich zu erkennen. **b** Elektronenmikroskopische Aufnahme einer postkapillären Venole mit deutlichem Endothelzellzytoplasma (Z), einer Basalmembran (BM) und Perizyten (P). Die feineren Perizytenfortsätze (PF) liegen offenbar zwischen einzelnen Lagen der Basalmembran wand, je nach Lokalisation, erhebliche Strukturvariationen auf. Die folgende Beschreibung von Venen verschiedener Größe stellt daher eine Verallgemeinerung dar.

Kleine Venen bilden die Fortsetzung muskulärer Venolen und besitzen einen ähnlichen Wandbau. Sie sind allerdings größer, mit einem Durchmesser von bis zu 1 mm. Die Muskelzellagen und äußeren kollagenfaserigen Schichten sind deutlicher abgesetzt (Abb. 8-22 a).

Mittelgroße Venen sind 1–10 mm dick. Ihre innere Endothelzellschicht ruht auf einer Basalmembran, die durch eine schmale Zone aus Kollagenfasern von einer undeutlichen Verdichtung elastischer Fasern abgesetzt ist, die eine schlecht ausgebildete Elastica interna bilden.

Die innere Schicht ist nahezu einheitlich strukturiert und weist nur Schwankungen in der Quantität kollagener und elastischer Fasern zwischen dem Endothel und der Verdichtung elastischer Fasern auf. Die äußeren Schichten dagegen, die auch hier – wenn auch oft willkürlich und kaum gerechtfertigt – als Media und Adventitia bezeichnet werden, variieren beträchtlich in ihrer Dicke, den Anteilen an Kollagen, elastischen Fasern und glatter Muskulatur und besonders in der Ausrichtung der Muskelzellen.

Große Venen. Die innere Schicht (Intima) der großen Venen ähnelt der der mittelgroßen Venen, enthält aber gewöhnlich mehr Kollagen und elastische Fasern zwischen der Endothelbasalmembran und der Elastica interna, die oft ausgesprochen fragmentarisch ist. Außerhalb der Elastica interna liegt eine Schicht glatter Muskelzellen in Kollagen eingebettet, und noch weiter außen findet sich eine dicke Kollagenschicht, in der Bündel von längsorientierten glatten Muskelzellen eingelagert sind. Einige elastische Fasern sind ins Kollagen eingemischt (Abb. 8-22 b).

Venöser Kreislauf und Venenklappen

Der venöse Anteil des Blutkreislaufs wird durch die Kontraktion der glatten Venenmuskulatur aufrechterhalten und in unterschiedlichem Ausmaß durch äußeren Druck unterstützt, wenn sich Skelettmuskeln in der Umgebung kontrahieren. Eine solche Unterstützung durch Skelettmuskelkontraktionen ist besonders für den venösen Rückfluß in Armen und Beinen wichtig.

Da die Venen der Extremitäten Blut gegen die Schwerkraft transportieren, sind sie mit Klappen ausgestattet, die verhindern, daß das Blut wieder kapillarwärts fließt. Solche Klappen werden von dünnen Intimaduplikaturen gebildet, die ins Lumen ragen. Die freien Ränder der Klappen weisen herzwärts; die Klappen sorgen dafür, daß das Venenblut nur zum Herzen hin fließen kann. Eine Insuffizienz der Klappen in oberflächlichen Beinvenen führt zu Krampfadern (Varizen).

Klappen treten auch in anderen mittelgroßen und großen Venen auf; ihre Anzahl hängt davon ab, ob diese Vene das Blut mit der Schwerkraft oder dagegen befördert.

Arteriovenöse Anastomosen

Zusätzlich zur Mikrozirkulation (d.h. Arteriolen speisen ein Kapillarnetzwerk, das in ein System aus Venolen übergeht) gibt es noch Gefäße, die das terminale Kapillarbett umgehen, so daß mit Hilfe dieser **arteriovenösen Anastomosen** Arteriolen direkt in Venolen einmünden können (s. Abb. 8-19).

Am Arteriolenende ist eine arteriovenöse Anastomose dickwandig, überwiegend aufgrund eines mächtigen Mantels aus glatter Muskulatur, die reich innerviert ist. Eine Kontraktion dieser dicken Lage glatter Muskulatur kann das Lumen der Anastomose an ihrem Ursprung verschließen und das Blut ins Kapillarbett einleiten, während bei einer Erschlaffung das Lumen geöffnet wird und das Blut unter Umgehung des Kapillarbetts direkt in die Venole fließt.

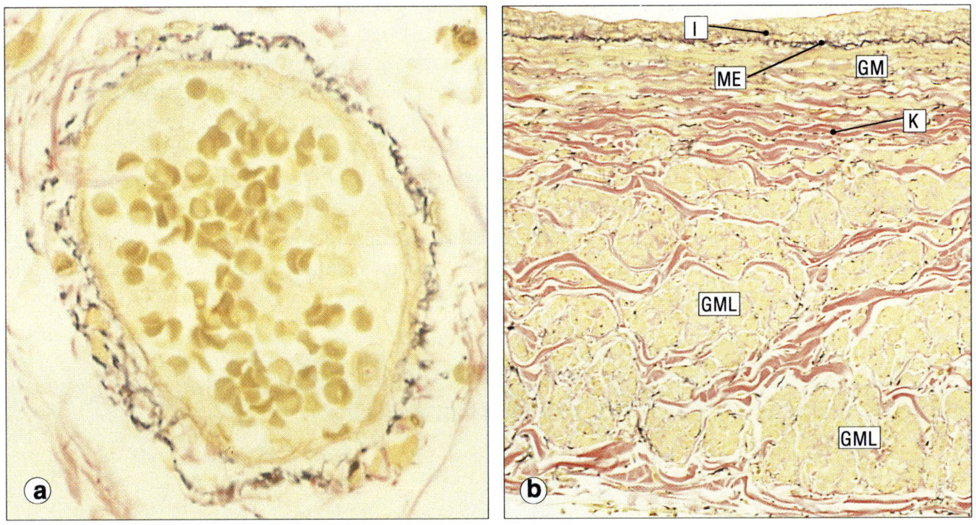

Abb. 8-22 a, b. Venen. a Gieson-Elastika-Färbung einer kleinen Vene. Es wird deutlich, wie variabel und unregelmäßig die glatte Muskulatur (gelb), das Kollagen (rot) und die elastischen Fasern (schwarz) in der Wand angeordnet sind. **b** Wandanschnitt aus der größten Vene des Körpers, der V. cava inferior. Sie besitzt eine deutliche Intima (I) und Membrana elastica interna (ME), eine Schicht glatter Muskulatur (gelb, GM) und eine unregelmäßige Schicht dicker Kollagenfasern (rot, K). Dieses Kollagen zeigt in etwa den Beginn der Adventitiaschicht an, die in großen Venen den dicksten Wandteil bildet und große Bündel längsverlaufender glatter Muskulatur (GML) enthält. Gieson-Elastika-Färbung

Arteriovenöse Anastomosen sind weit verbreitet; am häufigsten sind sie in Fingerkuppen, Lippen, Nase, Ohren und Zehen. Man meint, daß sie in der Haut eine wichtige Rolle bei der Thermoregulation (s. Kap. 19) spielen. Beim Schließen der Anastomosen strömt Blut in das reiche Kapillarbett des Koriums und führt zu Wärmeverlusten, während beim Öffnen das Kapillarbett nicht durchströmt wird und Wärme erhalten bleibt.

In den Fingerspitzen gibt es einen hochspezialisierten Typ von arteriovenösen Anastomosen mit einem verdickten arteriellen Ende (Sucquet-Hoyer-Kanal), das direkt an das venöse Ende angeschlossen ist, die **Glomusanastomosen**. Der Kanal wird von modifizierten glatten Muskelzellen umgeben (Glomuszellen), die vom autonomen Nervensystem reich innerviert sind.

Innervation der Blutgefäße

Efferente Innervation

Blutgefäße, die ihre Lumenweite signifikant durch Kontraktion oder Erschlaffung ihrer glatten Muskulatur verändern können, werden im wesentlichen von adrenergen sympathischen Fasern versorgt, deren Stimulation zu Muskelkontraktion und Vasokonstriktion führt.

Einige Blutgefäße in der Skelettmuskulatur weisen eine cholinerge sympathische Innervation auf, die eine Vasodilatation bewirkt.

Afferente Innervation

An bestimmten Stellen des Körpers besitzen Blutgefäße eine afferente Innervation, die Informationen über den luminalen Druck (Barorezeption) und die Blutgaszusammensetzung von Kohlendioxid und Sauerstoff (Chemorezeption) vermittelt. Diese Stellen liegen überwiegend im Karotissinus und -glomus, am Aortenbogen sowie an Pulmonalarterien und großen Venen, die ins Herz eintreten.

Afferente Fasern aus den Karotissinusrezeptoren verlaufen im N. glossopharyngeus zu den Herz-Kreislauf-Zentren im Hirnstamm.

Blutgefäße der Lunge

Die Gefäßversorgung der Lunge wird in Kapitel 9 erörtert (s. S. 124–142)

Pfortadersysteme

Portalkreisläufe werden von Venen gebildet, die aus einem Kapillarbett entspringen und wieder in ein Kapillarbett einmünden und nicht von der zentralen Pumpleistung des Herzens abhängig sind.

Die Art portaler Verbindungsgefäße wechselt von Ort zu Ort; z. B. sind die Gefäße des Leberportalsystems (s. Abb. 11-2), die die Darmkapillaren mit den kapillarähnlichen Sinusoiden in der Leber verbinden, Venen, und zwar kleine Venolen in der Nähe der Kapillarbetten und mittlere und große Venen dazwischen. In dem anderen Portalsystem zwischen Hypothalamus und Hypophysenvorderlappen werden die verbindenden Gefäße von großen Kapillaren und Venolen gebildet.

Lymphzirkulation

Die Interzellularspalten fast aller Gewebe enthalten kleine, endothelausgekleidete Röhren, die blindsackähnlich beginnen (wodurch das Wort Lymphkreislauf unrichtig wird), aber sonst wie Blutkapillaren aufgebaut sind. Diese **Lymphkapillaren** sind permeabel für Flüssigkeiten und gelöste Moleküle der interstitiellen Flüssigkeit.

In manchen Regionen haben die Lymphkapillaren ein fenestriertes Endothel und eine diskontinuierliche Basalmembran, die das Eintreten größerer Moleküle gestatten, wie z. B. von Proteinen mit hohem Molekulargewicht, von Triglyzeriden, aber auch von Zellen, besonders aus dem Immunsystem.

Das Netzwerk der Lymphkapillaren fungiert als Drainagesystem und entfernt überschüssige Flüssigkeit (**Lymphe**) aus den Gewebszwischenräumen. Lymphe ist normalerweise eine klare und farblose Flüssigkeit, aber die Darmlymphe ist aufgrund ihres hohen Gehalts an resorbierten Lipiden oft milchig und heißt dann **Chylus**.

Die Lymphkapillaren gehen allmählich in dickwandigere Gefäße über, die Venolen und mittelgroßen Venen ähneln.

Lymphe bewegt sich träge aus dem Kapillarbett in die größeren Lymphgefäße; der Rückfluß wird durch viele Klappen verhindert, die den Venenklappen gleichen (Abb. 8-23).

Auf ihrem Weg zu den größeren, venenähnlichen Lymphstämmen passiert die Lymphe einen oder mehrere **Lymphknoten**, in die sie an ihrer konvexen Seite eintritt und die sie durch 1 oder 2 Lymphgefäße am konkaven Hilum verläßt (s. Abb. 7-8). Während dieser Passage werden aktivierte Lymphozyten, die für die Immunabwehr wichtig sind, zur Lymphe hinzugefügt.

Die größeren Lymphgefäße haben muskuläre Wände und pumpen die Lymphe in die beiden folgenden Hauptlymphstämme:

1. in den sog. Brustmilchgang (**Ductus thoracicus**), der die Lymphe am linken Venenwinkel der Subklavia und Jugularis interna ins Venenblut einleitet;

2. in ein variableres Lymphgefäß, den **Ductus lymphaticus dexter**, der am Zusammenfluß der rechten V. jugularis interna und der V. subclavia dextra einmündet.

Diese beiden Hauptlymphstämme laufen an den lumbalen und thorakalen Wirbeln in der hinteren Wand des Abdomens und des Thorax entlang und empfangen Lymphzuflüsse auf ihrem Weg zu den Jugularvenen.

Lymphogene Krebsausbreitung

Alle Lymphkapillaren einer bestimmten Region senden ihre Lymphe in die für diese Region zuständigen Lymphknoten (**regionäre Lymphknoten**). Dieser Drainageweg ist besonders bei der Krebsabwehr von Bedeutung, da Krebszellen in Lymphkapillaren eindringen und lymphogen weitertransportiert werden können. Krebszellen können auch in den regionären Lymphknoten herausgefiltert werden, sich dort vermehren und so Fernmetastasen in einiger Entfernung zum Primärtumor bilden (s. Abb. 7-14).

So metastasieren z.B. die meisten in der Brust entstandenen Karzinome zunächst lymphogen in die regionären Lymphknoten der Brust, die überwiegend im subkutanen Gewebe der Axilla konzentriert sind. Eine sorgfältige Palpation der axillären Lymphknoten ist deshalb ein Hauptbestandteil der körperlichen Untersuchung bei jeder brustkrebsverdächtigen Patientin.

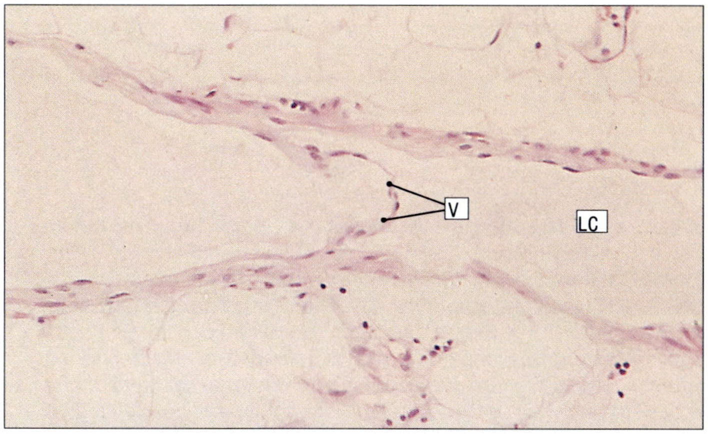

Abb. 8-23. Lymphkapillare. Längsschnitt einer großen Lymphkapillare (LC), die mit rosa gefärbter Lymphe angefüllt ist. Beachte die feinen Klappen (V), die die Strömungsrichtung vorgeben

Praktische Histologie

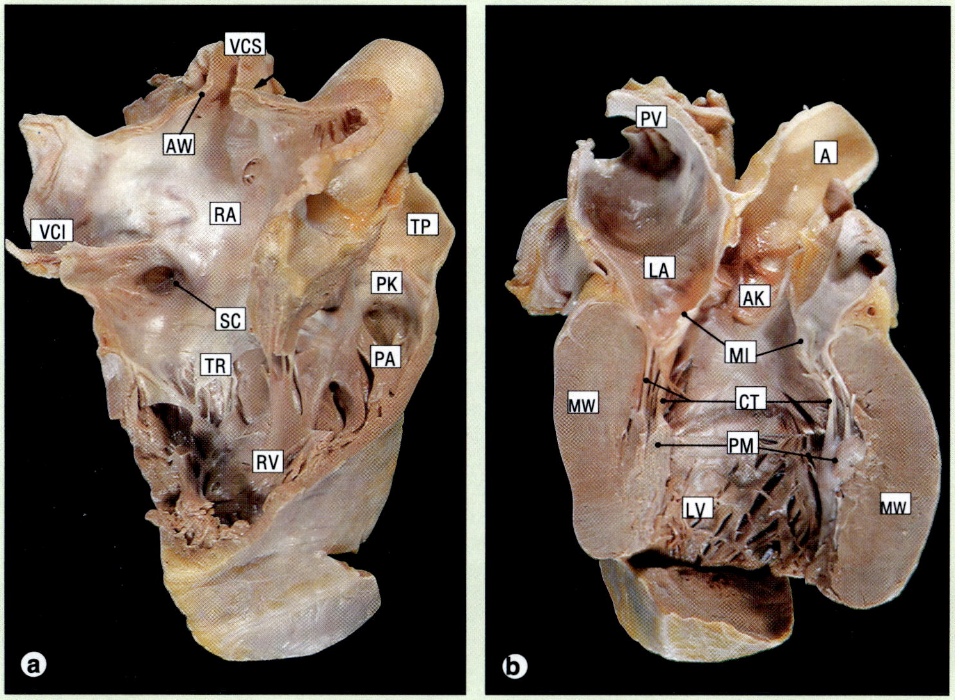

Abb. 8-24 a, b. Anatomie des Herzens. **a** Eröffnete rechte Herzseite. Im rechten Vorhof (RA) sind die Einmündungen der Vena cava superior (VCS) und inferior (VCI), des Sinus coronarius (SC) und die dünne Wand des Atriums (AW) markiert. Der Pfeil weist auf den Sitz des Sinusknotens. Im rechten Ventrikel (RV) sind die Segel der rechten AV-Klappe (Tricuspidalis, TR), die den Vorhof von der Kammer trennt, und die pulmonale Ausstrombahn (PA) mit dem Truncus pulmonalis (TP) und der Pulmonalklappe (PK) markiert. **b** Eröffnete linke Herzhälfte. Das Blut gelangt durch die Pulmonalvenen (PV) in das linke Atrium (LA) und durch die linke AV-Klappe (Mitralis, Bicuspidalis, MI) in den linken Ventrikel (LV). Im linken Ventrikel erkennt man die dicke Muskelwand (MW), die Papillarmuskeln (PM) und die Chordae tendineae (CT), die die Papillarmuskeln mit den Segeln der Mitralklappe verbinden. Das Blut verläßt den linken Ventrikel durch die aortale Ausstrombahn mit der Aortenklappe (AK) am Anfang der Aorta (A)

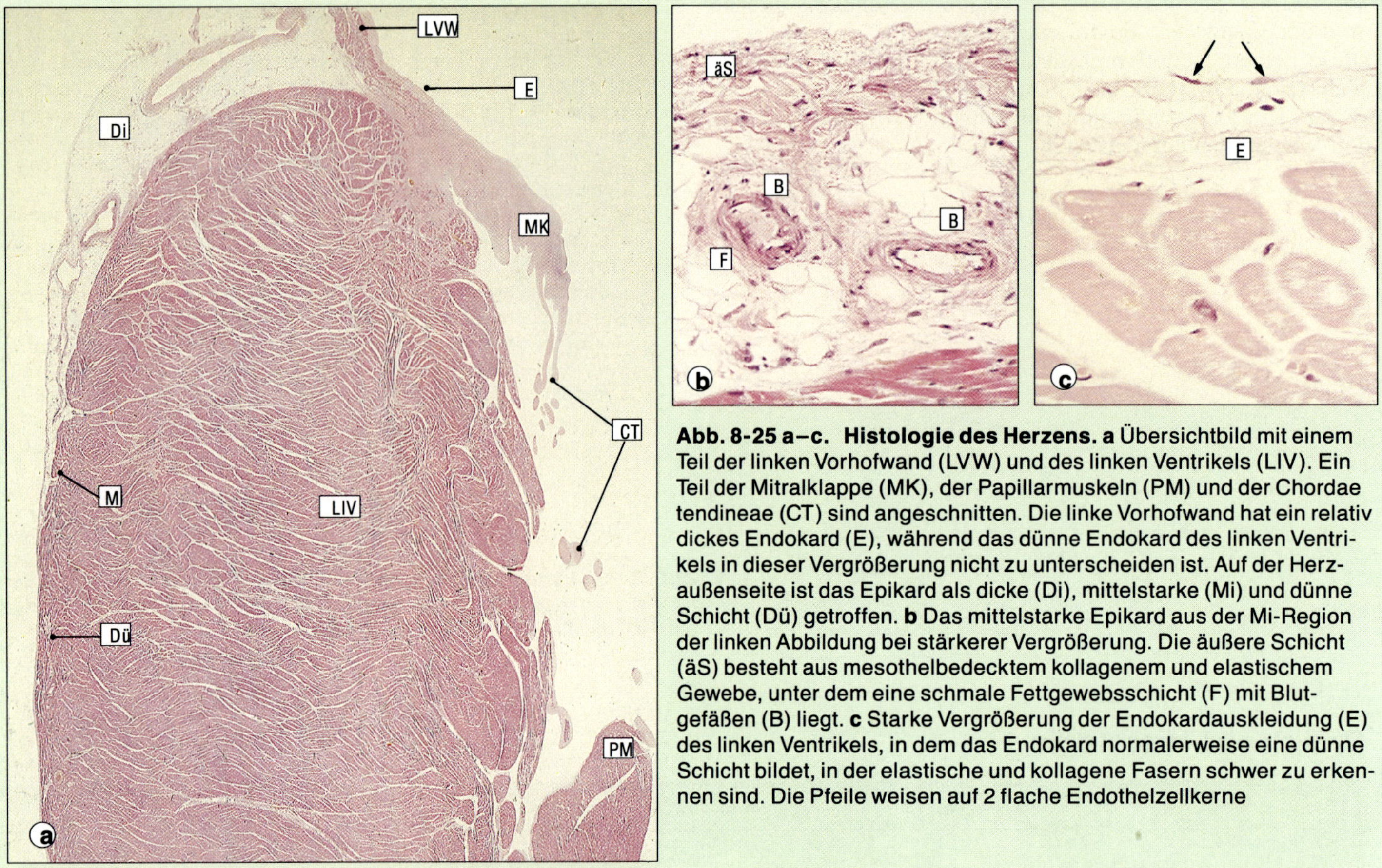

Abb. 8-25 a–c. Histologie des Herzens. a Übersichtbild mit einem Teil der linken Vorhofwand (LVW) und des linken Ventrikels (LIV). Ein Teil der Mitralklappe (MK), der Papillarmuskeln (PM) und der Chordae tendineae (CT) sind angeschnitten. Die linke Vorhofwand hat ein relativ dickes Endokard (E), während das dünne Endokard des linken Ventrikels in dieser Vergrößerung nicht zu unterscheiden ist. Auf der Herzaußenseite ist das Epikard als dicke (Di), mittelstarke (Mi) und dünne Schicht (Dü) getroffen. **b** Das mittelstarke Epikard aus der Mi-Region der linken Abbildung bei stärkerer Vergrößerung. Die äußere Schicht (äS) besteht aus mesothelbedecktem kollagenem und elastischem Gewebe, unter dem eine schmale Fettgewebsschicht (F) mit Blutgefäßen (B) liegt. **c** Starke Vergrößerung der Endokardauskleidung (E) des linken Ventrikels, in dem das Endokard normalerweise eine dünne Schicht bildet, in der elastische und kollagene Fasern schwer zu erkennen sind. Die Pfeile weisen auf 2 flache Endothelzellkerne

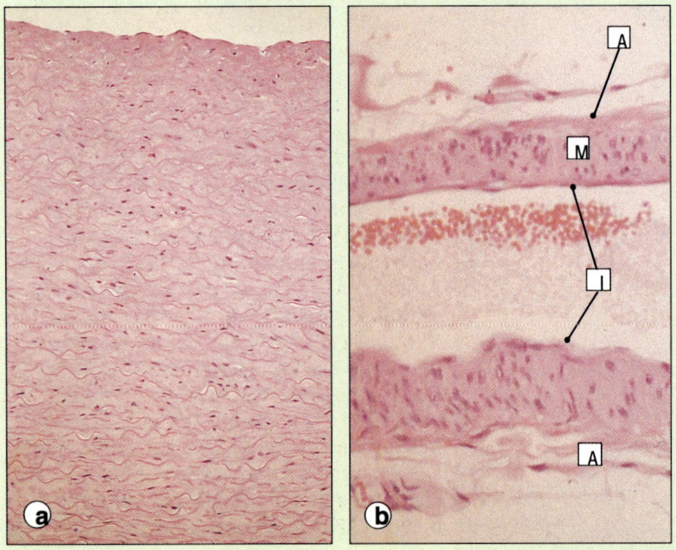

Abb. 8-26 a, b. Große Blutgefäße. Die strukturellen Details großer und mittelgroßer Blutgefäße können am besten in Schnitten studiert werden, die spezifisch in Hinblick auf die elastischen und muskulären Komponenten angefärbt wurden (s. Abb. 8-14, 8-16, 8-22). Die Strukturdetails von Gefäßen der Mikrozirkulation (Arteriolen, Kapillaren, Venolen) können nur im Elektronenmikroskop deutlich gesehen werden (s. Abb. 8-20 b, 8-21 b). Man muß aber auch in der Lage sein, die Art eines Blutgefäßes in einem HE-gefärbten Routinepräparat zu bestimmen, was an diesen Abbildungen und an Abb. 8-27 geübt werden kann. **a** HE-Schnitt einer typischen, großen, elastischen Arterie aus dem großen Kreislauf, hier der Aorta. Die Media ist eine sehr dicke Schicht mit näherungsweise alternierenden Lagen von glatten Muskelzellen und stark eosinophilen, schwach lichtbrechenden elastischen Fasern (s. auch Abb. 8-14). **b** Eine muskuläre Arterie im Längsschnitt. Die Media (M) besteht fast gänzlich aus glatten Muskelzellen; die elastische Komponente ist im wesentlichen auf die Membrana elastica interna und externa reduziert, die bei dieser Darstellung nicht deutlich werden. Intima (I) und Adventitia (A) sind klar abgesetzt (s. auch Abb. 8-16)

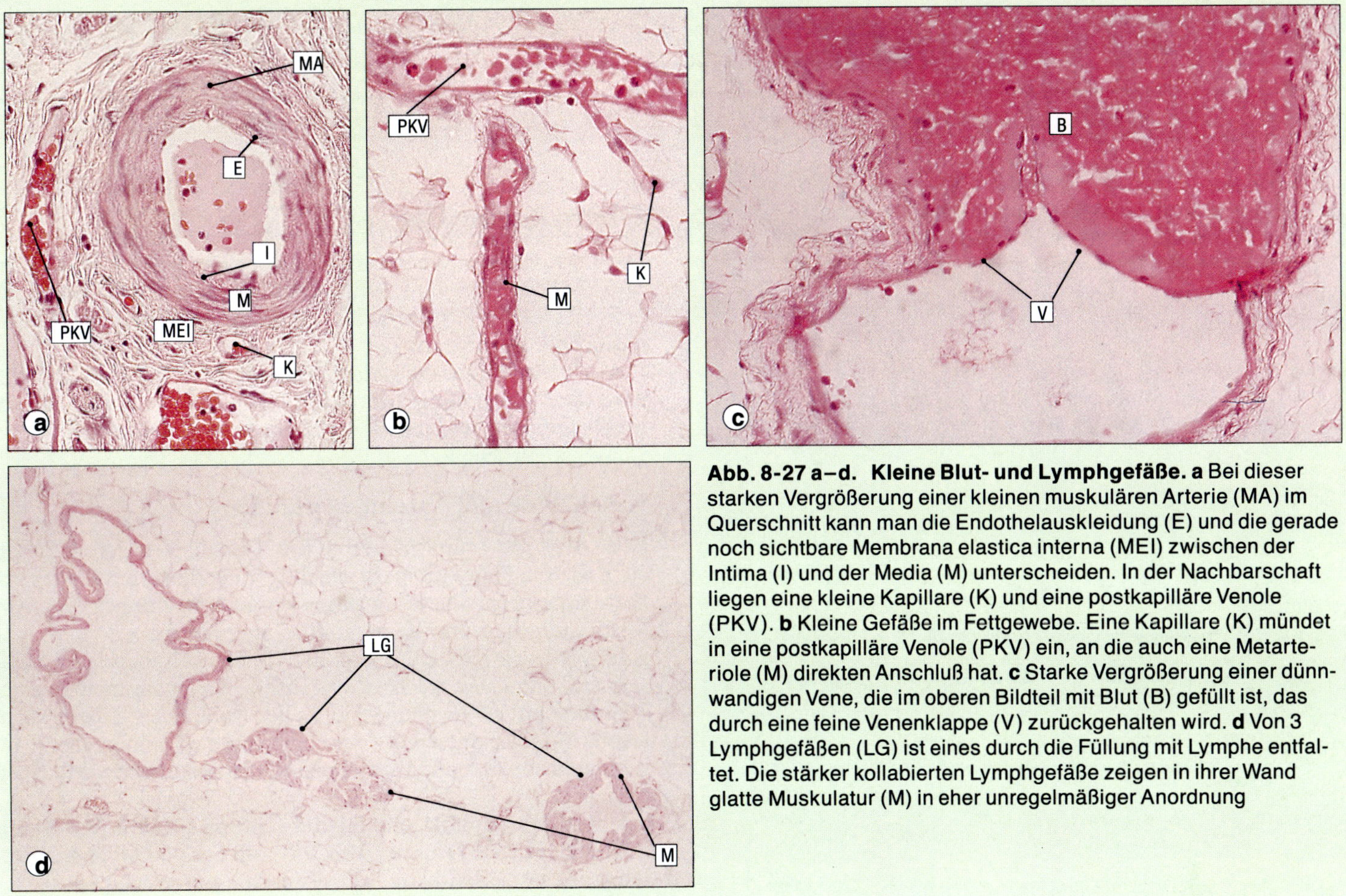

Abb. 8-27 a–d. Kleine Blut- und Lymphgefäße. a Bei dieser starken Vergrößerung einer kleinen muskulären Arterie (MA) im Querschnitt kann man die Endothelauskleidung (E) und die gerade noch sichtbare Membrana elastica interna (MEI) zwischen der Intima (I) und der Media (M) unterscheiden. In der Nachbarschaft liegen eine kleine Kapillare (K) und eine postkapilläre Venole (PKV). **b** Kleine Gefäße im Fettgewebe. Eine Kapillare (K) mündet in eine postkapilläre Venole (PKV) ein, an die auch eine Metarteriole (M) direkten Anschluß hat. **c** Starke Vergrößerung einer dünnwandigen Vene, die im oberen Bildteil mit Blut (B) gefüllt ist, das durch eine feine Venenklappe (V) zurückgehalten wird. **d** Von 3 Lymphgefäßen (LG) ist eines durch die Füllung mit Lymphe entfaltet. Die stärker kollabierten Lymphgefäße zeigen in ihrer Wand glatte Muskulatur (M) in eher unregelmäßiger Anordnung

9 Respirationstrakt

Die Hauptfunktion des Atemapparats besteht in der Oxygenierung des Blutes und der Abatmung des Kohlendioxids.

Zusätzlich ist der Respirationstrakt auch noch an der Wahrnehmung von Geruch und Geschmack und an der Phonation (Stimmbildung) beteiligt.

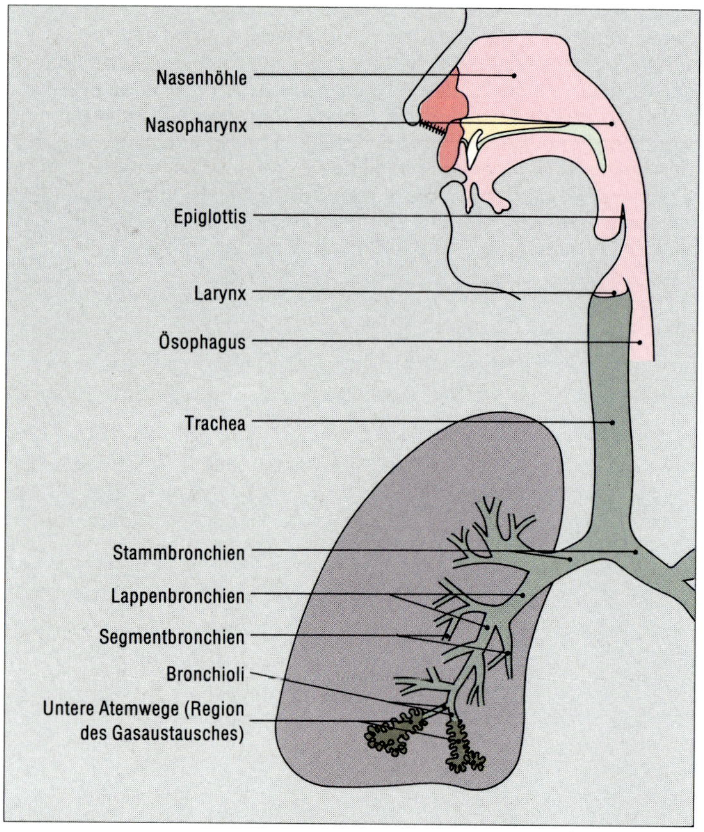

Abb. 9-1. Obere Atemwege. Übersichtsschema über den Teil des Atemtrakts, der als Transportweg für die atmosphärische Luft bis in die unteren Atemwege dient, in denen erst der Gasaustausch stattfindet

Obere Atemwege

Die Luft, von der Sauerstoff aufgenommen und an die Kohlendioxid abgegeben wird, betritt und verläßt den Körper durch eine Reihe von Passagen, die als **obere Atemwege** (Abb. 9-1) bezeichnet werden.

Auf ihrem Weg in die Lunge, wo der Gasaustausch stattfindet, wird die Luft gereinigt (durch Entfernung von Staubkörnchen) und befeuchtet, und ihre Temperatur wird derjenigen tief in der Lunge angeglichen.

Nasenhöhle und Nasennebenhöhlen

Die Luft strömt zunächst durch die Nasenlöcher, deren Außenseite wie die Haut mit mehrschichtigem verhorntem Plattenepithel bedeckt ist. Dieses schlägt sich auch noch nach innen ins Vestibulum nasi um, ist dann aber unverhornt.

Im vorderen Teil der Nasenhöhle treten noch Plattenepithelinseln auf, dann aber wechselt das Epithel zu einem mehrreihigen Zylinderepithel, in dem viele Zellen zahlreiche Zilien tragen (Abb. 9-2). Eingestreut zwischen diese Flimmerzellen sind schleimproduzierende Becherzellen, die apikal kurze Mikrovilli tragen.

Unter dem Epithel enthält die Lamina propria der Nasenschleimhaut viele Drüsen (Abb. 9-3) mit basalen Myoepithelzellen (s. S. 66). Man kann 3 Drüsenarten unterscheiden:

1. Am häufigsten sind muköse Drüsen, die zusammen mit den endoepithelialen Becherzellen zusätzlich Schleim produzieren.
2. Einige Drüsen bestehen aus serösen Zellen mit basophilen Granula (ähnlich denen der Speicheldrüsen, s. S. 152), die möglicherweise kleine Mengen von Amylase produzieren.
3. Andere Drüsen bestehen aus serösen Zellen mit eosinophilen Granula (ähnlich denen der Tränendrüse) und produzieren Lysozym.

Durch die Sekrete der serösen Drüsenkomponenten wird die eingeatmete Luft befeuchtet, während eine von den Becherzellen sezernierte Schleimschicht auf der Schleimhautoberfläche liegt und staubförmige Luftverunreinigungen bindet. Der Schleim wird dann durch den Zilienschlag rachenwärts befördert und entweder geschluckt oder ausgehustet.

Die Lamina propria enthält auch Immunzellen in unterschiedlicher Anzahl (s. Kap. 7), hauptsächlich Lymphozyten, Plasmazellen und Makrophagen zusammen mit ein paar Neutrophilen und Eosinophilen. Eosinophile treten besonders zahlreich bei solchen Menschen auf, die an allergischer Rhinitis (Heuschnupfen) leiden.

Charakteristischerweise kommen in der Lamina propria viele Blutgefäße vor, die ein verbundenes Maschenwerk bilden, wobei die Gefäße von einem Supportstroma mit auffälliger glatter Muskulatur umgeben sind. Wahrscheinlich leistet diese stark vaskularisierte Submukosa einen Hauptbeitrag zur Anwärmung der eingeatmeten Luft.

Die **Nasennebenhöhlen** (**Kieferhöhle**, **Stirnhöhle**, **Keilbeinhöhle** und **Siebbeinzellen**, Abb. 9-4) sind luftgefüllte Hohlräume in den gleichnamigen Schädelknochen. Jeder Sinus paranasalis kommuniziert mit der Nasenhöhle durch eine Öffnung und ist von einem Epithel ausgekleidet, das dem der Nasenhöhle ähnelt.

Durch die Architektur der Nasenhöhle und Nasennebenhöhlen steht eine große Oberfläche zur Verfügung, an der die Einatmungsluft erwärmt, befeuchtet und gereinigt werden kann.

Nasopharynx

Der Nasopharynx ist die hintere Fortsetzung der Nasenhöhle und kommuniziert auf der Höhe des weichen Gaumens mit dem Oropharynx. In seine Seitenwände mündet die Eustachi-Röhre aus dem Mittelohr ein.

Der Nasopharynx ist vorn mit einem Zylinderepithel ausgekleidet wie die Nasenhöhle; in der Nähe des Oropharynx tritt mehrschichtiges Plattenepithel auf und es gibt Stellen mit einer Epithelmischform, die an Urothel (s. Kap. 16) erinnert.

Das geschichtete Plattenepithel ist normalerweise unverhornt, und seine Ausbreitung nimmt mit fortschreitendem Alter zu. Verhorntes Plattenepithel ist immer anomal und das Zeichen für eine Erkrankung.

Unter dem Epithel des Nasopharynx bildet reichliches mukosaassoziiertes lymphatisches Gewebe (MALT) den lymphoepithelialen (Waldeyer-)Rachenring. Sein wesentlichster Bestandteil wird von der **Rachenmandel** (adenoide Wucherung) gebildet. Sie sitzt an der Stelle, wo die hintere Rachenwand ins Rachendach übergeht.

MALT sammelt kleine Mengen inhalierten antigenen Materials und bereitet Abwehrmechanismen gegen sie vor (s. S. 99).

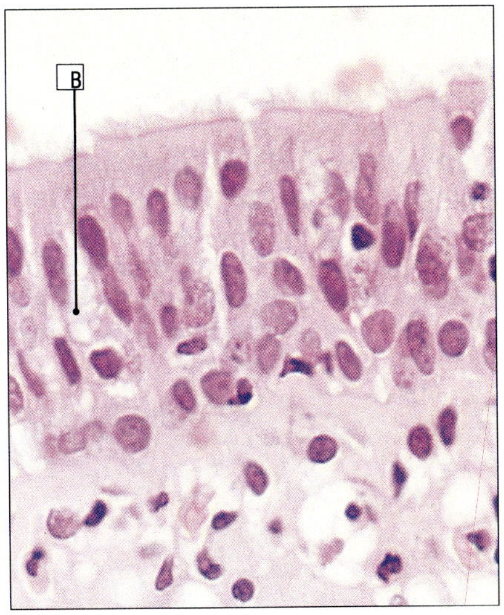

Abb. 9-2. Respiratorisches Epithel. Das charakteristische flimmernde Zylinderepithel, das die Nasenhöhle auskleidet. Gelegentlich sind schleimproduzierende Becherzellen (B) eingestreut. Diese Epithelform kommt mit kleineren Abweichungen fast in den gesamten oberen Atemwegen vor und wird daher **respiratorisches Epithel** genannt

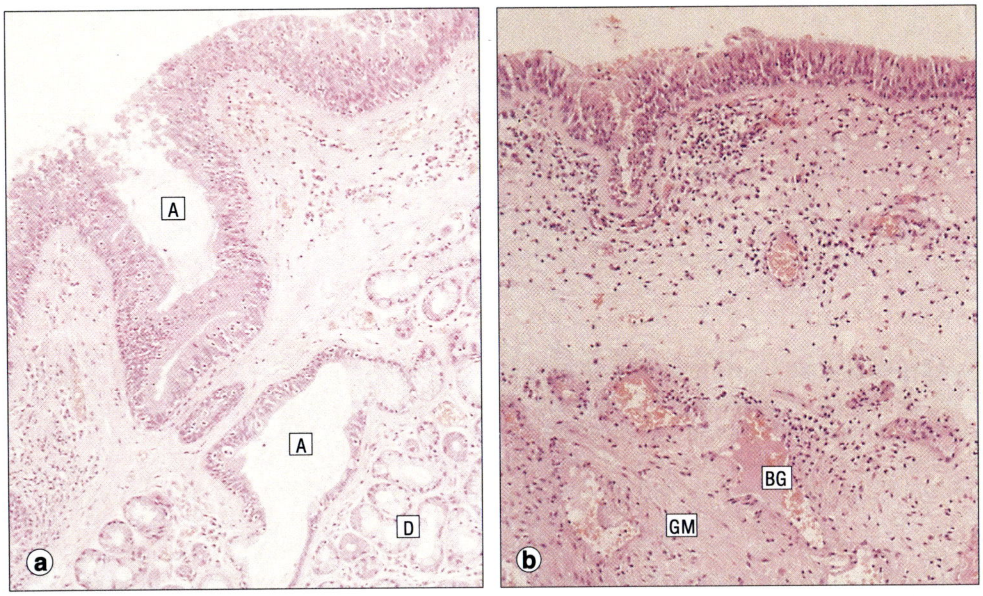

Abb. 9-3 a, b. Nasenschleimhaut. a Im subepithelialen Stroma liegen zahlreiche seromuköse Drüsen (D), die ihre Sekrete durch weite Ausführungsgänge (A) auf die Epitheloberfläche entlassen. **b** In der Lamina propria liegt ein auffälliges Maschenwerk aus Blutgefäßen (BG), eingebettet in unregelmäßige Züge glatter Muskulatur (GM), ähnlich wie in den Corpora spongiosa und cavernosa des Penis (s. Abb. 17-21) und der Klitoris (s. Abb. 18-1). Es wird daher auch als das „erektile“ Gewebe der Nasenschleimhaut bezeichnet

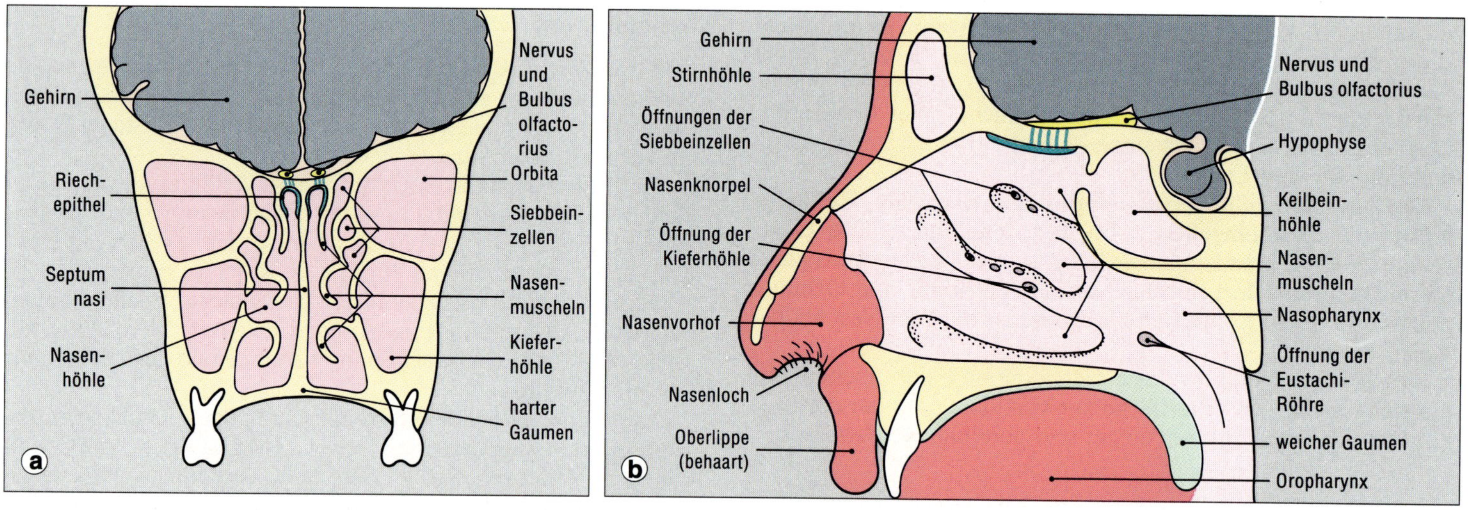

Abb. 9-4 a, b. Nasenhöhle und Nasennebenhöhlen. a Schematische Abbildung. Der Frontalschnitt zeigt die Beziehung zwischen Nasenhöhle, Kieferhöhle und Siebbeinzellen. Die Stirnhöhle (vorn) und die Keilbeinhöhle (hinten) liegen nicht in dieser Schnittebene. Die Oberflächenregion der respiratorischen Schleimhaut wird durch die langen, eingerollten Knochen der Nasenmuscheln an der lateralen Nasenhöhlenwand und durch das System der Nasennebenhöhlen vergrößert. Das Riechepithel liegt dicht unterhalb von Nervus und Bulbus olfactorius. **b** Sagittalschnittschema zur Lagebeziehung von Nasenhöhle, äußerer Nase mit Nasenlöchern (Nares), Vestibulum, Nasopharynx sowie Stirn- und Keilbeinhöhle. Die Öffnung der Stirnhöhle ist nicht eingezeichnet, sie mündet vor der Kieferhöhlenmündung ebenfalls unter der mittleren Nasenmuschel. Im Nasopharynx mündet die Tuba auditiva (Eustachi-Röhre)

Riechschleimhaut

Im Nasenhöhlendach und etwas auf das Nasenseptum und die Seitenwände ausgedehnt liegt die **Riechschleimhaut** (olfaktorische Mukosa), die den Geruch aufnimmt und an der komplexeren Geschmackswahrnehmung beteiligt ist.

Die Riechschleimhaut ist mit einem mehrreihigen hochprismatischen Epithel aus olfaktorischen Rezeptorzellen, Stützzellen und Basalzellen ausgestattet. Die Anordnung dieser Zellen führt aufgrund der unterschiedlichen Kernlagen zu einem mehrreihigen Erscheinungsbild (Abb. 9-5 a, b).

Basalzellen. Die Kerne über der Basalmembran des Riechepithels gehören zu den kleinen Basalzellen. Diese Zellen erreichen nicht das Lumen; sie bilden die Stammzellen, aus denen neue Riechzellen entstehen können. Riechzellen leben etwa einen Monat lang und sind die einzigen Nervenzellen, die regenerieren können.

Stützzellen. Die Kerne in Lumennähe gehören zu hohen Stützzellen, die mit einer schmalen Basis Kontakt zur Basalmembran halten. Ihr Zelleib ist in Lumennähe am dicksten.

Die ovalen Kerne der Stützzellen liegen lumennah; das perinukleäre Zytoplasma enthält kleinere Mengen an rauhem endoplasmatischem Retikulum und zahlreiche Mitochondrien, was für eine Synthesefunktion spricht. Das Zytoplasma enthält ferner kleine gelbbraune Pigmentansammlungen, und an der Zelloberfläche erkennt man zahlreiche Mikrovilli.

Olfaktorische Rezeptorzellen. Riechzellen sind bipolare Neurone, die zwischen Basalzellen und Stützzellen eingefügt sind. Ihre mittlere Verdickung enthält den Zellkern und entläßt 2 Zytoplasmafortsätze, den dendritischen und den proximalen (axonalen) Fortsatz.

1. Der **dendritische Fortsatz** zeigt zur Epitheloberfläche und trägt an seinem Ende eine keulenförmige Vorwölbung, den **Riechkolben**. Dieser trägt Zilien, von denen manche in die Nasenhöhle hineinragen, während andere seitliche Zilien flach zwischen den Mikrovilli der Stützzellen liegen.
   An ihrem proximalen Ende zeigen die Zilien die typische 9+2-Ultrastruktur (s. Abb. 3-7), aber in dem langen distalen Teil finden sich nur die 2 zentralen Mikrotubuli. Am Riechkolben fußen die Zilien in Basalkörperchen.
2. Der **proximale Fortsatz** ist sehr schmal und läuft zwischen den Basalzellen und basalen Teilen der Stützzellen herab, um die Basalmembran zu durchdringen. Er schließt sich dann mit anderen marklosen Fortsätzen zu den **Fila olfactoria** zusammen, die schließlich mit Synapsen am **Bulbus olfactorius** des 1. Hirnnervs enden. Die proximalen Fortsätze sind deshalb **Axone**.

Bowman-Drüsen. Unter dem Riechepithel liegen kleine seröse (Bowman-)Drüsen mit kurzen Ausführungsgängen, die das Riechepithel durchdringen (Abb. 9-5 d). Ihr Sekret bildet wohl das Lösungsmittel für Geruchstoffe.

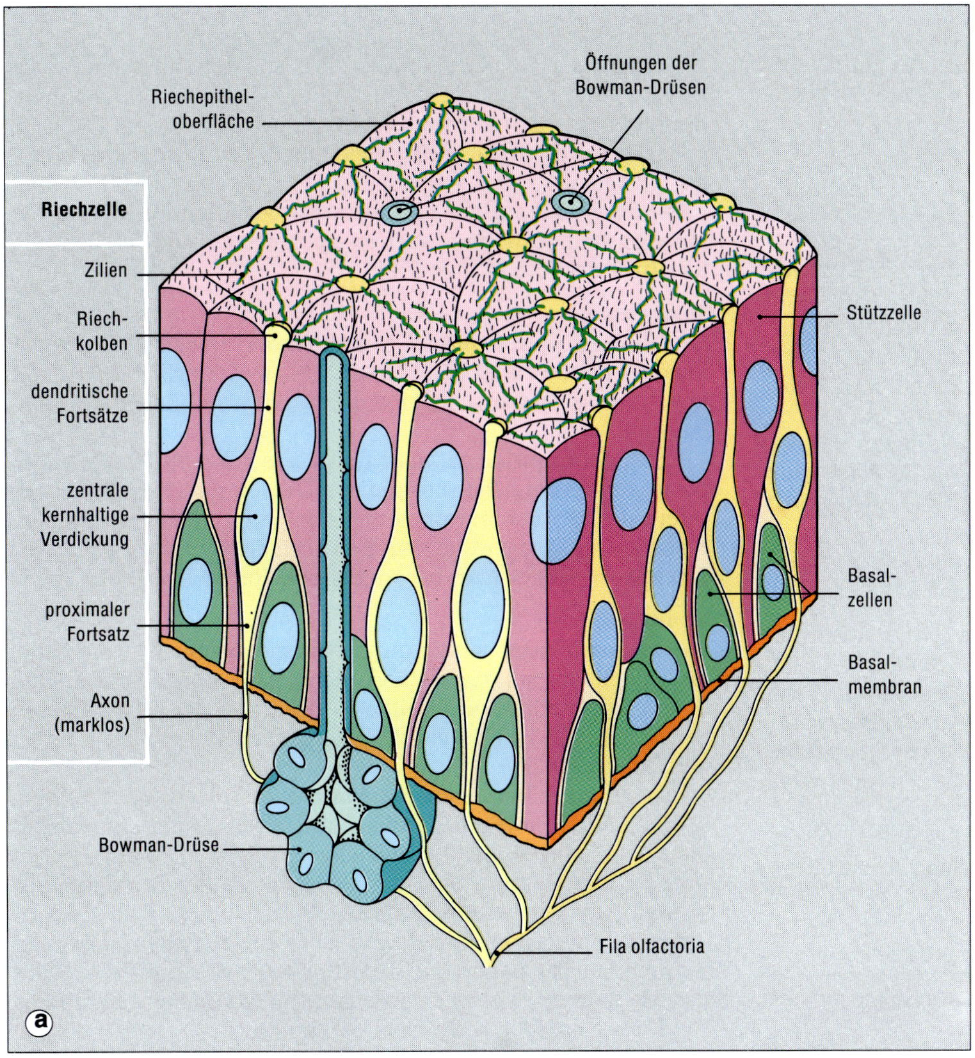

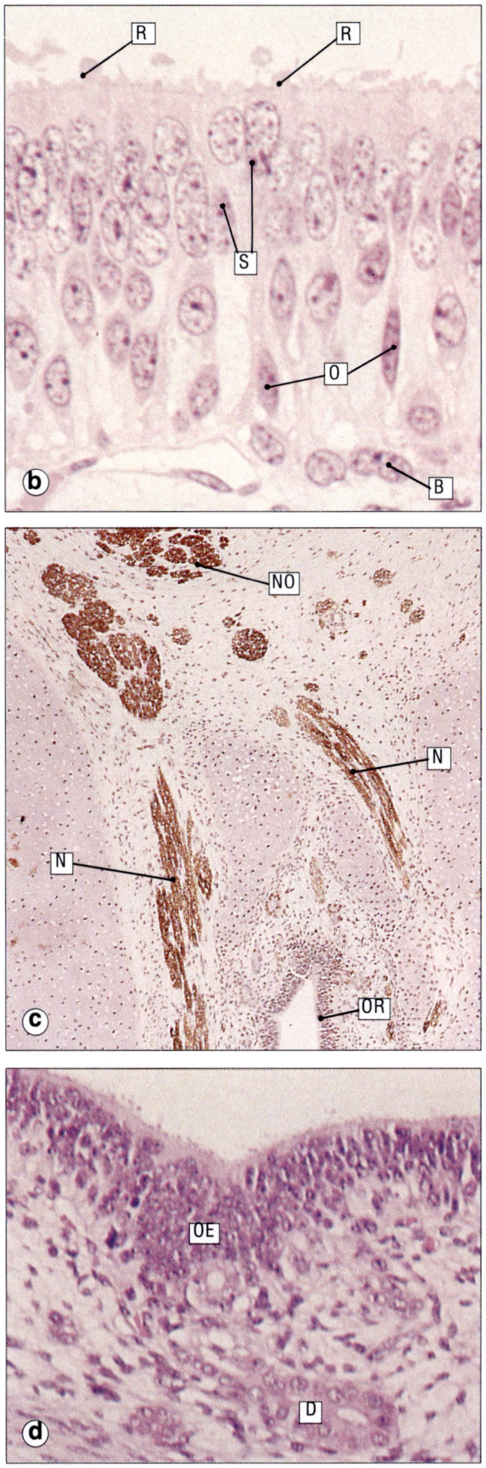

Abb. 9-5 a–d. Riechschleimhaut. a Dreidimensionales Schema mit den Bestandteilen der Riechschleimhaut, den Bowman-Drüsen und den Nervenfasern, die die Basis des Riechepithels verlassen und in die Nn. olfactorii ziehen. **b** Acryl-Semidünnschnitt, 0,5 µm dick, von der Riechschleimhaut eines menschlichen Fetus (18 Wochen), bevor die umliegenden Knochenplatten vollständig verkalkt sind. Die Kerne der Basalzellen (B), der Riechzellen (O) und der Stützzellen (S) sind klar zu unterscheiden. Die Riechkolben (R) an der luminalen Oberfläche sind gerade noch zu erkennen. s. auch **a**. **c** Die Nervenfaserästchen (N) von den olfaktorischen Rezeptorzellen (OR) schließen sich zusammen, bevor sie nach oben durch die Lamina cribrosa des Siebbeins ziehen und den N. olfactorius (NO), den 1. Hirnnerv, erreichen. Immunhistochemische Darstellung von Neurofilamentprotein. **d** Kleine, unreife Bowman-Drüse (D). Die dünnen Ausführungsgänge dieser Drüsen ziehen durch das olfaktorische Epithel (OE) auf die luminale Oberfläche

Larynx (Kehlkopf)

Auf ihrem Weg in die Trachea passiert die Luft aus dem Nasopharynx die Kehlkopfregion, die mit ihrer komplexen Architektur

- verhindert, daß Luft in den Ösophagus gelangt;
- verhindert, daß aufgenommene Speisen und Getränke in die Trachea gelangen;
- der Phonation dient.

Die Form des Kehlkopfs wird durch eine Reihe von Knorpelplatten aufrechterhalten (besonders durch Schild-, Ring- und Aryknorpel). Sie werden durch straffe kollagene Bänder zusammengehalten und bewegen sich durch Kontraktion kleiner Streifen und Lagen quergestreifter Muskulatur, der **inneren Kehlkopfmuskeln**.

Die Knorpel halten den Luftweg offen und stützen ihn; sie bewegen sich beim Schluckakt und verhindern die Aspiration von Nahrungsteilen in die Lunge. Daran ist auch die Epiglottis beteiligt.

Epiglottis

Der Kehldeckel besteht aus einer zentralen elastischen Knorpelplatte, die auf beiden Seiten von Schleimhaut bedeckt ist.

- Die vordere (linguale) Oberfläche trägt ein geschichtetes Plattenepithel, das in das Epithel des Zungengrunds übergeht.
- Die hintere, zum Larynx und Pharynx gerichtete Oberfläche ist in ihrer oberen Hälfte mit geschichtetem Plattenepithel bedeckt, darunter folgt mehrreihiges flimmerndes Zylinderepithel. Diese untere Hälfte enthält viele seromuköse Drüsen, die sich tief in die zentrale Platte aus elastischem Knorpel einschieben (Abb. 9-6).

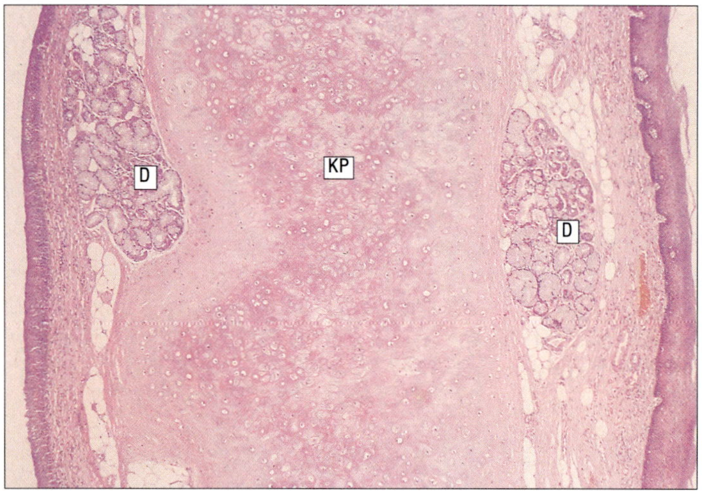

Abb. 9-6. Epiglottis. HE-Präparat eines Kehldeckels mit der zentralen Knorpelplatte (KP) und seromukösen Drüsen (D), die z. T. in den Knorpel hineinragen, und den zwei verschiedenartigen Epithelien auf beiden Seiten

Stimmbänder

Unterhalb der Epiglottis bildet die Kehlkopfschleimhaut 2 ins Lumen vorspringende Faltenpaare aus, oben die **Taschenbänder** und darunter die **Stimmbänder**. Zwischen diesen Bändern bildet eine Ausbuchtung der Schleimhaut den **Ventriculus laryngis** mit einer oberen Ausstülpung, dem Sacculus (Abb. 9-7).

Die Regionen, in denen die Enden der Stimmbänder an der hinteren und vorderen Larynxwand befestigt sind, heißen hintere bzw. vordere Kommissur.

Taschenbänder

Die Taschenbänder (falsche Stimmbänder) tragen flimmerndes Zylinderepithel, aber beim Erwachsenen treten auch Inseln mit unverhorntem mehrschichtigem Plattenepithel auf; diese nehmen im Alter zu.

Unter dem Epithel enthält ein lockeres kollagenfaseriges Supportstroma zahlreiche seromuköse Drüsen und Skelettmuskelfasern des M. thyroarytenoideus. Kleine Inseln aus elastischem Knorpel und Fettgewebe kommen auch beim Erwachsenen vor; Fettgewebe findet man besonders bei älteren Personen.

Stimmbänder

Die Stimmbänder sind von mehrschichtigem Plattenepithel überzogen, das am freien Rand und an der unteren Fläche einen deutlichen Papillarkörper bildet (s. Kap. 19), der an der oberen Seite fehlt. Das Epithel enthält gelegentlich Melanozyten, bildet aber kaum Melanin.

Das unmittelbare subepitheliale Supportgewebe (Reinke-Spalt) enthält lockeres, kollagenfaseriges Material, welches nahezu frei von Blutgefäßen ist. Dieser Umstand erlangt Bedeutung bei der Begrenzung oder Verzögerung der Karzinomausbreitung auf den Stimmbändern.

Unter dem Reinke-Spalt liegen die fibroelastischen Fasern des Stimmbands, an denen die Skelettmuskelfasern der Pars vocalis des M. thyroarytenoideus ansetzen. Im Stimmband kann eine Insel aus elastischem Knorpel vorkommen.

Ventriculus laryngis

Der Ventriculus laryngis und sein Sacculus werden größtenteils von respiratorischem flimmerndem Zylinderepithel ausgekleidet; subepithelial liegen hier seromuköse Drüsen. Bei Kindern sind lymphatische Einlagerungen häufig, vereinzelt auch mit Keimzentren.

Vordere und hintere Kommissur

Die Stimmbandkommissuren tragen flimmerndes Zylinderepithel; subepithelial liegt straffes kollagenfaseriges Gewebe mit seromukösen Drüsen. Lymph- und Blutgefäße sind in beiden Regionen verbreitet und stellen einen wesentlichen Faktor bei der Ausbreitung von Stimmbandkarzinomen dar, die lokal in die Kommisssuren einwachsen.

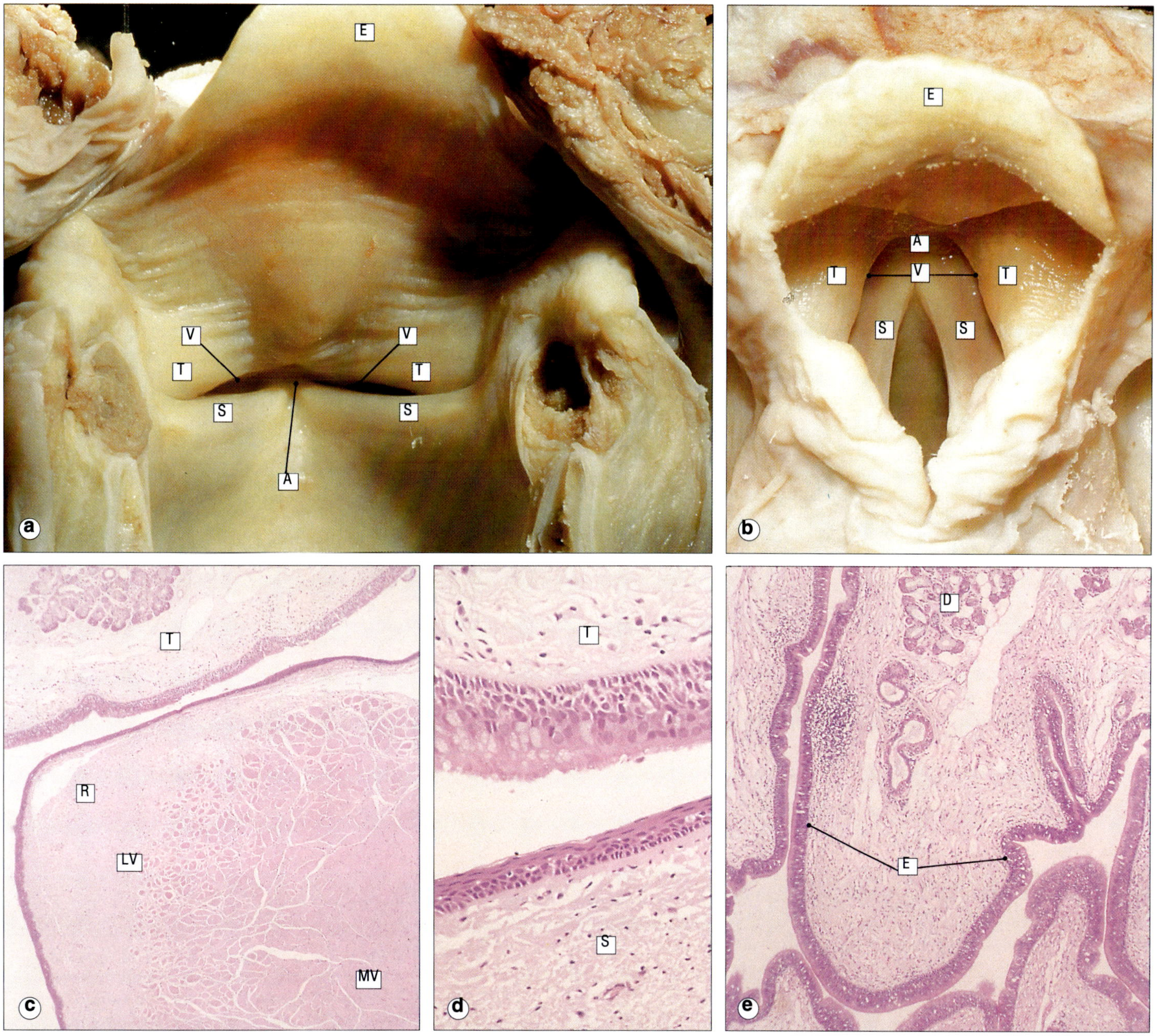

Abb. 9-7 a–e. Kehlkopf. a Ein dorsomedian eröffneter Larynx zeigt die Epiglottis (E), Taschenbänder (T), Stimmbänder (S) und dazwischen die Öffnung des Ventriculus laryngis (V). In dieser Ansicht ist auch die vordere Stimmbandkommissur zu sehen (A). **b** Ansicht des Kehlkopfeingangs von oben wie bei einem laryngoskopischen Bild. Epiglottis (E), Taschenbänder (T), Stimmbänder (S), Ventrikelöffnung (V). Die vordere Kommissur (A) sitzt dort, wo sich die Stimmbänder in der Mittellinie treffen. **c** Histologie des Taschenbands und des Stimmbands bei schwacher Vergrößerung. Das Taschenband (T) trägt flimmerndes Zylinderepithel und enthält seromuköse Drüsen. Das Stimmband ist mit einem unverhornten mehrschichtigen Plattenepithel überzogen und enthält den Reinke-Spalt (R), Fasern des Ligamentum vocale (LV) und die Skelettmuskelfasern des M. vocalis (MV). **d** Das unterschiedliche Epithel des Taschenbands (T) und des Stimmbands (S) bei stärkerer Vergrößerung. **e** Der Sacculus des Ventrikels ist mit einem zilientragenden Zylinderepithel (E) ausgekleidet und enthält viele seromuköse Drüsen (D)

Trachea

Unter dem Larynx setzt sich der Luftweg als Trachea (Luftröhre) fort, eine etwa 10 cm lange, ziemlich steife, schlauchartige Struktur mit einem Durchmesser von 2–3 cm. Die Trachea tritt in der Medianebene in den Thorax ein und teilt sich dort in die beiden Hauptbronchien für die rechte bzw. linke Lunge.

Die Trachealwand wird durch 15–20 hufeisenförmige Knorpelspangen so versteift, daß sie nicht kollabieren kann; 70–80 % ihrer Zirkumferenz wird auf diese Weise gestützt.

Auf einem schmalen Streifen sind die Trachealspangen hinten offen; der Spalt zwischen den einzelnen Knorpelenden wird durch ein straffes kollagenfaseriges Band mit vielen elastischen Fasern und Bündeln glatter Muskulatur geschlossen, dem **M. trachealis**, wodurch eine gewisse Verengung des Tracheallumens ermöglicht wird. Der ligamentöse Anteil verhindert das Auseinanderklaffen der Knorpelenden (Abb. 9-8 a).

Trachealschleimhaut

Die Trachea ist von einem mehrreihigen flimmernden Zylinderepithel mit vereinzelten Becherzellen ausgekleidet. Subepitheliale seromuköse Drüsen sind besonders im hinteren Paries membranaceus zahlreich (Abb. 9-8 b).

Bronchien

An der Bifurcatio tracheae entstehen die beiden Hauptbronchien. Sie sind die großkalibrigsten Röhren des **Bronchialbaums**, eines unregelmäßig verzweigten Systems von Luftwegen, deren Durchmesser an jeder Verzweigung kleiner wird.

Die Hauptbronchien liegen noch extrapulmonal und treten am Lungenhilum zusammen mit den Pulmonalarterien ein. Sie teilen sich dann in **Lappenbronchien** auf, von denen jeder einen Lungenlappen versorgt, 2 für die linke Lunge (**linker Oberlappenbronchus** und **Unterlappenbronchus**) und 3 für die rechte (**rechter Oberlappenbronchus**, **Mittellappenbronchus** und **Unterlappenbronchus**).

Jeder der 5 Lappenbronchien teilt sich in 2–5 **Segmentbronchien** für die die bronchopulmonalen Segmente, wo sich die Bronchien noch mehrfach aufzweigen, bevor sie in **Bronchioli** übergehen.

In ihrem gesamten Verlauf ähnelt der Bau der Bronchien – mit geringfügigen Abweichungen – dem der Trachea (Abb. 9-9).

Grundsätzlich enthalten sie

- ein mehrreihiges flimmerndes Zylinderepithel;
- kollagenfaseriges subepitheliales Gewebe mit unterschiedlichen Mengen seromuköser Drüsen;
- glatte Muskulatur in wechselnder Menge, mit elastischen, in Längszügen angeordneten Fasern;

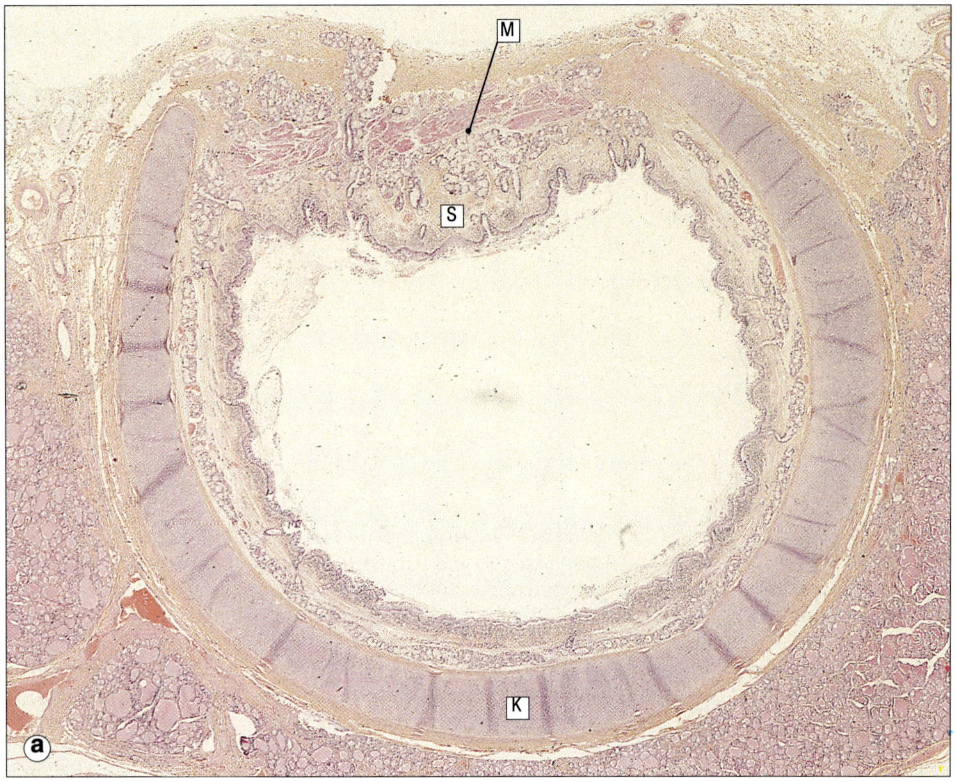

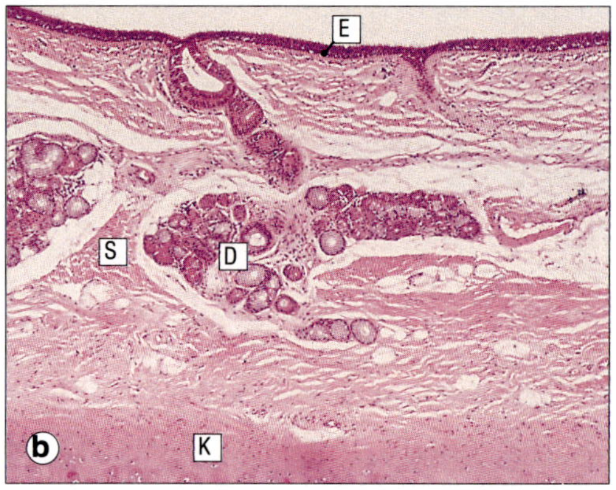

Abb. 9-8 a, b. Trachea. a Die Trachea eines Kindes mit einer hufeisenförmigen Knorpelspange (K), deren freie Enden von einem Muskelband (M) überspannt werden. Die Submukosa (S) enthält zahlreiche seromuköse Drüsen, besonders zwischen den Knorpelspangen. **b** Die Trachealmukosa mit zilientragendem respiratorischem Epithel (E) an der Oberfläche und seromukösen Drüsen (D) in der Submukosa (S). Ein Teil der knorpeligen Trachealspange (K) ist angeschnitten

- unterschiedliche Mengen von Knorpelspangen und -plättchen.

Bronchialepithel

Der gesunde Bronchialbaum ist mit einem flimmernden Zylinderepithel ausgekleidet, das in den größeren Bronchien eine mehrreihige und in den kleineren peripheren Ästen eine weniger umfangreiche Schichtung aufweist. Das Epithel enthält Basalzellen, Intermediärzellen, schleimproduzierende Becherzellen und neuroendokrine Zellen (Abb. 9-10).

Zilientragende Zellen

Die Flimmerepithelzellen sind im größten Teil des Bronchialbaums hochprismatisch, werden aber in den peripheren Ästen niedriger und fast kubisch. Sie enthalten einen basalen Kern und in ihrem supranukleären Zytoplasma Lysosomen sowie zahlreiche Mitochondrien. Die luminale Oberfläche jeder Zelle trägt etwa 200 Zilien und einige Mikrovilli; jedes Zilium ist etwa 6 μm lang.

Basalzellen

Basalzellen sind kleine, über der Basalmembran gelegene Zellen, die das Lumen nicht erreichen. Sie bilden eine Stammzellpopulation für die anderen Zellarten.

Intermediärzellen

Intermediärzellen sind wahrscheinlich Stammzellen, die sich gerade zu zilientragenden Zylinderepithelzellen oder schleimproduzierenden Becherzellen transformieren.

Becherzellen

Becherzellen sind zwischen die Flimmerepithelzellen eingestreut. Sie sind in den Haupt- und Lappenbronchien besonders häufig und werden in den kleinen Zweigen seltener. Ihre Anzahl ist bei manchen chronischen Atemwegserkrankungen vermehrt.

Neuroendokrine Zellen

Neuroendokrine Zellen sind kleine, runde Zellen mit dunkel gefärbten Kernen und hellem Zytoplasma; sie ähneln den neuroendokrinen Zellen des Verdauungstrakts (s. Abb. 15-32) und liegen der Basalmembran auf. Sie sind über den ganzen Tracheobronchialbaum verstreut; am zahlreichsten kommen sie in den kleinen Bronchien vor.

Neuroendokrine Zellen besitzen Zytoplasmafortsätze und enthalten charakteristische neuroendokrine Granula. Sie sezernieren Gewebshormone einschließlich Bombesin und Serotonin. Die neuroendokrinen Zellen können in Gruppen vorliegen (neuroepitheliale Körperchen), besonders bei Neugeborenen und Kindern (s. Abb. 9-11 b).

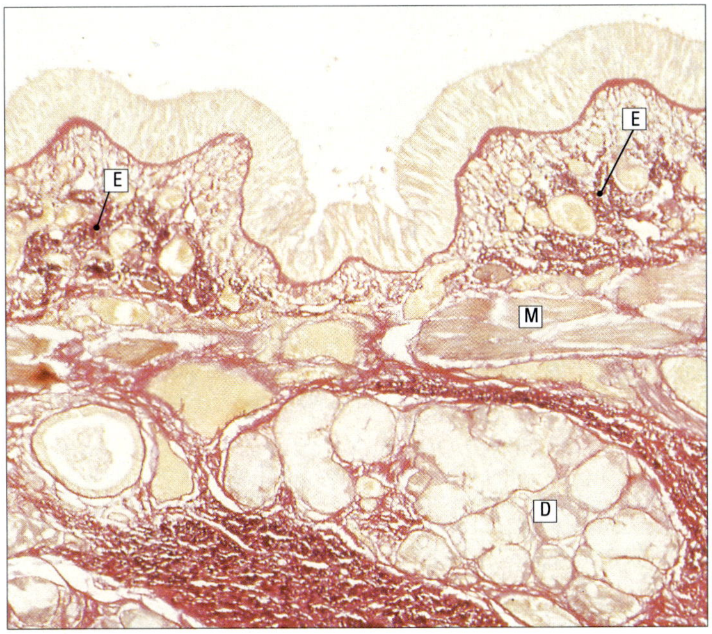

Abb. 9-9. Bronchialwand. Ausschnitt aus der Bronchialwand, gefärbt mit einer Methode, die die Längszüge aus elastischen Fasern (E) betont, die hier quer getroffen sind. Unter der Bronchialmuskulatur (M) liegen Drüsen (D)

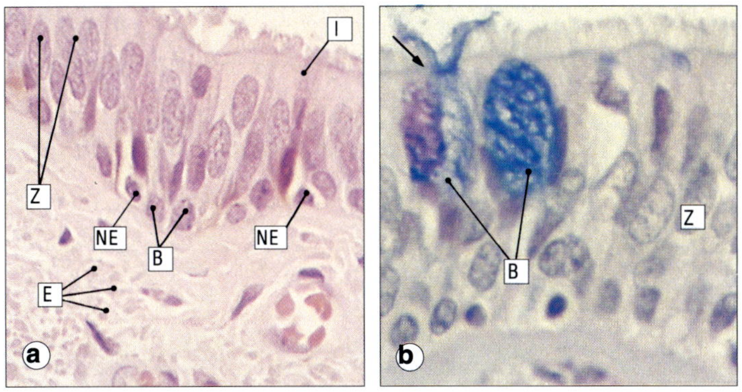

Abb. 9-10 a, b. Bronchialepithel. a Starke Vergrößerung eines Acryl-Semidünnschnitts, anhand dessen die verschiedenen Zellarten des Bronchialepithels deutlich werden. Die meisten Zellen sind hochprismatische, zilientragende Zellen (Z), dazwischen eingestreut liegen einige Intermediärzellen (I). Becherzellen fehlen in diesem Bildausschnitt, aber Basalzellen (B) und neuroendokrine Zellen (NE) sind über der Basalmembran zu finden. Längsorientierte elastische Fasern (E) der Bronchialwand, hier im Querschnitt, sind ebenfalls zu erkennen. **b** Starke Vergrößerung einer PAS-Alcianblau-Färbung zum Nachweis von Muzin. Dadurch kommen die Becherzellen (B) zur Darstellung, die zwischen die zilienbesetzten Zylinderepithelzellen (Z) eingestreut sind. Hier werden sowohl saure (blau) als auch neutrale Muzine (violett) nachgewiesen. Eine Zelle hat gerade ihr Muzin auf die Oberfläche entleert (Pfeil)

Submukosa

Die Submukosa des Bronchialbaums enthält wechselnde Mengen von glatter Muskulatur und seromukösen Drüsen in einem lockeren kollagenfaserigen Stroma, das sich durch auffällige elastische Fasern in Form von Längszügen auszeichnet.

Glatte Muskulatur
In den Hauptbronchien liegt die glatte Muskulatur im wesentlichen hinten (wie in der Trachea) und ist an den Enden der Knorpelspangen angeheftet.

In den intrapulmonalen Bronchien liegt die Muskulatur submukös und ist in einer unregelmäßigen Spirale aus 2 Komponenten angeordnet, von denen eine rechts, die andere links gewunden ist. Sie setzt sich in den Luftwegen bis in die Wand der kleinsten Zweige fort (Bronchioli, s. unten), auch wenn die Knorpeleinlagerungen schon längst verschwunden sind.

Die Hypertrophie der Bronchialmuskulatur bildet ein wesentliches Merkmal mancher Lungenkrankheiten (z. B. bei Asthma).

Bronchialdrüsen
Die submukösen Bronchialdrüsen sind seromukös und entleeren sich über kurze Ausführungsgänge ins Lumen. Andere, tiefere Drüsen mit längeren Ausführungsgängen liegen zwischen und unter den Knorpelplättchen. Man nimmt an, daß der seröse Anteil Lysozym und Glykoproteine sezerniert.

Myoepithelzellen (s. S. 66) liegen zwischen den Zellen der Drüsenendstücke und Ausführungsgänge und deren Basalmembran. Einige neuroendokrine Zellen sind ebenfalls vorhanden.

Immunzellen
Lymphozyten und IgA-sezernierende Plasmazellen sind eng mit den Bronchialdrüsen vergesellschaftet. Auch lymphatische Einlagerungen sind weit verbreitet, am auffälligsten an der Bifurkation. Die größeren lymphatischen Ansammlungen kommen im proximalen Teil des Bronchialbaums vor und können auch Keimzentren aufweisen.

Knorpel
Bronchien aller Größen enthalten etwas Knorpel; nur die distalen Äste des Bronchialbaums, die Bronchioli, sind knorpelfrei.

In den extrapulmonalen Hauptbronchien sind die Knorpelspangen noch regelmäßig geformt wie in der Trachea; in den intrapulmonalen Bronchien sind Knorpelplättchen noch ungefähr zirkulär angeordnet und durch straffe kollagenfaserige Membranen verbunden.

Mit fortschreitender Aufzweigung der kleiner werdenden Bronchien vermindern sich auch Größe und Anzahl der Knorpelplättchen; sie finden sich dann vornehmlich an Bifurkationen.

Bronchiolen

Bronchioli (Abb. 9-11) gehören z. T. schon zu den unteren Atemwegen und liegen zwischen den Bronchien und den Teilen der Atemwege, in denen das Flimmerepithel aufhört. Becherzellen kommen noch vor, aber die Bronchiolen enthalten keine seromukösen Drüsen.

Bronchioli verzweigen sich noch mehrfach, wobei ihr Lumen kleiner wird. Da der Knorpel fehlt, bildet die glatte Muskulatur den Hauptbestandteil ihrer Wand.

Epithel
Bronchiolen sind von einem einschichtigen Flimmerepithel ausgekleidet; die Zellen werden niedriger und in den kleinen peripheren Zweigen fast kubisch. Gelegentlich persistieren Becherzellen, und ein weiterer Zelltyp tritt auf, die **Clara-Zellen**.

Die Clara-Zelle ist weder zilienbesetzt, noch ist sie offenbar schleimproduzierend. Sie enthält zahlreiche Mitochondrien, reichlich glattes endoplasmatisches Retikulum sowie kleine, elektronendichte Granula im apikalen Zellpol, der sich über das Niveau der angrenzenden zilienbesetzten Zellen erhebt.

Die Funktion der Clara-Zellen ist unbekannt, aber sie sind reich an oxidativen Enzymen und Lipoprotein, was auf eine Rolle bei der Produktion des Surfactant (s. unten) hinweist.

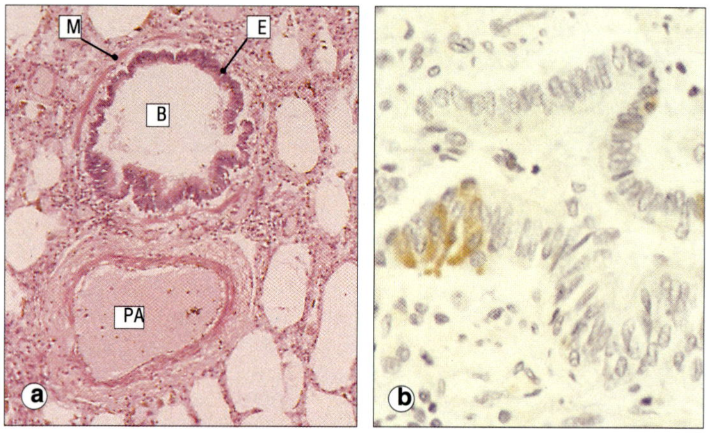

Abb. 9-11 a, b. Bronchiolus. a HE-gefärbter Schnitt mit einem Bronchiolus (B) über einem Ast der Pulmonalarterie (PA). Die Bronchioluswand ist knorpelfrei und besteht hauptsächlich aus Muskulatur (M). Das Epithel (E) ähnelt hier noch dem Bronchialepithel. **b** Die Bronchialwand eines Neugeborenen, angefärbt mit der Immunperoxidasemethode zum Nachweis von Bombesin. Die braun angefärbte Gruppe neuroendokriner Zellen bildet ein sog. **neuroepitheliales Körperchen**

Bronchioli terminales

Bronchioli terminales entstehen durch die letzten Aufzweigungen des Bronchiolenbaums; sie bilden die kleinsten Bronchiolen, die ausschließlich mit dem Transport der Luft befaßt sind.

Untere Atemwege

Die bis hierher besprochenen oberen Atemwege dienen dem Transport und der Erwärmung der eingeatmeten Luft und enden in den Bronchioli terminales. Hier werden auch Fremdkörper wie Staubpartikel oder Bakterien durch eine Kombination aus Hängenbleiben im Schleim und Zilienschlag entfernt.

Ein Bronchiolus terminalis führt in den unteren Atemweg, wo der Gasaustausch stattfindet; seinen 1. Anteil bildet der Bronchiolus respiratorius.

Bronchioli repiratorii

Bronchioli respiratorii sind mit einem kubischen Flimmerepithel ausgekleidet, das allmählich in das flache Epithel der schlecht definierten **Ductus alveolares** übergeht, deren Wand spiralige glatte Muskulatur aufweist. Die Wände dieser Gänge bestehen überwiegend aus Öffnungen der lateral angesetzten Luftkammern (**Alveolen**). Jeder Ductus alveolaris trägt am Ende 2 oder 3 **Sacculi alveolares**, die durch das Verschmelzen mehrerer Alveolaröffnungen entstehen (Abb. 9-12 a).

Alveolen

Alveolen sind kleine Luftkammern und der Hauptort des Gasaustauschs. Jede gesunde Lunge enthält 200–600 Millionen Alveolen, die eine gewaltige Oberfläche für den Gasaustausch (geschätzt: 70–80 m^2) bereitstellen.

Jede Alveole ist ein polygonaler Luftraum mit einer dünnen Wand, in der die Lungenkapillaren und die Blut-Luft-Schranke liegen (s. Abb. 9-14).

Die meisten Alveolen öffnen sich in einen Sacculus oder Ductus alveolaris, aber einige öffnen sich auch direkt in den Bronchiolus respiratorius. (Kohn-)Alveolarporen gestatten die Kommunikation benachbarter Alveolen.

Die Epithelauskleidung der Alveolen besteht aus Typ-1- und Typ-2-Pneumozyten, die der alveolären Basalmembran aufliegen; dazu kommen Alveolarmakrophagen (Abb. 9-12 b).

Typ-1-Pneumozyten

Alveolarepithelzellen Typ 1 repräsentieren etwa 40 % der alveolären Zellpopulation, bilden aber 90% der Auskleidung von Alveolen und Sacculi alveolares (Deckzellen). Es handelt sich um abgeflachte Zellen mit stark abgeplatteten Kernen; sie sind durch Tight junctions (s. S. 28) miteinander verbunden. Ihr Gehalt an Mitochondrien und anderen Organellen ist spärlich,

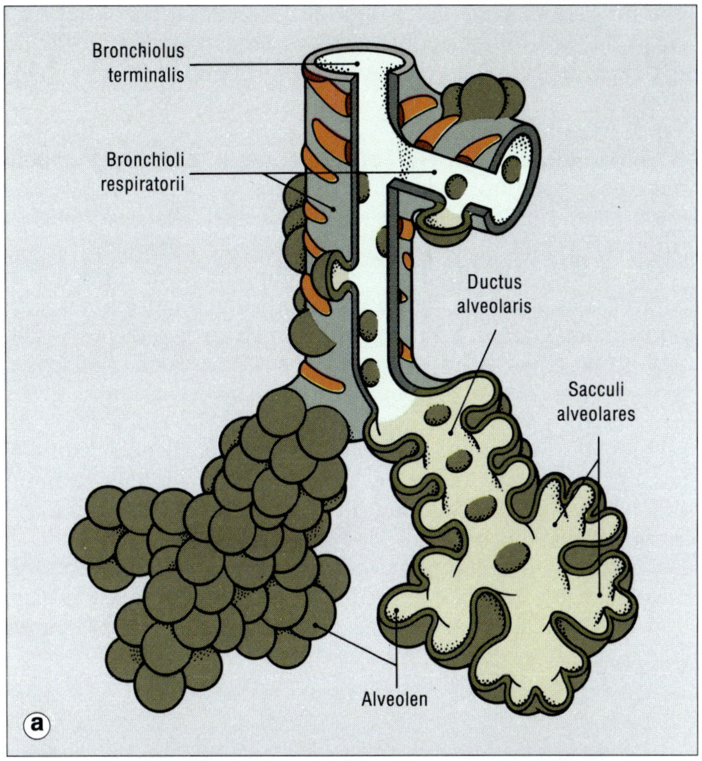

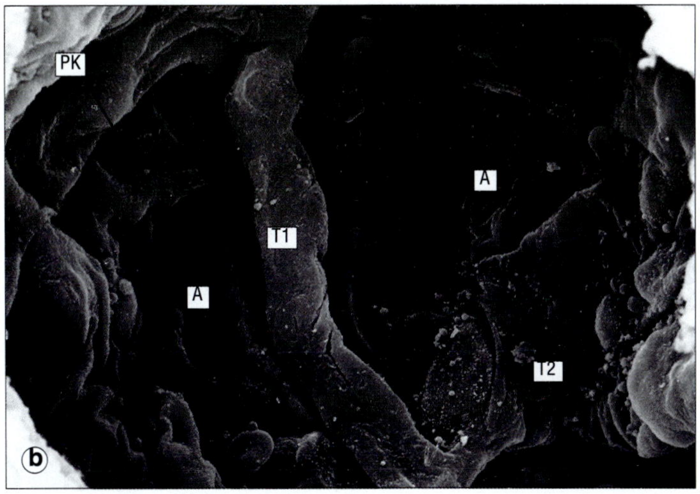

Abb. 9-12 a, b. Untere Atemwege. a Übersichtsschema mit einem Bronchiolus terminalis und respiratorius, Ductus und Sacculus alveolaris sowie den Alveolen. **b** Rasterelektronenmikroskopische Aufnahme eines Sacculus alveolaris, in den sich 2 Alveolen (A) öffnen (Übersichtsvergrößerung). Die beiden Alveolen werden durch eine Wand getrennt, die vom Zytoplasma von Typ-1-Pneumozyten (T1) bedeckt ist. Links eine Alveolarpore (Kohn, PK); rechts ein runder Typ-2-Pneumozyt (T2)

und ihr Zytoplasma bildet über der alveolären Basalmembran einen äußerst dünnen Überzug, dessen geringe Dicke für die Effizienz der Blut-Luft-Schranke entscheidend ist (s. Abb. 9-14).

Typ-2-Pneumozyten

Alveolarepithelzellen Typ 2 stellen numerisch 60 % der alveolären Zellpopulation, bekleiden aber nur 5–10 % der Alveolaroberfläche. Es sind große, rundliche Zellen, die gewöhnlich in stumpfen Winkeln der polygonalen Alveolen sitzen.

Die Kerne der Typ-2-Pneumozyten sind rund und dunkel gefärbt, das Zytoplasma ist reich an Mitochondrien sowie an rauhem und glattem ER. Sie enthalten elektronendichte Vesikel und große, sphärische Körperchen aus einem lamellenartigen Material, das aus Phospholipid, Protein und Glykosaminoglykanen besteht und das Ausgangsmaterial für die Herstellung des pulmonalen Surfactants darstellt, der die Oberflächenspannung herabsetzt. Das granuläre Surfactantmaterial wird aus den multilamellären Körperchen auf die mikrovillibesetzte Oberfläche ausgeschleust (Abb. 9-13).

Wenn das Alveolarepithel bestimmten toxischen Substanzen ausgesetzt ist, besonders nach einer ausgedehnten Zerstörung von Typ-1-Pneumozyten, so vermehren sich die Typ-2-Pneumozyten und werden größer; man glaubt, daß einige Typ-2-Alveolarepithelzellen als Stammzellen für den Typ 1 fungieren.

Alveolarmakrophagen

Alveolarmakrophagen liegen oben auf den Alveolarepithelzellen und finden sich auch scheinbar frei im Alveolarraum. Sie können phagozytiertes Material enthalten (Staubzellen).

Alveolarepithelzellen patrouillieren frei zwischen alveolärem Luftraum und interalveolären Septen (Interstitium, Abb. 9-14). Sie phagozytieren eingeatmete Teilchen (z. B. feinen Staub einschließlich Kohle) und Bakterien und stellen einen bedeutenden Abwehrmechanismus dar.

Außerdem wandern Makrophagen in die Bronchioli respiratorii und terminales ein. Von dort aus schlüpfen sie entweder in Lymphgefäße und werden so zu den regionären Lymphknoten tranportiert, oder sie haften an dem zilientragenden, schleimüberzogenen Epithel, das den ersten Abschnitt des Schleim-Zilien-Transportbands bildet. Dieses transportiert sie schließlich hoch bis in die Hauptbronchien und die Trachea, von wo aus sie mit dem Schleim abgehustet werden können. Andererseits können die Makrophagen auch im Interstitium bleiben.

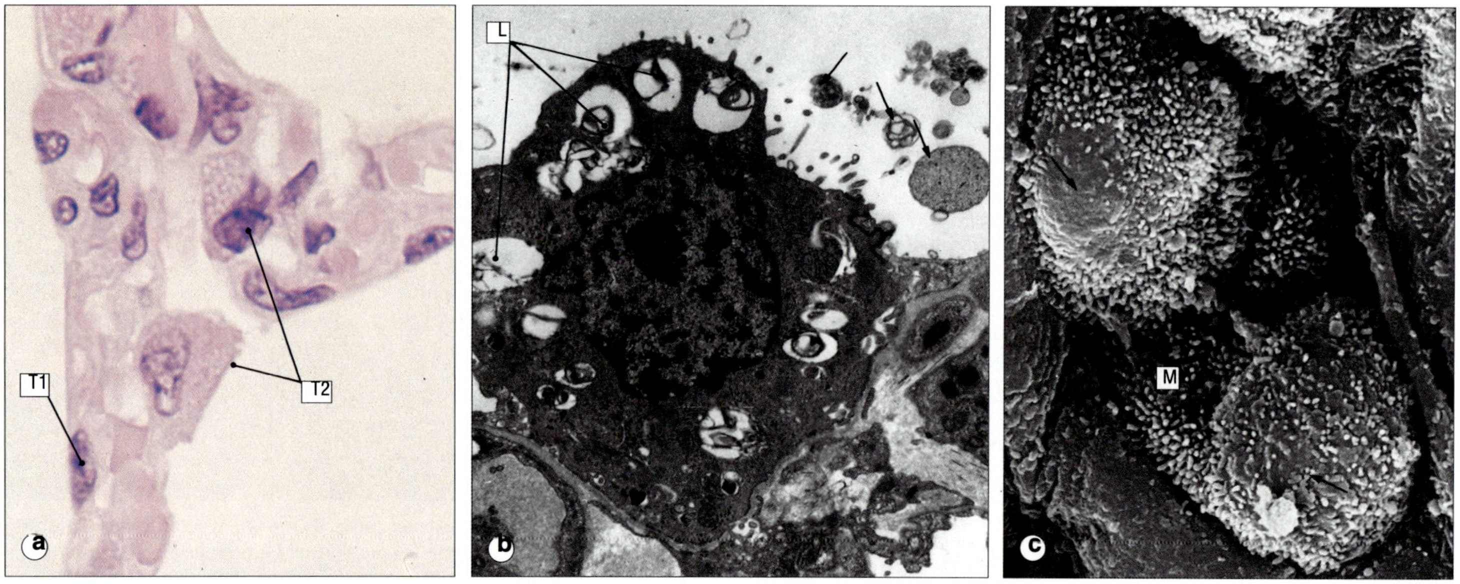

Abb. 9-13 a–c. Typ-2-Pneumozyten und Surfactant. a HE-gefärbter, dünner Acrylschnitt, in dem die Wände dreier benachbarter Alveolen zusammenfließen. In den Nischen sitzen rundliche Zellen mit vakuolisiertem Zytoplasma, die Alveolarepithelzellen Typ 2 (T2). Der Kern eines Typ-1-Pneumozyten (T1) ist ebenfalls zu sehen. **b** Ultrastruktur eines aktiven Typ-2-Pneumozyten. Die Zelle ist rund mit einer konvexen Lumenseite, die mit Mikrovilli besetzt ist. Die auffälligsten Zytoplasmaorganellen sind große, membranumgebene, kugelige Körperchen mit lamellenförmigem Lipoproteinmaterial (L), die das Surfactantmaterial darstellen. Oft sieht man, daß sie ihren Inhalt auf die luminale Oberfläche entleeren (Pfeile). **c** Rasterelektronenmikroskopie von Typ-2-Pneumozyten. Zwischen den Mikrovilli (M) liegen kleine Mengen körnigen Materials (Pfeil); dabei handelt es sich um frisch ausgeschleusten Surfactant

Elastin

Ein bedeutender Bestandteil der Alveolarwand wird von elastischem Gewebe (s. Abb. 4-8) in Form von groben und feinen Fasern gebildet (s. Abb. 9-14 c).

Elastin besitzt die bemerkenswerte Eigenschaft der reversiblen Dehnbarkeit (s. S. 45) und erfüllt in der Alveolarwand 3 wesentliche Funktionen.

- Es ermöglicht die Lungenentfaltung zur Aufnahme der Einatmungsluft.
- Durch die elastische Rückstellkraft treibt es die Luft wieder aus den Alveolen aus.
- Es funktioniert in Art einer Feder, die die zartwandigen, knorpelfreien Alveolen am Lungenparenchym und indirekt an der Pleura anhaftet und somit das Kollabieren von Bronchioli oder Alveolen beim Ausatmen verhindert.

Gasaustausch

Der Gasaustausch erfolgt über die Blut-Luft-Schranke, wobei der Sauerstoff aus der Alveole ins Blut diffundiert und an das Hämoglobin der Erythrozyten gebunden wird, während das Kohlendioxid aus dem Blut in die Alveolarluft diffundiert.

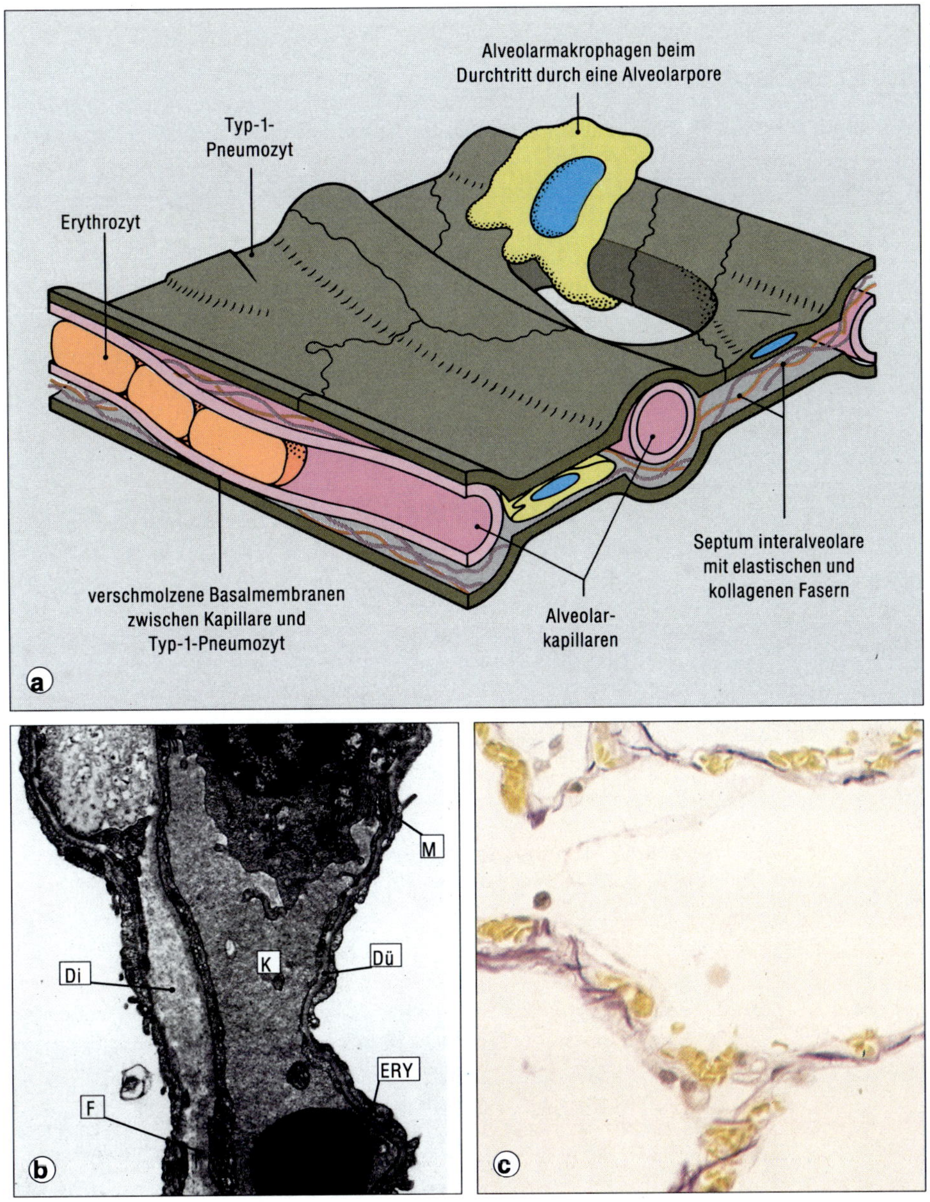

Abb. 9-14 a–c. Alveolarwand und Blut-Luft-Schranke. a Schema einer Alveolarwand mit zentralen Lungenkapillaren, die teils die eine, teils die andere Wand berühren. Jede Kapillare ist aufgrund ihrer Lage im Interstitium der Alveolarwand 2 Alveolarhohlräumen benachbart. An ihrer Kontaktstelle mit der Alveolarwand verschmilzt ihre Basalmembran mit der des Alveolarepithels. Kapillarfreie Wandbereiche enthalten feine kollagene und elastische Fasern, dazu ein paar Fibroblasten und Makrophagen. Die Kapillare hat so stellenweise direkten Kontakt mit der Alveolarwand (dünne Stelle), während sie an dickeren Stellen durch Zellen und Fasern davon getrennt ist. Die dünnen Stellen sind die Orte des Gasaustauschs; an den dicken Stellen werden Flüssigkeiten zwischen dem Luftraum und dem Interstitium verschoben. Makrophagen können durch die Poren in der Alveolarwand ungehindert von einer Alveole in die nächste wandern. **b** Ultrastruktur der Alveolarwand. Sie wird größtenteils von einer Kapillare (K) mit einem Erythrozyten (ERY) und einem Monozyten (M) eingenommen. Der Monozyt wird letztlich als Alveolarmakrophage ins Alveolenlumen übertreten. Di dicke Stelle der Wand, Dü dünne Stelle. Beide Seiten der Alveolarwand sind mit abgeplattetem Zytoplasma der Typ-1-Pneumozyten bedeckt. An der dicken Wandstelle liegen kollagene und elastische Fasern (F) zwischen der Kapillarwand und dem Alveolarepithel. **c** Stark vergrößerte Alveolarwand in der Gieson-Elastika-Färbung. Die vielen elastischen Fasern sind dunkelbraun, die Erythrozyten in den Alveolarkapillaren gelb

Interstitielle Fibrose

Bei manchen Lungenerkrankungen vermehren sich die Fibroblasten in den Alveolarsepten oder im Interstitium und bilden vermehrt Kollagen und Elastin. Dadurch kommt es zu einer kollagenfaserigen Verdickung der Septen (**interstitielle Fibrose**).

Die interstitielle Fibrose verfestigt die Lunge und schränkt sie in ihrer Ausdehnung ein; wichtiger ist jedoch, daß sie den Gasaustausch behindert, da die Anwesenheit von Kollagenfasern zwischen den Kapillaren und Alveolarwänden die Diffusionswege verlängert.

Chronisch obstruktive Atemwegserkrankung

Die am weitesten verbreitete Lungenerkrankung der westlichen Welt ist die **chronisch obstruktive Atemwegserkrankung**, bei der es schwerfällt, Luft in den Bronchialbaum zu aspirieren und wieder daraus zu entfernen.

Es gibt 3 wesentliche Krankheitsprozesse, die die chronisch obstruktive Atemwegserkrankung verursachen: **Asthma**, **chronische Bronchitis** und **Emphysem**. Diese können einzeln oder häufiger auch kombiniert auftreten.

Asthma

Asthma wird durch eine Kombination aus Bronchiokonstriktion und exzessiver Bildung besonders zähen Schleims hervorgerufen; beides verlegt die Atemwege. Gehäufte Asthmaanfälle führen zu einer permanenten Verdickung der Bronchialmuskulatur.

Chronische Bronchitis

Bei der chronischen Bronchitis werden die Bronchialwände deshalb dicker, weil sich gleichzeitig die Muskelschicht verdickt, die Submukosa entzündet und vernarbt ist und die Schleimdrüsen vermehrt und vergrößert sind. Diese Veränderungen sind das Resultat rezidivierender Infektionen oder eingeatmeter Toxine.

Emphysem

Ein Emphysem (Lungenblähung) entsteht durch Zerstörung der Wände von Ductus und Sacci alveolares und von Alveolen (Abb. 9–15). Dadurch verlieren die Bronchioli die elastische Stütze und kollabieren, besonders bei der Ausatmung, wobei Luft gefangen bleibt, die das verlegte Lumen nicht passieren kann.

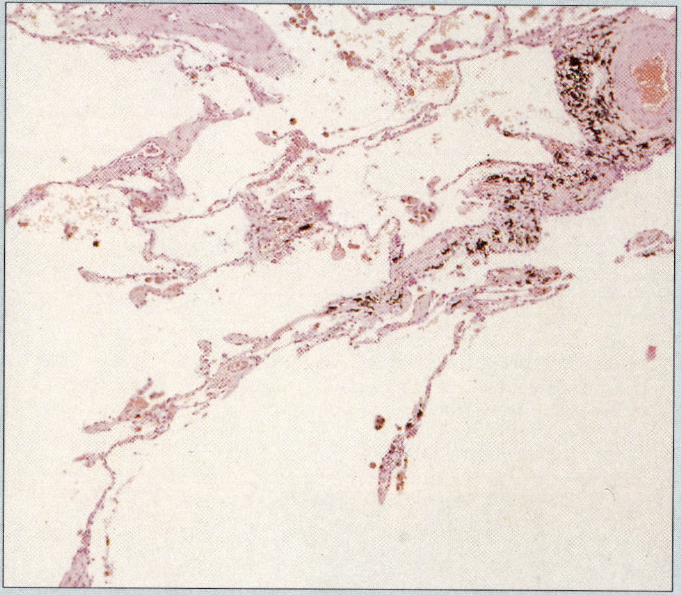

Abb. 9-15. Emphysem. Die Lunge eines Patienten mit schwerem Emphysem zeigt eine ausgedehnte Zerstörung der Alveolarwände (s. auch Abb. 9-14 c)

Lungengefäße

Die Lunge besitzt eine duale Blutgefäßversorgung: Vasa publica mit den Lungenarterien und -venen sowie Vasa privata (Rami bronchiales).

Lungenarterien

Die Lungenarterien versorgen die Lunge mit desoxygeniertem Blut aus dem rechten Herzen. Dieses Blut hat zuvor im Gewebe den Sauerstoff abgegeben und Kohlendioxid aufgenommen (s. Abb. 8-1).

Die Lungenarterien treten am Hilum in die Lunge ein und folgen in ihrem Verlauf eng den Bronchien und ihren Aufzweigungen, indem sie sich mehr oder weniger gleichzeitig aufteilen. Schließlich enden diese Gefäße in den ausgedehnten, dichten Kapillarnetzen der Alveolarwände (s. Abb. 9-14).

Vom Kapillarbett aus fließt das reoxygenierte Blut in Lungenvenolen und -venen und gelangt schließlich ins linke Herz, damit es anderen Organen zugeführt werden kann.

Da der Lungenkreislauf ein Niederdrucksystem darstellt (der systolische Druck in der Lungenarterie beträgt 25 mm Hg gegenüber 110–135 mm Hg im großen Kreislauf), unterscheidet sich der Wandbau seiner Gefäße deutlich von dem der Gefäße des Körperkreislaufs (s. S. 113).

Mikroskopische Anatomie

Elastische Arterien

Die Lungenarterien bilden von ihrem Ursprung an der Pulmonalklappe bis zu dem Ort, an dem die Bronchien ihre Knorpelplättchen verlieren und zu Bronchiolen werden, elastische Arterien (s. S. 114) und zeigen den folgenden Wandbau (Abb. 9-16):

- Eine schmale Intima besteht aus einer einzigen Endothelzellschicht und liegt fast unmittelbar der innersten Lage der Media auf, von der sie durch spärliche Kollagenfibrillen und Myofibroblasten abgegrenzt ist.
- Die Media setzt sich aus zahlreichen Lagen elastischer Fasern zusammen, die im Truncus pulmonalis und den größeren Lungenarterien unregelmäßig und fragmentiert, in den peripheren Ästen dagegen regelmäßig und intakt ausgebildet sind. Zwischen den elastischen Fasern liegen glatte Muskelzellen und etwas Kollagen.
- Die elastischen Lagen bestehen aus längsverlaufenden Fasern, die untereinander verbundene, flache Stränge unterschiedlicher Breite bilden. Diese besondere Anordnung stellt wahrscheinlich einen Anpassungsmechanismus dar, der den Dehnungskräften während der Entfaltung der Lunge entgegenwirkt. In der Aorta, die in der Systole einer Dehnung ihrer Zirkumferenz ausgesetzt ist, verlaufen die elastischen Fasern zirkulär.

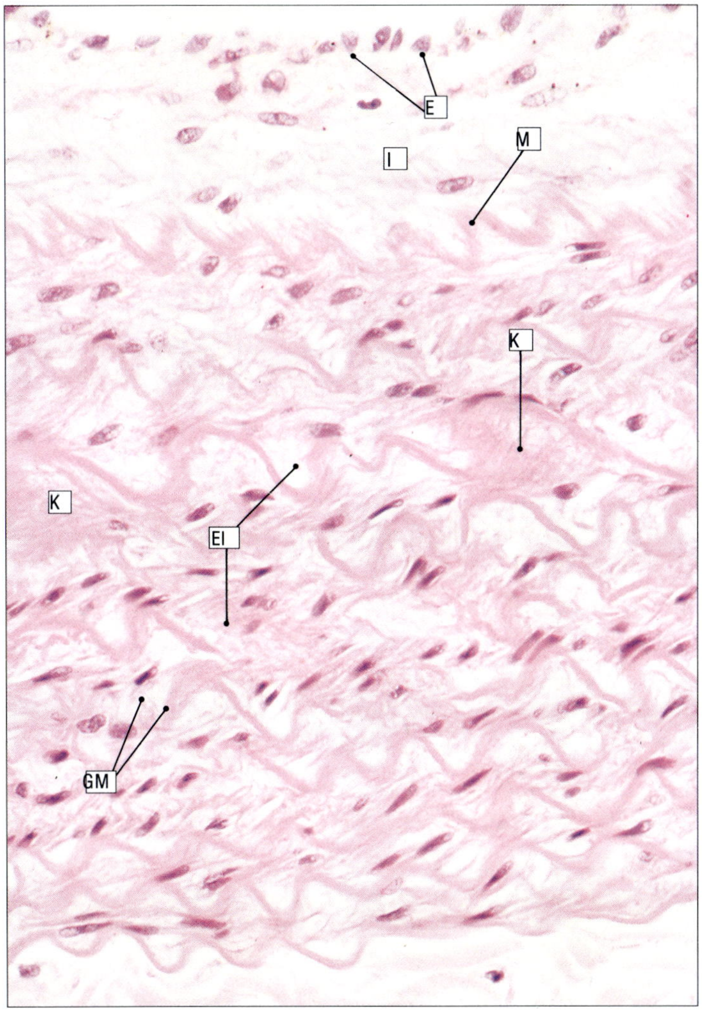

Abb. 9-16. Die elastische A. pulmonalis. Die A. pulmonalis eines Kindes; E Endothel, M spärliche Myofibroblasten in der schmalen Intima (I). Die dicke Media besteht aus ziemlich regelmäßig angeordneten, alternierenden Lamellen aus elastischen Fasern (El) sowie dazwischenliegenden glatten Muskelzellen (GM) und Kollagen (K). Das elastische Material stellt sich sogar in dieser HE- Färbung gut dar, weil seine Lamellen sehr dick sind

Muskuläre Arterien

Etwa am Übergang der Bronchien in die Bronchiolen verschwinden die elastischen Lamellen der Media größtenteils, und die Arterien werden zu Arterien vom muskulären Typ (Abb. 9-17). Sie folgen weiterhin den Bronchien bis zu den Bronchioli respiratorii und terminales, geben aber überzählige Arterien als Seitenäste ab.

Die Media der muskulären Pulmonalarterien besteht größtenteils aus zirkulär angeordneter glatter Muskulatur mit gelegentlichen kollagen und elastischen Fasern. Das in Lagen geschichtete elastische Gewebe beschränkt sich auf eine nun deutliche Membrana elastica interna und externa (s. S. 115).

Durch fortgesetzte Verzweigung der muskulären Lungenarterien werden die Gefäße zunehmend kleiner, enger und dünnwandiger, da die glatte Muskulatur in ihrer Media laufend abnimmt. Die Muskelschicht wird diskontinuierlich und verschwindet schließlich; die Gefäße werden dann als **Lungenarteriolen** bezeichnet.

Diese Arteriolen lassen sich nur schwer von Venolen unterscheiden. Die Kapillaren in den Alveolarwänden wurden schon in Zusammenhang mit Abb. 9-14 beschrieben.

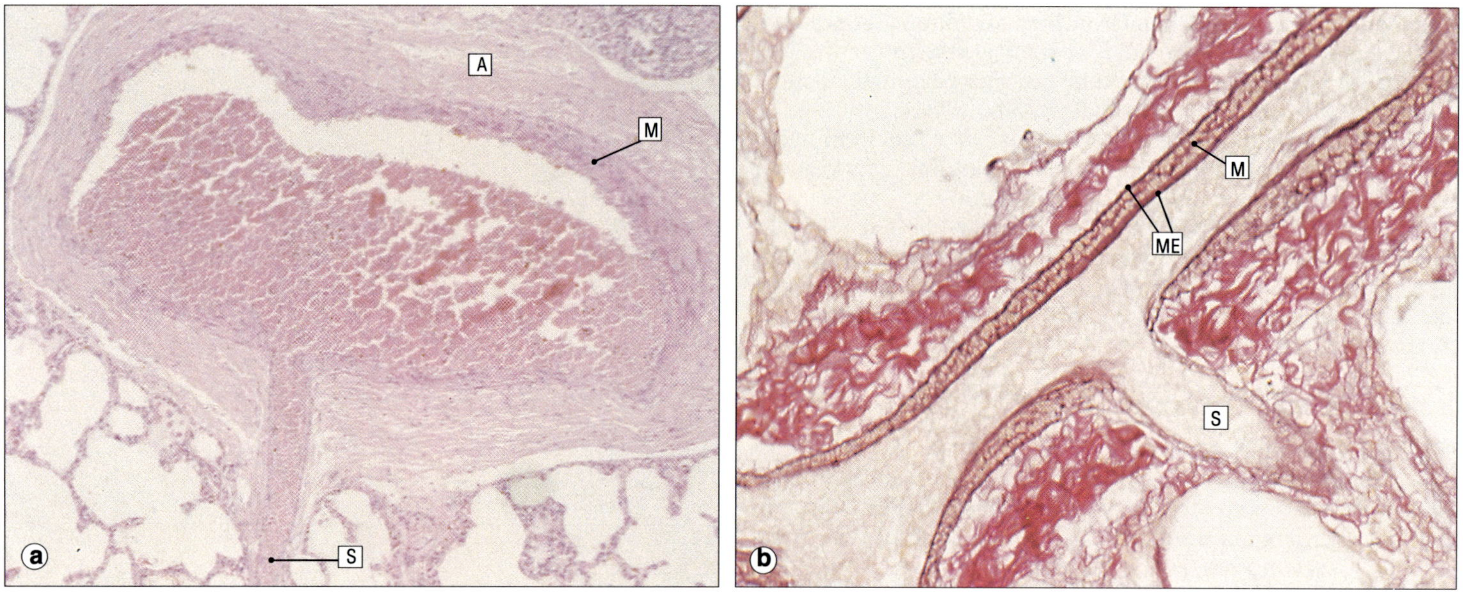

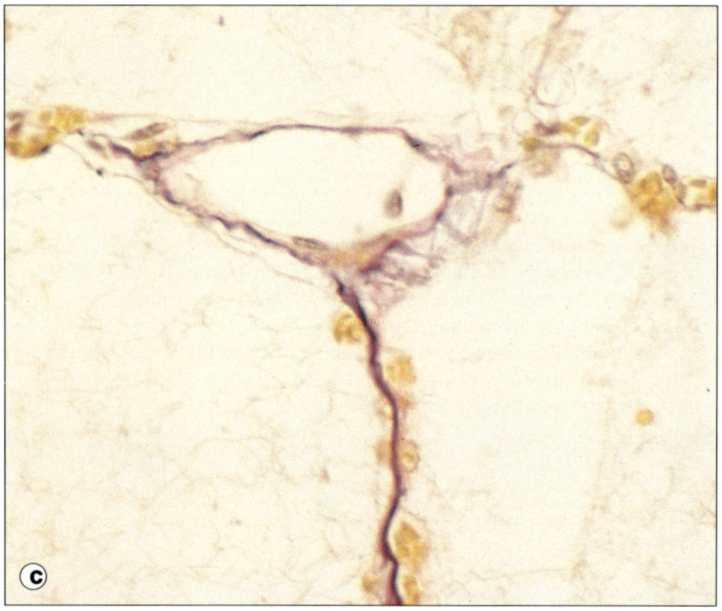

Abb. 9-17 a–c. Muskuläre Lungenarterien. a HE-Färbung einer muskulären Lungenarterie; M Media, A Adventitia. Eine kleine überzählige Arterie entspringt als direkter Seitenast (S). **b** Kleinere muskuläre Lungenarterie, Gieson-Elastika-Färbung. Die Media (M) liegt zwischen 2 deutlichen, dunkel gefärbten elastischen Membranen (ME). Diese Arterie gibt einen überzähligen Seitenast ab (S) und teilt sich unten in 2 Arterien mit weniger deutlich geschichtetem Wandbau auf. **c** Eine kleine Lungenarterie. Dieses dünnwandige Gefäß ähnelt einer kleinen Lungenarterie, deren muskuläre Media zwischen den beiden elastischen Membranen verschwunden ist. Bisweilen findet man Übergangsformen mit gelegentlichen Überresten von spiralig angeordneter muskulärer Media

Lungenvenen

Das oxygenierte Blut aus den alveolären Kapillaren fließt in kleine Venolen mit dünner Intima, die einer schmalen Zone kollagener und elastischer Fasern aufliegt. Diese kleinen Äste fließen zu größeren Venolen zusammen, die in den kollagenfaserigen Läppchengrenzen verlaufen und zunehmend Myofibroblasten und glatte Muskelzellen in der Media aufweisen (Abb. 9-18).

Größere Venen enthalten eine Media, in der elastische Fasern unregelmäßig mit Kollagen und glatten Muskelzellen vermischt sind, wobei keine klar abgegrenzten elastischen Membranen vorliegen.

Altersabhängige Baumerkmale der Lungengefäße

Die Lungengefäße weisen erhebliche altersabhängige Variationen auf.

Vor der Geburt wird das Gefäßbett der Lunge kaum durchblutet, da ein Kurzschlußweg durch das offene Foramen ovale und den Ductus arteriosus besteht. Daher besitzen die muskulären Lungenarterien ein kleines Lumen, große Endothelzellen und eine dicke Media. Zusätzlich treten kleine Bündel längsverlaufender glatter Muskelzellen in der Intima auf.

Diese Merkmale verändern sich in den ersten Lebenswochen in Richtung auf das Gefäßmuster bei Erwachsenen, und es entwickeln sich neue, überzählige Arterien.

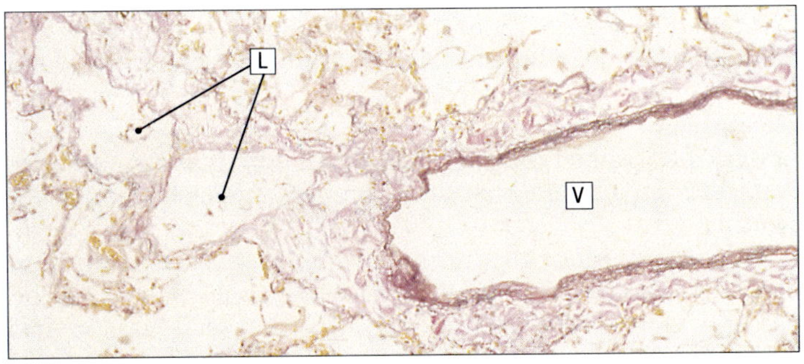

Abb. 9-18. Lungenvene. Lungenvenen (V) sind dünnwandige Gefäße, die zusammen mit Lymphgefäßen (L) der Lunge in den kollagenfaserigen Septen verlaufen. Kleine Venolen ähneln den Lungenarteriolen, aber die größeren Venen enthalten Kollagen, elastische Fasern und glatte Muskulatur jenseits der Endothelbasalmembran. Glatte Muskelzellen und elastische Fasern sind zufällig angeordnet, aber in großen Lungenvenen können elastische Fasern eine kontinuierliche oder unterbrochene Membrana elastica ausbilden. Lungenvenen sind alle klappenlos, unabhängig von der Größe

Im **hohen Alter** werden die Venen und die muskulären Lungenarterien dicker, da in der Intima unregelmäßige, kollagenfaserige Verdickungen auftreten.

Bronchialarterien

Die Rami bronchiales sind direkte Seitenäste der Aorta thoracica und versorgen unter hohem Druck als millimeterstarke Gefäße die Lunge mit oxygeniertem Blut.

Die Rami bronchiales folgen ebenfalls dem Verlauf der Bronchien bis hinab zur Ebene der Bronchioli respiratorii, wo sie mit Ästen der Lungenarterien anastomosieren. Sie kommunizieren ferner mit dem System der Lungenarterien durch Kapillaranastomosen in der Submukosa der Bronchien.

Mikroskopische Anatomie

Bei Kindern ähneln die Rami bronchiales histologisch anderen systemischen muskulären Arterien (s. S. 115). Sie besitzen eine muskuläre Media und eine deutliche Membrana elastica interna, aber keine zusammenhängende Membrana elastica externa (Abb. 9-19 a).

Bei Erwachsenen bilden die Rami bronchiales längsverlaufende glatte Muskulatur aus, die in Form kleiner Bündel in der Intima liegt. Diese sind bei einigen chronischen Lungenerkrankungen besonders auffällig und kommen bei Gesunden erst nach dem 20. Lebensjahr vor (Abb. 9-19 b).

Bronchialvenen

Es gibt zahlreiche Anastomosen zwischen den Bronchialvenen und den Lungenvenen; die Bronchialvenen verlaufen mit den Bronchialarterien in der Adventitia der Luftwege. Die Bronchialvenen münden in die V. azygos und V. hemiazygos ein.

Lymphabfluß

Aus den Alveolen und Alveolarsepten gibt es keinen Lymphabfluß; jegliche Flüssigkeit aus dem Luftraum wird von den dicken Stellen der Alveolarwand aus ins Interstitium aufgenommen. Diese Flüssigkeit diffundiert nach proximal ins Interstitium, bis sie etwa auf Höhe der Bronchioli respiratorii in kleine Lymphgefäße eintreten kann.

Die kleinen Lymphgefäße schließen sich zu größeren Gefäßen zusammen, die dem Verlauf des Bronchialbaums bis zum Hilum der Lunge folgen und auf diesem Weg eine Reihe peribronchialer Lymphknoten passieren.

Ein 2. System von Lymphgefäßen verläuft unter der viszeralen Pleura und in den kollagenfaserigen Septen der Lungenläppchen; solche peripheren pleuralen Lymphgefäße entleeren sich direkt in den Pleuraspalt.

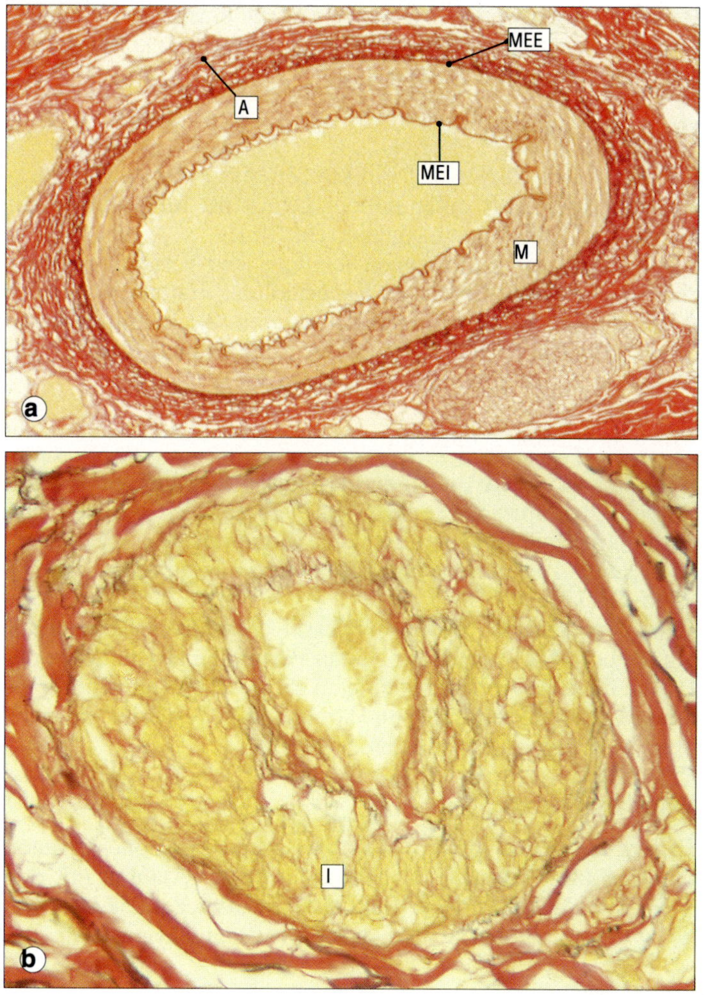

Abb. 9-19 a, b. Bronchialarterie. a Ramus bronchialis eines 2jährigen Kindes; Gieson-Elastika-Färbung zur Darstellung der muskulären Media (M) zwischen der Membrana elastica interna (MEI) und externa (MEE). Die Bronchialarterie ähnelt sehr den anderen muskulären Arterien des systemischen Kreislaufs und besitzt eine kollagenfaserige Adventitia (A). **b** Starke Vergrößerung des Ramus bronchialis eines 50jährigen Mannes in der gleichen Färbung. Die Intima (I) ist durch longitudinal eingelagerte glatte Muskelzellen (gelb) stark hypertrophiert

Pleura

Die Lungen liegen in der Thoraxhöhle, deren Größe durch Kontraktion des Zwerchfells und der Interkostalmuskeln variabel ist. Die Innenauskleidung ihrer beiden Pleurahöhlen und die Außenfläche der rechten und linken Lunge sind glatt und mit einer serösen Flüssigkeit befeuchtet. Diese serösen Oberflächen heißen Pleura.

Viszerale Pleura, Lungenfell

Die Außenfläche der Lunge wird von der Pleura pulmonalis gebildet, die aus 5 z. T. schlecht abgrenzbaren Schichten besteht:

1. einer äußeren Schicht aus platten Mesothelzellen;
2. einer schmalen Zone aus lockerem kollagenfaserigem Gewebe ohne eine Basalmembran zwischen dieser Schicht und dem Mesothel;
3. einer unregelmäßigen äußeren elastischen Schicht;
4. einer interstitiellen Schicht aus lockerem kollagenfaserigem Stroma mit Lymphgefäßen, Blutgefäßen und Nerven sowie einigen glatten Muskelzellen;
5. einer schlecht abgrenzbaren inneren elastischen Schicht mit kurzen elastischen Fasern, von denen einige mit denen der Alveolarsepten der am weitesten peripher gelegenen Alveolen verschmelzen.

Die Ausprägung dieser Schichten schwankt stark von Ort zu Ort (Abb. 9-20); sie sind über den kollagenfaserigen interlobulären Septen besonders unregelmäßig, wobei die unscharf begrenzten, elastischen Maschenwerke der Pleura oft zu einer einzigen Schicht verschmelzen, bevor sie teilweise mit in das Septum hineinziehen.

Parietale Pleura, Rippenfell

Die parietale Pleura bildet die wandständige Auskleidung der Pleurahöhle auf Rippen (Pleura costalis), Zwerchfell und Mediastinum, sie geht am Hilum der Lunge in die viszerale Pleura über.

Strukturell ähnelt die parietale Pleura der viszeralen, ist aber einfacher gebaut, meistens nur aus einer Schicht elastischer Fasern.

Die Pleura parietalis kann auf einer Fettgewebsschicht ruhen, unter der sich eine Lage aus straffem kollagenfaserigem Gewebe befindet. Dieses kollagenfaserige Gewebe setzt sich in das Periost der Rippen und das Perimysium der Interkostalmuskeln fort.

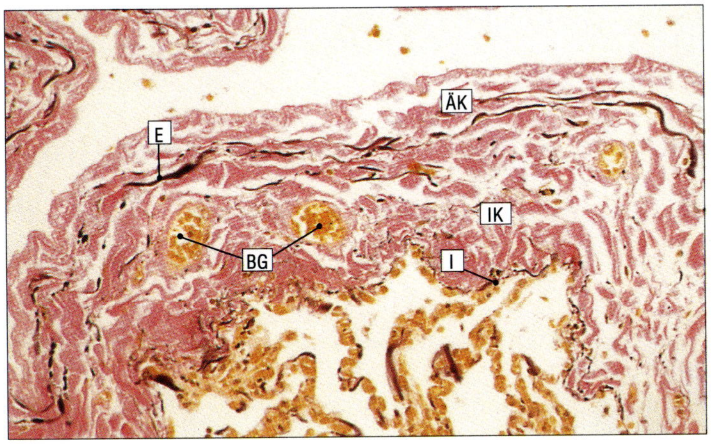

Abb. 9-20. Viszerale Pleura. Viszerale Pleura in der Gieson-Elastika-Färbung mit schwarz gefärbten elastischen und rot gefärbten kollagenen Anteilen. Die flachen Endothelzellen auf der Oberfläche sind nicht deutlich; darunter liegen die unregelmäßige äußere elastische Schicht (E) und die weniger abgesetzte, fragmentierte innere elastische Schicht (I) sowie die äußere (ÄK) und interstitielle kollagene Schicht (IK); die letztere enthält Blutgefäße (BG)

Praktische Histologie

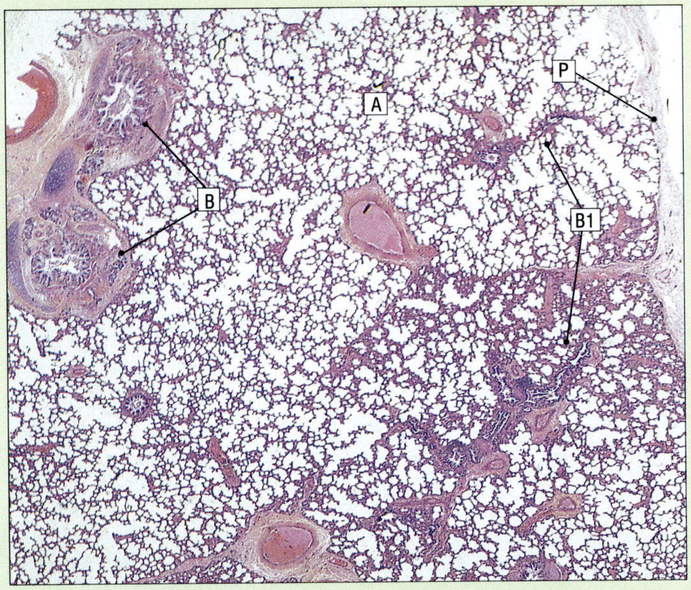

Abb. 9-21. Lungenfeinbau. Übersichtsvergrößerung des Aufbaus einer Kinderlunge. Bronchien (B), Bronchioli (B1), das Maschenwerk der Alveolen (A) und die äußere Pleurabedeckung (P) sind markiert

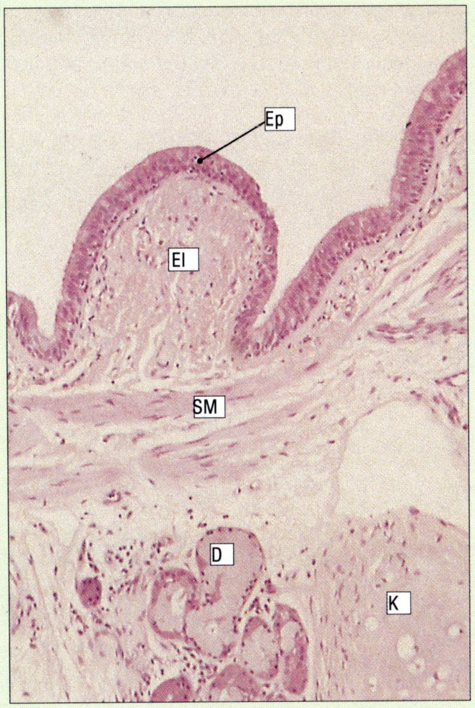

Abb. 9-22. Bronchialwand. Ein Ausschnitt aus der Bronchialwand bei mittlerer Vergrößerung. Ep mehrreihiges flimmerndes Zylinderepithel, El längsverlaufende Stränge aus Elastin, SM Stränge glatter Muskulatur, D seromuköse Drüse, K isoliertes Knorpelplättchen

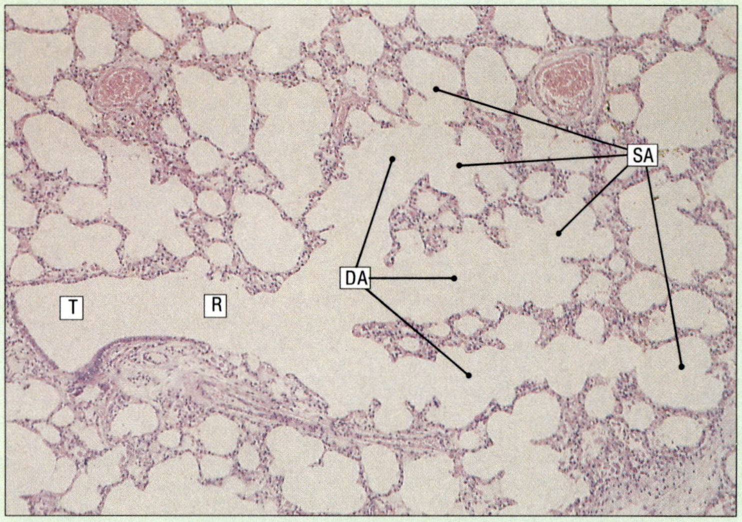

Abb. 9-23. Untere Atemwege. Ein Bronchiolus terminalis (T) gibt einen Bronchiolus respiratorius (R) ab, der sich in 3 Ductus alveolares (DA) mit angrenzenden Alveolen aufteilt. Die Ductus enden in Sacculi alveolares (SA), in die sich eine Reihe von Alveolen direkt öffnen

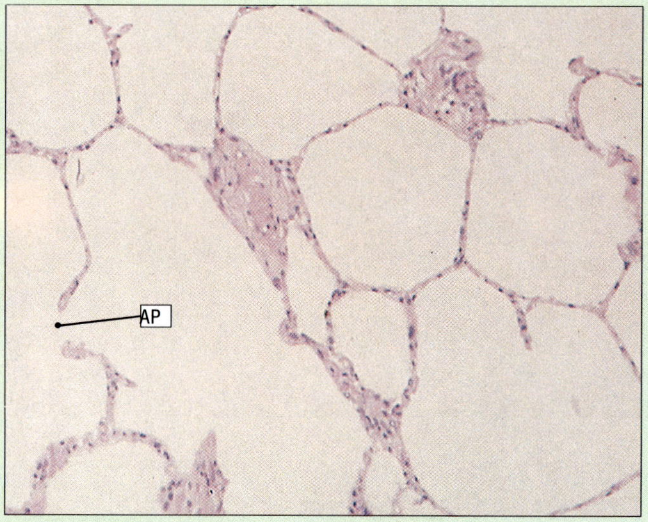

Abb. 9-24. Alveolen. Sacculi alveolares und Alveolen. Die Kommunikation zwischen benachbarten Alveolen (s. auch Abb. 9-14) erfolgt durch eine Alveolarpore (AP)

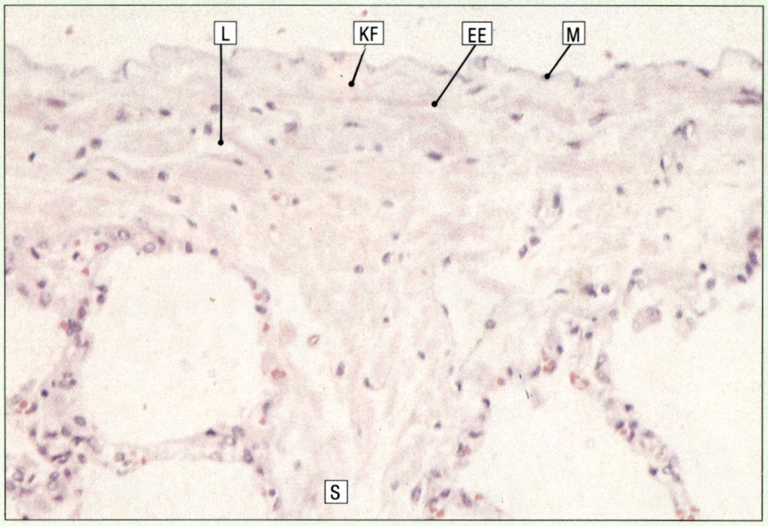

Abb. 9-25. Pleura. Die auf S. 140 beschriebenen Schichten der viszeralen Pleura sind schwer abzugrenzen; besser sind sie in der Gieson-Elastika-Färbung zu erkennen (s. Abb. 9-20). M Mesothel, KF schmale Zone aus kollagenfaserigem Gewebe, EE unregelmäßige äußere elastische Schicht, L Lymphgefäß, S kollagenfaseriges interlobuläres Septum

10 Verdauungstrakt

Der Verdauungskanal kann als muskulärer Schlauch angesehen werden, dessen innere Epithelauskleidung den örtlich wechselnden Verhältnissen angepaßt ist. Der Aufbau seiner Muskulatur ist, von wenigen Ausnahmen abgesehen, auf ganzer Länge ähnlich.

Der Verdauungstrakt hat die Aufgabe, grobe Nahrungsteile aufzunehmen und zu zerkleinern. Auf diese kleinen Teile wirken dann eine Reihe von Sekreten ein, insbesondere Enzyme, die die großen Moleküle zerlegen. Die kleinen Moleküle können dann auf dem Blut- und Lymphweg resorbiert werden.

Bei den kleinen Molekülen handelt es sich hauptsächlich um Aminosäuren, kleine Peptide, Kohlenhydrate, Zucker und Lipide, die auf dem Blutweg (und indirekt über die Lymphe) hauptsächlich der Leber zugeführt werden, wo sie als Bausteine für die Synthese von essentiellen Proteinen, Kohlenhydraten und Lipiden dienen.

Man kann den Verdauungstrakt in 3 funktionelle Bestandteile gliedern.

- Die **Mundhöhle** dient der Aufnahme und ersten Zerkleinerung der Nahrung.
- **Einfache Transportstrecken** (Oropharynx, Ösophagus und Analkanal) transportieren Nahrung bzw. deren Überreste von einem Teil des Verdauungskanals zum nächsten, ohne eine wesentliche Stoffwechselaktivität wahrzunehmen.
- Der **eigentliche Verdauungstrakt** sezerniert Enzyme und andere Substanzen, die mit der Aufschließung der Nahrung befaßt sind, und resorbiert die dabei entstandenen kleinen Moleküle. Er umfaßt den **Magen**, den **Dünndarm** und den **Dickdarm**.

Sezernierende Organe (Leber, Pankreas, Speicheldrüsen) sind Anhangsdrüsen des Verdauungstrakts, an den sie ihre Sekrete durch lange Ausführungsgänge abgeben. Die Leber hat neben der Galleproduktion noch zahlreiche weitere Funktionen, die in Kap. 11 diskutiert werden.

Mundhöhle

Im Mund wird die aufgenommene Nahrung grob zerkleinert, bevor sie in den Ösophagus und Magen gelangt. Dabei wird sie mit den Sekreten der Speicheldrüsen vermengt und für das Hinunterschlucken schlüpfrig gemacht.

Allgemeiner Bauplan

Die Wand der Mundhöhle besteht aus 3 Schichten.

1. Geschichtetes Plattenepithel, weitgehend unverhornt, bildet die Innenauskleidung.
2. Eine Submukosa unter dem Epithel enthält kleine Speicheldrüsen in wechselnder Menge; sie sezernieren sowohl seröse als auch muköse Flüssigkeiten.
3. Skelettmuskulatur in den tiefen Schichten bewirkt die Formveränderung der Mundhöhle und den Nahrungstransport.

Ein hochspezialisiertes Organ der Mundhöhle ist die **Zunge**, ein muskulöser Auswuchs aus dem Mundhöhlenboden. Ihre Hauptfunktion erfüllt sie beim Kauen; zusätzlich enthält sie besondere Geschmacksrezeptoren.

Der unbewegliche harte Gaumen stellt eine hartes Widerlager für die Zunge dar, während die in Knochenfächern von **Mandibula** und **Maxilla** steckenden Zähne die Hauptwerkzeuge zur Nahrungszerkleinerung bilden.

Die zerkaute, angefeuchtete Nahrung wird von der Mundhöhle über den Oropharynx dem Ösophagus zugeleitet, der in den Magen einmündet.

Dieser allgemeine Bauplan wird regional differenziert.

Mundöffnung

Die Lippen sind außen von behaarter Haut überzogen, die auch Talgdrüsen und ekkrine Schweißdrüsen enthält. Das **Lippenrot** als Übergangszone trägt ein schwach verhorntes geschichtetes Plattenepithel mit einem auffälligen Papillarkörper (s. Kap. 19). Die damit verzapften Bindegewebspapillen enthalten reichlich Blutgefäße, die die Ursache für die Farbe des Lippenrots sind.

Auf der feuchten Innenseite tragen die Lippen ein unverhorntes, mehrschichtiges Plattenepithel mit einem schwächeren Papillarkörper; darunter liegen Speicheldrüsen in kleinen Gruppen und entlassen ihre Sekrete durch kurze Ausführungsgänge. Gelegentlich finden sich Talgdrüsen, besonders in den Mundwinkeln, die auf die Schleimhautoberfläche anstatt in die Haarbalgtrichter der Haut münden.

Das Grundgewebe der Lippen bilden Bündel quergestreifter Muskelfasern (**M. orbicularis oris**), die überwiegend zirkulär die Mundöffnung umgeben und u. a. die Lippen öffnen und schließen.

Wangen

Die Wangenschleimhaut trägt ein dickes unverhorntes Plattenepithel mit oft glykogenreichen Zellen. Stellenweise Verhornungen sind häufig und werden gewöhnlich durch Reibung schlecht sitzender Prothesen oder durch ständige Wangenbisse verursacht. In der Submukosa liegen kleine Speicheldrüsen (**Glandulae buccales**), gelegentlich auch Talgdrüsen. Darunter folgen die Skelettmuskelfasern des **M. buccinator.**

Harter Gaumen

Der harte Gaumen ist von einem verhornten geschichteten Plattenepithel mit kräftigem Papillarkörper bedeckt; die Submukosa ist reich an Speicheldrüsen (**Glandulae palatinae**). Unter dem Drüsenlager ist die Submukosa fest mit dem Periost verbunden.

Mundhöhlenseite des weichen Gaumens

Das Gaumensegel ist an seiner Unterseite von unverhorntem geschichtetem Plattenepithel überzogen. Dieses erstreckt sich über den freien Gaumensegelhinterrand hinaus noch ein Stück weit auf die Nasenhöhlenseite, die ein respiratorisches Epithel trägt. In der Submukosa der Mundhöhlenseite liegen zahlreiche kleine, muköse Speicheldrüsen.

Mundboden

Der Mundboden ist mit einem unverhornten geschichteten Plattenepithel ausgekleidet, das sich auf die Unterseite der Zunge fortsetzt.

Dieser Bereich ist reich an Speicheldrüsen; in der Regio sublingualis liegen die **Glandulae sublinguales minores** und rechts und links vom Frenulum die **Glandulae sublinguales majores**.

Zunge

Die Zunge ist ein muskelreiches Organ, das vom Mundhöhlenboden nach vorn und oben ragt.

Im Gegensatz zur Unterseite, die von unverhorntem Plattenepithel überzogen ist, bedeckt die Oberseite, die beim Kauen und Sprechen am harten Gaumen reibt, ein hochspezialisiertes, dickes verhorntes Plattenepithel.

Zungenoberseite

Die Oberseite der Zunge wird durch eine V-förmige Linie aus 6–10 rundlichen Vorwölbungen, den **Papillae vallatae** (Abb. 10-1), in die vorderen 2/3 und ein hinteres Drittel unterteilt. Die glatten Buckel im Epithelüberzug des hinteren Drittels werden durch lymphatisches Gewebe in der Submukosa aufgeworfen (**Tonsilla lingualis**, Abb. 10-2).

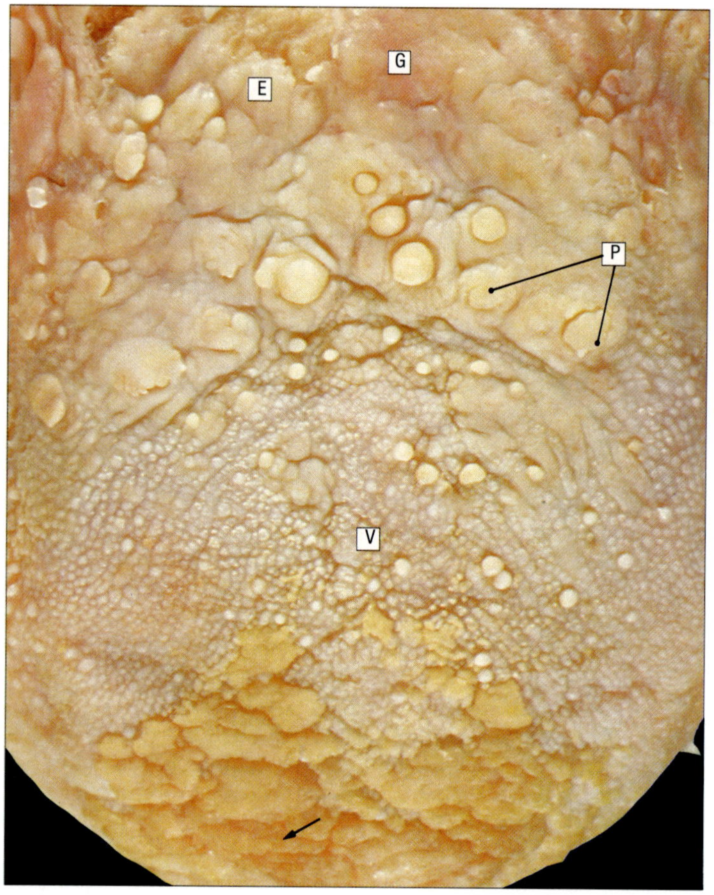

Abb. 10-1. Zungenrücken und Zungengrund. Hinter der V-förmigen Linie mit den Papillae vallatae (P) liegt der Zungengrund (G) mit domförmigen Erhebungen (E) der daruntergelegenen Zungenmandel. Auf den vorderen 2/3 der Zunge (V) dominieren die stärker verhornten Papillae filiformes und einzelne Papillae fungiformes. Stellenweise kann die Hornschicht des Zungenrückens verdickt und von der Nahrung gefärbt sein (Zungenbeläge, Pfeil), besonders (wie hier) bei älteren Personen, und zahlreiche Bakterienkolonien enthalten

Zungenpapillen
Das Oberfächenepithel der vorderen 2/3 enthält eine Reihe von Vorwölbungen, die Papillae linguales, die man in Papillae vallatae, filiformes und fungiformes einteilt.

Die **Papillae vallatae** kommen am wenigsten häufig vor, sind aber am größten; sie sind von einem tiefen Wallgraben umgeben, in desses Epithel zahlreiche Geschmacksknospen sitzen. Sie empfinden wohl die Geschmacksqualität bitter. In die Wallgräben münden seröse Spüldrüsen (Abb. 10-3).

Die **Papillae filiformes** sind am häufigsten und überall auf dem Zungenrücken zu finden. Sie sind lang, schlank und spitz (Abb. 10-4) und, besonders an ihrer Spitze, verhornt. Als „mechanische Papillen“ enthalten sie im Gegensatz zu den gustatorischen keine erkennbaren Geschmacksknospen.

Die pilzförmigen **Papillae fungiformes** sind scheinbar wahllos zwischen die Papillae filiformes eingestreut. Sie enthalten Geschmacksknospen im Epithel; die an der Zungenspitze gelegenen können „süß“ schmecken, die etwas weiter hinten und an den Seitenrändern „salzig“.

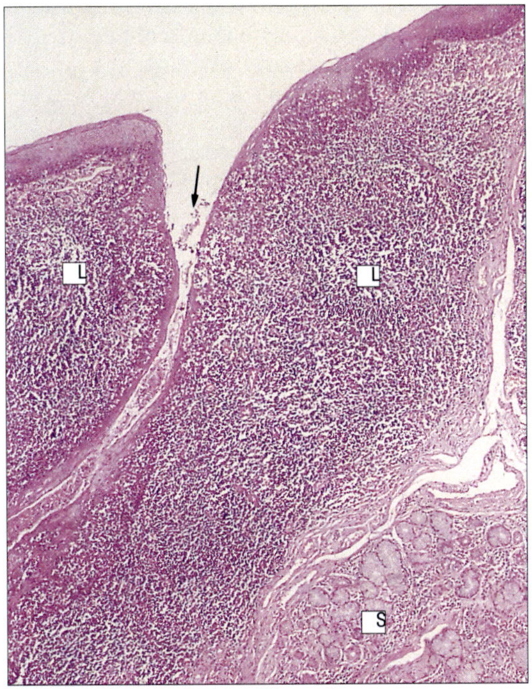

Abb. 10-2. Hinteres Zungendrittel. Die Oberfläche des Zungengrunds beherbergt lymphatisches Gewebe (L), die Tonsilla lingualis. Ebenso wie in der Gaumenmandel dringen Krypten (Fossulae tonsillares) in die Tiefe vor (Pfeil). Benachbarte Speicheldrüsen (S) sind zahlreich, besonders vorn an den Papillae vallatae

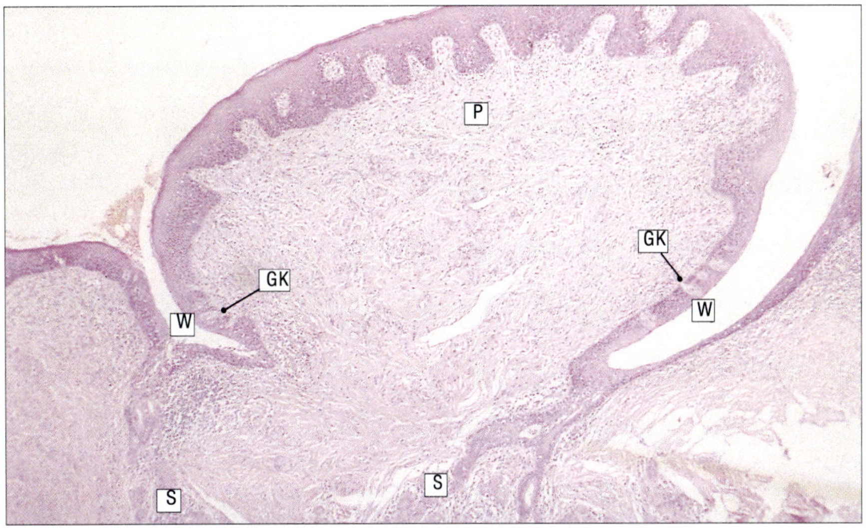

Abb. 10-3. Papilla vallata. Die Papilla vallata (P) wird von einem Wallgraben (W) umgeben, in dessen Tiefe auffällige seröse Speicheldrüsen ausmünden (Spüldrüsen, S). Geschmacksknospen (GK) sind an den Seiten des Wallgrabens besonders häufig

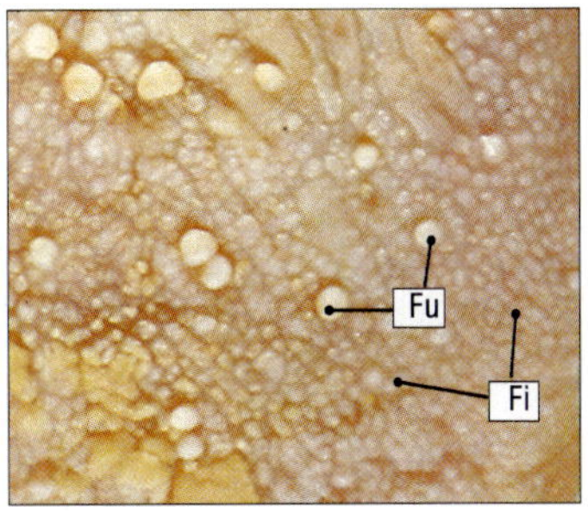

Abb. 10-4. Papillae fungiformes und filiformes. Ausschnitt aus dem Zungenrücken der Abb. 10-1 mit den pilzförmigen, plumpen Papillae fungiformes (Fu) und den feineren Papillae filiformes (Fi)

Geschmacksknospen

Die Geschmacksknospen am Zungenrücken (Abb. 10-5) können nur die Geschmacksqualitäten sauer, süß, bitter und salzig wahrnehmen und so vor ungenießbaren Speisen warnen. Zur Wahrnehmung feinerer Geschmacksnoten bedarf es auch des Geruchsorgans der Nase (s. S. 126).

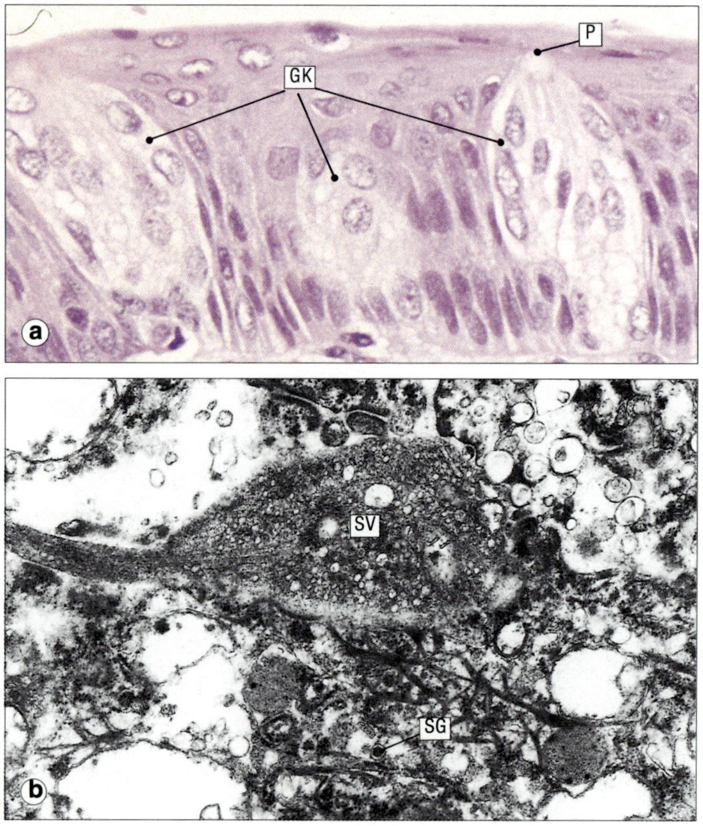

Abb. 10-5 a, b. Geschmacksknospen in Papillae vallatae. a Jede Geschmacksknospe (GK) nimmt die volle Epithelhöhe ein und besteht aus blaß gefärbten, spindelförmigen Zellen. Die luminalen Zelloberflächen öffnen sich in eine kleine Epithellücke, den Geschmacksporus (P). Jede Zelle trägt apikal eine Reihe von Mikrovilli. **b** Ultrastrukturell weisen einige der spindelförmigen Zellen synaptische Vesikel (SV) auf und grenzen an kleine, afferente Nervenfasern, das sind die Geschmackszellen. Andere Zellen mit elektronendichterem Zytoplasma und spärlichen sekretorischen Granula (SG) an ihrer luminalen Oberfläche sollen wohl nur als Stützzellen dienen, können aber vielleicht auch Glykosaminoglykane in den Geschmacksporus sezernieren. Es gibt noch eine weitere Zellart, die den Geschmackszellen ähnelt, aber weder synaptische Vesikel noch afferente Nervenverbindungen aufweist. Diese Zellen haben eine hohe Erneuerungsrate von 10–14 Tagen, so daß es eine Population kleiner, rundlicher Stammzellen an der Basis jeder Geschmacksknospe gibt, von denen die anderen Zellarten abstammen

Zungenmuskulatur

Die Zungenmuskulatur umfaßt eine komplexe Anordnung von Skelettmuskelfasern, die longitudinal, vertikal, transversal und schräg verlaufen und wechselnde Mengen von Fettgewebe einschließen (Abb. 10-6 a).

Diese Anordnung ermöglicht die große Beweglichkeit der Zunge, um Speiseteile zur wirksamen Zerkleinerung hin- und herbewegen und um die Sprache fein artikulieren zu können.

In der Submukosa finden sich zwischen dem Muskelkörper und der Schleimhaut an der Grenze zwischen hinterem Drittel und den vorderen 2/3 reichlich Einlagerungen von Speicheldrüsen. Einige der tieferen Drüsen erstrecken sich bis in die oberflächlichen Teile des Muskelkörpers (Abb. 10-6 b).

Zähne

Die Zerkleinerung gröberer Nahrungsteile obliegt den Zähnen, stark mineralisierten Strukturen in den Alveolarfortsätzen des Ober- und Unterkiefers.

Die Zähne sind so gestellt, daß die Oberseite der Unterkieferzähne mit der Kaufläche der Oberkieferzähne Kontakt hat.

Die Frontzähne (Inzisivi und Canini) haben schmale meißelförmige oder spitze Schneideflächen zur Zerkleinerung der Bissen, die auf den Mahlflächen der Backenzähne (Prämolaren und Molaren) feiner zerrieben werden.

Der Unterkiefer ist am Kiefergelenk mit dem Schädel verbunden und kann vorwärts-, rückwärts- und für Mahlbewegungen der Backenzahnkauflächen zur Seite bewegt werden.

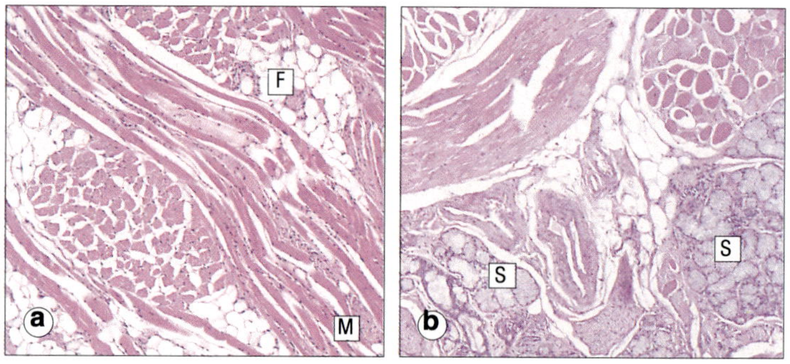

Abb. 10-6 a, b. Zungenmuskulatur. a In den vorderen 2/3 der Zunge sind die Bündel aus Skelettmuskelfasern (M) dicht gepackt, und nur wenig Fettgewebe (F) liegt dazwischen. Die Muskelfasern haben unterschiedliche Verlaufsrichtungen. In dem plumpen, unbeweglicheren hinteren Drittel ist das Fettgewebe reichlicher. **b** Ansammlungen von Speicheldrüsen (S) sind zahlreich in der Submukosa und im Muskelkern der Zunge, besonders am Übergang zwischen dem hinteren Drittel und den vorderen 2/3

Jeder Zahn besteht anatomisch aus Krone und Wurzel.

- Die **Krone** ist über dem Zahnfleisch sichtbar.
- Die **Wurzel** ist in die Alveole der Maxilla oder Mandibula eingepflanzt.

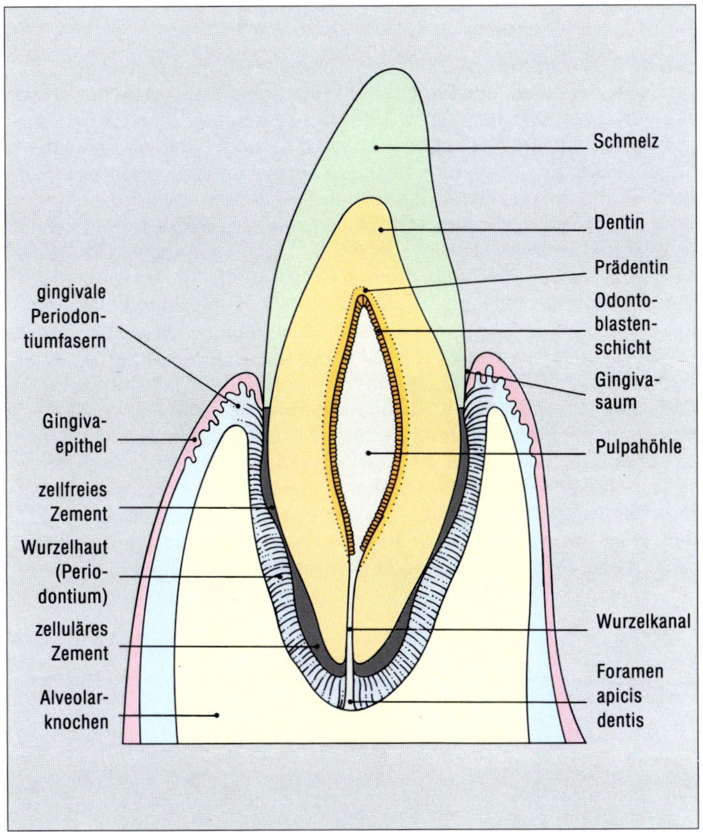

Abb. 10-7. Schneidezahn eines Erwachsenen. Die zentrale Pulpahöhle enthält in ihrer äußeren Schicht Zellen, die das Zahnbein (Dentin) mit seinen extrazellulären Matrixkomponenten bilden. Das Dentin ist ein relativ azelluläres, mineralisiertes Material, das den Hauptbestandteil jedes Zahns bildet. Das Kronendentin wird von Schmelz überzogen, einem stark mineralisierten Material, das eine widerstandsfähige äußere Hülle bildet. Am Zahnhals setzt sich der Schmelz in das Zahnzement fort, ein knochenähnliches Material, von dem das Wurzeldentin außen umgeben ist. Das Zement ist mit dem Alveolarknochen der Mandibula oder Maxilla durch die Wurzelhaut verbunden; diese besteht aus enggepackten Kollagenfasern, die an einem Ende im Zahnzement und am anderen im Knochen des Zahnfachs verankert sind

Im Alter wird zwischen Krone und Wurzel der **Zahnhals** sichtbar. Ein fertiger Zahn besteht aus 5 Komponenten: der zentralen Pulpahöhle, dem Zahnbein (Dentin), Schmelz, Zement und der Wurzelhaut (Abb. 10-7).

Pulpahöhle

Die **Pulpahöhle** ist der weiche Innenraum eines Zahns und besitzt annähernd dessen Form. Sie enthält Kollagen und Fibroblasten in einer zellfreien Matrix aus Glykosaminoglykanen.

Durch die Pulpahöhle ziehen die Blutgefäße, die die Odontoblasten ernähren (s. unten), sowie die Nervenfasern, die die Vitalität (Empfindlichkeit) des Zahns verursachen. Gefäße und Nerven ziehen an der Wurzelspitze durch ein enges Foramen apicis dentis.

Im Bereich des Wurzelkanals ist die Pulpahöhle eng, wird aber in der Hals- und Kronenregion weiter. Sie ist peripher von Odontoblasten ausgekleidet, die kontinuierlich Dentin produzieren. Mit fortschreitender Dentinbildung verkleinert sich die Pulpahöhle.

Dentin

Dentin oder Zahnbein ist ein stark verkalktes Material aus

- anorganischen Kalziumsalzen in Form von Hydroxylapatitkristallen (etwa 70–80 %);
- organischem Material in Form feiner Odontoblastenfortsätze und der von ihnen gebildeten Kollagenfasern Typ 1 und Glykosaminoglykanen (etwa 20–30 %).

Bei der Dentinbildung werden zunächst Kollagenfasern linear in einer Glykosaminoglykanmatrix angeordnet. Dieses unverkalkte Prädentin wird von den Odontoblasten am Außenrand der Pulpahöhle synthetisiert (Abb. 10-8).

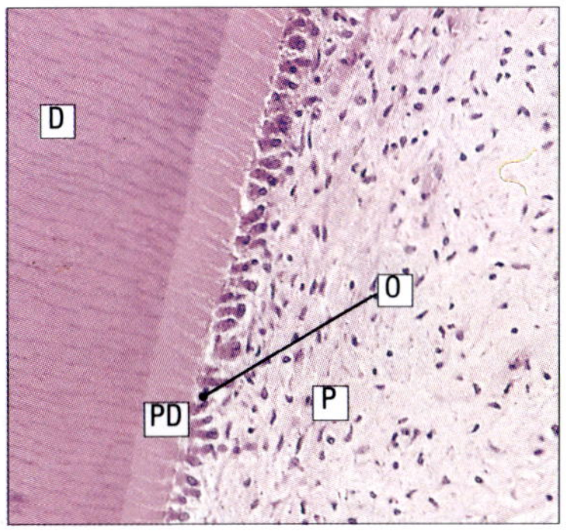

Abb. 10-8. Dentin, Prädentin und Odontoblasten. Die Pulpahöhle (P) ist außen von einer Odontoblastenlage (O) gesäumt, neben der das blaß gefärbte Prädentin sitzt (PD). Die äußere Schicht aus mineralisiertem Dentin (D) setzt die radiären Dentinkanälchen fort

Odontoblasten und Dentinbildung

Odontoblasten sind hochprismatische Zellen, deren Kerne basal dicht an der Pulpahöhle sitzen, während die langen Zelleiber als geordnete Palisaden in Richtung des neugebildeten Prädentins liegen. Ihr Zytoplasma ist reich an rauhem ER und enthält einen auffälligen Golgi-Apparat.

An der Dentingrenze enden die Odontoblasten mit langen Zytoplasmafortsätzen, die sich in die Schichten des Prädentins und Dentins erstrecken, wobei sie in engen, parallelen **Dentinkanälchen** liegen.

Die Dentinkanälchen (und ihre Odontoblastenfortsätze, Tomes-Fasern) sind dicht an ihrem Ursprung an der Odontoblasten-Prädentin-Grenze am breitesten und werden zunehmend schmaler, bis sie als feine Zweige an der Dentin-Schmelz-Grenze enden. Die breite Basis dieser Odontoblastenfortsätze enthält sekretorische Granula, Vesikel und Mikrofilamente.

Odontoblasten synthetisieren neues Prädentin an der inneren Oberfläche der Pulpahöhle (Abb. 10-9 und 10-10), wodurch die Höhle im Lauf des Lebens langsam enger wird.

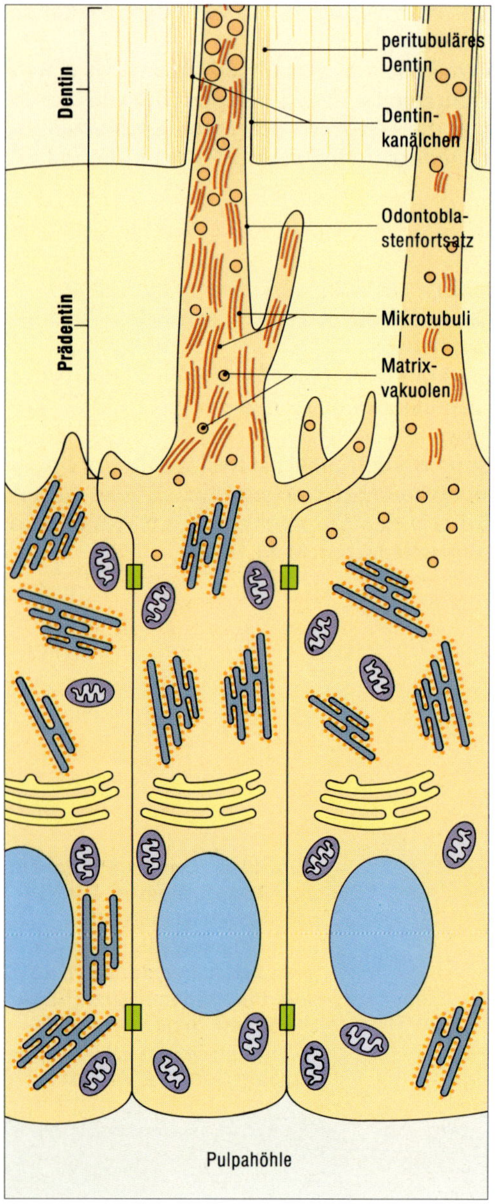

Abb. 10-9. Odontoblasten und Dentinbildung. Ein funktionsreifer Odontoblast ist eine schlanke, hohe Zelle, deren Basis mit Zellen und Fasern der Pulpahöhle Kontakt hat (überwiegend Fibroblasten und Kollagen). Sein Kern liegt basal, und sein Zytoplasma ist reich an Mitochondrien und rauhem endoplasmatischem Retikulum. Er besitzt einen großen, supranukleären Golgi-Apparat. Oben ist das Zytoplasma zu einem langen Fortsatz ausgezogen, der in einem Dentinkanälchen durch Prädentin und Dentin zieht; kleine Seitenzweige dringen ins Prädentin ein. Das Zytoplasma des Odontoblastenfortsatzes und seiner Zweige enthält zahlreiche Mikrotubuli und kleine Matrixvakuolen, die Ca^{2+}- und PO_4^{2-}-Ionen enthalten. Die **Dentinbildung** beginnt mit der Produktion von Prädentin durch die Odontoblasten. Im Prädentin sind unregelmäßig verstreute Kollagenfasern (Typ-1-Kollagen), die von den Odontoblasten synthetisiert werden, in eine extrazelluläre Matrix aus Phosphoprotein und Glykosaminoglykanen (hauptsächlich Chondroitin-6-Sulfat) eingebettet. Die Mineralisierung wird durch die Ausschleusung von Matrixvakuolen aus dem Odontoblastenfortsatz und seinen Zweigen im Prädentin ausgelöst. Einige Zeit nach seiner Bildung wird das Prädentin an seiner Dentingrenze mineralisiert. Dicht an dieser Dentin-Prädentin-Grenze lagern sich die Kollagenfasern des Prädentins zahlreicher und enger. Das die Dentinkanälchen auskleidende peritubuläre Dentin ist besonders kompakt und stark mineralisiert. Beim Menschen füllen die Odontoblastenfortsätze nur 25–50 % der Länge der Dentinkanälchen aus, so daß das Dentin dicht an der Schmelzgrenze anscheinend leere Kanälchen enthält. Beim Lebenden sind sie wohl flüssigkeitsgefüllt, aber die Flüssigkeit geht bei der Gewebeaufarbeitung verloren

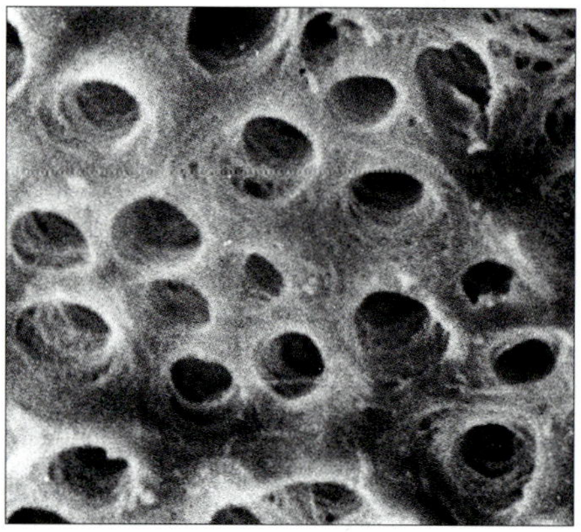

Abb. 10-10. Dentinkanälchen. Rasterelektronenmikroskopische Aufnahme des Dentins in weiter Entfernung vom Prädentin. Das mineralisierte Material enthält regelmäßige leere Dentinkanälchen, die von den Odontoblastenfortsätzen nur zu einem geringen Teil ausgefüllt werden. Das Dentin der Tubuluswand ist kompakter

Schmelz

Schmelz (Enamelum) ist der härteste Bestandteil des Körpers. Er besteht fast völlig aus dem Mineral Hydroxylapatit ($Ca_{10}[PO_4]_6[OH]_2$), welches in dicht gepackten Schmelzprismen vorliegt (Abb. 10-11), die einen Durchmesser von etwa 4 µm, teilweise sogar von 8 µm aufweisen.

Ameloblasten und Schmelzbildung

Jedes Schmelzprisma erstreckt sich durch die volle Länge des Schmelzes. Die schmalen Zwischenräume zwischen benachbarten Prismen werden von Hydroxylapatitkristallen eingenommen. Eine geringe Menge organischer Matrix (Protein und Polysaccharide) bildet die Überbleibsel der Matrix, die von den schmelzbildenden Zellen (**Ameloblasten** oder **Adamantoblasten**) vor der Schmelzmineralisierung synthetisiert und sezerniert wurde (Abb. 10-12).

Schmelz wird während der Zahnentwicklung von den Ameloblasten gebildet. Sie degenerieren beim Zahndurchbruch, so daß Schmelz später nicht regeneriert werden kann.

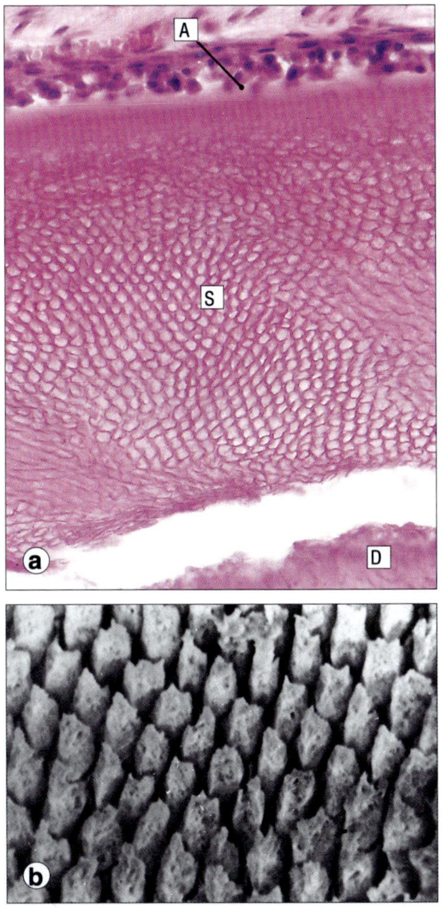

Abb. 10-11 a, b. Schmelz. a HE-Färbung einer frühen Schmelzbildung (S) durch eine Schicht von Ameloblasten (A). Aufgrund der Anordnung der Schmelzprismen weist der Schmelz ein bestimmtes Muster auf; er grenzt ans Dentin (D). **b** Rasterelektronenmikroskopie der eng gelagerten, und geometrisch geformten Schmelzprismen

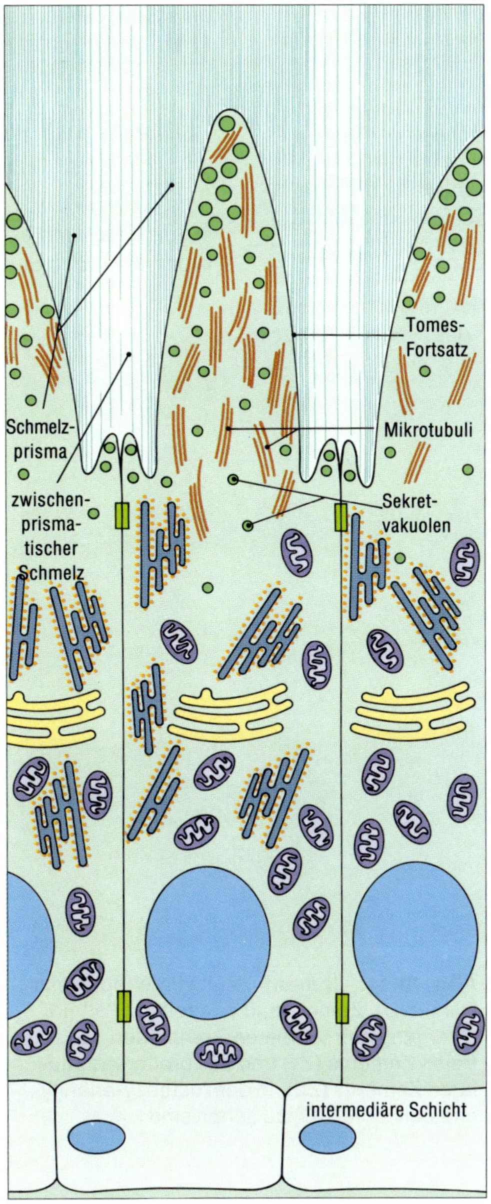

Abb. 10-12. Ameloblasten und Schmelzbildung. Ein funktionsreifer Ameloblast ist eine schmale, hohe Zelle, deren Basis auf den Zellen der intermediären Schicht ruht. Der Kern liegt basal, und das basale Zytoplasma ist mitochondrienreich. Das supranukleäre Zytoplasma enthält einen großen, aktiven Golgi-Apparat und reichlich rauhes ER, dazu überwiegend längsverlaufende Mikrotubuli und Sekretvakuolen, die zum oberen Zellpol hin größer und zahlreicher werden. Am oberen Ende ist die Zelle zu einem langen **Tomes-Fortsatz** ausgezogen und bildet einen Fransensaum kleinerer Fortsätze um seinen Hals herum. Der Tomes-Fortsatz enthält zahlreiche Mikrotubuli und Sekretvakuolen in großer Menge. Das rauhe ER synthetisiert verschiedene Proteine und Glykoproteine (einschließlich Amelogenin und Enamelin), die die organische **Schmelzmatrix** bilden und vom Golgi-Apparat in Sekretvakuolen verpackt werden. Diese wandern dann in den Tomes-Fortsatz und die kleinen Halsfortsätze und entlassen ihren Inhalt auf die Oberfläche. Die Mineralisierung der Matrixproteine durch Hydroxylapatit führt fast augenblicklich zur Bildung kleiner Schmelzkristallite und mit fortschreitender Mineralisierung zur Bildung der Schmelzprismen. Die kompakt gebauten Schmelzprismen stammen wohl von der Oberfläche des Tomes-Fortsatzes ab, während die kleine Menge an weniger dichtem, zwischenprismatischem Schmelz, der einen größeren organischen Matrixanteil hat, wohl von den kleinen Halsfortsätzen gebildet wird

Der Schmelz bedeckt das Dentin nur im Bereich der freien Krone (Abb. 10-13); an der Zahnwurzel wird das Dentin von Zement bedeckt (s. Abb. 10-7 und 10-14).

Zement

Das **Zahnzement** (Substantia ossea) ist knochenähnlich, verkalkt und enthält Kollagen.

Eine dünne Zementschicht überzieht die Zahnwurzel als kompakte, zellfreie Schicht in der oberen Region (zellfreies Zement); weiter unten ist das Zement dicker und enthält Höhlen und Zementozyten (zelluläres Zement, Abb. 10-14).

Zementozyten, Zementoblasten und Zementbildung

Zementzellen (**Zementozyten**) ähneln Osteozyten (s. Kap. 14) und bleiben ein Leben lang lebensfähig; sie werden durch Canaliculi ernährt, die die Zellhöhlen miteinander verbinden. Gegebenenfalls können sie aktiviert werden, um neues Zement zu bilden.

Zusätzlich zu den Zementozyten, die im zellulären Zement liegen, gibt es eine Schicht von Zellen, die als Zementoblasten bezeichnet werden und den synthetisch aktiven Osteoblasten aus dem Knochen ähneln (s. Abb. 14-15).

Zementoblasten liegen an der Oberfläche der Wurzelhaut und bilden wahrscheinlich durch Apposition das meiste neue Zement.

Periodontium

Die **Wurzelhaut** (**Periodontium**) gehört zum Zahnhalteapparat, der den Zahn in der knöchernen Alveole verankert und in der steifen Fassung begrenzte Bewegungen zuläßt.

Die Wurzelhaut besteht aus dichtem Kollagen und Fibrozyten; die Fasern verlaufen zwischen dem Zahnzement und dem Alveolarknochen (Abb. 10-15). Da die Kollagenfasern in Grundsubstanz eingebettet sind, wirkt dieses Band auch stoßdämpfend.

Am Zement- und am Alveolarknochenende setzen sich einige Kollagenfasern in das Zement und in den Knochen fort (**Sharpey-Fasern**). Am Innenrand der Alveole besteht der Knochen mehr aus Geflechtknochen als aus Lamellenknochen. Über dem Oberrand des Alveolarknochens gehen die Fasern des Periodontiums in die Submukosa des Zahnfleischs über.

Zahnentwicklung

Zähne entwickeln sich sowohl aus dem Ektoderm als auch aus dem Mesoderm:

- der Ektodermanteil bildet den Schmelz;
- der Mesodermanteil bildet Zahnpulpa, Prädentin und Dentin (Abb. 10-16).

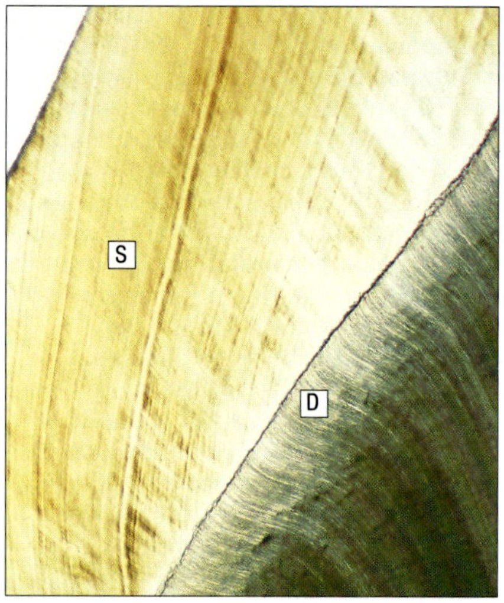

Abb. 10-13. Fertiger Schmelz. Ungefärbtes Schliffpräparat durch einen fertig ausgebildeten Zahn des Menschen. Die Schmelzprismen (S) und die dicht gelagerten Dentinkanälchen (D) sind deutlich zu sehen

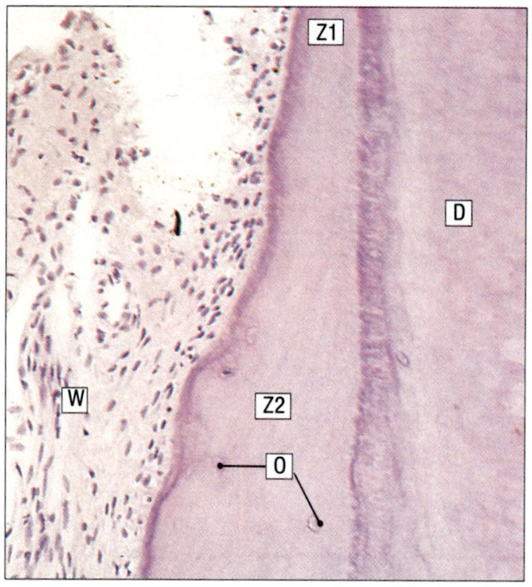

Abb. 10-14. Zement. Zahnwurzelregion mit Dentin (D), Zement und Wurzelhaut (W) am Übergang des schmalen, kompakten, zellfreien Zements (Z1) und des breiteren zellulären Zements (Z2), in dem osteozytenähnliche Zellhöhlen (O) zu sehen sind

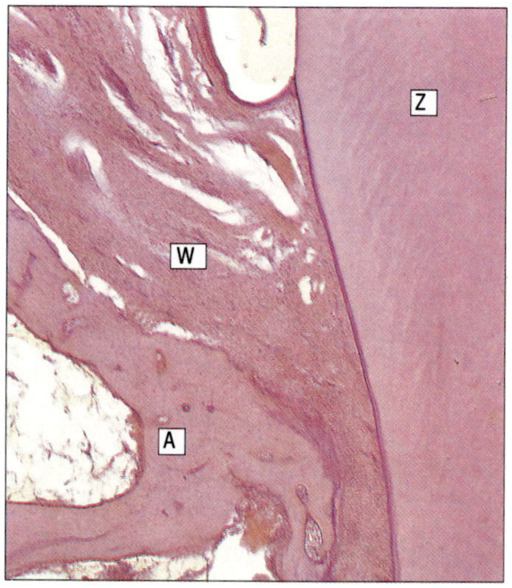

Abb. 10-15. Wurzelhaut. HE-Färbung der Zahnhalsregion mit dem Zahn (Z), der knöchernen Alveole (A) und der fibrösen Wurzelhaut (W)

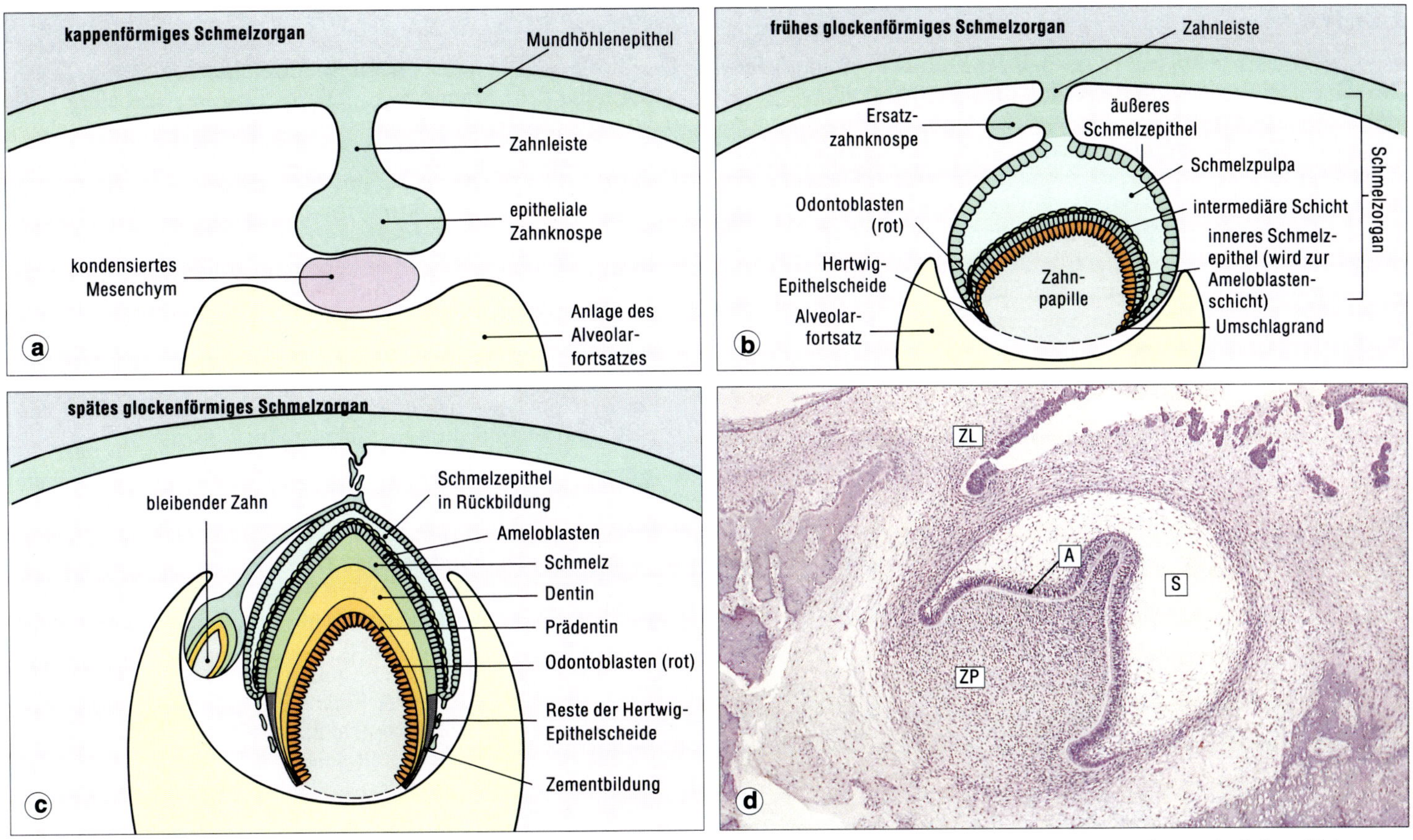

Abb. 10-16 a–d. Zahnentwicklung. a Zähne entwickeln sich sowohl aus dem Ektoderm als auch aus mesodermalem Mesenchym; den ektodermalen Anteil repräsentiert der Schmelz aus dem **Schmelzorgan**, während das Mesenchym den Rest des Zahns bildet. Das Schmelzorgan entsteht aus einer Zelleiste, die vom Mundhöhlenepithel aus auf die Kieferanlage zuwächst, zunächst als kappenförmige epitheliale Zahnknospe, die noch durch die epitheliale Zahnleiste mit der Oberfläche verbunden ist. Aus einer Mesenchymverdichtung unter der epithelialen Zahnknospe entsteht später der Rest des Zahns. **b** Aus den Zellen der epithelialen Zahnknospe entwickelt sich das glockenförmige Schmelzorgan mit einem zentralen Kern aus locker angeordneten, sternförmigen Zellen, der **Schmelzpulpa**, und einer peripheren Schicht zunächst kubischer oder niedrig zylindrischer Epithelzellen. Die äußere Zellschicht auf der konvexen Oberfläche bildet das **äußere Schmelzepithel**, auf der konkaven Oberfläche sitzt das **innere Schmelzepithel**. Aus diesem inneren Schmelzepithel differenzieren sich eine äußere Schicht hochzylindrischer **Ameloblasten** (s. Abb. 10-12) und eine 2–3 Zellagen starke intermediäre Schicht. Am unteren Umschlagrand der Zahnglocke treffen sich inneres und äußeres Schmelzepithel. Vom äußeren Schmelzepithel aus erstrecken sich Zellen als sog. Hertwig-Epithelscheide in die Tiefe und bestimmen die endgültige Größe der Zahnwurzel; sie werden später durch Zement ersetzt. In der Konkavität des Schmelzorgans verdichtet sich das Mesenchym weiter und wird zur **Zahnpapille**, und eine Reihe von **Odontoblasten** entwickelt sich an ihrer Verbindung zum Schmelzorgan im Kontakt mit der Ameloblastenschicht. Von den Milchzähnen wie dem hier gezeigten Schneidezahn spaltet sich die Anlage der Dentes permanentes als seitlicher Auswuchs der Zahnleiste ab. **c** Sobald die Odontoblasten mit der Produktion von Prädentin beginnen, wird die Schmelzbildung durch die Ameloblasten angeregt. Die Verkalkung des Prädentins und des Vorschmelzes beginnen fast augenblicklich, und Dentin und Schmelz werden so lange gebildet, bis die Zahnform vervollständigt ist. Aus der dentinumschlossenen Zahnpapille wird die Zahnpulpa. Die anderen Anteile des Schmelzorgans (außer den Ameloblasten) bilden sich zurück und atrophieren schließlich. Sobald die Schmelzbildung abgeschlossen ist, degenerieren auch die Ameloblasten zu einer dünnen Schicht unregelmäßiger Zellen, die beim Zahndurchbruch verschwindet. Die Zellen der Hertwig-Epithelscheide degenerieren, sobald das Zement von den Zementoblasten auf das Dentin der Zahnwurzel aufgelagert worden ist. Eine teilweise Entwicklung der bleibenden Zähne läuft zugleich mit der der Milchzähne in der gleichen Weise ab. **d** Kunststoffschnitt einer Zahnanlage im Glockenstadium mit dem Schmelzorgan (S), das die Ameloblastenschicht (A) umfaßt, der Zahnpapille (ZP) und der zerfallenden Zahnleiste (ZL)

Gingiva

Das Zahnfleisch (**Gingiva**) ist der Teil der Mundschleimhaut, der die Alveolarfortsätze um die Zähne herum überkleidet.

Am Zahnfleischrand liegt eine kleine Zahnfleischspalte, der Gingivasulcus, dessen inneres Saumepithel von einem dünnen mehrschichtigen Plattenepithel gebildet wird, während das äußere Saumepithel und das der übrigen Gingiva dick und verhornt ist und auf einem starken Papillarkörper ruht.

Die Submukosa am Saumepithel ist gewöhnlich durch Zellen der chronischen Entzündung infiltriert und enthält gingivale Fasern des Periodontiums.

Karies und Parodontose

Die häufigsten Störungen am Zahn sind:

- anomaler Zahndurchbruch, der zu fehlerhaften Zahnstellungen führt;
- Karies;
- Parodontose.

Karies entsteht, sobald schwache Säuren aus Speisen und Getränken den verkalkten Schmelz angreifen und unregelmäßige Furchen und Löcher bilden. In solchen Löchern sitzen säurebildende Bakterien und vergrößern noch die Erosion. Solche fokalen Entkalkungen können fortschreiten, bis die Erosion tiefere Dentinzonen erfaßt, in denen die Säuren und Bakterien schneller an den Dentinkanälchen entlang pulpawärts vordringen und zu Zahnschmerzen führen.

Durch fortgesetzte Bakterientätigkeit kann in der Pulpa ein Zahnabszeß entstehen.

Bei einer Zerstörung der Pulpahöhle und ihrer Blutgefäße sterben die Odontoblasten und langfristig auch der Zahn ab.

Parodontose entsteht durch die Ansammlung von Nahrungsresten, Bakterien und Zersetzungsprodukten in Zahnfleischtaschen. Die Taschen weiten sich aus, lösen sich vom Zahn stärker ab und sammeln zunehmend Nahrungsreste und Bakterien an. Das Bakterienwachstum führt dann zur Zahnfleischentzündung (**Gingivitis**) und einer Entzündung des Periodontiums (**Peridontitis**).

Bei anhaltender Peridontitis kommt es zu einer Zerstörung der Wurzelhaut, so daß der Zahn im Zahnfach immer lockerer wird.

Speicheldrüsen

Die den Mund befeuchtenden Speicheldrüsen liegen z. T. weit außerhalb der Mundhöhle. Diese Drüsen enthalten teils schleimproduzierende, teils seröse Zellen oder eine Mischung aus beiden. Die serösen Drüsen sezernieren eine wäßrige Lösung mit Enzymen (z. B. Amylase, Lysozym), sekretorischen IgA-Antikörpern und Laktoferrin, einer eisenbindenden Verbindung.

Die großen Speicheldrüsen liegen außerhalb der Mundhöhle und leiten ihr Sekret durch lange Ausführungsgänge ein. Kleine Speicheldrüsen sitzen überwiegend in der Submukosa, sind weniger gut abgegrenzt und haben Ausführungsgänge zur Schleimhautoberfläche.

Die 3 großen Speicheldrüsen sind die Glandula submandibularis, die Parotis und die Glandula sublingualis major.

Glandula submandibularis

Die **Glandula submandibularis** ist etwa eiförmig und sitzt beidseits am Angulus mandibulae. Ihr Ausführungsgang mündet vorn am Frenulum linguae in den Mundboden. Die Submandibulardrüse ist eine typische gemischte seromuköse Drüse, wobei die serösen Anteile überwiegen.

Die serzernierenden Azini bestehen überwiegend aus Epithelzellen, die das seröse Sekret herstellen; es sind pyramidenförmige Zellen, die besonders apikal mit auffälligen, violett gefärbten Zymogengranula angefüllt sind.

Die schleimproduzierenden Zellen haben ein helles, blaß gefärbtes Zytoplasma und bilden oft blind endende Gänge, deren Ende eine Kappe oder einen Halbmond aus zymogenreichen serösen Zellen trägt (Abb. 10-17).

Die sezernierenden Azini gehen in **Schaltstücke** (Ductus intercalares) über, die ein kubisches Epithel tragen und sich in **Sekretrohre** fortsetzen. Diese zeichnen sich durch ein hohes Zylinderepithel aus, das blaßrosa gefärbt und charakteristisch basal gestreift ist (s. Abb. 3-23). Daher heißen die Sekretrohre auch **Streifenstücke**.

Das Streifenstückepithel ist ein ionentransportierendes Gewebe; es modifiziert die Konzentration und den Inhalt der von den Endstücken gebildeten Flüssigkeit.

Aus zusammengeschlossenenen intralobulären Streifenstükken entstehen große interlobuläre Ausführungsgänge, deren oft mehrreihiges Epithel keine basale Streifung besitzt. Die **interlobulären Ausführungsgänge** vereinigen sich schließlich zu einem großen Ausführungsgang, der (besonders im Fall des Ductus submandibularis) ein zilientragendes Epithel aufweisen kann.

Zwischen Basalmembran, dem Epithel der Endstücke und großen Teilen des Ausführungsgangsystems liegt ein Netzwerk aus Myoepithelzellen, die das Sekret in Richtung der größeren Ausführungsgänge aus den Epithelzellen auspressen.

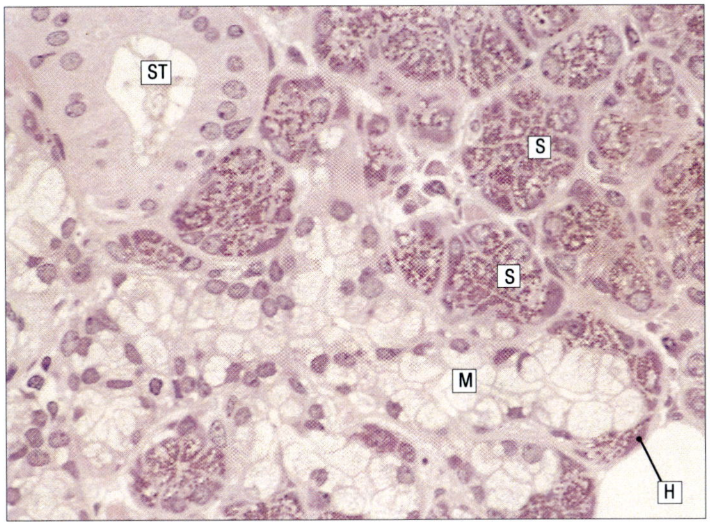

Abb. 10-17. Speicheldrüse: Glandula submandibularis. Die Glandula submandibularis hat seröse und muköse Anteile. Die serösen Drüsenendstücke (S) enthalten viele große Zymogengranula, während der muköse Anteil (M) oft in Form verschleimter Gänge vorliegt, deren Enden seröse Halbmonde (H) tragen. Ein Streifenstück (ST) weist die charakteristischen Merkmale ionentransportierender Zellen auf

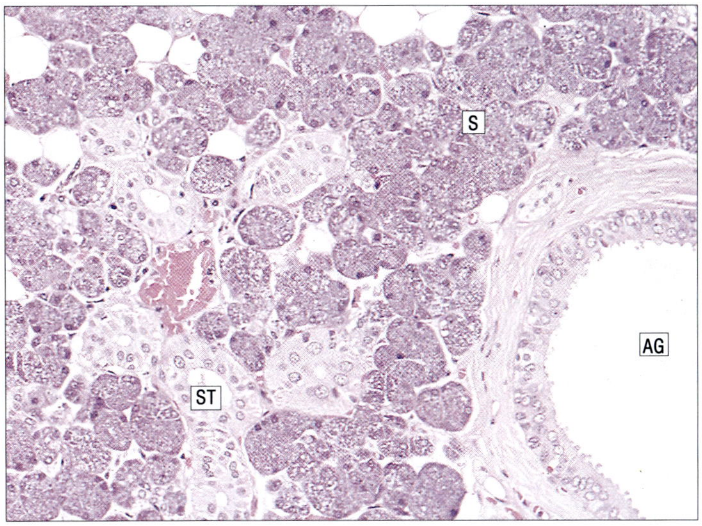

Abb. 10-18. Speicheldrüse: Glandula parotidea. Die Parotis wird vollständig von serösen Zellen (S) gebildet und zeigt etwas eingelagertes Fettgewebe. Unten im Bild liegen Streifenstücke (ST), rechts ein großer Ausführungsgang (AG)

Parotis

Die Ohrspeicheldrüse (**Glandula parotidea**) sitzt vor und unter dem äußeren Ohr. Sie ist flach, stark umkapselt und beherbergt die Aufzweigungen des N. facialis, durch die sie in oberflächliche und tiefe Anteile unterteilt wird. Der lange Parotisgang mündet nach seinem Querverlauf in der Wange auf der Höhe des 2. oberen Molaren in das Vestibulum oris.

Die Parotis ist rein serös; die Drüsenzellen sind reich an Zymogengranula. Gelegentlich sind Fettzellen eingestreut (Abb. 10-18).

Glandula sublingualis major

Die große Glandula sublingualis liegt im Mundboden, rechts und links vom Frenulum der Zunge. Ihr kurzer Ausführungsgang mündet oft gemeinsam mit dem der Submandibularis vor dem Frenulum auf der Caruncula sublingualis. Die Glandula sublingualis major ist eine gemischte, aber überwiegend muköse Drüse.

Die kleinen Speicheldrüsen

Es gibt zahlreiche kleine Gruppen von Speicheldrüsengewebe; sie wurden überwiegend schon auf S. 144 erwähnt. Dazu gehören:

- **Glandulae linguales** in der Submukosa und zwischen den Muskelschichten der dorsalen Zungenseite (s. Abb. 10-6);
- **Glandulae sublinguales minores** dicht an den großen Sublingualdrüsen (weitere Drüsen liegen unten in der Zungenspitze sowie an den Zungenseiten);
- **Glandulae labiales** innen in der Lippenschleimhaut;
- **Glandulae palatinae** in der Submukosa des harten und weichen Gaumens;
- **Glandulae tonsillares** dicht an den Gaumenmandeln und der Rachenmandel;
- **Glandulae buccales** in der Submukosa der Wangen.

Die Glandulae labiales, sublinguales, linguales und buccales sind überwiegend mukös, können aber einzelne seröse Anteile enthalten. Die Drüsen am Gaumen und an den Zungenseiten sind rein mukös.

Transportwege

Pharynx, Ösophagus und Analkanal bilden vergleichsweise einfache Transportwege, in denen die Nahrung nicht wesentlich verstoffwechselt wird. Sie bestehen aus Muskelschläuchen, die mit geschichtetem Plattenepithel ausgekleidet sind und einige muköse Drüsen zur Verbesserung der Gleitfähigkeit aufweisen.

Pharynx

Der Pharynx (Schlund oder Rachen) sitzt hinter der Mundhöhle und transportiert die grobzerkleinerte Nahrung aus der Mundhöhle in den Ösophagus. Er verbindet auch die Nasenhöhle (mit ihren Sinus) mit dem oberen Ende der Trachea. Hinter der Nasenhöhle liegt der **Nasopharynx** mit den Mündungen der Tuba auditiva (s. Kap. 12), hinter der Mundhöhle der **Oropharynx** und hinter dem Kehlkopfeingang der **Laryngopharynx**.

Während oben im Nasopharynx respiratorisches Epithel vorherrscht, sind die beiden anderen Pharynxteile überwiegend mit unverhorntem mehrschichtigem Plattenepithel ausgekleidet.

Die Submukosa des Pharynx ist gut mit lymphatischem Gewebe ausgestattet; im Nasopharynx bildet eine größere, mediane Ansammlung die unpaare **Rachenmandel** (Tonsilla pharyngea), die von Klinikern auch als **adenoide Wucherung** bezeichnet wird. Im Oropharynx liegen rechts und links zwischen Arcus palatoglossus und palatopharyngeus die **Gaumenmandeln** (Tonsillae palatinae, s. S. 100).

Ösophagus

Die Speiseröhre (Ösophagus) verbindet den Laryngopharynx mit dem Magen.

Der Ösophagus ist etwa 25 cm lang, entspringt hinter dem Ringknorpel im Hals, verläuft im oberen und hinteren Mediastinum (etwa median) und durchbohrt den linken Zwerchfellpfeiler, bevor er in den Magen einmündet.

Schleimhaut

Die Ösophagusschleimhaut besteht (außer am Kardiaübergang) aus mehrschichtigem unverhorntem Plattenepithel auf einer Lamina propria und einer Lamina muscularis mucosae (Abb. 10-19).

Die basale, oft mehrere Zellen starke Epithelschicht setzt sich aus kubischen (prismatischen) Zellen mit dunklen Kernen und violettem Zytoplasma ohne Glykogeneinlagerung zusammen. Eingestreut in diese Schicht sind gelegentlich Melanozyten und neuroendokrine Zellen.

Die Epithelzellen über der Basalschicht sind größer und können glykogenreich sein; zur Oberfläche hin werden sie allmählich platt (Abb. 10-20).

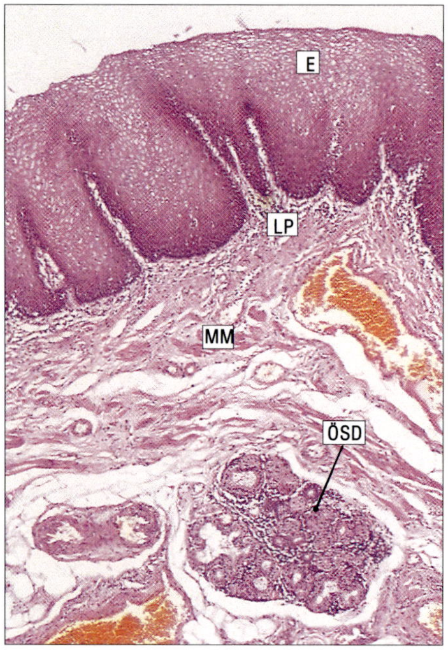

Abb. 10-19. Ösophagus: Mukosa und Submukosa. Der Ösophagus wird von einem unverhornten mehrschichtigen Plattenepithel ausgekleidet (E), unter dem eine dicke Lamina propria (LP) und Muscularis mucosae (MM) folgen. Die Submukosa enthält reichlich Gefäße und Nerven sowie Ösophagusschleimdrüsen (ÖSD), die in charakteristischer Weise von lymphozytären Infiltraten umgeben sind

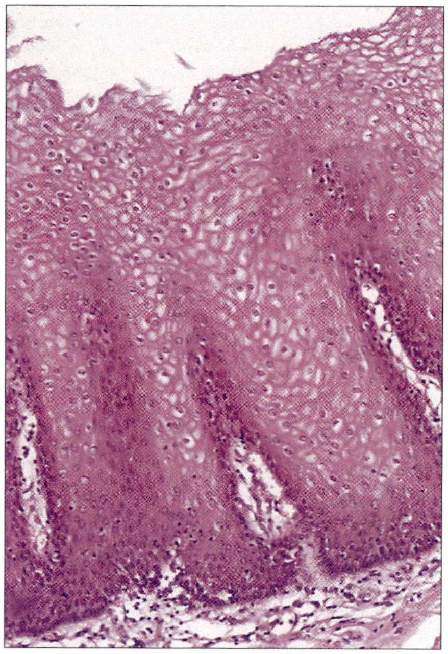

Abb. 10-20. Ösophagusepithel. Die starke Vergrößerung zeigt, daß das Plattenepithel einige blaß gefärbte Epithelzellen enthält, aus denen das Glykogen hier herausgelöst ist. Der untere Epithelrand ist stark mit der Lamina propria verzapft

Die durchschnittliche Epitheldicke beträgt 500–800 µm, was sich aber aufgrund der unregelmäßigen unteren Epithelgrenze schwer messen läßt. Basal ragen schlanke Zungen der Lamina propria ins Epithel, ähnlich wie im Papillarkörper der Epidermis (s. Kap. 19).

Die Lamina propria des Ösophagus besteht aus locker angeordneten Kollagenfasern und Fibroblasten, die in eine zellfreie Glykosaminoglykanmatrix eingebettet sind; dazu kommen die üblichen eingestreuten Lymphozyten und Eosinophilen sowie gelegentlich Mastzellen und Plasmazellen.

Die Lamina muscularis mucosae ist unterschiedlich stark; besonders dick ist sie am unteren Ösophagusende, kurz vor Beginn des Zylinderepithels. Im oberen Ösophagus scheinen die Muskelzüge wahllos angeordnet zu sein, während man im unteren Drittel zusammenhängende Schichten aus längs und zirkulär angeordneten Fasern findet.

Submukosa

Die Submukosa des Ösophagus ist breit und enthält Drüsen, die saure Muzine produzieren (s. Abb. 10-20).

Jede muköse Drüse hat 2–5 Lappen, die in einen kurzen Ausführungsgang mit geschichtetem Zylinderepithel übergehen. Dieser durchbricht die Muscularis mucosae, die Lamina propria und das Ösophagusepithel. In der Nähe der Drüsen und Ausführungsgänge sind Lymphozyten, Plasmazellen und Eosinophile besonders verbreitet (s. Abb. 10-19). In der Nähe des Übergangs zum Magen sind Ansammlungen lymphatischer Zellen häufig; sie bilden kleine, submuköse Follikel.

Die Submukosa des Ösophagus ist besonders reich mit Blut- und Lymphgefäßen ausgestattet.

Muskulatur

Die Tunica muscularis des Ösophagus weist in ihrem Verlauf zwar gewisse Unterschiede auf, aber ihre Innenschicht ist generell zirkulär, die Außenschicht längs angeordnet.

Im oberen Ösophagusdrittel bestehen beide Schichten aus Skelettmuskulatur; im mittleren Drittel erfolgt ein allmählicher Übergang in glatte Muskulatur, so daß man hier beide Muskelarten nebeneinander findet. Das untere Drittel besteht aus rein glatter Muskulatur, die sich in die des Magens fortsetzt.

Übergang zum Magen

Im Gegensatz zum übrigen Ösophagus mit seinem geschichteten Plattenepithel wird die kurze Strecke (1–1,5 cm) unterhalb des Diaphragmas von einem Zylinderepithel ausgekleidet, das dem der Kardia des Magens ähnelt. Dieser ösophagogastrische Übergang (Abb. 10-21) ist eine wichtige Stelle für pathologische Veränderungen.

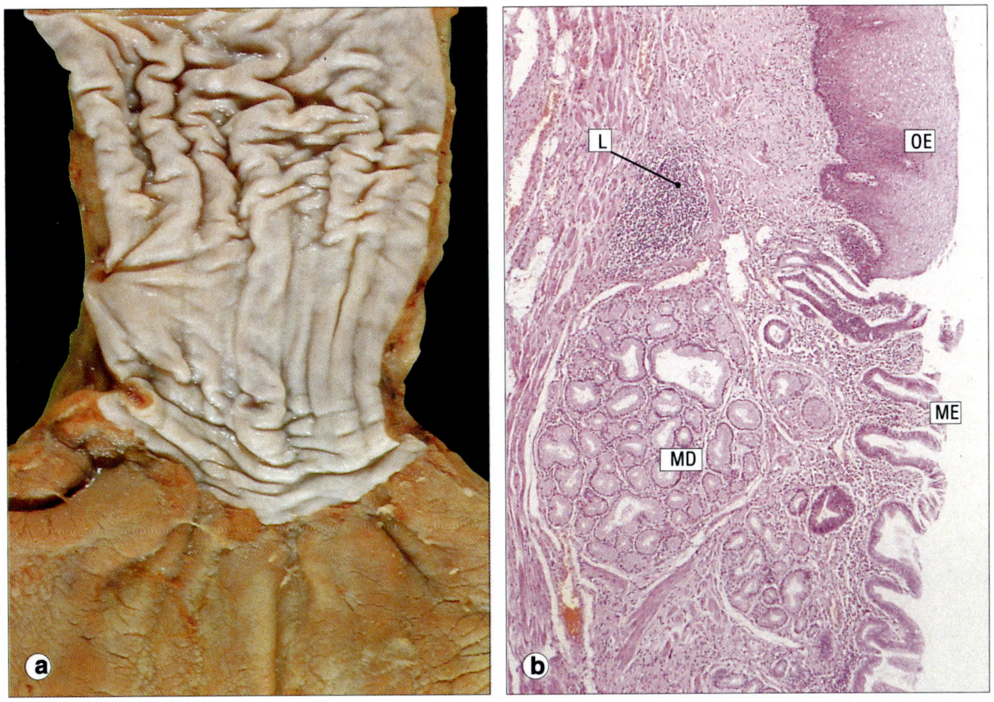

Abb. 10-21 a, b. Übergang Ösophagus – Magen. a Makroskopisch ist die Ösophagusschleimhaut weiß durch das mehrschichtige Plattenepithel, während das Epithel des Magens braun erscheint. **b** HE-Schnitt des ösophagogastrischen Übergangs. Das mehrschichtige Plattenepithel des Ösophagus (OE) endet abrupt; das Epithel des Magens (ME) ist einschichtig hochzylindrisch. In dieser Übergangsregion finden sich besonders Ansammlungen lymphatischen Gewebes (L) und muköse Ösophagusdrüsen(MD)

Ösophagusulzera und Barrett-Ösophagus

Das Plattenepithel des Ösophagus wir durch folgende Einrichtungen vor dem sauren Magensaft geschützt:

- durch die anatomische Anordnung des ösophagogastrischen Übergangs (Dehn-Wring-Verschluß);
- durch einen (morphologisch unklaren) kleinen muskulären Sphinkter, der in den meisten Fällen einen Reflux von Mageninhalt in den unteren Ösophagus verhindert.

Das System ist jedoch nicht ganz sicher, und es kommt zu Ulzerationen oder einer Refluxösophagitis durch Eindringen von Magensäure und Verdauungssäften, besonders in der Übergangsregion, wo das geschichtete Epithel zum einschichtigen Zylinderepithel wechselt.

Während seiner Entwicklung trägt der Ösophagus zunächst ein Zylinderepithel mit vereinzelten Zilien; die mehrschichtige Plattenepithelauskleidung entsteht später. Gelegentlich ist dieser Wechsel nicht komplett, und es persistieren Zylinderepithelinseln im Ösophagus (**Barrett-Ösophagus**).

Solche Zylinderepithelinseln sind besonders dann anfällig für Entzündungen und Ulzerationen (Abb. 10-22), wenn es zum Reflux von Magensäure kommt, und man glaubt, daß von diesen Stellen auch eine Art des Ösophaguskarzinoms ausgeht.

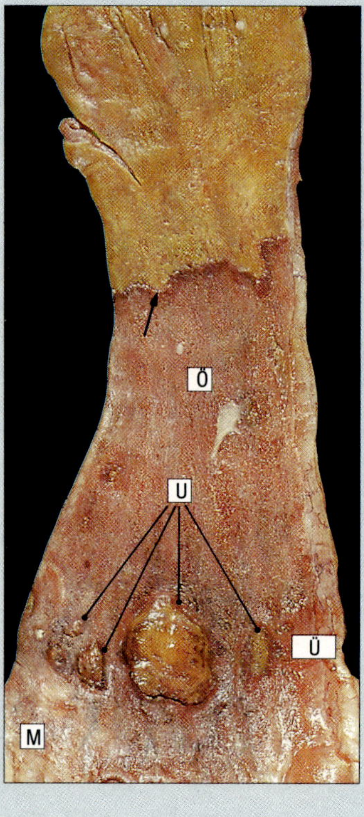

Abb. 10-22. Ösophagusulzera und Barrett-Ösophagus. Die untere Ösophagushälfte (Ö) und der obere Teil des Magens (M) (s. auch Abb. 10-21 a). Am ösophagogastrischen Übergang (Ü) liegen 4 Ulzera (U) in einer entzündeten Zylinderepithelregion, die bis zum Pfeil nach oben reicht. Über dem Pfeil ist das normale Ösophagusepithel ausgebildet, es ist durch wiederholtes Erbrechen gelb verfärbt. Bei der Heilung solcher Ulzera kann es zu Vernarbungen am unteren Ösophagusende kommen, die das Lumen so einengen, daß das Hinunterschlucken fast unmöglich wird (**Ösophagusstriktur**)

Analkanal

Im **Analkanal** werden die Überreste der verdauten und durch Wasserresorption eingedickten Nahrung, die Fäzes, bei der Defäkation aus dem Rektum transportiert.

Schließmuskeln

Die Öffnung des anatomisch 3–4 cm langen Analkanals (Abb. 10-23) wird durch 2 Schließmuskelsysteme kontrolliert.

- Der **M. sphincter ani internus** besteht aus glatter Muskulatur und stellt eine lokale Verdickung der Ringmuskulatur am unteren Rektumende dar. Er steht unter Kontrolle des autonomen Nervensystems und reagiert auf Dehnung der Ampulla recti.
- Der **M. sphincter ani externus** aus quergestreifter Skelettmuskulatur ist willkürlich innerviert und mit den Faszien und Muskeln des Beckenbodens verbunden.

Schleimhaut

An seinem oberen Ende ist der Analkanal mit dem gleichen Zylinderepithel wie das Rektum ausgekleidet, das in ein mehrschichtiges unverhorntes Plattenepithel übergeht, und zwar an einer gewellten Linie, die den ehemaligen Ort der Analmembran des Fetus markiert (die Grenze zwischen dem Entoderm des Darms und dem Ektoderm der Proktodäalbucht). Diese Linie liegt im Bereich der **Columnae anales**, längsorientierter Schleimhautfalten, und ihrer Querfalten, Valvulae anales. Darunter folgt die noch unbehaarte, stark sensible Zona intermedia.

Drüsen

Kleine, verzweigte, tubuläre Drüsen, die Anal- oder **Proktodäaldrüsen**, münden im Bereich der Zona columnaris in die Sinus anales ein. Weiter außen, in der Zona cutanea, liegt eine andere Art von Drüsen, nämlich apokrine **Zirkumanaldrüsen**.

Venenplexus

Im Analkanal liegen 2 auffällige Venenplexus.

- Der **Plexus haemorrhoidalis internus** liegt in der Submukosa der Zona columnaris und enthält verschlungene efferente Strecken arteriovenöser Anastomosen.
- Der **Plexus haemorrhoidalis externus**, ein gewöhnlicher Venenplexus, liegt am unteren Ende der Submukosa des Analkanals und geht in subkutane Geflechte der perianalen Haut über.

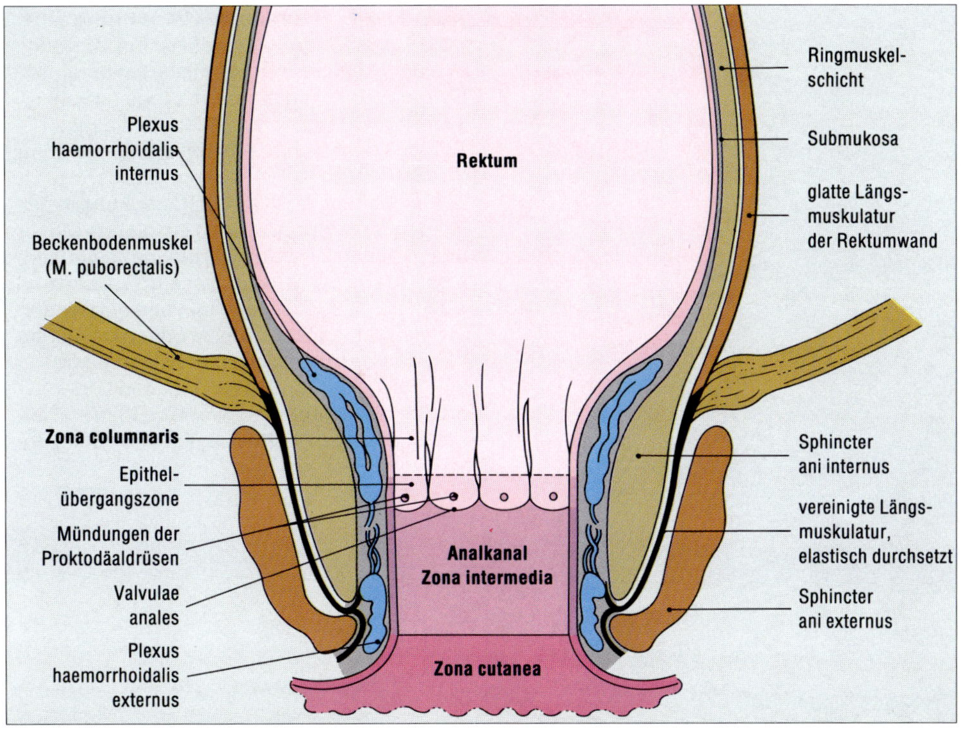

Abb. 10-23. Analkanal. Das einschichtige Rektumepithel ist rosa dargestellt, das unverhornte geschichtete Plattenepithel der Zona intermedia, das sich auch z. T. auf den Columnae anales findet, hellrot, und das verhornte Epithel der behaarten und schweißdrüsenreichen Zona cutanea dunkelrot. Für die gebuchtete Linie des Epithelübergangs hat sich bei uns kein einheitlicher Terminus durchsetzen können. Der M. sphincter ani internus setzt die Ringmuskelschicht des Rektums fort; der M. sphincter ani externus besteht aus willkürlicher Skelettmuskulatur. Zwischen beiden Sphinktern liegt die mit elastischen Fasern durchsetzte, vereinigte Längsmuskulatur, in die Puborectalisfasern und Rektumlängsmuskulatur einstrahlen. Innere Hämorrhoiden entstehen aus dem komplexen Plexus haemorrhoidalis internus; sie können hellrot spritzend bluten

Verdauungstrakt

Der Verdauungstrakt ist der Ort

- der hauptsächlichen Verdauung (die in geringem Umfang schon in der Mundhöhle mit der Sekretion von Amylase mit dem Speichel einsetzt);
- der Resorption von Endprodukten der Verdauung;
- der Resorption von Getränken und Rückresorption sezernierter Flüssigkeiten.

Der Verdauungstrakt im engeren Sinn umfaßt Magen, Dünndarm (Duodenum, Jejunum, Ileum) und Dickdarm (Zäkum, Kolon, Rektum). Sein Grundaufbau wird auf dem Schema der Abb. 10-24 gezeigt.

Schleimhaut

Die Tunica mucosa oder Mukosa, unterteilt in Stratum epitheliale, Lamina propria mucosae und Lamina muscularis mucosae, ist der variable Bauteil des Verdauungstrakts und enthält gewöhnlich eine Mischung aus resorbierenden und sezernierenden Epithelzellarten.

Zur Vergrößerung der resorbierenden und sezernierenden Oberfläche sind folgende Mechanismen ausgebildet:

- faltenartige Einstülpungen (**Plicae**, **Falten**) oder fingerförmige Ausstülpungen (**Villi**, **Zotten**) ins Darmlumen;
- Einstülpungen tubulärer Epithelstrukturen, deren Lumen mit dem Darmlumen kommuniziert, in die Propria (**Krypten**);
- Bildung komplexer Drüsen in der Darmwand oder als Darmanhangsdrüsen.

Beispiele für diese Strukturen werden jeweils bei ihrem Auftreten in den betreffenden Regionen gezeigt.

Das Epithel ruht auf einer variablen Schicht, der Lamina propria, die aus Supportzellen und ihren Produkten (einschließlich Kollagen) besteht. Dort finden sich kleine Blut- und Lymphgefäße, Nervenfasern und Zellen des Immun- und Abwehrsystems (s. Kap. 7), namentlich Makrophagen und Lymphozyten.

Unten liegt die Lamina propria mucosae einer üblicherweise dünnen Muskelschicht auf, der Lamina muscularis mucosae.

Submukosa

Die Tela submucosa liegt zwischen der Mukosa und der Tunica muscularis der Verdauungskanalwand. Sie besteht aus Fibroblasten, Kollagen und einer zellfreien Matrix und enthält größere Blutgefäße, Lymphgefäße und Nerven, die sich mit ihren kleineren Äquivalenten in der Lamina propria fortsetzen.

Die Submukosa enthält zusätzlich Ganglienansammlungen, die mit den vegetativen Nerven des Darms verbunden sind, und in manchen Regionen auch lymphatische Ansammlungen und Lymphfollikel als Teil des **GALT (gut-associated lymphoid tissue**, s. S. 159).

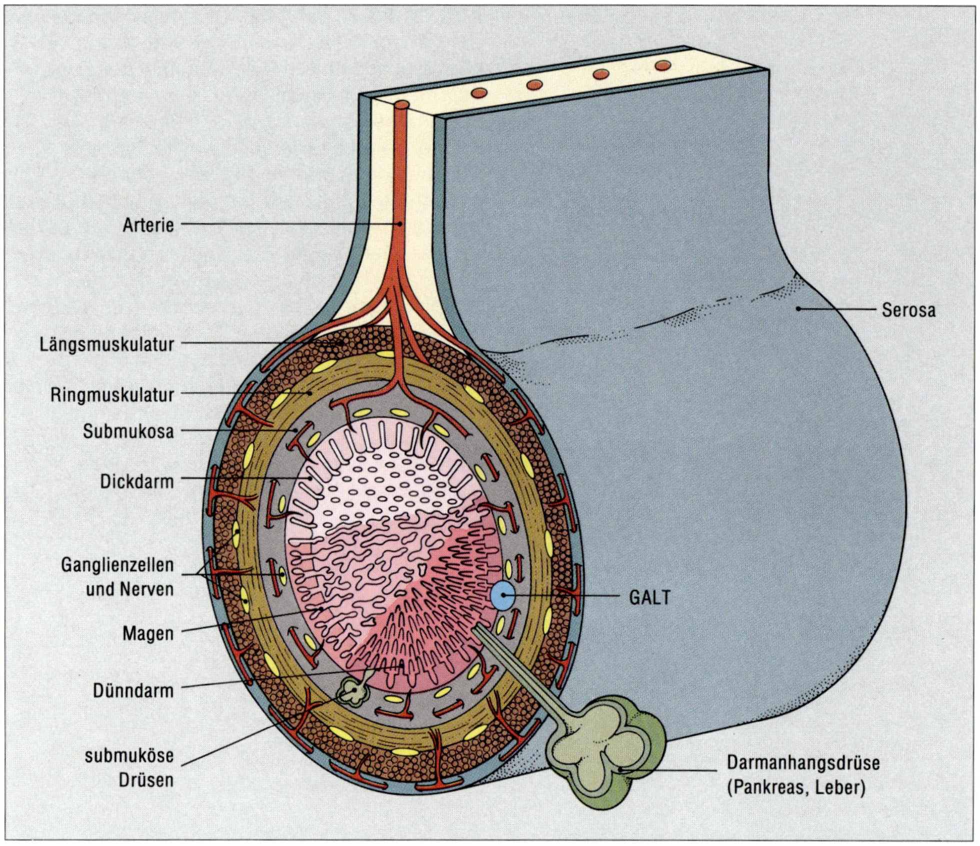

Abb. 10-24. Bauplan des Verdauungstrakts. Der Verdauungstrakt ist ein Muskelschlauch mit einem spezialisierten inneren Epithel, das fast auf ganzer Länge sowohl sezerniert als auch resorbiert. In diesem Schema sind 3 unterschiedliche Schleimhautregionen (Magen, Dünndarm, Dickdarm) berücksichtigt. Die äußere Bedeckung in der Peritonealhöhle wird durch ein plattes Mesothel gebildet. Einzelne Darmanhangsdrüsen sind in der Embryonalentwicklung als Auswüchse von der Schleimhaut aus entstanden, liegen aber später teilweise oder ganz außerhalb des Darmrohrs. Diese Organe (Leber und Pankreas) produzieren für den Verdauungstrakt lebensnotwendige Sekrete, die ihm über lange Ausführungsgänge zufließen

Tunica muscularis

Die Wandmuskulatur des Verdauungstrakts dient dem Weitertransport des Inhalts und greift daher auch auf die reinen Transportwege wie Oropharynx, Ösophagus und Analkanal über.

Die Vorwärtsbewegung erfolgt durch **Peristaltik**, eine nach distal fortschreitende Kontraktionswelle, die den Speisebrei in entspannte Abschnitte drückt.

Im ganzen Verdauungstrakt finden sich 2 Lagen glatter Muskulatur (nur im Magen kommt noch eine 3. Schicht hinzu). Traditionell werden sie als innere Ringmuskelschicht und äußere Längsmuskelschicht bezeichnet; tatsächlich aber handelt es sich in beiden Fällen um eine spiralige Anordnung, wobei die innere Schicht enger gewunden, die äußere Spirale quasi in die Länge gezogen ist. Ähnliches gilt auch für die Uretermuskulatur (s. Abb. 16-40).

Zwischen den beiden Muskelschichten liegen kleine Blut- und Lymphgefäße sowie Nerven und Ganglienzellen des vegetativen (autonomen) Nervensystems.

Der Grundaufbau der beiden Muskelschichten wird in den reinen Transportwegen durch das Auftreten von Skelettmuskulatur modifiziert.

In anderen Regionen entstehen lokale Veränderungen durch eine sphinkterartige Verdickung der Ringmuskulatur, deren Kontraktion das Lumen völlig verlegen kann.

- Der **Pylorussphinkter** sitzt am Übergang zwischen Magen und Duodenum und ist der wichtigste Schließmuskel. Er verzögert durch seine Kontraktion die Magenentleerung, so daß die Abbauvorgänge im Magen kontinuierlich ablaufen können.

- Der funktionelle **untere Ösophagussphinkter** am Mageneingang verhindert normalerweise den Reflux von Mageninhalt in den Ösophagus.

- Die **Ileozäkalklappe** sitzt zwischen dem terminalem Ileum und dem Zäkum und verzögert den Übertritt vom Ileuminhalt ins Zäkum.

- Der **M. sphincter ani internus** am oberen Ende des Analkanals ist außer bei der Defäktion ständig kontrahiert.

Adventitia und Serosa

Außerhalb der serösen Höhlen wird der Verdauungstrakt durch eine Adventitia mit der Umgebung verbunden. Sie besteht aus locker angeordneten Fibroblasten und Kollagen, das zusammen mit Fettgewebe in wechselnder Ausprägung in eine Matrix eingebettet ist. Die Adventitia enthält große Blut- und Lymphgefäße, die z. T. zum Verdauungskanal ziehen, sowie Nerven.

An den thorakalen Seitenflächen des Ösophagus sowie in der Bauchhöhle ist der Verdauungstrakt außen größtenteils von einer **Serosa** überzogen, nur retroperitoneale Flächen, z. B. die des Kolons, sind von Adventitia bedeckt. Das Serosaepithel ist ein schlüpfriges, plattes **Mesothel**; es ruht auf einer Lamina propria und einer Subserosa. Die Subserosa ist ebenso aufgebaut wie eine Adventitia.

Immunsystem, GALT (gut-associated lymphoid tissue)

Die Immunabwehr gegen die in den Verdauungstrakt aufgenommenen Antigene erfolgt durch das darmassoziierte lymphatische Gewebe.

Im gesamten Verlauf des Verdauungstrakts enthält die Lamina propria Zellen des Immunsystems (s. Kap. 7) einschließlich Lymphozyten, Plasmazellen und Makrophagen. Zusätzlich zu diesen Zellen kommen einzelne intraepitheliale Lymphozyten vor (s. unten).

Die lymphatischen Zellen bilden gewöhnlich große Follikel, oft mit Keimzentren, liegen teils in der Mukosa, teils in der Submukosa und verdrängen so die Muscularis mucosae. Im Ileum aggregieren die Follikel zu den umfangreichen **Peyer-Plaques** (s. S. 100).

Obwohl Lymphfollikel und Peyer-Plaques sowohl B- als auch T-Lymphozyten enthalten, besteht die diffuse, nicht follikuläre Infiltration der Lamina propria großenteils aus T-Lymphozyten.

Die Epithelzellen über den Follikeln und Peyer-Plaques unterscheiden sich strukturell und funktionell von den üblichen Epithelzellen. Sie sind eher kubisch oder flach als hochzylindrisch und tragen luminal anstelle kleiner Mikrovilli Mikrofalten (**M-Zellen**, Abb. 10-25).

M-Zellen sollen wohl antigene Makromoleküle aus dem Darm aufnehmen, sie in ihre Endozytosevesikel inkorporieren und sie dann zum lateralen Interzellularraum in die Nähe eines intraepithelialen Lymphozyten transportieren.

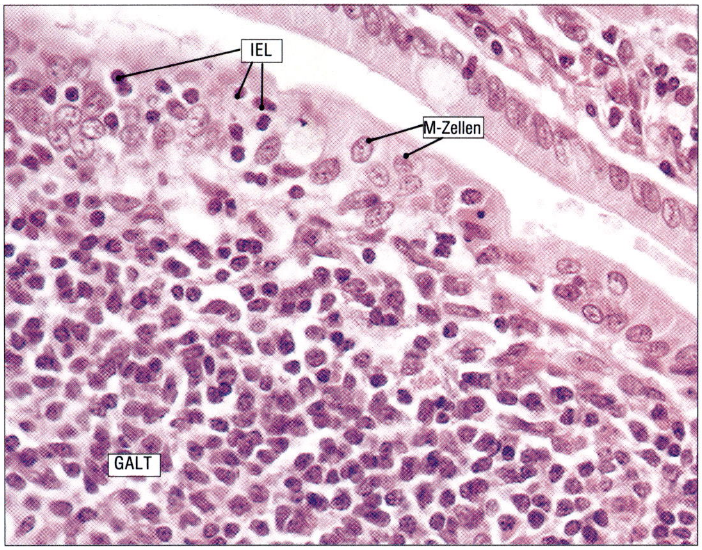

Abb. 10-25. Darmassoziiertes lymphatisches Gewebe (GALT). Ein typisches Knötchen des darmassoziierten lymphatischen Gewebes (GALT) in der Lamina propria. Die eng mit der lymphatischen Ansammlung assoziierten Epithelzellen (M-Zellen) sind kubisch und zeigen keine Zytoplasmaspezialisierung wie etwa Muzintröpfchenbildung. Im Epithel liegen auch intraepitheliale Lymphozyten (IEL)

Innervation

Der Magen-Darm-Kanal besitzt ein intramurales Nervensystem und eine äußere vegetative Nervenversorgung.

Intramurales Nervensystem

Ansammlungen von Nerven und Ganglienzellen in der Submukosa bilden ein Netzwerk, den **Meissner-Plexus** (Abb. 10-26 a), ähnliche Formationen zwischen den beiden Schichten der Tunica muscularis den **Auerbach-Plexus** (Abb. 10-26 b). Kurze Neuronenkreise geben diesem System eine gewisse Unabhängigkeit. Diese Plexus unterscheiden sich strukturell und funktionell von sympathischen und parasympathischen Ganglien und enthalten motorische und sensible Neurone sowie Interneurone.

Äußere vegetative Nervenversorgung

Die autonomen Zuflüsse aus den parasympathischen (stimulierenden) und sympathischen (inhibitorischen) abdominalen Plexus modulieren die Aktivität des intramuralen Nervensystems. Viszerosensible Afferenzen, deren Neurone zu kranialen und spinalen Kerngebieten ziehen, besitzen im Darm rankenähnliche sensible Nervenendigungen. Die afferenten viszeralen Impulse vermitteln viszerale Reflexe und Empfindungen wie Hunger und Füllungsdruck in der Ampulla recti.

Die Eingeweide sind nicht schmerzempfindlich; alle Schmerzempfindungen rühren von exzessiven Kontraktionen oder Dehnungen der Darmmuskulatur her.

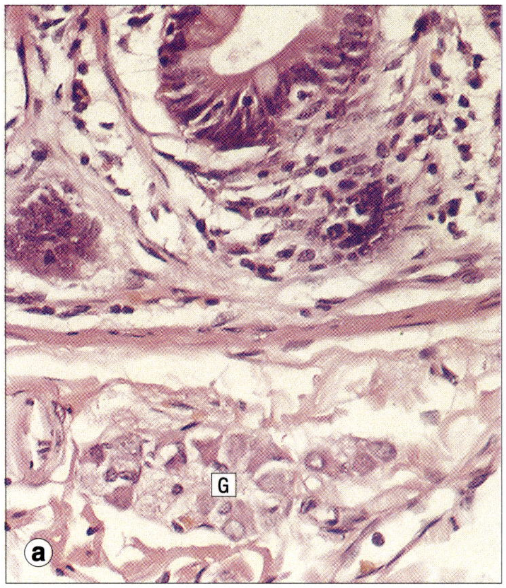

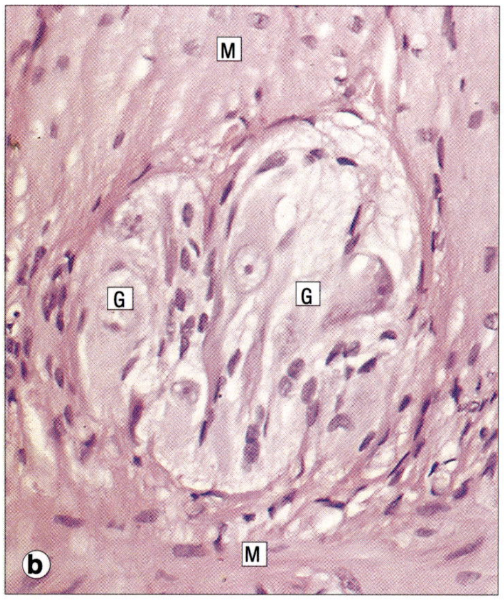

Abb. 10-26 a, b. Intramurales Nervensystem. a Eine Gruppe von Ganglienzellen (G) in der Submukosa des Dünndarms gehört zum Meissner-Plexus. **b** Eine Gruppe von Ganglienzellen (G) zwischen den beiden Schichten der Tunica muscularis (M) gehört zum Auerbach-Plexus

Magen

Der **Magen** ist nicht nur ein Hohlorgan, in dem ein Teil der Eiweißverdauung abläuft, sondern auch eine exokrine und endokrine Drüse. Der M. sphincter pylori portioniert die Weitergabe der Nahrung, bis sie zu einem pastösen Brei (**Chymus**) geworden ist.

Die Muskelwand des Magens weicht vom Standardbauplan durch eine 3. Muskelschicht ab, die Fibrae obliquae, die noch schleimhautnäher als die Ringmuskulatur liegt. Sie ist mit an den komplexen Durchmischungsbewegungen beteiligt, wodurch frische Schleimhautbezirke wieder mit anderen Flächen des Mageninhalts in Kontakt kommen.

Die Magenmuskulatur ist dick; sie verkleinert bei ihrer Kontraktion den leeren Magen stark und wirft dann hohe Schleimhautfalten auf, am auffälligsten an der Konvexität des Magens, der großen Kurvatur. Bei gefülltem Magen ist die Muskulatur viel dünner, und die Falten verstreichen.

Für seine Rolle als temporäres Reservoir ist der Magen durch seine Erweiterungsfähigkeit, den Pylorussphinkter und durch Mechanismen zur Refluxverhinderung an der Kardia besonders gut ausgestattet.

Die Magenschleimhaut liefert folgende Sekrete, die die Nahrung in Chymus überführen:

- eine verdünnte Salzsäurelösung (etwa 0,16 N);
- proteolytische Enzyme, besonders Pepsin;
- geringe Mengen anderer Enzyme (z. B. Magenlipase);
- Muzine, überwiegend in Form neutraler Schleimstoffe.

Epithel

Die Hauptfunktionen des Magenepithels bestehen in Produktion von Säure und Sekretion von Verdauungsfermenten. Es sezerniert auch Schleim, um sich vor Selbstverdauung durch Säure und Enzyme zu schützen und um den Speisebrei schlüpfrig zu machen. Durch die vielen in die Schleimhaut eingewachsenen Drüsen wird die funktionelle Oberfläche stark vergrößert.

Die Sekrete stammen aus 3 wesentlichen Zellarten: den **Belegzellen** (säureproduzierend), **Hauptzellen** (pepsinogenproduzierend) und **schleimproduzierenden Zellen** (Abb. 10-27) des Oberflächenepithels und des Drüsenhalses (Nebenzellen). Außerdem gibt es noch eine größere Population enteroendokriner Zellen sowie ein Stammzellager.

Schleimproduzierende **Oberflächenepithelzellen** sind hochzylindrisch und enthalten eine basale Kernreihe und hell gefärbtes luminales Zytoplasma, das durch zahlreiche kleine Muzinvakuolen ausgeweitet ist. Sie werden durch Exozytose auf die Schleimhautoberfläche abgegeben. Die Zellen haben einen supranukleären Golgi-Apparat und ein auffälliges ER.

Luminal tragen die Oberflächenepithelzellen spärliche, kurze Mikrovilli mit einer Glykokalyx; seitlich sind Haftkomplexe ausgebildet.

Die Zellseiten klaffen oft beträchtlich auseinander, hier ragen seitliche Zellausläufer in den Interzellularraum, der nach oben hin enger wird und durch Schlußleisten dicht abgeschlossen ist.

Das Oberflächenepithel soll auch Blutgruppenbestandteile bilden.

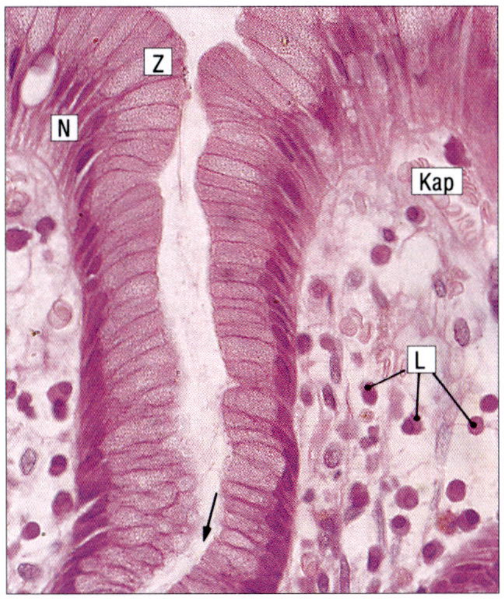

Abb. 10-27. Schleimsezernierende Oberflächenepithelzellen des Magens. Starke Vergrößerung einer Foveola gastrica. Die mukösen Zellen haben basale Kerne (N) und enthalten in ihrem umfangreichen apikalen Zytoplasma (Z) blaß gefärbten Schleim. Zum Drüsenhals hin (Pfeil) liegen kleinere Nebenzellen mit weniger Schleim. In der Lamina propria fallen weite Kapillaren (Kap) und lymphatische Zellen (L) auf

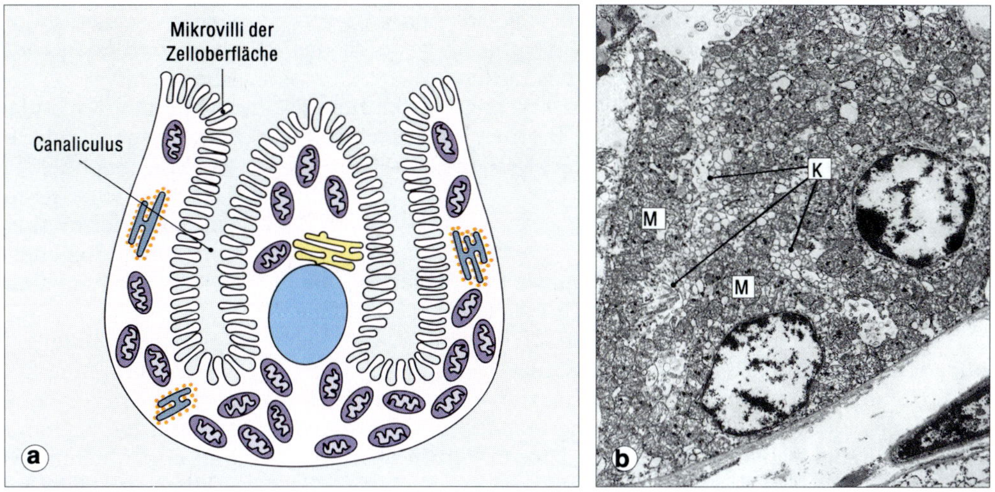

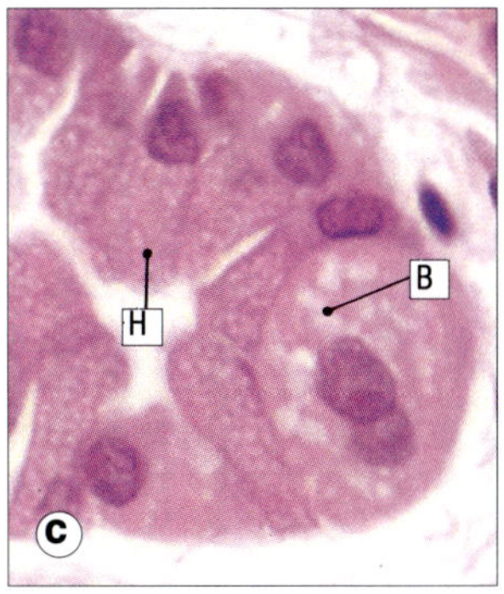

Abb. 10-28 a–c. Belegzellen. a Die säureproduzierenden Belegzellen besitzen ein kompliziertes System mikrovilligesäumter Oberflächeneinstülpungen (Canaliculi), die für die lichtmikroskopisch sichtbare perinukleäre Vakuolisierung verantwortlich sind. Das übrige Zytoplasma ist mit Mitochondrien vollgestopft, besonders in der Peripherie. Ein kleiner Golgi-Apparat und etwas rauhes ER kommen auch vor. **b** Ultrastruktur des komplexen Kanälchensystems (K) einer säureproduzierenden Zelle; das Zytoplasma wird zum größten Teil von Mitochondrien (M) eingenommen. **c** HE-gefärbter Schnitt einer Belegzelle (B) aus dem Magenkorpus.
H Hauptzellen, s. Abb. 10-29

Die schleimproduzierenden **Nebenzellen** sind schmaler und unregelmäßiger geformt, weil sie im engen Drüsenhals durch angrenzende Zellen verformt werden. Sie enthalten einen basalen Kern und ein fein granuliertes Zytoplasma; ihre Muzinvakuolen sind viel kleiner als die des Oberflächenepithels.

Diese Vakuolen liegen überall im Zytoplasma, nicht nur apikal wie im Oberflächenepithel. Lichtmikroskopisch wird nicht immer deutlich der Nachweis erbracht, daß Nebenzellen Muzin enthalten; oft braucht man dazu eine PAS-Färbung.

Belegzellen (säureproduzierende Zellen)

Belegzellen sind große, pyramidenförmige Zellen mit zentralem Kern und einem blassen, eosinophilen Zytoplasma, das besonders in Kernnähe oft vakuolisiert erscheint.

Sie liegen der Basalmembran breitbasig auf, aber ihr freies Lumen ist schmal und zwischen den Nachbarzellen eingezwängt. Trotzdem weisen gerade diese Zellen eine große luminale Oberfläche auf, denn sie besitzen tiefe, mikrovilligesäumte Oberflächeneinstülpungen, die **Canaliculi** (Abb. 10-28).

Neben den Canaliculi liegen im Zytoplasma tubulovesikuläre Strukturen mit deutlichen Zytomembranen, die wohl im aktiven Zustand der Zelle Anschluß an die Canaliculi gewinnen. Der Rest des Zytoplasmas ist mit rundlichen oder ovalen Mitochondrien vollgestopft, deren Cristae dicht an dicht stehen. Sie bewirken die Eosinophilie des Zytoplasmas, besonders an dessen Peripherie. Der Golgi-Apparat ist klein, das RER unauffällig.

Die Belegzellen enthalten große Mengen an Carboanhydrase, die eine wesentliche Rolle bei der Bildung von H^+-Ionen für die Produktion von Salzsäure (HCl) spielen soll. Kohlendioxid diffundiert aus Blutkapillaren durch die Basalmembran hindurch in die Zellen, verbindet sich dort mit Wassermolekülen (ein durch Carboanhydrase katalysierter Vorgang), so daß Kohlensäure (H_2CO_3) entsteht; diese dissoziiert sofort in ein H^+-Ion und in HCO_3^-. Letzteres geht ins Blut zurück, während das H^+-Ion ins

Lumen eines Canaliculus gepumpt wird. Chloridionen (Cl^-) werden aus den Kapillaren der Lamina propria aktiv durch das Zytoplasma bis in den Canaliculus transportiert.

Die Belegzellen sollen auch den Intrinsic factor produzieren, ein Glykoprotein, das sich an Vitamin B_{12} (den Extrinsic factor) bindet, damit dieser Komplex resorbiert werden kann. Die Art seiner Bildung ist unbekannt.

Hauptzellen

Die pepsinogenproduzierenden Hauptzellen haben große, basale Kerne und enthalten apikal lichtbrechende, eosinophile Zytoplasmagranula und basal reichlich RER (Abb. 10-29). Sie ähneln daher den exokrinen Pankreaszellen (s. S. 169).

Die Granula enthalten die inaktive Enzymvorstufe, das **Pepsinogen**, das nach seiner Ausschleusung im Magenlumen durch die Säure in das aktive proteolytische Enzym **Pepsin** überführt wird.

Pepsin ist ein wirksames Enzym, das große Proteinmoleküle in kleine Peptide zerlegt und fast alle Strukturproteine in lösliche Substanzen mit niedrigem Molekulargewicht überführt. Es ist größtenteils dafür verantwortlich, daß feste Nahrungsbestandteile in den flüssigen Chymus umgewandelt werden.

Stammzellen

Stammzellen sind die Vorläufer aller Epithelzellarten der Magenschleimhaut. Es handelt sich um kleine Zellen mit ovalen, basal gelegenen Kernen, die in völlig undifferenziertem Zustand keine Zytoplasmaspezialisierung aufweisen (Abb. 10-30) und sich zu schleimproduzierenden, säureproduzierenden, enzymproduzierenden oder endokrinen Zellen ausdifferenzieren können.

Stammzellen finden sich normalerweise beim Menschen nur in sehr geringer Zahl, aber ihre Menge und Aktivität steigt, wenn das Magenepithel ständig geschädigt wird, z. B. bei chronischer Gastritis. Eine gesteigerte Stammzellaktivität führt dazu, daß eine ulzerierte Magenschleimhautregion rasch reepithelisiert wird. Diese Regeneration bildet den bedeutenden letzten Schritt bei der Heilung eines Magengeschwürs.

Endokrine Zellen

Enteroendokrine Zellen (s. Kap. 15) des Magens sind klein und rund und liegen der Basalmembran auf. In HE-gefärbten Paraffinschnitten zeigen sie einen runden, zentralen dunklen Kern und einen hellen Zytoplasmasaum (Abb. 10-31 a).

Ultrastrukturell enthält ihr Zytoplasma membranumgebene neurosekretorische Granula, deren Form, Größe, Anzahl und Elektronendichte von der jeweiligen Substanz abhängt.

Immunhistochemische Methoden zeigen, daß

- endokrine Zellen, die Serotonin, Somatostatin (Abb. 10-31 b) und ein vasointestinales Polypeptid (VIP) bilden, in der Kardia, im Korpus und im Antrum pyloricum vorkommen;
- Zellen, die Gastrin und ein bombesinähnliches Peptid sezernieren, in der Pylorusmukosa konzentriert sind, wo Gastrinzellen überwiegend in der Drüsenhalsregion liegen und nur vereinzelt tiefer in den Drüsen vorkommen.

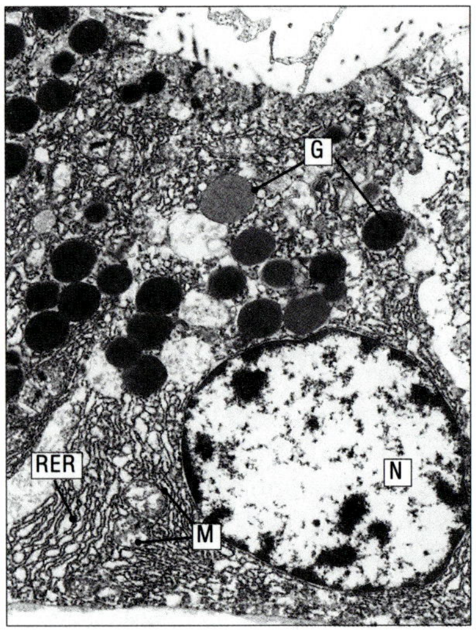

Abb. 10-29. Hauptzelle. Ultrastruktur einer pepsinogenproduzierenden Hauptzelle mit großem basalem Kern (N), zahlreichen Mitochondrien (M), einer großen Menge an rauhem endoplasmatischem Retikulum (RER) und mit grau gefärbten runden Granula (G), die Pepsinogen enthalten und für das granuläre, eosinophile Aussehen in der HE-Färbung verantwortlich sind (s. Abb. 10-28 c)

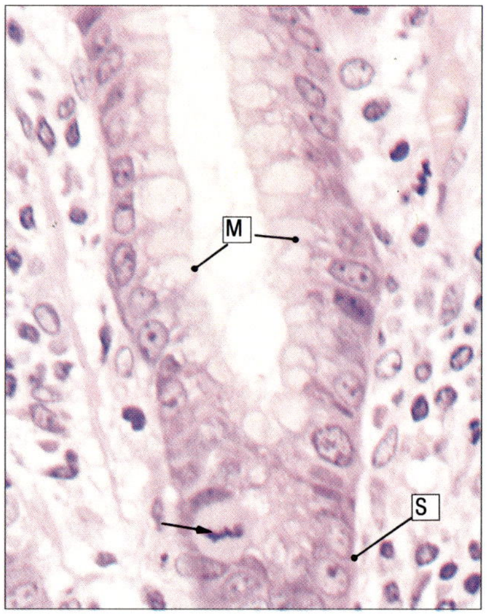

Abb. 10-30. Stammzellen. Eine kleine Population noch nicht festgelegter Stammzellen (S) aus einem Drüsenhals der Fundusregion (s. Abb. 10-32), eine davon in Mitose (Pfeil). Die meisten Stammzellen differenzieren sich zu mukösen Zellen (M) und wandern in der Foveola nach oben, andere steigen ab und werden zu Haupt- oder Belegzellen

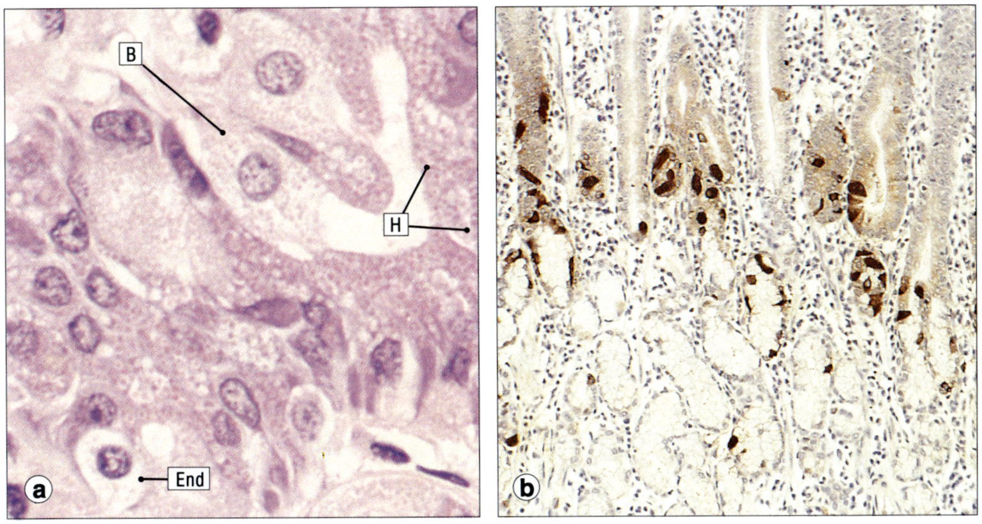

Abb. 10-31 a, b. Enteroendokrine Zellen im Magen. a HE-Färbung des Drüsengrunds aus dem Magenfundus mit enteroendokrinen Zellen (End). Sie sind klein und enthalten ein blasses Zytoplasma und einen dunkel gefärbten, zentralen Kern. Belegzellen (B) und Hauptzellen (H) sind ebenfalls zu erkennen. **b** Immunperoxidasedarstellung der Magenschleimhaut aus der Pylorusregion. Somatostatinproduzierende endokrine Zellen sind angefärbt; sie sind am Drüsenhals zahlreich, in den tieferen Drüsen vereinzelt anzutreffen

Schleimhautzonen

Die Magenmukosa kann von apikal nach basal in 3 Zonen untergliedert werden: in die Oberflächenzone, die Drüsenhalszone und die tiefe Drüsenzone.

- Die **Oberflächenzone** besteht aus dem schleimproduzierenden Oberflächenepithel, welches zum Drüsenhals hin trichterförmige **Foveolae** bildet.

Das Epithel der Foveolae ist nicht ganz so hochprismatisch wie das direkt auf der Oberfläche und enthält auch weniger Muzin.

Die Oberflächenzone ist in ihrem Aufbau im gesamten Magen etwa gleich.

- Die **Drüsenhalszone** ist schmal und enthält im wesentlichen unreife Stammzellen mit eingemischten mukösen Nebenzellen. Die unreifen Stammzellen ersetzen hauptsächlich das kurzlebige Oberflächenepithel und wandern dabei nach oben, oder sie wandern nach unten, um andere Zellen der tiefen Drüsenzone zu ersetzen.
- Die **tiefe Drüsenzone** enthält Drüsenschläuche, die basal bis an oder in die Muscularis mucosae reichen, während sie oben mit dem Hals Anschluß an die Foveolae haben.

Die Struktur der tiefen Drüsenzone wechselt je nach Magenregion. Man unterscheidet die Drüsenregion von **Kardia**, **Korpus** und **Pylorus** (Abb. 10-32 und 10-33).

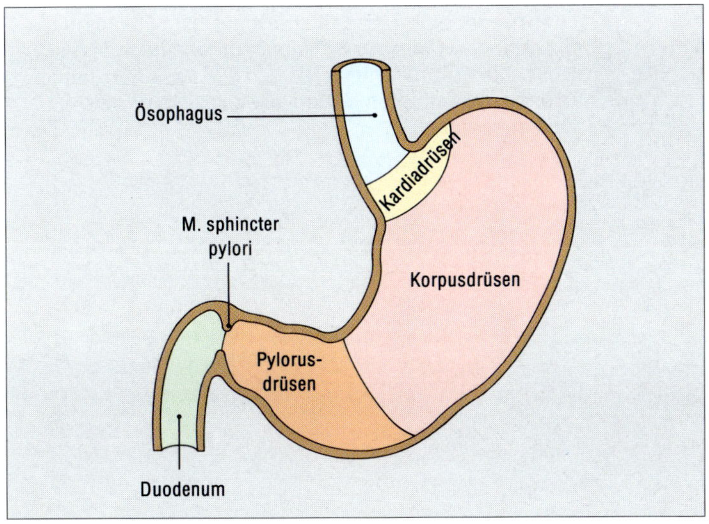

Abb. 10-32. Magenregionen. Die Schemazeichnung zeigt 3 histologisch zu unterscheidende Regionen. Die Drüsenregion der **Kardia** erstreckt sich vom unteren Ösophagusende gewöhnlich 2–3 cm tiefer auf Teile der kleinen Kurvatur und einen Teil des Fundus, der anatomisch und histologisch definiert ist. Die Schleimhaut des **Pylorus** überzieht eine konische Region im unteren Drittel des Magens, sie beginnt etwa in der Mitte der kleinen Kurvatur. Diese Region ist verschieden groß und beginnt bei Frauen oft schon weiter oben an der kleinen Kurvatur. Die Schleimhaut des **Korpus** kleidet den Rest des Magens aus und umfaßt somit auch den anatomischen Fundus. Der Übergang zwischen den Schleimhautregionen ist gewöhnlich unscharf; auf einem schmalen Übergangsstreifen findet man Charakteristika beider benachbarter Zonen

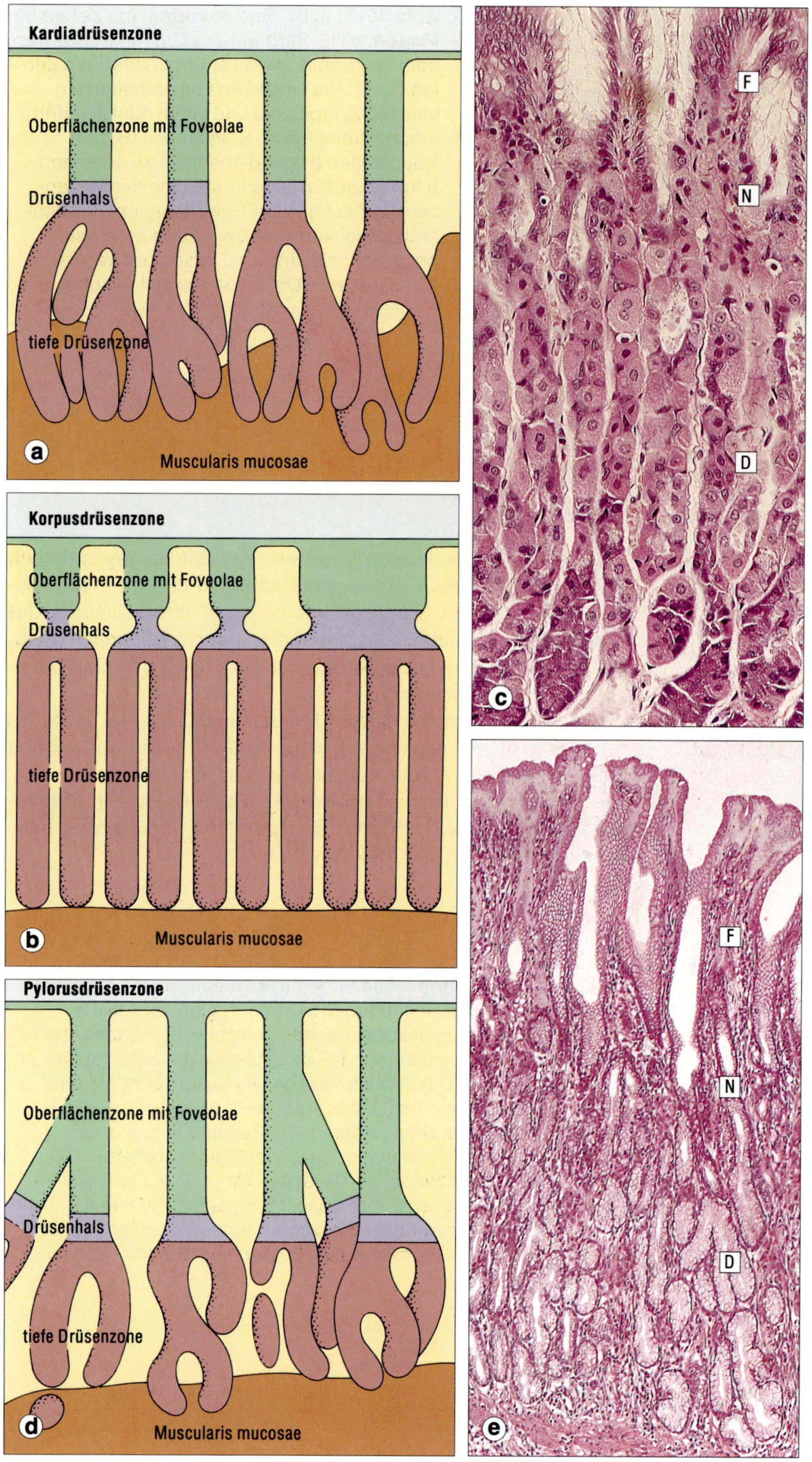

Abb. 10-33 a–e. Magenschleimhaut. a Kardiadrüsenregion. An der Kardia sind die Oberflächenzone mit den Foveolae und die tiefe Drüsenzone etwa gleich dick. Das Epithel der Oberflächen und das der Foveolae besteht aus schleimproduzierenden Zellen, während die tiefe Zone tubuläre und verzweigte Drüsen mit mukösen Zellen enthält, zwischen denen eingestreut endokrine und Belegzellen zur Korpusregion hin häufiger werden. Einige der komplexeren Drüsen sind gewunden. Die Muscularis mucosae ist dick und unregelmäßig und schickt oft Faserbündel zwischen die Drüsen nach oben. Die Abb. 10-21 b zeigt das histologische Bild der Kardiaregion. **b Korpusdrüsenzone.** Hier nimmt die Oberflächenzone mit den Foveolae höchstens 25 % der Schleimhautdicke ein. Die meisten Foveolae öffnen sich einzeln zur Oberfläche, aber einige konfluieren vorher und bilden einen weiteren Schleimhauttrichter. Die tiefe Drüsenzone enthält enggepackte, langgestreckte Drüsen, deren blindes Ende an die Muscularis mucosae grenzt. Oben münden die Drüsen mit einer unterschiedlich stark eingezogenen Halsregion in die Foveolae. In einzelne Foveolae münden 1–4 Drüsen, in konfluierte 2–8. Die Oberfläche ist mit schleimsezernierenden Zellen bedeckt; am Drüsenhals liegen Nebenzellen und Stammzellen. Im Drüsenschlauch finden sich Belegzellen, Hauptzellen, Nebenzellen und vereinzelt endokrine Zellen. **c Korpusschleimhaut.** HE-Schnitt mit Foveolae (F), bedeckt von schleimproduzierenden Zellen, mit einer schmalen Halszone (N), in der Stammzellen und Nebenzellen überwiegen, und mit tiefen Drüsen (D), die Haupt- und Belegzellen enthalten. **d Pylorusdrüsenregion.** Die Foveolae machen über 50 % der Schleimhautdicke aus und sind oft verzweigt. Die tiefen Drüsen sind gewunden, z. T. verzweigt und reichen bis zur Muscularis mucosae. Die Zellzusammensetzung an der Oberfläche und den Drüsenhälsen gleicht der in Korpus und Kardia. Die Drüsen werden von Nebenzellen gesäumt, daneben kommen aber auch Belegzellen und viele endokrine Zellen vor. Belegzellen sind besonders zahlreich am M. sphincter pylori. **e Pylorusdrüsenregion.** Die HE-Färbung zeigt Foveolae (F), die über die Hälfte der Schleimhauthöhe ausmachen. Der schmale Drüsenhals (N) und die massigen, tiefen Drüsen (D) enthalten Nebenzellen in verzweigten Drüsenschläuchen

Ulcera ventriculi et duodeni

Der Magen mit seinem sauren Inhalt schützt seine Schleimhaut durch verschiedene Mechanismen, darunter durch die zähe, dünne Schleimschicht auf dem Oberflächenepithel.

Diese Schutzmechanismen brechen unter bestimmten Umständen zusammen, und der saure Mageninhalt schädigt dann die Schleimhaut. Durch das Absterben von Epithelzellen und der Lamina propria entstehen flache Ulzera. Bei ständiger Exposition einer solchen geschädigten Stelle kann ein tiefes Ulkus (**chronisches Magengeschwür**) entstehen, welches sich bis in die Submukosa und in die Muskelschichten erstrecken kann (Abb. 10-34) und lange Zeit zur Abheilung braucht.

Wenn ein Ulkus die volle Dicke der Magenwand durchdringt, kann es perforieren. Dann gelangt Mageninhalt in die Peritonealhöhle, was eine Peritonitis und nicht selten den Tod zur Folge haben kann.

Die Behandlung von Magenulzera zielt darauf ab, die Azidität durch Neutralisierung mit Hilfe oral verabreichter alkalischer Substanzen zu senken oder eine Verminderung der sauren Magensaftproduktion durch Blockierung der säureproduzierenden Zellen (mit H2-Antagonisten oder durch chirurgische Vagotomie) zu erreichen. In schweren Fällen entfernt man durch eine Magenteilresektion das Säureproduktionsareal.

Da die Magensäure auch in den Anfangsteil des Duodenums fließt, ist auch diese Region anfällig für Ulzerationen (**Ulcus duodeni**), ebenso wie der untere Ösophagus bei saurem Reflux (s. Abb. 10-22).

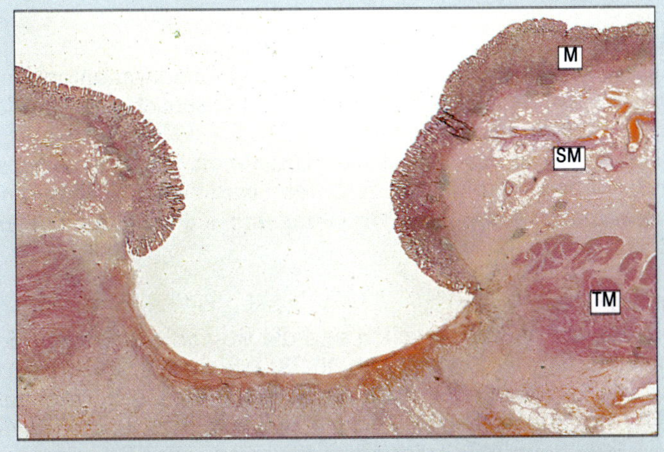

Abb. 10-34. Chronisches Magenulkus. HE-gefärbter Schnitt eines chronischen Magengeschwürs, das sich durch die Mukosa (M) und Submukosa (SM) hindurch bis in die Tunica muscularis (TM) erstreckt

Dünndarm

Durch den Pylorussphinkter wird Chymus aus dem Magen in den Dünndarm transportiert; dieser stellt den Hauptort für die Resorption von Aminosäuren, Zuckern, Fetten und einigen größeren Molekülen aus der Nahrung dar. Der Dünndarm sezerniert auch Enzyme (Verdauungsfermente), um die im Magen begonnenen Verdauungsvorgänge zu vollenden.

Als Hauptresorptionsort weist der Dünndarm eine Reihe morphologischer Besonderheiten der Mukosa und Submukosa zur Oberflächenvergrößerung auf.

- Mukosa und Submukosa sind zu mehreren hundert Falten aufgeworfen, den **Plicae circulares** oder **Kerckring-Falten**. Sie sind im Jejunum am besten entwickelt (Abb. 10-35 a) und fehlen am distalen Ileumende.
- Die Oberfläche der Falten wird durch **Zotten** weiter vergrößert, die ins Darmlumen vorragen (Abb. 10-35 b, c und 10-36).
- Tubuläre Drüsen, **Glandulae intestinales** oder **Lieberkühn-Krypten**, liegen zwischen der Zottenbasis und der Muscularis mucosae.

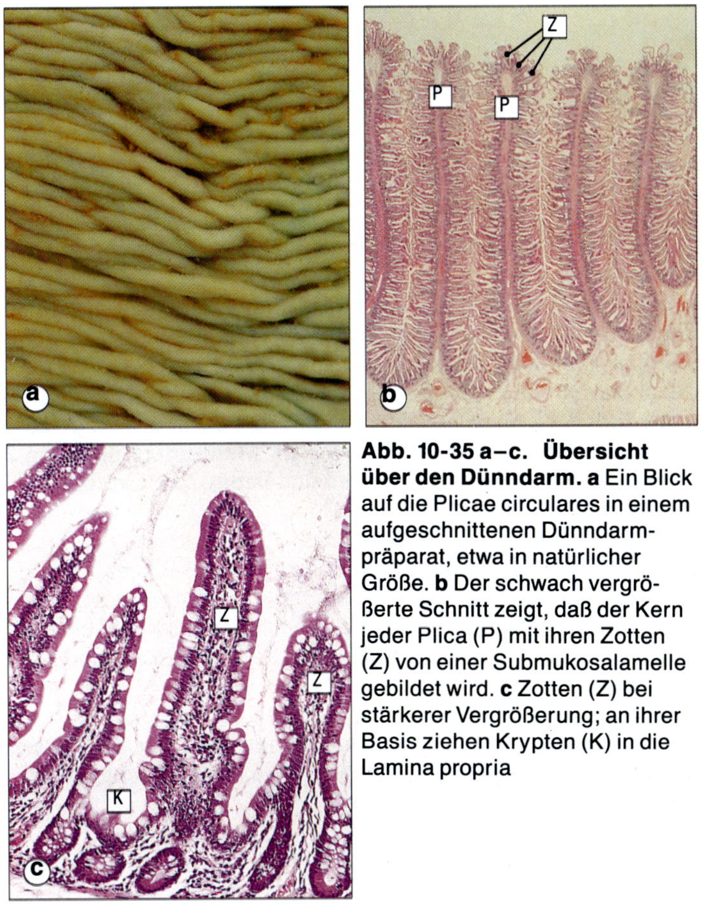

Abb. 10-35 a–c. Übersicht über den Dünndarm. a Ein Blick auf die Plicae circulares in einem aufgeschnittenen Dünndarmpräparat, etwa in natürlicher Größe. **b** Der schwach vergrößerte Schnitt zeigt, daß der Kern jeder Plica (P) mit ihren Zotten (Z) von einer Submukosalamelle gebildet wird. **c** Zotten (Z) bei stärkerer Vergrößerung; an ihrer Basis ziehen Krypten (K) in die Lamina propria

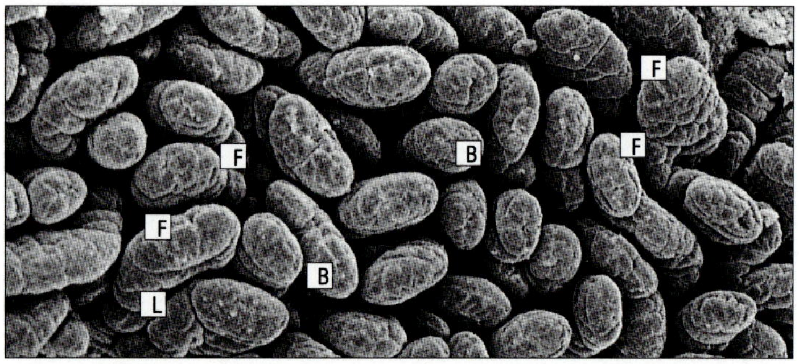

Abb. 10-36. Darmzotten. Auf Schnittpräparaten sehen die Darmzotten scheinbar alle gleich aus, aber in der rasterelektronenmikroskopischen Aufsicht erkennt man, daß sie entweder fingerförmig (F), blattförmig (B) oder leistenartig (L) sind. Es gibt auch Zwischenformen, und die Anzahl der Typen schwankt von Ort zu Ort und ist auch altersabhängig. Bei Erwachsenen sind die meisten Zotten fingerförmig; blatt- und leistenförmige kommen besonders im Duodenum vor. Im proximalen Duodenum, wo die Zotten auf Schnittpräparaten kürzer und breiter erscheinen, kann der blattförmige Typ dominieren. Bei Babies und kleinen Kindern sind die Zotten des Duodenums und des proximalen Jejunums fast alle blatt- und leistenförmig. Der fingerförmige Zottentyp tritt verstärkt in der Wachstumsphase auf, und mit 10–15 Jahren ist dann der bleibende Zustand erreicht

Gluteninduzierte Enteropathie (Zöliakie)

Die Resorptionsfunktion des Jejunums hängt von der Unversehrtheit der Zotten ab; wenn viele Zotten atrophisch sind, führt das zu Malabsorption, Gewichtsabnahme, Durchfall etc.

Eine wichtige Ursache für einen ausgedehnten Zottenverlust bildet die Zöliakie, bei der eine Intoleranz gegenüber dem Weizenklebereiweiß Gluten vorliegt. Dabei kommt es zu einer Abplattung der Jejunumoberfläche, und es treten große Zottenverluste auf (Abb. 10-37).

Eine gluteninduzierte Enteropathie manifestiert sich im allgemeinen im Baby- und Kleinkindalter und führt zu Gedeih- und Wachstumsstörungen.

Die Zotten nehmen gewöhnlich wieder ihre normale Gestalt an, wenn Weizenprodukte aus der Ernährung ausgeschlossen werden (glutenfreie Diät), und der Malabsorptionsstatus bessert sich.

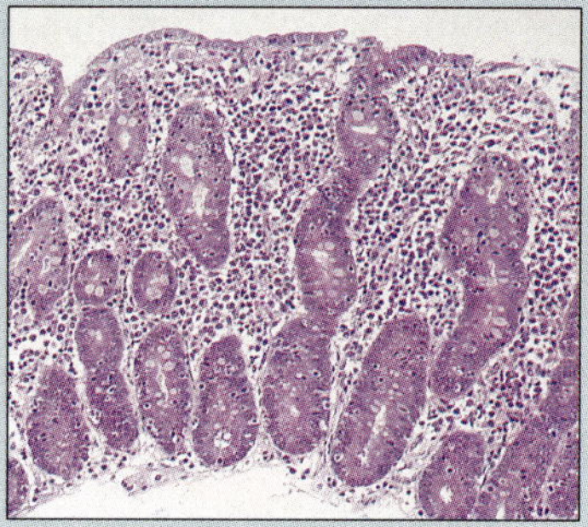

Abb. 10-37. Gluteninduzierte Enteropathie (Zöliakie). Der abgebildete Zottenverlust beruht auf einer Glutenintoleranz. Die Oberfläche der Jejunummukosa ist glatt durch den Zottenverlust (s. auch Abb. 10-35 c)

Der Dünndarm zeigt die Standardanordnung der Muskulatur (äußere Längs- und innere Ringmuskulatur) und eine breite Submukosa, in der das GALT (s. S. 159) besonders gut ausgeprägt ist.

Der Dünndarm beginnt am Pylorus und endet an der Ileozäkalklappe, hinter der der Dickdarm anfängt. An Leichen mit entspannter Längsmuskulatur ist der Dünndarm etwa 6 m lang; beim Lebenden sind es nur etwa 3 m. Man unterteilt ihn in 3 Abschnitte (**Duodenum**, **Jejunum** und **Ileum**), die Grenzen sind unscharf.

Das **Duodenum**, der Zwölffingerdarm, ist 20–25 cm lang und liegt mit Ausnahme seines Anfangsteils retroperitoneal. Es ist C-förmig; in die Konkavität paßt sich der Pankreaskopf ein, und hier münden auch der Gallengang und der Ausführungsgang der Bauchspeicheldrüse.

Das **Jejunum** (Leerdarm) beginnt als intraperitoneale Fortsetzung des Duodenums; der Übergang zum Ileum ist schlecht definiert.

Das **Ileum** (Hüftdarm) reicht vom Jejunum bis zur Ileozäkalklappe.

Epithel

Man kann 3 epithelgesäumte Zonen am Dünndarm unterscheiden: die Zotten, die Krypten und die Drüsenhalszone, an der sich Zotten und Krypten treffen.

Die Epithelzellen setzen sich zusammen aus **Enterozyten**, **Becherzellen**, **Paneth-Körnerzellen**, **endokrinen Zellen** und **Stammzellen**; Anzahl und Verteilung sind in den 3 Zonen unterschiedlich.

Enterozyten

Enterozyten oder Saumzellen sind die wesentlichsten resorbierenden Zellen der Zotten (Abb. 10-38). Sie sind hochprismatisch und weisen runde oder ovale Kerne im unteren Zelldrittel auf.

Die luminale Oberfläche der Enterozyten ist hochspezialisiert; jede Saumzelle trägt einen Stäbchen- oder Bürstensaum aus 2000–3000 enggepackten, schlanken Mikrovilli, die einen Glykoproteinüberzug tragen, die **Glykokalyx** (s. Abb. 10-38). Diese stellt eine feine filamentöse Fortsetzung der Mikrovillizellmembran dar.

Die Glykokalyx enthält eine Anzahl von **Bürstensaumenzymen** (z. B. Laktase, Sucrase, Petidasen, Lipasen und alkalische

Phosphatase), die für die Verdauung und den Stoffwechsel von Bedeutung sind (s. Abb. 10-38 f).

Unter der mikrovillibesetzten Oberfläche enthält das Zytoplasma der Enterozyten Lysosomen und glattes ER sowie ein Zentriolenpaar in der Region des Aktinkortex (s. Abb. 3-15). In Kernnähe liegen eine große Menge an rauhem ER und Mitochondrien; der Golgi-Apparat ist gut entwickelt. Zwischen dem Zellkern und der Basalmembran liegen Mitochondrien zwischen vielen Ribosomen und Polyribosomen. Die Seitenwände der Enterozyten sind komplex interdigitiert und bilden das morphologische Korrelat der Na^{+}-K^{+}-ATPase-Aktivität. Zur Oberfläche hin sind die Zellseitenflächen durch Tight junctions abgeschlossen (s. Abb. 3-7); auch Desmosomen kommen vor.

Die Ultrastruktur der Enterozyten ist von ihrer Resorptionsfunktion geprägt und deshalb ähnlich wie bei anderen aktiv resorbierenden Zellen, z. B. bei denen des proximalen Nierentubulus. Auf diese Resorptionsmechanismen wird in Kapitel 16 näher eingegangen.

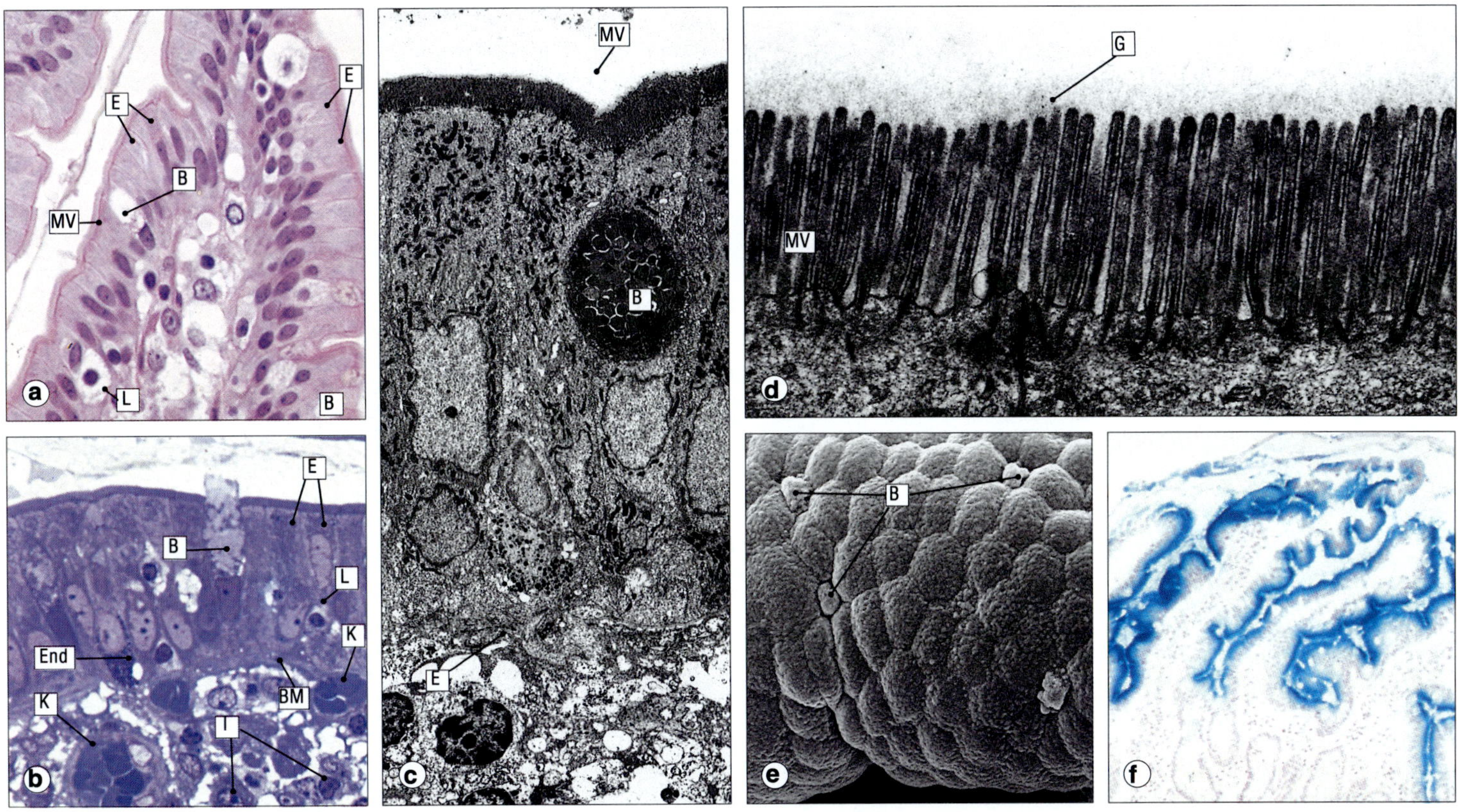

Abb. 10-38 a–f. Dünndarmzotten. a HE-gefärbter Acrylharzschnitt einer Zotte, deren hohe Enterozyten (E) einen deutlichen Stäbchensaum aus Mikrovilli (MV) aufweisen. Zwischen die Enterozyten sind gelegentlich muköse Becherzellen (B) und intraepitheliale Lymphozyten (L) eingestreut. Das Zottenstroma enthält kleine Blut- und Lymphkapillaren (nicht abgebildet) sowie eine Anzahl von Lymphozyten, Plasmazellen und Makrophagen. **b** Ein Epoxidsemidünnschnitt mit Toluidinblaufärbung zeigt das Saumepithel (Enterozyten, E), eine Becherzelle, die sich gerade entleert (B), intraepitheliale Lymphozyten (L) sowie eine kleine basalgekörnte endokrine Zelle (End). Zwischen dem Epithel und dem Stroma, in dem eine Population von Immunzellen (I) angeschnitten ist, liegt die Basalmembran (BM). An der Basis des Epithels finden sich kleine Kapillaren (K) im Stroma. **c** Elektronenmikroskopischer Schnitt aus einer Region wie in **b**. Beachte den Mikrovillisaum (MV), Muzingranula einer angeschnittenen Becherzelle (B) und die basalgekörnte endokrine Zelle (E). **d** Der Stäbchensaum aus Mikrovilli (MV) bei stärkerer Vergrößerung. Die Glykokalyx (G) erscheint als grau-fusseliger Schleier auf den Mikrovilli. **e** Rasterelektronenmikroskopische Teilansicht einer Darmzotte. Zwischen den enggelagerten Enterozyten, deren Mikrovilli durch die Glykokalyx fast verdeckt werden, entleeren Becherzellen (B) ihren Schleim. **f** Histochemisch angefärbtes Dünndarmpräparat zur Demonstration der Verteilung des Enzyms Laktase (blau), das an der luminalen Enterozytenoberfläche lokalisiert ist. Wie viele andere zellgebundene Verdauungsenzyme im Dünndarm, sitzt dieses Enzymmolekül in der Glykokalyx

Becherzellen

Die schleimproduzierenden Becherzellen finden sich überwiegend in den oberen 2/3 der Krypten, aber gelegentlich sind sie auch zwischen die Enterozyten der Zotten eingestreut (s. Abb. 10-38 a–c).

Becherzellen enthalten in ihrem apikalen Zytoplasma Muzinkügelchen, die sich auf die Oberfläche entleeren, wenn die Zelle völlig von ihnen gefüllt ist (s. Abb. 10-38 b, e). Das spärliche basale Zytoplasma ist reich an rauhem ER.

Becherzellen sind im Duodenum am wenigsten häufig; ihre Zahl nimmt im Jejunum und Ileum zu. Am häufigsten sind sie im terminalen Ileum dicht am Zäkum.

Paneth-Körnerzellen

Paneth-Körnerzellen findet man im unteren Drittel der Krypten.

Sie enthalten basal gelegene Kerne und supranukleär auffällige große, eosinophile Granula (Abb. 10-39). Ultrastrukturell sind diese Granula kugelig und elektronendicht; das restliche Zytoplasma ist reich an rauhem ER, beides Merkmale proteinsezernierender Zellen (s. Abb. 3-20).

Paneth-Körnerzellen enthalten in großen Mengen das antibakterielle Enzym Lysozym, das vielleicht eine Rolle bei der Kontrolle der bakteriellen Dünndarmflora spielt.

Endokrine Zellen

Endokrine Zellen sitzen meistens im unteren Kryptendrittel, gelegentlich aber auch weiter oben in den Zotten. Sie ähneln denen des Magens (s. Abb. 10-31) und sind etwa dreieckig; die breite Basis liegt der Basalmembran auf, und der schmale apikale Zellpol erreicht das Lumen. Ihre Zellkerne sind rund, das Zytoplasma ist blaß gefärbt (Abb. 10-40).

Ultrastrukturell enthält das Zytoplasma neuroendokrine Granula, die luminale Oberfläche trägt Mikrovilli.

Endokrine Zellen aus dem Dünndarm sezernieren eine Reihe von Hormonen und Peptiden einschließlich Serotonin (5-HT), Enteroglukagon, Somatostatin, Sekretin, Gastrin, Motilin und vasoaktives intestinales Peptid (VIP).

Stammzellen

Stammzellen liegen im unteren Kryptendrittel und ergänzen Verluste der anderen Zellen, auch von Paneth-Körnerzellen und endokrinen Zellen. Überwiegend dient ihre Vermehrung dem Ersatz von Saumzellen und Becherzellen der Zotten; diese Zellen unterliegen einem raschen Wechsel und haben an der Zottenspitze nur eine Lebensdauer von etwa 5 Tagen.

Bevor sich die Stammzellen zu reifen Formen dieser beiden Zellarten differenzieren, bilden sie intermediäre Zellen, die gemeinsame Merkmale von Saum- und Becherzellen aufweisen. Diese Zellen nehmen in den oberen 2/3 der Krypten einen größeren Raum ein.

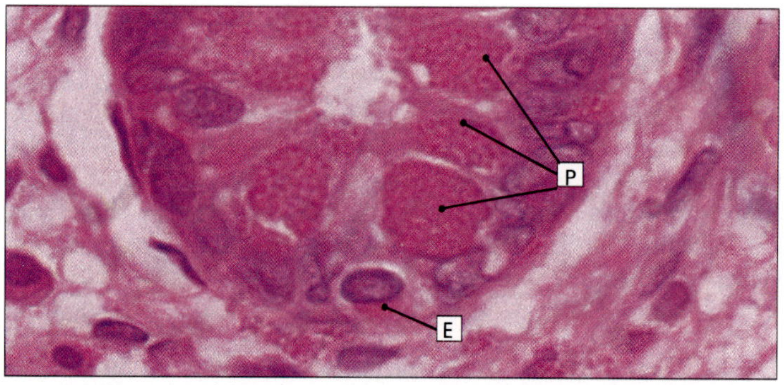

Abb. 10-39. Paneth-Körnerzellen. Der Grund einer Dünndarmkrypte im Paraffinschnitt. Die exokrinen Paneth-Körnerzellen (P) enthalten supranukleär große, hellrot gefärbte Granula. Eine kleine enteroendokrine Zelle (E) mit weniger deutlichen basalen eosinophilen Granula ist auch getroffen

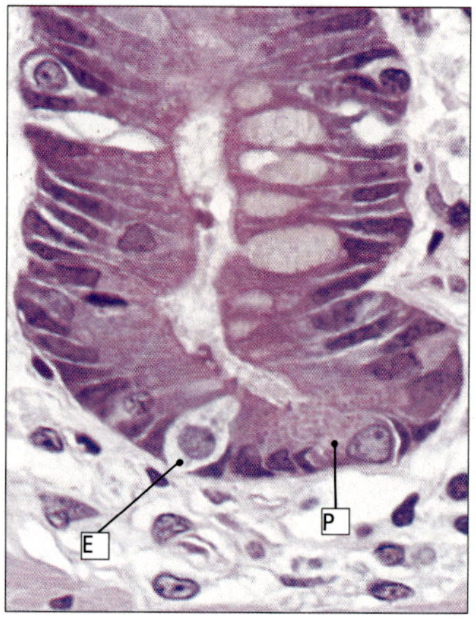

Abb. 10-40. Endokrine Zelle. Der Grund einer Dünndarmkrypte mit einer typischen, blaß gefärbten enteroendokrinen Zelle (E). In diesem dünnen Acrylharzschnitt sind die Körner der Paneth-Zellen (P) weniger deutlich zu sehen

Stammzellen und intermediäre Zellen sind besonders zahlreich bei hohen Zellverlusten der Darmzotten, die bei vielen Dünndarmerkrankungen auftreten. Die Krypten wachsen dann in die Länge und enthalten auffallend viele Mitosen (Kryptenhyperplasie).

Lamina propria

Am deutlichsten ist die Lamina propria des Dünndarms im Zottenstroma zu erkennen, aber sie umgibt und unterlagert auch die Drüsen. Sie besteht aus Kollagen, Retikulinfasern, Fibroblasten und einer Glykosaminoglykanmatrix, durch die Blutkapillaren, Lymphgefäße und Nerven ziehen. Dort finden sich auch einige glatte Muskelzellen.

Die Blut- und Lymphgefäße fallen besonders in den Zotten auf; in jedem Zottenstroma steigt ein zentrales **Chylusgefäß** ab.

Die Lamina propria enthält auch Lymphozyten, Plasmazellen, Eosinophile, Makrophagen und Mastzellen.

● **Lymphozyten und Plasmazellen (GALT)**. Bei den Lymphozyten handelt es sich größtenteils um T-Zellen (etwa 70 % T-Helfer- und 30 % T-Suppressorzellen, s. Kap. 7); die Plasmazellen sind überwiegend IgA-Produzenten. Lymphozyten kommen auch im Zottenepithel vor, gewöhnlich basal zwischen den lateralen Interzellularräumen. Wie in der Lamina propria handelt es sich auch um T-Zellen, aber die Subpopulation ist anders zusammengesetzt, etwa aus 80 % T-Suppressorzellen und dem Rest aus T-Helferzellen.

● **Eosinophile** sind in der Lamina propria des gesamten Verdauungstrakts verbreitet.

● **Makrophagen** liegen hauptsächlich unter der Basalmembran in den oberen Zottenteilen. Sie sollen wohl korpuskuläres Antigen umfließen und lösliches Antigen aufnehmen, bevor sie es den T-Lymphozyten präsentieren.

● **Mastzellen** werden überwiegend im Kryptenstroma gefunden.

Submukosa

Die Dünndarmsubmukosa enthält Lymph- und Blutgefäße und die submukösen Plexus aus Nerven und Ganglienzellen (s. Abb. 10-26 a), dazu noch Teile der größeren Ansammlungen des darmassoziierten lymphatischen Gewebes, welches die Muscularis mucosae durchbrochen hat.

Im Duodenum liegen in der Submukosa die schleimproduzierenden Brunner-Drüsen.

Regionale Unterschiede

Duodenum

Das Duodenum unterscheidet sich in einigen Punkten vom Rest des Dünndarms.

- Es liegt größtenteils retroperitoneal.
- Seine Zotten sind besonders häufig blatt- und leistenförmig (s. Abb. 10-36).
- Es enthält auffällige schleimproduzierende, submuköse Drüsen (**Brunner-Drüsen**, Abb. 10-41), die die Muscularis mucosae durchdringen und aufsplittern, so daß auch einige Azini in der Lamina propria mucosae liegen.
- Es erhält durch lange Ausführungsgänge die Sekrete der Darmanhangsdrüsen Leber (s. Kap. 11) und exokrines Pankreas.

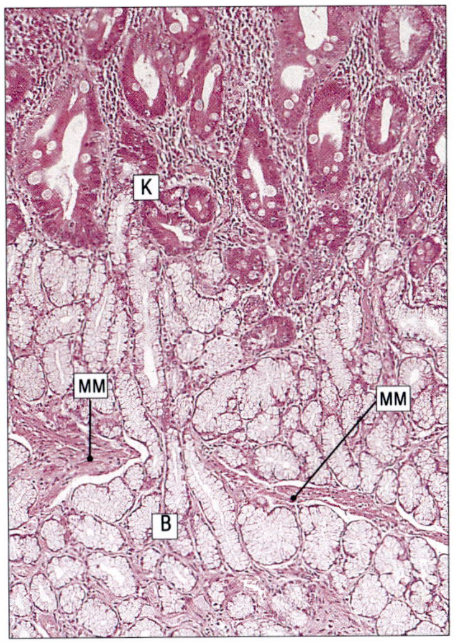

Abb. 10-41. Brunner-Drüse. Im 1. Teil des Duodenums findet man die großen, flüssigkeitsezernierenden, mukösen Brunner-Drüsen (B), die ihr Sekret in den Hals der Darmkrypten (K) abgeben. Die Brunner-Drüsen liegen teilweise in der Mukosa, größtenteils durchbrechen sie aber die Muscularis mucosae (MM) und liegen dann submukös

Brunner-Drüsen ähneln den tiefen Mukosadrüsen der Pylorusregion, sie bestehen aus mukösen Zellen in kurzen Schläuchen, die an der Basis oder der Seite von Mukosakrypten einmünden. Brunner-Drüsen sezernieren ein alkalisches mukoides Material (pH-Wert 8,0–9,5), das die Duodenalmukosa vor dem noch sauren Chymus schützt und dessen pH auf einen Wert bringt, an dem die pankreatischen Verdauungsenzyme am wirksamsten sind (s. unten).

Brunner-Drüsen sollen auch **Urogastron** sezernieren, ein Peptid, das die Säureproduktion des Magens hemmt. In diesen Drüsen können endokrine Zellen immunhistochemisch nachgewiesen werden.

Exokrines Pankreas. Der exokrine Anteil der Bauchspeicheldrüse wird bei Vögeln und Säugern durch ein nicht direkt in der Darmwand gelegenes separates Organ gebildet; bei niederen Tieren ist es wie die Leber ein Teil der Wand des Verdauungstrakts.

Beim Menschen kann das Pankreas in Kopf, Körper und Schwanz unterteilt werden. Der Kopf des langen Organs paßt sich in die Konkavität des Duodenum-C ein, und der Schwanz erreicht in der linken Regio hypochondriaca das Milzhilum.

Das Pankreas ist von einer dünnen, kaum abgesetzten, kollagenfaserigen Kapsel umgeben, von der aus schmale, unregelmäßige Septen eindringen und zu einer Lobulierung führen. Jedes Läppchen besteht aus vielen rundlichen Gruppen (**Azini**) sezernierender exokriner Zellen (Abb. 10-42). Jeder Azinus besitzt ein eingeschobenes Schaltstück mit **zentroazinären** Zellen, das in ein Ausführungsgangsystem überleitet, in dem die Streifenstücke fehlen.

Die Pankreasazinuszellen produzieren und sezernieren die inaktiven Vorstufen verschiedener Verdauungsfermente, z. B. die Vorstufen proteolytischer Enzyme (besonders **Trypsinogen**, Chymotrypsinogen, Procarboxypeptidasen A und B und Proelastase) und fettspaltender Enzyme (Prophospholipase und Prolipase). Das Pankreas sezerniert auch Amylase, Cholesterinesterase und Ribonukleasen.

Die Aktivierung der Proenzyme findet erst im Duodenum statt, und zwar von Trypsinogen zu aktivem Trypsin durch eine duodenale Enterokinase aus dem Stäbchensaum, die eine Kaskade von Reaktionen auslöst, durch die ein inaktives Proenzym in ein aktives Enzym überführt wird.

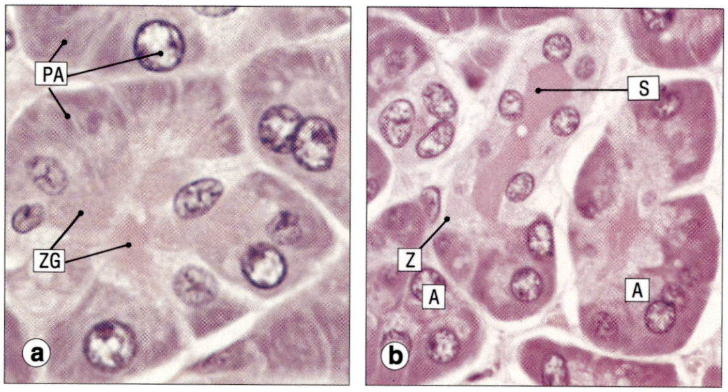

Abb. 10-42 a, b. Exokrines Pankreas. a Die **Azini** oder Drüsenendstücke enthalten proteinsezernierende Pankreasazinuszellen (PA) mit breiter Basis und schmaler apikaler Oberfläche, die ein paar kurze Mikrovilli trägt. Die Zellen sind reich an rauhem ER, besonders in der unteren Zellhälfte, deren Zytoplasma daher basophil reagiert. Das luminale Zytoplasma enthält eosinophile Zymogengranula (ZG), die die von der Zelle synthetisierten Proenzyme enthalten. Manche Zellen besitzen diese Granula in großer Zahl, während andere keine oder wenige enthalten und ihre Granula wohl kürzlich durch Exozytose in das enge Azinuslumen entleert haben. Die Proenzyme werden im rauhen ER synthetisiert und dann zum Golgi-Apparat transportiert, der sie in Granula verpackt. **b** Das ausführende Gangsystem beginnt schon im Azinus (A). Blaß gefärbte Zellen, die **zentroazinären Zellen** (Z), stellen den in den Azinus eingeschobenen Anfangsteil der **Schaltstücke** (S) dar. An günstig getroffenen Stellen kann man sie bis ins Schaltstück hineinverfolgen. Schaltstücke besitzen ein einschichtiges kubisches Epithel und sind mehrfach verzweigt. Schließlich konfluieren die Schaltstücke zu **interlobulären Ausführungsgängen**, die in den kollagenfaserigen Septen zwischen den Drüsenläppchen verlaufen; sie sind mit einem Zylinderepithel ausgestattet. Die interlobulären Ausführungsgänge münden in die Ductus pancreatici, die im Pankreas längs verlaufen und auf der **Papilla duodeni** major oder minor ausmünden. Pankreasgänge sind mit einem hohen Zylinderepithel ausgekleidet, in dem auch eine Reihe von Becherzellen vorkommen

Der Pankreassaft ist alkalisch aufgrund der selektiven Sekretion von Bikarbonationen, die wahrscheinlich eher aus dem Gangsystem als aus den Azini stammt.

Die Pankreassekretion wird überwiegend hormonell kontrolliert; die wichtigsten Hormone sind **Sekretin** und **Cholezystokinin** (**Pankreozymin**).

- Sekretin fördert die Bildung einer bikarbonatreichen Flüssigkeit.
- Cholezystokinin soll die Azinuszellen zur Freisetzung ihrer Fermente anregen.

Sekretin und Cholezystokinin werden von endokrinen Zellen aus der Mukosa des Intestinaltrakts produziert, und zwar dann, wenn saurer Mageninhalt ins Duodenum übertritt.

Der Ductus pancreaticus major endet gemeinsam mit dem (galleführenden) Ductus choledochus in der Konkavität des Duodenums auf einer Schleimhauterhebung, der **Vater-Papille** (Papilla duodeni major).

Jejunum

Das Jejunum ist der Ort der stärksten Resorption im ganzen Verdauungstrakt und zeigt nicht nur die beste Ausbildung der Plicae circulares (s. Abb. 10-35), sondern auch die komplexesten Zotten, die dort überwiegend fingerförmig sind.

Ileum

Das Ileum zeichnet sich durch die beste Entwicklung des GALT aus. Das aggregierte lymphatische Gewebe (**Peyer-Plaques**) verdickt die Lamina propria mucosae, durchbricht die Muscularis mucosae und erstreckt sich bis in die Submukosa. Die Zellen der Lamina epithelialis mucosae über diesen lymphatischen Ansammlungen sind strukturell und funktionell modifiziert (s. S. 100).

Dickdarm

Der Dickdarm, Intestinum crassum, umfaßt:

- das **Zäkum** (Blinddarm);
- das **Kolon** (Grimmdarm) mit Colon ascendens, transversum, descendes;
- das **Sigmoid** (Colon sigmoideum);
- das **Rektum** (Mastdarm, Enddarm).

Der Dickdarm hat durchgehend fast die gleiche Struktur; regionale Unterschiede bestehen zwischen Zäkum und Rektum.

Die Hauptaufgabe des Dickdarms besteht in der Überführung des flüssigen Dünndarminhalts in die festeren, unverdaulichen **Fäzes** durch Rückresorption von Wasser und Salzen aus dem Darminhalt, bis dieser halbfest ist. Je fester er wird, desto mehr Muzin ist als Gleitmittel für die Passage nötig. Der Wurmfortsatz, **Appendix**, ist ein kleines Anhängsel des Zäkum.

Epithel

Das Dickdarmepithel bildet eine Mischung aus resorbierenden Zellen und schleimproduzierenden (Becher-)Zellen; sie säumen einfache, gerade, tubuläre Glandulae intestinales, die sich von der Darmoberfläche unverzweigt bis zur Muscularis mucosae erstrecken. Die Zellen setzen sich aus zylindrischen Saumzellen, Becherzellen, Stammzellen und endokrinen Zellen zusammen (s. Abb. 10-43).

Andere Epithelzellen liegen eng an den lymphatischen Ansammlungen in der Lamina propria als dichtgepackte kubische oder zylindrische Zellen mit einer relativ hohen Kern-Plasma-Relation; sie enthalten kein Muzin. Diese Zellen ähneln den M-Zellen, die mit dem lymphatischen Gewebe im Dünndarm assoziiert sind.

Saumzellen

Die zylindrischen Saumzellen (Abb. 10-43 b, c) bilden den häufigsten Zelltyp im Dickdarm. Es sind schmale, schlanke Zellen und scheinbar in der Minderzahl, da sie zwischen den viel umfangreicheren Becherzellen komprimiert werden. Ihre luminale Oberfläche trägt einen mikrovillösen Saum, und es gibt Hinweise darauf, daß sie ein neutrales Polysacccharid produzieren und sezernieren können, vielleicht ein Glykokalyxmaterial.

Saumzellen sollen die Wasser- und Salzrückresorption im Kolon übernehmen. Sie haben keine Bürstensaumenzyme und spielen daher keine Rolle bei Verdauungsvorgängen. Ihre auffälligen lateralen Interzellularräume mit starker Na^+-K^+-ATPase-Aktivität geben Hinweise auf einen aktiven Flüssigkeitstransport.

Becherzellen

Diese schleimproduzierenden Zellen (Abb. 10-43 b, c) enthalten Muzingranula in großer Zahl; ihre supranukleären Ansammlungen im geweiteten Zytoplasma führten zur Bezeichnung **Becherzellen**.

Die Muzinvakuolen sind in Sigmoid und Rektum größer als in Zäkum und Colon ascendens, so daß offenbar Unterschiede in den Muzinarten bestehen. Muzin aus dem Kolon und Rektum ist stark sulfatiert, während das aus dem Zäkum und Colon ascendens schwächer sulfatiert ist und Sialinsäureradikale enthält.

Sobald die Becherzellen in Richtung der Dickdarmoberfläche hin nachrücken, beginnen sie, ihren Schleim zu entleeren, und gliedern sich schließlich ins Oberflächenepithel ein, das hauptsächlich aus Saumzellen besteht.

Stammzellen

Die Stammzellen (Abb. 10-43 d) liegen als Vorläufer der anderen Zellarten im Kryptengrund. Sie differenzieren sich zu Saum- oder Becherzellen sowie zu endokrinen Dickdarmzellen.

Endokrine Zellen

Endokrine Zellen (Abb. 10-43 d) sind im Dickdarm vergleichsweise spärlich und liegen eingestreut zwischen den anderen Zellen, besonders in der unteren Hälfte jeder Krypte. Sie haben eine breite Basis, die sich in Richtung einer kleinen luminalen Oberfläche mit Mikrovilli verschmälert. Ihre neuroendokrinen Granula liegen infranukleär und sind bisweilen in HE-Schnitten als kleine, eosinophile Flecken zu sehen.

Immunhistochemische Methoden haben gezeigt, daß diese Zellen eine Reihe von Substanzen enthalten, einschließlich Chromogranin, Substanz P, Somatostatin und Glukagon.

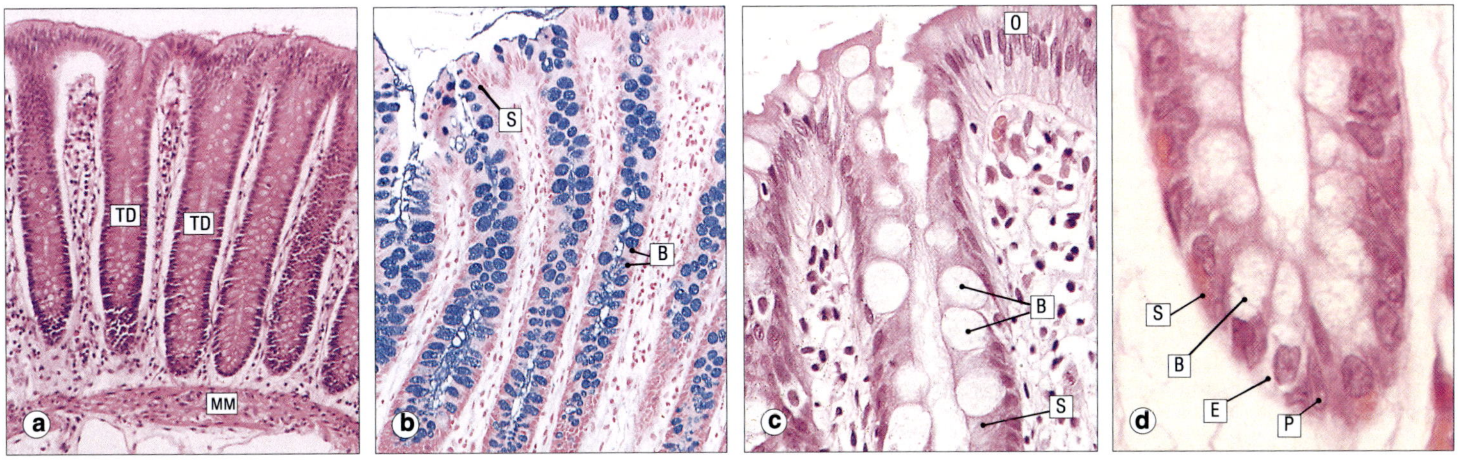

Abb. 10-43 a–d. Dickdarm. a Dickdarmmukosa. Die Oberfläche ist flach, und einfache gerade tubulöse Drüsen (TD) erstrecken sich abwärts bis zur Muscularis mucosae (MM). **b** In den Drüsen gibt es 2 Zellpopulationen; am häufigsten sind die hochzylindrischen Saumzellen (S). Sie sind stark komprimiert und daher unauffällig. Besser zu sehen sind die mukösen Zellen (Becherzellen, B), hier in einer Alcianblaufärbung. **c** Saumzellen (S) und Becherzellen (B) bei starker Vergrößerung im oberen Drüsenanteil. Die zylindrischen Oberflächenepithelzellen (O) enthalten wenig Muzin. **d** An der Drüsenbasis setzt sich die Zellpopulation aus einer Kombination von pluripotenten Stammzellen (P), Becherzellen (B), zylindrischen Saumzellen (S) und gelegentlich kleinen, blaß gefärbten endokrinen Zellen (E) zusammen

Lamina propria mucosae

Die Dickdarmpropria besteht aus Kollagen, Retikulin und Fibroblasten, eingebettet in eine Glykosaminoglykanmatrix.

Unmittelbar unter der Basalmembran des Oberflächenepithels liegt eine Schicht aus kompaktem Kollagen, in der dünne Bündel aus glatten Muskelzellen aus der Muscularis mucosae inserieren.

Der Zellbestand der Lamina propria beinhaltet auch Lymphozyten und verstreute Eosinophile; die Lymphozyten sind überwiegend T-Zellen. Es gibt auch kleine Lymphfollikel (Teile des GALT, s. S. 159), von denen die größeren die Muscularis mucosae durchbrechen und in die Submukosa hineinragen. Das Auftreten von Zellen mit PAS-positiven Granula, bekannt als **Muziphagen**, entspricht einem Normalbefund, namentlich im Rektum.

Lamina muscularis mucosae

Die Muscularis mucosae besteht aus 2 Lagen glatter Muskulatur, einer inneren Ring- und einer äußeren Längsschicht, aber diese Anordnung kommt nur an abnorm verdickten Stellen deutlich zur Darstellung. Elastische Fasern sind ebenfalls vorhanden.

Die Muscularis mucosae wird von feinen Nervenästchen aus dem Plexus submucosus durchbohrt; sie setzen ihren vertikalen Verlauf in die Lamina propria fort. Die Koloninnervation ist bei der Diagnose des Morbus Hirschsprung (Megacolon congenitum) besonders wichtig (s. Abb. 10-46).

Tunica muscularis

Die Tunica muscularis des Dickdarms zeigt die übliche innere Ringmuskulatur. Die äußere Längsmuskulatur ist nicht einheitlich stark, sondern zu den 3 **Tänien** bandartig gerafft.

Appendix vermiformis

Der Wurmfortsatz des Blinddarms, eine ebenfalls blind endende Ausstülpung des Zäkums, stellt einen zurückgebildeten Darmabschnitt dar. Er ist 5–10 cm lang und etwa 0,8 cm dick. Beide Maße schwanken von Mensch zu Mensch, aber der Durchmesser ist mit 7–20 Jahren am größten und nimmt mit zunehmendem Alter ab.

Die Appendixwand besteht unter der Serosa aus der typischen Tunica muscularis. Die Submukosa enthält Blutgefäße, Nerven und wechselnde Mengen lymphatischen Gewebes.

Das Schleimhautepithel sieht aus wie im Kolon, mit geraden Krypten (schlauchförmigen Drüsen) aus Saumzellen, Becherzellen und einigen enteroendokrinen Zellen, die man besonders im Drüsengrund findet. Enteroendokrine Zellen liegen auch in der Submukosa dicht bei Nerven und Ganglienzellen, besonders am blinden Ende der Appendix vermiformis.

Bei Kindern enthalten Lamina propria und Submukosa massig lymphatisches Gewebe mit auffälliger Follikelbildung (Abb. 10-44 a). Es ist bei Neugeborenen noch nicht ausgebildet, sondern besiedelt die Appendix zunehmend in den ersten 10 Lebensjahren. Später bildet es sich wieder zurück, so daß die normale Appendix des Erwachsenen nur noch Spuren lymphatischen Gewebes enthält (Abb. 10-44 b).

Mit der Atrophie des lymphatischen Gewebes beim Erwachsenen wird die Submukosa stärker kollagenfaserig; im Alter kann die Mukosa selbst fibrotisch werden, besonders nahe der Spitze.

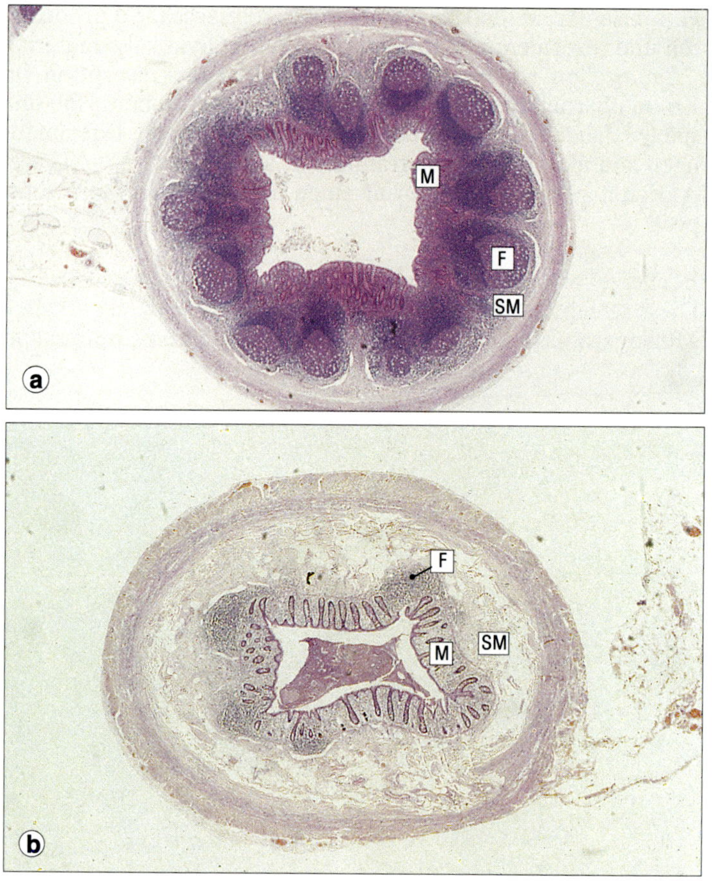

Abb. 10-44 a, b. Appendix vermiformis. a Querschnitt eines Wurmfortsatzes eines 10jährigen. In der typischen Dickdarmschleimhaut (M) liegen große Lymphfollikel (F), die bis in die Submukosa (SM) reichen. **b** Appendixquerschnitt eines 36jährigen bei gleicher Vergrößerung. Die Appendix ist kleiner, und die Lymphfollikel (F) sind nahezu alle verschwunden

Erkrankungen des Dickdarms

Kolon und Rektum sind einer Reihe von Störungen ausgesetzt, von denen viele in vorübergehenden Verdauungsstörungen bestehen, z.B. Durchfall nach dem Genuß großer Mengen an Bier. Die 3 wesentlichen langwierigen Erkrankungen beim Erwachsenen sind

- das **Kolonkarzinom**, vom Epithel ausgehend;
- die **Divertikulose**, bei der ein erhöhter Binnendruck die Schleimhaut ballonartig nach außen durch die Muskelschichten treibt;
- die **Colitis ulcerosa**, eine schwere, ulzerierende Erkrankung der Kolonschleimhaut.

Colitis ulcerosa

Die Ursache dieser Erkrankung ist unbekannt; es kommt auf großen Flächen zu Schleimhautdefekten mit Ulzeration und dem Zerfall des resorbierenden Epithels (Abb. 10-45).

Diese Schleimhautschäden hemmen die Wasserrückresorption aus dem Koloninhalt; die normalerweise verfestigten Fäzes werden durch große Mengen wäßrigen Durchfalls ersetzt, der in Konsistenz und Zusammensetzung etwa dem Ileuminhalt entspricht. Die Schleimhautzerstörung geht mit Blutungen einher, so daß die wäßrigen Stühle oft mit Blut gemischt sind.

Morbus Hirschsprung (Megacolon congenitum)

Die wichtigste Dickdarmerkrankung bei Kleinkindern und Kindern ist der **Morbus Hirschsprung**, bei dem eine Defäkation nicht möglich ist, weil ein Abschnitt des unteren Rektums in der Submukosa und Tunica muscularis keinerlei Ganglienzellen enthält. Die normale Innervation wurde auf S. 159 beschrieben und in Abb. 10-26 gezeigt.

Der betroffene Darmabschnitt bleibt verschlossen, und der Bauch des Kindes wird durch angestauten Kot immer dicker. Ohne Behandlung kann es zur tödlichen Perforation kommen.

Obwohl diese Anomalie primär das untere Rektum betrifft, kann der ganglienfreie Darmabschnitt sehr lang sein und Teile des distalen Kolons mitbetreffen.

Die Diagnose wird durch eine Rektumbiopsie gesichert, indem das Fehlen submuköser Ganglienzellen nachgewiesen wird. Ein weiteres charakteristisches Merkmal bildet die Hypertrophie von Nervenästen in Muscularis mucosae, Submukosa und Lamina propria mucosae (Abb. 10-46).

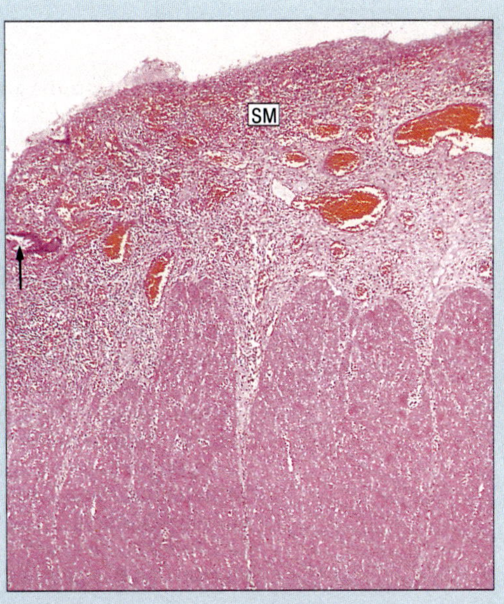

Abb. 10-45. Colitis ulcerosa. Die Wand des Colon sigmoideum eines Patienten mit Colitis ulcerosa. Die Mukosa und ein Teil der Submukosa (SM) sind völlig zerstört; vom resorbierenden und schleimproduzierenden Epithel bleiben nur verstreute Reste übrig (Pfeil)

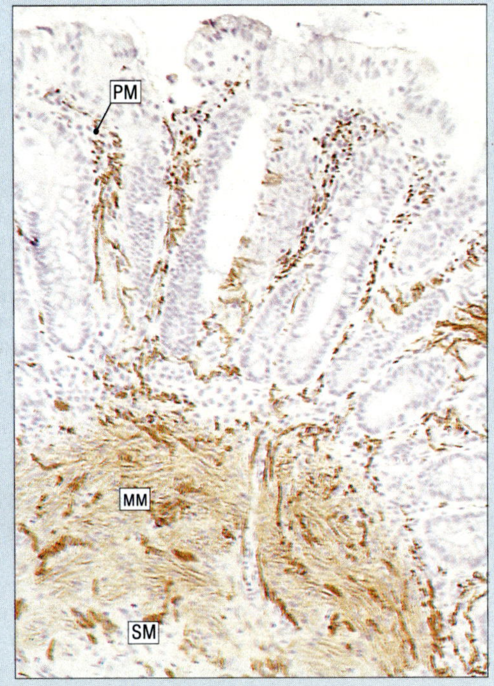

Abb. 10-46. Morbus Hirschsprung. In der Lamina propria mucosae (PM), Muscularis mucosae (MM) und Submukosa (SM) liegen auffällige Nervenästchen. Diese Rektumbiopsie von einem Kind mit Morbus Hirschsprung wurde mit der histochemischen Cholinesterasetechnik angefärbt

Praktische Histologie

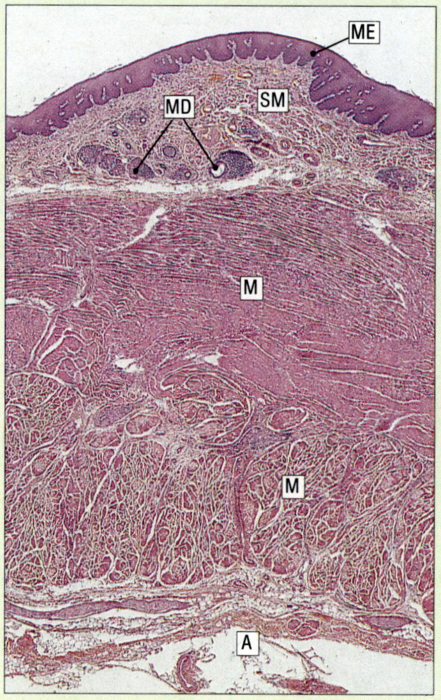

Abb. 10-47. Ösophagus. Das Übersichtsbild aus dem unteren Ösophagusdrittel zeigt das mehrschichtige Plattenepithel (ME) und die Submukosa (SM) mit mukösen Ösophagusdrüsen (MD), die von deutlichen lymphatischen Infiltraten umgeben sind. Hier bestehen die Muskelschichten (M) schon gänzlich aus glatter Muskulatur; weiter oben im Ösophagus dagegen vorwiegend aus Skelettmuskulatur. Die äußere Adventitia (A) enthält Fettgewebe sowie Nerven und Blutgefäße

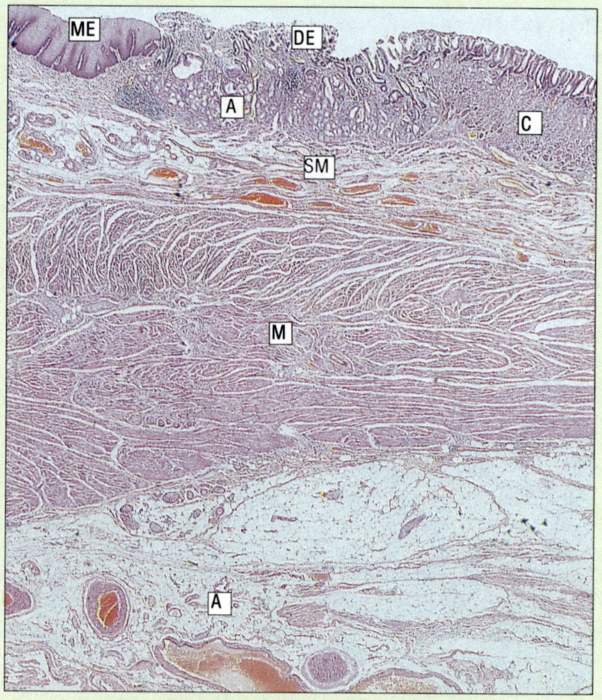

Abb. 10-48. Übergang Ösophagus – Magen. Der untere Ösophagusabschnitt ist am mehrschichtigen Plattenepithel (ME) zu erkennen, das an das Drüsenepithel (DE) des Magens grenzt. Dicht am Übergang zum Ösophagus zeigt die Magenschleimhaut die Kardiadrüsenregion (A, s. Abb. 10-33), hier in einer schmalen Zone vor der Magenschleimhaut vom Korpustyp (C, s. Abb. 10-33). In dieser Region sind die Submukosa (SM) und auch die Adventitia (A) sehr gefäßreich. Eine Unterscheidung zwischen Ring- und Längsmuskulatur (M) ist in dieser Übergangsregion kaum möglich

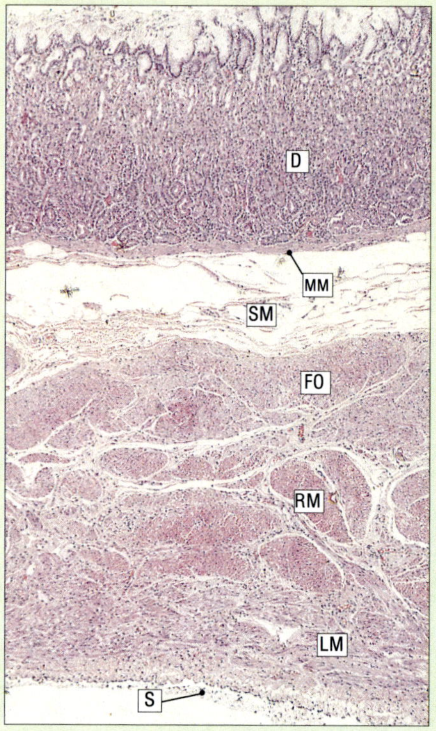

Abb. 10-49. Magenwand. Magenwand im Korpusbereich. In der Mukosa haben die Drüsen (D, s. Abb. 10-21 und 10-33) fast das ganze Stroma verdrängt. Die deutliche Muscularis mucosae (MM) trennt die Mukosa von der locker gebauten Submukosa (SM). Hier sind alle 3 Muskelschichten des Magens angeschnitten. Innen liegen die Fibrae obliquae (FO), dann folgen die mittlere Ringmuskulatur (RM) und die äußere Längsmuskulatur (LM). Als intraperitoneales Organ ist der Magen von Serosa (S) bedeckt und von einer Mesothelzellschicht überzogen

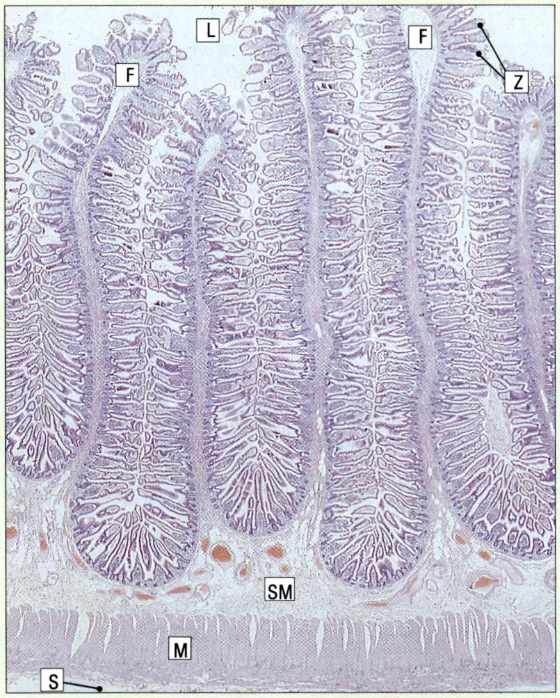

Abb. 10-50. **Dünndarm.** Der Anfangsteil des Jejunums zeigt in dieser Übersichtsvergrößerung mehrere Charakteristika der Dünndarmwand. Die Schleimhaut ist zu hohen Kerckring-Falten aufgeworfen (F, s. auch Abb. 10-35), deren Oberflächen Zotten tragen (Z, s. Abb. 10-36). Dieses Bauprinzip führt zu einer enormen Vergrößerung der resorbierenden Epitheloberfläche am Lumen (L). Die Submukosa (SM) ist gefäßreich; darunter liegen die zweilagige Muskelschicht (M) und die Serosa (S). In den unteren Dünndarmabschnitten werden die Plicae circulares allmählich weniger

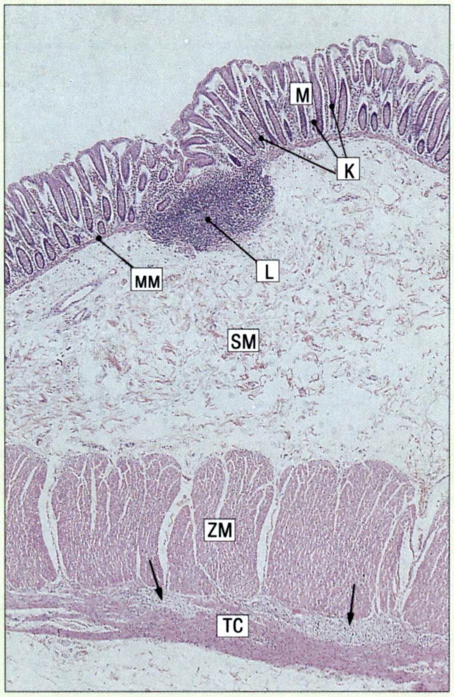

Abb. 10-51. Kolon. Die Mukosa (M) mit ihrer glatten Oberfläche enthält tiefe Krypten (K, s. Abb. 10-43). Die Muscularis mucosae (MM) ist hier deutlich abgebildet, sie wird von einer lymphatischen Einlagerung (L) unterbrochen, die teils in der Mukosa, teils submukös gelegen ist. Das lymphatische Gewebe gehört zum GALT. Die lockere kollagenfaserige Submukosa (SM) gestattet die Beweglichkeit der Mukosa gegenüber der Tunica muscularis. Von der Muskelschicht ist hier überwiegend die Zirkulärmuskulatur (ZM) gezeigt, von der Längsmuskulatur ist eine Taenia coli (TC) angeschnitten. Zwischen beiden Schichten liegen auffällige Ganglien und Nerven (Pfeile, s. Abb. 10-26)

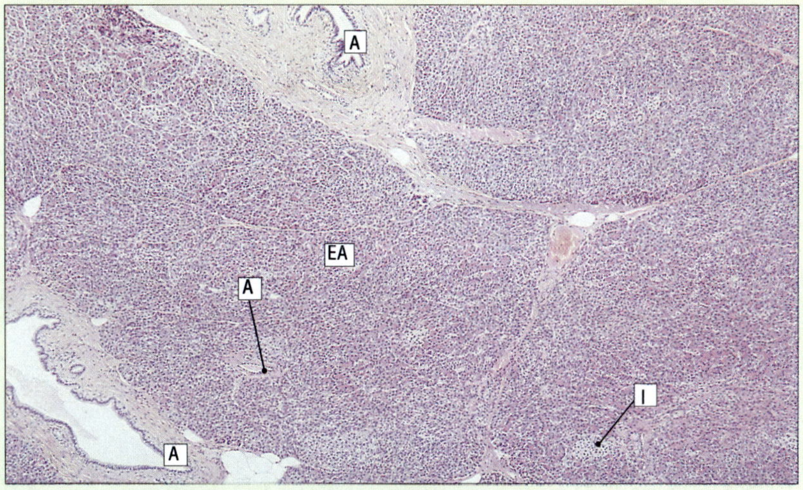

Abb. 10-52. Pankreas. Übersichtsbild der Bauchspeicheldrüse mit interlobulären Ausführungsgängen (A), die die Sekrete der exokrinen Azini (EA, s. Abb. 10-42) aufnehmen und in die Hauptausführungsgänge weiterleiten. Das Pankreasgewebe besteht überwiegend aus dichtgepackten exokrinen Azini, die man bei dieser Vergrößerung einzeln kaum unterscheiden kann. Eine kleine Langerhans-Insel (I), der endokrine Anteil des Pankreas (s. Kap. 15), ist rechts unten getroffen

11 Leber und Gallenwege

Leber

Die Leber, **Hepar**, funktioniert wie eine chemische Großfabrik und synthetisiert große komplexe Moleküle aus niedermolekularen Substanzen, die ihr mit dem Blut zugeführt werden, besonders aus kürzlich im Darm resorbierten Substanzen, die sie über die **Pfortader** erhält. Die Leber entgiftet auch toxische Stoffe aus dem Blut der **A. hepatica** und synthetisiert **Galle**, die durch ein Gangsystem (**Gallenwege**) dem Duodenum zugeleitet wird.

All die verschiedenen Funktionen der Leber werden von einer Zellart, der **Leberparenchymzelle** oder dem Hepatozyten, wahrgenommen und sind abhängig von komplexen Beziehungen zwischen:

- dem Gefäßsystem (A. hepatica und Ästen der V. portae, Sinusoiden und Zentralvenen);
- den Hepatozyten;
- den Gallenwegen (Gallenkapillaren und intrahepatischen Gallengängen, Abb. 11–1).

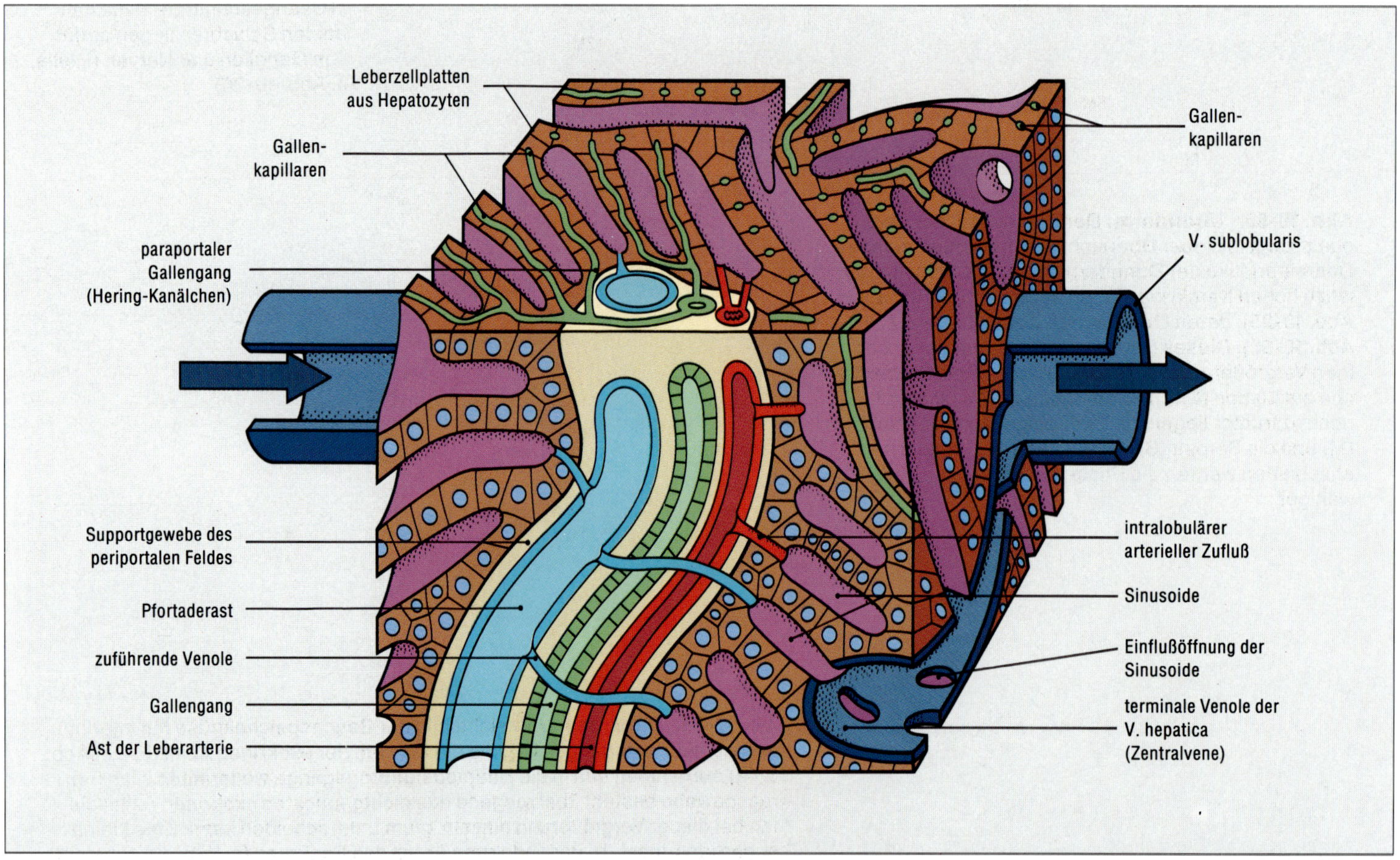

Abb. 11-1. Leberarchitektur. Leberzellen sind in Form kommunizierender, flacher Platten angeordnet, zwischen denen Sinusoide liegen, deren Blut durch Portalvenenäste und Zweige der Leberarterie herangeführt wird. Das Blut der Sinusoide fließt in eine zentrale terminale Venole (Zentralvene), die dann in eine V. sublobularis übergeht. Die von den Hepatozyten gebildete Galle fließt in Gallenkapillaren und dann in epithelgesäumte kleine Gallengänge, die zusammen mit Ästen der Pfortader und Leberarterie verlaufen

Zuführende Blutgefäße

Die Leber bezieht Blut aus 2 Quellen, aus der A. hepatica und der V. portae.

Die **A. hepatica** aus dem Truncus coeliacus der Aorta versorgt die Leber mit oxygeniertem Blut. Beim Eintritt in die Leberpforte teilt sie sich in zunehmend kleinere Äste auf.

Die **V. portae** oder Pfortader transportiert das Blut aus den unpaaren Baucheingeweiden zur Leber; das Darmblut ist reich an resorbierten Aminosäuren, Lipiden und Kohlenhydraten, während das der Milz reichlich Hämoglobinabbauprodukte enthält.

Nach ihrem Eintritt in die Leberpforte teilt sich die Pfortader in kleine Äste auf, die nach weiteren Verzweigungen schließlich **terminale portale Venolen** bilden.

Mikroperfusion

In der Leber fließt das Blut aus beiden zuführenden Systemen (Leberarterie und Pfortader) in ein gemeinsames System kleiner Gefäßkanäle, die **Sinusoide** (Abb. 11–2), die engen Kontakt zu den Hepatozyten aufweisen.

Die **Leberarterie** transportiert oxygeniertes Blut mit Metaboliten und Toxinen, die durch die Hepatozyten weiterverarbeitet bzw. entgiftet werden sollen. Ihre feinen Endäste verlaufen zusammen mit Pfortaderendästen, bevor sie sich mit kurzen (arteriosinusoidalen) Seitenzweigen in die Lebersinusoide entleeren. Die größeren intrahepatischen Gallengänge werden zuvor aus einem perilobulären Plexus kleiner Arterienzweige mit oxygeniertem Blut versorgt.

Die **Pfortader** führt sauerstoffarmes Blut mit resorbierten Nährstoffen aus dem Darm und Abbauprodukte der Blutkörperchen aus der Milz. Sie teilt sich in der Leber in immer kleiner werdende Äste auf (interlobare, segmentale, interlobuläre) und wird schließlich zu terminalen Ästen aus Venolen, die zusammen mit den Endästen der Leberarterie verlaufen.

Seitenzweige (Einflußvenolen) der terminalen portalen Venolen entlassen das Blut in die Sinusoide, wo es sich mit dem der terminalen Leberarterienäste vermischt. Diese Endabschnitte der Pfortader und der Leberarterie laufen gemeinsam in den **periportalen Feldern**, die auch Gallengänge enthalten.

Lebersinusoide

Die Sinusoide sind etwa 10–30 μm weite Gefäßkanäle, die mit einem stark fenestrierten und diskontinuierlichen Endothel ausgekleidet sind, unter dem sich keine Basalmembran befindet. Es ist anstatt dessen dicht mit Platten oder Strängen aus Hepatozyten vergesellschaftet (Abb. 11–3), von denen es durch einen Spalt getrennt ist. Dieser spaltförmige, perisinusoidale Disse-Raum ist der Hauptaustauschort für Material aus den blutgefüllten Sinusoiden zu den Leberzellen hin und umgekehrt.

Die Lebersinusoide enthalten stellenweise eingestreute phagozytierende Zellen (**Kupffer-Sternzellen**), die von zirkulierenden Blutmonozyten abstammen.

Die Sinusoide empfangen ihr Blut von den Endästen der portalen Venolen und der Leberarterie und geben es, nachdem seine Inhaltsstoffe erheblich verändert worden sind, in terminale Venolen der V. hepatica ab, in die **Zentralvenen**.

Abführende Blutgefäße

Blut, das durch das Leberparenchym geflossen ist, sammelt sich in den **Zentralvenen** der Leberläppchen (s. Abb. 11–7); sie stellen terminale Venolen der **Venae hepaticae** dar, die schließlich über dazwischengeschaltete **Venae sublobulares** gefüllt werden. Die klappenlosen Vv. hepaticae münden ohne eine äußere Verlaufstrecke in die V. cava inferior ein, die auf dem Weg zum rechten Atrium in die Leber eingebettet ist.

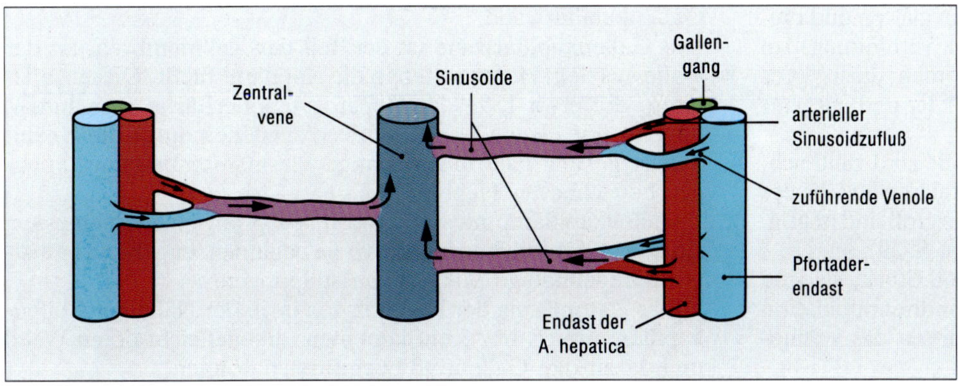

Abb. 11-2. Mikrozirkulation der Leber. Blut aus den Endästen der Pfortader und der Leberarterie zieht über kleine Seitenzweige in das System der Sinusoide. Es sickert dann in den Sinusoiden auf die Zentralvene zu. Das System der Sinusoide ist ein verbundenes System kapillarähnlicher Kanäle in engem Kontakt zu den aktiven Hepatozyten. Es ist kein einfaches Röhrensystem, so wie es hier erscheint

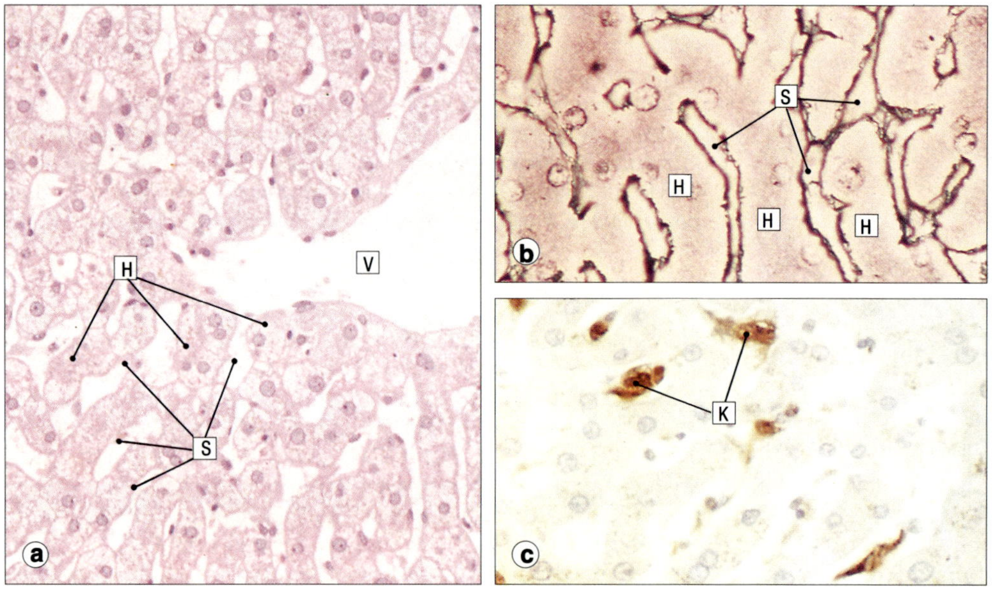

Abb. 11-3 a–c. Lebersinusoide. a Starke Vergrößerung in der Nähe einer Zentralvene (V). Zwischen den Platten aus kubischen Hepatozyten (H) liegen die endothelgesäumten Sinusoide (S). **b** Färbung zur Darstellung der Retikulinfasern (braun) im Disse-Spalt zwischen den Hepatozyten (H) und dem Sinusoidendothel (s. auch Abb. 11-4 c, d). Diese Methode, die man auch an Biopsiematerial aus kleinen Lebergewebszylindern anwendet (s. Abb. 1-1), hebt die Umrisse der Sinusoide (S) hervor. **c** Immunperoxidasepräparat (für Lysozym) zum Nachweis verstreuter phagozytierender Kupffer-Sternzellen (K) in der Sinusoidwand

Hepatozyten (Leberparenchymzellen)

Die Hepatozyten sind eng mit dem Maschenwerk der Sinusoide verbunden. Es sind polar differenzierte, polyedrische Zellen mit 3 unterschiedlichen Zellseiten (s. unten). Wie für metabolisch so aktive Zellen nicht anders zu erwarten, enthält ihr Zytoplasma eine große Anzahl verschiedener Organellen.

- Die Zellkerne sind groß, rund und zentral gelegen, sie enthalten verstreute Chromatinbrocken und auffällige Nukleoli. Viele Zellen sind zweikernig, andere polyploid. Tetraploide Kerne werden mit zunehmendem Alter häufiger.
- Der Golgi-Apparat ist groß und aktiv, oder es finden sich viele kleine Golgi-Felder überwiegend in Kernnähe mit Ausläufern, die dicht an die Oberfläche der Gallenkapillaren reichen (s. unten).
- Die Vesikel und Tubuli des stark entwickelten glatten und rauhen ER stehen mit dem Golgi-Apparat in Verbindung. Im Zytosol liegt eine große Anzahl freier Ribosomen; dazu gibt es große Glykogenlager, oft dicht am glatten ER, und ein paar Lipidtropfen.
- Lysosomen (s. S. 17) unterschiedlicher Größe sind zahlreich, einige enthalten Lipofuszin und Lipoproteinlamellen. In der Nähe der Gallenkapillaren sind sie besonders groß und häufig.
- Eine Zelle enthält 200–300 Peroxisomen (s. S. 19).
- Der Mitochondriengehalt liegt bei über 1000 Stück; sie sind wahllos angeordnet. Diese große Mitochondrienpopulation bewirkt in den HE-gefärbten Paraffinschnitten das eosinophile, granuläre Erscheinungsbild.

Hepatozytenoberflächen

Die 3 verschiedenen Oberflächen der Hepatozyten transportieren unterschiedliche Substanzen zu anderen Hepatozyten, ins Blut oder in die Gallenkapillaren (Abb. 11–4).

Sinusoidwandoberfläche

Die einem Sinusoid zugewandte Zellfläche ist vom Gefäßendothel durch den Disse-Spalt getrennt und macht 70 % der Hepatozytenoberfläche aus. Sie trägt kurze Mikrovilli, die in den Disse-Spalt hineinragen. Zwischen der Basis der Mikrovilli sind Coated pits (s. Abb. 2–5) ausgebildet, die mit der Endozytose betraut sind.

Die sinusoidale Oberfläche ist der Austauschort zwischen dem Blut der Sinusoide und den Leberparenchymzellen.

Gallenkapillarwand

Die Gallenkapillarwand ist der Teil der Zellmembran, an der Galle aus dem Hepatozyten in die Kapillare fließt. Diese Kapillaren, die etwa 15 % der Hepatozytenoberfläche einnehmen, haben keine eigene Wand, sondern entstehen durch die Aneinanderlagerung halbrinnenförmige Plasmamembraneinstülpungen benachbarter Hepatozyten.

Gallenkapillaren messen etwa 0,5–2,5 µm im Durchmesser; sie sind in Zentralvenennähe, wo sie beginnen, enger und enthalten unregelmäßige Mikrovilliausstülpungen.

Das Zytoplasma der Hepatozyten ist in der Nähe der Gallenkapillaren reich an Aktinfilamenten, die vielleicht deren Weite und damit den Gallenfluß beeinflussen können.

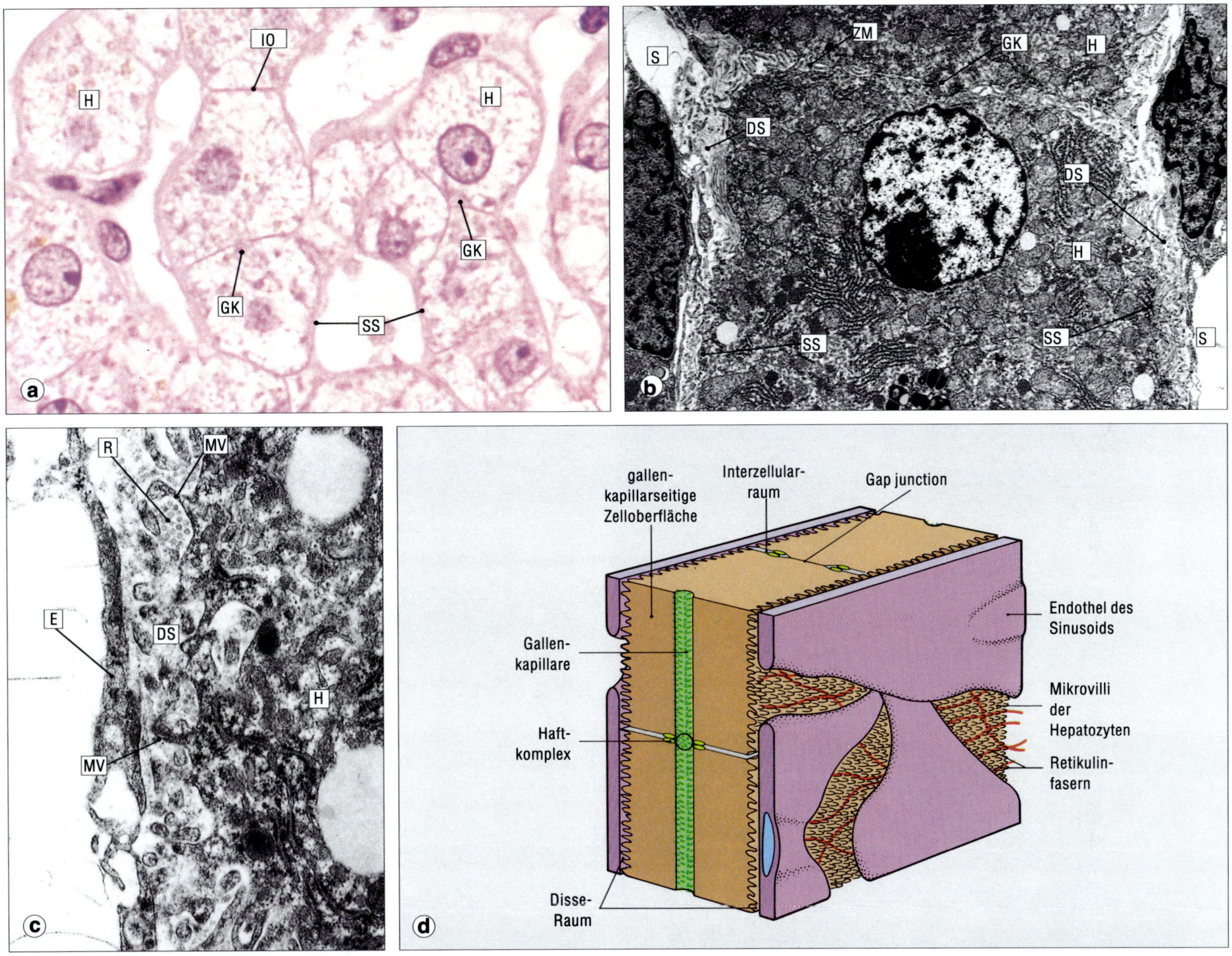

Abb. 11-4 a–d. Hepatozyten. a HE-gefärbter dünner Acrylschnitt mit nahezu kubischen Hepatozyten (H) mit körnig eosinophilem Zytoplasma, dessen blasse Stellen glykogenreich sind. An den zentralen Kernen sind der Nukleolus und die Kernmembran deutlich hervorgehoben. Manche Hepatozytenflächen flankieren die Sinusoide (SS), andere grenzen an benachbarte Hepatozyten (interzelluläre Oberflächen, IO) und können dabei auch Gallenkapillaren (GK) bilden, deren Details undeutlich zu erkennen sind. **b** Elektronenmikroskopische Übersichtsaufnahme zweier benachbarter Hepatozyten (H), deren Zellmembranen (ZM) eine Gallenkapillare (GK) formen. Die anderen Hepatozytenflächen grenzen mit sinusoidalen Seiten (SS) an die Sinusoide (S). Den Spalt zwischen diesen Flächen und dem Endothel bezeichnet man als Disse-Spalt (DS). **c** Stärkere Vergrößerung des Disse-Spalts (DS) unter dem Endothel (E). Die Oberflächen der Hepatozyten (H) tragen unregelmäßige Mikrovilli (MV), die in diesen Spalt ragen. Sie sind beim Menschen viel unregelmäßiger als beim Nager. Dazwischen liegt ein Retikulinfasernetzwerk (R). **d** Schemazeichnung des Disse-Spalts zwischen den Hepatozyten und dem diskontinuierlichen Endothel der Sinusoide. Dieser Raum mit seinen Mikrovilli und stützenden Retikulinfasern erleichtert den Stoffaustausch zwischen dem Blut und den Hepatozyten

Die Zellmembran der Gallenkapillaren ist reich an alkalischer Phosphatase und Adenosintriphosphatase; das Lumen der Gallenkapillaren ist zum Rest der Zellmembran hin durch Haftkomplexe abgeschlossen (Abb. 11–5).

Interzelluläre Oberflächen

Die glatten interzellulären Oberflächen der Leberparenchymzellen grenzen direkt an Nachbarzellen, ohne daß Gallenkapillaren oder Sinusoide dazwischenliegen. Sie machen etwa 15 % der Hepatozytenoberfläche aus.

Diese interzellulären Oberflächen sind vergleichsweise einfach gebaut, aber auf Zellhaftung und Zell-zu-Zell-Kommunikation durch (kommunizierende) Gap junctions (s. Abb. 3–14) spezialisiert.

Intrahepatische Gallenwege

Die von den Hepatozyten produzierte Galle läuft in die Gallenkapillaren und dann auf die periportalen Felder zu (entgegen dem Blutfluß).

Bei der Annäherung an die **Gallengänge**, (**Ductus interlobulares**) (Abb. 11–6 a) in den periportalen Feldern durchbrechen die Gallenkapillaren mit nun epithelgesäumten Hering-Kanälchen die Leberzellgrenzplatten. Nun fließt die Galle in Gängen mit kubischem Epithel in den periportalen Feldern.

Die Gallengänge sind verzweigt, werden immer größer (**Ductus biliferi**, Abb. 11–6 b) und bilden an der Leberpforte schließlich einen **Ductus hepaticus** dexter und sinister (s. S. 184).

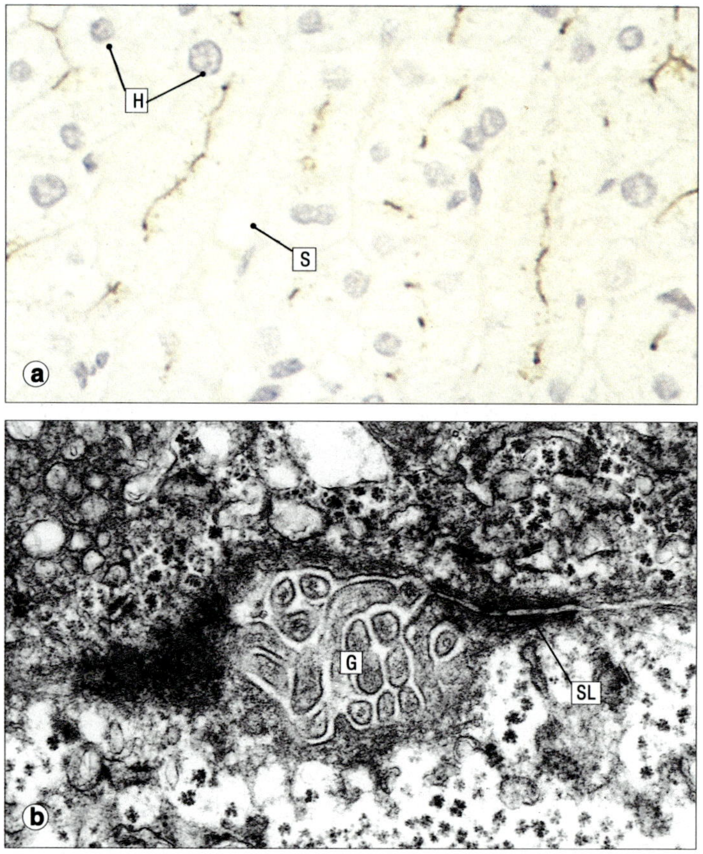

Abb. 11-5 a, b. Gallenkapillaren. a Immunperoxidasemethode für CEA; die braun angefärbten Gallenkapillaren sind als gezackte Linien längs oder als Punkte quer geschnitten. Die Kerne der umrissenen Hepatozyten (H) sind gegengefärbt; S Sinusoid. **b** Elektronenmikroskopische Ansicht zweier Hepatozytenmembranen, die durch eine mikrovilligesäumte Aussparung eine Gallenkapillare (G) bilden. Sie ist durch Schlußleisten (SL) zum engen Interzellularraum hin versiegelt

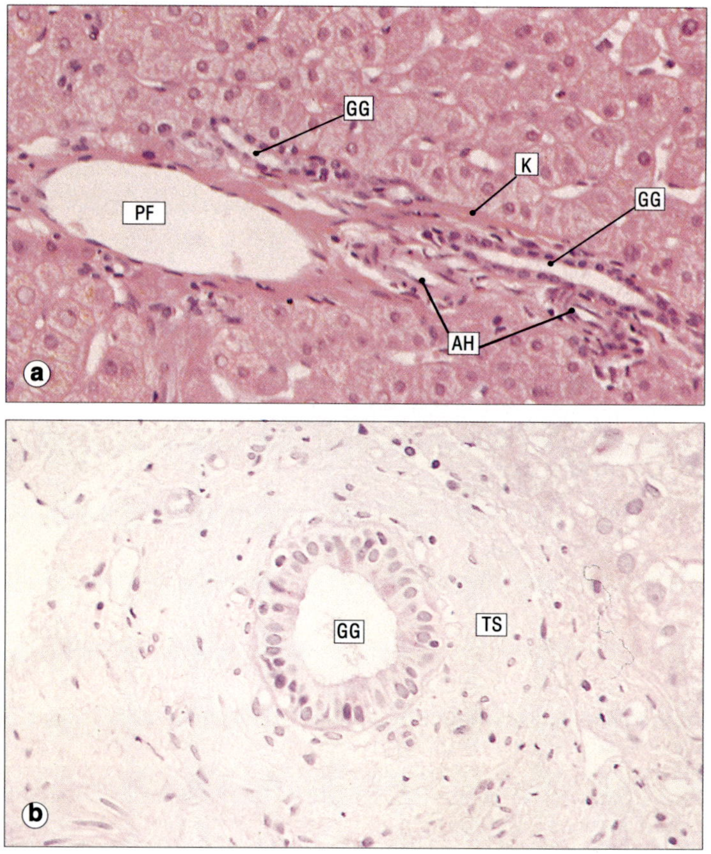

Abb. 11-6 a, b. Intrahepatische Gallengänge. a Kleiner Gallengang (GG) in einem periportalen Feld. Er hat ein flaches bis kubisches Epithel und ist von etwas Kollagen (K) und einigen glatten Muskelzellen umgeben. Ein Pfortaderendast (PF) und ein Ast der A. hepatica (AH) gehören mit zu einer Trias im Läppchenzwickel. **b** Ein großer Gallengang (GG) mit deutlichem Lumen und einer Wandschichtung. Er ist von straffem kollagenfaserigem Gewebe umgeben und läuft in einem trabekelartigen Septum (TS)

Läppchenbau oder Azinuskonzept

Traditionell wird in der Leber ein Läppchenbau postuliert, auf den auch die histologische und pathologische Nomenklatur ausgerichtet ist. Daneben gab es den Begriff des portalen Läppchens, bei dem man primär den Gallenabfluß beachtete. In neuerer Zeit betrachtet man die Leberarchitektur mehr unter dem Aspekt einer funktionellen Einheit, des Azinus (Abb. 11–7).

Läppchenkonzept

Die Leberbestandteile (Hepatozyten, terminale Venolen der V. hepatica, portale Trias und Sinusoide) sind in einem recht konstanten Muster angeordnet, dem klassischen Leberläppchen. Es besteht aus:

- einer Zentralvene, in die die Sinusoide radiär wie die Speichen eines Rades einmünden;
- Leberzellplatten zwischen den Sinusoiden, die ebenfalls radiär von der Läppchenperipherie einstrahlen;
- peripher angeordneten periportalen Feldern, in denen als portale Trias jeweils Äste von Pfortader, Leberarterie und Gallengängen liegen.

So bildet ein hexagonaler Ring aus periportalen Feldern (Läppchenzwickeln) die Außengrenzen eines klassischen Läppchens.

Die 3 Leitstrukturen im periportalen Feld sind von einer kleinen Menge kollagenfaserigen Gewebes umgeben. Bei manchen Tieren wie beim Schwein gibt es deutliche kollagenfaserige Septen in der gesamten Läppchenperipherie; sie fehlen beim Menschen und machen die Läppchengliederung weniger deutlich.

Innerhalb eines Läppchens können verschiedene Hepatozytenzonen differenziert werden, zentrolobuläre, periportale und mittlere.

- Die **zentrolobuläre Zone** besteht aus den Hepatozyten um die Zentralvene herum und ist am weitesten vom Zufluß arterialisierten Blutes entfernt.

- Die **periportale Zone** an der Läppchenperipherie ist eng mit den periportalen Feldern verbunden, die an eine Leberzellgrenzplatte angrenzen. Hier liegen die Leberparenchymzellen, die von Störungen der periportalen Felder zuerst betroffen sind, z. B. bei Intoxikation über die A. hepatica oder durch Gifte, die im Darm resorbiert werden.

- Die **mittlere Zone** liegt zwischen der zentrolobulären und der peripheren Zone.

Azinuskonzept

Beim Azinuskonzept steht die Blutversorgung im Vordergrund; sie erfolgt von einer Achse aus, die sich zwischen 2 periportalen Feldern je nach rechts und links in angrenzende Läppchenteile erstreckt.

Läppchen oder Azinus

Die Leberarchitektur bleibt immer gleich, unabhängig davon, ob man sie in Läppchen oder Azini einteilt. Beim Menschen haben beide keine klaren Grenzen, aber die pathologische Nomenklatur beruht auf dem Läppchenkonzept (z. B. zentrolobuläre Nekrose, Grenzplattenentzündung).

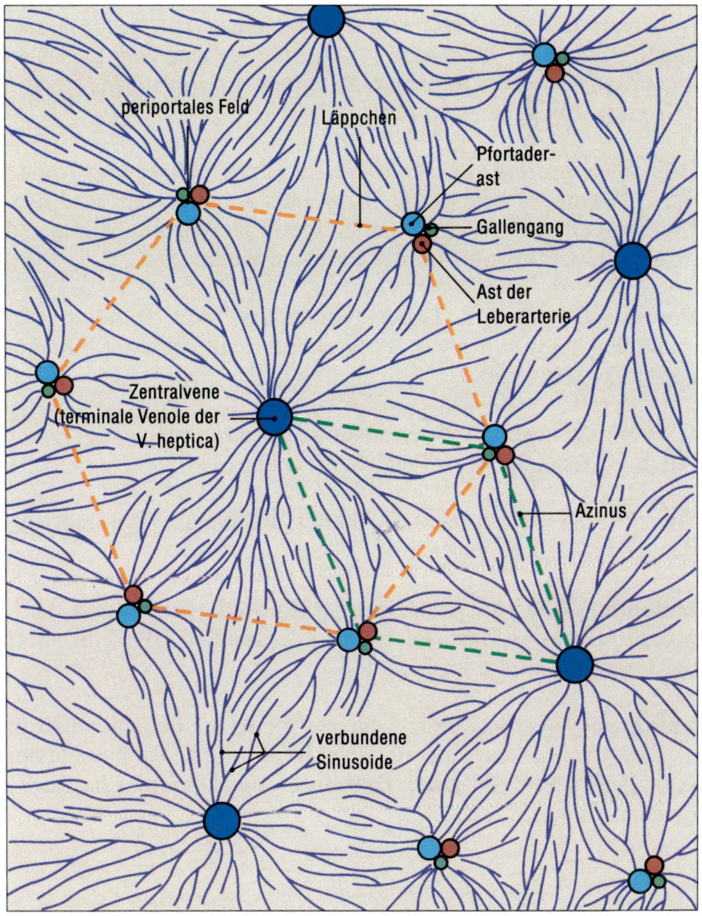

Abb. 11-7. Bauprinzipien von Leberläppchen und Azini. Der Feinbau der Leber wird durch die Richtung der Sinusoide, die Zentralvenen und die Trias in den periportalen Feldern bestimmt. Das klassische Läppchen ist orange umrissen, der moderner konzipierte Azinus grün

Leberfunktion

Die Funktionen der Leber sind ähnlich komplex wie ihre Struktur.

Gallensynthese und Sekretion. Die Leber produziert Galle, ein alkalisches Sekret aus Wasser, Ionen, Phospholipiden, Gallenfarbstoffen (hauptsächlich Bilirubinglukoronid) und Gallensäure (Glykocholsäure und Taurocholsäure).

Die Galle wird durch intra- und extrahepatische Gallengänge aus der Leber in die Gallenblase transportiert, wo sie gelagert und eingedickt wird, bevor sie über den Ductus choledochus ins Duodenum abgeben wird.

Die Galle neutralisiert den sauren Chymus, der aus dem Magen ins Duodenum kommt, und die Gallensäuren emulgieren Fettpartikel im Chymus und erleichtern so die Fettverdauung durch Lipasen.

Die Gallensäuren werden größtenteils im Ileum wieder rückresorbiert und der Leber zugeführt (enterohepatischer Kreislauf), aber 10–15% werden im Darm abgebaut oder gehen in den Fäzes verloren. Der Ersatz an Gallensäuren wird wieder von den Hepatozten synthetisiert.

Bilirubinsekretion. Bilirubin entsteht in der Milz beim Abbau der Hämkomponente des Hämoglobins. In der Leber wird Bilirubin mit Glukuronsäure konjugiert und als Bilirubinglukuronid in die Galle und somit in die Fäzes ausgeschieden.

Proteinsynthese. Die Leber synthetisiert viele Proteine einschließlich Albumin sowie Blutgerinnungsfaktoren wie Fibrinogen und Prothrombin.

Glukoneogenese. Lipide und Aminosäuren werden in der Leber durch Glukoneogese in Glukose überführt.

Speicherung. Triglyceride, Glykogen und einige Vitamine werden in der Leber gespeichert.

Desaminierung von Aminosäuren. In der Leber werden Aminosäuren bei der Harnstoffbildung desaminiert; der Harnstoff wird über die Niere ausgeschieden.

Entgiftungsmechanismen. Das glatte ER der Leber enthält in großem Umfang Enzyme, die toxische Substanzen abbauen oder konjugieren (z. B. Alkohol, Barbiturate) und somit in harmlose Produkte überführen.

Leberinsuffizienz

Lebererkrankungen können jede einzelne Leberfunktion stören; wenn sehr viele Hepatozyten geschädigt sind, sind gewöhnlich alle Funktionen beeinträchtigt.

Gestörte Syntheseleistung. Die Leber kann bedeutende Plasmaproteine wie Albumin und die verschiedenen Blutgerinnungsfaktoren nicht mehr herstellen.

- Die gedrosselte Albuminsynthese führt zur Erniedrigung des onkotischen Drucks im Blut. Es kommt zu **Ödemen** und zu **Aszites**, einer Flüssigkeitsansammlung in der Peritonealhöhle.
- Die gestörte Bildung von Gerinnungsfaktoren führt zu spontanen Blutungen.

Gestörte Entgiftungsfunktion. Die Leber kann schädliche Stoffwechselschlacken nicht mehr unschädlich machen. Toxische Substanzen gelangen so in die Blutzirkulation und bewirken eine Reihe von Symptomen wie Verwirrung und Bewußtseinstrübung und führen schließlich zum **Leberkoma**, das rasch zum Tod führt.

Gallesekretionsstörungen im Verdauungstrakt führen zur Retention von Galle in der Leber, wobei etwas Galle ins Blut übertritt und eine Gelbfärbung des Blutplasmas und der Gewebe hervorruft (Gelbsucht, **Ikterus**).

Chronische Leberinsuffizienz

Bei langsam progredienten Hepatozytenschäden entwickeln sich die obengenannten Anomalien schleichend über Jahre hin. Eine solche **chronische Leberinsuffizienz** ist meistens mit einer Leberzirrhose (s. Abb. 11-8) verbunden.

Akutes Leberversagen

Bei schweren und plötzlich einsetzenden Lebererkrankungen treten auch die Stoffwechselstörungen plötzlich auf. Es kommt zum **akuten Leberversagen**, das meistens bei akuten Virusinfektionen auftritt (z. B. verursacht durch Hepatitis-B-Virus) oder durch Lebergifte hervorgerufen wird (z. B. durch Paracetamol). In beiden Fällen ist das akute Leberversagen die Folge eines ausgedehnten Untergangs der meisten Leberzellen.

Leberzirrhose

Viele langsam fortschreitende Krankheiten zerstören Hepatozyten und verändern die Feinarchitektur ungünstig, besonders die Beziehung zwischen den Sinusoiden, den Pfortaderästen und den Gallengängen.

Dem Hepatozytenuntergang folgt eine Vernarbung, und obwohl Hepatozyten regenerationsfähig sind und Zellen nachbilden, sind deren Verbindungen zu den Blutgefäßen und dem Galleabfluß zerstört. Diese Leberveränderungen sind als **Zirrhose** bekannt (Abb. 11-8); sie bildet eine häufige Ursache chronischer Leberinsuffizienz.

Kennzeichen der Zirrhose sind:

- fortschreitendes Absterben von Leberparenchymzellen;
- Kollaps der normalen Architektur;
- verstärkte Bildung kollagenfaserigen Gewebes mit unregelmäßigen Vernarbungen;
- durch Regenerationsversuche überlebender Hepatozyten entstehen unregelmäßige Zellknoten, die anomale Beziehungen zur Mikrozirkulation und zu den Gallenwegen ausweisen.

Regenerierende Parenchymzellen können in gewissem Umfang Syntheseleistungen übernehmen, halten aber schließlich mit den normalen Anforderungen nicht Schritt, und die ersten Symptome einer Leberinsuffizienz werden manifest.

Die Zirrhose führt zur chronischen Leberinsuffizienz; die Symptome entwickeln sich langsam über ein paar Jahre hin, bis sie plötzlich in einem Koma enden oder Komplikationen des portalen Hochdrucks nach sich ziehen.

Portaler Hochdruck

Bei der Leberzirrhose sind die sinusoidalen Verbindungen zwischen den Pfortaderästen und den abführenden Zentralvenen und Venae hepaticae zerstört.

Das venöse Pfortaderblut kann daher nicht über seine normalen Kanäle (über die Sinusoide zur Zentralvene) abfließen. Auf diese Weise steigt der Druck im Pfortadervenensystem beträchtlich und führt zur **portalen Hypertension**.

Ein möglicher Abflußweg aus dem Pfortadersystem erfolgt über präformierte portokavale Anastomosen, die bei normalem Pfortaderdruck geschlossen sind und sich dann öffnen können. Die Erweiterung der Anastomosen durch das Blut kann zu **Varizen** führen.

Ein Ort präformierter Anastomosen zum kavalen Venensystem liegt am unteren Ösophagusende, wo sich die gedehnten submukösen Venen (**Ösophagusvarizen**) ungünstigerweise ins Lumen vorbuchten und so von Magensäure arrodiert werden können. Dabei treten schwerste Blutungen auf.

Blutende Ösophagusvarizen sind eine schwere, bisweilen tödliche Komplikation einer Zirrhose und einer portalen Hypertension.

Leberzirrhose und portaler Hochdruck entstehen gewöhnlich nach anhaltender Leberzellschädigung durch Alkoholabusus, nach einigen Formen viraler Infektionen und durch Autoimmunerkrankungen der Leber.

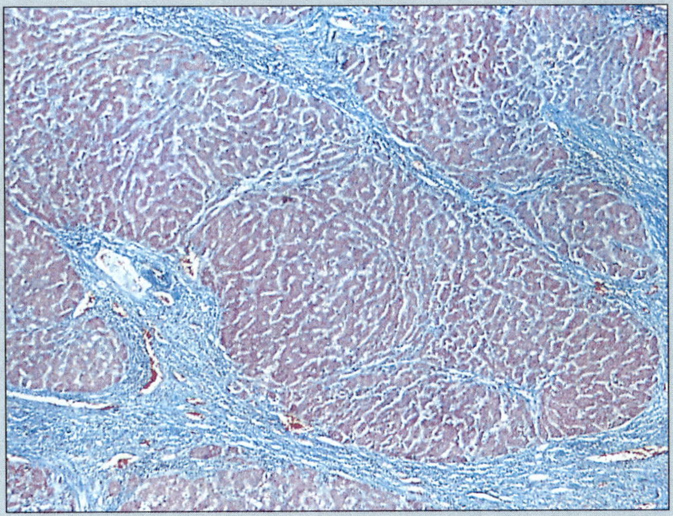

Abb. 11-8. Zirrhose. Die Leber eines Zirrhosepatienten. Im Vergleich mit Abb. 11-12 fällt die fibröse Vernarbung auf (blau), die die normale Architektur zerstört hat. Man findet Knötchen aus regenerierten Leberzellen, aber ihre Verbindung mit dem Gefäß- und Gallengangssystem sind insuffizient. Masson-Trichrom-Färbung

Extrahepatische Gallenwege

Die kleinen intrahepatischen Gallengänge schließen sich zu immer größeren Kanälen zusammen, aus denen schließlich 2 große Gänge, der **Ductus hepaticus dexter et sinister**, hervorgehen. Am Leberhilum vereinigen sie sich zum **Ductus hepaticus communis**, dem 1. Teil der extrahepatischen Gallenwege (Abb. 11–9).

Nach etwa 3–4 cm zweigt seitlich der **Ductus cysticus** ab, der in die Gallenblase führt; anschließend heißt der Gallengang **Ductus choledochus**.

Der Ductus choledochus ist etwa 6–7cm lang, zieht durch den Pankreaskopf, vereinigt sich mit dem Ende des Ductus pancreaticus und mündet schließlich mit einem ampullären Ende auf der Vater-Papille des Duodenums (Papilla duodeni major).

Gallenblase

Die Vesica biliaris ist ein ovaler Sack mit einer muskulären Wand; sie ist mäßig dehnbar. Sie konzentriert und speichert Galle, wobei sie eine dünne, wäßrige Galle aus dem Ductus hepaticus communis bezieht und eine dicke, konzentrierte, unterschiedlich muzinhaltige Galle in den Ductus choledochus entleert.

Zur Gallenblase selbst führt der enge, kurze Ductus cysticus. Seine Mukosa enthält eine Plica spiralis (Heister-Klappe).

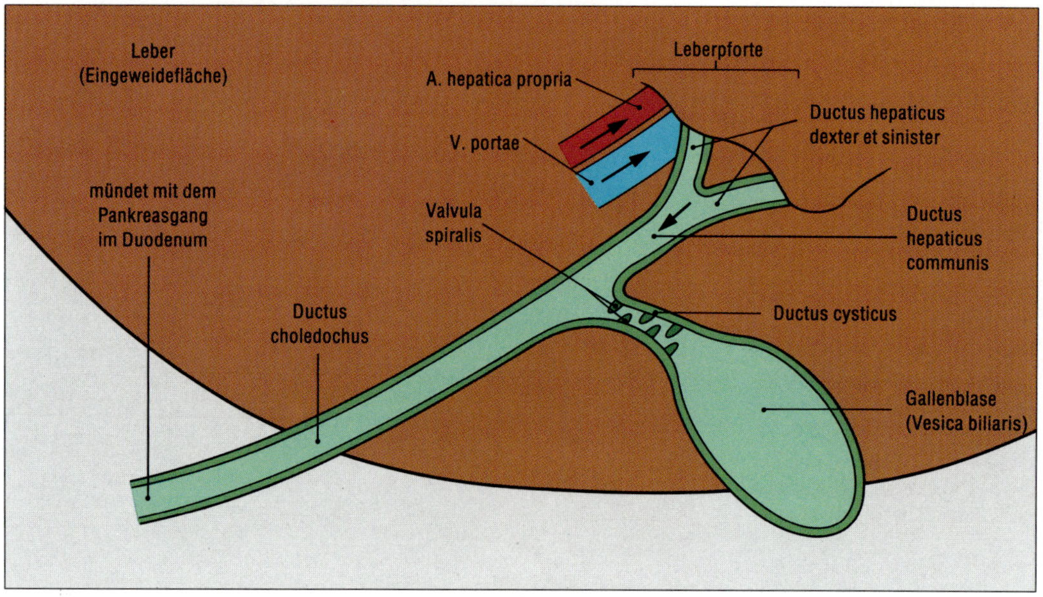

Abb. 11-9. Extrahepatische Gallenwege. Schema der Gallenabfluß- und Speicherwege. Die beiden Ductus hepatici treten an der viszeralen Leberfläche aus der Leberpforte aus und vereinigen sich zum Ductus hepaticus communis. Der Ductus cysticus, der Galle zur Konzentrierung in die Gallenblase führt, liegt im Nebenschluß. Nach seinem Abgang heißt der Gallengang Ductus choledochus; er zieht durch den Pankreaskopf und vereinigt sich mit dem Ductus pancreaticus major an seiner Einmündungsstelle ins Duodenum

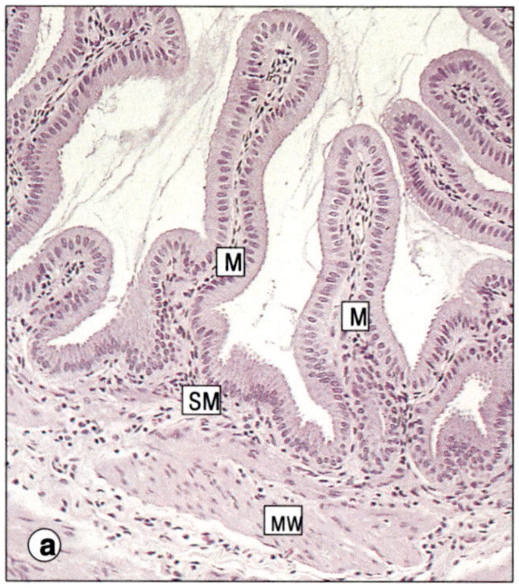

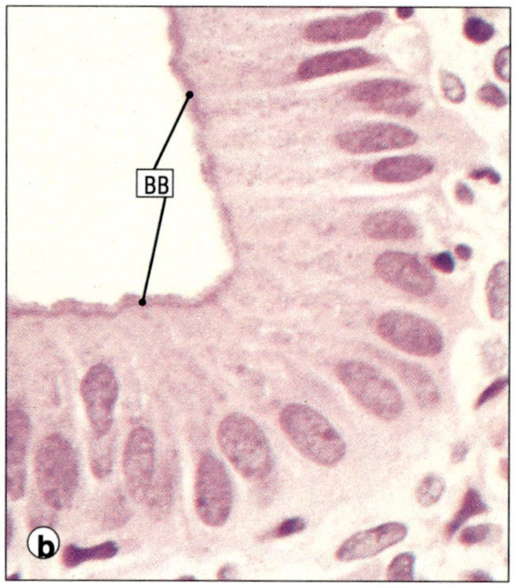

Abb. 11-10 a, b. Gallenblase. a Übersichtspräparat der Gallenblase mit der zu hohen Falten aufgeworfenen Mukosa (M), der Submukosa (SM) und der Muskelwand (MW). **b** Gallenblasenepithel bei starker Vergrößerung. Die zylindrischen Zellen sind sehr hoch und tragen apikale Mikrovilli, die als niedriger Bürstensaum (BB) zu sehen sind. Die Zellkerne liegen basal

Mukosa

Die Gallenblasenschleimhaut trägt ein hohes Zylinderepithel mit vielen apikalen Mikrovilli. Die Zellseitenflächen sind komplex interdigitiert (Abb. 11–10); diese besonders spezialisierten Oberflächen sind luminal durch Haftkomplexe (s. Abb. 3–13) versiegelt.

Das Gallenblasenepithel ist zur Salz- und Wasserrückresorption befähigt und enthält reichlich basale und apikale Mitochondrien und Na^+-K^+-Transport-ATPase in den Zellseitenflächen.

Durch aktiven Transport von Na^+- und Cl^--Ionen aus dem Zytoplasma in den lateralen Interzellularraum entsteht ein osmotischer Gradient zwischen Epithel und Gallenblasenlumen. So wird dem Lumen Wasser entzogen und in das ausgedehnte Kapillarnetz der Lamina propria überführt.

Dieser Mechanismus läuft ähnlich ab wie bei den Epithelzellen des proximalen Nierentubulus, in dem Wasser und Ionen rückresorbiert werden (s. Kap. 16).

Das Gallenblasenepithel ist zu Falten aufgeworfen, die bei Füllung der Gallenblase verstreichen.

Gallensteine

Gallensteine (Steine oder Konkremente in der Gallenblase oder in den Gallenwegen) bilden sich, sobald feste Gallenkonkremente eine Anlagerungsstelle für Kalziumsalze bilden. Kleine Gallensteine sind symptomlos; größere können zu einem Verschlußikterus oder zu einer Gallenblasenentzündung führen.

Verschlußikterus

Ein Verschlußikterus entsteht durch die Blockierung eines Gallengangs, z. B. durch einen Gallenstein, der aus der Gallenblase in den Ductus choledochus übergetreten und dort steckengeblieben ist.

Eine solche Blockierung behindert den Gallenabfluß ins Duodenum und bewirkt:

- einen Gallerückstau in die unteren und oberen Gallenwege und schließlich bis zurück zu den Gallenkapillaren;
- den Übertritt von Galle aus gestauten Gallenkapillaren ins Blut der Lebersinusoide, wodurch ein **Verschlußikterus** entsteht;
- eine gestörte intestinale Fettverdauung, da die emulgierenden Gallensäuren nun fehlen;
- eine helle Stuhlfarbe, da die normale Fäzesfarbe von Gallenfarbstoffen herrührt.

Gallenblasenentzündung

Gallensteine können auch im Ductus cysticus eingeklemmt werden (Abb. 11-11 a) und an dieser Stelle den Gallenabfluß drosseln. Die Konsequenzen, Hauptmerkmale der **chronischen Cholezystitis** (Abb. 11-11 b), sind folgende:

- Die Gallenblase kontrahiert sich kräftig, um den Stau zu überwinden, und dadurch verdickt sich die Muskulatur.
- Der unübliche hohe Druck in der Gallenblase treibt Schleimhauttaschen divertikelartig in die Muskularis.
- Die Gallenstase in der Gallenblase schafft die Prädisposition für eine Infektion; Schmerzanfälle und Fieber sind häufig.

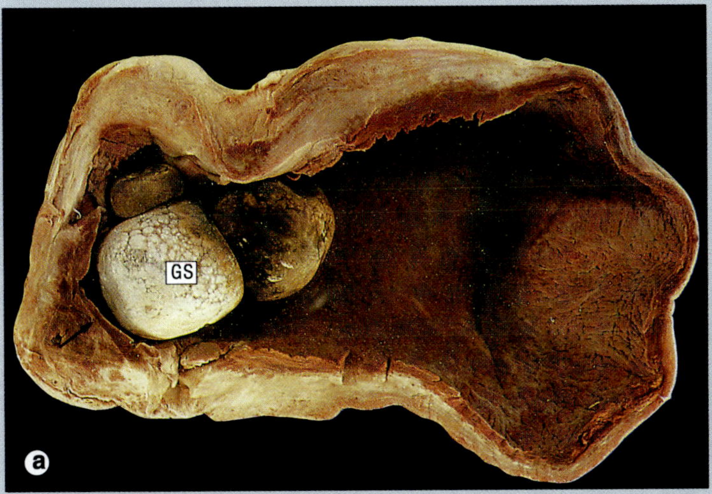

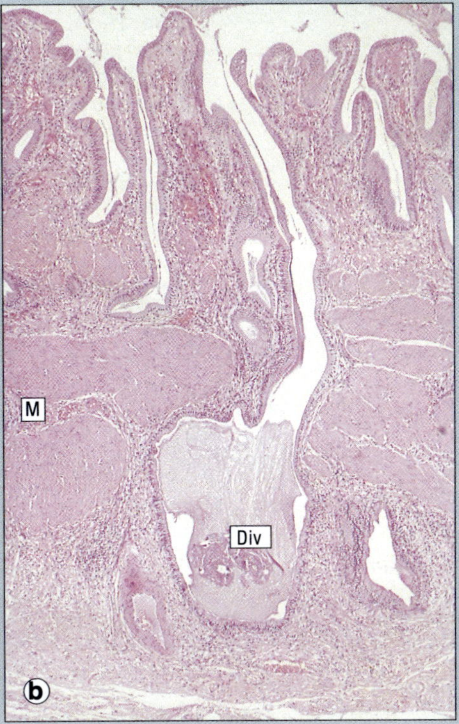

Abb. 11-11 a, b. Obstruktive Gallenwegserkrankung.
a Stark vergrößerte Gallenblase mit einem Stein (GS), der im Hals steckt, dicht am Ductus cysticus. Die Verlegung des Abflusses hat zu Gallenstase und anschließender Infektion geführt; die Schleimhaut ist rot entzündet (Pfeil).
b Die Wand einer chronisch gestauten Gallenblase. Die Muskelschicht (M) ist hypertrophisch verdickt, und ein Divertikel (Div) aus epithelgesäumter Mukosa hat sich hindurchgeschoben; s. auch Abb. 11-10 a

Praktische Histologie

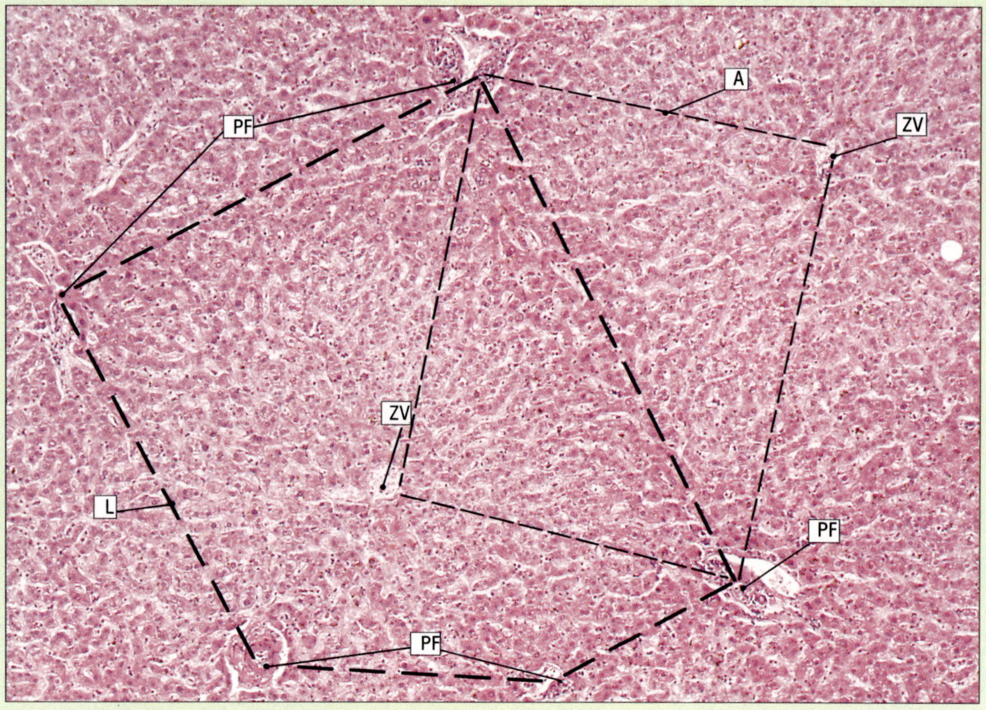

Abb. 11–12. Leberarchitektur. Übersichtsvergrößerung zur Demonstration des Leberfeinbaus. In der Mitte des Läppchens (L, grob gestrichelte Grenzen) liegt die Zentralvene (ZV) als terminale Venole der V. hepatica, an der Läppchenperipherie die periportalen Felder (PF). Die Leberzellbalken laufen radiär auf die Zentralvene zu. Die Ausdehnung eines Leberazinus (A) ist geringer, er berücksichtigt besser die metabolischen Zonen in Abhängigkeit vom Blutzufluß

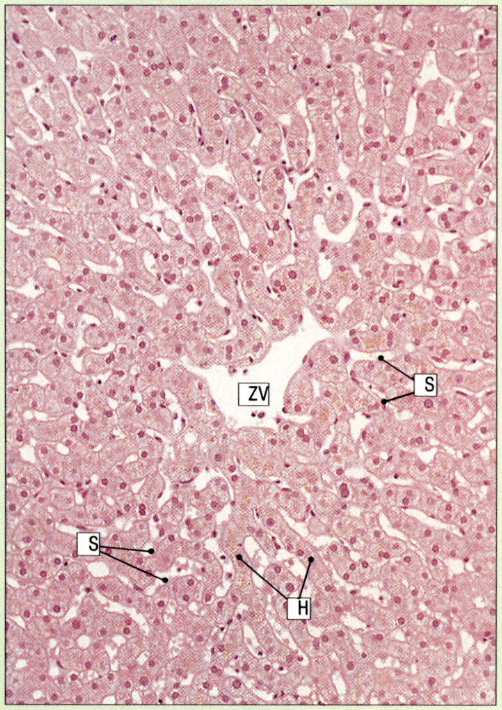

Abb. 11-13. Leberparenchymzellen und Sinusoide. Zwischen dem radiären Mauerwerk aus Hepatozyten (H) liegen sinusoide Kanäle (S), in denen das Blut der Zentralvene (ZV) zufließt

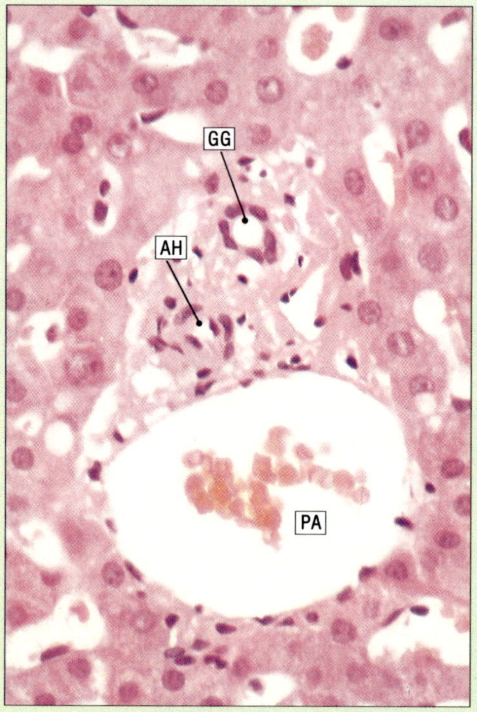

Abb. 11-14. Portale Trias im Läppchenzwickel. Die periportalen Felder enthalten je einen kleinen Gallengang mit kubischem Epithel (GG), einen Endast der A. hepatica propria (AH) und eine Vene, die hier stets ein Pfortaderast (PA) ist. Alle 3 Strukturen sind in ein stützendes kollagenfaseriges Gewebe eingelagert

12 Höhere Sinnesorgane

Sinneseindrücke werden von einer Reihe spezialisierter sensibler Nervenendigungen aufgenommen, und zwar von:

- sensiblen Nervenendigungen der Haut für Berührungsreize (feine Berührung, Druck), Schmerz und Temperatur (s. Kap. 19);
- Muskelspindeln und Sehnenorganen für die Tiefensensibilität und die Bewegungskoordination (s. S. 230);
- Chemorezeptoren wie dem Glomus caroticum (s. S. 268);
- sensorischen Geschmacksrezeptoren auf der Zunge (s. S. 146);
- sensorischen Geruchsrezeptoren in der Riechschleimhaut (s. S. 126).

Hinzu kommen die hochspezialisierten Sinnesorgane Auge und Ohr; das Ohr und der Vestibularapparat nehmen Geräusche, Beschleunigungen und Lageempfindungen wahr, während die Sinneszellen im Auge lichtempfindlich sind.

Ohr

Man unterscheidet das äußere Ohr, das Mittelohr und das Innenohr (Abb. 12-1).

Äußeres Ohr

Das äußere Ohr umfaßt die Ohrmuschel (Auricula) und den äußeren Gehörgang (Meatus acusticus externus).

- Die Ohrmuschel besteht aus elastischem Knorpel (s. S. 53), der von einer fein behaarten Haut überzogen ist.
- Der äußere Gehörgang ist auch mit behaarter Haut ausgekleidet. In der Unterhaut liegen Talgdrüsen und duftdrüsenähnliche **Glandulae ceruminosae**; das Ohrenschmalz ist ein Gemisch , welches auch verhornte Epithelzellen enthält. Die äußeren 2/3 des Gehörgangs werden von elastischem Knorpel gestützt, der in die Auricula übergeht, das innere Drittel ist vom Knochen des Schläfenbeins unterlagert.

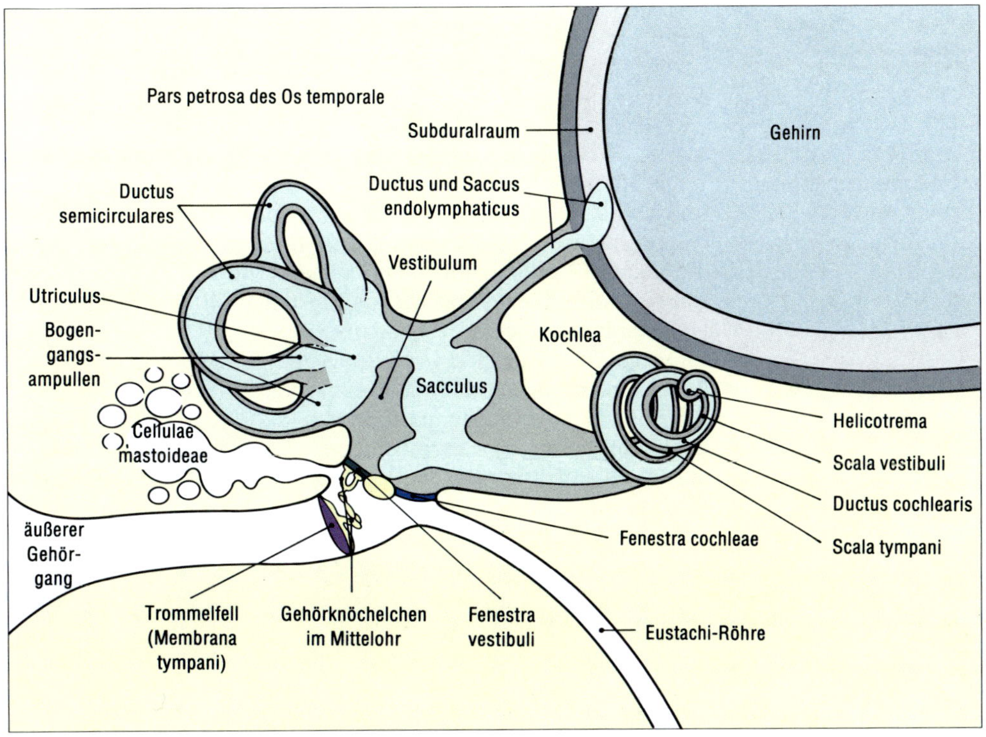

Abb. 12-1. Anatomie des Gehörapparats. Es gibt ein äußeres Ohr, ein luftgefülltes Mittelohr und ein flüssigkeitsgefülltes Innenohr. Das innere Drittel des äußeren Gehörgangs ist knöchern vom Schläfenbein unterlagert; das Mittel- und Innenohr liegen in Hohlräumen des Os temporale. Das Mittelohr (hinter dem Trommelfell) enthält die Gehörknöchelchen in der Paukenhöhle. Es ist nach vorn durch die Tuba auditiva mit dem Nasopharynx verbunden und nach hinten mit den Luftkammern des Mastoids. Das Innenohr ist gefüllt mit Peri- und Endolymphe und wird in die Schnecke (Kochlea), die Bogengänge und das Vestibulum unterteilt. Das häutige Labyrinth umfaßt die Bogengänge, Sacculus, Utriculus und den Ductus cochlearis. Der Ductus endolymphaticus läuft als feiner Kanal bis unter die Dura des Gehirns

Mittelohr

Das Trommelfell markiert die Grenze zwischen dem äußeren Ohr und der luftgefüllten **Paukenhöhle** (Cavitas tympanica) des Mittelohrs.

Trommelfell

Die Membrana tympanica besteht aus 3 Schichten.
1. Außen ist sie mit mehrschichtigem Plattenepithel bedeckt.
2. Die Trommelfellmittelschicht setzt sich aus kollagenfaserigem Supportgewebe mit vielen elastischen Fasern zusammen: sie ist mechanisch stabil.
3. Die Innenauskleidung besteht aus einem niedrigen kubischen Epithel, das in das der übrigen Paukenhöhle übergeht.

Paukenhöhle

In der Paukenhöhle sitzen die 3 Gehörknöchelchen Hammer, Amboß und Steigbügel (**Incus**, **Malleus**, **Stapes**), die
- aus kompaktem Knochen bestehen;
- mit echten synovialen Gelenken artikulieren (s. S. 247);
- auch von einem niedrigen kubischen Schleimhautepithel überzogen sind.

Der M. stapedius und der M. tensor tympani, 2 winzige Skelettmuskeln, setzen an den Gehörknöchelchen an und vermeiden bei überlauten Geräuschen Bewegungen zwischen den Knöchelchen.

Die Paukenhöhle kommuniziert hinten direkt mit dem pneumatisierten Mastoid, den **Cellulae mastoideae**, die ebenfalls von einer Schleimhaut mit plattem oder niedrig kubischem Epithel ausgekleidet sind.

Ohrtrompete

Die Ohrtrompete, Eustachi-Röhre oder **Tuba auditiva**, verbindet die Vorderwand der Paukenhöhle mit dem Nasopharynx. Sie trägt ein Flimmerepithel, ähnlich wie die oberen Atemwege. Sie dient der Belüftung der Paukenhöhle und dem Druckausgleich.

Die Tube ist meistens kollabiert, aber sie öffnet sich bei Anspannung von Nasopharynxmuskeln, wie dies beim Schlukken oder Gähnen geschieht.

Innenohr

Das Innenohr, Auris interna, besteht aus flüssigkeitsgefüllten Hohlräumen, dem **häutigen Labyrinth**, das vom **knöchernen Labyrinth** des Felsenbeins umgeben ist.
- Das häutige Labyrinth umfaßt den **Ductus cochlearis**, **Sacculus**, **Utriculus** und die Bogengänge (**Ductus semicirculares**), dazu den **Ductus** und **Saccus endolymphaticus**. Die Labyrinthwände bestehen aus kollagenfaserigen Supportgewebeschichten mit einem platten Epithel. Die Hohlräume enthalten eine Flüssigkeit, die **Endolymphe** und eingelagerte Epithel- und Sinneszellen zur Perzeption von Gleichgewichtsempfindungen und Geräuschen.
- Das knöcherne Labyrinth besteht aus 3 Hohlräumen, dem **Vestibulum**, den **Bogengängen** und der **Kochlea**; sie sind mit einem Periost ausgekleidet und mit der wasserklaren **Perilymphe** gefüllt.

Haarzellen

Die speziellen Rezeptoren des Innenohrs, die durch Flüssigkeitsströmungen mechanisch verformt und erregt werden, sind die **Haarzellen**. Es handelt sich um hochdifferenzierte Epithelzellen mit speziellen Mikrovilli, den Stereozilien, auf der apikalen Oberfläche.

Eine Verbiegung dieser Stereozilien bewirkt eine elektrische Depolarisation der Haarzellmembran, die durch angeschlossene Axone sensorischer Nervenzellen dem Zentralnervensystem zugeleitet wird (Abb. 12-2).

Haarzellgruppen liegen:
- im Vestibularapparat in den Bogengangsampullen, wo sie Drehbeschleunigungen registrieren (Abb. 12-3);
- in der Macula von Sacculus und Utriculus, um Linearbeschleunigungen wie die Schwerkraft wahrzunehmen;
- im Corti-Organ der Kochlea, sie registrieren Schallwellen.

Die Haarzellstereozilien sind an all diesen Stellen in eine gelatinöse Matrix eingebettet, die sich gemäß dem einwirkenden Reiz verformt. Eine Bewegung der Stereozilien in Richtung auf die höchste Reihe erregt (depolarisiert) die Haarzellmembran, während eine Bewegung zur niedrigsten Reihe hin diese durch Hyperpolarisation unerregbar macht.

Die Haarzellen werden von Stützzellen umgeben und sind mit ihnen apikal durch Zonulae occludentes verbunden. Diese Schlußleisten halten Ionengradienten (s. Abb. 3-7) zwischen der Endolymphe und der extrazellulären Flüssigkeit um die Zellen herum aufrecht; bei der Depolarisation kehren sich diese Gradienten um.

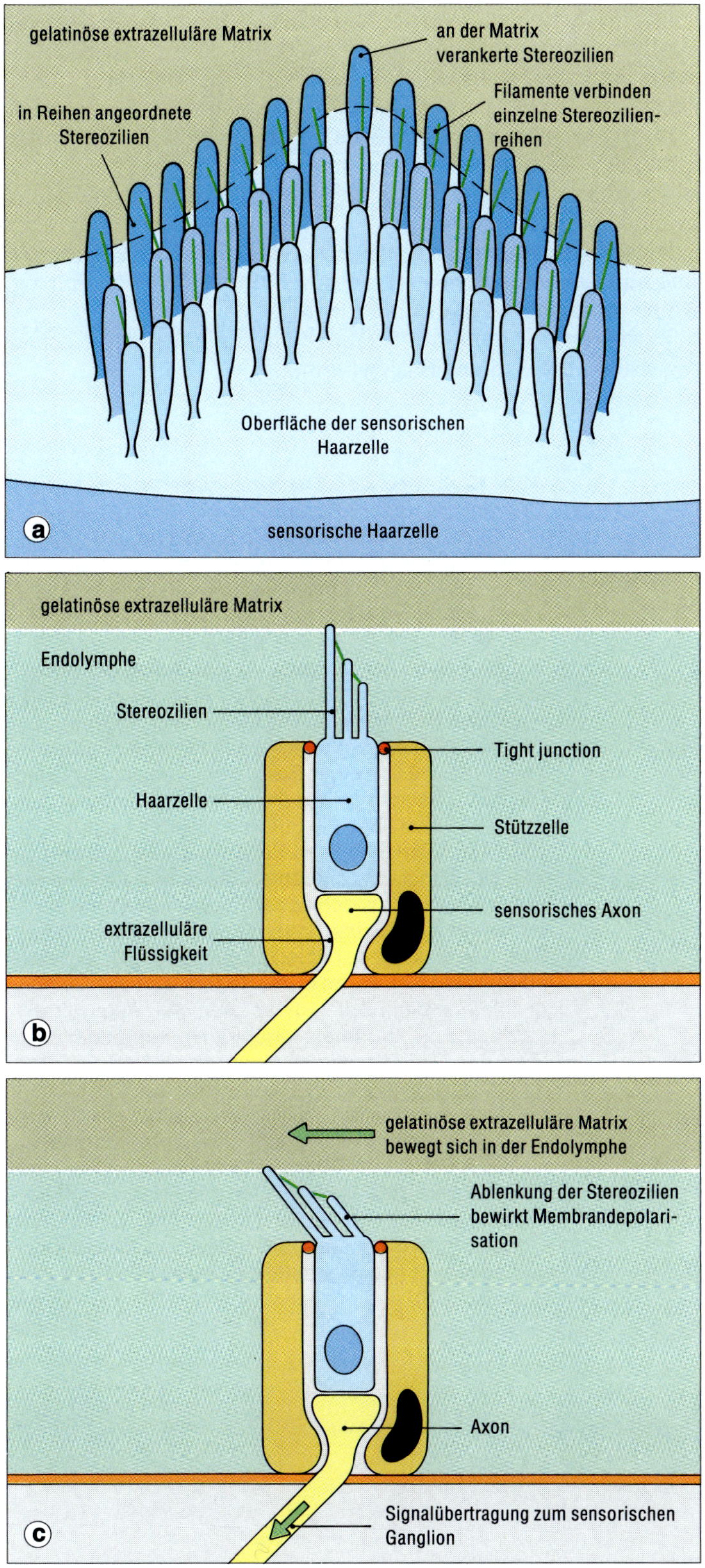

Abb. 12-2 a–c. Haarzellstereozilien. a Die apikale Oberfläche jeder Haarzelle trägt ein hochorganisiertes System mikrovillöser Stereozilien, die in 3 parallelen Reihen V- oder W-förmig angeordnet sind. Diese Stereozilien sind nach ihrer Länge wie die Orgelpfeifen angeordnet, vorn mit kurzen und hinten mit langen Mikrovilli. Feine Filamente verbinden die Mikrovilli jeder Reihe miteinander; die Spitzen der kürzeren Stereozilien werden mit den Schäften der längeren Mikrovilli hinten gekoppelt. Während die Haarzelle durch Stützzellen fest in ihrer Lage gehalten wird, sind die Spitzen der längsten Stereozilienreihe in eine gelatinöse extrazelluläre Matrix eingebettet, die sich in den flüssigkeitsgefüllten Hohlräumen des Innenohrs oder Vestibularapparats frei bewegen kann. **b** Haarzellen werden von benachbarten Zellen gestützt und haben Kontakt mit dem Axonende eines sensorischen Nervs. Die Stützzellen sind durch Zonulae occludentes an den Haarzellen verankert. Die Stereozilien sind in eine gelatinöse Matrix eingebettet. **c** Die Bewegung der gelatinösen Matrix führt zu einer Ablenkung der Stereozilien und damit zu einer Membrandepolarisation der Haarzelle, die mit dem Zentralnervensystem über das Axon eines sensorischen Nervs verschaltet ist. Haarzellen treten in unterschiedlichen Mustern in der Kochlea und im Vestibularapparat auf und registrieren Beschleunigung (Bewegung), Schwerkraft (Lage) oder Töne (Hören)

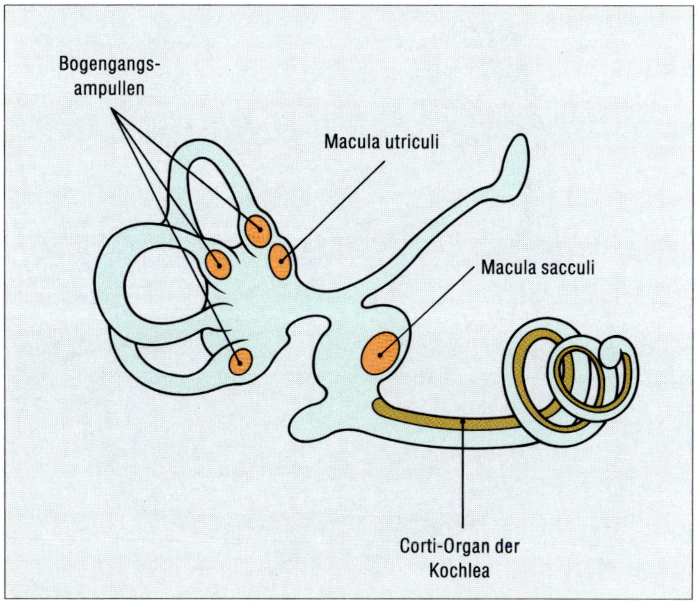

Abb. 12-3. Verteilung von Haarzellen im häutigen Labyrinth. Fleckförmige Haarzellansammlungen in den Bogengangsampullen nehmen Beschleunigung wahr, in der Macula sacculi et utriculi Schwerkraft und Lageempfindung und im Corti-Organ der Kochlea Tonschwingungen

Hörorgan

Der **Ductus cochlearis** ist ein mit Endolymphe gefüllter Blindsack. Innerhalb der spiraligen knöchernen Kochlea des Felsenbeins macht er $2^3/_4$ Windungen und ist zwischen 2 anderen helikalen Tubuli eingezwängt, der Scala vestibuli und der Scala tympani, die mit Perilymphe gefüllt sind (Abb. 12-4).

Innerhalb des Ductus cochlearis liegt das Corti-Organ, in dem Epithelzellen darauf spezialisiert sind, durch Töne entstandene Schallwellen aufzufangen (Abb. 12-5).

Funktionsweise. Von Tönen oder Geräuschen herrührende Schallwellen versetzen das Trommelfell in Schwingungen, die dann über die Gehörknöchelchen zum ovalen Fenster (Fenestra vestibuli) weitergeleitet werden.

Die Perilymphe des Vestibulum erhält so Druckwellen, die die Basilarmembran und die Membrana vestibularis paukenhöhlenwärts eindellen, während sich die Membrana tympani secundaria des runden Fensters (Fenestra cochleae) nach außen buchtet.

Da die Membrana tectoria relativ steif bleibt, führt die Verformung der Membrana basilaris und vestibularis zu Flüssigkeitsbewegungen an den Haarzellstereozilien und löst eine Membrandepolarisation aus.

Dieses Signal wird den sensorischen Nerven des Ganglion spirale und dann über den VIII. Hirnnerv ins Gehirn übermittelt, wo es als Geräusch empfunden wird.

Tiefe Töne werden von Stereozilien am Apex der Kochlea registriert, hohe in der Basalwindung.

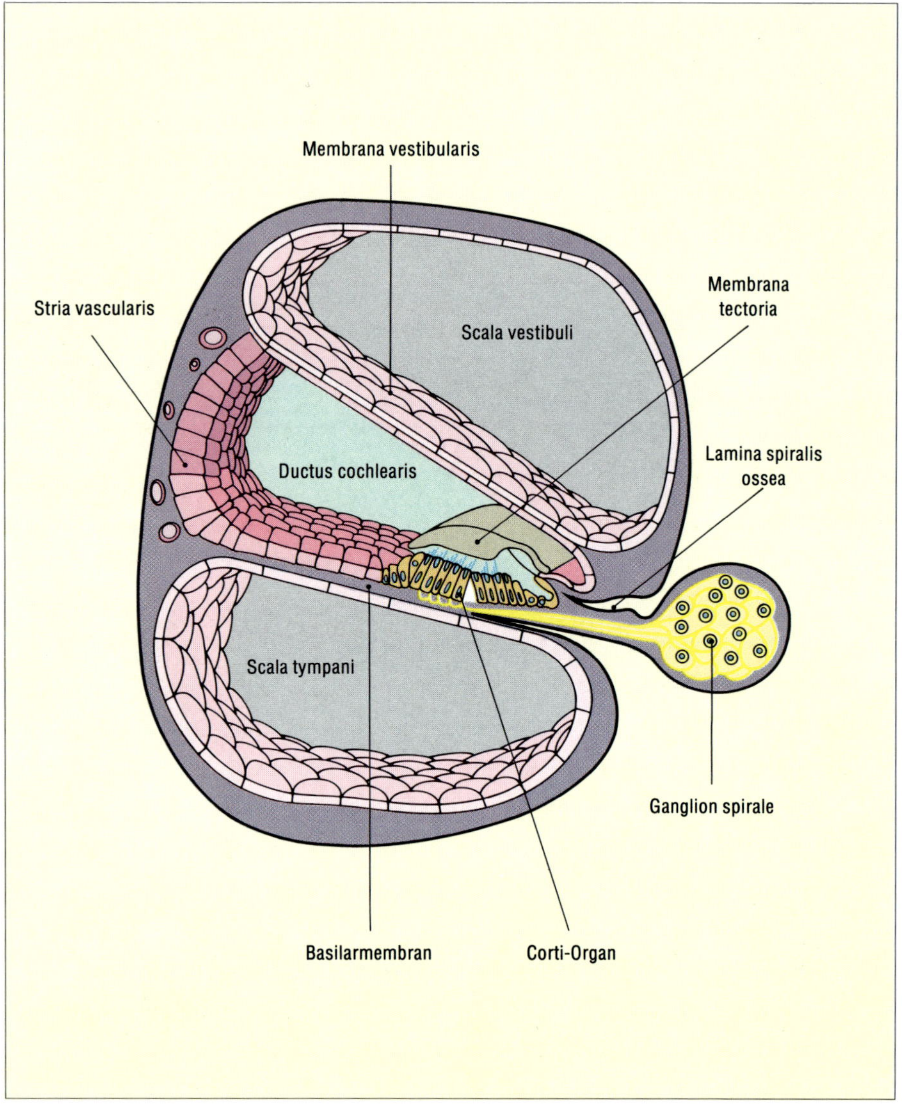

Abb. 12-4. Kochlea. Die Kochlea des knöchernen Labyrinths enthält 3 Hohlräume, die Scala vestibuli, den Ductus cochlearis und die Scala tympani. Die Scala vestibuli und tympani enthalten Perilymphe, die mit der des Vestibulums in Verbindung steht (s. Abb. 12-1), während der Ductus cochlearis mit Endolymphe gefüllt ist; er ist ein Teil des häutigen Labyrinths, in das er sich auch fortsetzt. An der Spitze der Kochlea kommunizieren die beiden Scalae durch eine Öffnung, das **Helicotrema**. Die Membrana vestibuli (Reissner-Membran) besteht aus 2 flachen Epithelschichten, die von einer Basalmembran getrennt sind. Die obere Schicht geht in die übrige Auskleidung der Scala vestibuli über, die untere in die des Ductus cochlearis. Zwischen den Zellen bestehen gut entwickelte Zonulae occludentes, die den Unterschied im Elektroytgehalt zwischen der Endolymphe und der Perilymphe aufrechterhalten (s. Abb. 3-7). Die **Stria vascularis** ist eine spezielle Epithelregion mit endoepithelialen Kapillaren in der Seitenwand des Ductus cochlearis. Viele Zellen dieser Region weisen ultrastrukturell die Merkmale ionentransportierender Zellen auf (s. S. 37), und man nimmt an, daß sie Endolymphe sezernieren. Die **Basilarmembran** ist dicker als die Membrana vestibularis und enthält zusätzlich zur Basalmembran Kollagenfasern. Ihre Unterseite trägt das Epithel der Scala tympani; auf der Oberseite liegen die spezialisierten Zellen des Ductus cochlearis. Medial setzt sich die Basilarmembran in das Corti-Organ fort, eine besondere Region aus Stützzellen und sensorischen Haarzellen, die dem Hören dient (s. Abb. 12-5)

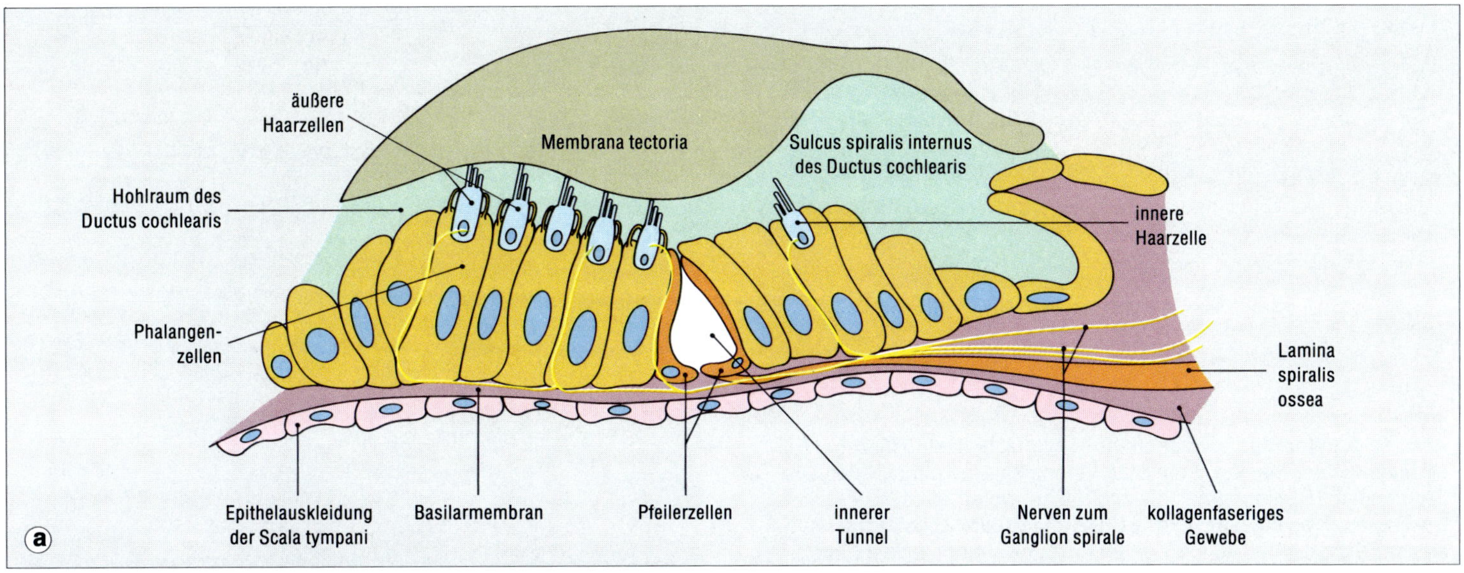

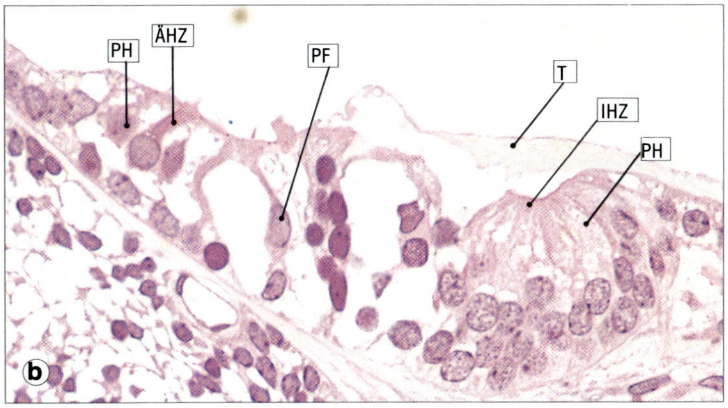

Abb. 12-5 a, b. Schema des Corti-Organs. a Das Corti-Organ besteht aus epithelialen Stützzellen und sensorischen Haarzellen. Medial ruht es auf der festen Lamina spiralis ossea, lateral auf der verformbaren Basilarmembran. Es gibt 2 Gruppen, **innere** und **äußere Haarzellen**, die durch den **inneren Tunnel** voneinander getrennt sind, eine kleine Öffnung am Ende der Lamina spiralis ossea. Die inneren Haarzellen sind kleiner und runder als die äußeren und bilden nur eine Reihe entlang der Kochlea. Die äußeren Haarzellen sind hoch und dünn und stehen in 5 parallelen Reihen. Die inneren Haarzellen sind völlig von epithelialen Stützzellen (Phalangenzellen) umgeben, die äußeren dagegen nur an ihrem Apex und der Basis, so daß eine freie mittlere Zellzone Kontakt zur extrazellulären Flüssigkeit hat. Die Mikrovilli der äußeren Haarzellen ragen in eine Schicht aus gelatinöser Matrix mit verstärkenden filamentösen Proteinen, die **Membrana tectoria**, hinein; die der inneren Haarzellen sind frei. Axone gehen synaptische Kontakte mit den Haarzellen ein und ziehen zum Ganglion spirale cochleae. Die Membrana tectoria wird von Epithelzellen, den Interdentalzellen, gebildet. Es gibt verschiedene Stützzellarten im Corti-Organ. **Pfeilerzellen** enthalten eine große Menge an Mikrotubuli als Stützzellen; sie umgeben und stützen den dreieckigen inneren Tunnel auf der Höhe der Lippe der Lamina spiralis ossea. Die **Phalangenzellen** dagegen stützen die Haarzellen, mit denen sie apikal durch Zonulae occludentes verbunden sind. Dadurch isolieren sie die Basalmembran der Haarzellen von der Endolymphe und halten elektrochemische Gradienten aufrecht.
b Schnittpräparat des Corti-Organs. T Membrana tectoria, IHZ innere Haarzellen, PH Phalangenzellen, PF Pfeilerzellen, ÄHZ äußere Haarzellen

Gleichgewichtsempfindung: Lineare Beschleunigung
Zwei Haarzellregionen nehmen die Richtung der Schwerkraft und damit die Lageempfindung des Kopfes wahr; sie sitzen in der **Macula utriculi** und in der **Macula sacculi** (s. Abb. 12-3).

Die Macula utriculi liegt in der Horizontalebene, die Macula sacculi in der Vertikalebene im rechten Winkel zur Macula utriculi. Jede Macula ist histologisch gleich und besteht aus folgenden 3 Zellarten (Abb. 12-6):

1. Stützzellen, das sind zylindrische Zellen mit kurzen apikalen Mikrovilli;
2. Haarzellen Typ I, polygonalen Zellen, die von einem Netzwerk afferenter und efferenter Nervenendigungen umgeben sind;
3. Haarzellen Typ II, zylindrischen Zellen, die basal Synapsen für afferente und efferente Nervenendigungen besitzen.

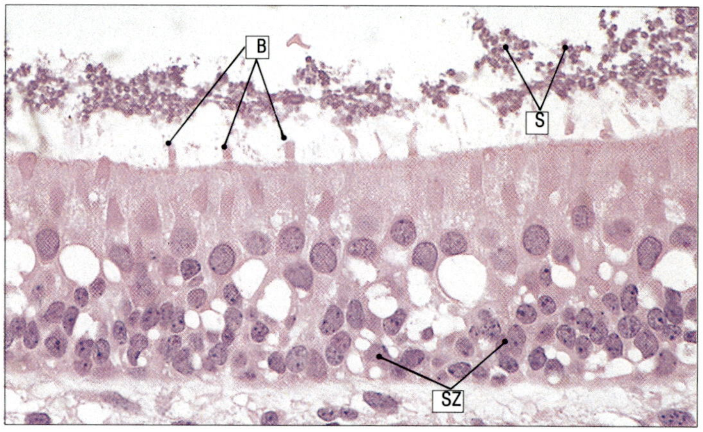

Abb. 12-6. Macula. Auf diesem Kunststoffschnitt sind die Haarzellstereozilien der Macula in die Statolithenmembran eingebettet. Die Statokonien (S) erscheinen als zahlreiche, violett gefärbte Partikel. Die Stereozilien stecken in rosa Büscheln (B) der Zelloberfläche; bei dieser Vergrößerung können weder einzelne Mikrovilli noch unterschiedliche Haarzelltypen ausgemacht werden. Die Stützzellen (SZ) liegen als Epithelschicht vor

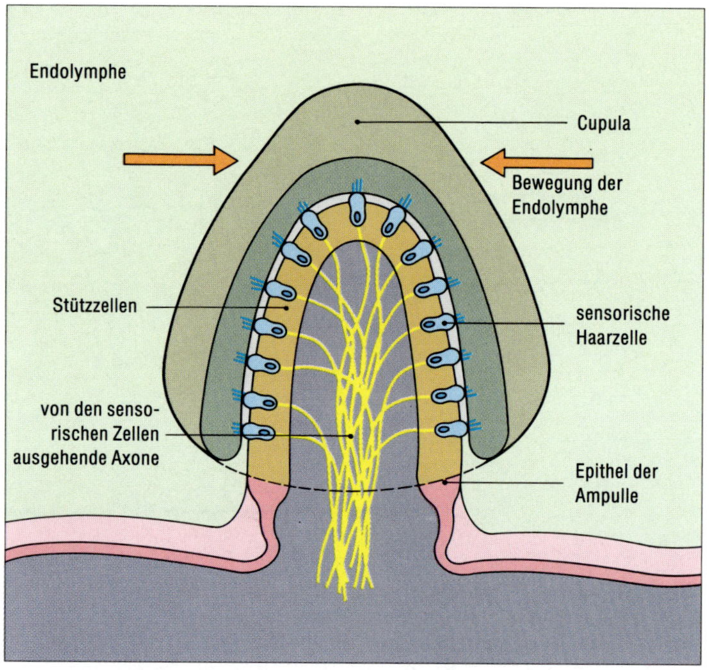

Abb. 12-7. Bogengangsampulle. In der Ampulle eines Ductus semicircularis wachsen Haarzellen auf einer fingerartigen Vorwölbung, der Crista ampullaris. Haarzellen Typ I und II sind mit Stützzellen vergesellschaftet. Die Axone, die diese Zellen innervieren, kommen aus der Basis der Crista; sie stammen von sensorischen Nervenzellen im Ganglion des N. vestibularis (Scarpa-Ganglion), das mit den Vestibulariskernen des Rautenhirns verbunden ist. Die Haarzellstereozilien und die Kinozilien sind in die gelatinöse Matrix der Cupula eingebettet; diese enthält im Gegensatz zur Membrana tectoria der Macula keine Statokonien

Zusätzlich zur orgelpfeifenähnlichen Anordnung der großen mikrovillösen Stereozilien auf ihrer apikalen Oberfläche (s. Abb. 12-2) haben diese Haarzellen eine echte singuläre Kinozilie, die gerade hinter der höchsten Stereozilienreihe sitzt.

Die Stereozilien und Kinozilien jeder Haarzelle sind in eine gelatinöse Plaque aus extrazellulärer Matrix, die **Statolithenmembran**, eingebettet; sie ist in der Endolymphe ausgespannt. Diese Membran trägt viele kleine Partikel aus Protein und Kalziumkarbonat, die **Statolithen** (Statokonien).

Funktionsweise. Die Macula kann die Richtung der Schwerkraft bestimmen, indem sie die Zug- oder Druckrichtung an den Statokonien und der Statokonienmembran auf den Haarzellen spürt, etwa wenn man den Kopf vor und zurück (Macula utriculi) oder von rechts nach links (Macula sacculi) bewegt.

Gleichgewichtsempfindung: Drehbeschleunigung

Haarzellen, die Richtung und Stärke von Winkelbeschleunigungen registrieren, sitzen in den Ampullae am Ende der 3 Bogengänge, die eine hintere, obere und horizontale Position einnehmen.

Jede Ampulle ist eine 1 mm lange, dilatierte Region des häutigen Labyrinths und enthält einen Flecken aus Haarzellen in einer hohen, fingerartigen Struktur, der **Crista ampullaris**. Die Stereozilien der sensorischen Haarzellen stecken in einer kuppelförmigen, gelatinösen Matrix, der **Cupula ampullaris** (Abb. 12-7).

Funktionsweise. Bei Drehbewegungen des Kopfes bewegt sich die Endolymphe im häutigen Labyrinth aufgrund der Massenträgheit der Flüssigkeit in bezug auf den Rest des Vestibularapparats. Diese Bewegung bewirkt eine Ablenkung der Cupula, deren Richtung von den Haarzellen registriert wird.

Die Wahrnehmung aus allen 3 zueinander senkrecht stehenden Ebenen der Bogengänge liefert zusammengenommen eine Information über die Richtung und die Beschleunigungsrate einer Kopfbewegung.

Auge

Das Auge ist so konstruiert, daß es einfallendes Licht auf lichtempfindlichen Rezeptorzellen bündelt. Es besteht aus Sklera, Kornea, Uvea und Retina, die um 3 Hohlräume herum angeordnet sind (Abb. 12-8).

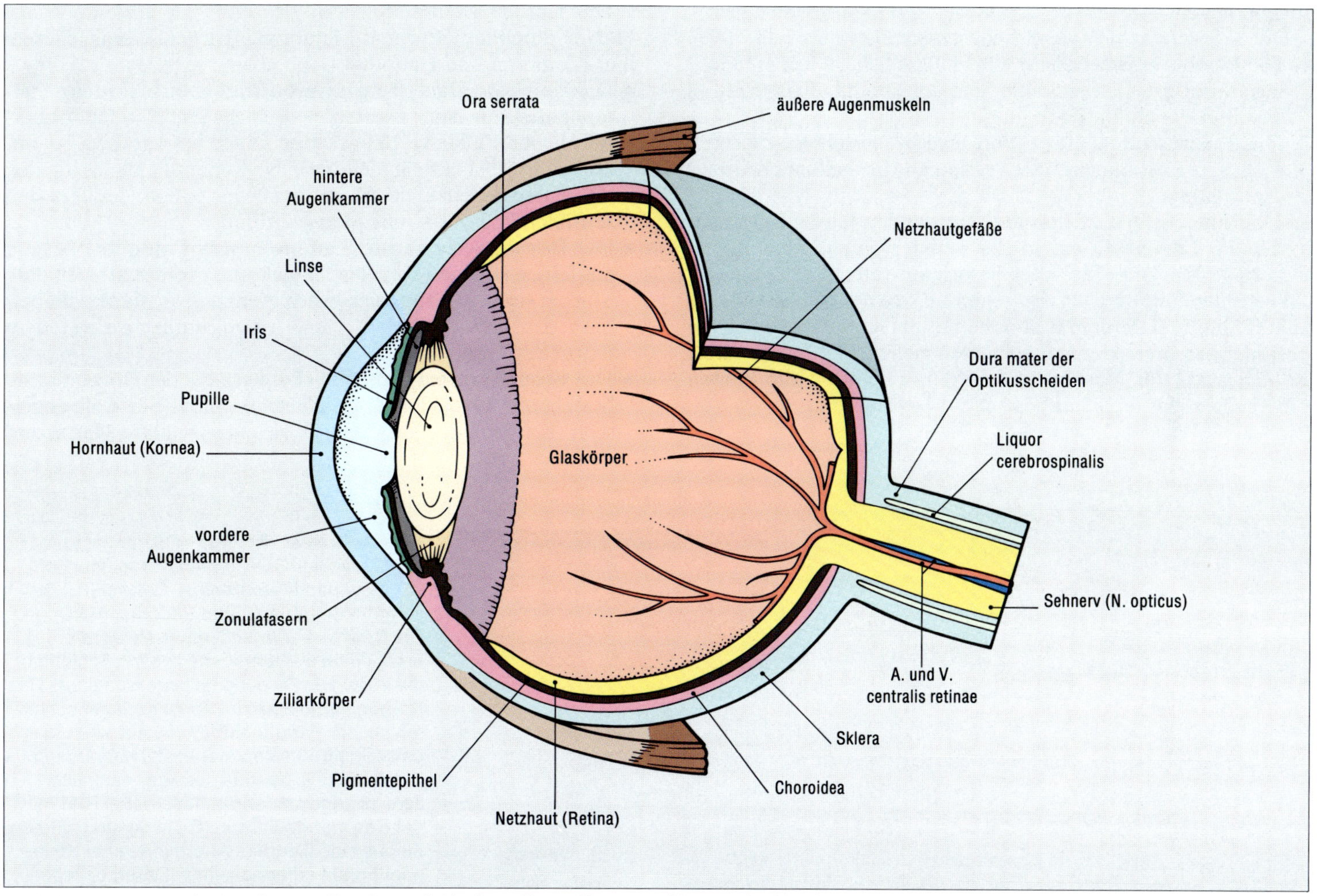

Abb. 12-8. Anatomie des Auges. Der Augapfel ist kugelig und hat vorn eine durchsichtige Region, die Hornhaut. Am Hornhautrand erfolgt der Übergang in eine kollagenfaserige äußere Schicht, die Sklera, die den Rest des Bulbus verfestigt und an der die äußeren Augenmuskeln (für die Augenbewegungen) ansetzen. Die Aderhaut, Choroidea, besteht aus Blutgefäßen und Supportzellen; sie setzt sich nach vorn in den Ziliarkörper und die Iris fort. Die lochblendenartige Iris mit der Pupille enthält glatte Muskulatur. Auf der Innenseite der Choroidea liegt eine spezielle Pigmentepithelschicht und innerhalb davon die Netzhaut (Retina) mit ihren Rezeptor- und Nervenzellschichten. An der Ora serrata endet die Pars optica retinae. Die Nerven der Netzhaut sammeln sich hinten zum N. opticus, der ähnlich wie das Gehirn von Hirnhäuten und Liquor cerebrospinalis umgeben ist. Die Netzhaut wird von der A. centralis retinae versorgt, die im N. opticus in den Bulbus zieht. Die durchsichtige, bikonvexe Linse wird von einer Reihe feiner Fasern des Ziliarkörpers gehalten. Der Ziliarkörper enthält glatte Muskulatur, deren Kontraktion zur Änderung der Linsenform führt. Im Bulbus gibt es 3 Hohlräume: die vordere Augenkammer vor der Iris, die hintere Augenkammer hinter der Iris und der Glaskörperraum hinter der Linse. Die beiden Augenkammern enthalten das klare Kammerwasser. Der Glaskörper dagegen ist ein gelatinöses und transparentes extrazelluläres Matrixmaterial

Sklera

Die Sklera bildet das Weiße des Auges, eine äußere kollagenfaserige Hülle des Augapfels (Bulbus). Ihre Dicke variiert von 1 mm hinten zu 0,5 mm vorn. Sie besteht aus flachen Kollagenlagen, die alle parallel zur Oberfläche, aber in verschiedenen Richtungen liegen.

Die Sklera setzt sich aus 3 Lagen zusammen:

1. Die **Lamina episcleralis** ist eine äußere Schicht lockeren kollagenfaserigen Gewebes zum Spatium circumbulbare hin und gestattet die Bulbusbewegung.
2. Das **Skleralstroma**, die mittlere Schicht, besteht aus dickeren Kollagenfaserbündeln. Sie verlaufen in ballonnetzartiger Anordnung.
3. Den inneren, an die Choroidea grenzenden Teil der Sklera bildet die **Lamina fusca**, in der außer pigmentierten Zellen geringe Mengen elastischer Fasern auftreten.

Die Blutgefäße und Nerven (einschließlich des N. opticus), die zum Bulbus und aus dem Bulbus herauslaufen, müssen durch die periskleralen und skleralen Schichten ziehen; die Sklera selbst ist aber avaskulär. Vorn geht die Sklera in einer 1 mm breiten Übergangszone, dem **Limbus**, in die Kornea über.

Kornea

Die Hornhaut ist der transparente Teil der äußeren Bulbusschicht und mißt beim Erwachsenen 10,5 mm in der Senkrechten und 11,5 mm in der Waagerechten. Sie ist stärker gekrümmt als die Sklera und wölbt sich nach vorn vor.

Die Kornea ist fünfschichtig; sie setzt sich zusammen aus Hornhautepithel, Bowman-Membran, Kornealstroma, Descemet-Membran und Endothel (Abb. 12-9).

- Das **Kornealepithel** ist ein **unverhorntes** mehrschichtiges Plattenepithel mit einer basalen Zellschicht und 5–6 mehr oberflächlichen Zellagen; die gesamte Dicke beträgt etwa 50 μm. Dieses Epithel enthält viele freie Nervenendigungen, die den afferenten Schenkel des Kornealreflexes bilden, der über den sensiblen Teil des V. Hirnnervs verläuft.
- Die **Bowman-Membran** (Lamina limitans anterior) besteht aus feinen kollagen Fibrillen, eingebettet in eine extrazelluläre Matrix; sie ist 8–10 μm dick. Vorn grenzt sie an die Basalmembran des Kornealepithels, hinten verschmilzt sie mit dem Kornealstroma.
- Das **Kornealstroma** bildet die Hauptschicht der Hornhaut, sie besteht aus 60–70 Lagen gleichartiger, paralleler Kollagenfasern (Korneallamellen), die in eine extrazelluläre Matrix ein-

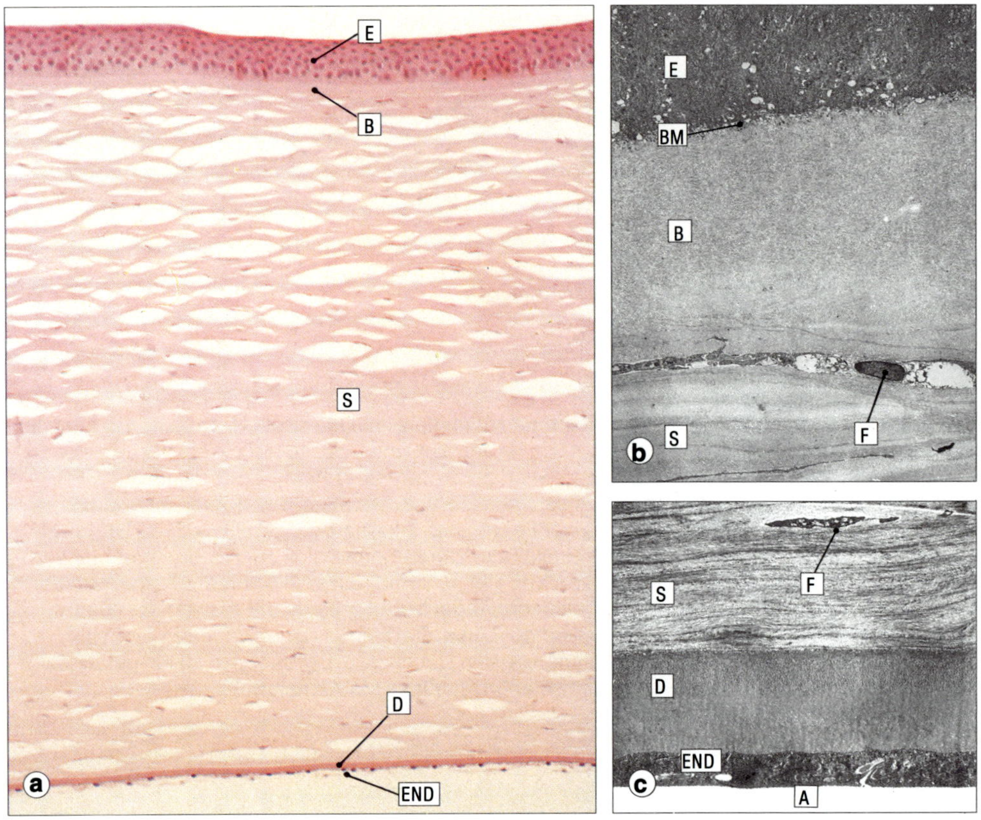

Abb. 12-9 a–c. Kornea. a Hornhautquerschnitt mit den 5 Schichten Kornealepithel (E), Bowman-Membran (B), Stroma (S), Descemet-Membran (D) und Endothel (END). Die Bowman- und Descemet-Membran erscheinen als homogene hyaline Schichten, die in der HE-Färbung hellrot erscheinen. Das Kornealstroma blättert seine Kollagenschichten bei der Paraffineinbettung auf, wodurch helle Spalträume entstehen. **b** Ultrastruktur des Basalteils der basalen Kornealepithelzelle (E) und seiner Basalmembran (BM) auf der Bowman-Membran (B), in der man gerade einmal eine filzartige Anordung feiner Kollagenfibrillen erkennen kann. Darunter liegen die Kollagenlamellen des Kornealstromas (S) und ein Kornealfibrozyt (F). **c** Ultrastruktur der Hornhautinnenfläche. Das an die vordere Augenkammer (A) grenzende Endothel (END) ruht auf der Descemet-Membran (D). Darüber liegen die Kollagenlamellen des Kornealstromas (S) und ein Kornealfibrozyt (F) oder Keratozyt gebettet sind, die überwiegend aus sulfatierten Glykosaminoglykanen besteht (s. S. 42). Die Richtung der Kollagenfasern wechselt von Schicht zu Schicht, wodurch eine große mechanische Festigkeit erzeugt wird.

Zwischen den Lamellen liegen gleichförmige, inaktive Fibrozyten, die **Keratozyten**.

Da die Kornea avaskulär ist und eine regelmäßige parallele Anordnung des Kollagens und wenige Zellen aufweist, ist sie durchsichtig.

- Die **Descemet-Membran** (Lamina limitans posterior) liegt als 7–10 µm dicke, hyaline und stark dehnbare Schicht an der Rückseite des Kornealstromas. Es ist eine echte Basalmembran, die vom Kornealendothel gebildet wird.
- Das **Kornealendothel** ist ein einschichtiges, polygonales Plattenepithel an der Hornhautinnenseite. Es ist auf Ionentransport spezialisiert und enthält deshalb zahlreiche Mitochondrien. Die Zellen werden durch Desmosomen und auch durch Zonulae occludentes zusammengehalten (s. Abb. 3-6 und 3-11).

Das Kornealendothel pumpt Flüssigkeit aus dem Kornealstroma und verhindert dadurch eine zu starke Hydratation der extrazellulären Matrix, die sonst zu einer Hornhauttrübung führen würde.

Uvea

Die Uvea ist die mittlere Augenhaut zwischen dem straffen Stützgewebe der Sklera und dem neuralen Gewebe der Netzhaut. Sie enthält Blutgefäße, Nerven, Supportzellen, kontraktile Zellen und Melanozyten und wird in 3 spezielle Regionen unterteilt, in die Choroidea, das Corpus ciliare und die Iris.

Choroidea

Die Aderhaut erstreckt sich von der Ora serrata bis zum N. opticus und enthält die Blut- und Lymphgefäße, die die Netzhaut mitversorgen (Abb. 12-10). Sie bildet eine dunkelbraune Schicht, die außen mit der Lamina fusca der Sklera verschmilzt, während sie innen an die Retina angeheftet ist. Die Choroidea besteht aus 3 Hauptschichten:

1. dem Aderhautstroma, einem lockeren kollagenfaserigen Supportgewebe, das von Melanozyten, Lymphozyten und Mastzellen durchsetzt ist und durch das die wesentlichen Arterien und Venen ziehen (Lamina vasculosa);
2. der Lamina choroidocapillaris, einem engen Kapillarnetz dicht unter der Retina, das aus den größeren Stromagefäßen gespeist wird;
3. der Bruch-Membran.

Bruch-Membran

Diese innere Grenzschicht besteht aus:

- der Basalmembran der Endothelzellen der Lamina choroidocapillaris;
- einer äußeren 0,5 µm dicken Kollagenfaserschicht;
- einer 2 µm starken Schicht aus elastischen Fasern;
- einer inneren Kollagenfaserschicht;
- der Basalmembran des Pigmentepithels der Retina.

Hornhauterkrankungen

Die Kornea trägt wesentlich zum dioptischen Apparat des Auges bei, und Hornhauttrübungen durch Hornhautschäden können die Sehleistung beeinträchtigen.

Obwohl ein Epithelverlust durch **Hornhautabschürfungen** außerordentlich schmerzhaft ist, so wird er doch durch rasche Regeneration ersetzt. Wenn die Bowman-Membran geschädigt ist, entsteht jedoch eine trübe Hornhautnarbe, da das Kollagen dann irregulär geschichtet ist. Solche Vernarbungen in der Sehachse führen zu einem Verlust von Sehschärfe.

Das Kornealendothel wird während des ganzen Lebens nicht ersetzt und wird bisweilen im Alter inkomplett; es kann auch durch Krankheitprozesse in der vorderen Augenkammer geschädigt werden. Wenn viele Kornealendothelzellen fehlen, so sammelt sich Flüssigkeit im Kornealstroma und verringert dessen Transparenz. Ein solches Hornhautödem kann dazu führen, daß sich das Hornhautepithel in sehr schmerzhafter Weise ablöst.

Hornhauterkrankungen einschließlich Endothelverluste können durch eine Hornhauttransplantation behandelt werden.

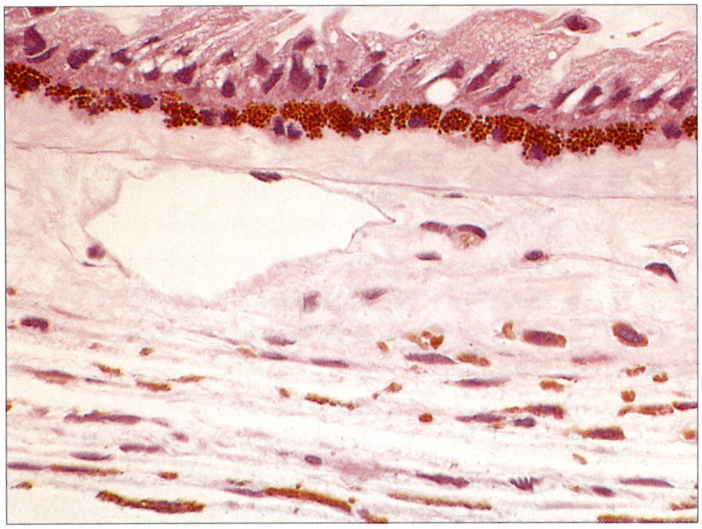

Abb. 12-10. Choroidea. Unter dem Pigmentepithel der Retina (braun) liegt die Choroidea, von der hier die Lamina vasculosa zu sehen ist

Iris

Die Regenbogenhaut, Iris, ist wie eine Blende vor die Linse gesetzt und trennt die vordere Augenkammer von der hinteren. Sie hat eine zirkuläre Öffnung, die Pupille, die durch glatte Muskulatur verengt oder erweitert werden kann.

Eine Pupillenverengung (Miosis) verringert die Menge des einfallenden Lichts und reduziert dadurch von der Linsenperipherie ausgehende Lichtreflexe.

Die Iris enthält pigmentierte Zellen und Muskelzellen; sie besteht aus 4 Schichten, einer vorderen Grenzmembran, dem Irisstroma, dem M. dilatator pupillae und dem Epithel an der Rückseite (Abb. 12-11).

- Die vordere Grenzschicht ist eine inkomplette, durchbrochene Schicht aus sternförmigen Fibroblasten und verzweigten Melanozyten.
- Das **Irisstroma** wird von einem lockeren kollagenfaserigen Supportgewebe mit spindelförmigen Fibroblasten (Stromazellen), Blutgefäßen, Nerven und Makrophagen mit phagozytiertem Melaninpigment gebildet. Am Pupillenrand liegen die zirkulären Fasern des **M. sphincter pupillae** aus glatter Muskulatur.

  Die Blutgefäße der Iris verlaufen im allgemeinen radiär, anastomosieren aber auch häufig mit zirkulären Gefäßplexus.
- Der **M. dilatator pupillae** (für die Mydriasis) besteht aus kontraktilen Fortsätzen der Myoepithelzellen aus der inneren Schicht des hinteren Epithels und erstreckt sich von der Iriswurzel bis zum M. sphincter pupillae.
- Das hintere Epithel besteht aus 2 stark durch Melanin pigmentierten Zellschichten. Die innere Lage ist eigentlich ein Myoepithel, dessen basale perinukleäre Zone Melaningranula enthält und dessen apikale melaninfreie Zone den M. dilatator

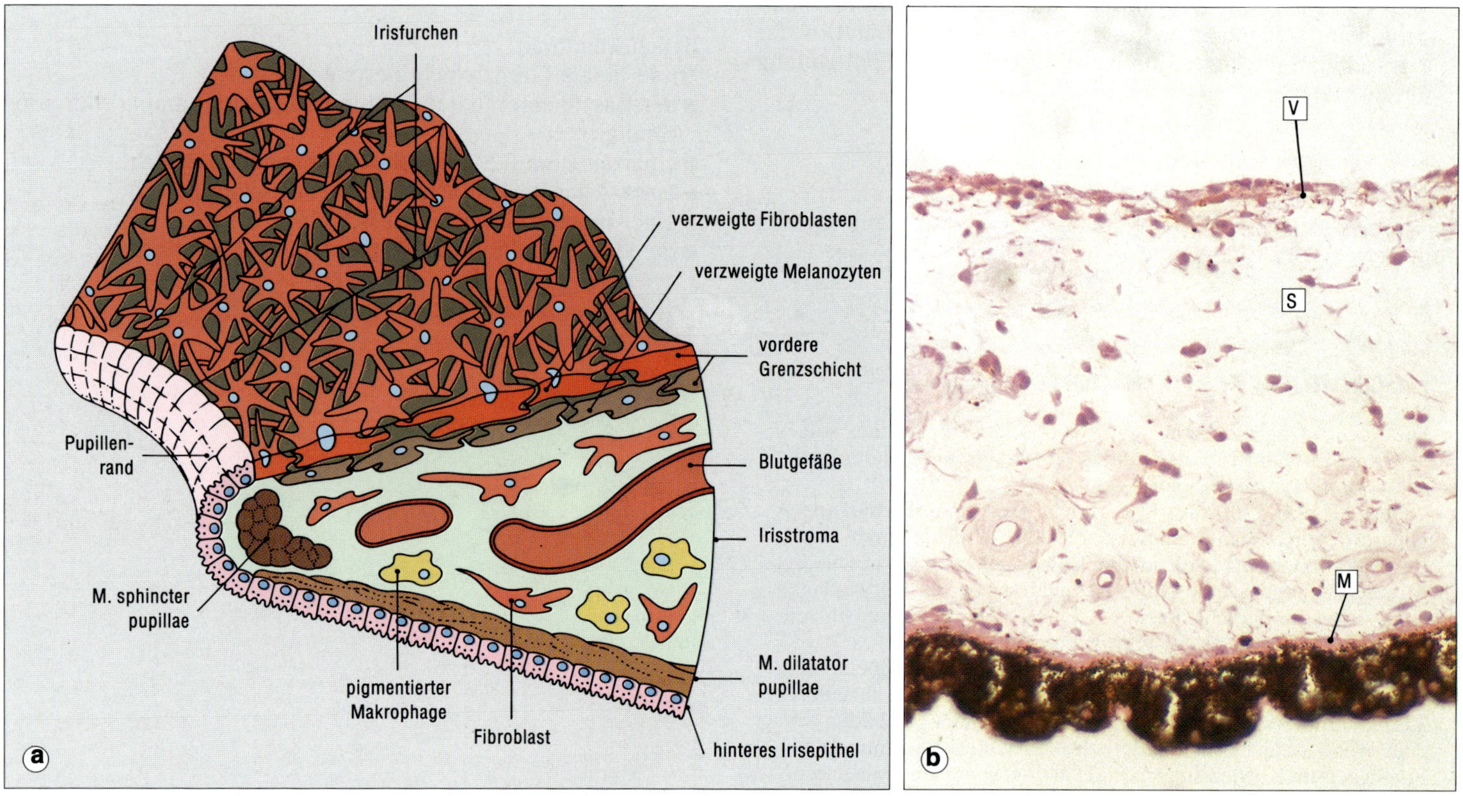

Abb. 12-11 a, b. Iris. a Schema vom Pupillenrand der Regenbogenhaut, die 4 Schichten aufweist. Vorn liegt eine inkomplette und fenestrierte Grenzfläche aus verzweigten Fibroblasten und ebenfalls sternförmigen Melanozyten auf einem lockeren, kollagenfaserigen Stroma, das den M. sphincter pupillae enthält sowie radiär angeordnete Kollagenfasern, die der Iris ihre geriffelte und trabekuläre Oberfläche verleihen. Hinter dem Stroma sitzt der M. dilatator pupillae auf der zweischichtigen hinteren Fläche aus Zellen mit Melaninpigment. **b** Irishistologie. Die 4 Schichten sind nicht scharf abgesetzt. Die vordere Grenzfläche (V) geht ins Stroma (S) über. Das Pigmentepithel der hinteren Fläche läßt wegen der Dichte des Melaninpigments nicht die 2 Zellschichten erkennen. Der M. dilatator pupillae (M) erscheint als rosa Streifen bildet. Diese innere Schicht ist durch Desmosomen mit der äußeren Zellschicht verbunden, die zahlreiche Melaningranula enthält und eine Fortsetzung des Pigmentepithels der Retina darstellt.

Die pigmentierten Zellen reduzieren den Lichteinfall und Lichtreflexe.

Die **Augenfarbe** ist von der relativen Menge der Melanozyten abhängig; wenige Zellen führen zu blauen Augen, viele Pigmentzellen zu dunkelbraunen. Grüne und graue Augenfarben sind Zwischenstufen.

Corpus ciliare

Der Ziliarkörper erstreckt sich von der Iriswurzel bis zur Ora serrata, an der er in die Choroidea übergeht (s. Abb. 12-7). Im Schnitt (Abb. 12-12) ist der Ziliarkörper etwa dreieckig und besteht aus einem Gefäßstroma, glatter Muskulatur und einer Epithelbedeckung. Er hat 2 anatomisch unterscheidbare Teile, die Pars plicata und die Pars plana.

Der Ziliarkörper enthält den Ziliarmuskel aus glatter Muskulatur. Bei einer (auch willkürlich möglichen) Kontraktion erschlafft der Aufhängeapparat der Linse, sie sich daraufhin stärker abkugelt; dieser Vorgang wird als Akkomodation bezeichnet.

- Die Pars plicata enthält die 70–80 **Processus ciliares**, das sind 2 mm lange Schleimhautleisten mit je einem Kern aus Stroma und Blutgefäßen und einem Überzug aus 2 Zylinderepithelschichten. Die äußere Epithelschicht ist pigmentiert, die innere an der Glaskörperseite nicht.

  Die unpigmentierten Epithelzellen in den Furchen zwischen den Processus ciliares bilden die Aufhängefasern der Linse, die hauptsächlich aus dem Protein Fibrillin bestehen (s. S. 45). Die Ultrastruktur dieser unpigmentierten Zellen gleicht der anderer ionentransportierender Zellen (s. S. 37); sie bilden das Kammerwasser.
- Die Pars plana, der **Orbiculus ciliaris**, ist eine 4 mm breite hintere Region. Ihr Stroma setzt sich in die Choroidea fort, das äußere pigmentierte Epithel des Corpus ciliare geht an der Ora serrata in das Pigmentepithel der Retina über.

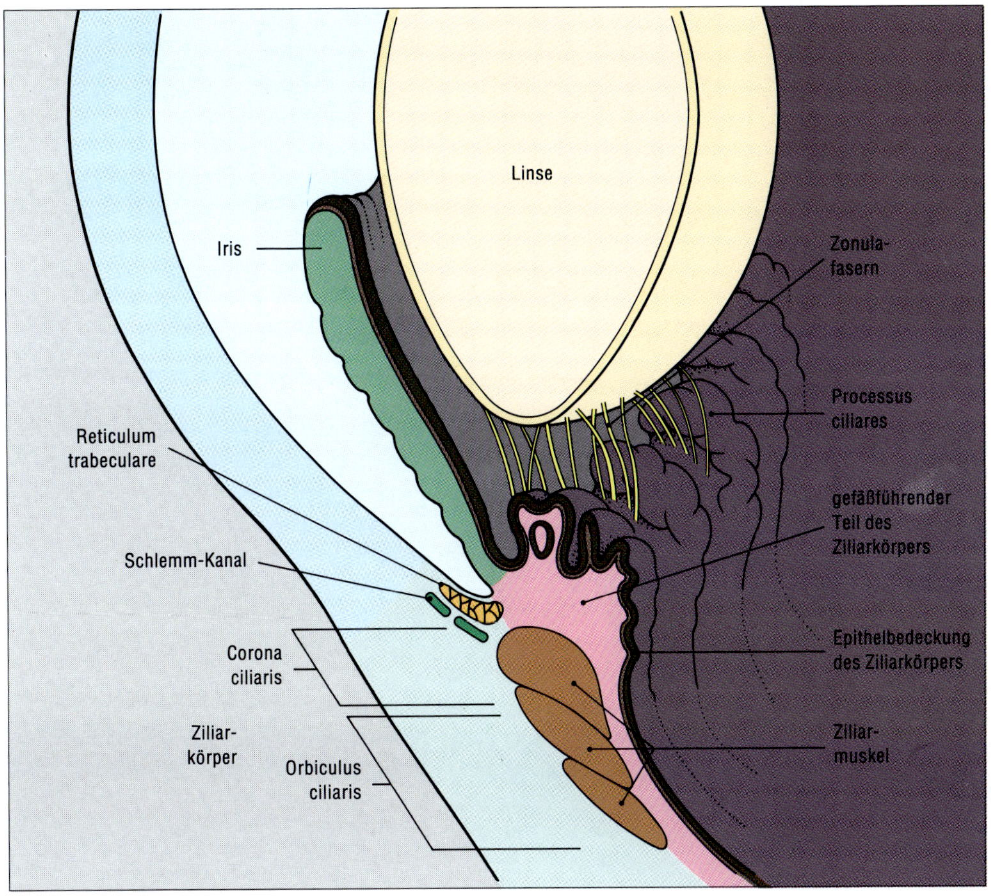

Abb. 12-12. Ziliarkörper. Der Ziliarkörper geht in die Iriswurzel über und zerfällt anatomisch in die Corona ciliaris und den flachen Orbiculus ciliaris. Die Processus ciliares bilden den Aufhängeapparat der Linse, die Fibrae zonulares oder **Zonulafasern**. Der für die Akkomodation (Nahsehen) zuständige und parasympathisch innervierte Ziliarmuskel kontrolliert die Spannung der Zonulafasern und dadurch die Form der Linse. Bei seiner Kontraktion vermindert sich die Spannung der Zonulafasern, und die Linse krümmt sich, ihrer Eigenelastizität folgend, stärker (besonders vorn), wodurch sie mehrere Dioptrien Brechkraft gewinnt. Das Epithel auf dem Orbiculus ciliaris stellt das Kammerwasser her

Retina

Die Netzhaut ist die innerste Augenschicht. Sie entwickelt sich in der Embryonalzeit aus einem Auswuchs des Zwischenhirns, dem **Augenbecher**.

Sie besteht aus Pigmentepithel, Sinnesepithel, Supportzellen und Nervenzellen.

Pigmentepithel

Das retinale Pigmentepithel besteht aus einer Schicht polygonaler melaninhaltiger Zellen, die sich vom Eintrittsort des Sehnervs bis zur Ora serrata erstreckt. Den Zellen liegen innen die retinalen Photorezeptoren an; ihre Basalmembran außen ist ein Teil der Bruch-Membran.

Apikal tragen die Pigmentepithelzellen große Mikrovilli, die sich zwischen den Photorezeptorengliedern erheben; sie phagozytieren Bestandteile dieser Photorezeptorzellen.

Photorezeptorzellen (Stäbchen und Zapfen)

Beide Typen der Photorezeptoren, die Stäbchen- und die Zapfenzellen, sind ganz ähnlich gebaut (Abb. 12-13).

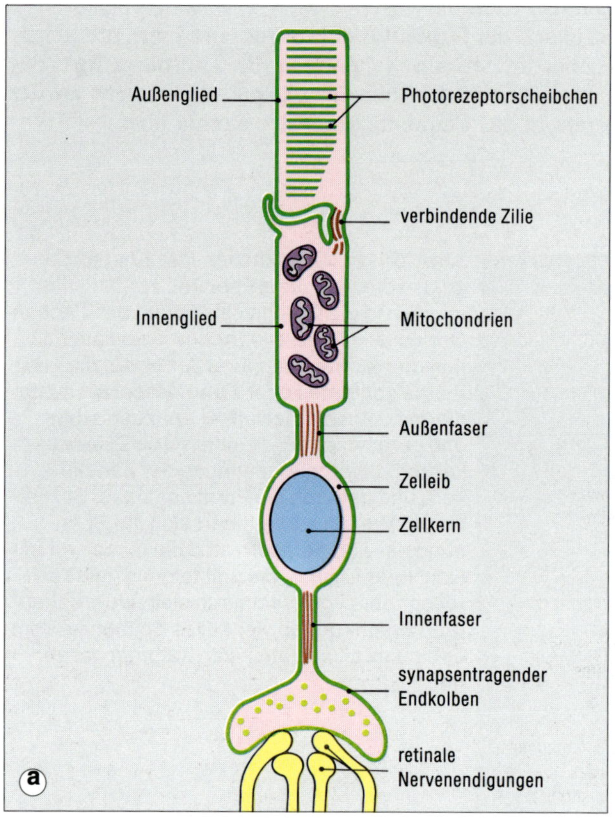

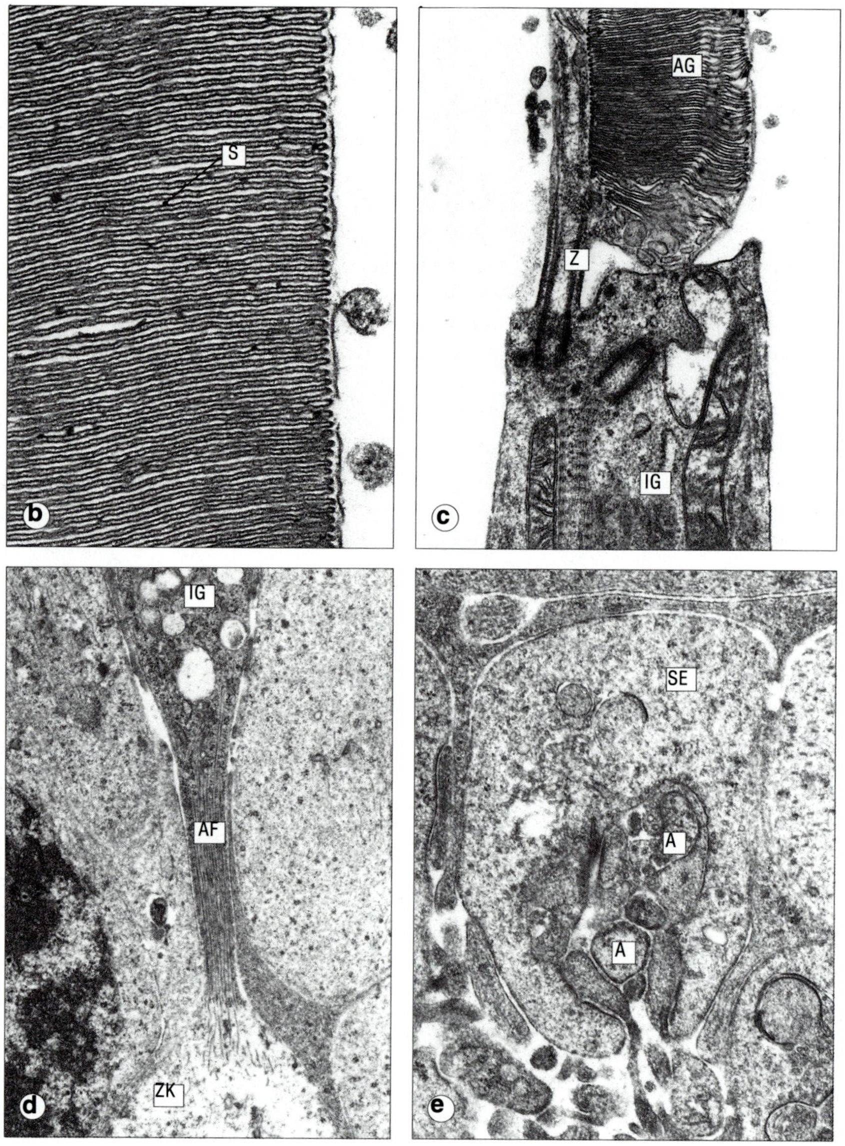

Abb. 12-13 a–e. Photorezeptoren. Schema und Ultrastruktur eines Photorezeptors, hier einer Stäbchenzelle. Das Licht wird vom Außenglied aufgenommen (AG), das flache Membranscheibchen enthält (Photorezeptorscheibchen, S). Das Außenglied ist nur durch eine Zilie (Z) mit dem Innenglied (IG) verbunden; diese enthält zahlreiche Mitochondrien. Der Zellkörper (ZK) ist mit dem Innenglied (IG) durch eine mikrotubulusreiche Außenfaser (AF) verbunden. Der synapsentragende Endkolben (SE) ist becherförmig und stellt die Verbindung zu Axonen (A) anderer retinaler Neurone her

Die lichtempfindlichen Strukturen (**Photorezeptorscheibchen**) der Photoreptorzellen bilden riesige Stapel aus 600–1000 Stück im Außenglied der Zellen; sie entstehen aus tiefen Einfaltungen der Zellmembran.

Bei Stäbchen werden die Photorezeptorscheibchen ständig gebildet und als freie Scheibchen abgeschnürt; überalterte Scheibchen werden von der Zelle abgestoßen (Abb. 12-14). Bei den Zapfen dagegen werden die tiefen, parallelen Membraneinfaltungen nicht zu freien Scheiben abgefaltet. Wie häufig die Zapfenphotorezeptormembran umgesetzt wird ist unklar, aber es scheint sich nicht um den gleichen rastlosen Umsatz wie bei den Stäbchen zu handeln.

Stäbchen sind etwa 2 µm dick und 50 µm lang; ihr Außenglied ist nahezu zylindrisch. Die Spitzen dieser Zellen sind tief zwischen die Mikrovilli des Pigmentepithels eingebettet, die die überalterten Photorezeptorscheibchen phagozytieren.

Zapfen sind dicker und etwas kürzer als Stäbchen, ihr Durchmesser beträgt 3–5 µm und ihre Länge etwa 40 µm, die Außenglieder sind konisch. Wie die Stäbchenzellen liegen auch sie dicht an den Mikrovilli des Pigmentepithels der Retina.

Die Verteilung der Stäbchen und Zapfen variiert innerhalb der Retina.

- Zapfen, die dem Farbensehen dienen, sind im optischen Zentrum der Retina in einer kleinen Vertiefung konzentriert, der **Fovea centralis**.
- Stäbchen, die Helligkeitsintensität wahrnehmen, aber nicht zum Farbensehen da sind, sind an der Netzhautperipherie konzentriert.

Zwischen Fovea und Netzhautperipherie liegen Stäbchen und Zapfen gemischt (Abb. 12-15).

Mechanischer Sehvorgang

Im Dunkeln ist die Photorezeptorzelle stark depolarisiert, und die spannungsabhängigen Ca^{++}-Ionenkanälchen in der Synapsenregion des Endkolbens werden offengehalten. Dadurch wird am synaptischen Ende ständig eine inhibitorische Transmittersubstanz freigesetzt. Dieser Inhibitor verhindert Entladungen der Nervenzellen, die mit dem Photorezeptor verbunden sind.

Bei einer Stimulation durch Lichteinfall werden die Photorezeptoren hyperpolarisiert, und die Freisetzung der inhibitorischen Transmittersubstanz am Endkolben ist reduziert. Durch diese Reduzierung enstehen Aktionspotentiale in den angeschlossenen Nervenzellen.

Die Photorezeptorzellen nehmen Licht wahr, nachdem es in Interaktion mit **Rhodopsin**molekülen getreten ist. Dabei handelt es sich um membrangebundene Glykoproteine in den Photorezeptorscheibchen; sie bestehen aus einem Protein (Opsin) und einer lichtempfindlichen Gruppe (cis-Retinal).

Wenn cis-Retinal mit einem Photon interagiert, so ändert es seine Konformation in die trans-Form, wobei die Konzentration eines Second messenger (zyklisches GMP) im Zytosol des Photorezeptors absinkt. Das führt zu einem Verschluß der Natriumkanäle in der Zellmembran und damit zur Hyperpolarisation.

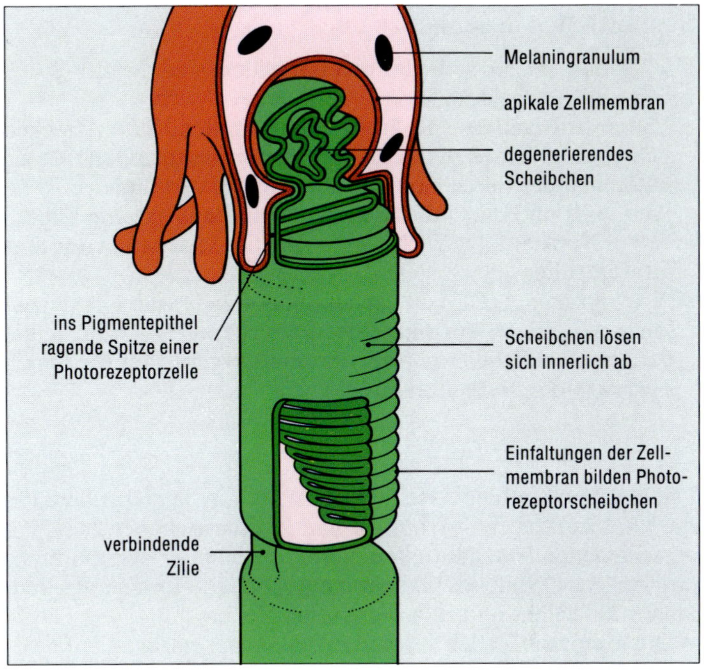

Abb. 12-14. Umsatz der Photorezeptorscheibchen in Stäbchen. In den Stäbchenzellen entstehen neue Photoreptorscheibchen am Zilienende des Außenglieds, wo sich die Zellmembran tief einfaltet. Die Scheibchen wandern nach apikal, lösen sich vom Plasmalemm und werden zu freien Scheibchen im Außenglied. An der Außengliedspitze werden erschöpfte und gealterte Scheibchen in den extrazellulären Raum abgestoßen. Dort werden sie vom Pigmentepithel der Retina, in das die Stäbchenaußenglieder hineinragen, phagozytiert. So besteht ein ständiger Strom neuer Photorezeptorscheibchen im Stäbchenaußenglied

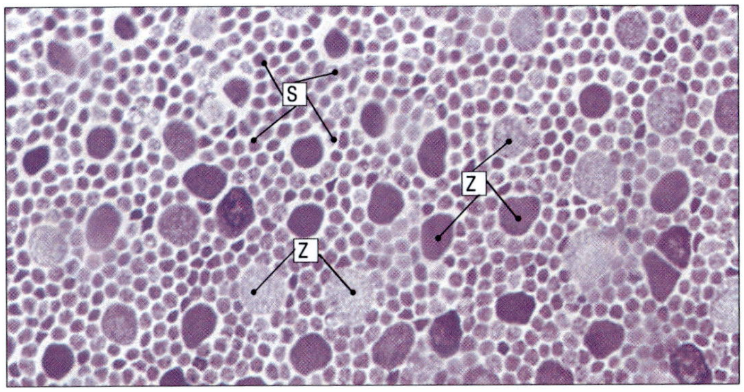

Abb. 12-15. Stäbchen und Zapfen. Kunststoffflachschnitt durch die Retina auf Höhe der Innenglieder der Photorezeptoren. Stäbchen (S) erscheinen als kleine Querschnitte, Zapfen (Z) als große. In dieser Netzhautregion, 6 mm temporal von der Fovea, liegt ein Mosaik aus Stäbchen und Zapfen

Supportzellen in der Netzhaut

Die beiden Arten retinaler Supportzellen sind Müller-Stützzellen und Astrozyten.

- **Müller-Stützzellen** sind große Supportzellen. Sie erstrecken sich von der Innengliedbasis der Photorezeptorzellen, wo sie untereinander durch Zonulae adhaerentes verbunden sind (s. Abb. 3-9) und dabei die **Membrana limitans externa** bilden, bis zur Netzhautoberfläche, wo sie auf der **Membrana limitans interna** ruhen.
- **Astrozyten** (s. S. 213) dienen als Supportzellen der Nervenzellen in der ganzen Netzhaut. Sie haben charakteristische lange, dendritenähnliche Fortsätze, die ein Stützgerüst für die feinen Fortsätze der Nervenzellen bilden.

Nervenzellen der Retina

Die Netzhaut enthält verschiedene Arten von Nervenzellen, die die Photorezeptoren verbinden und Zwischenglieder zwischen verschiedenen Netzhautteilen bilden. Es handelt sich um bipolare Zellen, Zellen des Ganglion nervi optici, Horizontalzellen, amakrine Zellen und interplexiforme Zellen.

- Die **bipolaren Zellen** verbinden den synapsentragenden Endkolben der Photorezeptorzellen funktionell mit den Zellen des Ganglion nervi optici.
- Die **Zellen des Ganglion nervi optici** bündeln ihre Axone zum N. opticus, der ins Gehirn zieht.
- **Horizontalzellen**, **amakrine Zellen** und **interplexiforme Zellen** sind Neurone, die als „Tore" fungieren und die Impulsübertragung zwischen den Photorezeptoren und dem Ganglion nervi optici modulieren. Ihre Fortsätze schaffen eine Quervernetzung der Verbindungen zwischen bipolaren Zellen und Photorezeptoren sowie zwischen bipolaren und der Ganglienzellschicht. Diese Zellgruppe von Interneuronen führt zur Signalintegration zwischen benachbarten Photorezeptoren.

Netzhautaufbau

Das Stratum nervosum der Retina hat 9 Schichten (Abb. 12-16).

- Die **Photorezeptorenschicht** der **Stäbchen** und **Zapfen** ruht auf der Pigmentepithelschicht der Retina (der 10. Schicht) und besteht aus den Außen- und Innengliedern.
- Die **Membrana limitans externa** ist keine echte Membran, sondern eine Verdichtungslinie durch die Zonulae adhaerentes der Müller-Stützzellen.
- Die **äußere Körnerschicht** enthält Kerne und Zelleiber der Photorezeptoren, die 8–9 Kernreihen ausbilden. Die Zellkerne der Stäbchen sind klein und dunkel, die der Zapfen groß und blaß gefärbt.
- Die **äußere plexiforme Schicht** enthält die Endkolben der Photorezeptorzellen und synaptische Verbindungen zu den bipolaren Neuronen und den Horizontalzellen. Die synaptischen Verbindungen zu den Stäbchen sind kugelig („spherals"), die zu den Zapfen füßchenförmig. Bei beiden Zellarten ist eine Verbindung mittels einer Horizontalzelle zwischen den Photorezeptor und die bipolare Zelle geschaltet, wodurch eine **Triade** entsteht. Die Horizontalzelle kann daher die Impulse der Photorezeptorzellen bei der Übertragung auf die bipolare Zelle modulieren und die Signalintegration benachbarter Photorezeptoren bewirken.
- Die **innere Körnerschicht** besteht aus den Zellkernen und Zelleibern der bipolaren Zellen, der Horizontalzellen, der interplexiformen Zellen und der amakrinen Zellen sowie aus den Zellkernen der Müller-Stützzellen.
- Die **innere plexiforme Schicht** enthält die Zellfortsätze und Synapsen der bipolaren, amakrinen und interplexiformen Zellen sowie die des Ganglion nervi optici. Die amakrinen Zellen schicken Fortsätze zwischen die Fortsätze der bipolaren und der Ganglienzellen und modifizieren dadurch die Impulsübertragung der bipolaren Zellen. Die interplexiformen Zellen ähneln den amakrinen Zellen, senden aber auch noch einen Fortsatz mit Synapsen in die äußere plexiforme Schicht.
- Die **Ganglienzellschicht** des Ganglion nervi optici besteht aus einer Zellschicht mit großen Kernen und deutlichen Nukleoli; das reichliche rauhe ER imponiert als Nissl-Substanz. Die Ganglienzellen werden durch das Zytoplasma der Müller-Stützzellen voneinander getrennt.
- Die **Nervenfaserschicht** enthält die Axone der Ganglienzellschicht auf dem Weg zum Zentralnervensystem über den N. opticus; dazu kommen stützende Astrozyten.
- Die **Membrana limitans interna** ist eine kaum sichtbare Basalmembran an der Grenzfläche zwischen Retina und Glaskörper.

Regionale Netzhautunterschiede

Discus nervi optici. Die Axone der Nervenfaserschicht konvergieren zum Discus nervi optici, der in der Netzhaut sichtbar ist und den Sehnervaustritt markiert. In dieser Region fehlen die Photorezeptoren; sie wird daher als blinder Fleck bezeichnet.

Macula. Der gelbe Fleck ist eine kleine, gelbliche Stelle, 2,5 mm temporal vom Discus nervi optici. In ihrem Zentrum ist die Retina dünn und besteht nur aus Zapfen (**Fovea centralis**), hier ist jeder Zapfen mit nur einer bipolaren Zelle und dann auch nur mit einer Ganglienzelle synaptisch verbunden, wodurch ein hohes Auflösungsvermögen entsteht. Diese Zone liegt im Zentrum der Sehachse und dient dem detailreichen Farbensehen.

Die Gelbfärbung der umgebenden Macula beruht auf dem gelben Xanthophyllpigment in Ganglienzellen der Fovea, die zur Seite hin verlagert sind, so daß hier das Licht die Zapfen der Fovea erreichen kann, ohne durch die darübergelegenen neuronalen Schichten gestreut zu werden.

Netzhautperipherie. In der peripheren Retina konvergieren viele Photorezeptoren auf eine Ganglienzelle und bilden ein Rezeptorfeld mit geringer optischer Auflösung. Die Elektrophysiologie hat gezeigt, daß diese Rezeptorfelder von unterschiedlichen Sehreizen angeregt werden; so reagieren manche Ganglienzellen nur auf helles Licht, während andere nur Randbewegungen wahrnehmen.

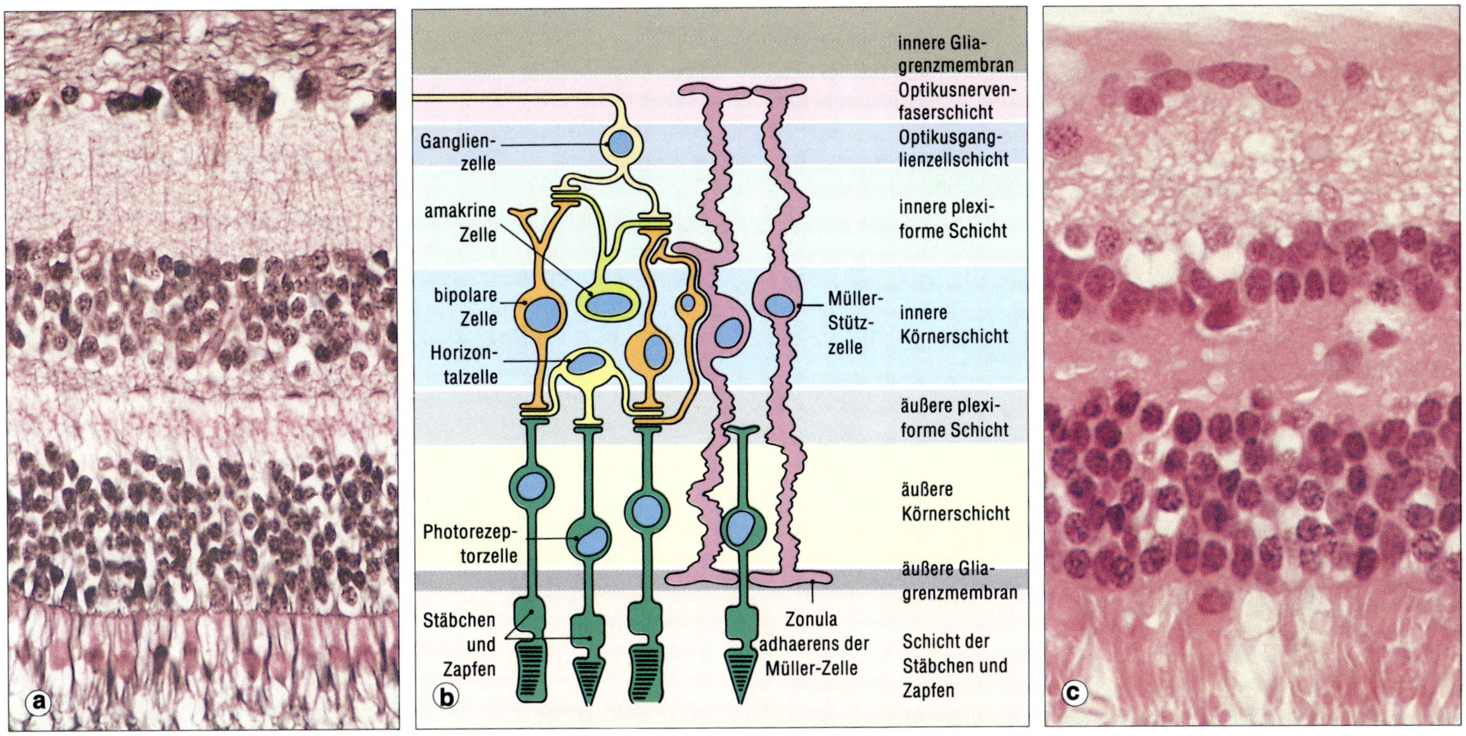

Abb. 12-16 a–c. Stratum nervosum der Retina. a Versilberung einer Netzhaut zur Demonstration ihrer 9 Schichten. **b** Gegenüberstellung der 9 Schichten im Schema. **c** Retinaschichten in der HE-Färbung

Blutgefäße der Netzhaut

Die A. und V. centralis retinae treten hinten am Bulbus zusammen mit dem Sehnerv ein und zweigen sich in der Ebene zwischen dem Glaskörper und der Membrana limitans interna auf.

Die Kapillaren bilden einen dichten Plexus in der Netzhaut und versorgen alle Zellen mit Ausnahme der Stäbchen und Zapfen. Ihre Endothelzellen weisen Tight junctions auf, so daß keine Substanzen in die neuronalen Retinaschichten übertreten können; sie bilden eine **Blut-Retina-Schranke**. Die Stäbchen und Zapfen werden von Gefäßen der Choroidea versorgt.

Die Netzhautgefäße können beim Augenspiegeln beurteilt werden und Krankheitssymptome aufweisen; so führt z. B. Bluthochdruck zu sichtbaren Verdickungen der Arterienwände.

Diabetische Retinopathie

Die ophthalmologische Netzhautuntersuchung (**Augenspiegelung**) bildet einen wesentlichen Teil der umfassenden körperlichen Untersuchung, da man so Blutgefäße in einer kritischen Kreislaufregion direkt betrachten kann. Netzhautgefäße sind häufig bei Krankheiten mit betroffen, besonders bei Diabetes mellitus.

Bei der Zuckerkrankheit verdickt sich die Basalmembran kleiner retinaler Blutgefäße, und die Gefäße werden durch Mikroaneurysmen dilatiert.

Diese anomalen Gefäße werden durchlässig und entlassen Flüssigkeit in die Retina, was in Form weißer Flecken zu sehen ist. Auch Blutungen kommen vor. Diese betreffen besonders die Macula und sind mit einem Verlust an Sehkraft verbunden.

Bei schweren Veränderungen ist die Blutversorgung der Netzhaut vermindert (Ischämie), wodurch das abnorme Wachstum neuer retinaler Blutgefäße stimuliert wird (**proliferative Retinopathie**). Die neugebildeten Gefäße können bluten und zu einer Netzhautablösung führen.

Die Gefahr einer diabetischen Retinopathie, der häufigsten Ursache der Blindheit, kann durch sorgfältige Kontrolle der Blutzuckerwerte stark verringert werden. Die Koagulation lecker Gefäße mit Laserstrahlen verzögert oder verhindert die Ausbildung schwerer Gesichtsfeldverluste.

Sehnerv

Der N. opticus enthält die Axone der Ganglienzellen der Retina, die zum Gehirn ziehen, und außerdem die A. und V. centralis retinae.

Der Sehnerv beginnt am Discus nervi optici der Retina und durchbricht die Kollagenfaserschicht der Sklera in einer siebartigen Porenplatte, der **Lamina cribrosa**. In der Orbita ist der Sehnerv von einer Durascheide sowie von einer Ausstülpung des Subarachnoidalraums umgeben (Abb. 12-17).

Der Sehnerv ist auch von der weichen Hirnhaut aus Pia und Arachnoidea umhüllt (s. S. 216), deren Septen in den Sehnerv eintreten und die Axone in Bündel aufteilen.

Papillenödem

Bei intrakranieller Drucksteigerung des Liquor cerebrospinalis erhöht sich auch der Liquordruck um den N. opticus herum. Dadurch wird anfangs der zytoplasmatische Fluß in den Axonen des N. opticus behindert, die anschwellen und die A. und V. centralis retinae abdrücken.

Bei Augenspiegelungen erscheint der Discus nervi optici normalerweise schüsselartig eingedellt, aber in Fällen intrakranieller Drucksteigerung ist der Discus erhaben (**Stauungspapille**) und hat seine Eindellung verloren.

Eine Stauungspapille ist ein ernstes Hirndrucksymptom und tritt oft bei Hirntumoren auf.

Linse

Die Linse (Lens) ist weich, transparent und bikonvex; beim Erwachsenen betragen ihr Durchmesser 9 mm und ihre Dicke 3,5 mm. Sie besitzt

- eine äußere, 10–20 μm dicke Kapsel aus hyalinem Material mit Typ-IV-Kollagen;
- eine Schicht großer, kubischer Epithelzellen, das subkapsuläre Linsenepithel;
- ein Zentrum aus enggepackten Zellen, die ihre Kerne verloren haben und durch spezielle intrazelluläre, transparente Proteine (**Crystalline**) zu sog. **Linsenfasern** zusammengelagert werden (Abb. 12-18).

Neue Linsenfasern entstehen während des ganzen Lebens aus dem Linsenepithel am Linsenäquator, aber die Zellen im Linsenkern werden nie ausgetauscht und stellen deshalb die ältesten Zellen im Körper des Erwachsenen dar.

Die Linse ist avaskulär und wird durch Diffusion vom Kammerwasser und vom Glaskörper aus (s. unten) ernährt.

Die Linse ist über einen Aufhängeapparat mit dem Ziliarkörper verbunden, die radiäre Anordnung dieser Fasern bildet die **Zona ciliaris**. Diese Fasern bestehen hauptsächlich aus dem fibrillären Protein **Fibrillin** (s. S. 45).

Augenkammern

Die 3 Augenkammern sind der Glaskörperraum sowie die Camera anterior und die Camera posterior.

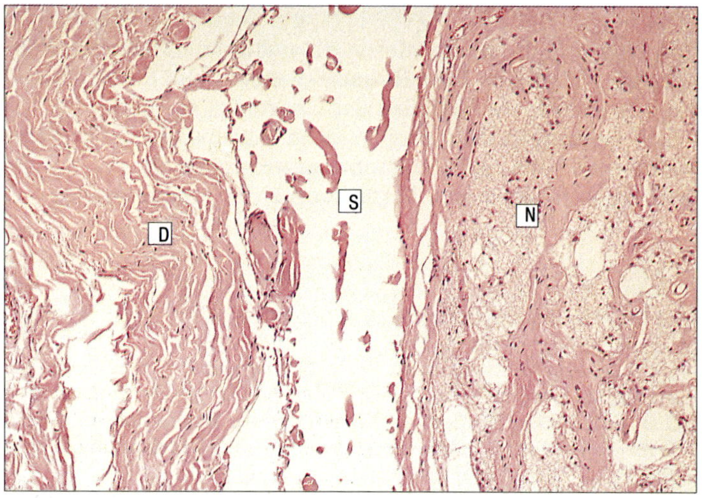

Abb. 12-17. Nervus opticus und Optikusscheiden. Längsgeschnittener N. opticus (N). Die A. und V. centralis retinae sind nicht angeschnitten. Die Optikusscheiden bestehen aus dem liquorgefüllten Subarachnoidalraum (S) und der Dura (D), der harten Hirnhaut

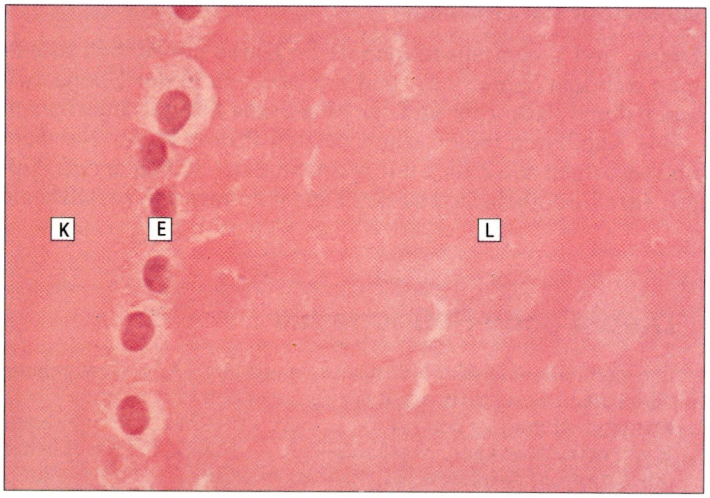

Abb. 12-18. Augenlinse. Die Linsenkapsel (K) erscheint als rosa gefärbte hyaline Schicht; darunter folgt das subkapsuläre Linsenepithel (E). Das Zentrum der Linse (L) besteht aus sog. Linsenfasern, organellenfreien Zellteilen mit kristallinen Proteinen

Glaskörper

Das Corpus vitreum ist eine transparente, gelatinöse Struktur, die den Raum zwischen der Linsenhinterseite und der inneren Oberfläche der Retina einnimmt.

Der Glaskörper hat ein Volumen von 4 ml; er ist ein spezialisiertes Supportgewebe aus einigen verstreuten, spindelförmigen Zellen (**Hyalozyten**), feinen, hochdispersen Kollagenfasern und einer überreichlichen extrazellulären Matrix, die viel Hyaluronsäure enthält.

Vordere und hintere Augenkammer

Camera anterior und Camera posterior liegen vor der Linse, werden durch die Iris getrennt und kommunizieren am Pupillenrand miteinander (s. Abb. 12-8).

Das Kammerwasser (Humor aquosus) ähnelt dem Liquor cerebrospinalis und wird von den Epithelzellen des Ziliarkörpers der hinteren Augenkammer in einer Menge von etwa 2 µl/min sezerniert. Es enthält Nährstoffe für die Strukturen, die es umspült, und fließt von der hinteren Kammer über die Pupille in die vordere.

Das Kammerwasser sickert dann durch ein Maschenwerk endothelgesäumter Spalten, das **Reticulum trabeculare** (s. Abb. 12-12), an der Zirkumferenz der Iriswurzel im Kammerwinkel und tritt in den **Schlemm-Kanal** ein (Abb. 12-19). Dieser Kanal verläuft zirkulär am Limbus sclerae. Vom Schlemm-Kanal aus wird das Kammerwasser in venöse Gefäße abgeleitet.

Der Winkel zwischen dem Kornealrand und der Iriswurzel mit dem Reticulum trabeculare wird als **Kammerwinkel**, **Angulus iridocornealis** bezeichnet.

Auf Höhe des Reticulum trabeculare herrscht ein normaler Abflußwiderstand für das Kammerwasser; im Gleichgewicht zwischen Kammerwasserbildung und -abfluß baut sich ein intraokulärer Druck von 10–22 mm Hg auf.

Glaukom

Bei Abflußstörungen des Kammerwassers kommt es zur Erhöhung des intraokulären Drucks (**Glaukom**, **grüner Star**), was in unbehandeltem Zustand zur Schädigung der Nervenzellen der Retina und zur Erblindung führt.

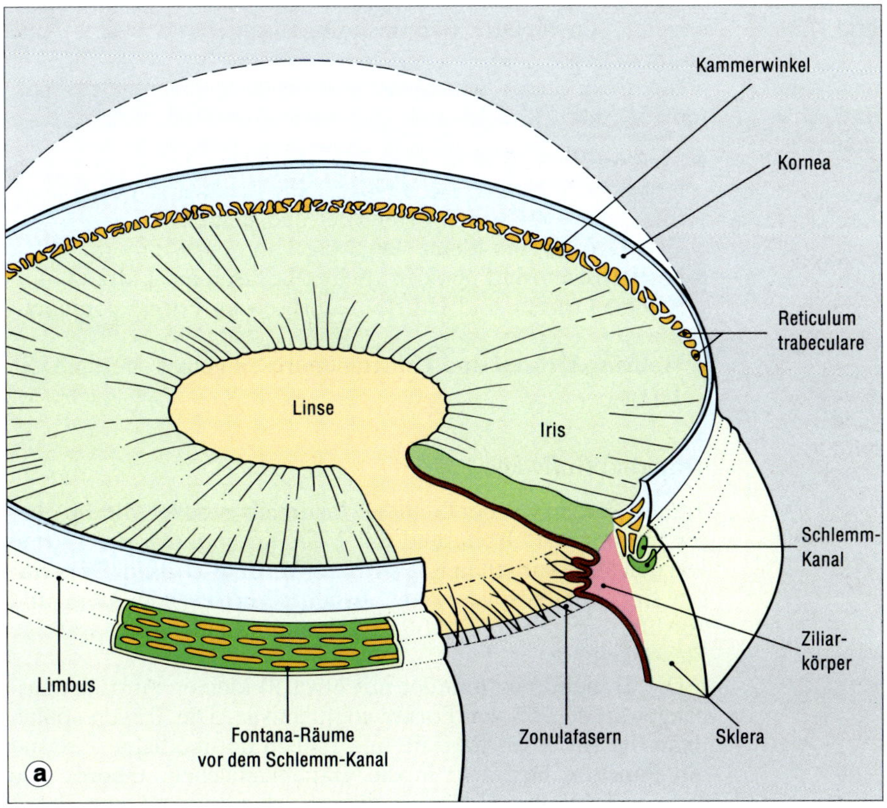

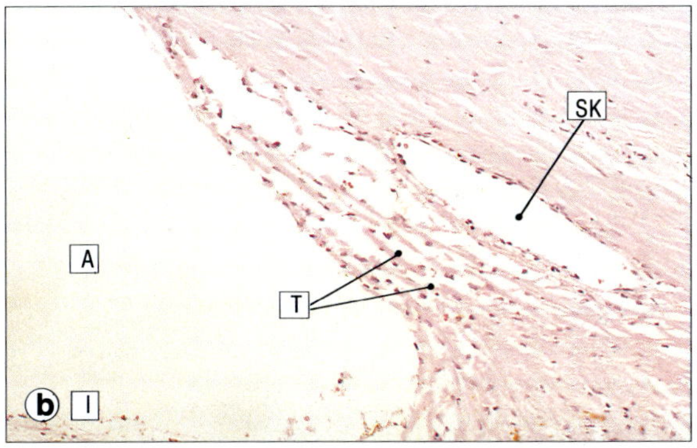

Abb. 12-19 a, b. Schlemm-Kanal und Reticulum trabeculare. a Der Schlemm-Kanal läuft am Limbus um die Zirkumferenz der Kornea und kommuniziert mit dem Reticulum trabeculare, das an der Zirkumferenz der Iriswurzel liegt. Das Kammerwasser aus der vorderen Augenkammer sickert durch das Reticulum trabeculare in den Schlemm-Kanal und von dort aus in venöse Gefäße. **b** Kammerwinkel-Querschnitt mit dem Reticulum trabeculare (T) in Form schlitzartiger Hohlräume vor dem Schlemm-Kanal (SK) an der Sklera. Das Kammerwasser ist am Pupillenrand der Iris (I) von der hinteren in die vordere Augenkammer (A) gelangt

Netzhautablösung

Der Ausdruck **Netzhautablösung** beschreibt eine Spaltbildung zwischen der Photorezeptorschicht und dem anhaftenden Pigmentepithel der Retina.

Die Netzhautablösung kann durch ein Trauma, durch Netzhautdegeneration oder durch Glaskörperschrumpfung verursacht werden.

Der Glaskörper liegt normalerweise der gesamten Netzhaut an, und Scherkräfte durch Zug der Augenmuskeln werden gleichmäßig auf den ganzen Bulbus verteilt. Wenn sich der Glaskörper hinten von der Netzhaut ablöst, so bündeln sich meridionale Scherkräfte und führen zu einem Zerreißen der Netzhaut.

Wenn sich die Netzhaut nicht wieder anlegt, so degenerieren die abgelösten Zellkörper der Stäbchen und Zapfen und verlieren ihre Sehfunktion.

Hilfseinrichtungen des Auges

Neben den Augenmuskeln zählen Bindehaut, Lider und der Tränenapparat zu den Hilfseinrichtungen des Bulbus.

Konjunktiva

Die normale Bindehaut ist eine durchsichtige Membran auf der Innenseite der Augenlider (**Conjunctiva palpebrarum**), die einen Konjunktivalsack bildet und sich auf den Bulbus umschlägt (**Conjunctiva bulbi**), den sie vorn bis zum Kornealrand (Limbus) überzieht.

Die Konjunktiva ist von einem geschichteten Zylinderepithel bedeckt, das am Limbus in ein Plattenepithel übergeht. Becherzellen kommen vor (s. S. 37), besonders im Fornix conjunctivae; sie sind in der temporalen Conjunctiva bulbi selten (Abb. 12-20).

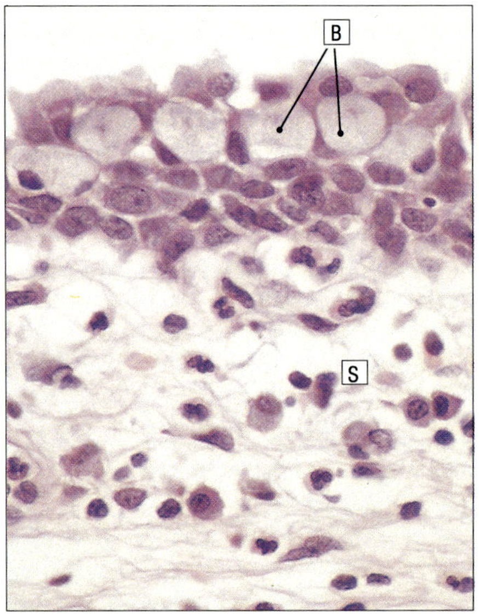

Abb. 12-20. Konjunktiva. Das Bindehautepithel enthält muzinproduzierende Becherzellen (B); im Supportgewebe (S) darunter liegen Gefäße und lymphatische Zellen

Das Konjunktivalstroma unter dem Epithel besteht aus lockerem kollagenfaserigem Supportgewebe mit kleinen Blut- und Lymphgefäßen. Im Alter tritt ein Kollagenverlust in diesem Gewebe auf.

Augenlider

Die Struktur des Ober- und Unterlids ist ähnlich und weist 4 Schichten auf; Haut, M. orbicularis oculi (Skelettmuskelschicht), Tarsalplatte (straffes, fibroelastisches Gewebe) und Konjunktiva.

Innerhalb dieser Schichten kommen verschiedene Drüsenarten vor (Abb. 12-21).

- **Meibom-Tarsaldrüsen** sind Talgdrüsen und sezernieren eine fettreiche Substanz. Sie verzögert das Verdunsten des Tränenfilms, der die Kornea befeuchtet und schützt.
- **Zeis-Drüsen** sind kleine Talgdrüsen an den Wimpern.
- **Moll-Drüsen** sind apokrine Schweißdrüsen am Lidrand.
- **Krause-Drüsen** sind Hilfstränendrüsen im Fornix conjunctivae.
- **Wolfring-Drüsen** sind Hilfstränendrüsen genau oberhalb des Tarsus.

Tränenabflußwege

Tränen werden von der Glandula lacrimalis gebildet, die am oberen temporalen Orbitarand unter der Konjunktiva sitzt, sowie von den akzessorischen Krause- und Wolfring-Drüsen. Die Drüsen sind komplex verzweigt, haben sezernierende Azini und Ausführungsgänge (s. Abb. 3-25) und scheiden eine wäßrige Flüssigkeit aus.

Die Tränendrüse mündet mit etwa 10 kleinen Ausführungsgängen in den oberen Fornix conjunctivae. Die Tränen spülen dann die Bulbusvorderseite und fließen am medialen Lidrand am Punctum lacrimale in die Tränenkanälchen. **Oberes** und **unteres Tränenkanälchen** vereinigen sich zu einem Gang, der in den **Saccus lacrimalis** einmündet. Der Abfluß erfolgt über den **Ductus nasolacrimalis** in die Nasenhöhle; die Mündung liegt unter der unteren Nasenmuschel (s. S. 126). Die Tränenkanälchen sind mit geschichtetem Plattenepithel ausgekleidet, während der Saccus lacrimalis und der Ductus nasolacrimalis das respiratorische mehrreihige flimmernde Zylinderepithel tragen.

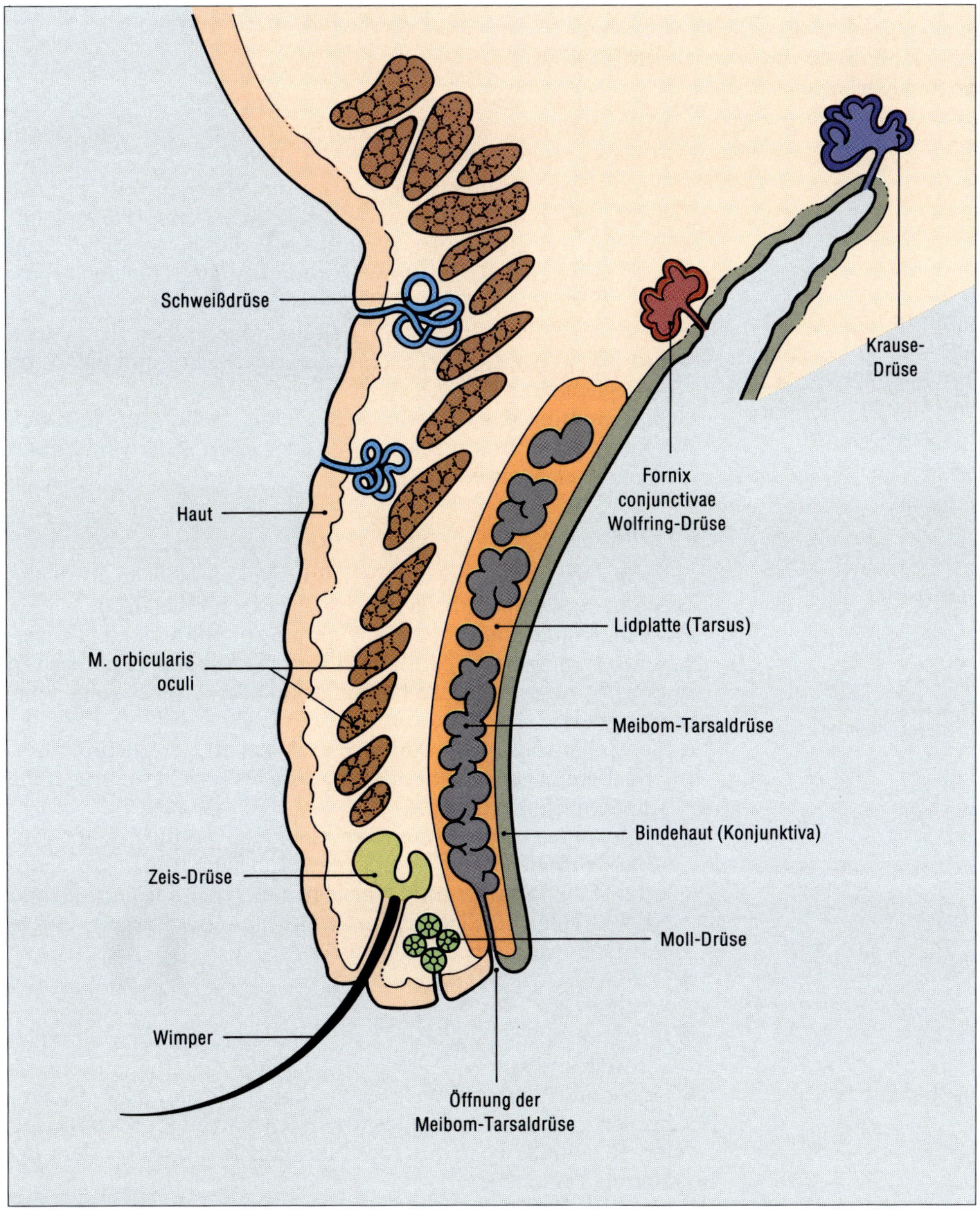

Abb. 12-21. Augenlid. Das Augenlid ist außen von Haut und ab der Lidkante innen von der Bindehaut überzogen. Es enthält eine feste kollagenfaserige Platte, den Tarsus, den M. orbicularis oculi und eine Reihe verschiedener Drüsen

13 Nervensystem

Das Nervensystem gestattet eine rasche und spezifische Kommunikation zwischen weit voneinander entfernten Körperteilen. Darauf sind **Nervenzellen (Neurone)** spezialisiert, die Informationen aufnehmen, verarbeiten und die entsprechenden Antwortsignale aussenden.

Nervenzellen (Neurone)

Nerven- oder Ganglienzellen bilden ein Netzwerk hochspezifischer Verbindungen zwischen den Zellen, um:

- Informationen von sensiblen Rezeptoren aufzunehmen;
- Informationen zu verarbeiten und im Gedächtnis zu behalten;
- entsprechende Signale an Effektorzellen abzugeben.

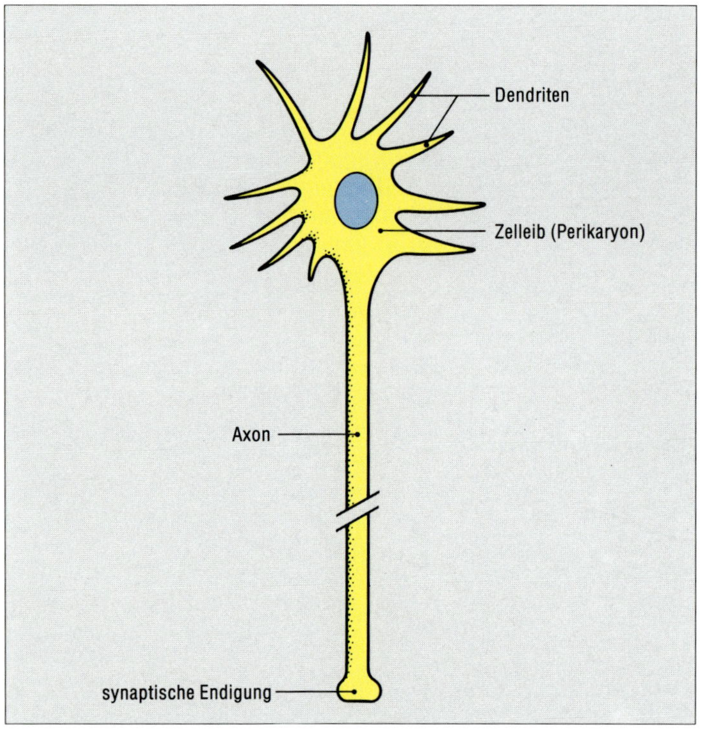

Abb. 13-1. Allgemeiner Neuronenaufbau. Neurone bestehen aus einem Zelleib, dem Axon und Dendriten. Das Axon leitet Impulse zu seiner Endigung mit **synaptischen Boutons**, die die Erregung auf die nachgeschaltete Zelle übertragen. Die Dendriten haben Verbindungen mit synaptischen Endigungen vorgeschalteter Neurone

Grundbauplan

Neurone (Abb. 13-1) sind charakterisiert durch:

- einen Zellkörper mit dem Kern und den meisten Organellen, die zur Erhaltung der Zelle nötig sind;
- einen langen Zellfortsatz (**Axon**), der oft eine weite Strecke zurücklegt und Signale von dieser Zelle auf andere überträgt;
- viele kurze Zellfortsätze (**Dendriten**), die die rezeptive Zelloberfläche zum Kontakt mit Axonen anderer Zellen vergrößert;
- spezielle Zellverbindungen (**Synapsen**) zwischen dem Axon und anderen Zellen, die eine direkte Zellkommmunikation ermöglichen.

Die Funktion des Nervensystems hängt mehr vom Netzwerk der Neuronenverbindung ab als von speziellen Strukturmerkmalen einzelner Neurone.

Zytologie

Neurone sind metabolisch hochaktiv, da sie nicht nur für den Bestand der Zellmembran mit einer riesigen Oberfläche sorgen müssen, sondern auch ständig Energie zur Bildung elektrochemischer Gradienten benötigen. Diese Aktivität spiegelt sich in ihrem histologischen Erscheinungsbild (Abb. 13-2) folgendermaßen wider:

- Der Zellkern ist groß, rundlich und arm an Heterochromatin. Er hat einen großen Nukleolus; das alles spricht für eine hohe Transkriptionsaktivität.
- Es gibt eine große Menge an rauhem ER, das die nötigen Proteine synthetisiert und in HE-gefärbten Schnitten in Form violetter Zytoplasmagranula vorliegt, der Nissl-Substanz. Diese **Nissl-Substanz** findet sich im Zellkörper (**Perikaryon**) und in den Dendriten, aber nicht im Axon.
- Der Golgi-Apparat ist gut entwickelt, um Sekrete produzieren zu können.
- Mitochondrien in großer Zahl erfüllen die hohen Energieanforderungen.
- Lysosomen sind zahlreich, da ein hoher Umsatz an Zellmembranen und anderen Zellbestandteilen stattfindet. Oftmals fallen Residualkörper mit Lipofuszininhalt auf, besonders bei älteren Personen.

Das Zytoskelett von Neuronen ist hochorganisiert und hält die einzigartige Form dieser Zellen aufrecht, besonders ihre langen Axone, die bis zu 1 m Länge erreichen können.

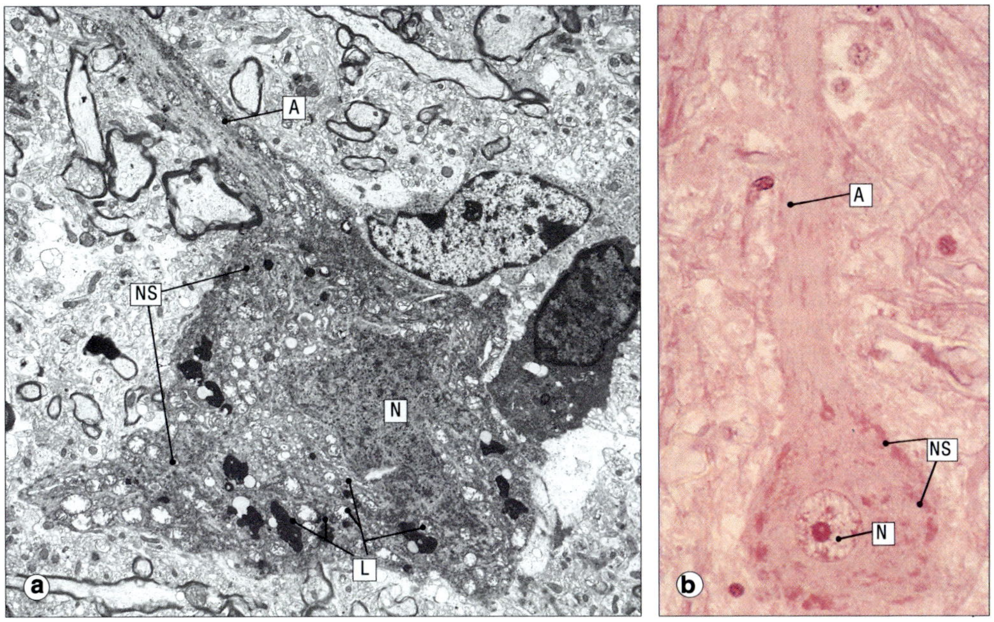

Abb. 13-2 a, b. Neuron. a Ultrastruktur eines Neurons mit dem Axon (A), das Mitochondrien und Zytoskelettfilamente enthält, und dem Perikaryon mit dem Zellkern (N), dunkel gefärbten Lysosomen (L) und einer großen Menge an rauhem ER (Nissl-Substanz, NS). **b** HE-gefärbtes Neuron mit großem Kern (N) und deutlichem Nukleolus. Im Zelleib liegt violett gefärbte Nissl-Substanz (NS), die rauhes ER repräsentiert. Das Axon (A) führt vom Perikaryon weg

Neurofilamentprotein, das intermediäre Filament der Nervenzellen, soll als inneres Stützgerüst zur Aufrechterhaltung der Form des Axons und des Zelleibes dienen. Im Axon werden bestimmte Membranproteine durch Anheftung an zytoplasmatische Neurofilamente zu einem geordneten Muster verankert.

Es gibt auch ein hochorganisiertes Mikrotubulusnetzwerk, in dem Substanzen und Organellen anterograd und retrograd im Axon transportiert werden.

Nervenzellformen

Verschiedene Nervenzellarten haben unterschiedliche Formen, je nach ihrer Funktion (Abb. 13-3). Ihre traditionelle Benennung ist irreführend; polar bezieht sie sich nur auf die Zahl der Fortsätze, nicht auf die Leitungsrichtung.

- **Motoneurone** haben einen großen Zellkörper, um den Stoffwechsel des langen Axons sichern zu können. Sie weisen auch viele dendritische Fortsätze auf und werden daher zu den **multipolaren Neuronen** gezählt.
- **Sensible Neurone** sind gewöhnlich pseudounipolar (engl: unipolar), ihr Perikaryon liegt im Nebenschluß eines Axons, das sich in einen peripheren und einen zentralen Ast gabelt.
- **Interneurone** sind allgemein kleine, einfache Zellen mit kurzen Fortsätzen, die lokale Verbindungen im zentralen Nervensystem herstellen. Viele solcher Zellen sind **bipolar**, mit einem dendritischen und einem gleich großen axonalen Fortsatz.

Zusätzlich zu diesen allgemeinen Neuronentypen gibt es viele Neurone, die nur in einem bestimmten Hirnteil vorkommen, z. B. die großen geweihähnlichen **Purkinje-Zellen** des Kleinhirns (s. Abb. 13-25).

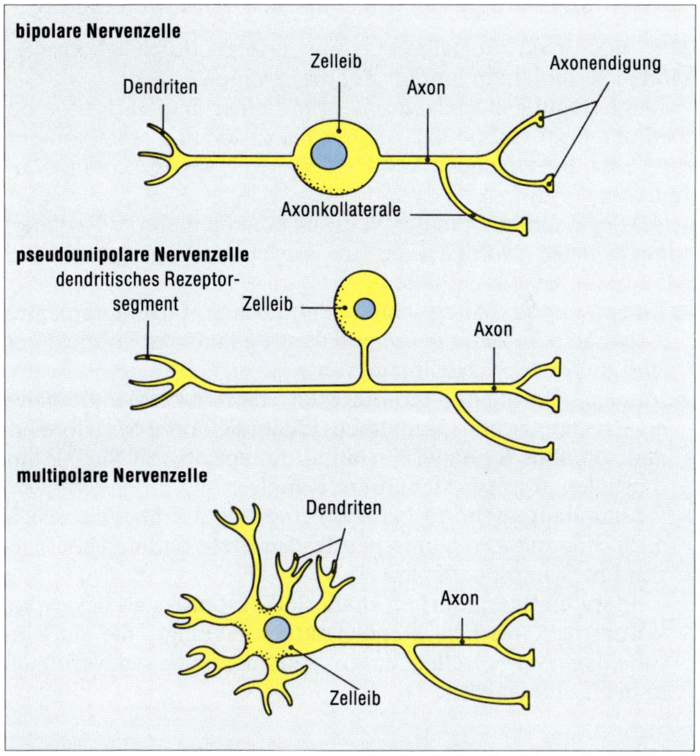

Abb. 13-3. Nervenzellarten. In Abhängigkeit von ihrer Funktion gibt es viele verschiedene Nervenzellarten. Bipolare Zellen sind gewöhnlich Interneurone, während pseudounipolare Nervenzellen meistens sensibel sind und multipolare motorisch

Axonaler Transport

Die Aufrechterhaltung des Stoffwechsels der langen Axonfortsätze erfordert ein Transportsystem für Organellen, Enzyme und Metaboliten vom Perikaryon aus.

- Enzyme und Zytoskelettelemente werden im Axon durch einen unbekannten Mechanismus mit einer Geschwindigkeit von 1–5 mm/Tag transportiert (**langsamer axonaler Transport**).
- Membranumgebene Organellen, z. B. neurosekretorische Vesikel, werden mit Geschwindigkeiten von 400 mm/Tag transportiert (**schneller anterograder axonaler Transport**). Diese Methode wird durch mikrotubuläre Transportmechanismen vermittelt, die das Molekül **Kinesin** als molekularen Motor benutzen.
- Der Rücktransport funktionsuntüchtiger Organellen oder rezirkulierender Membranen vom synaptischen Ende zurück zum Zelleib, wo sie aufbereitet werden, erfolgt mit einer Geschwindigkeit von 300 mm/Tag. Dieser **schnelle retrograde Transport** wird von mikrotubulären Transportmechanismen vermittelt, die Moleküle aus **Dynein** als molekularen Motor benutzen.

Elektrophysiologie der neuronalen Signalübertragung

Die neuronale Signalübertagung erfolgt durch elektrische (Ionen-)Gradienten an den Zellmembranen.

Die Erregung eines Neurons ist mit einer Depolarisation der Zellmembran verbunden, die mit bis zu 100 m/s am Axon entlangläuft. Ein ruhendes Axon hat ein negatives Membranpotential von –70 mV.

An der Zellmembran der Neurone können mehrere Regionen unterschieden werden, die im einzelnen hochspezialisierte Membranproteine enthalten.

- Ionenpumpen halten einen elektrischen Grundgradienten zwischen dem Zellinneren und dem Zelläußeren aufrecht und sind in der Nervenzellmembran weit verbreitet.
- Ionenkanalproteine modifizieren den transmembranalen elektrochemischen Gradienten, indem sie Poren oder Tore bilden, die ihre Ionenpermeabilität auf spezifische Signale hin umstellen können (**steuerbare Kanäle**).

  Ligandengesteuerte Kanäle öffnen oder schließen sich je nach Bindung von chemischen Transmittern und sind überwiegend in Synapsen lokalisiert.

  Spannungsgesteuerte Kanäle sind besonders an der explosionsartigen raschen Depolarisation beteiligt, die auftritt, sobald die Nervenzellen feuern, und finden sich weit verbreitet in der Zellmembran.

Wenn eine Axonmembranregion lokal depolarisiert ist und nur ein geringer Strom fließt, werden sich keine steuerbaren Ionenkanäle öffnen. Der Strom fließt das Axon eine kleine Strecke durch **passive lokale Ausbreitung** entlang, bevor er aufgrund von Membranlecks versiegt.

In dieser Situation verhält sich das Axon wie ein elektrisches Kabel und führt einfach einen Strom an seiner Oberfläche entlang; die Leitungsgeschwindigkeit ist von Widerstand und der Kapazität des Axons abhängig.

Wenn eine Axonmembranregion depolarisiert wird, und der Strom groß ist, öffnen sich Na^+- und K^+-gesteuerte Kanäle und führen zu einer explosionsartigen Veränderung des Membranpotentials, zu einem **Aktionspotential**.

Die Öffnung spannungsgesteuerter Kanäle zur Erzeugung eines Aktionspotentials kann als örtliches Verstärkungssystem zur Membrandepolarisation angesehen werden; der Strom versiegt nun nicht auf einer kleinen Axonstrecke, sondern läuft bis zum Axonende herab, indem er unterwegs eine Kettenreaktion zur Öffnung steuerbarer Kanäle auslöst.

Aktionspotentiale laufen am Axon mit der Geschwindigkeit wie bei einer passiven lokalen Ausbreitung entlang; diese hängt vom Widerstand und der Kapazität des Axons ab: je größer der Axondurchmesser, desto höher seine Leitungsgeschwindigkeit.

Synapsen

Eine Synapse ist eine spezielle Zellverbindung zur Kommunikation von Zelle zu Zelle; die eine Zelle sezerniert an örtlich präzise umschriebener Stelle einen Transmitter, dessen Signal nur von der anderen Zelle empfangen wird.

Aufbau

Die Axonendigungen sind zu synaptischen Endigungen angeschwollen (Boutons), die eng an die Oberfläche einer Zielzelle angelagert sind; der synaptische Spalt ist nur 20 nm weit. Die prä- und postsynaptische Zellmembran enthält jeweils spezielle Membranproteine und -rezeptoren, die mit der Erregungsübertragung befaßt sind.

Ultrastrukturell ist die Zellmembran auf beiden Seiten des synaptischen Spalts etwas verdickt, und die synaptische Endigung enthält Mitochondrien, Mikrotubuli und Neurofilamente sowie membranumgebene synaptische Vesikel von 40–65 nm Durchmesser (Abb. 13-4). Die Erscheinungsform dieser Vesikel ist variabel, die meisten sind klein und rund mit hellem Zentrum, andere dagegen elliptisch. Manche synaptischen Vesikel (kleine, granulierte Vesikel) haben einen elektronendichten Kern mit einem hellen Halo unter der Membran.

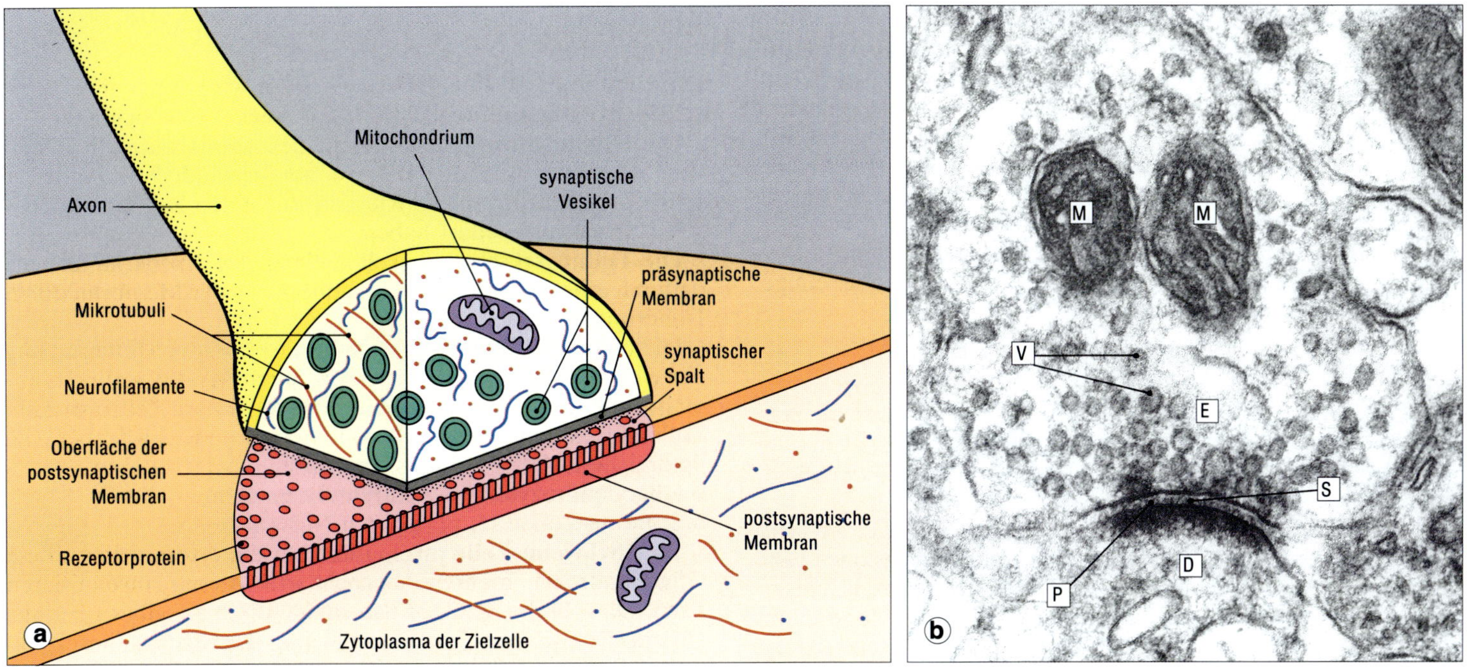

Abb. 13-4 a, b. Synapsen. a Schema einer Axonendigung als synaptische Anschwellung (Bouton) auf dem Zelleib eines nachgeschalteten Neurons. Die postsynaptische Membran trägt aufgereihte Rezeptoren für den Neurotransmitter aus den synaptischen Vesikeln, der durch Exozytose in den synaptischen Spalt freigesetzt wird. **b** Ultrastruktur einer synaptischen Endigung (E) im Kontakt mit einem Dendriten (D). Die Endigung enthält kleine synaptische Vesikel (V), Mitochondrien (M) und Zytoskelettfilamente. Der synaptische Spalt (S) enthält blasses granuläres Material über der verdickten postsynaptischen Membran (P)

In Gewebsschnitten kann man Transmitter in Neuronen und ihren Endigungen mit immunhistochemischen Methoden nachweisen, indem man spezifische Antikörper gegen diese Transmitter einsetzt.

Synaptische Vesikel enthalten auch besondere Proteine, die keine Transmitter sind. Auch diese können durch Immunhistochemie nachgewiesen werden, z. B. **Synaptophysin**, ein Glykoprotein in der Membran von synaptischen Vesikeln.

Außer den synaptischen Vesikeln befinden sich auch große granulierte Vesikel in den synaptischen Endigungen, ihr Inhalt wird nicht in den synaptischen Spalt, sondern in den Interzellularraum daneben abgegeben.

Funktion

Sobald eine Depolarisationswelle die synaptische Anschwellung erreicht, löst sie die Freisetzung der Transmitter aus den synaptischen Bläschen durch Exozytose aus (s. Abb. 2-4). Der Transmitter diffundiert dann durch den synaptischen Spalt und kann mit Rezeptoren in der postsynaptischen Membran des Zielneurons interagieren.

Die 3 möglichen Effekte eines freigesetzten Transmitters auf die (postsynaptische) Zielzelle sind Depolarisation, Hyperpolarisation und Verstellung der Zellempfindlichkeit.

Depolarisation

Die Zielzelle wird depolarisiert, wenn der Transmitter an einen ligandengesteuerten Rezeptor (Na^+-Ionen-Kanalprotein) bindet und dessen Öffnung bewirkt, wobei Ionen in das Neuron hineindiffundieren können.

Wenn viele Rezeptoren gleichzeitig aktiviert werden, dann bewirkt die Veränderung des Membranpotentials die Aktivierung spannungsgesteuerter Ionenkanäle, und es entsteht ein Aktionspotential.

Nur eine kleine Gruppe von Neurotransmittern wirkt auf diese Art, die generell zu einer raschen Nervenübertragung führt. Dazu gehören **Acetylcholin**, der wesentlichste Transmitter dieser Gruppe, und Glutamat.

An jeder Nervenendigung kann mehr als ein Transmitter wirksam werden.

Hyperpolarisation

Die Zielzelle wird hyperpolarisiert, wenn der Transmitter an einen ligandengesteuerten Rezeptor bindet, der kleine, negativ geladene Ionen in die Zelle eindringen läßt. Diese Hyperpolarisation inhibiert eine Depolarisation.

Die wesentlichsten Transmitter, die eine Hyperpolarisation bewirken, sind **γ-Aminobuttersäure** (**GABA**) und **Glycin**.

Empfindlichkeitsverstellung
Die generelle Reizempfindlichkeit einer Zelle wird verstellt, wenn der Transmitter an einen Rezeptor bindet, der nicht zur Gruppe der Kanalproteine gehört. Diese Rezeptoren erzeugen im Zielneuron einen Second messenger (z. B. cAMP) und modifizieren dadurch die Empfindlichkeit der Zelle gegenüber einer Depolarisation durch ligandengesteuerte Rezeptoren; dieses Verhalten kennzeichnet die **Neuromodulierung**.

Viele Transmitter, die eine Empfindlichkeitsverstellung bewirken, sind Monoamine (z. B. **Dopamin**, **Serotonin**), aber einige sind kleine Neuropeptide.

Synapsenformen

Im Zentralnervensystem sind Synapsen in unterschiedlichen Kombinationen zwischen Axonen und Dendriten, Axonen und Zellkörpern sowie Axonen und anderen Axonen ausgebildet (Abb. 13-5).

Da Axone exzitatorisch, inhibitorisch oder modulierend sein können, werden durch die Koinzidenz von vielen Axonen verschiedener Neurone auf einen Teil eines Zielneurons unterschiedliche Synapsen ausgebildet. Das Zielneuron kann dann die Gesamtinformation zu einer entsprechenden Reizantwort integrieren. Solche funktionellen Synapsengruppen werden üblicherweise vom angrenzenden Nervensystem isoliert, und zwar durch Supportzellen des Gehirns wie die Astrozyten.

Die neuromuskuläre Endplatte (s. S. 231) stellt eine spezialisierte Synapsenform zwischen einem Motoneuron und einer Skelettmuskelfaser dar.

Myelin

Die Leitungsgeschwindigkeit eines Nervs wird durch die elektrische Kapazität und den Widerstand eines Axons begrenzt.

Die Durchmesservergrößerung eines Axons wäre ein nützlicher Weg zur Erhöhung der Leitungsgeschwindigkeit. Andererseits ist das ineffizient, da Riesenaxone einen hohen metabolischen Erhaltungsbedarf haben.

Die Leitungsgeschwindigkeit entlang des Axons kann auch dadurch erhöht werden, daß Stromlecks an der Membran durch Isolierung vermindert werden.

Die beiden Funktionen der Isolierung und der Herabsetzung der elektrischen Kapazität werden durch **Myelin** wahrgenommen, ein Produkt spezieller Supportzellen. Diese Zellen wickeln Zellmembranschichten um Axone herum und schaffen so eine lipidreiche Isolierschicht; es sind dies:

- Oligodendrozyten im Zentralnervensystem;
- Schwann-Zellen im peripheren Nervensystem.

Eine **Schwann-Zelle** myelinisiert nur ein Axon, während ein Oligodendrozyt mehrere benachbarte Axone myelinisieren kann. Obwohl die Struktur nahezu identisch ist, gibt es geringe Unterschiede in der Zusammensetzung des Myelins dieser beiden Zellarten.

Myelin kann mit histologischen Methoden für die Lipid- oder die Proteinkomponenten der Myelinscheide angefärbt werden, und solche Darstellungen betonen die Unterschiede im Zentralnervensystem zwischen der myelinarmen **grauen Substanz**, in der überwiegend Perikaryen liegen, und der myelinreichen **weißen Substanz**, die aus gebündelten Axonen besteht.

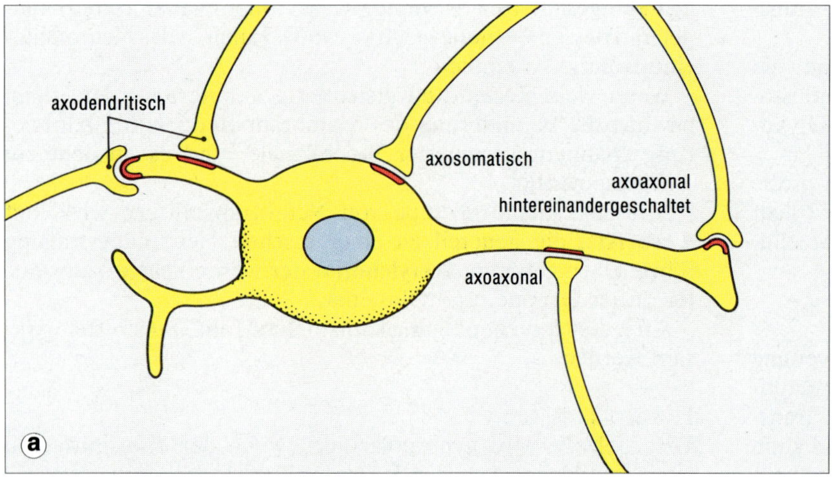

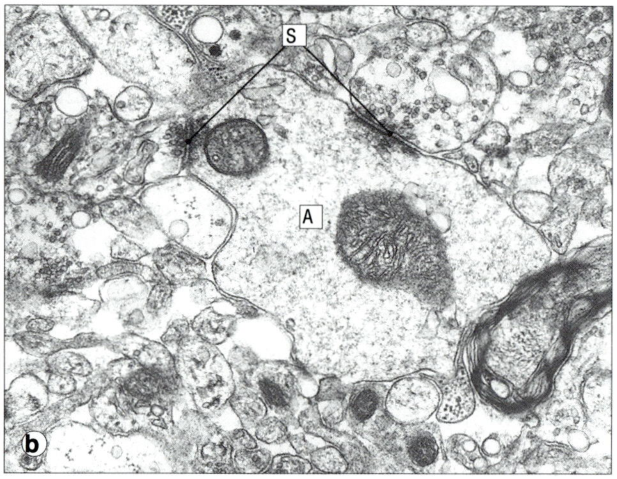

Abb. 13-5 a, b. Synapsenarten. a Schema unterschiedlicher Synapsenarten: axodendritisch, axoaxonal oder axosomatisch. **b** Ultrastruktur zweier axoaxonaler Synapsen (S) auf dem gleichen Axon (A). Die Integration dieser separaten Eingänge entscheidet, ob A feuert oder nicht

Markscheidenstruktur

Die Markscheide wird von den Oligodendrozyten oder Schwann-Zellen gebildet, die spiralige Zellmembranlagen um das Axon herumwickeln.

Die Myelinisierung beginnt mit der Invagination eines einzelnen Axons in die Supportzelle, deren eingestülpte äußere Zellmembranen dicht aneinandergelagert und zu einem gekröseartigen Blatt einer inneren Membran zusammengefügt werden (dem **Mesaxon**, Abb. 13-6). Die Fusionsfläche betrifft das Außenblatt der Zellmembran und bildet ultrastrukturell eine feine Linie (Intraperiod line). Die Myelinisierung beginnt dann damit, daß die Supportzelle zahlreiche Lagen des Mesaxons um das Axon herumwickelt. Es entsteht eine enge Spirale aus einer fusionierten Zellmembran doppelter Dicke, da sich das Zytoplasma der Supportzelle überwiegend nicht in den Spalt zwischen den Membranschichten schiebt.

Durch die Fusion der aneinandergelagerten Innenflächen der Zellmembran entsteht die dickere **Major dense line**.

Die Dicke der Myelinscheide hängt davon ab, wieviel Lagen (Lamellen) um das Axon gewickelt sind.

Die Zellmembran der Supportzellen, die Myelin bilden, enthält spezielle Lipide und Proteine, z. B. das Glykolipid **Galaktozerebrosid**, das im Myelin reichlich vorkommt.

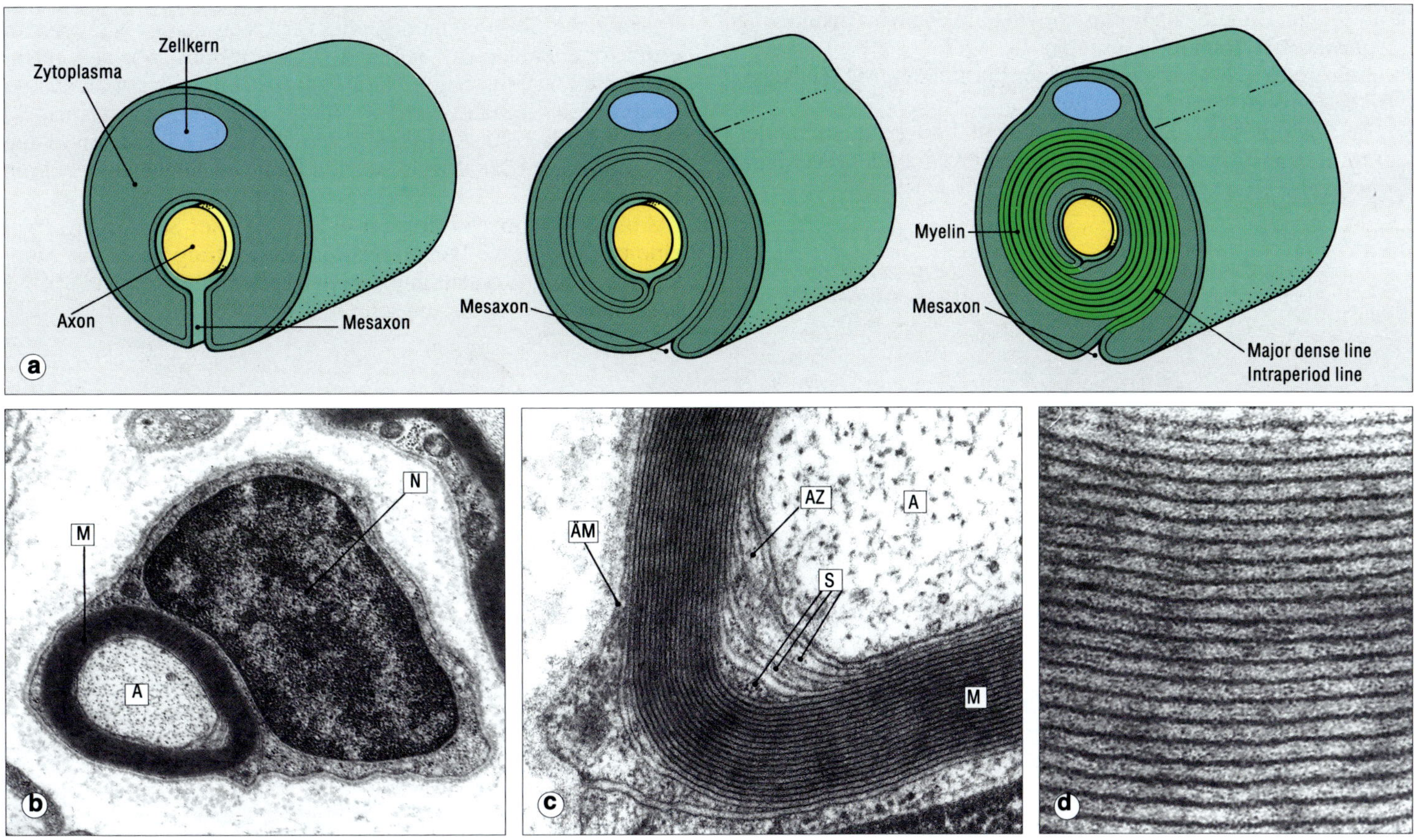

Abb. 13-6 a–d. Myelin. **a** Schema der Markscheidenbildung. Zunächst stülpt sich ein Axon in eine myelinbildende Zelle ein, deren Plasmalemmaußenblätter zu einem Mesaxon fusionieren. Die myelinbildende Zelle wickelt dann Mesaxonlagen um das Axon; das innere Zytoplasma wird verdrängt, wenn die Plasmalemminnenblätter miteinander zu der Major dense line verkleben. Das Myelin besteht aus zahlreichen Lamellen fusionierter Membranen, in denen die stärkere Major dense line und die schwächere Intraperiod line der Mesaxonnaht alternieren. **b** Elektronenmikroskopische Übersichtsaufnahme eines Axons (A) mit Myelinscheide (M) und dem Kern der Schwann-Zelle (N). **c** Die mittlere Vergrößerung zeigt die Myelinstruktur genauer. Das Axon (A) ist von Myelinlamellen umgeben (M). ÄM äußeres Mesaxon. Die Zytoplasmaeinlagerungen im Myelin stellen Schmidt-Lanterman-Einkerbungen dar (S, s. Abb. 13-7). AZ axonnahes Zytoplasma. **d** Die starke Vergrößerung zeigt feine Details der Myelinlamellen. Die dunklen Linien sind die Major dense lines; die Intraperiod lines dazwischen sind kaum sichtbar

Die Myelinisierung eines Axons besteht nicht kontinuierlich über die gesamte Länge, sondern in kleinen, 1–2 mm langen Einheiten, die von je einer einzelnen Supportzelle gebildet werden. Den engen Raum zwischen jeder Myelineinheit bezeichnet man als **Ranvier-Schnürring**, der eine wichtige physiologische Rolle spielt, indem er die Effizienz der Nervenleitung steigert.

Das Zytoplasma der myelinbildenden Supportzelle ist an mehreren Stellen konzentriert und dient zur Versorgung der Zellmembran. Diese Zytoplasmaansammlungen liegen:

- dicht am Axon (**innere Zytoplasmaschicht**);
- zwischen den internodalen Myelinlamellen des Myelins aus dem peripheren Nervensystem, das von Schwann-Zellen gebildet wird (**Schmidt-Lanterman-Einkerbungen**);
- an jedem Ende des Myelinsegments am Ranvier-Schnürring (**paranodale Region**, s. unten);
- unter der Basalmembran und dem Plasmalemm in Zellkernnähe (**äußere Zytoplasmaschicht**).

Das Zytoplasma all dieser Regionen hängt untereinander zusammen und dient der Versorgung der myelinbildenden Membran (Abb. 13-7).

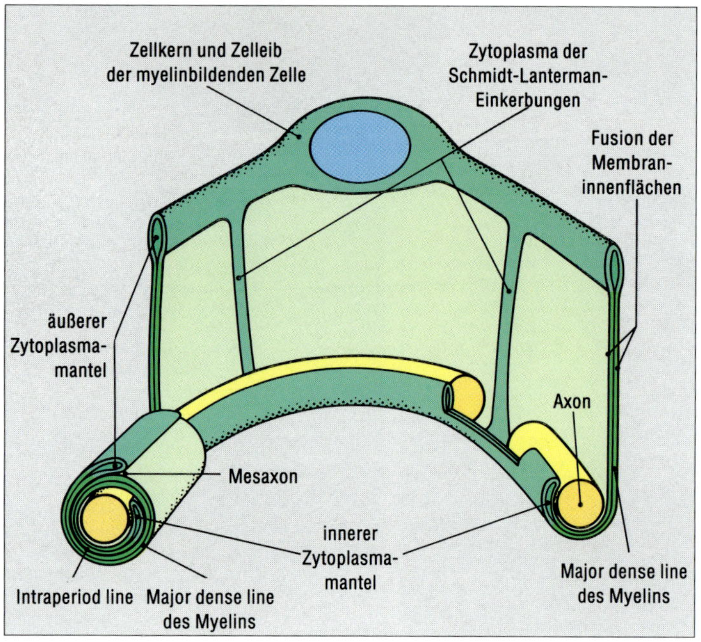

Abb. 13-7. Zytoplasmaanteile im Myelin. Wenn man im Gedankenspiel ein Axon aus der Myelinscheide auswickelt, werden die Beziehungen zu den Zytoplasmakompartimenten klar. Der axonnahe innere sowie der äußere Zytoplasmamantel laufen längs, parallel zum Axon, während das Zytoplasma der Schmidt-Lanterman-Einkerbungen zwischen den Myelinlamellen mit um das Axon aufgespult ist. Diese Zytoplasmazonen hängen alle mit dem Zelleib der myelinbildenden Zelle zusammen und dienen der Erhaltung der Zellmembran, die das Myelin bildet

Ranvier-Schnürringe

Wie bereits gesagt, besteht die Myelinisolierung nicht kontinuierlich auf dem Axon, sondern tritt in kurzen, 1–2 mm langen Segmenten auf. Zwischen jedem Segment liegt das Axon im Bereich des Ranvier-Schnürrings bloß (Abb. 13-8).

Am Ranvier-Schnürring bilden die myelinisierenden Zellen paranodale Zytoplasmaansammlungen, die mit dem Zelleib verbunden sind.

Während die Axone im Zentralnervensystem an den Ranvier-Schnürringen freiliegen, sind die im peripheren Nervensystem partiell von Zytoplasmazungen benachbarter Schwann-Zellen bedeckt.

Am Ranvier-Schnürring ist das Axon etwas dicker als in den internodalen Regionen und enthält die meisten der Na^+-gesteuerten Ionenkanäle der axonalen Zellmembran, was sich ultrastrukturell als fusselige Membranverdickung darstellt. Diese steuerbaren Kanäle werden durch das Verbindungsprotein Ankyrin mit dem Zytoskelett verankert. In der internodalen Region unter der Myelinscheide gibt es keine steuerbaren Kanäle.

Auf die Depolarisation an einem Ranvier-Schnürring folgt eine rasche passive Depolarisationsausbreitung unter der Myelinscheide am Axon entlang zum nächsten Schnürring, da Stromlecks durch die Isolierung minimalisiert werden.

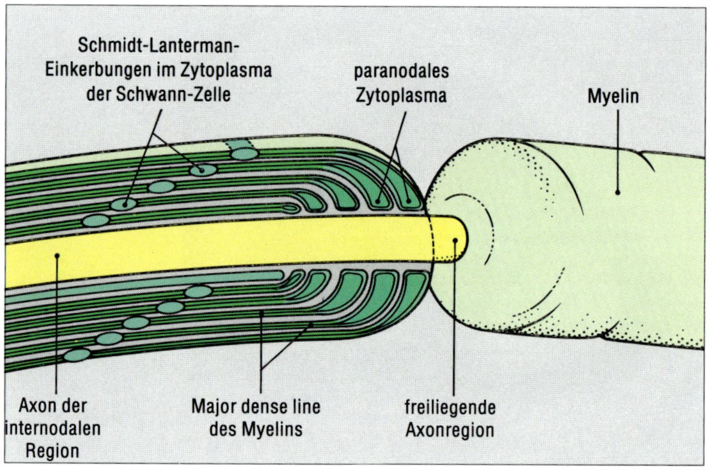

Abb. 13-8. Ranvier-Schnürring. Längsschnittschema. Am Ende eines Myelinsegments (und der Schwann-Zelle) blättern die Myelinlamellen auf und enthalten paranodal etwas Zytoplasma. Die angrenzende, freiliegende Axonregion ist im allgemeinen etwas dicker und stellt den Ort spannungsgesteuerter Na^+-Kanäle dar, die zur Bildung eines Aktionspotentials nötig sind. Vgl. die Schmidt-Lanterman-Einkerbungen mit denen in der Abbildung links

Da die Membrankapazität auch aufgrund des Myelins niedrig ist, ist nur eine geringe Ladung erforderlich, um einen signifikanten Spannungsunterschied zu erzeugen.

Sobald eine solche passiv ausgebreitete Erregung auf die Zone hochkonzentrierter steuerbarer Kanäle am nächsten Schnürring des Axons trifft, läuft dort eine weitere lokale Depolarisation ab. Bei dieser **saltatorischen Erregungsleitung** springt also die Depolarisation; dazwischen läuft eine passive Ladungsausbreitung ab.

Die Depolarisation ist bei einem myelinisierten Nerv metabolisch viel effizienter als bei einem marklosen Nerv, denn der beschränkte Eintritt von Na^{+}-Ionen in kleine Regionen statt in die ganze Axonoberfläche vermindert den Energieaufwand für das Wiederherauspumpen der Ionen.

Zentrales Nervensystem

Das Zentralnervensystem (ZNS) umfaßt das Gehirn und das Rückenmark. Es enthält Nervenzellen mit ihren Fortsätzen sowie eine Reihe spezieller Supportzellen.

Supportzellen

Das ZNS enthält zahlreiche nichtneurale Supportzellen, die alle als Glia zusammengefaßt werden: Astrozyten, Oligodendrozyten, Ependym und Mikrogliazellen (Abb. 13-9).

Astrozyten

Astrozyten sind große Zellen mit vielen Fortsätzen und verschiedenen Funktionen.

- Während der Embryogenese bilden sie ein Gerüst, um die Wanderung sich entwickelnder Nervenzellen zu steuern.
- Im entwickelten Gehirn bilden sie ein Stützgerüst für die höher spezialisierten neuralen Elemente.
- Bestimmte Astrozyten transportieren Flüssigkeit und Ionen aus dem extrazellulären Raum um die Neurone herum zu den Blutgefäßen.

Astrozyten sind durch ovale oder leicht unregelmäßige Zellkerne mit einer lockeren Chromatinstruktur charakterisiert. Ihr Zytoplasma ist auffällig sternförmig und hat viele feine Fortsätze, die in alle Richtungen weisen. Diese Fortsätze enthalten eine spezifische Form intermediärer Filamente des Zytoskeletts (s. S. 21), die **sauren Gliafaserproteine (GFAP)**.

Die sternförmige Gestalt wird in Routine-HE-Schnitten nicht deutlich, da die Fortsätze oft angeschnitten oder mit denen anderer Zellen durchmischt sind, aber sie kann mit Spezialfärbungen sichtbar gemacht werden (Abb. 13-10).

Man kann 2 Astrozytenarten unterscheiden.

- **Faserige Astrozyten** treten besonders in der weißen Substanz auf und haben lange Zellfortsätze, die viele Bündel aus GFAP enthalten.
- **Protoplasmatische Astrozyten** treten besonders in der grauen Hirnsubstanz auf und haben stärker verzweigte Fortsätze mit weniger Bündeln aus GFAP.

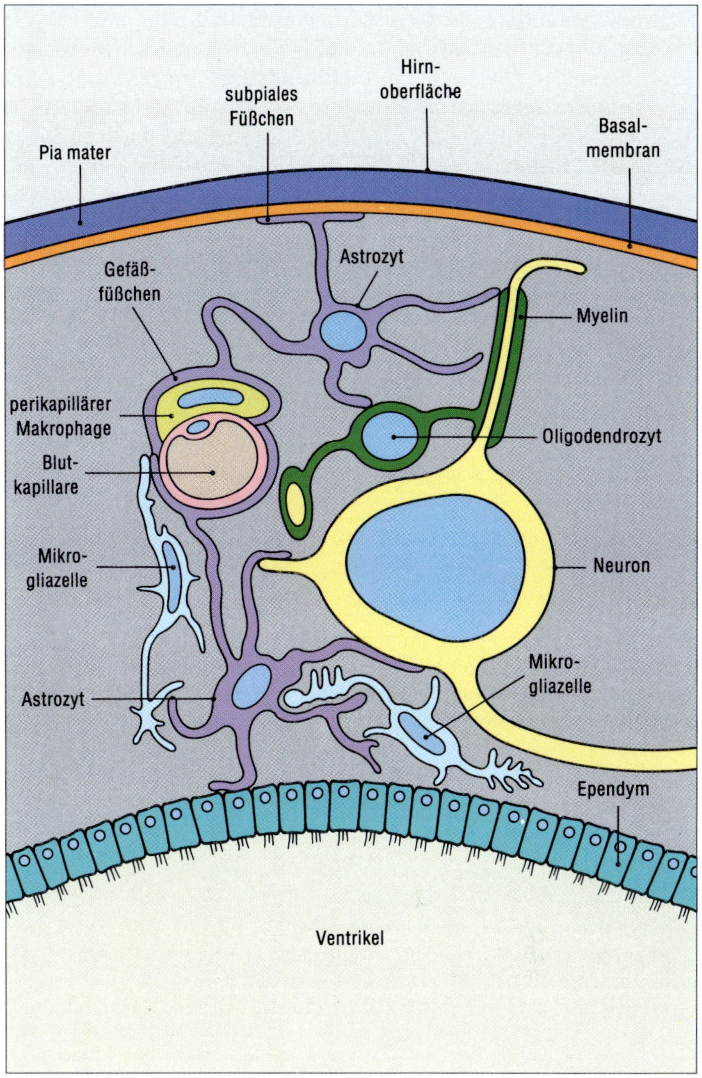

Abb. 13-9. Supportzellen des ZNS. Die Supportzellen im ZNS, die **Gliazellen**, haben unterschiedliche Aufgaben. Astrozyten bilden nicht nur ein Stützgerüst für andere Zellen, sondern entsenden auch als Anteil zur Blut-Hirn-Schranke füßchenförmige Fortsätze um Kapillaren. An der Hirnoberfläche legen sie sich einer Basalmembran an und bilden die **Membrana limitans gliae superficialis**, die das gesamte ZNS umgibt. Oligodendrozyten myelinisieren die Axone der Nervenzellen, während die Mikrogliazellen ein weites Netzwerk antigenaufspürender Zellen im ganzen ZNS bilden. Phagozytierende Makrophagen, die auch eine Rolle bei der Immunabwehr spielen, sitzen im perivaskulären Spalt außerhalb der Hirnsubstanz. Ependymzellen bilden eine epitheliale Lage, die aber im Gegensatz zu anderen Epithelien nicht auf einer Basalmembran ruht. Diese Zellage kleidet die liquorgefüllten Hirnventrikelräume und den Zentralkanal des Rückenmarks aus

Eine besondere strukturelle Anpassung der Astrozyten besteht in ihrer Interaktion mit den Blutgefäßen des Gehirns, die sie mit flachen Platten, sog. **Gefäßfüßchen**, umgeben (s. Abb. 13-9). Diese Interaktion induziert Strukturveränderungen des Endothels der Hirngefäße, das sehr impermeabel wird, so daß es als Diffusionsbarriere zwischen Blut und Hirn fungiert.

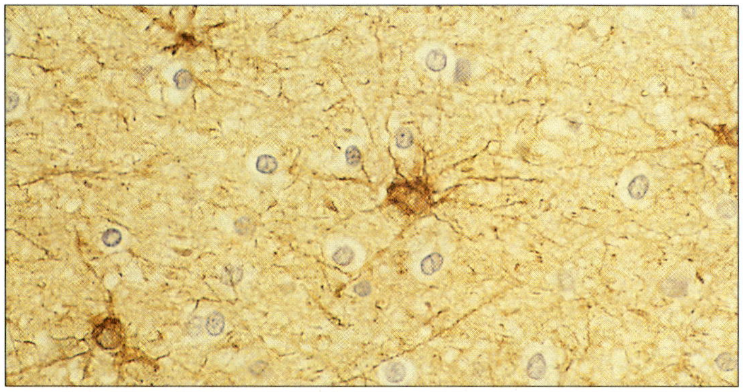

Abb. 13-10. Astrozyten. Immunperoxidasefärbung zum Nachweis von saurem Gliafaserprotein (GFAP), den intermediären Filamenten der Astrozyten. Die Astrozyten sind hier braun gefärbt und typisch sternförmig verzweigt

Gliose

Wenn Neurone absterben, werden die toten Zellen durch Makrophagen phagozytiert und abgeräumt. Die geschädigte Region wird dann durch eine Proliferation von Astrozyten ausgeflickt, die den Defekt auffüllen und durch **Gliose** eine astrozytäre Narbe bilden.

Oligodendrozyten

Die Oligodendrozyten sind die Markbildner im ZNS. Ein Oligodendrozyt entläßt mehrere Zellfortsätze und myelinisiert damit mehrere nahegelegene Axone (Abb. 13-11).

In histologischen Routineschnitten ist die Verzweigungsart der Oligodendrozyten nicht zu sehen, aber sie zeigen einen rundlichen Kern mit mäßig dichtem Chromatin und in den meisten Präparaten ein Zytoplasma mit einem hellen Halo um den Kern herum. Solch ein Halo ist hier ein Präparationsartefakt, da Oligodendrozyten fragil sind und wenig Zytoskelettelemente enthalten.

Mit immunhistochemischen Färbungen für myelinverwandte Proteine, z. B. für Myelin basic protein, können Oligodendrozyten spezifisch dargestellt werden (Abb. 13-11 c).

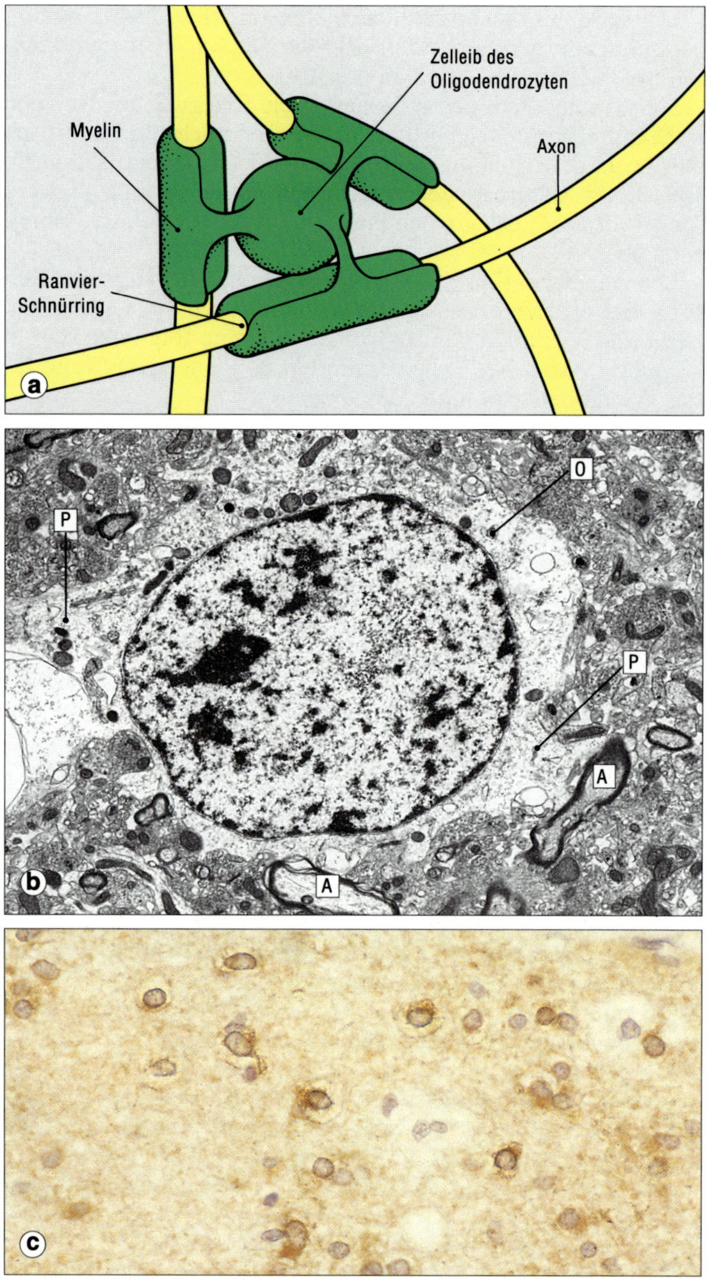

Abb. 13-11 a–c. Oligodendrozyten. a Oligodendrozyten im ZNS myelinisieren mehrere benachbarte Axone. **b** Ultrastrukturell hat der Oligodendrozyt (O) viele Mitochondrien und einen gut entwickelten Golgi-Apparat, aber nur wenige Zytoskelettelemente. Seine Fortsätze (P) myelinisieren Axone (A) in der näheren Umgebung. **c** Oligodendrozyten können mit immunzytochemischen Färbungen für spezifische Proteine nachgewiesen werden; in diesem Fall sind nur sie braun angefärbt, nicht aber die Astrozyten oder Mikrogliazellen

Markscheidenverlust

Multiple Sklerose

Bei der **multiplen Sklerose** (Abb. 13-12), deren Ursache unbekannt ist, bildet das Myelin des ZNS das Angriffsziel für das Immunsystem.

Myelin ist für die effiziente Funktion des ZNS von vitaler Bedeutung; seine Zerstörung bei der multiplen Sklerose führt zu schweren Funktionsausfällen wie Paralyse, Sensibilitätsverlust und/oder Verlust der Bewegungskoordination. Die Art des jeweiligen Ausfalls hängt von der betroffenen ZNS-Region ab.

Leukodystrophie

Verschiedene erbliche Stoffwechselerkrankungen führen zu einer fehlerhaften Myelinbildung im Nervensystem. Solche Störungen nennt man **Leukodystrophien**. Davon betroffene Kinder leiden unter schweren neurologischen Ausfällen und einer gestörten Entwicklung des Nervensystems.

Eine der verbreitetsten Leukodystrophien beruht auf einem metabolischen Defekt der Peroxisomenfunktion (s. S. 19), der zur Adrenoleukodystrophie führt. Bei dieser Störung findet man in großem Umfang Degenerationen und Verluste von Myelin in den Großhirnhemisphären.

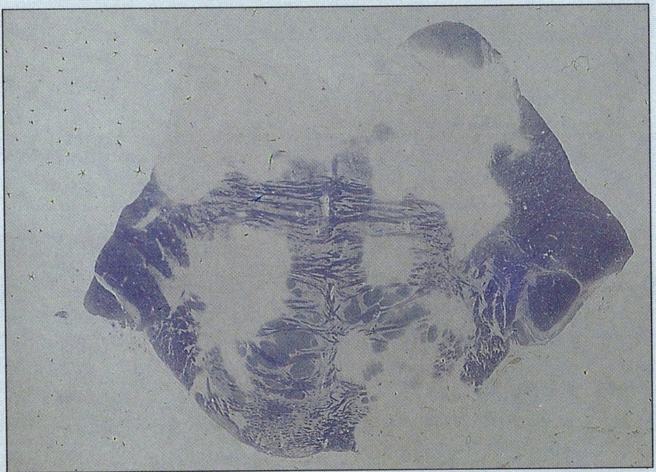

Abb. 13-12. Multiple Sklerose. Übersicht der Ponsregion des Hirnstamms in einer Myelinfärbung; die Markscheiden sind blau gefärbt. Große Myelinfelder sind zerstört; man erkennt sie an den blaß gefärbten Räumen; nur wenig blau gefärbtes Myelin ist erhalten geblieben

Ependym

Ependymzellen sind epithelartig und säumen die Hohlräume im Gehirn (**Ventrikel**) und den **Zentralkanal** des Rückenmarks als Schicht kubischer Zellen, die an die Hirn-Rückenmark-Flüssigkeit, den Liquor, grenzen.

Jede Ependymzelle hat einen kleinen, ovalen, basalen Kern mit dichter Chromatinstruktur; viele Ependymzellen sind zilienbesetzt (Abb. 13-13).

Ultrastrukturell sind die Zellen durch auffällige desmosomale Zellkontakte miteinander verbunden und weisen außer den Zilien auch noch apikale Mikrovilli auf.

Im Gegensatz zu anderen Epithelzellen liegen die Ependymzellen nicht einer Basalmembran auf, sondern haben zugespitzte basale Fortsätze, die sich zwischen die der daruntergelegenen Astrozyten mischen.

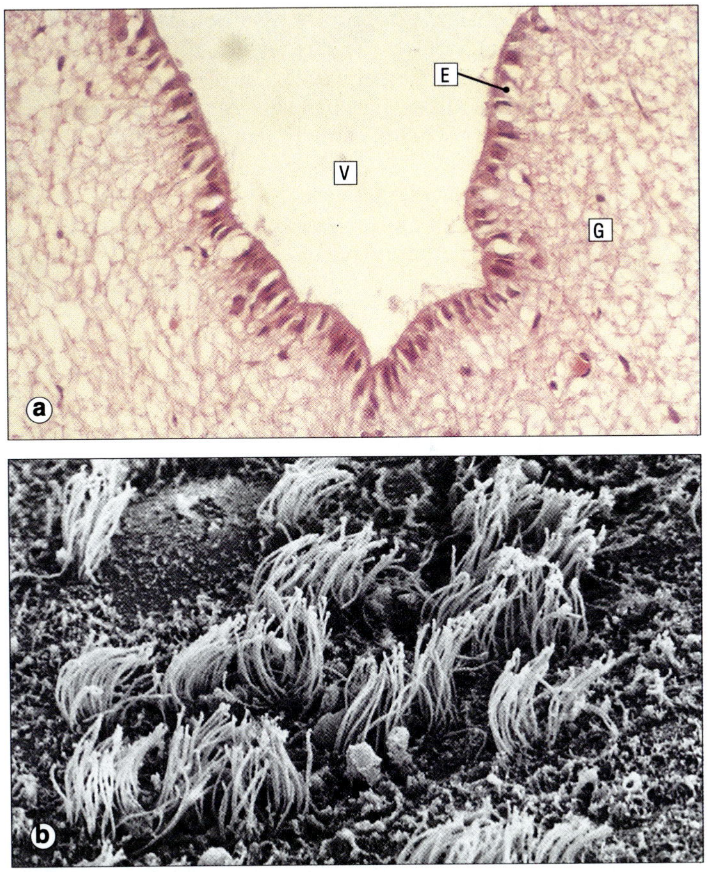

Abb. 13-13 a, b. Ependym. a Ependymzellen (E) aus dem Seitenventrikel (V) des Gehirns. Es sind kubische Epithelzellen, die auf daruntergelegenen Gliazellfortsätzen des Gehirns (G) ruhen. **b** Rasterelektronenmikroskopisch tragen viele Ependymzellen ein Zilienbüschel auf der Oberfläche

Mikroglia und Immunzellen

Das ZNS hat seinen eigenen Satz von Immunzellen, deren Haupttyp die **Mikrogliazellen** darstellen; es sind spezialisierte Makrophagen.

In konventionellen HE-Präparaten sind Mikrogliazellen nicht leicht zu sehen; sie erscheinen nur als stabförmige Kerne ohne erkennbare Zytoplasmagrenzen. Immunhistochemische Färbungen dagegen (Abb. 13-14) zeigen, daß sie ausgedehnte und feinverzweigte Fortsätze besitzen und ein weitverbreitetes Zellnetzwerk im ganzen Gehirn bilden.

Das Erscheinungsbild der Mikroglia legt nahe, daß es sich um dendritische antigenpräsentierende Zellen (s. S. 84) mit einem geringen Grad an phagozytierender Tätigkeit handelt; sie exprimieren Klasse-II-Moleküle des Haupthistokompatibilitätskomplexes.

Bei Krankheitszuständen werden Mikrogliazellen aktiviert und nehmen an Zahl und Größe zu, sie werden dann gewöhnlich von Monozyten unterstützt, die das Gehirn über den Blutweg betreten und zu Makrophagen werden.

Zusätzlich zu den Mikrogliazellen, die zum Gehirn gehören, gibt es außerhalb der Hirnsubstanz in den perivaskulären Räumen Makrophagen in großer Zahl, und auch diese Zellen können als Immuneffektorzellen agieren.

Das Gehirn scheint im Normalzustand keine signifikante Passage lymphatischer Zellen aufzuweisen.

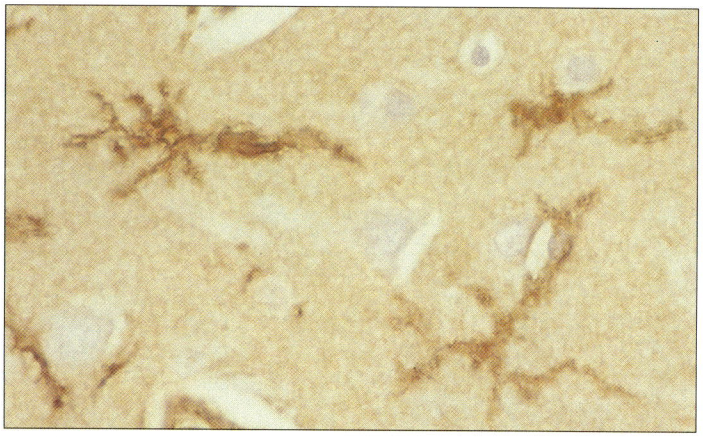

Abb. 13-14. Mikroglia. Hirnschnitt. Färbung in Lektintechnik unter Verwendung von Rizinus communis-Agglutinin, das an einen Zucker an der Mikrogliaoberfläche und an zerebrale Endothelzellen bindet. Mikrogliazellen (braun) haben einen stäbchenförmigen oder elliptischen dunklen Kern und eine dendritenartig feine Verzweigung zahlreicher extrem dünner Zellfortsätze. Mikrogliazellen können auch immunhistochemisch angefärbt werden, und zwar mit Antiseren gegen Leucozyte common antigen (CD 45) und HLADr (Klasse-II-MHC-Antigen). Der Level der HLADr-Expression steigt bei Krankheiten mit immunologischer Ursache an, z. B. bei multipler Sklerose (s. S. 215)

Meningen

Das ZNS ist von 3 schützenden Hirnhäuten umgeben, den Meningen, die aus kollagenfaserigem Supportgewebe und Epithelzellen zusammengesetzt sind (Abb. 13-15). Es gibt 3 meningeale Schichten: die Dura, die Arachnoidea und die Pia.

Die harte Hirnhaut, **Dura mater** oder Pachymeninx, bildet eine derbe, kollagenfaserige Schicht als Außenhülle des ZNS. Sie verschmilzt mit dem Schädelperiost und ist im Wirbelsäulenbereich durch den Epiduralraum vom Wirbelperiost getrennt. Innen trägt sie eine unvollständige Schicht flacher Epithelzellen.

Stellenweise bildet die Dura Membranen wie die Falx cerebri und das Tentorium cerebelli, die der Abgrenzung von Hirnstrukturen dienen. An der Basis dieser Membranen sind venöse Sinus eingeschlossen.

Die weiche Hirnhaut, Leptomeninx, ist zweischichtig. Die äußere **Arachnoidea mater** ist kollagenfaserig, von flachen, unauffälligen Epithelzellen bedeckt und liegt der Dura innen lose auf. Spinnwebartige kollagenfaserige Stränge laufen von der Arachnoidea in den Subarachnoidalraum herab, der den Liquor cerebrospinalis enthält.

In diesem Subarachnoidalraum verlaufen die größeren Hirnarterien und -venen.

Die **Pia mater** ist die innerste Schicht der weichen Hirnhaut. Sie stellt eine feine Epithelzellschicht mit lockerem kollagenfaserigem Gewebe dar, die der Basalmembran aufliegt, die das ZNS völlig umhüllt. Diese Basalmembran wird von besonderen Astrozyten gebildet und als **Membrana limitans gliae** bezeichnet.

Erkrankungen in meningealen Räumen

Bestimmte durch die Meningen abgegrenzte Räume sind von klinischer Bedeutung: der Subduralraum, der Subarachnoidalraum und der Extraduralraum.

Extradurales Hämatom. Bei Schädelfrakturen tritt eine Blutansammlung außerhalb der Dura auf, im virtuellen epiduralen oder **extraduralen Spalt**.

Subdurales Hämatom. Zerrissene oberflächliche Hirnvenen können in den kapillären Spalt zwischen Dura und Arachnoidea einbluten (**Subduralraum**).

Subarachnoidalblutung. Rupturierte Arterien außerhalb des Gehirns bluten in den liquorgefüllten Subarachnoidalraum zwischen Arachnoidea und Pia.

Meningitis. Bei einer Leptomeningitis ist der Liquor cerebrospinalis im Subarachnoidalraum der Infektionsort.

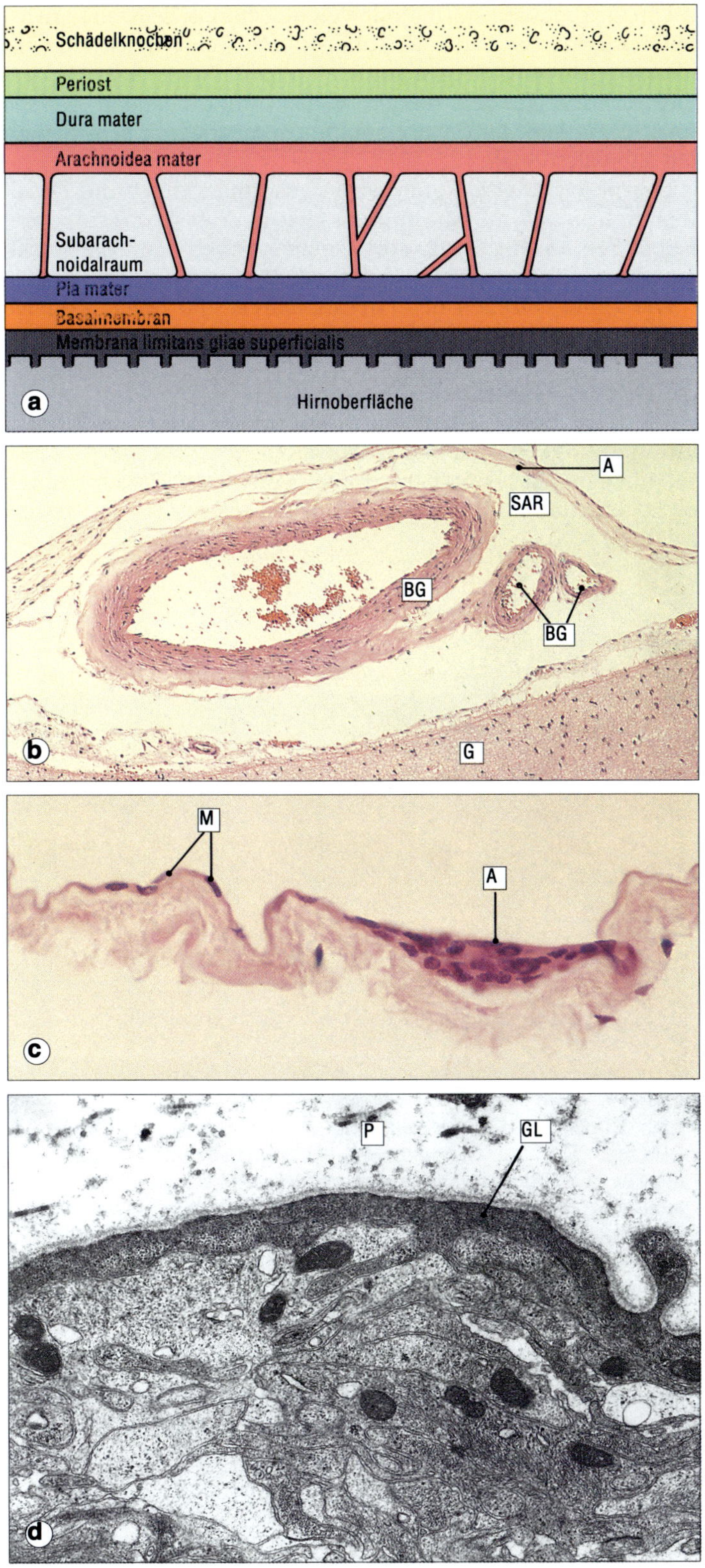

Abb. 13-15 a–d. Hirnhäute und Gliagrenzmembran. a Die Meningen bedecken das ZNS und werden in 3 Schichten unterteilt, in Dura, Arachnoidea und Pia. Unter der Pia sitzt eine Basalmembran, an die besondere Astrozyten angelagert sind, die eine Grenzschicht um das ZNS bilden, die Membran limitans gliae superficialis. Der Subarachnoidalraum enthält den Liquor cerebrospinalis. **b** Die Arachnoidea (A), der Subarachnoidalraum (SAR) und das darunterlegene Gehirn (G). Blutgefäße (BG) durchziehen den Subarachnoidalraum. **c** Meningothelzellen sind normalerweise flache, unauffällige Zellen, die Dura, Arachnoidea und Pia auskleiden; mit fortschreitendem Alter werden manche dieser Zellen histologisch auffällig. In dieser Arachnoidea eines 60jährigen Mannes bilden die Meningothelzellen (M) eine kleine Ansammlung (A). **d** Ultrastruktur der Gliagrenzmembran (GL), die als äußere Barriere das gesamte ZNS umgibt. Sie besteht aus einer Basalmembran, die hier gerade unter dem Kollagen der Pia liegt (P), und wird durch eine Schicht flickenteppichartig aneinandergelegter Fußfortsätze der Astrozyten aus der darunterlegenen Hirnrinde gebildet

Meningeom

Die Epithelzellen der Meningen (Meningothelzellen) können Tumoren bilden, die **Meningeome**. Diese Tumoren sind:

- viel häufiger bei Frauen;
- nach dem 45. Lebensjahr vermehrt anzutreffen;
- mit die verbreitetsten Tumoren des ZNS;
- überwiegend gutartig und langsam wachsend.

Meningeome sitzen gewöhnlich in der Gegend der Falx cerebri und erscheinen makroskopisch als 3–4 cm große, rundliche Knötchen; sie können aber auch viel größer werden.

Ihre Symptome entstehen infolge von Kompression des daruntergelegenen Gehirns, was zu Lähmungen, epileptischen Anfällen oder Hirnschwellungen führen kann.

Histologisch bestehen Meningeome aus Meningothelzellagen, die charakteristische kugelige Wirbel bilden. Ultrastrukturell sind gewöhnlich die desmosomalen Verbindungen als epitheltypisches Merkmal deutlich.

Meningeome können in der Regel durch chirurgische Entfernung erfolgreich behandelt werden.

Plexus choroideus

Die Adergeflechte, Plexus choroidei, liegen in den Hirnventrikeln und bilden den Liquor. Jeder Plexus besteht aus einem Gefäßstroma mit einem Überzug aus kubischem Epithel (Abb. 13-16). Die Epithelzellen liegen auf einer Basalmembran und sind durch Haftkomplexe miteinander verbunden. Sie weisen apikale Mikrovilli auf und gehören zum Typus der sezernierenden Zellen (s. S. 37).

Der in den Ventrikeln gebildete Liquor cerebrospinalis tritt an 3 Stellen der Rautenhirngrube in den Subarachnoidalraum über. Er wird von den venösen Sinus der Dura resorbiert.

Gefäßversorgung des ZNS

Das Gehirn wird von Blut aus größeren Arterien versorgt, die einem anastomosierenden Circulus arteriosus am Hirnstamm entspringen. Zunächst verlaufen die Arterien im Subarachnoidalraum, bevor sie sich ins Gehirn einsenken.

Um die größeren eintretenden Gefäße herum liegt ein perivaskulärer Spalt, der Virchow-Robin-Raum. Beim Menschen wird dieser Spalt vom Subarachnoidalraum dadurch abgeschottet, daß sich die Pia auf die ins Gehirn eindringenden Gefäße umschlägt (Abb. 13-17); er kommuniziert daher mit dem virtuellen subpialen Spalt.

Der perivaskuläre Raum wird nach außen durch die Basalmembran der Membrana limitans gliae (s. Abb. 13-15) bis zu den Kapillaren hin begrenzt; dort vereinigen sich dann die Basalmembran der Gefäße und die der Glia.

Die Endothelzellen der Hirnkapillaren sind durch Zonulae occludentes miteinander verbunden und nicht fenestriert; sie stellen eine Diffusionsbarriere für Substanzen aus dem Blut dar, die **Blut-Hirn-Schranke**.

Die Endothelzellen im Gehirn besitzen Systeme zum aktiven Transport von Stoffen wie Glukose.

Außen ist das Kapillarendothel von einer Basalmembran umgeben, und darauf sitzen die Füßchenfortsätze der Astrozyten (s. Abb. 13-9).

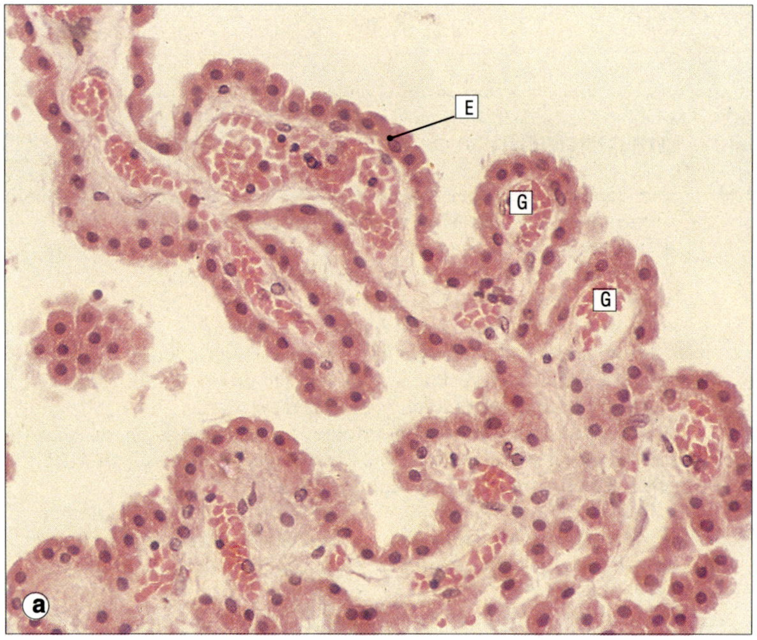

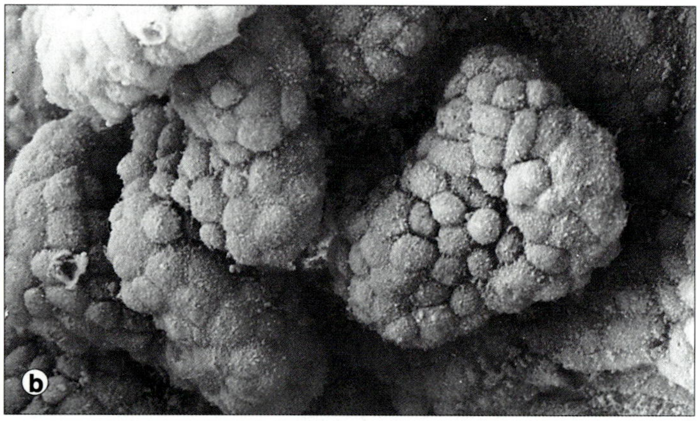

Abb. 13-16 a, b. Plexus choroideus. a Plexus choroideus, von kubischem Epithel (E) überzogen. In der Mitte das Stroma aus blutgefüllten Gefäßen (G). **b** Die rasterelektronenmikroskopische Aufsicht zeigt die gebuckelte Oberfläche des Adergeflechts mit tiefen Einfaltungen. Die apikale Epitheloberfläche trägt feine Mikrovilli

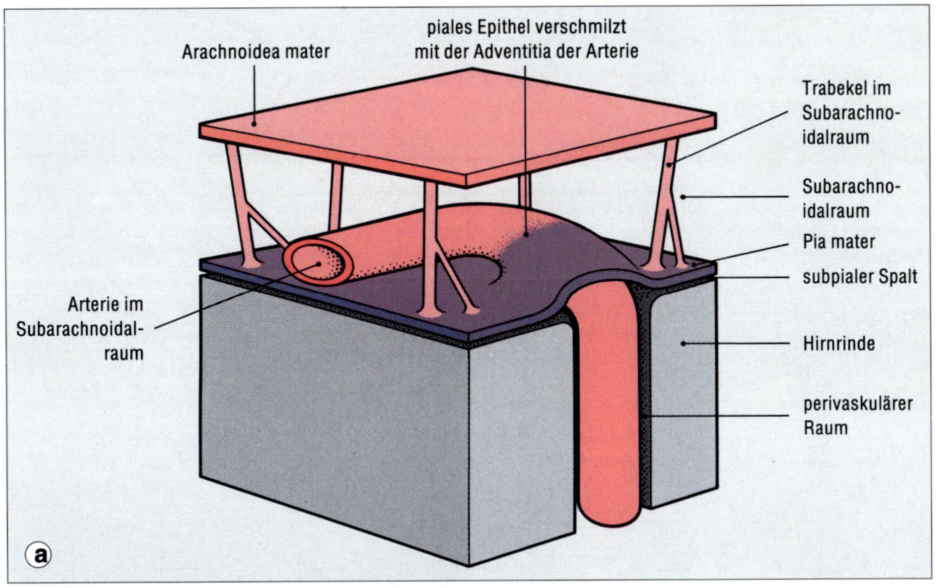

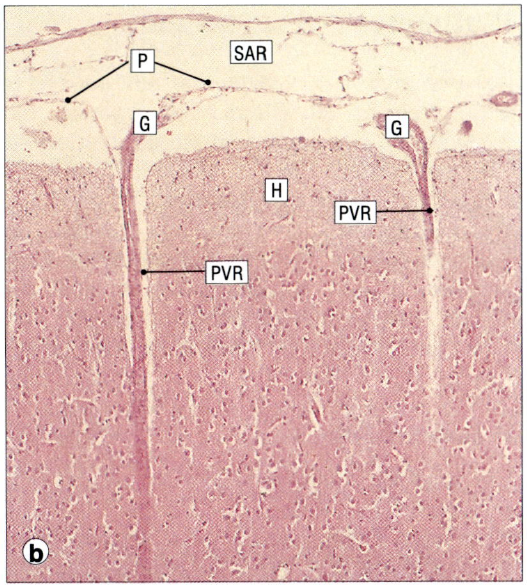

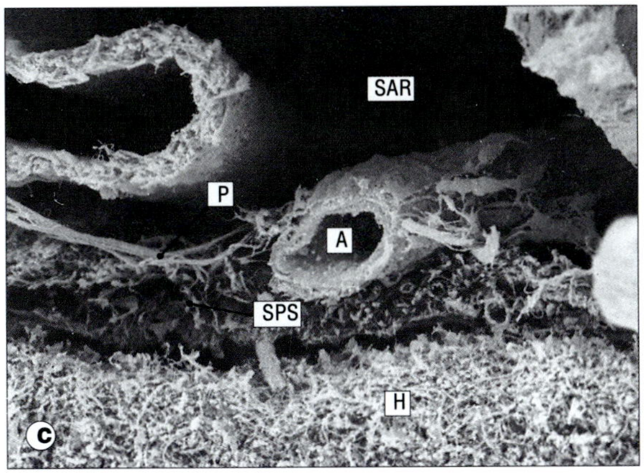

Abb. 13-17 a–c. Gefäßeintritt in die Hirnrinde. a Im Subarachnoidalraum verlaufende Arterien durchdringen die Pia, die sich auf die Gefäßwand umschlägt und somit den perivaskulären Raum vom Subarachnoidalraum abtrennt. Die auf das Gefäß umgeschlagene Piaschicht besteht aus nur einer Schicht platter Meningothelzellen, die durch Haftkomplexe miteinander verankert sind. Der perivaskuläre Raum setzt sich in den virtuellen subpialen Spalt fort. **b** Gefäße (G) durchdringen vom Subarachnoidalraum aus (SAR) die Hirnoberfläche (H). Die Pia (P) schlägt sich auf die Gefäßwand um und trennt den Subarachnoidalraum vom perivaskulären Raum (PVR). **c** Rasterelektronenmikroskopie des Subarachnoidalraums (SAR) mit einer Arterie (A), die eine Piabedeckung (P) erhält. Darunter der subpiale Spalt (SPS) und die Hirnoberfläche (H)

Tumoren des Nervensystems

Gliome

Primäre Hirntumoren entstehen aus Gliazellen und werden insgesammt als **Gliome** bezeichnet.

Das häufigste Gliom entsteht aus Astrozyten (**Astrozytom**) und variiert von einer langsam wachsenden Läsion, die das Gehirn über viele Jahre hinweg diffus infiltriert, bis zu rasch wachsenden Läsionen, die innerhalb kurzer Zeit lebensnotwendige Strukturen komprimieren.

Ependymome entstehen gewöhnlich an den Ventrikeln und können histologisch aufgrund ihrer Epithelcharakteristika bestimmt werden. **Oligodendrogliome** kommen am häufigsten im Temporallappen vor und können daher Ursache einer Temporallappenepilepsie sein.

Gewisse ZNS-Tumoren ähneln in ihrer Zusammensetzung den primitiven embryonalen Zellen der Hirnentwicklung und werden als primitive neuroektodermale Tumoren (PNET) zusammengefaßt. Sie sind im Kindesalter am häufigsten und können sich zu neuronalen, astrozytären oder ependymalen Zellen differenzieren.

Sicherung der Diagnose

Die Diagnose von Tumoren des ZNS kann histologisch durch Biopsien bestätigt werden. Es werden vermehrt immunhistochemische Labormethoden zur Identifizierung der Zellarten im Tumor eingesetzt. Der Nachweis von sauren Gliafaserproteinen (GFAP) ist ein deutlicher Hinweis auf die gliale Herkunft eines Tumors.

Peripheres Nervensystem

Das periphere Nervensytem besteht aus Nerven und Ganglien.
- Ein **Nerv** ist ein Bündel von Axonen, die durch Supportgewebe zu einem anatomisch definierten Stamm zusammengefügt werden. Die Axone können motorisch oder sensibel, markhaltig oder marklos sein.
- Ein **Ganglion** ist eine periphere Ansammlung von Nervenzelleibern sowie efferenten und afferenten Axonen und Supportzellen. Es gibt sensible Ganglien (z. B. sensible Spinalganglien) und vegetative Ganglien, die die Zelleiber autonomer Nerven enthalten (sympathische oder parasympathische Ganglien).

Peripherer Nerv

Ein peripherer Nerv besteht aus:
- Axonen;
- Schwann-Zellen, die die Markscheide bilden,
- spindelförmigen, fibroblastischen Supportzellen, die kollagenfaseriges Gewebe bilden;
- Blutgefäßen.

Supportgewebe

Es gibt in einem Nervenstamm 3 Arten von Supportgewebe: Endoneurium, Perineurium und Epineurium (Abb. 13-18).

Das **Endoneurium** besteht aus längsorientierten Kollagenfasern, extrazellulärem, glykosaminoglykanreichem Matrixmaterial und aus wenigen Fibroblasten. Es umschließt die einzelnen Axone mit ihren Schwann-Zellen sowie kapilläre Blutgefäße.

Das **Perineurium** umgibt Gruppen von Axonen und Endoneurium, so daß kleine Bündel entstehen (**Faszikel**). Es besteht aus 7–8 konzentrischen Lagen abgeplatteter Zellen, die durch Kollagenschichten getrennt sind (Perineuralendothel). Die Zellen sind durch Haftkomplexe miteinander verbunden, und jede Zellage ist von einer Lamina externa umgeben.

Das **Epineurium** stellt eine äußere Scheide aus lockerem kollagenfaserigem Gewebe dar, das einzelne Faszikel zu einem Nerv zusammenfügt. Das Epineurium kann auch Fettgewebe einschließen sowie eine muskuläre Arterie, die den Nerv versorgt.

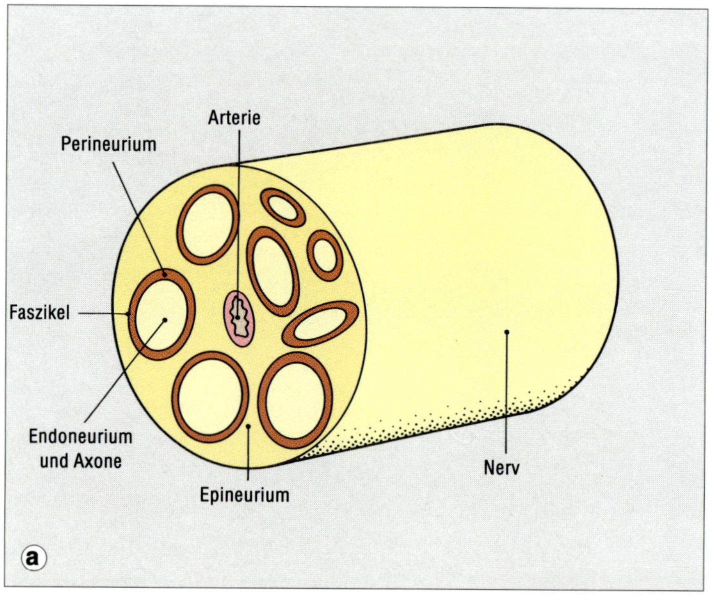

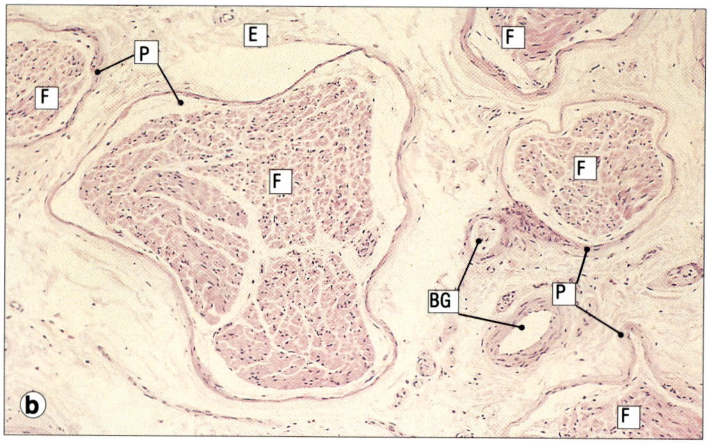

Abb. 13-18 a, b. Supportgewebe am peripheren Nerven.
a Schema der Supportgewebsanordnung am peripheren Nerven. Einzelne Axone und ihre begleitenden Schwann-Zellen werden von Endoneurium umgeben und durch Perineurium zu Nervenfaserbündeln (Faszikeln) zusammengefaßt. Das Epineurium verbindet einzelne Faszikel zu einem Nervenstamm, der auch eine Arterie enthält. **b** Nervenfaszikel (F), von Perineurium (P) umgeben und durch Epineurium (E) zu einem Nervenstamm zusammengefaßt. BG Blutgefäß. Unter dem Perineurium liegt oft ein Schrumpfungsspalt

Markhaltige und marklose Axone

In einem peripheren Nerv kommen myelinisierte und marklose Axone vor.

Die Schwann-Zellen bilden nicht nur das Myelin der peripheren Nerven, sondern sie stützen auch marklose Axone, die sich ins Zytoplasma der Schwann-Zellen einlagern (Abb. 13-19).

Jede Schwann-Zelle hat eine gut abgesetzte Lamina externa, die die Zelle vom Endoneurium abgrenzt.

Variationen

In ihrer relativen Zusammensetzung von markhaltigen und marklosen Fasern variieren Nerven im Körper von Ort zu Ort.

Die markhaltigen Fasern in einem typischen Beinnerven des Erwachsenen weisen Durchmesser zwischen 2 und 17 μm (einschließlich Myelin) auf, ihre Verteilungskurve ist zweigipfelig mit einer Häufung bei 5 μm und bei 13 μm.

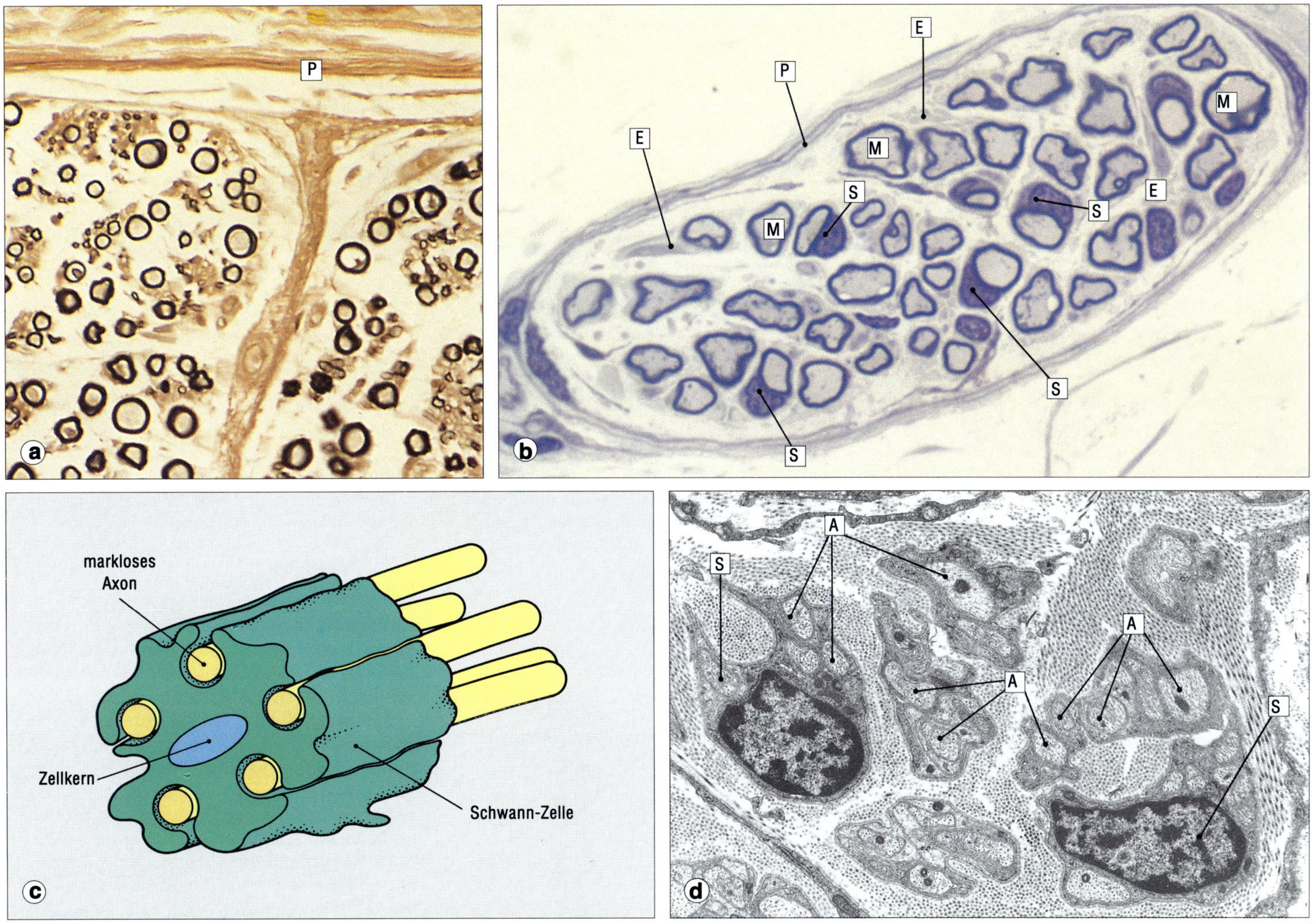

Abb. 13-19 a–d. Peripherer Nerv. a Ausschnitt vom Rand des Faszikels eines peripheren Nerven; das Myelin ist durch Osmiumtetroxid dunkelbraun gefärbt. Das Perineurium (P) umgibt den Faszikel. Die markhaltigen Axone, dunkle runde Querschnitte, zeigen in der Mitte das ungefärbte Axon. Marklose Fasern sind nicht sichtbar. **b** Toluidinblaugefärbter Semidünnschnitt eines kleinen Nervenfaszikels. Durch die verbesserte Auflösung kann man myelinisierte Axone (M) mit Schwann-Zellen (S) und endoneuralem Supportgewebe (E) erkennen. Das Perineurium (P) erscheint als 2–3 dünne Lagen aus Zellen und Kollagen. **c** Marklose Fasern sind ins Zytoplasma der stützenden Schwann-Zellen eingelagert. **d** Marklose Axone (A) eines peripheren Nerven, eingebettet in das Zytoplasma von Schwann-Zellen (S)

Ganglien

Ein Ganglion besteht aus:
- Nervenzelleibern (Perikaryen),
- Supportzellen (Satellitenzellen und Schwann-Zellen),
- Axonen,
- lockerem kollagenfaserigem Supportgewebe (Abb. 13-20).

Die Nervenzellkörper sind sehr groß und enthalten reichlich Zytoplasma mit Nissl-Substanz sowie große Kerne mit auffälligen Nukleoli.

Satellitenzellen sind kleine Supportzellen, die den Schwann-Zellen ähneln und die Nervenzellkörper umgeben.

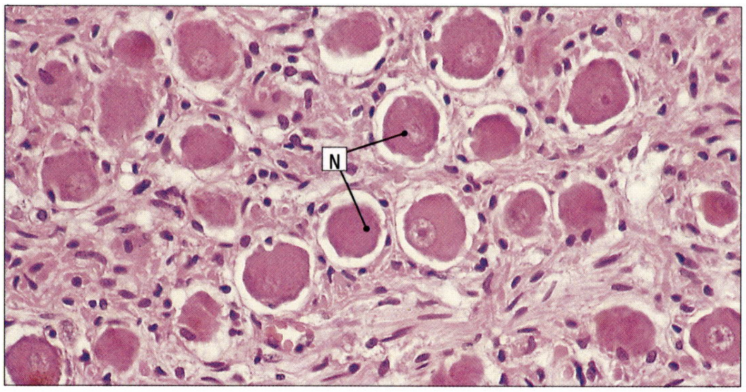

Abb. 13-20. Ganglion. Ein sensibles Spinalganglion mit Neuronen (N), deren Kerne und Nukleoli groß und auffällig sind. Die Perikaryen werden von dunkel gefärbten Satellitenzellen umgeben. Axone, die ins Ganglion hineinziehen und es wieder verlassen, werden von Schwann-Zellen und einem lockeren kollagenfaserigen Stroma gestützt

Regeneration peripherer Nerven

Bei unverletztem Perikaryon können geschädigte Axone von Neuronen regenerieren.

Nach Durchtrennung einer Nervenfaser, die einen Muskel versorgt, degenerieren das Axon und die Myelinscheide jenseits der Läsion und werden von Schwann-Zell-Lysosomen und von Makrophagen abgebaut, die in den Nerven einwandern. Das Perikaryon akkumuliert große Mengen von Neurofilamenten, und die Nissl-Substanz und der Zellkern wandern zur Peripherie, so daß der Zelleib blaß und geschwollen erscheint, (Chromatolyse) und einen exzentrischen Kern aufweist.

In geschädigten distalen Nervenenden proliferieren dann die Schwann-Zellen und bilden Längsbänder. Am proximalen Ende des geschädigten Axons bilden sich Aussprossungen und wachsen mit einer Geschwindigkeit von 2–5 mm/Tag an den Bändern aus Schwann-Zellen entlang. Schließlich nimmt eine Nervenfaser wieder Kontakt zu der Muskelzelle auf, wird myelinisiert und induziert die Bildung einer neuromuskulären Endplatte (Abb. 13-21). Auch der Zellkörper gewinnt wieder sein normales Aussehen.

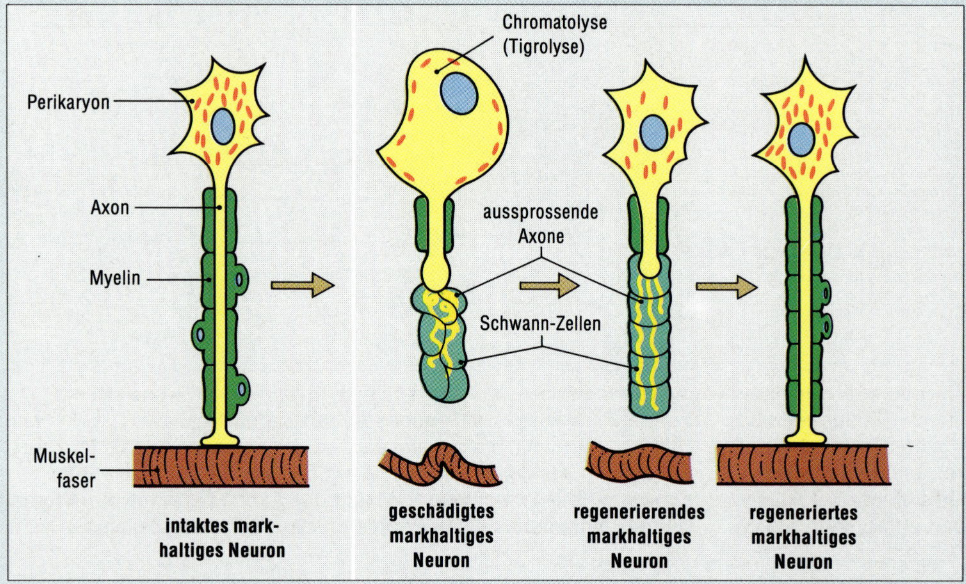

Abb. 13-21. Regeneration eines peripheren Nerven. Nach einem Schaden an einem myelinisierten Motoneuron werden distales Axon und Myelin durch proliferierende Schwann-Zellen phagozytiert. Die denervierte Muskelfaser atrophiert, während das Perikaryon eine Chromatolyse mit Verlust von Nissl-Substanz, Anschwellung und Kernverlagerung aufweist. Dann sprossen aus dem geschädigten Nervenende Axone aus und wachsen an den Bändern aus regenerierten Schwann-Zellen entlang, wobei schließlich die Muskelinnervation wiederhergestellt wird. Die Schwann-Zellen remyelinisieren das Axon, aber die Myelinsegmente sind nun viel kürzer als vor dem Schaden

Praktische Histologie

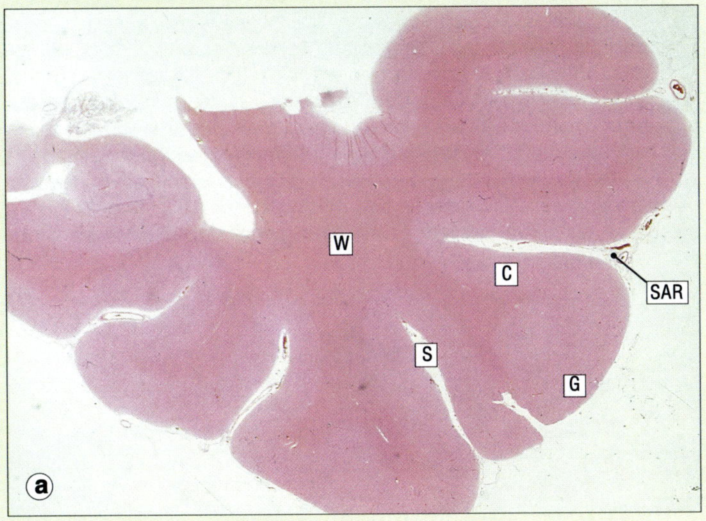

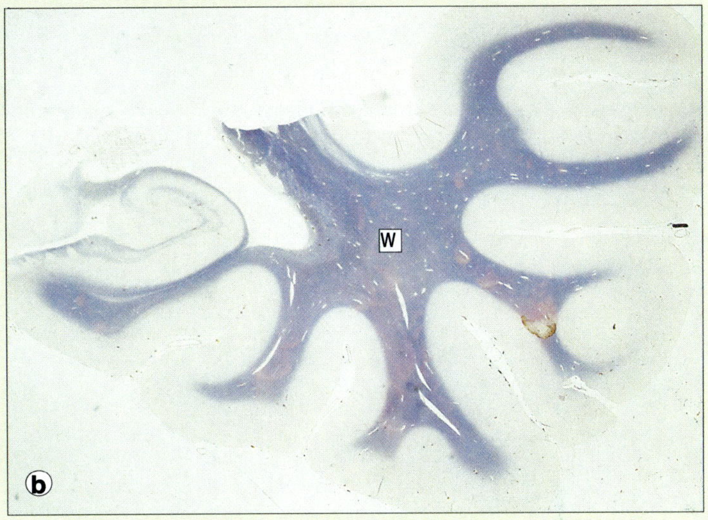

Abb. 13-22 a, b. Großhirnhemisphäre. a Übersichtspräparat aus dem Temporallappen. Die Hemisphäre zeigt eine Reihe von Windungen, **Gyri** (G), die durch dazwischengelegene **Sulci** (S) getrennt werden. Die Arachnoidea überzieht das Gehirn; sie ist bei dieser Vergrößerung nur über dem Subarachnoidalraum (SAR) zu erkennen. Die weiße Substanz (W) enthält die Axone von Nervenzellen, die zum Kortex (C) auf- oder vom Kortex absteigen. Der Kortex besteht aus Nervenzelleibern und enthält kein Myelin. In HE-Präparaten färbt sich die weiße Substanz mit Eosin stärker rot an als der Kortex. **b** Der gleiche Schnitt in einer Markscheidenfärbung. Solch ein Farbstoff grenzt die weiße Substanz (W) ab, färbt aber nicht den Kortex, die graue Substanz

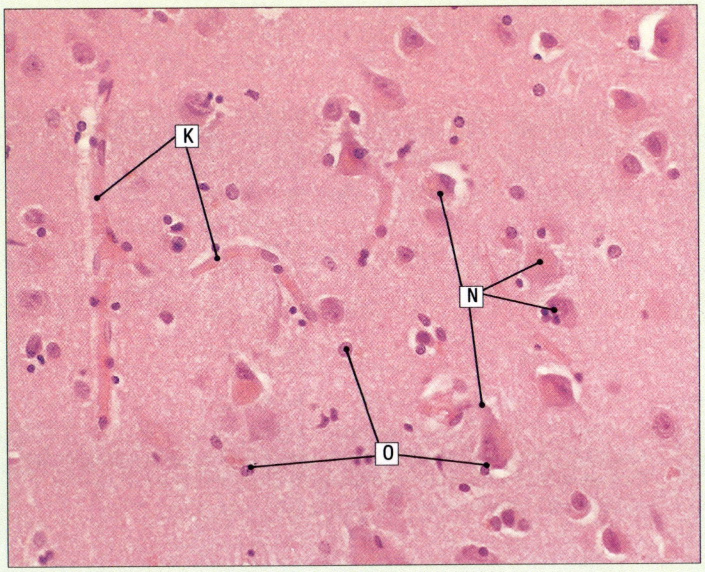

Abb. 13-23. Großhirnrinde. Großhirnrinde bei starker Vergrößerung. Die Neurone (N) variieren in Form und Größe je nach ihrer Funktion, die in verschiedenen Rindenschichten spezifisch ist; der größte Teil des Kortex zeigt einen **6-Schichten-Bau** mit unterschiedlichen Neuronentypen. Blutkapillaren (K) sind zahlreich. Die kleinen, dunkelgefärbten Kerne gehören zu einer Gliazellmischung, von der die Oligodendrozyten (O) am auffälligsten sind. Kortikale Oligodendrozyten bilden kein Myelin, sondern dienen als Stützzellen für Axone und Neurone. Die Oligodendrozyten an den Perikaryen heißen Satellitenzellen. Der rosa gefärbte Hintergrund ist ein Filz aus Gliazellen und aus dendritischen Nervenzellfortsätzen und Axonen, der als **Neuropil** bezeichnet wird

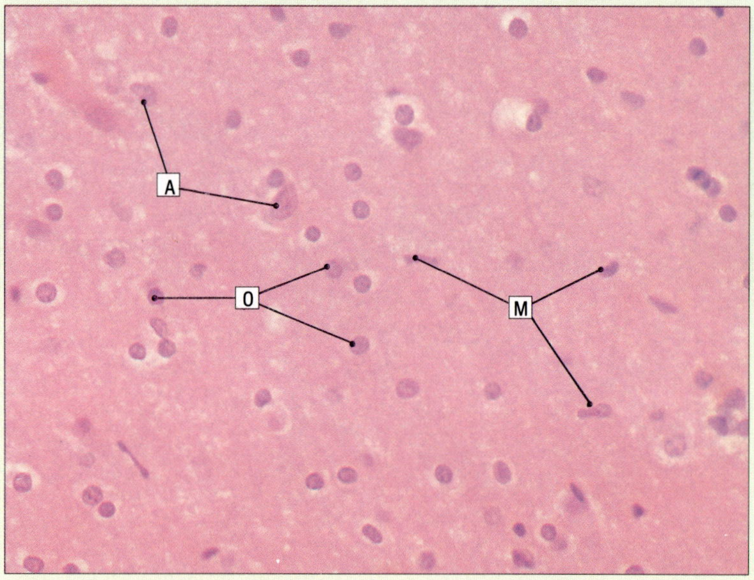

Abb. 13-24. Weiße Substanz. Die weiße Substanz bei starker Vergrößerung, bei der es im allgemeinen nicht möglich ist, vor dem rosa Hintergrund des Neuropils einzelne Nervenfasern oder Zellfortsätze zu verfolgen. Die Gliazellkerne sind wieder auffällig, aber Zytoplasmadetails verschmelzen mit dem Neuropil. Anhand der Kerne können verschiedene Gliazellarten unterschieden werden. Oligodendrozyten (O) sind am häufigsten und haben rundliche Kerne, die oft von einem unklaren hellen Halo umgeben sind. Astrozyten (A) sind hier weniger häufig und enthalten größere, polygonale Kerne, gewöhnlich mit einem zentralen Nukleolus. Die Kerne der Mikrogliazellen (M) sind häufig stab- oder kommaförmig und stärker angefärbt als die der anderen Gliazellen

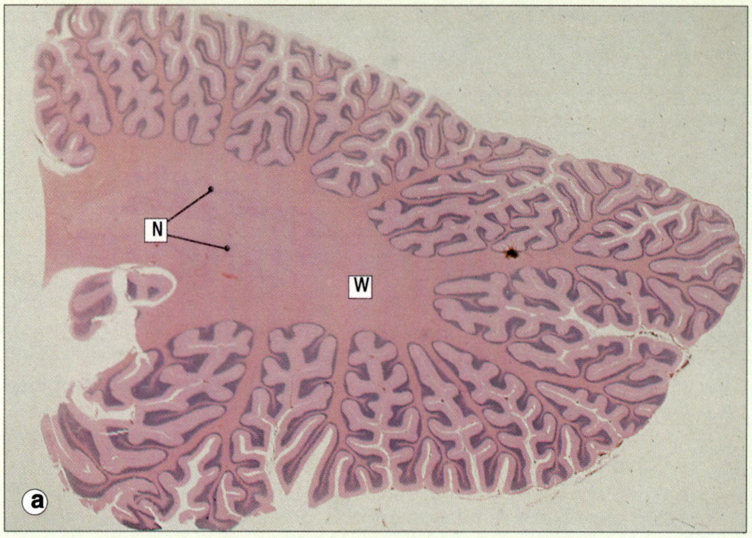

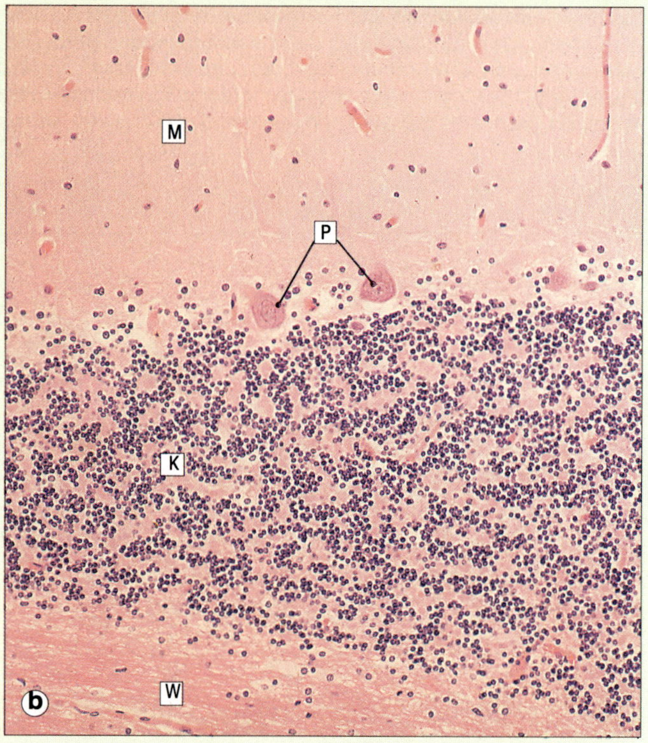

Abb. 13-25 a, b. Kleinhirn. a Das Zerebellum ist ein separater Hirnteil, der aufgrund der zu verzweigten Blättern eingefalteten Rinde (**Folia cerebelli**) hochcharakteristisch ist. Die „Blätter“ enthalten Nervenzellkerne, die bei dieser Übersichtsvergrößerung wie ein violettes Band erscheinen. Das Zentrum des Zerebellums besteht aus weißer Substanz (W), in der eine tabaksbeutelähnlich gefaltete Nervenzellansammlung liegt, der Nucleus dentatus (N). **b** Die dreischichtige Kleinhirnrinde zeigt bei starker Vergrößerung außen die **Molekularschicht** (M), in der nur wenige Nerven- und Gliazellen liegen. Am kernreichsten ist die **Körnerzellschicht** (K), deren kleine Zellen mit dunklen, runden Kernen ihre Axone als Parallelfasern in die Molekularschicht senden. Zwischen beiden Schichten liegt die **Ganglienzellschicht** der riesigen Purkinje-Zellen (P), deren stark verzweigte Dendriten (hier undeutlich) geweihartig in die Molekularschicht ragen, während ihre myelinisierten Axone gebündelt in der weißen Substanz (W) liegen

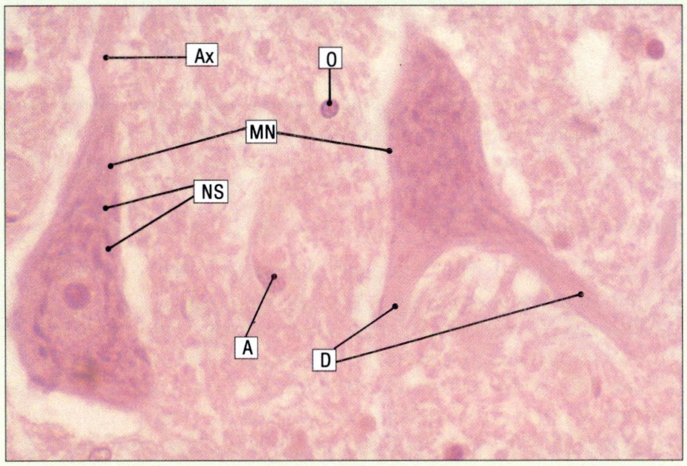

Abb. 13-26. Motoneurone aus dem Rückenmark. Motoneurone (MN) aus dem Vorderhorn des Rückenmarks; sie entsenden Axone (Ax) zur willkürlichen Innervation von Skelettmuskeln. Diese Neurone sind sehr groß, da sie ein Axon ernähren müssen, das bis zu 1 m lang sein kann. Der Zellkern ist groß mit deutlichem Nukleolus; das Zytoplasma enthält reichlich violett gefärbte Nissl-Substanz (NS). Motoneurone gehen über lange Dendriten (D) viele synaptische Verbindungen mit den Axonen und Neuronen ein. Das Axon eines Motoneurons tritt durch die ventrale Wurzel aus und bildet schließlich einen Teil des peripheren Nerven. Den Hintergrund bildet hier ein Neuropil aus Nerven- und Gliazellfortsätzen. Kerne von Oligodendrozyten (O) und Astrozyten (A) lassen sich differenzieren

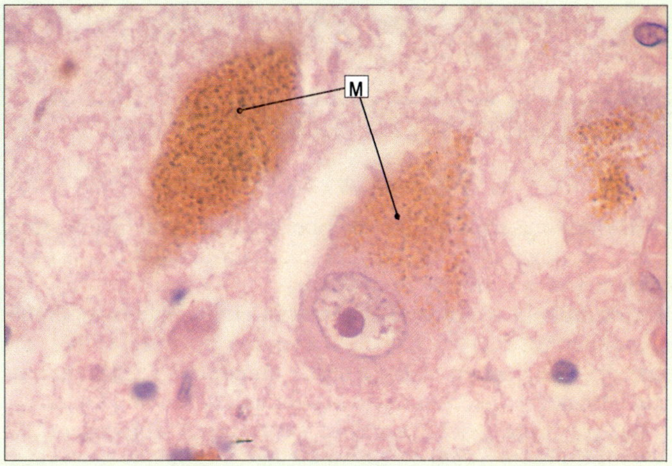

Abb. 13-27. Melaninhaltige Neurone. Neurone mit braunem Melaninpigment (M). Solche Zellen sind Bestandteil der Substantia nigra, die aufgrund der schwarzen Melaninfarbe so benannt ist. Sie enthält als Transmitter Dopamin; dopaminerge Axone spielen bei extrapyramidal-motorischen Bewegungen eine Rolle. Die Zerstörung dieser Neurone führt zum Parkinson-Syndrom, bei dem langsame, starre Bewegungen und ein Tremor typisch sind

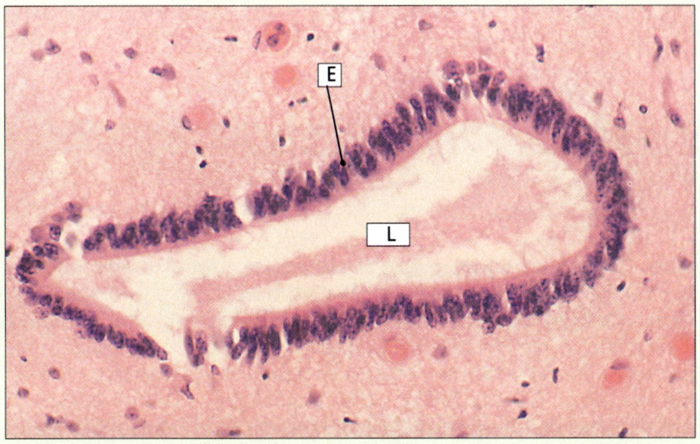

Abb. 13-28. Zentralkanal des Rückenmarks. Dieser im Alter stellenweise obliterierende Kanal ist von Ependymzellen (E) ausgekleidet und enthält Liquor cerebrospinalis (L)

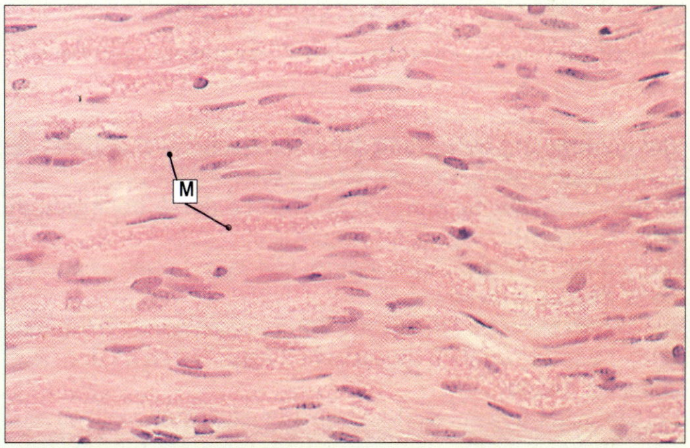

Abb. 13-29. Peripherer Nerv. In diesem Längsschnitt eines peripheren Nerven erscheint des Myelin (M) in Form spindelförmiger Anschnitte mit granulärer Struktur. Fast alle Zellkerne im Bild gehören zu Schwann-Zellen, die das Myelin bilden; sie sind lang und zugespitzt

14 Bewegungsapparat

Der Bewegungsapparat bietet eine mechanische Stütze und erlaubt Bewegungen; er umfaßt Skelettmuskulatur, Sehnen, Knochen sowie Gelenke und Bänder.

Skelettmukeln wirken als kontraktile Hebel, die mit Sehnen an Knochen inserieren, Knochen dagegen als feste Hebel, die mit anderen Knochen über Gelenke miteinander artikulieren.

Ein besonderes Merkmal von Muskeln, Sehnen und Gelenken ist, daß sie eine reiche sensible Innervation aufweisen, die Lageempfindungen und Bewegungsgeschwindigkeit registriert. Die Integration dieser sensiblen Innervation durch das ZNS ist für die normale Funktion des Bewegungsapparats von vitaler Bedeutung.

Beim Knochen steht die extrazelluläre Matrix funktionell im Vordergrund, sie wird durch Kalziumeinlagerungen verfestigt und kann dann als fester Hebel benutzt werden.

Härte und Festigkeit des Knochens verstellen zunächst den Blick dafür, daß es sich hier um ein sehr plastisches, in ständigem Umbau befindliches Gewebe handelt, das auch ein bedeutendes metabolisches Reservoir für Mineralsalze darstellt.

Skelettmuskulatur

Die histologischen Merkmale der Skelettmuskelfasern (vielkernige Riesenzellen) und der Gewebestruktur bei Muskelkontraktionen wurden bereits auf S. 57–61 geschildert.

Damit durch eine Kontraktion eine Bewegung ausgeführt werden kann, sind einzelne Muskelzellen in großen Gruppen zu anatomisch definierten Muskeln zusammengefaßt; diese zeigen:

- eine geordnete Ausrichtung der Muskelzellen, so daß bei der Kontraktion eine gerichtete Kraft entsteht;
- eine Verankerung an anderen Strukturen durch hochspezialisierte kollagenfaserige Supportgewebe;
- eine reiche Blutgefäßversorgung, die den hohen metabolischen Bedarf widerspiegelt;
- eine Innervation und Kontrolle durch spezialisierte **Motoneurone**, die mit speziellen **motorischen Endplatten** an den Muskelfasern enden;
- die Einbeziehung speziell angepaßter Skelettmuskelzellen in sog. **Muskelspindeln**, welche Dehnungsrezeptoren bilden.

Muskelaufbau

Während der Embryogenese entstehen Muskelfasern aus mesenchymalen Geweben (Abb. 14-1).

Skelettmuskelzellen können extrem lang sein (bis zu 10 cm) und werden daher meistens als Skelettmuskelfasern bezeichnet.

Eine Muskelfaser besteht aus einer großen Anzahl von **Myofibrillen**, die von einer als **Sarkolemm** bezeichneten Zellmembran umgeben sind (s. Abb. 5-2 und 14-2). Viele zusammengelagerte Muskelfasern ergeben einen Muskel (Abb. 14-3). Damit die

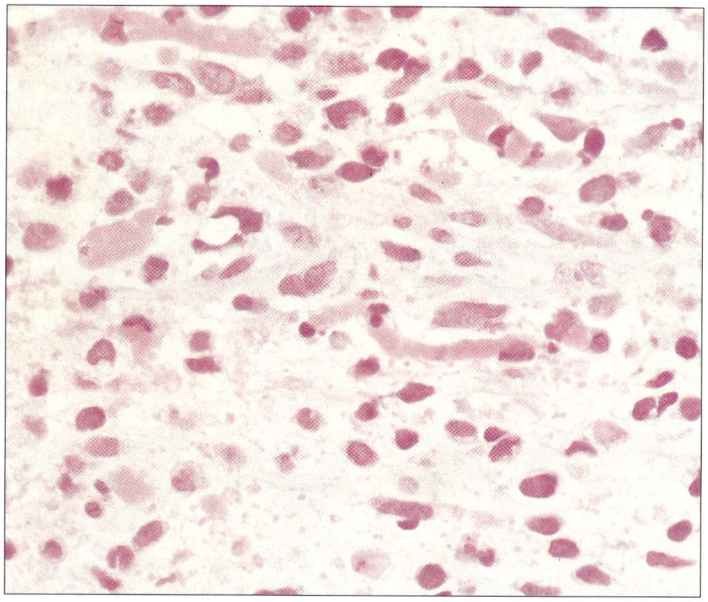

Abb. 14-1. Entwicklung von Skelettmuskelfasern. Während der Embryogenese entwickeln sich Skelettmuskelfasern aus mesenchymalen Geweben, in denen sich kleine, spindelförmige, mononukleäre Zellen bilden, die Rhabdomyoblasten. Durch Fusion zahlreicher einzelner Rhabdomyoblasten entstehen dann vielkernige Muskelfasern; sie werden größer, sobald sie einen Anschluß ans Nervensystem erhalten haben. Übriggebliebene Zellen mit Rhabdomyoblastenpotenz persistieren in der ausgereiften Skelettmuskulatur als Satellitenzellen. Nach Gewebsschädigungen können sie proliferieren und neue Muskelzellen beim Erwachsenen bilden

Kontraktionskraft mechanisch übertragen werden kann, ist die Zelloberfläche am Muskelfaserende zum Ansatz von hochorganisiertem kollgenfaserigem Supportgewebe eingerichtet, das den Muskel an anderen Strukturen verankert.

Eine solche Verankerung kann erfolgen über anatomisch deutliche Sehnen, durch sog. fleischige Insertion an Knochenflächen oder durch **Faszien**, breite Blätter aus kollagenfaserigem Supportgewebe, die die Muskeln umgeben.

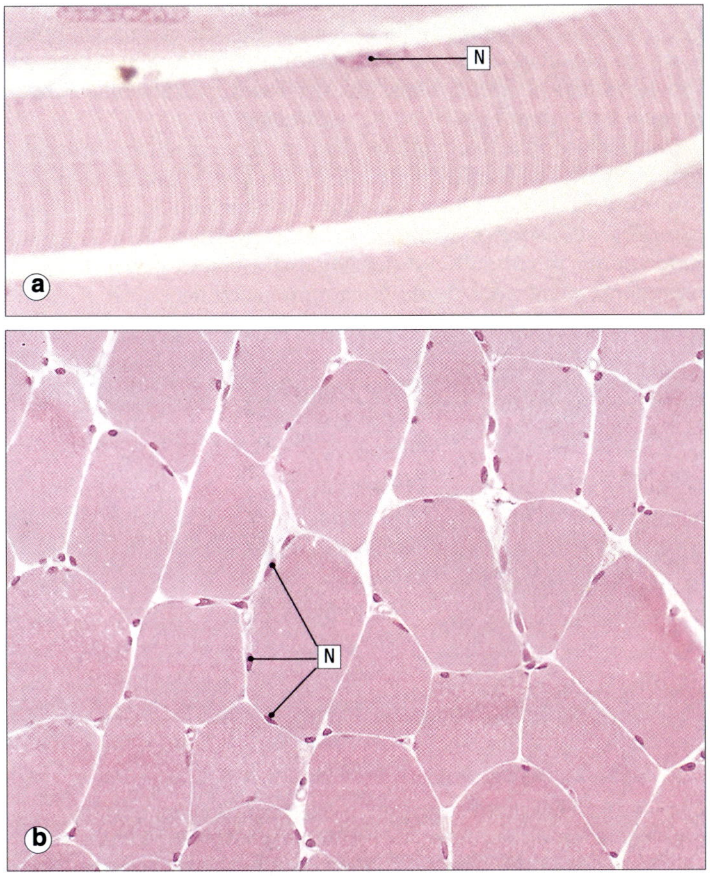

Abb. 14-2 a, b. Skelettmuskelfasern. a Längsgeschnittene Skelettmuskelfaser im Gefrierschnitt mit deutlicher Querstreifung. Die dunklen Streifen bilden das A-Band (anisotrop, d. h. doppelbrechend im polarisierten Licht), die hellen Streifen das I-Band (isotrop, nicht doppelbrechend). Diese Bänder korrespondieren mit der Anordnung dicker und dünner Filamente in den Myofibrillen (s. Abb. 5-2). Zellkerne (N) erscheinen als längliche Strukturen dicht unter der Zellmembran, und jede Faser enthält viele Kerne. **b** Quergeschnittene Skelettmuskelfasern (Gefrierschnitt) mit annähernd hexagonalen Profilen, deren flache Seitenflächen durch Kompression angelagerter Fasern entstehen. Die Zellkerne (N) erscheinen als kleine, runde Profile an der Zellperipherie. Einzelne Myofibrillen sind lichtmikroskopisch nicht abgrenzbar

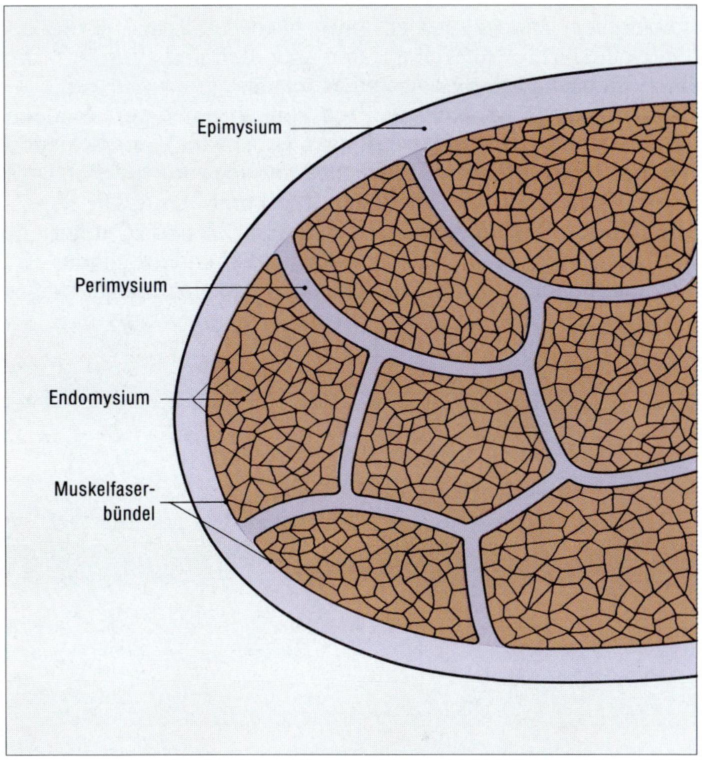

Abb. 14-3. Aufbau eines Muskels aus Muskelfasern. Einzelne Muskelfasern (s. Abb. 5-2) werden vom **Endomysium** umgeben; dabei handelt es sich um Lagen der Lamina externa, die mit einer Basalmembran identisch ist (s. S. 49). Das Endomysium verbindet die Muskelfasern miteinander und enthält sowohl Blutkapillaren als auch einzelne Axone (s. S. 206). Muskelfasergruppen werden durch feine Lagen aus kollagenfaserigem Supportgewebe (**Perimysium**) zu **Muskelfaserbündeln** zusammengefügt. Blut- und Lymphgefäße sowie Nervenfasern verlaufen in den Supportgeweben des Endomysiums. Ein anatomisch definierter Muskel besteht aus vielen Faszikeln, die außen von einer dicken Schicht kollagenfaseriger Supportgewebe, dem **Epimysium**, umgeben sind. Obwohl die einzelnen Muskelzellen sehr langgestreckt sind, verlaufen sie doch selten durch die volle Länge eines Muskels, sondern sind in gestaffelten Bündeln angeordnet. Die Übertragung der Kontraktionskraft wird durch die Anordnung der Supportgewebe bestimmt

Muskelfaserarten

Verschiedene Muskeln haben unterschiedliche physiologische und metabolische Eigenschaften, die auf Unterschieden in der Struktur ihrer Muskelfasern beruhen.

Bei Mensch und Tier können anhand makroskopischer, physiologischer, biochemischer und histochemischer Kriterien unterschiedliche Muskelfasersubtypen definiert werden, die eine erhebliche Speziesvariabilität zeigen.

Die einzelnen Muskelfaserarten können durch verschiedene histochemische Enzymdarstellungen (s. Anhang) unterschieden werden; diese stellen eine nützliche Methode zur Muskelanalyse dar. Es finden sich 2 Haupttypen (Typ 1 und 2), und die Typ-2-Muskelfasern können in die Subtypen 2A, 2B und 2C unterteilt werden (s. Abb. 14-4). Solche histochemischen Färbungen werden routinemäßig beim Studium der Muskelpathologie angewandt und gestatten die histologische Diagnose gewisser Muskelerkrankungen.

Histochemische Färbungen können auch mit anderen funktionellen und biochemischen Eigenschaften des Muskels korreliert werden (Abb. 14-4 c).

Nicht alle Muskeln enthalten dieselben Anteile an Typ-1- und Typ-2-Fasern. Im allgemeinen haben für die Körperhaltung wichtige Muskeln (z. B. Wadenmuskeln) einen hohen Anteil an Typ-1-Fasern, während Muskeln für rasche, kraftvolle Bewegungen viel mehr Typ-2-Fasern aufweisen.

Unterschiedliche Individuen sind in den einzelnen Muskeln genetisch mit unterschiedlichen Anteilen von Muskelfasertypen ausgestattet, dadurch kann bei einer bestimmten Sportart überragendes athletisches Können limitiert werden. Ein Training kann immer nur die Dicke der Muskelfasern in einem Muskel verändern, nicht aber deren Zusammensetzung.

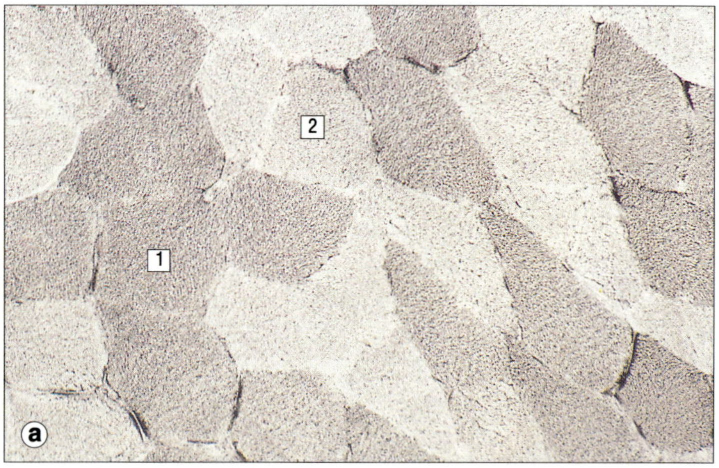

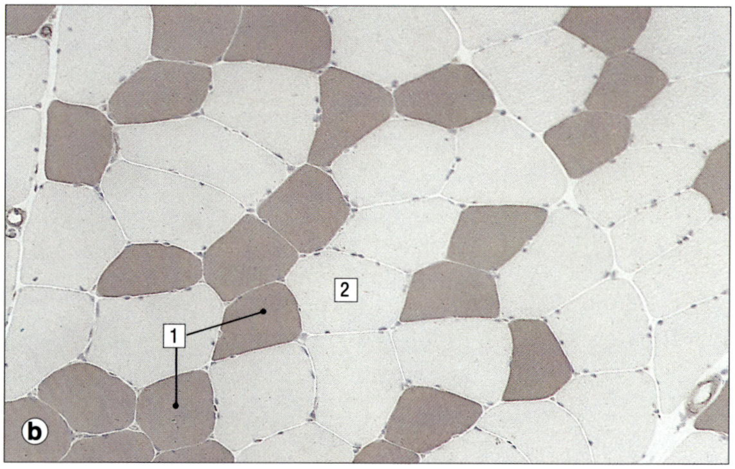

Faserart	Farbe	Stoffwechsel	Kontraktionsverhalten
1	rötlich	aerob (oxidativ)	langsame Fasern
2A	rot	oxidativ und glykolytisch	schnelle Fasern, wenig ermüdend
2B	weiß	anaerob (glykolytisch)	schnelle Fasern, rasch ermüdend

c

Abb. 14-4 a–c. Muskelfasertypen. a Skelettmuskulatur quer im Gefrierschnitt; enzymhistochemische Färbung mit NADH-Transferase, die oxidative Kapazität anzeigt. Es fallen 2 unterschiedliche Fasertypen auf. Typ-1-Fasern (1) zeigen eine hohe Enzymaktivität und sind daher dunkel gefärbt, während Typ-2-Muskelfasern (2) aufgrund ihrer geringeren Aktivität blasser angefärbt sind. **b** Histochemische Färbung zum Nachweis einer Form myofibrillärer ATPase bei pH 4,2. Auch diese Technik dient zur Unterscheidung von 2 Fasertypen. Muskelfasern Typ 1, dunkel gefärbt, weisen eine hohe Enyzmaktivität auf, während die viel weniger aktiven Typ-2-Fasern fast ungefärbt sind. Typ-1- und Typ-2-Fasern sind hier zufällig in einem irregulären Schachbrettmuster angeordnet. **c** Tabelle der physiologischen Merkmale verschiedener Muskelfasertypen

Maligne Muskeldystrophie vom Typ Duchenne

Verschiedene Muskelerkrankungen sind mit spezifischen metabolischen und strukturellen Anomalien korreliert (Abb. 14-5 a).

Die **Muskeldystrophie Duchenne** ist die häufigste erbliche Muskelerkrankung und befällt typischerweise Knaben. Solche Kinder können schon in der frühen Kindheit nicht ohne fremde Hilfe stehen und entwickeln eine progressive Muskelschwäche, die sie schon im Teenageralter an den Rollstuhl fesselt. Typischerweise sterben sie als junge Erwachsene.

Die Anomalie bei der Muskeldystrophie Duchenne beruht auf einem Defekt an dem Gen, welches das Protein **Dystrophin** kodiert (Abb. 14-5 b). Obwohl die Funktion dieses Proteins gegenwärtig unbekannt ist, führt seine Abwesenheit zu einer abnormen Muskelfaserbrüchigkeit, und die Muskelfasern werden schließlich durch faseriges Gewebe ersetzt.

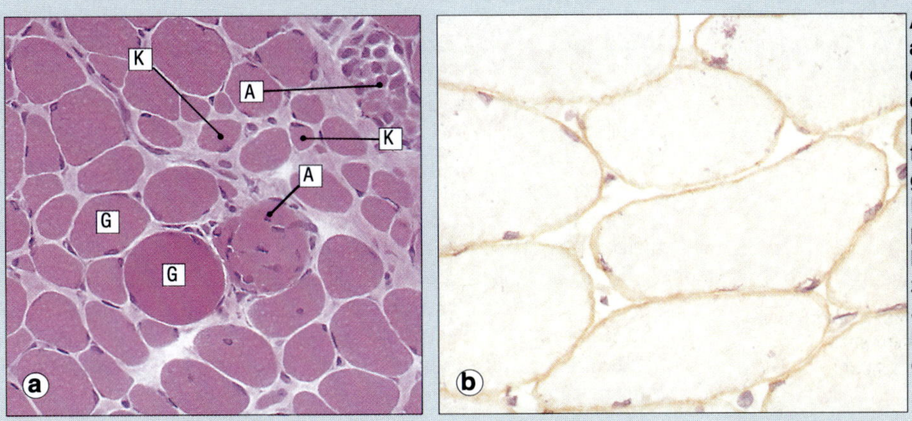

Abb. 14-5 a, b. Muskeldystrophie Duchenne. **a** Gefrierschnitt eines Skelettmuskels von einem Kind mit dem typischen Erscheinungsbild der Dystrophie, einer angeborenen primären Muskelstörung. Die Muskelfasern zeigen auffällige Größenunterschiede mit einigen sehr großen (G) oder sehr kleinen Fasern (K). Einige Fasern sind abgestorben (A) und werden von phagozytierenden Zellen entfernt (s. S. 73). **b** Normale Skelettmuskulatur, mit einer immunzytochemischen Methode für Dystrophin braun angefärbt, zeigt dessen Lokalisierung im Sarkolemm. Bei der Muskeldystrophie Duchenne fehlt dieses Protein

Gefäßversorgung

Aufgrund des hohen Energiebedarfs bei der Kontraktion und der Wärmeabführung ist die Muskulatur stark vaskularisiert.

Große Arterien durchdringen das Epimysium und teilen sich in kleine Äste auf, die im Stützgewebe des Perimysiums zusammen mit Venen verlaufen. Diese Äste enden in einem umfangreichen Kapillarnetzwerk des Endomysiums. Jede einzelne Muskelfaser grenzt an mehrere Kapillaren.

Satellitenzellen

Normale Skelettmuskelzellen eines Erwachsenen teilen sich nicht mehr. Erhöhte funktionelle Beanspruchungen, z. B. durch Gewichtheben, führen zu einer Vergrößerung des Muskelumfangs, da die einzelnen Zellen hypertrophieren.

Dennoch sind Skelettmuskelzellen regenerationsfähig, denn nach Schädigung kann ein Pool inaktiver Stammzellen im ausgewachsenen Muskel zur Teilung angeregt werden, die **Satellitenzellen**. Diese sind im Lichtmikroskop kaum zu erkennen, wohl aber im Elektronenmikroskop (Abb. 14-6). Sie sind nicht häufig und liegen als kleine, spindelförmige Zellen unter der Lamina externa einer Muskelfaser.

Fasern, die im Erwachsenenalter nach einem Muskelschaden regeneriert sind, können histologisch nachgewiesen werden, da sie gewöhnlich zentral gelegene Kerne aufweisen und keine peripheren, die für normale Muskelfasern typisch sind.

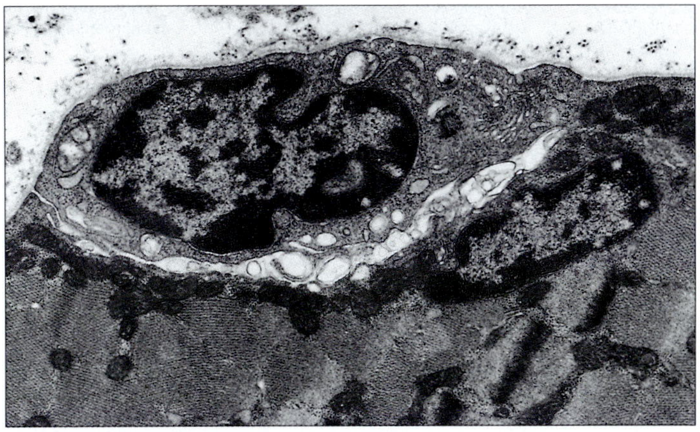

Abb. 14-6. Satellitenzellen. Ultrastruktur einer Satellitenzelle. Es handelt sich um kleine, spindelförmige Zellen, die direkt unter der Lamina externa einer Muskelfaser liegen und als ruhende Stammzellen fungieren

Sensible Muskelinnervation

Obwohl Skelettmuskelzellen selbst keine Schmerzrezeptoren aufweisen, gibt es Dehnungsrezeptoren, die Teil eines Rückkoppelungssystems sind, mit dem der normale Muskeltonus aufrechterhalten wird (spinaler Dehnungsreflexbogen).

Sensible Fasern, die Informationen über die Skelettmuskelspannung liefern, stammen aus 2 Quellen:

- aus umkapselten dehnungssensiblen Nervenendigungen in Sehnen (**Sehnenspindeln**);
- aus spiraligen Nervenendigungen (**sensiblen Afferenzen**) für Dehnung und Spannung von speziellen Muskelfasern aus einem kleinen Sinnesorgan, der **Muskelspindel** (Abb. 14-7).

Der sensible Mechanismus der Muskelspindel dient der Aufrechterhaltung des normalen Muskeltonus und der Muskelkoordination.

Motorische Muskelinnervation

Große Nerven mit motorischen und sensiblen Axonen treten durch das Epimysium in die Muskeln ein und zweigen sich in kleine Nerven auf, die im Perimysium verlaufen.

Auch die Nerven im Perimysium haben motorische und sensible Faserqualitäten. Die Motoneurone für die Skelettmuskelfasern (**α-Efferenzen**) ziehen als Nervenzweige ins Endomysium und zweigen sich zur Versorgung mehrerer Muskelfasern weiter auf.

Am Ende jedes aufgezweigten Axons liegt eine **motorische Endplatte**, die die Skelettmuskelkontraktion kontrolliert (Abb. 14-8).

Eine Aktivierung des Motoneurons führt zur Freisetzung von gespeichertem Acetylcholin aus synaptischen Vesikeln durch eine Exozytose. Acetylcholin diffundiert dann durch den Spalt zwischen dem Axon und der Muskelfaser und interagiert mit speziellen Membranrezeptoren, was eine Muskelfaserdepolarisation bewirkt. Daraus resultiert eine Kontraktion, wie sie auf S. 60 beschrieben wurde.

Die Aktivität des sezernierten Acetylcholins wird rasch durch ein Enzym, die Acetylcholinesterase, beendet: es sitzt in der basalmembranähnlichen Lamina externa, die den myoneuralen Falten folgt.

Außer diesen Nervenfasern für Willkürbewegungen gibt es noch spezielle Motoneurone für die Muskelfasern in den Muskelspindeln (**γ-Efferenzen**).

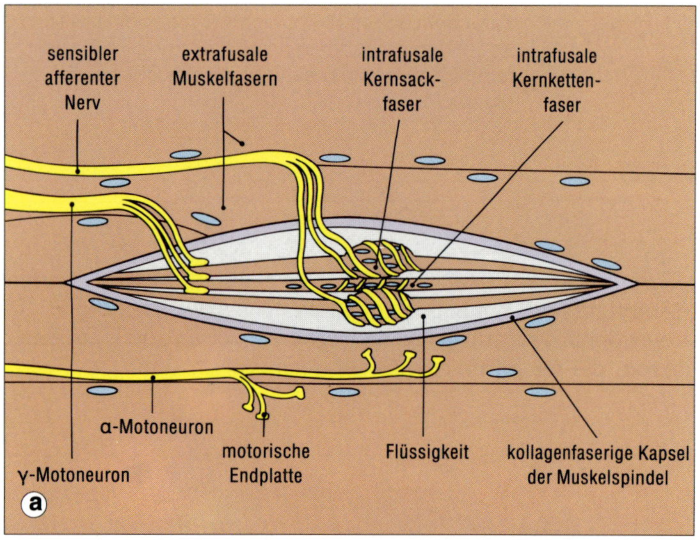

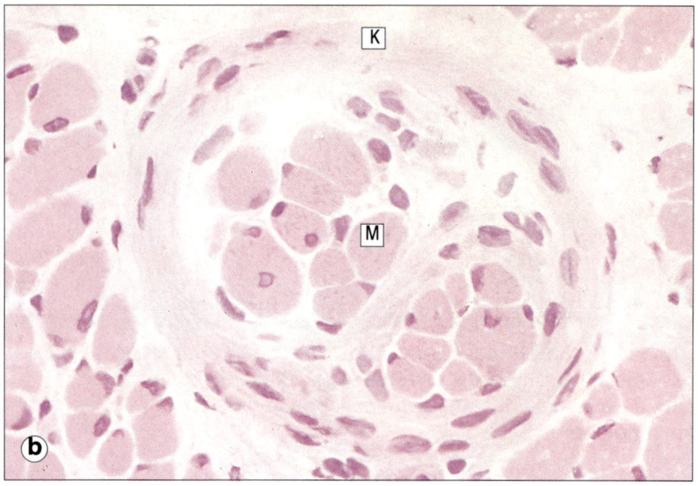

Abb. 14-7 a, b. Sensible Innervation der Skelettmuskulatur. a Schema einer Muskelspindel, die Dehnungs- und Spannungsrezeptoren enthält. Die spindelförmige Kapsel besteht aus kollagenfaserigem Gewebe, das eine Gruppe von 8–15 dünnen Muskelfasern umgibt und sich in das Perimysium fortsetzt. Diese Muskelfasern bilden **intrafusale Fasern**, die normalen Skelettmuskelfasern dagegen **extrafusale Fasern**. Bei den intrafusalen Fasern lassen sich 2 Arten unterscheiden, die spindelförmigen **Kernsackfasern** mit zusammengelagerten Kernen und die gleichmäßig breiten **Kernkettenfasern** mit hintereinanderliegenden Kernen. Die intrafusalen Muskelfasern werden von speziellen efferenten Nervenfasern (γ-Motoneuronen) innerviert. Sie stellen ihre Länge gemäß der Muskeldehnung ein, die durch spiralige Nervenendigungen wahrgenommen wird. Die spiraligen Nervenendigungen umwickeln die intrafusalen Fasern und bilden spezielle **afferente sensible Fasern**, die zum Rückenmark ziehen. **b** Gefrierschnitt von einem Kindermuskel mit einer Muskelspindel, die durch ihre kollagenfaserige Kapsel (K) deutlich wird und intrafusale Muskelfasern (M) enthält

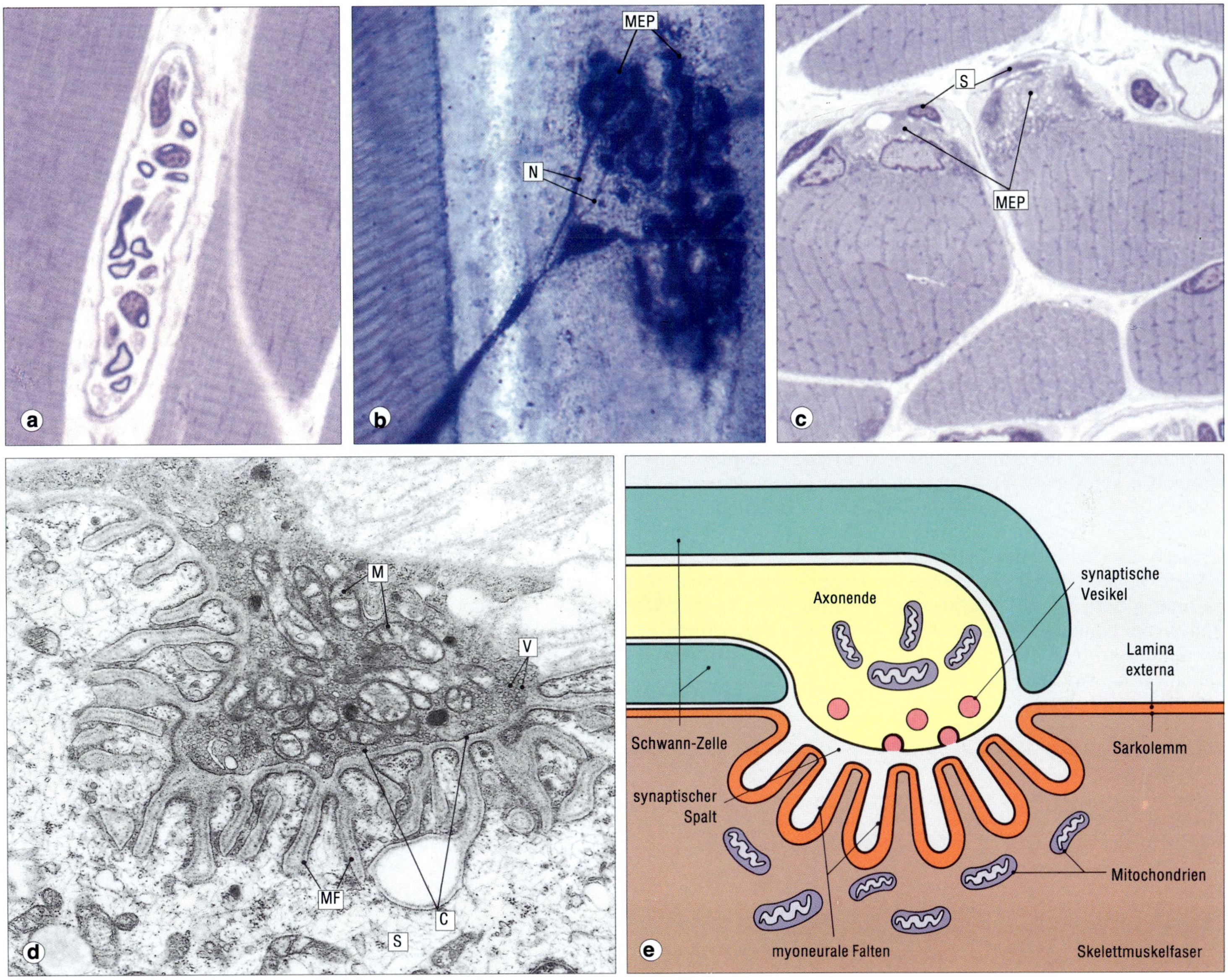

Abb. 14-8 a–e. Motorische Innervation der Skelettmuskulatur. **a** Toluidinblaugefärbter Semidünnschnitt eines Skelettmuskels mit einem kleinen Nerven im Perimysium, der sowohl motorische (efferente) als auch sensible (afferente) Fasern enthält. **b** Methylenblaugefärbtes Zupfpräparat eines Muskels, mit mehreren Nervenzweigen (N), die von einem einzelnen Axon abgehen und Muskelfasern innervieren. Am Ende jedes Zweigs sitzt eine kolbige Anschwellung, die motorische Endplatte (MEP), die der Muskelfaser anliegt. Ein Axon und die von ihm innervierte Muskelfasergruppe bilden eine motorische Einheit. **c** Toluidinblaugefärbter Semidünnschnitt eines Skelettmuskels mit motorischen Endplatten (MEP). Das Axon endet mit einer kolbigen Anschwellung, die direkt der Zellmembran der Muskelfaser anliegt, und bildet eine MEP aus. Diese wird vom Zytoplasma einer Schwann-Zelle (S) überdeckt. **d** Ultrastruktur einer motorischen Endplatte. Das Sarkolemm ist zu einer Reihe myoneuronaler Falten (MF) eingezogen; das Sarkoplasma (S) darunter enthält viele (hier nur angeschnittene) Mitochondrien. Im ebenfalls mitochondrienreichen Axonende (M) enthalten synaptische Vesikel (V) den Transmitter Acetylcholin. Die terminale Axonanschwellung wird vom Sarkolemm durch einen 30–50 nm breiten Spalt, den synaptischen Spalt (C), getrennt; er enthält die Lamina externa der Muskelfaser. **e** Schema der motorischen Endplatte. Das eingefaltete Sarkolemm der motorischen Endplatte enthält spezielle Acetylcholinrezeptoren, die nach ihrer Aktivierung durch Acetylcholin die Depolarisation der Muskelzellmembran bewirken

Myasthenia gravis

Die Myasthenia gravis ist eine Erkrankung, die durch Antikörper gegen den Acetylcholinrezeptor am Sarkolemm der myoneuralen Falten der motorischen Endplatten verursacht wird. Die Antikörper binden an die Acetylcholinrezeptoren und verhindern dadurch, daß freigesetztes Acetylcholin mit den Rezeptoren interagieren und eine Depolarisation bewirken kann.

Bei den Betroffenen entwickelt sich eine abnorme Muskelschwäche und Ermüdbarkeit; sie können die Arme nicht heben, den Kopf nicht aufrecht halten, und selbst die Augenlider hängen herab.

Die Behandlung erfolgt durch Gabe von Medikamenten, die die Acetylcholinesterase hemmen (Anticholinesterasen). Dadurch wird die Wirkung freigesetzten Acetylcholins verstärkt, und es kann an Rezeptoren binden, die nicht durch Antikörper blockiert sind.

Die Myasthenia gravis gehört zu den **Autoimmunkrankheiten**, bei denen der Körper einen Antikörper gegen einen normalen Körperbestandteil bildet.

Sehnen

Viele Muskeln sind durch Sehnen mit dem Knochen verbunden. Es sind oft zylindrische Strukturen aus längsverlaufenden, eng aneinanderliegenden Kollagenfasern; Zellkerne und das wenige Zytoplasma der Fibrozyten (Sehnenzellen) sind dazwischen fast plattgedrückt (Abb. 14-9). Sehnen sind daher relativ zellarm und haben nur geringe Sauerstoff- und Stoffwechselansprüche. Das ist wesentlich, da sie zur Erhöhung ihrer Kraft nur spärlich kapillarisiert, also nahezu avaskulär sind.

Viele Sehnen liegen in kollagenfaserigen Sehnenscheiden, besonders dort, wo sie Reibungen auf den Knochen ausgesetzt sind. In der Sehnenscheide dient eine geringe Flüssigkeitsmenge als Schmiermittel. Besonders die Sehnen der Fingerbeuger haben hochentwickelte Sehnenscheiden.

Die kollagenen Sehnenfasern sind an speziellen **Muskel-Sehnen-Übergängen** fest mit Muskelzellen verbunden (Abb. 14-10), während die kollagenen Sehnenfasern am Knochenende mit dem Kollagen des Periosts verschmelzen.

Das ursprüngliche Sehnenkollagen wird möglicherweise in den Knochen inkorporiert, wenn an der Knochenhaut neuer Knochen entsteht, wie das beim Knochenwachstum im Kindesalter der Fall ist (s. S. 245). Solche in den Knochen einstrahlende Sehnenkollagenfasern werden als **Sharpey-Fasern** bezeichnet.

Für die Erhaltung der Sehne an der Knocheninsertion sind die spindelförmigen Zellen des Periosts zuständig (s. S. 52); die sich auch in Knorpelvorläuferzellen umwandeln (also Knorpel bilden) können. Aus diesem Grund enthalten Sehnen dicht am Knochenansatz gelegentlich kleine Knorpel- oder Knocheninseln.

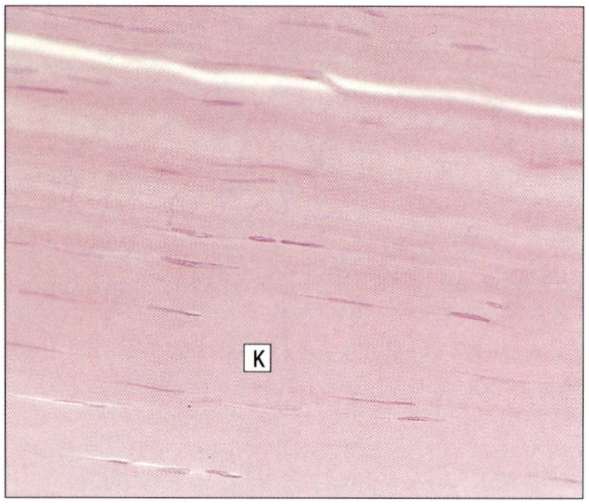

Abb. 14-9. Sehne. Längsgeschnittene Sehne mit parallelen, regelmäßigen Kollagenfaserbündeln (K), zwischen denen einige Fibrozyten liegen. Eine Sehne kann pro mm^2 ihres Querschnitts 6–15 kg tragen und ist damit mit Perlon vergleichbar, keinesfalls aber mit Stahl

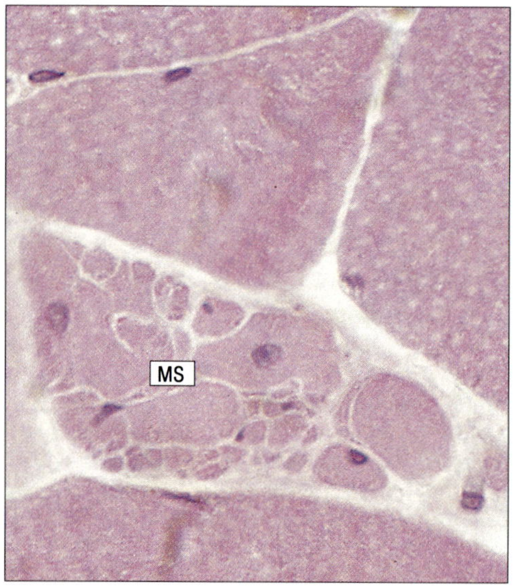

Abb. 14-10. Muskel-Sehnen-Übergang. An der Stelle, wo ein Skelettmuskel in eine Sehne oder Faszie übergeht, entwickeln einzelne Skelettmuskelfasern eine komplexe interdigitierende Oberfläche, die eng mit den Supportgeweben verankert ist. Diese Abbildung eines Muskel-Sehnen-Übergangs (MS) zeigt die Aufsplitterung der rundlichen Muskelfaserkontur in viele kleine, rundliche Strukturen, die durch kollagenfaseriges Gewebe voneinander getrennt werden. Eine solche Aufsplitterung des Muskelfaserendes vergrößert die Oberfläche zur Verankerung am Supportgewebe und trägt zur mechanischen Festigkeit der Insertion bei

Knochen

Knochen ist ein durch Festigkeit und Härte charakterisiertes Stützgewebe mit 4 Hauptfunktionen. Er dient
1. zur mechanischen Stütze (z. B. Rippen);
2. der Bewegung (z. B. Röhrenknochen);
3. dem Schutz (z. B. Schädelknochen);
4. als Stoffwechselreservoir für Mineralsalze.

Knochen besteht aus:
- Supportzellen (**Osteoblasten und Osteozyten**);
- organischer Matrix aus Kollagen und Glykosaminoglykanen (**Osteoid**);
- anorganischen Mineralien, die in diese Matrix eingelagert werden;
- Zellen für den Umbau (**Osteoklasten**).

Osteoblasten und Osteozyten sezernieren und ernähren das Osteoid, in das Mineralsalze eingelagert werden, um es hart und fest zu machen. Osteoklasten remodellieren ständig den gebildeten Knochen (das mineralisierte Osteoid).

Knochen ist ein plastisches, dynamisches Gewebe, das ständig unter hormoneller Kontrolle und körperlichen Belastungen aufund abgebaut wird. Diese ständige Aktivität macht ein Modellieren möglich, eine Modifizierung der Knochenarchitektur unter unterschiedlichen Belastungen.

Der Umsatz von Knochensubstanzen ist beim Erwachsenen normalerweise gering, bei Babies und Kindern aber hoch, da er der Anforderung von Wachstum und Umstrukturierung genüben muß, z. B. wenn die Kinder mit dem Laufenlernen beginnen.

Auch beim Erwachsenen kann die Knochenerneuerungsrate über den normalen Spiegel hinaus gesteigert werden, z. B. bei der Frakturheilung (s. unten). Außerdem kommt ein erhöhter Knochenumsatz auch bei pathologischen Prozessen vor und führt zu Knochenerkrankungen.

Das Osteoid ist ein kollagenes Supportgewebe aus Typ-1-Kollagen, eingebettet in ein Glykosaminoglykangel mit speziellen Glykoproteinen (z. B. Osteokalzin), die stark kalziumbindend sind. Die Einlagerung von Mineralsalzen in das Osteoid verleiht dem Knochen die typische Härte und mechanische Festigkeit.

Lamellenknochen und Geflechtknochen

Anhand des Kollagens im Osteoid können 2 Knochenarten unterschieden werden.
- **Geflechtknochen** hat eine zufällige Kollagenfaseranordnung und ist mechanisch schwach.
- **Lamellenknochen** weist eine regelmäßig parallele Kollagenanordnung in Lamellen auf und ist mechanisch stark belastbar (Abb. 14-11).

Geflechtknochen entsteht, wenn Osteoblasten rasch Osteoid produzieren; die Kollagenfasern nehmen ein unregelmäßiges, locker verflochtenes Muster an. Dieser Vorgang findet anfangs in allen fetalen Knochen statt (s. Abb. 14-22), dann aber wird dieser Geflechtknochen allmählich umorganisiert und in den festeren Lamellenknochen überführt.

Beim Erwachsenen entsteht Geflechtknochen nur bei sehr rascher Knochenbildung, z. B. bei der Frakturheilung oder beim Morbus Paget (Osteodystrophia deformans, s. Abb. 14-21). Nach einer Fraktur entstandener Geflechtknochen wird zu Lamellenknochen umgebaut, aber beim Morbus Paget bleibt der Geflechtknochen erhalten und führt zu mechanischer Schwächung und Knochenverformung. Beim gesunden Erwachsenen besteht nahezu die ganze Knochensubstanz aus Lamellenknochen.

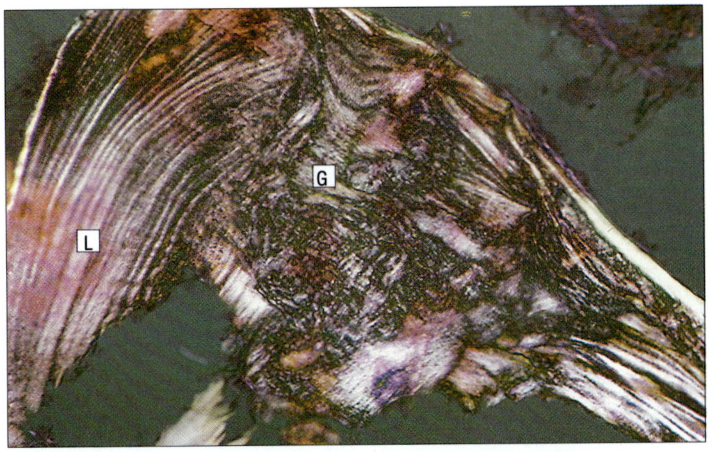

Abb. 14-11. Geflecht- und Lamellenknochen. Polarisationsmikroskopische Darstellung der Knochenbruchheilung mit frisch gebildetem Geflechtknochen in der Mitte (G) und dem ursprünglichen Lamellenknochen (L) rechts und links. Im Geflechtknochen sind die Kollagenfasern noch willkürlich angeordnet, im Lamellenknochen liegen sie in regelmäßigen parallelen Lamellen

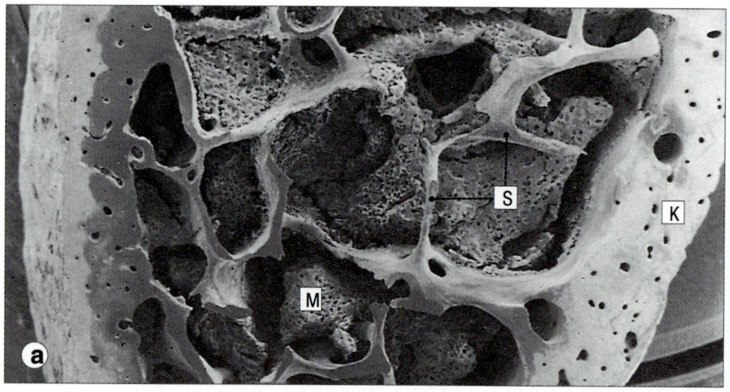

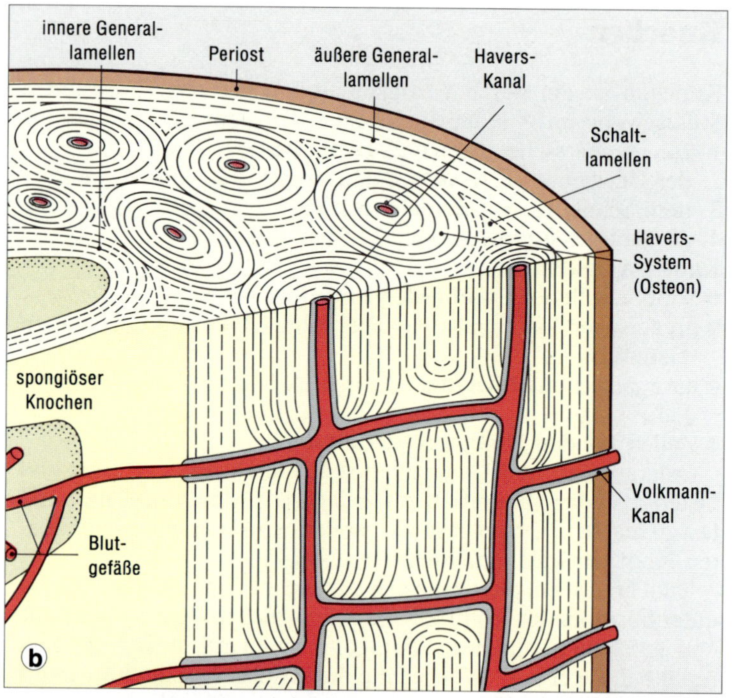

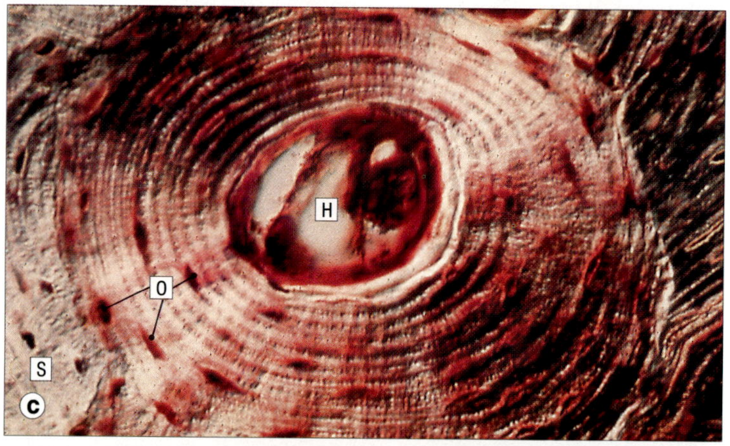

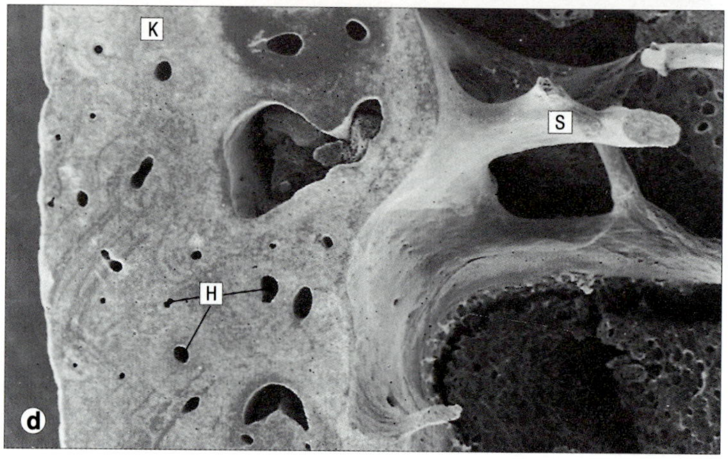

Abb. 14-12 a–d. Knochenarchitektur: Kompakta und Spongiosa. **a** Rasterelektronenmikroskopische Übersicht über die Anordnung von Knochenkompakta und -spongiosa und ihre Beziehungen zum Knochenmark (s. S. 67). Die Kompakta (K) ist dicht und bildet eine kompakte äußere Schale, die mit schmalen, feinen Knochenbälkchen der Spongiosa (S) verbunden ist. In den Hohlräumen zwischen den Spongiosabälkchen liegt gelbes (Fettmark) oder rotes (blutbildendes) Knochenmark. In diesem Präparat hat sich das Mark (M) durch Schrumpfung vom Knochen abgelöst. **b** Schema der Kompakta. Ein Netzwerk längs verlaufender **Havers-Kanäle** wird durch quere **Volkmann-Kanäle** verbunden. Die Kanäle enthalten Blutgefäße und einige Nerven. Jeder Havers-Kanal wird von konzentrischen Lamellenknochenschichten umgeben. Die konzentrischen Knochenlamellen enthalten ebenfalls zirkulär angeordnete Osteozyten, die jeweils in ihrer kleinen Höhle liegen und durch Zytoplasmafortsätze in den engen Canaliculi mit Osteozyten ihrer eigenen Schicht und angrenzender Schichten kommunizieren. Der Havers-Kanal mit seinem konzentrischen System aus Knochenlamellen und Osteozyten bildet ein **Havers-System** oder **Osteon**. Jeder Havers-Kanal ist innen mit platten Knochenvorläuferzellen oder inaktiven Osteoblasten ausgekleidet, ebenso wie die innere Generallamelle und die Außenflächen der Spongiosabälkchen. Diese Schicht bildet das **Endost** und stellt für den Fall von Knochenneubildung beim Umbau eine Quelle für neue Osteoblasten dar. In der Kompakta werden die Havers-Systeme oft umgebaut. Die Osteone nehmen die Masse der Kortikalis ein, aber es gibt dazwischen unregelmäßige Schaltlamellen. Zum Endost hin wird die Kompakta durch innere Generallamellen, zum kollagenfaserigen Periost hin durch äußere Generallamellen abgegrenzt. **c** Polarisationsmikroskopie eines einzelnen Osteons (Havers-System). Ein zentraler Havers-Kanal (H) ist von konzentrischen Knochenlamellen umgeben; die nicht aufleuchtenden Hohlräume markieren die Lage der Osteozyten (O). Außerhalb des Osteons liegen weniger regelmäßig geordnete Schaltlamellen (S) wie ein Füllmaterial zwischen benachbarten Havers-Systemen. **d** Rasterelektronenmikroskopische Detailvergrößerung von Kompakta (K) und Spongiosa (S). Die Umrisse mehrerer unterschiedlich großer Havers-Systeme (H) mit je einem zentralen Blutgefäß sind deutlich sichtbar

Knochenaufbau

Die meisten Knochen bestehen aus:
- einer äußeren **Kompakta** oder **Kortikalis**;
- einer inneren **Spongiosa** mit Knochenbälkchen.

Die Kortikalis bildet eine feste äußere Schale, die Verformungen widersteht, während das innere trabekuläre Maschenwerk durch eine Leichtbauweise aus inneren Verstrebungen Festigkeit aufweist. In den Maschen zwischen den Knochentrabekeln liegt das Knochenmark (s. S. 67).

In Knochen, die viel Gewicht tragen müssen, ist das Trabekelwerk trajektoriell nach Druck- und Zugbelastungen ausgerichtet.

Die speziellen Supportzellen des Knochens liegen entweder an der Knochenoberfläche oder in kleinen Knochenzellhöhlen (Abb. 14-12).

Störungen der Knochenarchitektur

Ein gestörter Knochenbau beruht oft auf:
- Schäden an der Kompakta und Spongiosa nach einer Fraktur;
- Abnahme der Kompakta und Spongiosa durch Osteoporose;
- Zerstörung der Spongiosa durch Krebs;
- embryonalen Entwicklungsstörungen.

Osteoporose. Im höheren Alter werden der kompakte und der spongiöse Knochen dünner (Osteoporose, s. Abb. 14-21) und sind dadurch stärker bruchgefährdet. Ein Beispiel dafür gibt die häufige Oberschenkelhalsfraktur bei alten Menschen.

Eine Osteoporose kann sich auch bei fehlender Belastung einstellen, z. B. in den Beinknochen von Rollstuhlfahrern.

Es gibt Hinweise darauf, daß Hormonstörungen bei Frauen während und nach der Menopause zur Osteoporose führen.

Krebsbefall am Knochen. Das Knochenmark ist häufig der Sitz von Knochenmetastasen, besonders bei primären Krebserkrankungen von Brust (s. Abb. 19-30), Bronchien, Schilddrüse oder Niere. Das Tumorwachstum führt zur Zerstörung der Spongiosa und schafft so eine Prädisposition für einen Knochenbruch (**pathologische Fraktur**), eine wesentliche Komplikation bei ausgebreitetem Krebs.

Entwicklungsstörung. Es gibt eine Reihe von Krankheiten, bei denen die Knochenbildung in der Embryonalentwicklung gestört ist. Viele davon sind mit dem Leben nicht vereinbar, und solche Kinder sterben vor oder kurz nach der Geburt.

Die häufigste mit dem Leben zu vereinbarende Knochenentwicklungsstörung ist die **Achondroplasie**, die zu einer Art Zwergenwachstum führt, bei der der Rumpf normal ausgebildet ist, während die Extremitätenknochen verkürzt sind.

Knochenzellen

Folgende Zellen sind mit der Bildung, dem Erhalt und dem Umbau des Osteoids befaßt: Knochenvorläuferzellen, Osteoblasten, Osteozyten und Osteoklasten.

Knochenvorläuferzellen

Die Knochenvorläuferzellen stammen von primitiven Mesenchymzellen ab und bilden eine Stammzellpopulation, die sich zu stärker spezialisierten knochenbildenden Zellen (Osteoblasten und Osteozyten) differenzieren kann.

In reifen Knochen mit einer geringen Erneuerungsrate sind Knochenvorläuferzellen unbedeutende, spindelförmige Zellen, die Fibroblasten ähneln und der Knochenoberfläche eng anliegen.

Bei aktivem Knochenwachstum jedoch, z. B. bei fetalen Knochen oder bei einer hohen Knochenumsatzrate beim Erwachsenen, sind diese Zellen viel größer und zahlreicher und enthalten plumpe, ovale Kerne und reichlicheres, spindelförmiges Zytoplasma (Abb. 14-13).

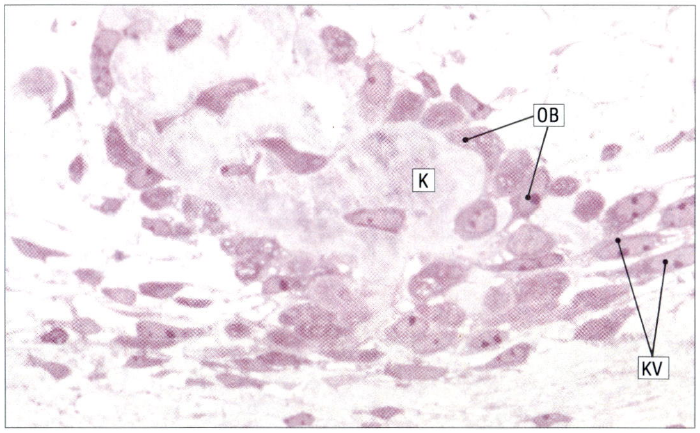

Abb. 14-13. Knochenvorläuferzellen. Der toluidinblaugefärbte Acrylharzschnitt zeigt die Schädelknochenentwicklung eines 15 Wochen alten Fetus mit zahlreichen plumpen, spindelförmigen Knochenvorläuferzellen (KV). Sie stammen von primitiven Mesenchymzellen ab und transformieren sich zu Osteoblasten (OB), die größer und kubischer sind. Die Osteoblasten haben schon mit der Kollagenbildung (K) des Osteoids begonnen. Im reifen Knochen ohne aktive neue Knochenbildung oder Knochenumbau werden die Knochenvorläuferzellen zu abgeplatteten, spindelförmigen Zellen, die der Knochenoberfläche dicht aufliegen und manchmal inaktive Osteoblasten genannt werden. Sobald es einen Reiz zur Knochenbildung gibt, werden diese Zellen größer und wandeln sich in aktive Osteoblasten um

Osteoblasten

Osteoblasten leiten sich von Knochenvorläuferzellen ab und synthetisieren den organischen Bestandteil der Knochenmatrix (Osteoid), die aus Typ-1-Kollagen sowie aus Glykosaminoglykanen und Proteoglykanen besteht.

Im voll aktiven Zustand sind Osteoblasten kubisch oder polygonal mit basophilem Zytoplasma. Dieses spiegelt den hohen Gehalt an rauhem ER wider, ein Hinweis auf ihre Rolle als aktiv proteinsynthetisierende und -sezernierende Zellen (Abb. 14-14).

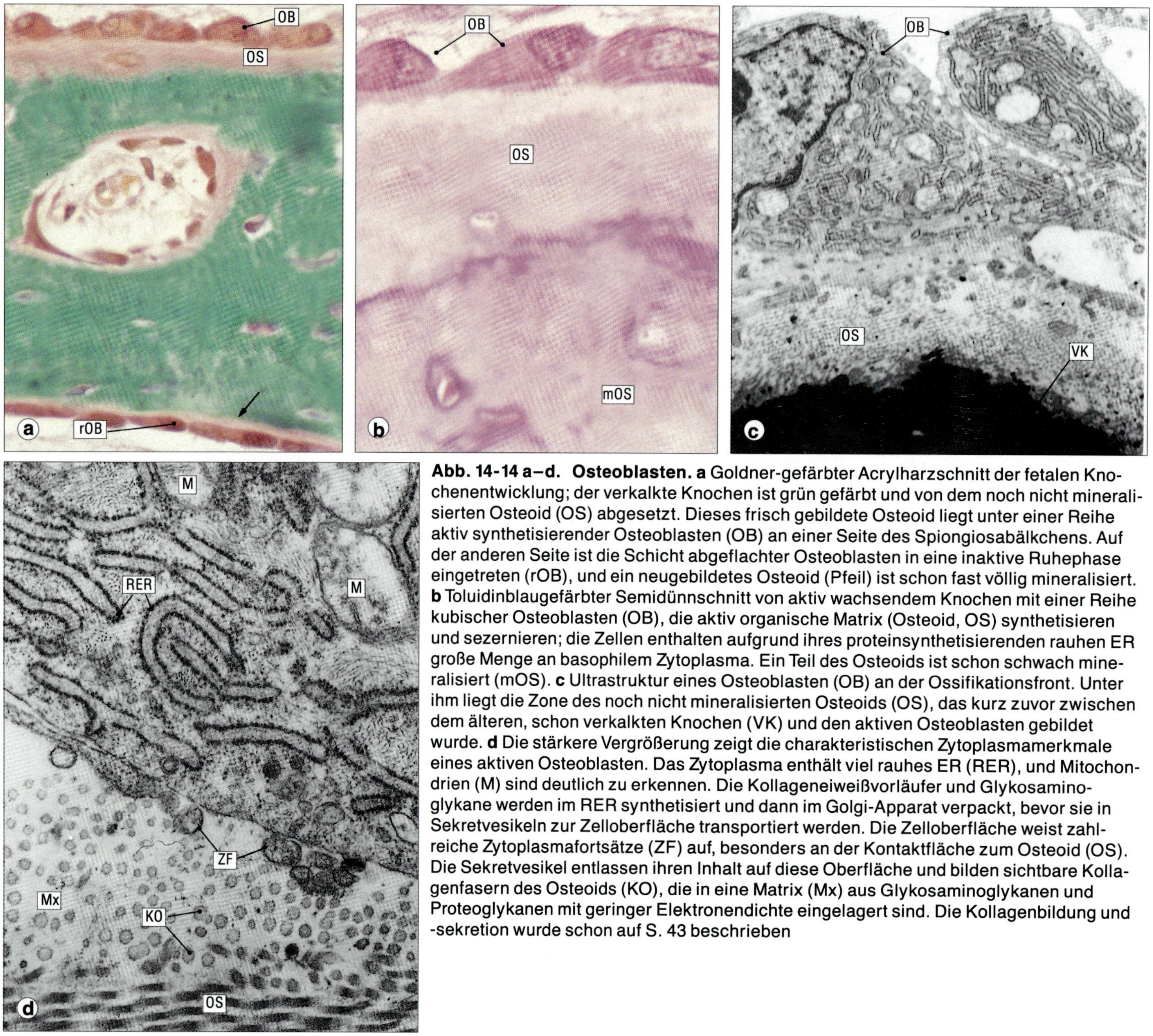

Abb. 14-14 a–d. Osteoblasten. a Goldner-gefärbter Acrylharzschnitt der fetalen Knochenentwicklung; der verkalkte Knochen ist grün gefärbt und von dem noch nicht mineralisierten Osteoid (OS) abgesetzt. Dieses frisch gebildete Osteoid liegt unter einer Reihe aktiv synthetisierender Osteoblasten (OB) an einer Seite des Spiongiosabälkchens. Auf der anderen Seite ist die Schicht abgeflachter Osteoblasten in eine inaktive Ruhephase eingetreten (rOB), und ein neugebildetes Osteoid (Pfeil) ist schon fast völlig mineralisiert. **b** Toluidinblaugefärbter Semidünnschnitt von aktiv wachsendem Knochen mit einer Reihe kubischer Osteoblasten (OB), die aktiv organische Matrix (Osteoid, OS) synthetisieren und sezernieren; die Zellen enthalten aufgrund ihres proteinsynthetisierenden rauhen ER große Menge an basophilem Zytoplasma. Ein Teil des Osteoids ist schon schwach mineralisiert (mOS). **c** Ultrastruktur eines Osteoblasten (OB) an der Ossifikationsfront. Unter ihm liegt die Zone des noch nicht mineralisierten Osteoids (OS), das kurz zuvor zwischen dem älteren, schon verkalkten Knochen (VK) und den aktiven Osteoblasten gebildet wurde. **d** Die stärkere Vergrößerung zeigt die charakteristischen Zytoplasmamerkmale eines aktiven Osteoblasten. Das Zytoplasma enthält viel rauhes ER (RER), und Mitochondrien (M) sind deutlich zu erkennen. Die Kollageneiweißvorläufer und Glykosaminoglykane werden im RER synthetisiert und dann im Golgi-Apparat verpackt, bevor sie in Sekretvesikeln zur Zelloberfläche transportiert werden. Die Zelloberfläche weist zahlreiche Zytoplasmafortsätze (ZF) auf, besonders an der Kontaktfläche zum Osteoid (OS). Die Sekretvesikel entlassen ihren Inhalt auf diese Oberfläche und bilden sichtbare Kollagenfasern des Osteoids (KO), die in eine Matrix (Mx) aus Glykosaminoglykanen und Proteoglykanen mit geringer Elektronendichte eingelagert sind. Die Kollagenbildung und -sekretion wurde schon auf S. 43 beschrieben

Osteozyten

Wenn Osteoblasten die Osteoidbildung vollendet haben, verfallen die meisten von ihnen wieder in einen inaktiven Zustand, werden abgeplattet und spindelförmig und legen sich der nun inaktiven Knochenoberfläche an. Einige Osteoblasten jedoch werden von mineralisierender Knochenmatrix umgeben und liegen in kleinen **Höhlen** (**Lacuna ostecyti**) im Knochen. Sobald dies geschieht, ist die Zelle ein **Osteozyt** (Abb. 14-15).

Benachbarte Osteozyten können miteinander durch lange Zytoplasmafortsätze kommunizieren, die in engen Kanälen liegen, den **Canaliculi**. Sie sind gewöhnlich wahllos angeordnet, zeigen aber in der Kortikalis ein regelmäßiges Muster (s. S. 234).

Die Osteozytenfunktion ist unklar, aber jeder Osteozyt in seiner Höhle hält einen schmalen Osteoidsaum aufrecht und weist einen gut entwickelten Golgi-Apparat und einen Teil des RER seiner Osteoblastenvorgänger auf. Das spricht dafür, daß er vielleicht in der Lage ist, die organische Matrix zu ergänzen.

Durch ihre Verbindungen über die Zytoplasmafortsätze erhalten die Osteozyten genug Nährstoffe zum Überleben. Sie können wohl auch fertige Knochenmatrix resorbieren, um Kalzium freizusetzen (ein Vorgang namens osteozytäre Osteolyse), aber das ist noch nicht bewiesen.

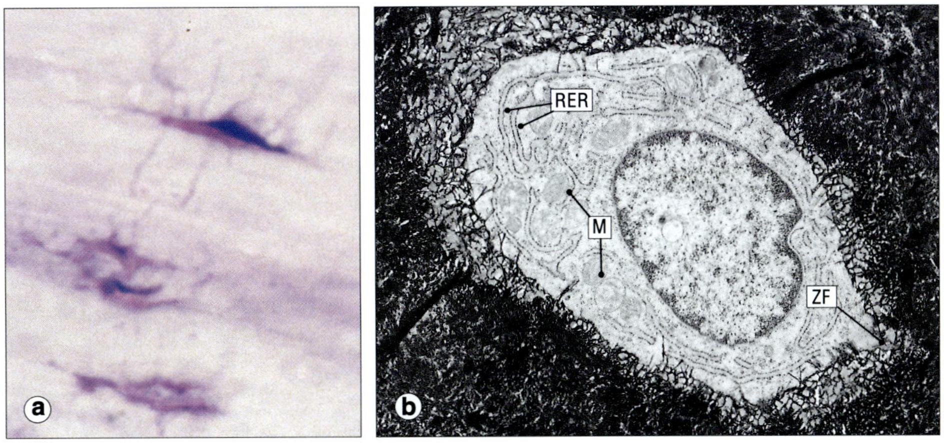

Abb. 14-15 a, b. Osteozyten. a Toluidinblaugefärbter Acrylharzschnitt vom Knochen mit Osteozyten, die in die mineralisierte Matrix eingeschlossen sind. Ihre ameisenbeinähnlichen Zytoplasmafortsätze liegen in engen Kanälchen des mineralisierten Knochens und verbinden die einzelnen Osteozyten miteinander. **b** Ultrastruktur eines Osteozyten, der sich vor kurzer Zeit selbst eingemauert hat. Er zeigt noch Anteile des rauhen ER (RER) und der Mitochondrien (M) des Osteoblasten, aus dem er entstanden ist. Ein Zytoplasmafortsatz (ZF) ist am Ursprung getroffen, die anderen liegen nicht in der Schnittebene

Tumoren der knochenbildenden Zellen

Osteosarkom

Der wesentlichste von Knochenzellen ausgehende Tumor ist das **Osteosarkom**, ein maligner Tumor aus Osteoblasten. Er tritt am häufigsten bei Kindern auf und befällt üblicherweise die Kniegelenksregion, entweder das distale Femurende oder die proximale Tibia.

Die Tumorzellen ähneln strukturell und funktionell den Osteoblasten und bilden Osteoid; die Produktion von Osteoid ist gering, wahllos und unregelmäßig, und es verkalkt nicht normal.

Die malignen Osteoblasten eines Osteosarkoms sind größtenteils primitiv und ähneln mehr den unreifen Knochenvorläuferzellen als den reifen Osteoblasten.

Die Osteosarkomausbreitung erfolgt hämatogen und führt oft zu Lungenmetastasen.

Osteoides Osteom

Gutartige Osteoblastentumoren führen zu lokalen Knochenauswüchsen. Auch hier bilden die Tumorzellen Osteoid, aber im Vergleich zum Osteosarkom wird mehr Osteoid produziert, und es verkalkt auch stärker.

Bei einer Form des **Osteoms** bilden die Zellen große Mengen von regelmäßigem Osteoid, das auch vollständig mineralisiert wird und ein dichtes, hartes Knochenknötchen bildet. Dabei handelt es sich um ein **eburnisierendes Osteom**, das sich von Osteozyten ableiten kann.

Benigne Osteome bleiben an ihrem Entstehungsort und metastasieren nicht.

Osteoklasten

Osteoklasten sind kernreiche Riesenzellen (Abb. 14-16) und sollen sich von Blutmonozyten ableiten. Es ist nicht bekannt, ob sie durch Fusion einzelner Monozyten entstehen oder durch fortgesetzte Kernteilungen eines Monozyten, denen keine Zytoplasmateilung folgt.

Osteoklasten findet man an Stellen aktiver Knochenresorption an die Knochenoberfläche angeheftet, oft an Vertiefungen, wo sie den Knochen arrodiert haben. Diese **Resorptionsbuchten** werden als **Howship-Lakunen** bezeichnet.

Osteoidmineralisierung

Die Härte und Sprödigkeit des Knochens beruht auf der Einlagerung von Mineralsalzen in die Osteoidmatrix. Diese Salze bilden einen kristallinen Komplex aus Kalzium- und Phosphathydroxiden, das **Hydroxylapatit** ($Ca_{10}[PO_4]_6[OH]_2$).

Damit es zu einer Mineralisierung kommen kann, müssen die örtlichen Konzentrationen von Ca^{2+}- und PO_4^{2-}-Ionen jeweils über einem bestimmten Schwellenwert liegen, was durch eine Reihe von Faktoren erreicht wird.

- Ein Glykoprotein (Osteokalzin) im Osteoid bindet extrazelluläre Ca^{2+}-Ionen und bewirkt damit eine hohe lokale Konzentration.

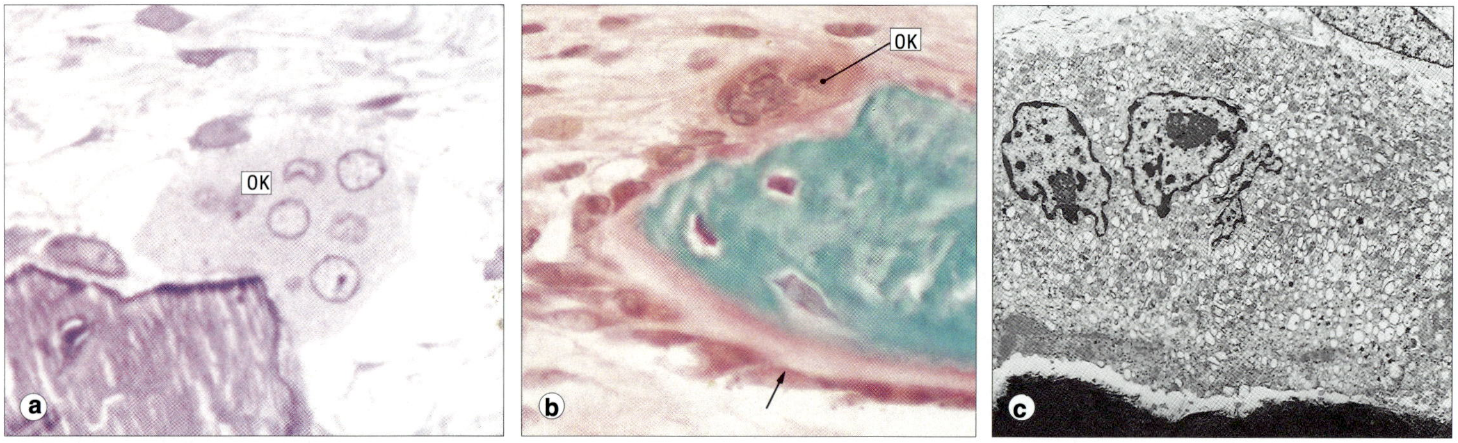

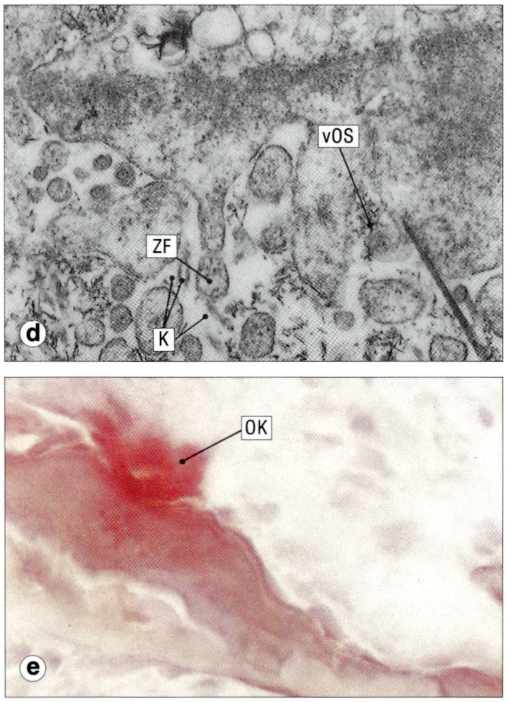

Abb. 14-16 a–e. Osteoklasten. a Toluidinblaugefärbter Semidünnschnitt mit einem einzelnen Osteoklasten (OK), der sich vor der Resorption auf einem unregelmäßigen Knochensporn niedergelassen hat. Etwas später wird dieser Sporn durch die Osteoklastentätigkeit arrodiert und abgebaut sein. **b** Goldner-Färbung eines Acrylharzschnitts. Auf der Oberseite des grüngefärbten Knochenbälkchens liegt ein vielkerniger Osteoklast (OK) in einer Howship-Lakune. Auf der Unterseite (Pfeil) läuft eine aktive Osteoidablagerung durch Osteoblasten ab, so daß hier gerade ein Knochenumbau stattfindet (s. Abb. 14-19). **c** Ultrastruktur eines Osteoklasten mit vielen Golgi-Feldern, Lysosomen, Sekretvesikeln und einem reichen Mitochondrienbestand. Seine an den Knochen grenzende Zellfläche ist gekräuselt, hier liegen hochkomplexe Zytoplasmafortsätze der Osteoklastenoberfläche. **d** Stärkere Vergrößerung der gekräuselten Zellfläche mit zahlreichen feinen Zytoplasmafortsätzen (ZF) des Osteoklasten, die z. T. mit Kollagenfasern (K) des Osteoids interdigitieren. Dazwischen liegen Teile bereits verkalkten Osteoids (vOS). **e** Gefrierschnitt vom Knochen zum Nachweis der starken Saure-Phosphatase-Aktivität (rot) in einem Osteoklasten (OK), der gerade die Knochenoberfläche arrodiert

- Das Enzym alkalische Phosphatase, das in Osteoblasten reichlich vorhanden ist, hebt die örtlichen Ca^{2+}- und PO_4^{2-}-Ionenkonzentrationen.
- Osteoblasten bilden **Matrixvesikel**, die Ca^{2+}- und PO_4^{2-}-Ionen speichern können. Sie sind reich an den Enzymen alkalische Phosphatase und Pyrophosphatase, die beide PO_4^{2-}-Ionen von größeren Molekülen abspalten können. Matrixvesikel sind runde, membranumgebene Vesikel, die vielleicht an der Zellmembran entstehen. Während der Osteoidbildung schnüren sie sich von Osteoblasten in die Matrix ab und bilden den Kristallisationspunkt, an dem sich das Hydroxylapatit niederschlägt.

Gegenwärtig nimmt man an, daß die Matrixvesikel aus den Osteoblasten den bedeutendsten Faktor zur Kontrolle des initialen Auskristallisierens von Mineralien im Osteoid bilden, und daß sie sich, sobald sich die ersten Hydroxylapatitkristalle niederschlagen, rasch durch appositionelles Wachstum vergrößern, bis sie mit Herden verschmelzen, die von anderen Matrixvesikeln aus wachsen. Auf diese Weise läuft eine Mineralisierungswelle durch das neugebildete Osteoid (Abb. 14-17).

Andere matrixvesikelproduzierende Zellen sind die Ameloblasten und Odontoblasten bei der Zahnentwicklung (s. S. 149) sowie die Chondrozyten. So wird die häufige Verkalkung von Knorpel verständlich.

Wenn die lokalen Konzentrationen von Ca^{2+}- und PO_4^{2-}-Ionen normal sind, dann läuft die Mineralisierung kurz nach der Neubildung des Osteoids ab. Bei einer hohen Umsatzrate produzieren jedoch die Osteoblasten in kurzer Zeit sehr viel Osteoid, die Mineralisierung gerät in Rückstand und holt erst wieder auf, wenn die Bildungsrate der Osteoidproduktion sinkt.

In einer solchen Phase von verzögerter Mineralisierung sieht man deutliche Lagen von nicht mineralisiertem Osteoid zwischen der aktiven Osteoblastenschicht und dem zuvor verkalkten Knochen. Dazu kommt es während des raschen Knochenwachstums in der Fetalzeit, aber auch beim Erwachsenen, z. B. beim Knochenumbau nach einer Fraktur oder bei manchen Krankheitsprozessen.

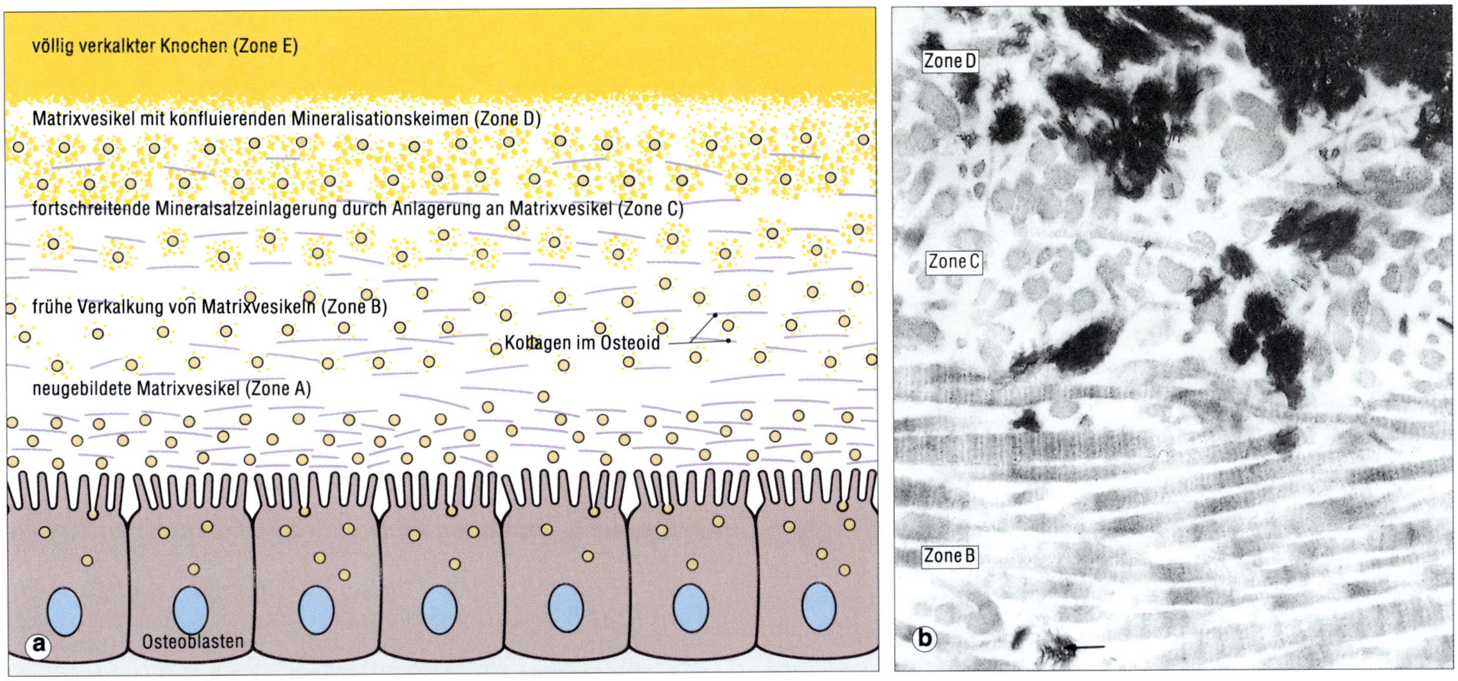

Abb. 14-17 a, b. Knochenverkalkung. a Schema der Vorgänge, wie sie wahrscheinlich im neugebildeten Osteoid auftreten. Unmittelbar an der unregelmäßigen Osteoblastenoberfläche liegt eine Zone (A) von frisch sezernierten Glykosaminoglykanen und Osteoidkollagen mit neugebildeten Matrixvesikeln. Die nächste Zone (B) enthält in schon etwas ältere Matrixvesikel eingelagerte junge Hydroxylapatitkristalle; jenseits davon (Zone C) werden die Mineralisationskeime durch Anlagerung von Mineralsalzen rasch größer. In Zone D fließen schon die einzelnen Verkalkungsherde mit je einem Matrixvesikelrest als Zentrum zusammen. In Zone E ist die Verkalkung abgeschlossen, das Kollagen des Osteoids ist verdeckt. Die Grenze zwischen den Zonen C und D zeigt die sog. Verkalkungsfront (dieser Ausdruck ist mit Vorsicht zu verwenden, da ihn die Pathologen in ganz anderem Sinn benutzen). **b** Die starke elektronenmikroskopische Vergrößerung zeigt eine frühe Mineralsalzeinlagerungsphase im frisch gebildeten Osteoid eines fetalen Knochens. In Zone B weist der Pfeil auf Mikrokristalle an einem Matrixvesikel; Zone C zeigt die Vergrößerung solcher Mineralisationsherde, die in Zone D schon konfluieren. Dazwischen erkennt man quergestreifte Kollagenfibrillen

Osteomalazie (Mineralisationsstörung)

Die Osteoidverkalkung kann nur in Anwesenheit von genügend Ca^{2+}- und PO_4^{2-}-Ionen stattfinden.

Bei niedrigem Blutkalziumspiegel (z. B. durch ungenügende Aufnahme mit der Nahrung bei Vegetariern oder eine Malabsorption in Folge von Dünndarmerkrankungen) oder niedrigem Phosphatspiegel (selten, tritt bei exzessiven PO_4^{2-}-Ionenverlusten im Harn auf) kommt es zu einer Verkalkungsstörung. Dies führt zur **Osteomalazie** (Abb. 14-18).

Osteomalaziepatienten entwickeln eine Knochenerweichung mit erhöhter Frakturgefahr, entweder in Form größerer Knochenbrüche oder als kleinere, vielfache Mikrofrakturen, die zu Knochenschmerzen führen.

Bei wachsenden Knochen von Kindern führt die Osteomalazie zur **Rachitis**, bei der es zu bleibenden Deformierungen der weichen, schlecht mineralisierten Knochen kommt.

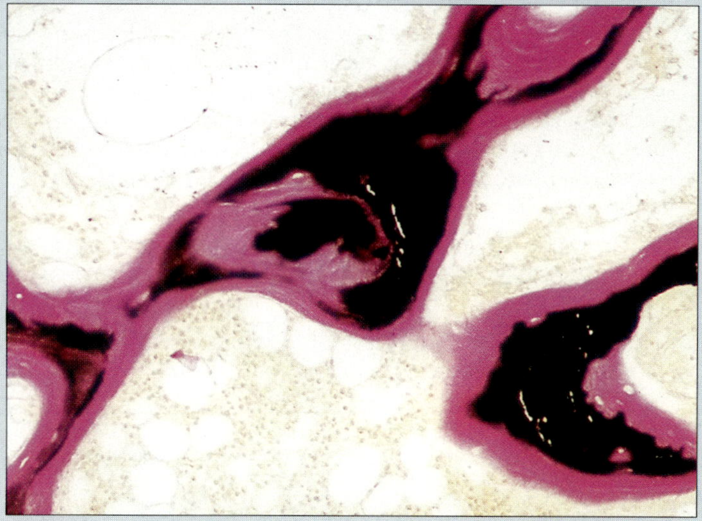

Abb. 14-18. Osteomalazie. Acrylharzschnitt von Knochen aus der Darmbeinkante. Dieses Präparat von einem Osteomalaziepatienten konnte unentkalkt geschnitten werden. Auffallend sind die breiten, unverkalkten Osteoidsäume (rot) und die zentrale Zone aus verkalktem Knochen (schwarzgefärbt durch Von-Kossa-Silberimprägnierung)

Knochenumbau

Beim raschen Knochenwachstum während der Fetalentwicklung und Kindheit wird Knochenmatrix in großer Menge gebildet und verkalkt anschließend, wie oben beschrieben.

Nach ihrer Bildung werden dann die Matrix und die Verstrebungen, die den spongiösen Knochen bilden, neu modelliert, wobei der Umbau der Trabekel von lokalen Belastungen abhängig ist und nur das stehenbleibt, was Druck- oder Zugkräfte aufnimmt.

Der Umbau erfolgt durch:
- Knochenneubildung durch aktive Osteoblasten;
- selektive Knochenresorption durch Osteoklasten (Abb. 14-19).

Selektive Resorption fertiger Knochensubstanz

Die Knochenresorption läuft dort ab, wo der Osteoklast Kontakt mit dem Knochen hat. Osteoklasten sind sehr beweglich und bauen den Knochen ab, während sie sich auf seiner Oberfläche fortbewegen.

Bei einigen Knochenkrankheiten werden Osteoklasten zu einer übermäßigen Resorptionstätigkeit angeregt und verlieren gleichzeitig offenbar ihre Beweglichkeit, so daß sie an einer Region der Knochenoberfläche lokalisiert bleiben. Dann bohren sie sich an einer Stelle tief in den Knochen (tunnelförmige Resorption), anstatt Knochen entlang einer größeren Region abzubauen.

Die Knochenresorption stellt man sich folgendermaßen vor:
- das Osteoklastenzytoplasma, das Knochenkontakt hat, setzt lysosomale Enzyme frei;
- die freigesetzten Enzyme bewirken eine hydrolytische Spaltung der kollagenen Proteine und Glykosaminoglykane der angrenzenden Knochenmatrix;
- die arrodierte Knochenmatrix entläßt ihre Mineralsalze;
- in lokalen sauren Milieus, die vielleicht durch die Sekretion organischer Säuren wie Kohlen-, Milch- oder Zitronensäure durch die Osteoklasten entstanden sind, löst sich das Hydroxylapatit auf; dabei werden lösliche Ca^{2+}- und PO_4^{2-}-Ionen freigesetzt;
- einige der löslichen Abbauprodukte der Entkalkung und Proteinhydrolyse können wahrscheinlich durch Endozytose von den Osteoklasten aufgenommen werden.

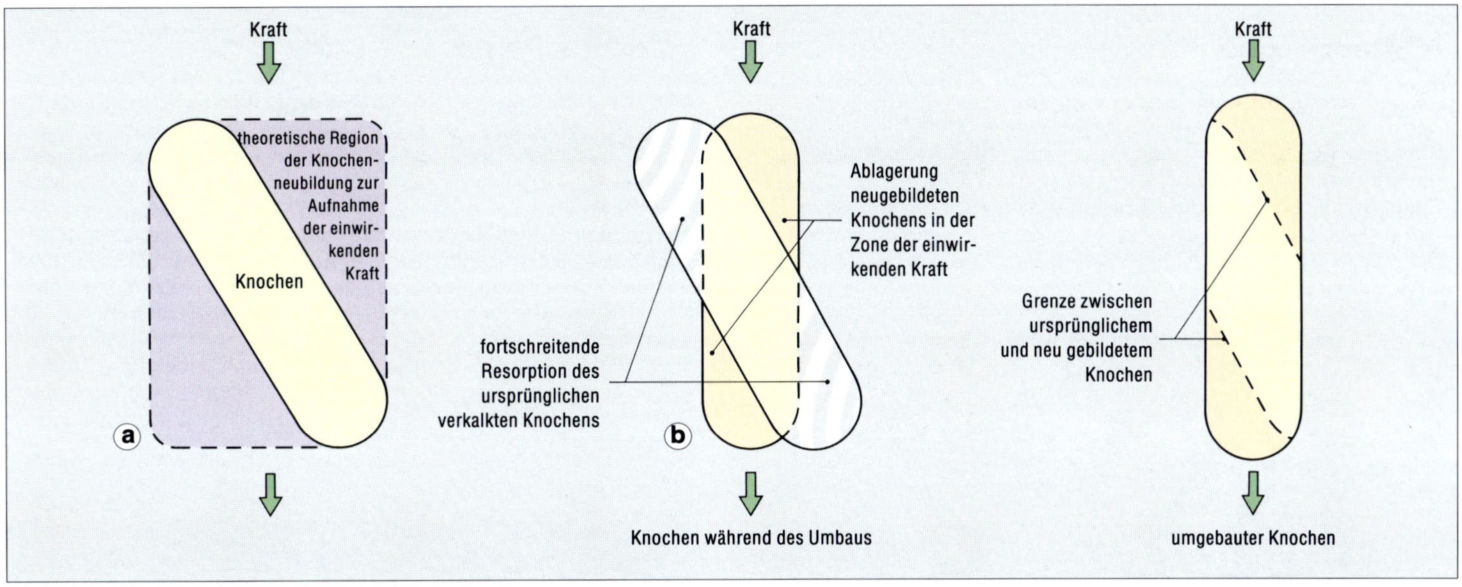

Abb. 14-19 Knochenumbau. a, b Schema eines Knochenteils, dessen Ausrichtung zur Aufnahme der einwirkenden Kraft nicht optimal ist. Zwar könnte der Kraft begegnet werden, wenn um den alten Knochen herum neuer Knochen in der violetten, gestrichelt umrissenen Region gebildet würde, aber das ergäbe einen sehr großen, schweren Knochenblock. **a** Würde ein solcher Vorgang beständig im gesamten Körper ablaufen, wäre die Bewegung durch klobige Massen behindert. Eine Modellierung führt hier zu einer besseren Relation zwischen Knochengewicht und -festigkeit. **b** Das Schema in b zeigt, wie der Knochen effektiver umgebaut werden kann. Die Grenzlinien zwischen dem alten und dem angebauten Knochen sind in histologischen Schnitten von verkalktem Knochen schwer zu sehen, können aber in entkalkten Schnitten deutlich gemacht werden, besonders im polarisiertem Licht, das den unterschiedlichen Verlauf des Kollagens im Osteoid hervorhebt. Die Grenzlinien zwischen verschiedenen Phasen der Knochenablagerung in unterschiedlichen Richtungen heißen Zement- oder Kittlinien, sie sind besonders häufig und regelmäßig, wenn der Knochenumbau willkürlich und unkontrolliert abläuft wie beim Morbus Paget (s. S. 242)

Parathormonwirkung

Die Knochenresorption durch Osteoklasten kann durch Parathormon stimuliert werden. Dieses Hormon kommt aus der Nebenschilddrüse (Parathyroidea, Epithelkörperchen), die einen konstanten Ca^{2+}-Ionenspiegel im Blut aufrechterhält, indem sie bei absinkender Serumkalziumkonzentration mehr Parathormon ausschüttet (s. S. 258).

Parathormon hebt den Blutkalziumspiegel, indem es die Osteoklastentätigkeit anregt; bei der verstärkten Knochenresorption gelangt mehr Ca^{2+} ins Blut. Außerdem kann das Parathormon den Blutkalziumspiegel anheben, in dem es Ca^{2+}-Verluste in der Niere reduziert und die Ca^{2+}-Resorption im Dünndarm verstärkt.

Die Auswirkung der Parathormonaktivität auf den Knochen ist gewöhnlich histologisch nicht zu erkennen, außer es handelt sich um eine langanhaltende und exzessive Hormonsekretion.

Die Hebung des Blutkalziumspiegels durch Knochenresorption der Osteoklasten wird nicht von einem Anstieg des Serumphosphatspiegels begleitet, da das Parathormon gleichzeitig die Phosphatausscheidung in der Niere anregt.

Kalzitoninwirkung

Die Osteoklastenaktivität und die Knochenresorption werden durch Kalzitonin inhibiert, ein Hormon aus den C-Zellen der Thyroidea (s. Abb. 15-19). Kalzitonin wirkt als Parathormonantagonist und wird bei hohem Serumkalziumspiegel sezerniert.

Gleichgewicht zwischen Osteoblasten- und Osteoklastenaktivität

Im gesunden, normalen Knochen hält sich die Osteoblasten- und Osteoklastenaktivität die Waage, so daß die Knochenmasse konstant bleibt, sobald sie nach der Kindheit und Jugend einmal ausgereift ist.

Gleichzeitig können aber sowohl die Osteoblasten als auch die Osteoklasten ihre Aktivität auf einen physiologischen Anreiz hin steigern, z.B. bei erhöhter körperlicher Belastung oder nach Frakturen, bei denen repariert und umgebaut werden muß.

Osteoporose

Eine Osteoporose (Abb. 14-20) kann durch eine Inaktivitätsatrophie entstehen (z.B. nach langer Bettlägerigkeit, bei Extremitätenlähmung), aber auch bei sonst gesunden Menschen, besonders bei Frauen nach der Menopause. Sie führt zu einer erhöhten Neigung von Knochenbrüchen; besonders zu Kompressionsfrakturen von Wirbelkörpern.

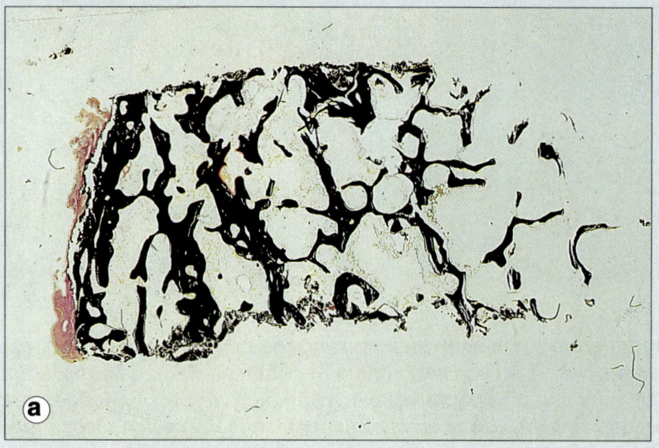

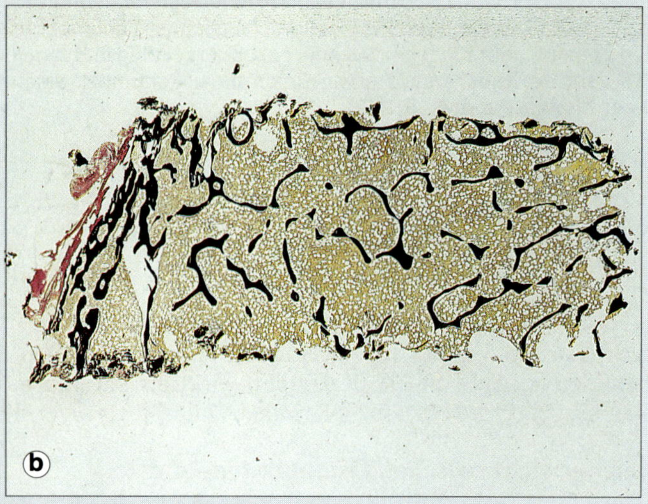

Abb. 14-20 a, b. Osteoporose. a Kunststoffschnitt einer Knochenbiopsie aus der Crista iliaca (s. Abb. 1-1) mit dem Normalbefund von Kompakta und Spongiosa. Der verkalkte Knochen wurde hier durch eine Versilberung schwarz gefärbt. **b** Vergleichsbild von einem gleichaltrigen Patienten mit Osteoporose. Die Kompakta ist auffällig verschmälert, und die Spongiosabälkchen sind dünner und weniger zahlreich

Morbus Paget

Die Krankheitsursache des Morbus Paget (Osteodystrophia deformans) ist unbekannt; sie beruht vielleicht auf einer unkontrollierten Osteoklastentätigkeit, bei der Knochensubstanz resorbiert wird und Osteoblasten versuchen, die Erosionen aufzufüllen (Abb. 14-21).

Wenn die Osteoklastenresorption nachläßt oder an einer anderen Stelle weitergeführt wird, versuchen die Osteoblasten, den Schaden durch Knochenneubildung zu beheben. Paradoxerweise ist dadurch das betroffene Knochenstück hinterher dicker als zuvor.

Der reparierte Knochen ist allerdings weniger belastbar, da die Knochenablagerung wahlloses Flickwerk darstellt und nicht ordnungsgemäß konstruiert wurde. Sie ist daher auch stärker frakturgefährdet.

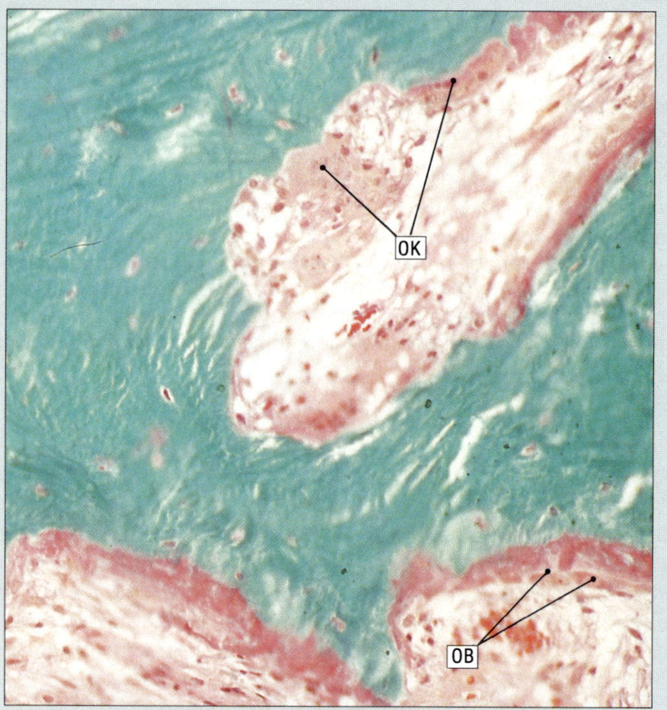

Abb. 14-21. Morbus Paget. Goldner-gefärbter Kunststoffschnitt von einem Patienten mit aktivem Morbus Paget. Am Knochen läuft eine unkontrollierte Resorption durch Osteoklasten (OK) ab, während Osteoblasten (OB) versuchen, die durch Osteoklasten verursachten Gruben wieder aufzufüllen

Fetale Knochenentwicklung

Knochen entwickeln sich beim Fetus durch:

- Verdichtung von Mesenchymzellagen, die als knochenbildende Membran fungieren (**desmale Ossifikation**);
- Umbau zunächst knorpelig präformierter Skeletteile (**enchondrale Ossifikation**).

Desmale Ossifikation

Die desmale Ossifikation führt zur Bildung platter Knochen wie der Schädelknochen und trägt auch zur Kortikalis im Schaft der Röhrenknochen bei. Die desmale Ossifikation läuft folgendermaßen ab (Abb. 14-22):

- Einzelne spindelförmige, primitive Mesenchymzellen einer mesenchymalen Membran werden größer, bilden reichlich rauhes ER aus und werden zu Knochenvorläuferzellen und schließlich zu Osteoblasten.
- Diese Osteoblasten beginnen, Knochen in isolierten Inseln zu produzieren, und durch den sofort einsetzenden Umbau durch Osteoklasten und Osteoblasten entsteht ein Netzwerk aus Knochenbälkchen.
- In den dazwischengelegenen mesenchymalen Gewebsresten entstehen auffällige Blutgefäße, und einige Mesenchymzellen bilden sich schließlich in blutbildendes Knochenmark um (s. S. 67).
- Bei der weiteren Entwicklung werden innen und außen neue Knochenlagen dazugebildet, und es entstehen die Lamina externa und interna der Schädelknochen.

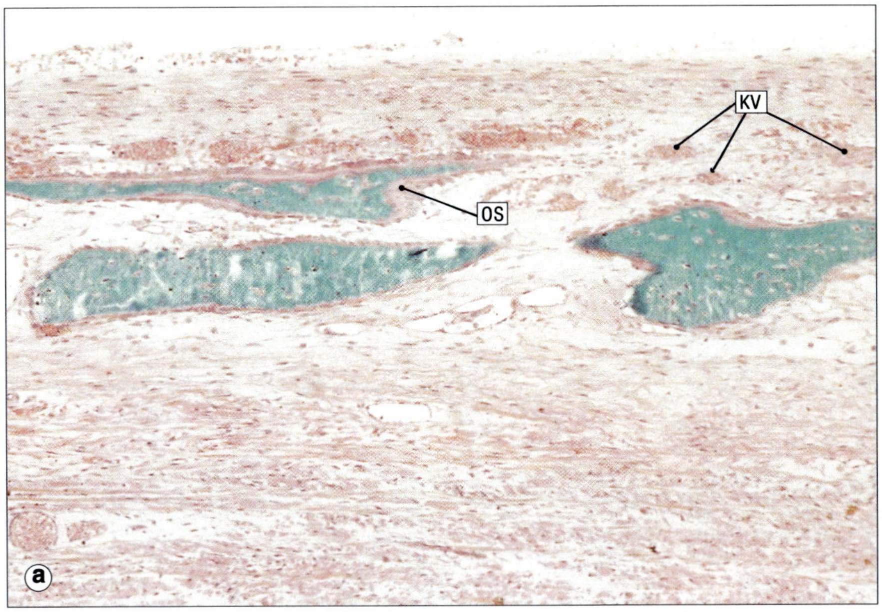

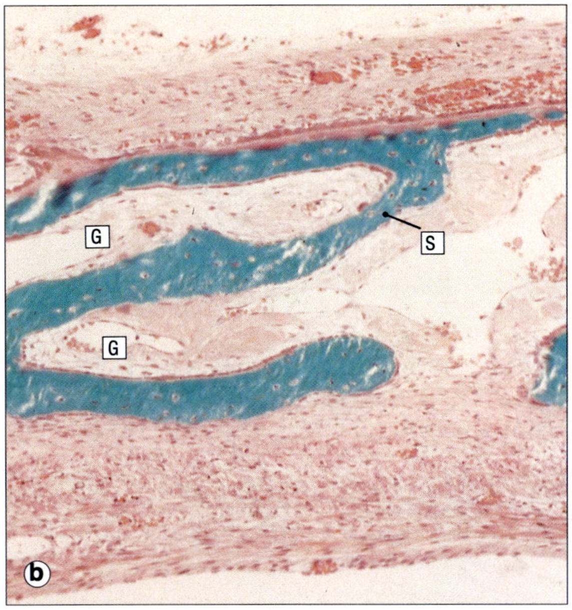

Abb. 14-22 a, b. Desmale Ossifikation. a Goldner-gefärbter Acrylharzschnitt vom fetalen Schädeldach. Inseln primitiver Mesenchymzellen in der kollagenfaserigen Membran entwickeln sich zu Nestern von Knochenvorläuferzellen (KV, s. Abb. 14-13), die zu Osteoblasten heranreifen. Die Osteoblasten scheiden dann Osteoid (OS) aus, das verkalkt (grün). Die ursprünglichen Knocheninseln sind unregelmäßig geformt, aber durch einen Umbau mit abgestimmter Osteoblasten- und Osteoklastenaktivität entstehen platte Schädelknochen. **b** Fetales Schädeldach in einem etwas späteren Stadium. Der Knochenumriß ist jetzt grob vorgeformt mit fast kontinuierlichen inneren und äußeren Platten, zwischen denen Spongiosabälkchen sitzen (S). Zwischen den Knochenbälkchen liegt noch primitives Mesenchym, kollagenfaseriges Gewebe in frühen Entwicklungsstadien und ein System miteinander verbundener Gefäßkanäle (G). Später verdicken sich die Knochenplatten, und blutbildendes Knochenmark füllt die Lücken aus

Enchondrale Ossifikation

Durch enchondrale Ossifikation entstehen beim Fetus die langen und die kurzen Knochen. Bei diesem Prozeß wird zunächst hyaliner Knorpel (s. Abb. 4-15) in der Form des definitiven Knochens gebildet und dieser anschließend mineralisiert und durch Knochen ersetzt.

Die enchondrale Ossifikation gestattet das Längen- und Dickenwachstum des Knochens, während der Fetus wächst, und hält beim Jugendlichen bis zum Wachstumsstillstand an.

Die enchondrale Ossifikation läuft folgendermaßen ab:

- Aus einer unreifen Mesenchymgewebsmasse entsteht hyaliner Knorpel und nimmt etwa die Knochenform an; im Fall eines langen Knochens ist dies ein Schaft (**Diaphyse**) mit 2 keulenförmigen Enden (**Epiphysen**, Abb. 14-23).
- Eine Schicht aus spindelförmigen Mesenchymzellen, Chondroblasten (s. S. 52) und einigen Knochenvorläuferzellen umgibt das Modell aus hyalinem Knorpel und bildet die Knorpelhaut, das **Perichondrium**. Später, wenn mehr Knochenvorläuferzellen als Chondroblastenvorläufer vorhanden sind, wird diese Schicht zum **Periost**.
- In der Diaphysenmitte transformieren sich Knochenvorläuferzellen zu Osteoblasten und bilden Osteoid, das verkalkt und eine Knochenmanschette um die Diaphyse bildet. Gleichzeitig vermehren sich die Chondrozyten im Knorpelmodell, so das dieses länger und dicker wird; die Chondroblasten im Perichondrium/Periost bilden neuen Knorpel. Dann werden Kalziumsalze in die Knorpelmatrix eingelagert.
  Nach Bildung der Knochenmanschette wird der Durchmesser der Diaphyse dicker, da außen Knochen auf die Knochenmanschette aufgelagert und innen wieder Knochen resorbiert wird.
- Kapillaren durchdringen das Periost und wachsen in die Diaphyse des Modells ein; sie führen Knochenvorläuferzellen mit sich, die dann ein **primäres Ossifikationszentrum** im Zentrum der Diaphyse bilden.

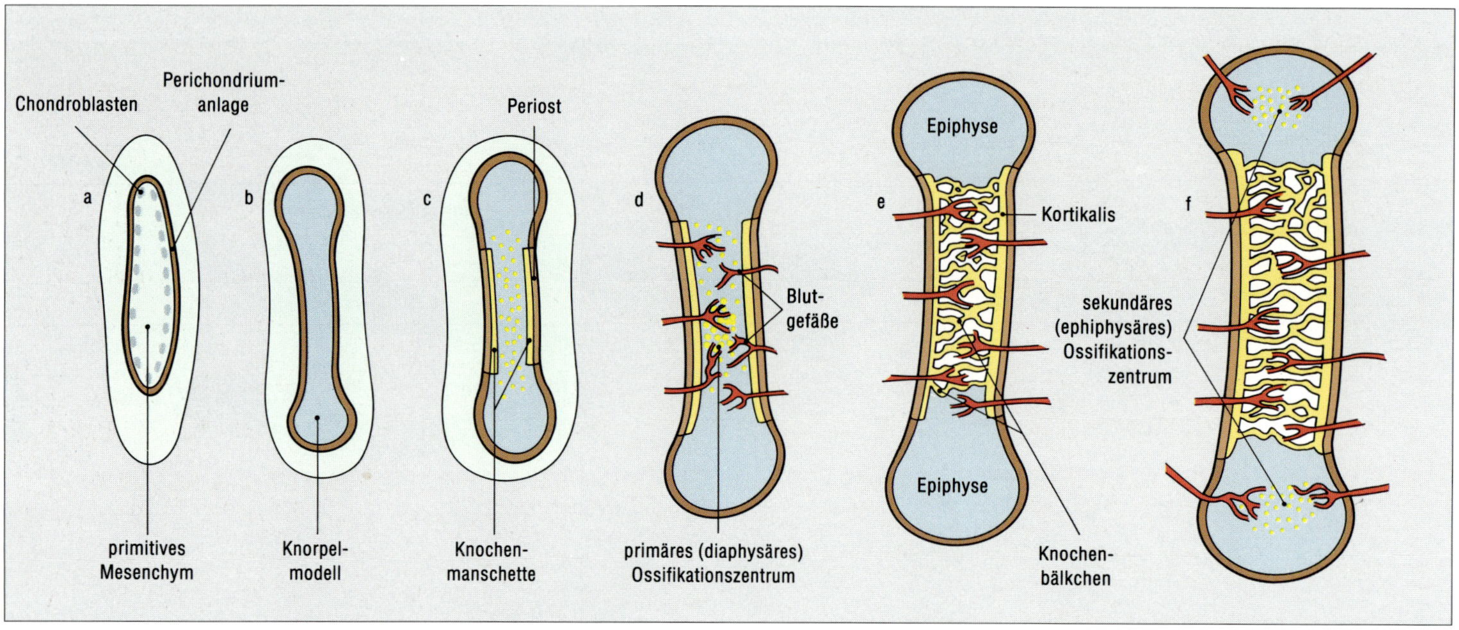

Abb. 14-23 a–f. Röhrenknochenentwicklung (enchondrale Ossifikation). a Chondroblasten entstehen im primitiven Mesenchym und bilden ein Knorpelmodell mit einem frühen Perichondrium. **b** Das wachsende Knorpelmodell nimmt die Form des zu bildenden Knochens an, und eine Knorpelhaut wird erkennbar. **c** In der Diaphysenmitte wird das Perichondrium durch die Reifung von Knochenvorläuferzellen und Osteoblasten zum Periost. Die Osteoblasten bilden durch desmale Ossifikation eine Knochenmanschette. In die Knorpelgrundsubstanz werden Kalziumsalze eingelagert. **d** Durch das Periost und die Knochenmanschette wachsen Blutgefäße ein, die Knochenvorläuferzellen mit sich führen. Diese bilden ein primäres (diaphysäres) Ossifikationszentrum in der Diaphysenmitte. **e** Vom Ossifikationspunkt aus breiten sich Knochenbälkchen in der ganzen Diaphyse aus und verbinden sich mit der desmal entstandenen Knochenmanschette, die nun die diaphysäre Kortikalis bildet. In diesem Stadium sind die keulenförmigen Epiphysenenden immer noch rein knorpelig; das Perichondrium fehlt auf den Gelenkenden (auf Abb. 14-26 a besser dargestellt). **f** Etwa zum Geburtstermin (Zeitunterschiede bei den langen Röhrenknochen) bilden sich sekundäre, epiphysäre Ossifikationszentren in der Mitte jeder Epiphyse. Dort wachsen mit Blutgefäßen wieder Mesenchymzellen ein und differenzieren sich zu Knochenvorläuferzellen und Osteoblasten

- Die Knochenvorläuferzellen im primären diaphysären Ossifikationszentrum transformieren sich zu Osteoblasten und beginnen Osteoid zu bilden, das zunehmend die verkalkte Grundsubstanz des Modells ersetzt.
- Durch Verkalkung des Osteoids, bei der auch Umbauvorgänge ablaufen, entsteht ein Maschenwerk aus Knochenbälkchen, das allmählich den Kern der Diaphyse ausfüllt und mit dem dichteren, kompakten Knochen der peripheren Knochenmanschette verschmilzt.
- Etwa zum Geburtstermin wachsen Blutgefäße mit Knochenvorläuferzellen in die keulenförmigen knorpeligen Enden (Epiphysen) an beiden Seiten des diaphysären Schafts des Skelettstücks ein und bilden **sekundäre** (oder **epiphysäre**) **Ossifikationszentren.**

Postnatales Wachstum der langen Knochen

Die langen Knochen werden während Kindheit und Jugend laufend länger und dicker.

Das **Längenwachstum** beruht auf einer kontinuierlichen enchondralen Knochenbildung an beiden Enden der langen Knochen.

Eine aktiv proliferierende Knorpelscheibe (die **Epiphysenplatte**) bleibt an den Verbindungen zwischen den Epiphysen und der Diaphyse bestehen. Diese Platte bildet fortwährend Knorpel in Richtung auf die Diaphysenenden, der dann in spongiösen Knochen umgebaut wird, wodurch ein ständiges Längenwachstum gesichert ist (Abb. 14-24). Die Aktivität der Epiphysenplatte endet normalerweise erst mit dem Wachstumsstillstand während der Pubertät.

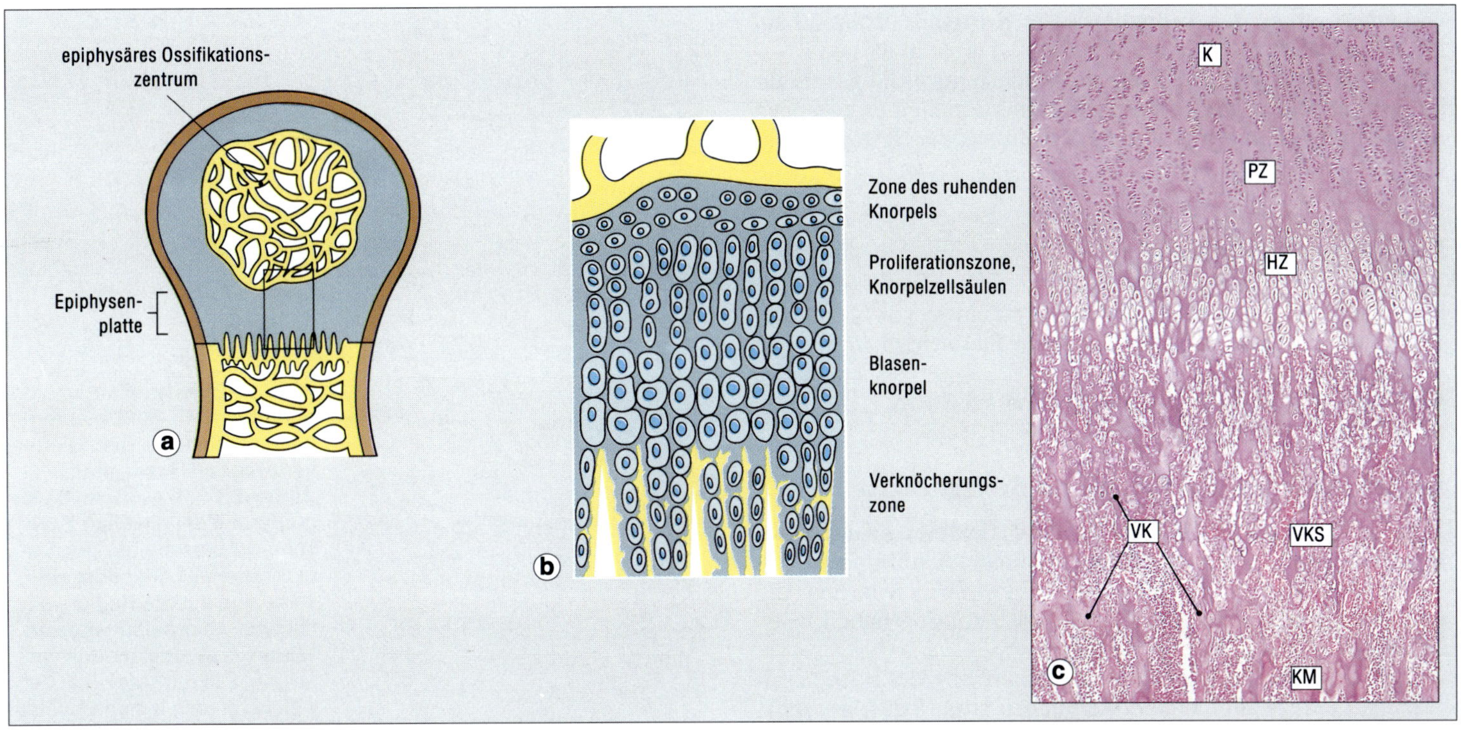

Abb. 14-24 a–c. Postnatale Röhrenknochenentwicklung (enchondrale Ossifikation). a Schema eines fortgeschrittenen epiphysären Ossifikationszentrums im Epiphysenknorpel, das zur Ausbildung einer Epiphysenplatte führt, während am Gelenkende Gelenkknorpel übrigbleibt. **b** Bauplan einer Epiphysenplatte (Epiphysenfugenknorpel) zwischen dem Knochen des sekundären Ossifikationszentrums (oben) und den diaphysären Knochenbälkchen. Das Skelettlängenwachstum beruht auf der Knorpelproliferation im Säulenknorpel; darunter werden die Chondrozyten bei der Knorpelmatrixbildung hypertrophisch. Diese Matrix verkalkt zunehmend, noch bevor Osteoblasten auf verkalkten Knorpelmatrixresten Osteoid auflagern. **c** Entkalkter HE-gefärbter Schnitt von einem fetalen Röhrenknochen (vgl. mit **b**). Oben liegt ruhender Knorpel (K), darunter die Proliferationszone (PZ), die Zone des hypertrophierenden Knorpels (HZ), die Zone der verkalkten Knorpelgrundsubstanz (VKS) und die Verknöcherungszone (VK). In diesem Stadium findet sich zwischen den Knorpelresten und Knochenbälkchen schon blutbildendes Knochenmark (KM). In dieser Epiphyse ist noch kein Knochenkern als sekundäres Ossifikatonszentrum entstanden

Die Neubildung von Knochen auf der diaphysären Seite der Epiphysenplatte läuft folgendermaßen ab:

- Auf der epiphysären Seite der Epiphysenplatte bildet der wachsende Knorpel Knorpelzellsäulen, die in die Knorpelmatrix eingebettet sind.
- Bei der Annäherung an die diaphysäre Seite der Epiphysenplatte vergrößern sich die Chondrozyten stark, sind blaß gefärbt und beginnen mit der Bildung von alkalischer Phosphatase, die bei der Verkalkung der Knorpelmatrix mithilft.
- Im 1. Stadium der Ossifikation bilden Osteoblasten auf den Resten verkalkter Grundsubstanz Osteoid.
- Der frisch gebildete Knochen wird wieder umgebaut und in die Diaphyse mit einbezogen.

Die Epiphysenplatte und die Zone der verknöchernden Knochengrundsubstanz bilden zusammen die **Metaphyse**.

Das **Dickenwachstum** der Diaphyse erfolgt durch Neubildung von Knochen auf der Außenfläche der Kortikalis, während auf ihrer Innenseite die Resorption etwas weniger aktiv ist.

So wird nicht nur die Diaphyse, sondern auch die Kortikalis insgesamt dicker, um den steigenden funktionellen Belastungen durch die Erhöhung des Körpergewichts und der Bewegungsaktivität gewachsen zu sein.

Skelettverbindungen

Skelettverbindungen gewährleisten bis zu einem gewissen Grad die Bewegung zwischen den Knochen. Sie werden in 2 große Gruppen unterteilt:

- Skelettverbindungen mit geringer Beweglichkeit;
- Skelettverbindungen mit freier Beweglichkeit.

Skelettverbindungen mit geringer Beweglichkeit

In dieser Gruppe sind die Knochen durch flexibles kollagenfaseriges Gewebe oder durch Knorpel miteinander verbunden. Solche Verbindungen findet man generell zwischen Knochen, die eine primär stützende oder schützende Funktion haben, z. B. zwischen:

- den platten Schädelknochen, die durch fibröses oder bandartige Gewebe miteinander verbunden sind (**Syndesmosen**);
- den Rippen und dem Sternum, die durch Knorpelhaften miteinander verbunden sind (**Synchondrosen**).

Im höheren Alter werden die Supportgewebe, die Syndesmosen und Synchondrosen bilden, zunehmend durch Knochen ersetzt, dadurch entstehen unbewegliche Verbindungen (**Synostosen**).

Bandscheibe

Die Wirbelkörper sind untereinander durch **Disci intervertebrales** (Zwischenwirbelscheiben) zur Wirbelsäule zusammengefügt. Diese stellen gummiartige Stoßpolster dar, die auch eine gewisse elastische Verformung der Wirbelsäule gestatten.

Bandscheiben setzen sich im wesentlichen aus kollagenfaserigem Gewebe mit nur wenig Knorpelmatrix und Chondrozyten zusammen (Faserknorpel, s. S. 53). Die beiden Oberflächen an den Wirbelkörperdeckplatten bestehen aus einer dünnen Schicht hyalinen Knorpels, darunter liegen konzentriert lamelläre, gummiartige Faserknorpelstrukturen (**Anulus fibrosus**). Im Zentrum der Zwischenwirbelscheibe findet sich ein verformbarer, halb flüssiger Kern aus einer weichen gelatinösen Matrix, der **Nucleus pulposus** (Abb. 14-25).

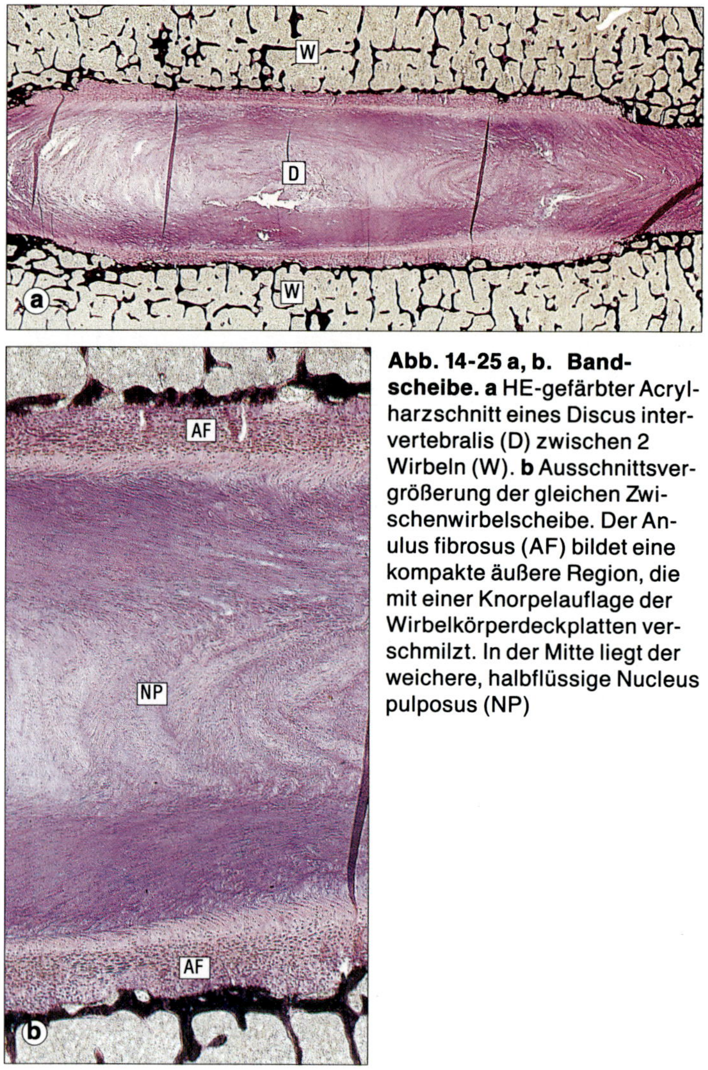

Abb. 14-25 a, b. Bandscheibe. a HE-gefärbter Acrylharzschnitt eines Discus intervertebralis (D) zwischen 2 Wirbeln (W). **b** Ausschnittsvergrößerung der gleichen Zwischenwirbelscheibe. Der Anulus fibrosus (AF) bildet eine kompakte äußere Region, die mit einer Knorpelauflage der Wirbelkörperdeckplatten verschmilzt. In der Mitte liegt der weichere, halbflüssige Nucleus pulposus (NP)

Ischias

Die Abnutzung der Bandscheiben kann zur Degeneration des Anulus fibrosus führen, in den sich dann der Nucleus pulposus einschiebt. Das führt zu:
- verminderter Stoßdämpferfunktion der Bandscheibe;
- Verbreiterung des Anulus fibrosus, der sich dann vorwölbt.

Wenn der Anulus fibrosus sich in die Gegend des Austritts von Spinalnerven vorwölbt oder dort ein Pulposusprolaps drückt, werden die peripheren Nerven gereizt.

Bandscheibenschäden sind in der Lendenwirbelsäule am häufigsten; der Druck auf die Nerven führt zu Ischiasbeschwerden, Schmerzen in der Rückseite des Beins.

Gelenke

Skelettverbindungen, die die freie Beweglichkeit zwischen benachbarten Knochen gestatten, werden durch Bänder aus kollagenem Gewebe (**Ligamente**) zusammengehalten. Sie umhüllen eine fibröse Kapsel, die die durch einen flüssigkeitsgefüllten Spalt voneinander getrennten Knochenenden umgibt. Eine solche Skelettverbindung stellt ein echtes (oder **synoviales**) Gelenk dar.

Echtes Gelenk

In einem Gelenk werden die Knochenenden von einer kräftigen kollagenfaserigen Gelenkkapsel umgeben und sind durch einen Spalt mit einer viskösen Flüssigkeit (der **Synovia**) voneinander getrennt.

Die Innenauskleidung einer Gelenkkapsel ist ein spezialisiertes epithelähnliches sezernierendes Gewebe, die **Synovialmembran**, die die Synovia oder Gelenkschmiere bildet.

Da sich die Knochenenden gegeneinander bewegen, sind sie von einer glatten, reibungsfreien Schicht aus hyalinem Knorpel überzogen, dem **Gelenkknorpel**, der kein Perichondrium besitzt. Die Synovialflüssigkeit bildet einen dünnen Schmierfilm zwischen den überknorpelten Gelenkenden.

Strukturen in Gelenknähe, die die Beweglichkeit lenken und einschränken, umfassen kollagene Bänder und sehnige Muskelansätze (Abb. 14-26).

Bei manchen komplizierteren Gelenken gibt es innere Bänder (z. B. die Kreuzbänder im Kniegelenk), die eine Überdehnung oder Verdrehung verhindern, sowie faserknorpelige Menisken, die das Knie stabilisieren und in Gleitbewegungen als Führung dienen.

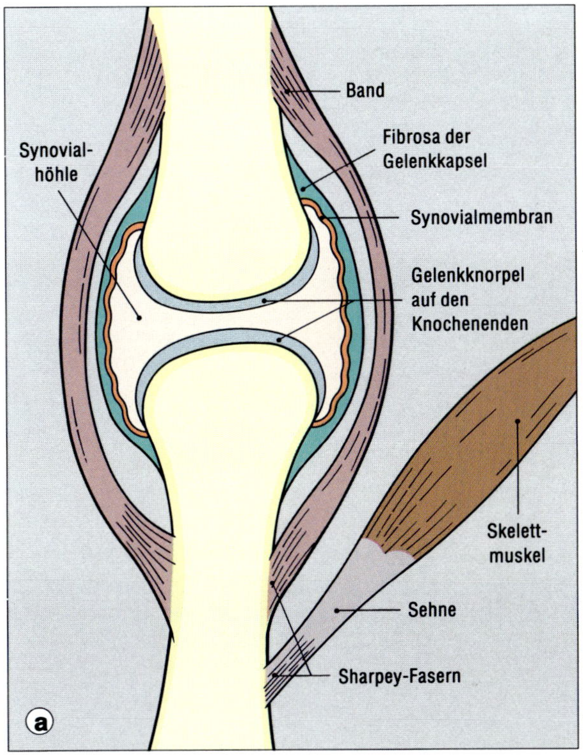

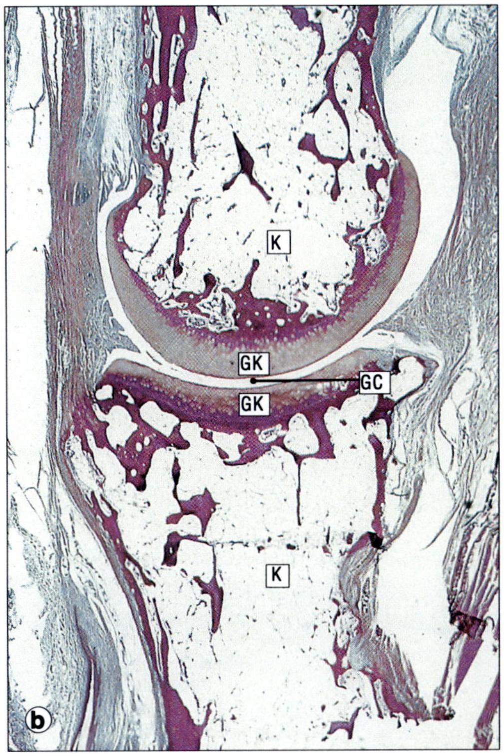

Abb. 14-26 a, b. Echtes Gelenk. **a** Schema eines einfachen echten Gelenks mit 2 überknorpelten Gelenkenden artikulierender Knochen, die durch einen synoviagefüllten Gelenkspalt getrennt und von einer kollagenfaserigen Kapsel umgeben werden. Die umgebenden Bänder und sehnigen Muskelansätze dienen der Gelenksicherung und verhindern unphysiologische Gelenkstellungen. **b** Übersichtsbild eines interphalangealen Fingergelenks. Die Knochenenden (K) sind von Gelenkknorpel überzogen (GK). In den Gelenkspalt (GS), der mit Synovia angefüllt ist, ragen rechts und links Synovialfalten. Die Synovialmembran liegt der fibrösen Gelenkkapsel innen an

Synovialmembran
Die Synovialis besteht aus 1–4 Synovialzellagen, die an der Unterseite mit einer Zone aus locker angeordnetem kollagenfaserigem Gewebe verschmelzen, in dem Fettzellen, Fibroblasten, Mastzellen und Makrophagen vorkommen. Diese tiefe Schicht verschmilzt mit der strafferen Fibrosa der Gelenkkapsel.

Die Synovialzellen wechseln von flachen, mesothelähnlichen Zellen über spindelförmige bis zu polyedrischen oder kubischen Zellen.

In der Synovialmembran lassen sich 2 Zellarten unterscheiden: Typ-A-Zellen sind phagozytotisch und enthalten zahlreiche Lysosomen, während Typ-B-Zellen eine große Menge an rauhem ER enthalten und offenbar der Proteinbildung dienen. Die Synovialmembran besitzt eine sehr gute Versorgung mit Blut- und Lymphgefäßen sowie Nerven, die im lockeren kollagenfaserigen Gewebe verlaufen.

Bänder
Bänder verbinden Knochen über mindestens ein Gelenk hinweg und sind der Gelenkkapsel aufgelagert oder mit ihr verschmolzen. Ein Ligament besteht aus enggepackten parallel verlaufenden Kollagenfasern mit dazwischenliegenden Fibrozyten; sie sind sehr sehnenähnlich. Im Unterschied zu Sehnen enthalten Bänder elastische Fasern. Bänder führen und verstärken ein Gelenk und gestatten dessen normale Exkursion, verhindern aber eine Überdehnung und Überstreckung. Der Bandansatz am Knochen ähnelt dem einer Sehne.

Arthrose

Einige echte Gelenke, besonders die Hüft- und Fingergelenke, sind über Jahre hinweg anhaltendem Verschleiß ausgesetzt. Das führt zu degenerativen Veränderungen am Gelenkknorpel, der seinen normalen Gehalt an hydratisierten Glykosaminoglykanen einbüßt und Druckkräften nicht mehr widerstehen kann. Es kommt zu Knochenerosionen, und die nackten Knochenoberflächen reiben aufeinander.

Schließlich werden diese Knochenoberflächen ganz kompakt und elfenbeinähnlich; es tritt also eine Eburnisierung auf.

Die ständige Traumatisierung von Knochen auf Knochen und starke Gelenkexkursionen führen zu einer schmerzhaften Gelenkanschwellung mit:

- Verdickung der Gelenkkapsel;
  unregelmäßigen Exostosten aus abnormem neugebildetem Knochen an den Rändern der Gelenkflächen (**Osteophyten**);
- Verschmälerung des Gelenkspalts.

Dabei handelt es sich um arthrotische Veränderungen.

Rheumatische Arthritis

Eine weitere häufige Form der Arthritis ist die rheumatische Gelenkentzündung, eine Autoimmunkrankheit, bei der Synovialmembran und Gelenkknorpel geschädigt werden.

Die Synovialmembran ist verdickt und stark mit Zellen des Immunsystems infiltriert (besonders Lymphozyten und Plasmazellen); der geschädigte Gelenkknorpel wird durch vaskularisiertes kollagenfaseriges Gewebe ersetzt (**Pannus**).

15 Endokrines System

Alle vielzelligen Organismen brauchen eine Kommunikationsmöglichkeit zwischen den Zellen, um effizient arbeiten zu können.

Lokal kommunizieren die Zellen durch Oberflächenmoleküle und Gap junctions miteinander (s. S. 32), während die Fernkommunikation über die Sekretion chemischer Botenstoffe (Messenger) abläuft; sie aktivieren die Zielzellen, indem sie mit spezifischen Rezeptoren interagieren. Eine solche Sekretion kann in 4 verschiedenen Formen ablaufen: autokrin, parakrin, endokrin oder über synaptische Vesikel (Abb. 15-1).

1. Beim **autokrinen** Sekretionsmechanismus sezerniert eine Zelle einen chemischen Messenger, der an den eigenen Rezeptoren der Zelle wirkt. Die autokrine Sekretion kommt besonders bei der lokalen Kontrolle des Zellwachstums durch Wachstumsfaktoren vor, z.B. durch den Epidermal growth factor.
2. Bei der **parakrinen** Sekretion wirken die sezernierten chemischen Messenger auf kurze Distanz an benachbarten Zellen. Auch sie dient überwiegend der lokalen Kontrolle des Zellwachstums und beeinflußt auch die Aktionsweise vieler Zellen des diffusen neuroendokrinen Systems (s. S. 266).
3. Die **endokrine** Sekretion setzt Messenger (Hormone) ins Blut frei; sie können auf weit entfernte Gewebe einwirken.
4. Die Signalübertragung durch **Synapsen** ist auf das Nervensystem beschränkt; hier erfolgt eine direkte Übertragung von einer Zelle auf die Zielzelle.

Die chemischen Messenger gehören 4 großen Gruppen an; es gibt

- Aminosäurenderivate (z.B. Adrenalin, Noradrenalin, Thyroxin);
- kleine Peptide (z.B. Enkephalin, Vasopressin, Thyrotropin-releasing-Hormon;
- Proteine (z.B. Nervenwachstumsfaktor, Epidermal growth factor, Insulin, Somatotropin, Parathormon, thyroideastimulierendes Hormon);
- Steroide (z.B. Kortison, Progesteron, Östradiol, Testosteron).

Die meisten chemischen Messenger sind wasserlösliche, hydrophile Moleküle, die frei diffundieren und gewöhnlich mit Rezeptorproteinen der Zelloberfläche interagieren. Steroidhormone und Thyroxin dagegen sind hydrophob; sie werden im Blut

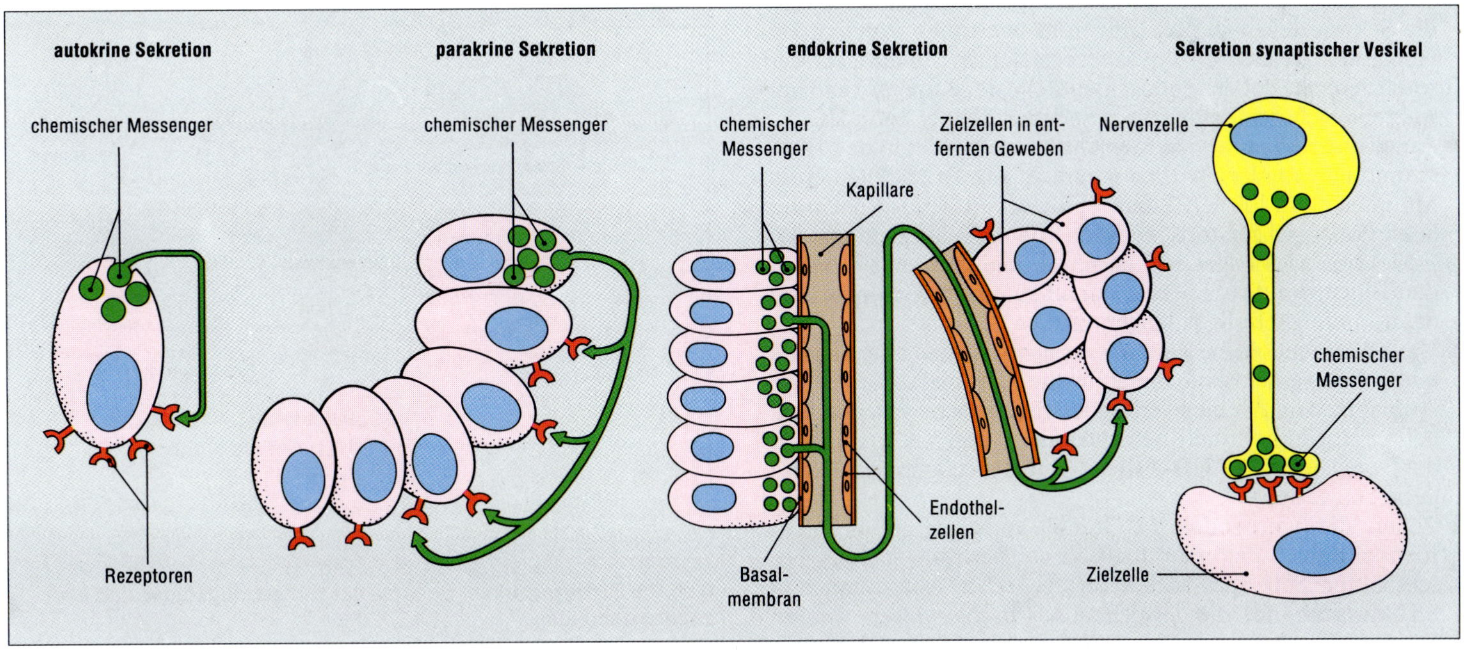

Abb. 15-1. Sekretion chemischer Messenger. Schema der 4 Übertragungsmechanismen chemischer Botenstoffe

durch spezielle Carrierproteine transportiert und müssen die Zellmembran durchdringen, bevor sie mit intrazytoplasmatischen Rezeptorproteinen Kontakt aufnehmen.

Endokrine Zellen und Gewebe

Zellen, deren Hauptaufgabe die Sekretion von Botenstoffen ist, sind **endokrine Zellen**. Sie kommen in 3 unterschiedlichen anatomischen Anordnungen vor:

1. Endokrine Zellen sind zu einem speziellen Organ in Form einer **endokrinen Drüse** zusammengelagert (z. B. als Nebenniere, Hypophyse und Epiphyse).
2. Endokrine Zellen bilden deutliche Gruppen in anderen Organen (z. B. in Ovar, Hoden, Pankreas);
3. Endokrine Zellen sind einzeln in Epithelgewebe eingestreut, besonders im Darm und Respirationstrakt, und werden als **diffuses neuroendokrines System** bezeichnet.

Endokrine Zellen und Gewebe weisen in bezug auf ihre sekretorische Funktion einige Charakteristika auf.

- Bestimmte Zellen, die **neuroendokrinen** Zellen, enthalten **membranumgebene Vesikel**, das sind Granula, die den chemischen Botenstoff (Messenger) enthalten. Die Sekretion erfolgt durch Exozytose, bei der die Vesikelmembran mit der Zellmembran verschmilzt und dann den Vesikelinhalt nach außen entläßt. Manche neuroendokrinen Zellen speichern den Messenger vorübergehend in spezifischen **neuroendokrinen Granula**, die in den Zellen mit immunhistochemischen Färbungen identifiziert werden können.
- Endokrine Gewebe sind gewöhnlich gut vaskualisiert, damit die Sekrete leicht in den Blutstrom übertreten können. Im Gegensatz zu anderen Typen sezernierender Zellen liegt der sezernierende Pol der endokrinen Zelle der Kapillarwand an, während sich der Zellkern am anderen Zellpol befindet.
- Autokrine und parakrine Messenger treten nicht in den Blutstrom über, sondern wirken innerhalb von Bruchteilen eines Millimeters an lokalen Zellrezeptoren und werden nach der Sekretion rasch zerstört, wodurch ihre Aktivität begrenzt ist.
- Endokrine Messenger wirken relativ langsam, da sie erst in den Blutstrom diffundieren, darauf zu einem Zielorgan und dann in die Zielzelle gelangen müssen.
- Viele neuroendokrine Zellen sezernieren Amine oder Peptide und haben gemeinsame metabolische Merkmale, die mit der Aufnahme von Aminen verbunden sind, welche anschließend bei der Hormonsynthese decarboxyliert werden. Das führte zu der Bezeichnung **APUD-Zellen** (Amine precorsur uptake and decarboxylation).
- Zellen, die neuroendokrine Granula enthalten und der neuroendokrinen Zellinie angehören, besitzen einen beschränkten Satz spezifischer metabolischer Isoenzyme und Strukturproteine, die histochemisch nachgewiesen werden können. Ein Isoenzym des glykolytischen Stoffwechselwegs ist $\gamma\gamma$-Enolase, das in neuroendokrinen Zellen zusammen mit PGP 9,5 (Ubiquitin-C-terminale Hydrolase) vorkommt. In den neuroendokrinen Granula ist Chromogranin ein Bestandteil des Proteins „core“ und Synaptophysin ein Glykoprotein in der Granulamembran. Der histochemische Nachweis dieser Substanzen kann als Marker für neuroendokrine Differenzierung benutzt werden.

Hypophyse

Die Hirnanhangsdrüse, Glandula pituitaria, ist eine multifunktionale endokrine Drüse; sie sezerniert eine große Zahl von Hormonen, die viele periphere endokrine Zellen aktivieren, z. B. in Nebenniere, Schilddrüse, Hoden und Ovar.

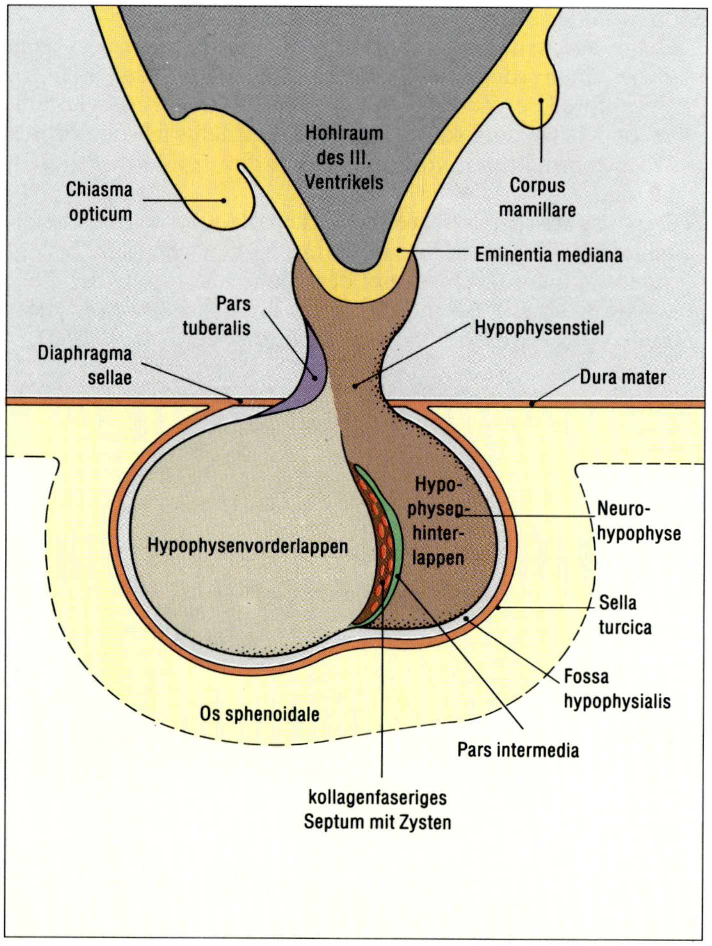

Abb. 15-2. Hypophyse. Schema der Hirnanhangsdrüse und ihrer Lagebeziehungen

Anatomie und Entwicklung

Die Hypophyse ist bohnenförmig und etwa 12 x 10 x 9 mm groß; sie wiegt beim Erwachsenen 0,4–0,9 g. Sie hängt mit dem Hypophysenstiel unten am Gehirn und ist von der sog. Sella turcica, der knöchernen Schädelbasis, umgeben (Abb. 15-2). Anatomisch zerfällt die Hypophyse in 2 Teile.

- Der **Hypophysenvorderlappen (HVL, Adenohypophyse)** ist ein epitheliales Organ mit 3 Anteilen. Die **Pars distalis** bildet den Hauptteil der Drüse, die **Pars intermedia** ist beim Menschen im Gegensatz zu anderen Säugern rudimentär, und die **Pars tuberalis** liegt auf dem Hypophysenstiel.
- Der **Hypophysenhinterlappen (HHL, Neurohypophyse)** besteht aus Nervenzellfortsätzen und Glia und hat auch 3 Anteile, den **Lobus neuralis**, der hinter dem HVL in der Sella turcica liegt, den **Hypophysenstiel**, in dem Axone aus dem darübergelegenen Gehirn verlaufen, und das **Infundibulum** mit der **Eminentia mediana**, ein trichterförmiger Anhang des Hypothalamus.

In der Embryonalentwicklung entsteht der HVL aus dem Rachendachektoderm, das zur Rathke-Tasche ausgebuchtet ist. Sie legt sich an eine Ausstülpung der Hypothalamusanlage an, aus der an der Schädelbasis der HHL entsteht.

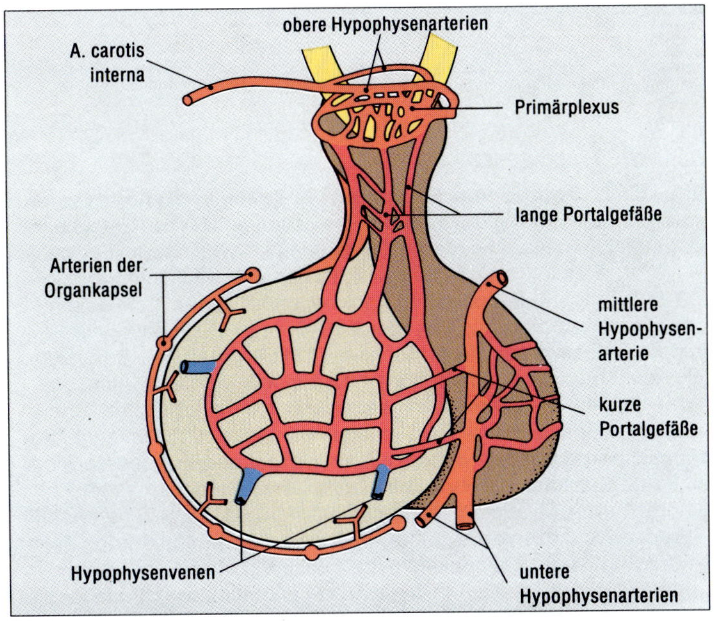

Abb. 15-3. Gefäßversorgung der Hypophyse. Das Blut für die Hypophyse stammt aus 3 paarigen Arterien, die von der A. carotis interna abzweigen. Die oberen Hypophysenarterien ziehen in die Eminentia mediana und bilden einen äußeren Primärplexus in der Nähe von Nervenendigungen neuroendokriner Zellen des Hypothalamus. Daraus entsteht ein Netzwerk paralleler Kapillaren, das größere zentrale, muskuläre Gefäße umgibt und den Hypophysenstiel herabläuft, um die langen Portalgefäße zu bilden. Aus diesen Portalgefäßen entsteht ein sekundärer Kapillarplexus in der Adenohypophyse, so daß eine direkte Gefäßbrücke zwischen dem Hypothalamus des Zwischenhirns und den endokrinen Zellen des Hypophysenvorderlappens besteht. Der Hypophysenhinterlappen erfährt eine zusätzliche Versorgung durch die kleinen mittleren und unteren Hypophysenarterien. Ein geringer Zufluß zu peripheren Teilen des Hypophysenvorderlappens erfolgt über kleine Blutgefäße in der Drüsenkapsel

Blutversorgung

Die Gefäßversorgung der Hypophyse (Abb. 15-3) ist wesentlich für deren funktionelle Einbeziehung ins Nervensystem. Ein spezielles Venengeflecht (**Hypophysenpfortadern**) transportiert Hormone aus dem Hypothalamus hinab, um im HVL die Hormonsekretion anzuregen oder zu inhibieren.

Die Hauptblutzufuhr zum Hypophysenvorderlappen stammt von Gefäßen, die am Hypophysenstiel absteigen und bei schweren Kopftraumen leicht verletzt werden, wodurch der HVL absterben kann, und seine endokrine Funktion erlischt.

Hypophysenvorderlappen

Die neuroendokrinen Zellen des HVL sind in kleinen Zellballen angeordnet, die von einem feinen Kapillarmaschenwerk umsponnen werden. Dieses empfängt Blut aus dem Hypothalamus mit stimulierenden und inhibierenden Hormonen (Abb. 15-4). Die Sekrete dieser Zellen diffundieren in ein Maschenwerk venöser Kapillaren, das in die Hypophysenvenen und damit in den Sinus cavernosus und den großen Kreislauf abfließt.

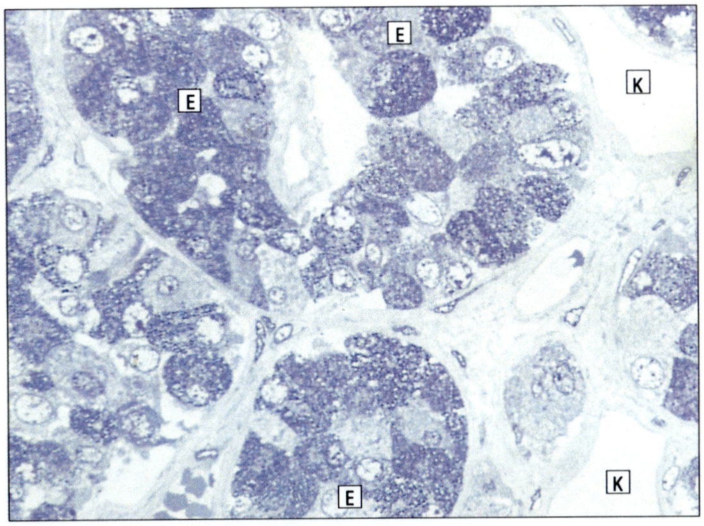

Abb. 15-4. Zellgruppen des Hypophysenvorderlappens. Toluidinblaugefärbter Semidünnschnitt mit endokrinen Zellen (E), die in Gruppen gelagert sind und von Kapillaren (K) umgeben werden

Im HVL liegen 5 unterschiedliche Arten endokriner Zellen, die auf die Drüse ungleichmäßig verteilt sind (Abb. 15-5 und 15-6). Ultrastrukturell sind alle Typen ähnlich (Abb. 15-7).

- Die **somatotropen** Zellen (Abb. 15-8) sezernieren **Somatotropin (STH**; Wachstumshormon, **GH**).
- Die **mammotropen** Zellen (Abb. 15-9) sezernieren **Prolaktin (PRL**).
- Die **kortikotropen** Zellen (Abb. 15-10) sezernieren das **adrenokortikotrope Hormon (ACTH**), **β-Lipotropin (β-LPH**), **α-melanozytenstimulierendes Hormon (α-MSH**) und **β-Endorphin**.
- Die **thyrotropen** Zellen sezernieren das **thyroideastimulierende Hormon (TSH**).
- Die **gonadotropen** Zellen (Abb. 15-11) sezernieren die gonadotropen Hormone **follikelstimulierendes Hormon (FSH**) und **luteinisierendes Hormon (LH**).

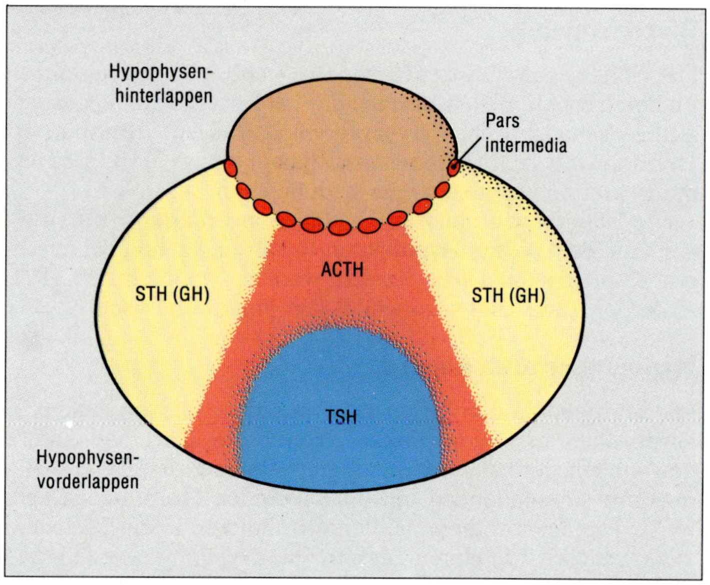

Abb. 15-5. Regionale Verteilung der Hypophysenvorderlappenzellen. Schema eines Horizontalschnitts durch die Pars distalis der Hypophyse. Die seitlichen Bezirke enthalten überwiegend somatotrope Zellen, die GH sezernieren, während kortikotrope Zellen, die ACTH, β-Lipotropin, α-MSH und β-Endorphin bilden, im mittleren Abschnitt der Drüse liegen, gerade vor der Neurohypophyse. Thyrotrope Zellen, die TSH bilden, sind vorn konzentriert. Mammotrope Zellen, die PRL sezernieren, und Gonadotrope, die FSH und LH bilden, sind gleichmäßig über die Drüse verteilt und zwischen die anderen Zellarten eingemischt

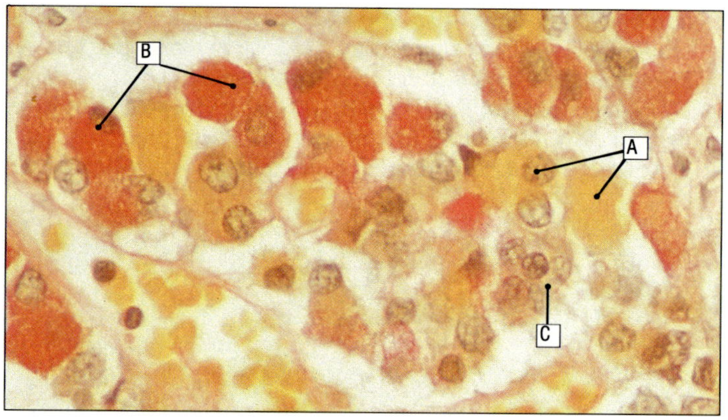

Abb. 15-6. Traditionelle Einteilung der Zellen im Hypophysenvorderlappen. Traditionell werden die Zellen des HVL in 3 Gruppen eingeteilt, in Azidophile (deren Zytoplasma sich mit sauren Farbstoffen färbt), Basophile (Zytoplasma färbt sich mit basischen Farbstoffen und der PAS-Methode) und Chromophobe (Zellen ohne besondere Zytoplasmafärbung). Bei der PAS-Orange-G-Hämatoxylin-Färbung wie hier werden die Azidophilen (A) kräftig gelb, die Basophilen (B) violett, und die Chromophoben (C) bleiben ungefärbt. Alle Zellkerne sind durch Hämatoxylin geschwärzt. Heutzutage klassifiziert man die Zellen nach ihrem Hormongehalt, und zwar mit immunhistochemischen Methoden, indem man Antikörper gegen jedes Hormon einsetzt. Man kann die HVL-Zellen auch elektronenmikroskopisch differenzieren. Mit diesen Methoden hat sich gezeigt, daß Azidophile GH oder PRL sezernieren, also somatotrope und mammotrope Zellen sind, während die Basophilen thyrotrope, kortikotrope und gonadotrope Zellen darstellen. Alle diese Zellen enthalten eine große Menge Dense-core-Granula. Die Basophilen färben sich gut mit Hämatoxylin und mit PAS, das Glykosylgruppen nachweist, da TSH, LH und FSH Glykoproteine sind und das ACTH-Vorläufer-Protein glykosyliert ist. Die Chromophoben färben sich nicht, denn sie enthalten sehr wenig Granula; sie können mammotrop, somatotrop, thyrotrop, gonadotrop oder kortikotrop sein. Einige Zellen enthalten ein paar Dense-core-Granula, die keine erkennbare Immunfärbung zeigen und als Nullzellen bezeichnet werden

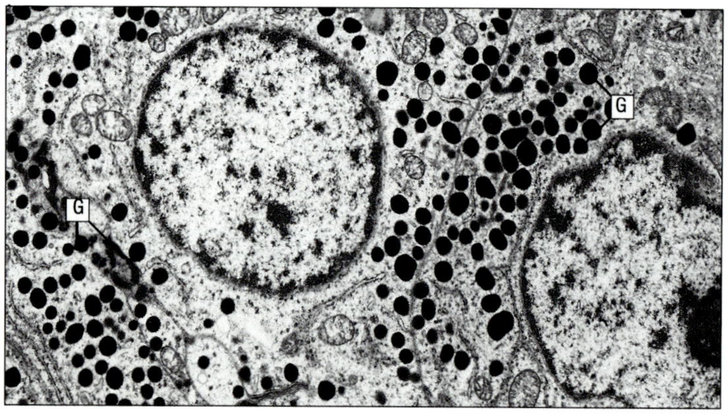

Abb. 15-7. Ultrastruktur der HVL-Zellen. Elektronenmikroskopisch enthalten Hypophysenvorderlappenzellen zahlreiche hormonhaltige Granula (G) mit elektronendichtem Inhalt (Dense core)

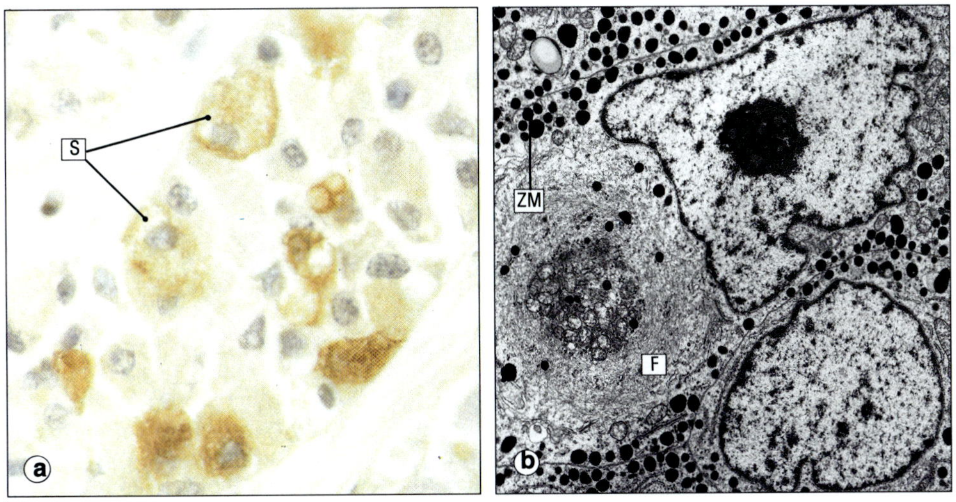

Abb. 15-8 a, b. Somatotrope Zellen. a Die Somatotropen (S) machen etwa 50 % des HVL aus und sind generell groß, oval oder polygonal wie in diesem Schnitt, in dem GH immunhistochemisch dargestellt wurde. **b** Elektronenmikroskopie einer somatotropen Zelle. Peripher, in der Nähe der Zellmembran (ZM), liegen zahlreiche 300–500 nm große Granula. Die wirbelartige Struktur ist ein fibröser Körper (F), der aus intermediären Filamenten besteht und degenerierte Zellorganellen enthält. Fibröse Körper sind charakteristisch für Somatotrope, insbesondere für diejenigen, die gutartige Hypophysentumore (Adenome) bilden (s. Abb. 15-12)

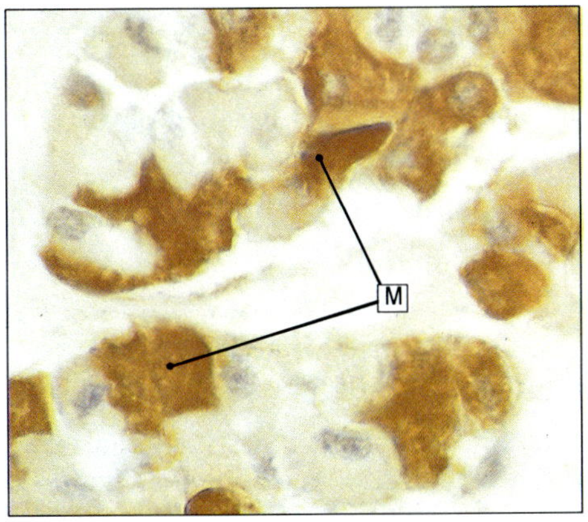

Abb. 15-9. Mammotrope Zellen. Die Mammotropen (M) machen etwa 25 % des HVL aus. Manche von ihnen sind abgerundet oder polygonal, aber die meisten werden durch die umliegenden Zellen zu schmalen winkeligen Querschnitten komprimiert, wie es diese immunhistochemische Färbung zum Nachweis von PRL zeigt. Während der Schwangerschaft und Laktation werden sie größer und zahlreicher. Ultrastrukturell enthalten die Mammotropen im Vergleich zu allen anderen HVL-Zellen einen hochentwickelten Golgi-Apparat, und ihre Granula sind 200–300 nm groß. Interessanterweise kann die Exozytose an ihren Zellseitenflächen beobachtet werden (ektopische Exozytose) und nicht nur an der üblichen Stelle dicht an der Basalmembran der Kapillare. Dieses Merkmal kann zur Diagnose von Hypophysentumoren eingesetzt werden, denn es findet sich nur bei Tumoren, die von Mammotropen ausgehen

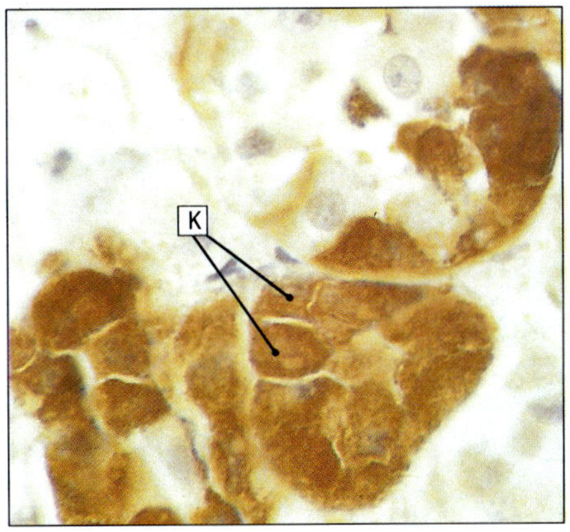

Abb. 15-10. Kortikotrope Zellen. Die Kortikotropen machen 15–20 % des HVL aus und sind groß und polygonal, wie dieser Immunperoxidasenachweis für ACTH zeigt. Viele kortikotrope Zellen (K) weisen eine ungefärbte perinukleäre Vakuole auf, das sog. rätselhafte Körperchen, das aus sekundären Lysosomen entsteht. Die Granula der Kortikotropen sind groß und messen typischerweise 250–700 nm im Durchmesser. Ultrastrukturell finden sich große, perinukleäre Bündel aus intermediären Zytokeratinfilamenten; sie sind bei einem Glukokortikoidüberschuß noch auffälliger und können dann lichtmikroskopisch als rötliche Einschlüsse nachgewiesen werden (Crooke-Hyalin)

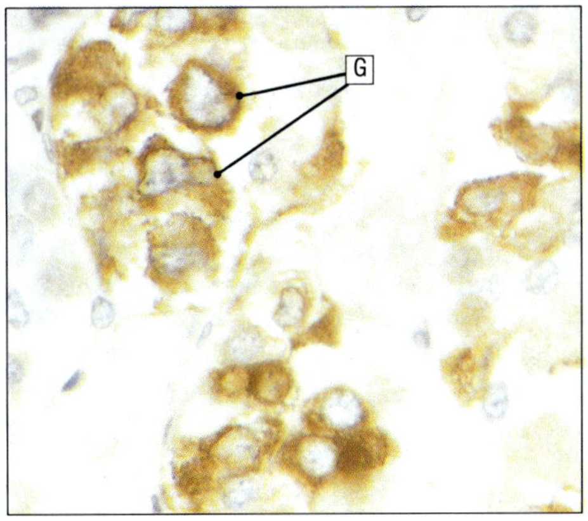

Abb. 15-11. Gonadotrope Zellen. Mit etwa 10 % Anteil an den HVL-Zellen sind die Gonadotropen (G) als Einzelzellen oder in kleinen Gruppen in der Drüse verstreut wie auf diesem Schnitt, der mit der Immunperoxidasetechnik zum Nachweis der β-Untereinheit des FSH gefärbt wurde. Das FSH kann in derselben Zelle mit LH kolokalisiert sein. Im Elektronenmikroskop zeigt sich, daß die Granula 150–400 nm Durchmesser haben. Nach Entfernung von Hoden oder Ovarien bildet sich in den Gonadotropen eine starke Zytoplasmavakuolisierung aus. Dazu kommt es infolge einer Erweiterung des ER durch gespeicherte Sekretprodukte, da die Feedbackhemmung durch Steroide aus den Gonaden fehlt. Solche Zellen sind dann im Lichtmikroskop groß, rundlich und vakuolisiert; sie heißen Kastrationszellen

Hypophysenvorderlappenadenom

Hypophysenvorderlappenadenome sind gutartige Tumoren, hier aus neuroendokrinen Hypohysenzellen. Sie sind gewöhnlich aktiv und verursachen eine endokrine Symptomatik. Die Behandlung besteht im allgemeinen in chirurgischer Entfernung.

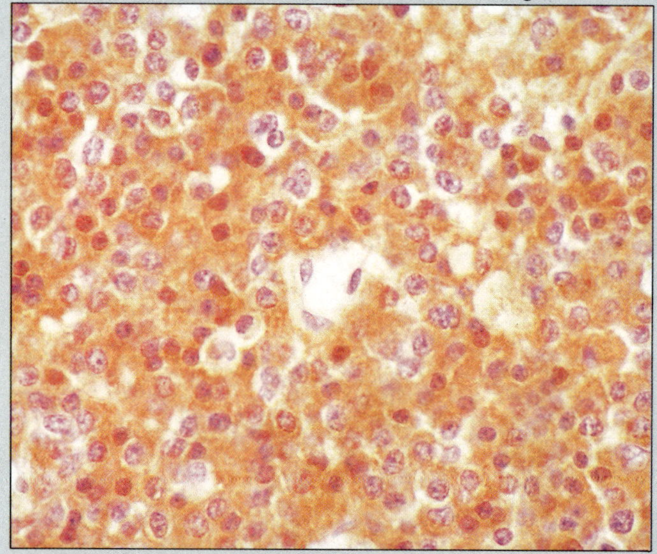

Abb. 15-12. Hypohysenvorderlappenadenom. Eine Hypophyse mit proliferierten somatotropen Zellen. Die exzessive Bildung von GH führte zur Akromegalie

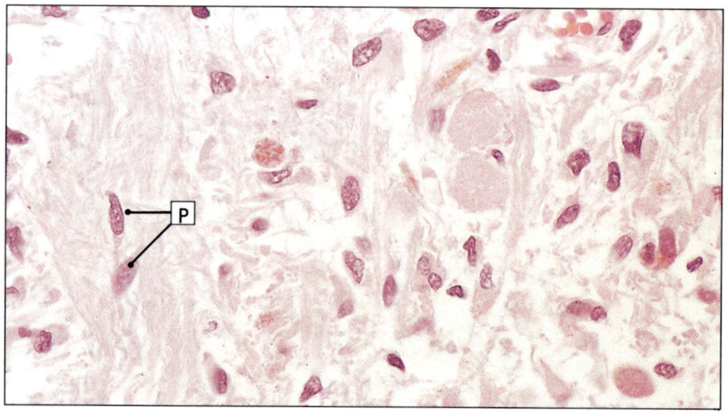

Abb. 15-13. Hypophysenhinterlappen. Der HHL besteht aus Axonen, die von Perikaryen im Hypothalamus ausgehen und zahlreiche neurosekretorische Granula aufweisen. Sie enthalten entweder Oxytocin oder Vasopressin (ADH) zusammen mit dem Carrierprotein Neurophysin und mit ATP. In Kapillarnähe bilden die neurosekretorischen Axone spindelförmige, granulagefüllte Anschwellungen, die Herring-Körper. Der Hypophysenhinterlappen enthält auch besondere, sternförmige Gliazellen, die Pituizyten. Auf diesem Bild bilden die Axone einen blassen fibrillären Hintergrund, in den Pituizytenkerne (P) und kleine Kapillaren eingelagert sind

Pars intermedia

Der Zwischenlappen des HVL liegt zwischen der Pars distalis und dem Hypophysenhinterlappen (s. Abb. 15-2). Er ist beim Menschen nur wenig entwickelt und besteht aus einer Reihe drüsenähnlicher Azini, die von einem kubischen Epithel ausgekleidet sind. Diese Zellen zeigen gewöhnlich Immunreaktivität für kortikotrope Hormone, und man meint, daß sie vielleicht eine der kleineren Untereinheiten des Peptids Pre-Pro-Opiomelanocortin bilden wie β-LPH, α-MSH oder β-Endorphin, aber kein ACTH.

Pars tuberalis

Der Trichterlappen, eine Fortsetzung des HVL nach oben, besteht aus einer dünnen Lage kubischer Epithelzellen, die den Hypophysenstiel umgibt. Immunhistochemisch handelt es sich bei den meisten dieser Zellen um Gonadotrope.

Gelegentlich treten Nester platter Zellen auf, aus denen sich Zysten und sogar Tumoren entwickeln können; man nimmt an, daß es sich um embryonale Überreste der ektodermalen Rathke-Tasche handelt.

Hypophysenhinterlappen

Die Neurohypophyse stellt eine Fortsetzung des Hypothalamus des Gehirns über dem Hypophysenstiel dar und gibt **Oxytocin** und **antidiuretisches Hormon** (**ADH**, Vasopressin) ab.

Sie besteht aus den Axonen von Nervenzellen, deren Perikaryen in den Nuclei supraopticus und paraventricularis des Hypothalamus liegen; dazu kommen stützende Gliazellen, die **Pituizyten** (Abb. 15-13). Die Axonendigungen im HHL sind von einem dichten Kapillarnetz umgeben.

Hypothalamus

Die Aktionen endokriner und nervaler Systeme werden vom Hypothalamus koordiniert, einer Hirnregion, in der mehrere hormonsezernierende Nervenzellgruppen liegen. Diese Steuerhormone fungieren als regulatorische Peptide (Releasinghormone bzw. Inhibitinghormone) für die Hormone aus dem HVL. Hypothalamushormone werden auf 2 Wegen zur Hypophyse transportiert.

- Ein spezielles Blutgefäßsystem, die portalen Gefäße, transportiert Hypothalamussteuerhormone, die lokal auf neuroendokrine HVL-Zellen einwirken (Abb. 15-14).
- Neurosekretorische Axone aus dem Hypothalamus bilden den Hypophysenstiel und geben im HHL die Hormone ins Blut ab.

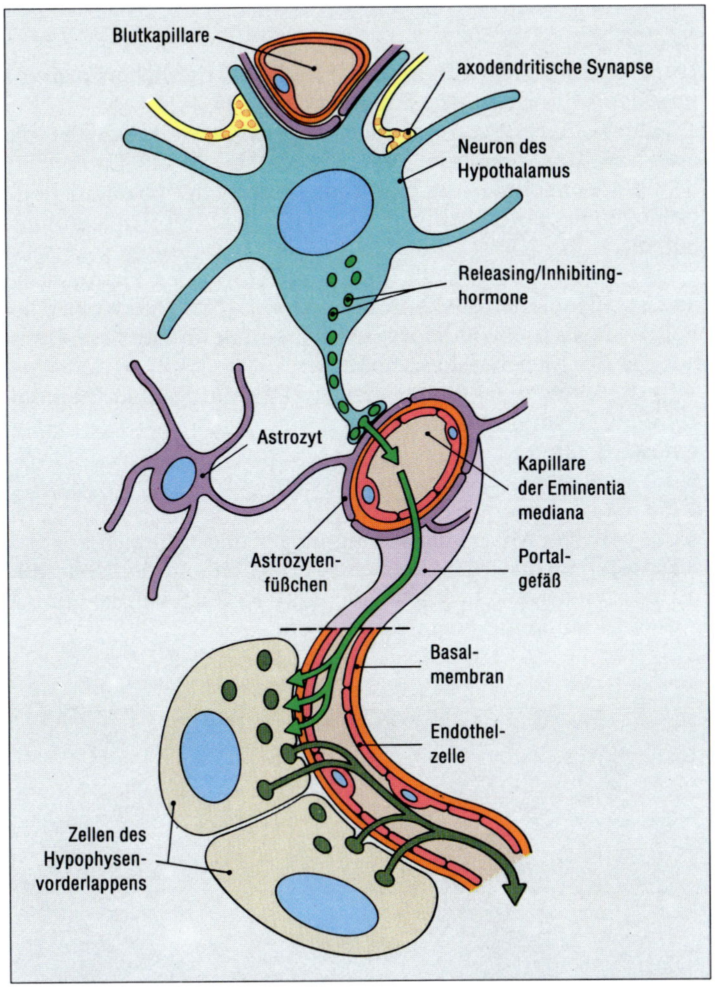

Abb. 15-14. Hypothalamuskontrolle über die Hormonbildung im Hypophysenvorderlappen. Auf chemische oder neurale Reize hin sezernieren Hypothalamusneurone Relasing- oder Inhibitingfaktoren. Diese Hormone diffundieren in Kapillaren an der Eminentia mediana und werden in den Pfortadergefäßen zum HVL gebracht. Die Astrozytenfüßchen, die die Kapillaren umgeben, stellen einen Teil der Diffusionsbarriere dar

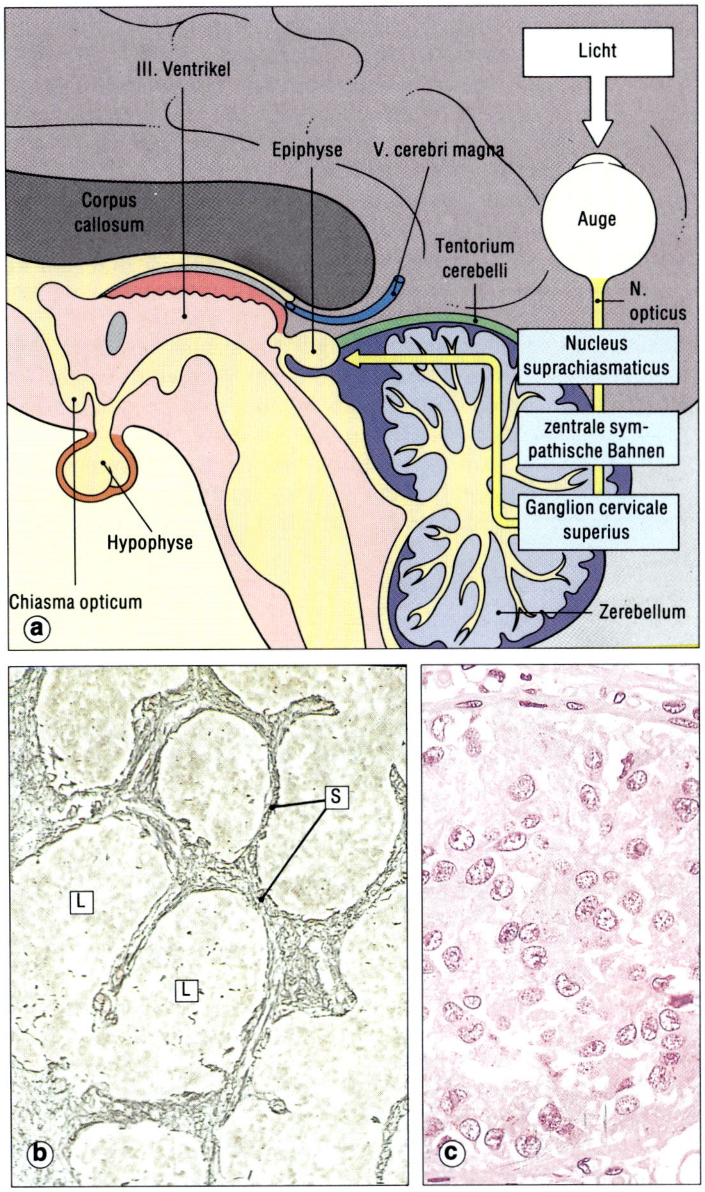

Abb. 15-15 a–c. Epiphyse. a Lageschema der Glandula pinealis. Die Freisetzung von Melatonin aus der Epiphyse wird auf nervalem Weg vom Licht moduliert; die Fasern ziehen mit der sympathischen Innervation an diese Drüse. **b** Retikulinfaserfärbung einer Epiphyse bei schwacher Vergrößerung. Durch Septen (S) werden deutliche Pinealozytenläppchen (L) abgegrenzt. **c** Stark vergrößerter HE-Schnitt der Epiphyse mit einem Läppchen, das von Septen aus Gliazellfortsätzen und kleinen Gefäßen umgeben ist. Im Läppchenzentrum liegen Pinealozytenzellkörper inmitten blaßrot gefärbter Zellausläufer, die z. T. eine Rosettenstruktur aufweisen

Epiphyse

Die Zirbeldrüse, **Corpus pineale**, sitzt hinter dem Balken des Endhirns als flach-konischer Zapfen, der 6–10 mm lang und 5–6 mm dick ist. Die Epiphyse ist in die Leptomeninx eingebettet und besteht aus Läppchen spezieller Zellen, diese werden durch Septen getrennt, die marklose Nervenfasern und Blutgefäße enthalten (Abb. 15-15). Die Drüse besteht aus 2 Zellarten, Pinealozyten und Gliazellen.

- **Pinealozyten** sind nervenzellähnlich und bilden Melatonin, das den Sekretionsrhythmus des Hypothalamus, der Hypophyse und der Gonaden beeinflußt und offenbar als endokriner Transduktor fungiert. Sie enthalten ein rosa gefärbtes Zytoplasma und dunkle, rundliche Kerne und sind oft zu Rosetten gruppiert, wo mehrere Zellen eine zentrale fibrilläre Region aus Zellfortsätzen umgeben, die auf eine kleine Kapillare hin ausgerichtet sind.
- **Gliazellen** sehen hier wie längliche, bipolare Zellen aus, die sich zwischen den Pinealozytennestern erstrecken. Sie sind unauffällig, wenn man sie nicht speziell anfärbt.

Eine häufige Altersveränderung der Epiphyse besteht in einer Anhäufung von Kalziumpartikeln, die als **Acervulus cerebri** auf Röntgenaufnahmen des Schädels sichtbar sind, so daß die Epiphyse als radiologischer Richtpunkt dienen kann.

Die Epiphyse wird sympathisch und parasympathisch innerviert. Sie empfängt außerdem als photoneuroendokrines Organ indirekte Netzhautsignale (s. Abb. 15-15 a).

Thyroidea

Die Schilddrüse, **Glandula thyroidea**, sezerniert die Hormone **Thyroxin** und **Kalzitonin**. Thyroxin spielt eine wesentliche Rolle bei der Regulierung des Grundumsatzes, während Kalzitonin für die Homöostase des Kalziums zuständig ist.

Anatomie und Entwicklung

Die Schilddrüse besteht aus 2 Seitenlappen, die vorn am Hals kurz unterhalb des Schildknorpels der Trachea anliegen. Die beiden unteren Pole sind vorn durch einen Isthmus verbunden, von dem aus ein zipfelförmiger Lobus pyramidalis vor dem Kehlkopf aufwärts ziehen kann.

Die Seitenlapppen sind je etwa 5 cm lang, 3–4 cm breit und 2–3 cm dick. Beim gesunden Erwachsenen wiegt die Schilddrüse 15–20 g und ist beim Mann etwas schwerer, obwohl ihr jeweiliges Gewicht von vielen Faktoren abhängt, z. B. von pathologischen Veränderungen.

Eine dünne kollagenfaserige Kapsel umgibt die Thyroidea und entsendet Septen ins Parenchym, die zu einer unregelmäßigen Lobulierung führen.

In der Embryonalentwicklung steigt die Schilddrüsenanlage vom Zungengrundentoderm am Foramen caecum ab und bildet den Ductus thyroglossus, der später bis auf den Lobus pyramidalis atrophiert.

Ductus-thyroglossus-Zysten

Der Ductus thyroglossus bildet sich gelegentlich nicht völlig zurück; dann bleibt Schilddrüsengewebe am Hals liegen und kann dort eine mediane Halszyste bilden.

Zytologie

Der Drüsenanteil der Thyroidea besteht aus Epithel in Form von kugeligen Bläschen, den Follikeln (Abb. 15-16).

Jeder Follikel ist von einschichtigem Epithel ausgekleidet, das auf einer Basalmembran ruht. Es umschließt ein Lumen mit Schilddrüsenkolloid, einem rosa gefärbten (eosinophilen), homogenen, eiweißhaltigen Material, das viel Thyroglobulin enthält.

Das Thyroglobulin stellt die Speicherform des Thyroxin dar und ist ein jodiertes Glykoprotein (Abb. 15-17). Die Größe eines Follikels hängt davon ab, ob er sich gerade in der Sekretions- oder in der Speicherphase befindet.

In der aktiven Sekretionsphase weisen die Schilddrüsenfollikelzellen folgende Veränderungen auf:

- das ER nimmt zu;
- die Zahl freier Ribosomen steigt an;
- der Golgi-Apparat vergrößert sich;
- die apikalen Mikrovilli werden länger und zahlreicher;
- es treten intrazytoplasmatische Tröpfchen auf, die Kolloid in Endozytosevesikeln darstellen. Das Kolloid wurde luminal durch Pseudopodien aufgenommen.

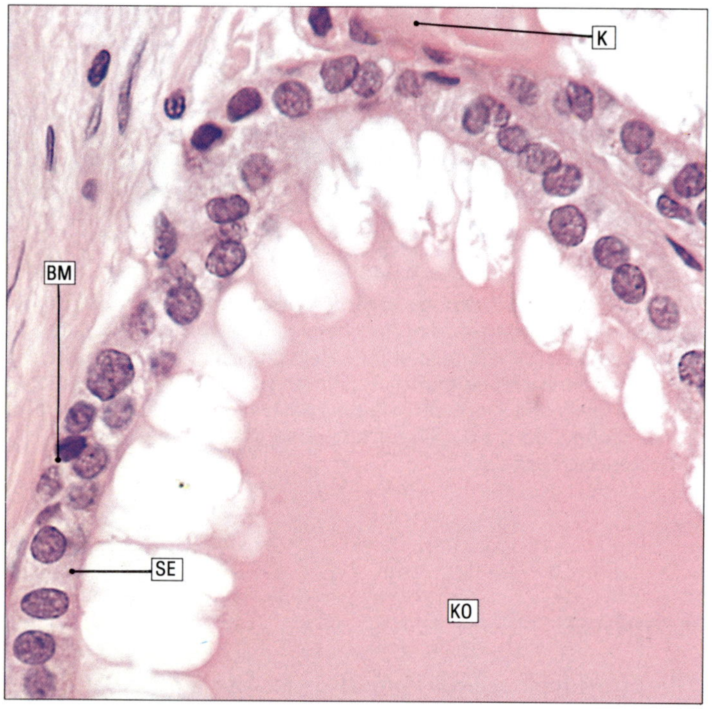

Abb. 15-16. Thyroidea. Ein Schilddrüsenfollikel aus Schilddrüsenepithel (SE) auf einer Basalmembran (BM). Diese Epithelzellen umschließen ein Lumen mit Kolloid (KO) und werden von einem feinen Kapillarmaschenwerk (K) in dünnen, fibrösen Septen umgeben

Steuerung der Hormonabgabe

Bildung und Rückresorption des Thyroglobulins werden durch den Hypothalamus und die Hypophyse gesteuert. Ein niedriger Thyroxinspiegel im Blut induziert im Hypothalamus die Bildung von Thyrotropin-releasing-Hormon (TRH), welches dann den HVL zur Bildung von thyroideastimulierendem Hormon (TSH) anregt. Das TSH wiederum stimuliert sowohl die Bildung als auch den Abbau von Thyroglobulin; dem folgt eine gesteigerte Thyroxinfreisetzung ins Blut. Bei steigendem Thyroxinspiegel nimmt die Bildung von TRH und TSH ab.

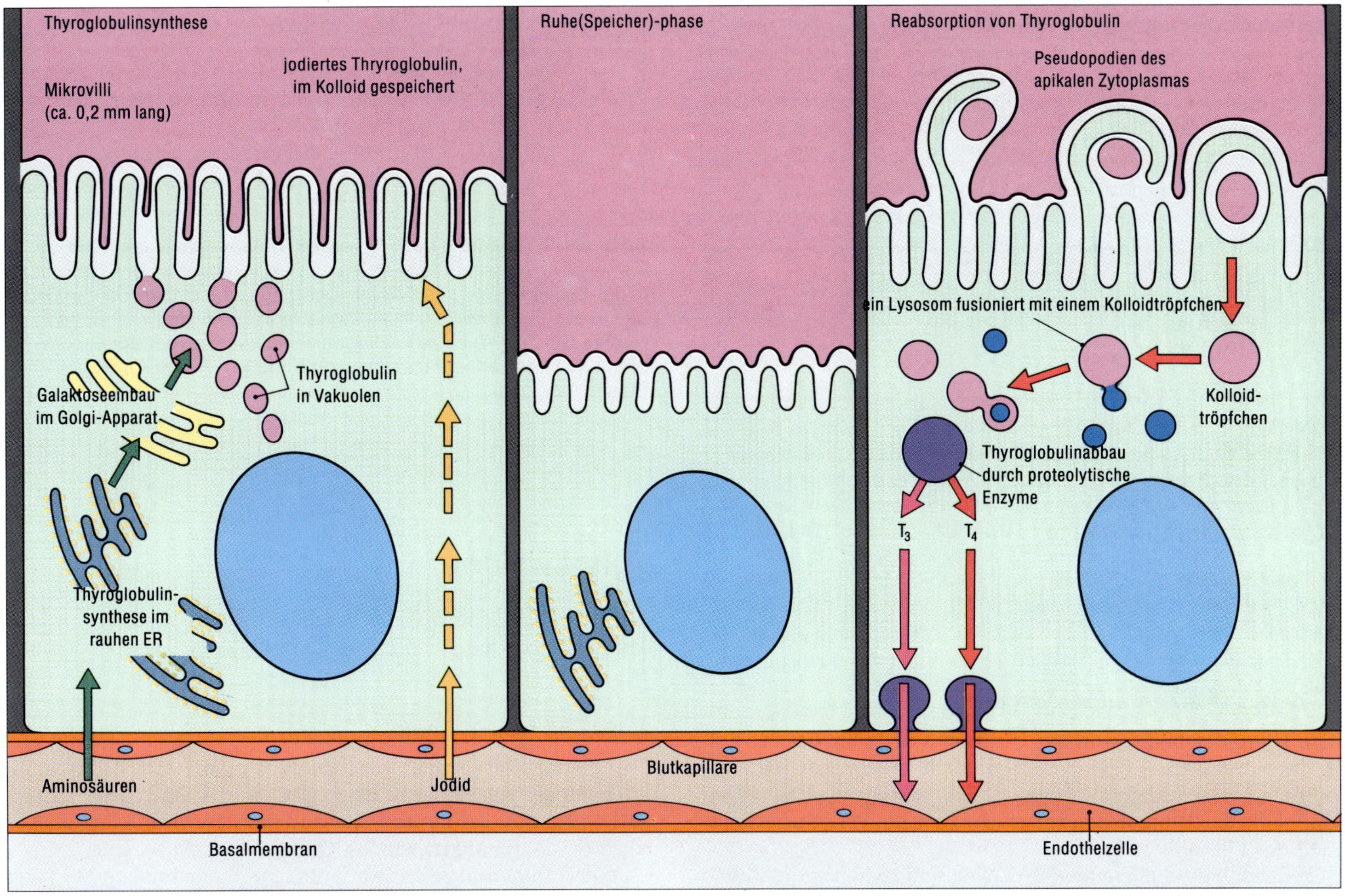

Abb. 15-17 a–c. Thyroglobulinsynthese und -reabsorption. **a** Thyroglobulin wird von den Schilddrüsenepithelzellen synthetisiert; sein Proteinanteil entsteht im rauhen ER und wird zum Golgi-Apparat transportiert, wo durch Glykosylierung der größte Teil der Zuckerkomponente hinzugefügt wird. Das Thyroglobulin verläßt die Abgabeseite des Golgi-Apparats in Form von kleinen Vakuolen, die zur luminalen Zelloberfläche transportiert werden. Es wird dann durch Exozytose ins Lumen ausgeschleust. Kurz nach der Freisetzung wird der Thyrosinkomponente Jod hinzugefügt, das im Epithelzellzytoplasma durch die Oxidation von Jodid entstanden ist (die Schilddrüsenepithelzelle kann nicht nur Jodid gegen einen Konzentrationsgradienten aus dem Kapillarblut ins Follikellumen transportieren, sondern auch Jodid in elementares Jod überführen). **b** Das Thyroglobulin fungiert als Speicher (Stapeldrüse), aus dem das Thyroxin bei Bedarf herausgelöst und an das Kapillarblut abgegeben werden kann. **c** Zur Thyroxinfreisetzung aus dem gestapelten Kolloid streckt die Schilddrüsenepithelzelle an ihrer luminalen Oberfläche Pseudopodien aus; diese umschließen kleine Kolloidtröpfchen, die dann ins Zytoplasma aufgenommen werden. Mit diesen kleinen Vakuolen fusionieren Lysosomen, und es kommt zur Hydrolyse und Proteolyse des Thyroglobulins, das in kleinere Einheiten zerlegt wird, von denen die wichtigsten Tetrajodthyronin (T_4) oder Thyroxin sind. Ein weiteres Produkt ist Trijodthyronin (T_3); beide sind jodierte Aminosäuren

Hyperthyreose

Bei der Hyperthyreose sind die Schilddrüsenepithelzellen vermehrt, vergrößert und stärker aktiv, so daß Thyroxin im Überschuß gebildet wird (Abb. 15-18).

Klinisch manifestiert sie sich durch Gewichtsverlust und Wärmeempfindlichkeit (durch den erhöhten Grundumsatz), Tremor, Tachykardie und vorquellende Augen (Exophthalmus) durch Zunahme der Supportgewebe in der Orbita.

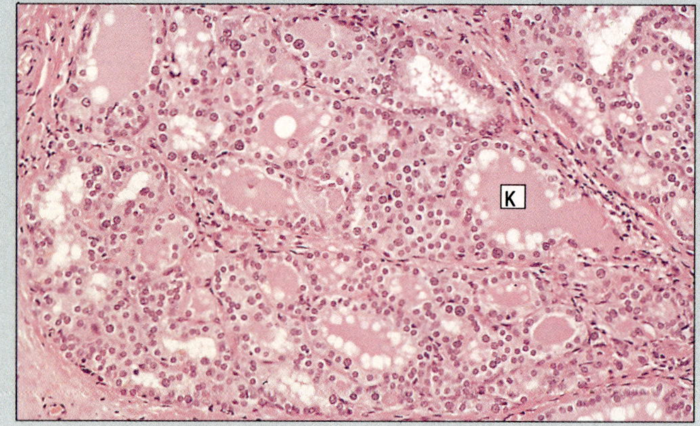

Abb. 15-18. Hyperthyreose. Die Zahl der Schilddrüsenepithelzellen ist gestiegen; sie haben sich in Falten des Follikellumens vorgeschoben. Außerdem sind die Zellen hypertrophiert und hochprismatisch geworden; am Rand des Kolloids (K) weisen helle Resorptionsvakuolen auf Kolloidauflösung zur Thyroxinfreisetzung hin

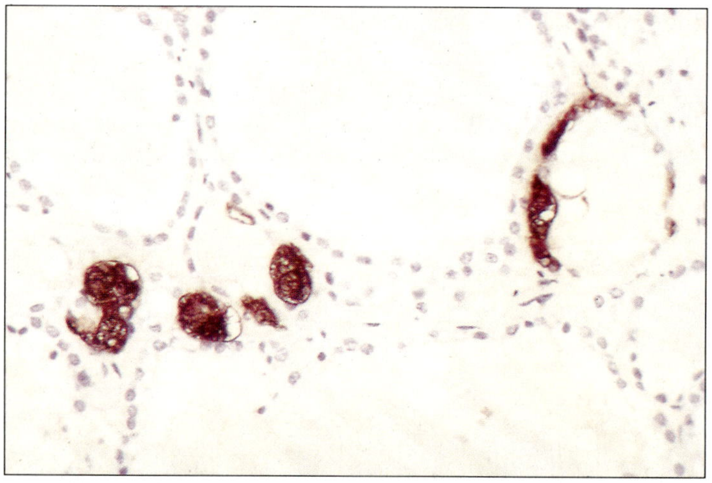

Abb. 15-19. C-Zellen der Thyroidea. Dieser Schnitt zeigt (durch Immunperoxidasemethode für Kalzitonin hervorgehobene) C-Zellen in der Schilddrüse eines Erwachsenen. Sie sind einzeln oder in Gruppen in das Epithel der Follikel eingestreut oder bilden interstitielle Nester. Die Zellen im Follikel liegen gewöhnlich an der Basalmembran und haben anscheinend keinen Kontakt mit dem kolloidgefüllten Lumen

C-Zellen (Kalzitoninproduzenten)

Die Thyroidea bildet auch das Hormon Kalzitonin, das die Kalziumresorption aus dem Knochen durch Osteoklastentätigkeit hemmt. Damit ist es ein Antagonist des Parathormons (s. unten) und senkt den Blutkalziumspiegel. Es kann die Verknöcherungsrate des Osteoids steigen.

Kalzitoninproduzierende (C-)Zellen sind zwischen die Zellen der Schilddrüsenfollikel eingestreut, können aber auch in kleinen Gruppen in der Follikelwand oder parafollikulär, in größeren Gruppen neben den Follikeln liegen. Diese besonders beim Hund häufige Lokalisation hat zu dem alten Synonym „parafollikuläre Zellen" geführt.

C-Zellen sind kleine, blaß gefärbte Zellen, die in Routinepräparaten schwer zu erkennen sind, aber leicht elektronenmikroskopisch oder immunhistochemisch (Abb. 15-19) dargestellt werden können. Ultrastrukturell enthalten sie neurosekretorische Dense-core-Granula, die für neuroendokrine Zellen typisch sind.

Die Kalzitoninsekretion wird offenbar direkt vom Blutkalziumspiegel gesteuert.

Parathyroidea

Die Epithelkörperchen (Glandulae parathyroideae) bilden Parathormon, das für die Kalziumhomöostase von Bedeutung ist.

Lage und Entwicklung

Die Epithelkörperchen, von denen es mindestens 4, bei manchen Menschen bis zu 8 Stück gibt, sind kleine, milchkaffeefarbene endokrine Drüsen. Sie sind meistens oval, können aber auch durch die angrenzenden Organe abgeplattet sein.

Jede Parathyroidea ist etwa 5 mm lang, 3 mm breit und 1–2 mm dick; allerdings ist die Größe stark vom Alter und vom Kalziumstoffwechselstatus abhängig. Beim Erwachsenen wiegt sie etwa 130 mg, bei der Frau gewöhnlich etwas mehr als beim Mann.

Die Epithelkörperchen sitzen meistens am Hals in der Schilddrüsenregion, aber ihre Lokalisation ist variabel. Sie stammen aus dem Entoderm der 3. und 4. Schlundtasche; die Drüsen aus der 3. Schlundtasche liegen am unteren Schilddrüsenpol, die aus der 4. Schlundtasche dagegen dicht am oberen Pol, entweder hinten an der Schilddrüse oder an der Articulatio cricothyroidea. Diese oberen Epithelkörperchen liegen oft unter der Schilddrüsenkapsel oder im Schilddrüsengewebe.

Die Lokalisation der unteren Epithelkörperchen ist viel variabler. Etwa die Hälfte liegt an der vorderen oder hinteren Ober-

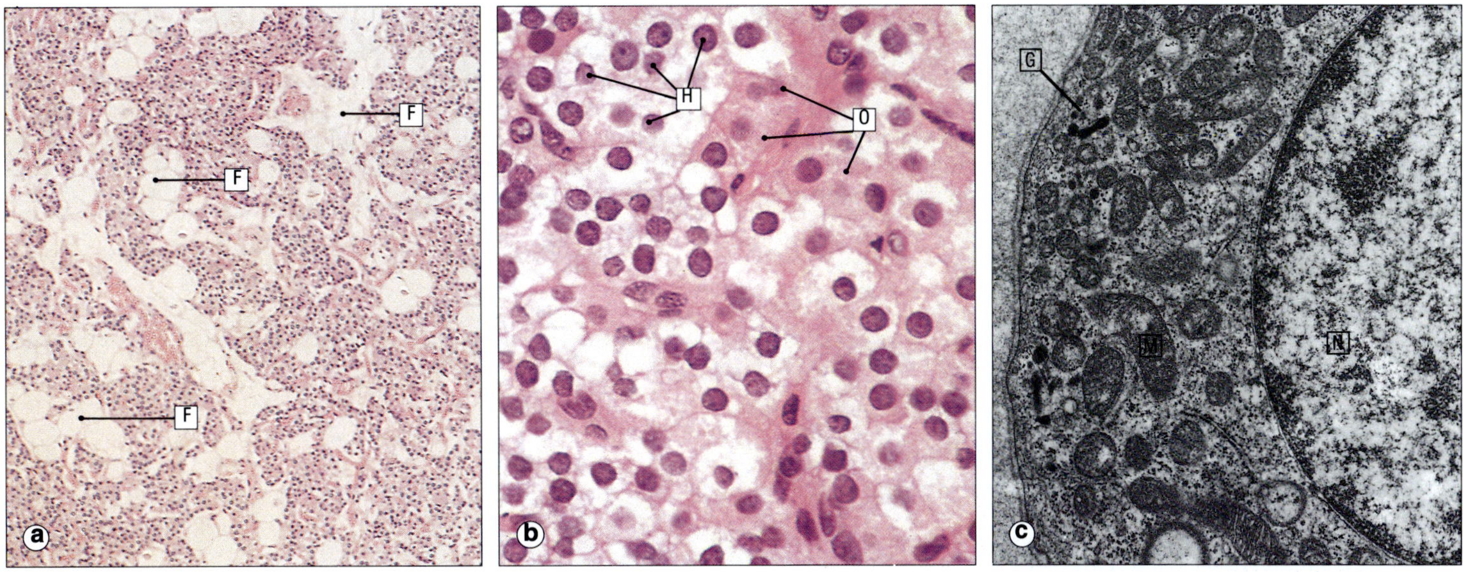

Abb. 15-20 a–c. Parathyroidea. **a** Übersichtsvergrößerung eines HE-gefärbten Epithelkörperchens. Die Fettzellen (F) erscheinen als ungefärbte Regionen. **b** HE-Schnitt der Parathyroidea in starker Vergrößerung mit Hauptzellen (H) und oxyphilen Zellen (O). **c** Ultrastruktur einer oxyphilen Zellen mit ihrem Kern (N). Die Zelle enthält viele Mitochondrien (M), aber nur wenige sekretorische Granula (G)

fläche des unteren Pols der Schilddrüsenseitenlappen, die andere Hälfte kurz unterhalb des unteren Pols. Gelegentlich findet sich eine Parathyroidea in Thymusresten des Mediastinums.

Zytologie

Die normale Parathyroidea des Erwachsenen ist von einer dünnen faserigen Kapsel umgeben und aus 3 Zellarten zusammengesetzt: Hauptzellen, die das Parathormon bilden, oxyphilen Zellen und Fettzellen.

Fettzellen

Fettzellen treten in der Pubertät in der Parathyroidea auf und nehmen bis etwa zum 40. Lebensjahr zu. Anschließend ist ihr Anteil an der Drüse ziemlich konstant, er kann im hohen Alter absinken. Sie bilden das Hintergrundstroma, in das die Hauptzellen und Oxyphilen in Strängen und Nestern angeordnet sind, die engen Bezug zu feinen Kapillarnetzen haben.

Hauptzellen

Hauptzellen der Parathyroidea messen etwa 8–10 µm im Durchmesser und sind annähernd kugelig. Die zentral gelegenen Kerne sind klein, rund und dunkel gefärbt, das Zytoplasma ist gewöhnlich blaß rötlich-violett (Abb. 15-20); es wird in gewissen Aktivitätsstadien durch Glykogen- und Lipideinlagerungen vakuolisiert, was zu dem Ausdruck „helle Hauptzellen“ führte.

Da die Hauptzellen den hormonal aktiven Anteil der Parathyroidea darstellen, hängt ihr ultrastrukturelles Erscheinungsbild weitgehend davon ab, ob sie sich in der Ruhe-, Bildungs- oder Sekretionsphase befinden. Sie enthalten membranumgebene neuroendokrine Granula mit Parathormon, die überwiegend in der Peripherie liegen, und in der Synthesephase sieht man Stapel von rauhem ER und einen aktiven Golgi-Apparat. In der Ruhephase sind immer noch neurokrine Granula vorhanden, aber der Golgi-Apparat ist klein und das rauhe ER weniger gut entwickelt; es treten auch Glykogengranula und kleine Lipidtropfen auf. Bei der Hormonsynthese wird dieses Glykogen und Lipid unauffällig, aber es tritt wieder in Erscheinung, wenn die Zellen das verpackte Hormon sezernieren.

Beim gesunden Erwachsenen mit normaler Kalziumbilanz liegen etwa 80 % der Hauptzellen in der Ruhephase vor. Wenn sich eine Hyperkalzämie ausbildet, steigt ihr Anteil auf 100 % (und die Zellen enthalten viele kleine Lipidtropfen). Bei einer vorübergehenden oder ständigen Hypokalzämie sinkt der Anteil der ruhenden Hauptzellen. Im Lichtmikroskop kann eine synthetisierende oder sezernierende Hauptzelle am violetten Zytoplasma und dem Fehlen der feinen Lipidtropfen erkannt werden.

Oxyphile Zellen

Die Oxyphilen sind größer als die Hauptzellen (>10 µm) und haben vergleichsweise mehr Zytoplasma. Es ist deutlich eosinophil und körnig, da es zahlreiche Mitochondrien enthält; die Kerne sind klein, rund und dunkel.

Ultrastrukturell ist das Zytoplasma der oxyphilen Zellen mit großen, aktiven Mitochondrien vollgestopft, das dazwischengelegene Zytoplasma zeigt nur wenige freie Ribosomen und Glykogengranula. Diese Zellen sind hormonell inaktiv, sie enthalten kein endoplasmatisches Retikulum oder neurosekretorische Granula. Gelegentlich findet man Übergangsformen zwischen Oxyphilen und aktiven Hauptzellen.

Vor der Pubertät sind die Oxyphilen selten; sie treten im jungen Erwachsenenalter vermehrt auf, entweder einzeln oder in Gruppen. Bei Älteren sind sie oft zahlreich und bilden manchmal ovale oder rundliche tumorähnliche Knötchen in einem normal großen Epithelkörperchen.

Störungen der Parathormonsekretion

Parathormon sorgt für die Aufrechterhaltung des Kalziumserumspiegels, indem es Kalzium aus dem Pool im mineralisierten Knochen mobilisiert. Daher erzeugt ein Parathormonüberschuß eine destruktive Wirkung auf den Knochen. Ein solcher Hyperparathyroidismus kann primär oder sekundär sein.

- Der **primäre Hyperparathyroidismus** wird durch einen Tumor verursacht, ein gutartiges Hauptzelladenom in einem der Epithelkörperchen (Abb. 15-21).
- Der **sekundäre Hyperparathyroidismus** entsteht durch eine generalisierte Hyperplasie aller Epithelkörperchen aufgrund eines niedrigen Kalziumserumspiegels nach starken Kalziumverlusten über den Harn. Ursache dafür ist gewöhnlich eine chronische Niereninsuffizienz (renaler Hyperparathyroidismus).

Eine anhaltende **Hyperkalzämie** kann zu schweren Symptomen führen wie Muskelschwäche, Benommenheit, Lethargie und extremem Durst, und sie schafft eine Prädisposition für die Ablagerung von Kalziumsalzen in den Geweben, besonders in den Gefäßwänden (**heterotope Verkalkung**).

Eine **Hypokalzämie** entsteht gewöhnlich bei chirugischer Entfernung aller oder der meisten Epithelkörperchen, kann aber auch von exzessiven Kalziumverlusten über die Niere oder einer gestörten Kalziumaufnahme herrühren.

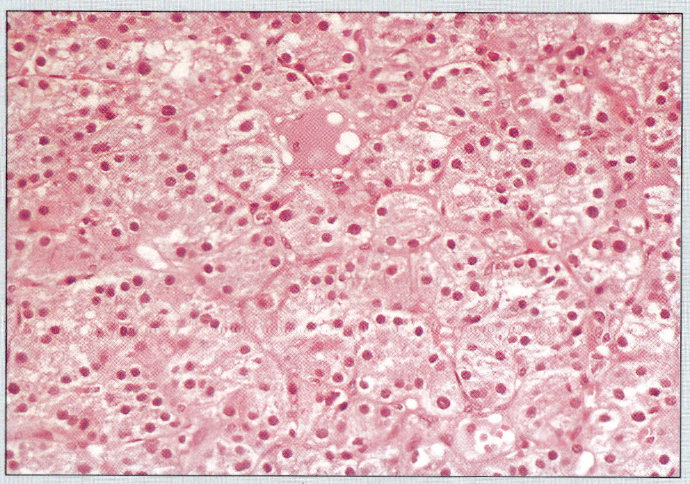

Abb. 15-21. Nebenschilddrüsenadenom. Ein gutartiger Tumor (Adenom) der Glandula parathyroidea. Er ist aus Schichten von Hauptzellen zusammengesetzt, die Parathormon bilden. Die Behandlung solcher Tumoren besteht in chirugischer Entfernung

Nebenniere

Die Nebenniere (Glandula suprarenalis) sitzt beiderseits am oberen Pol der Niere und enthält in einem Organ 2 unterschiedliche endokrine Systeme vereinigt.

- Die **Nebennierenrinde** bildet und sezerniert Steroidhormone (**Kortikoide**), deren Ausgangsmaterial Cholesterin darstellt.
- Das **Nebennierenmark** bildet und sezerniert die vasoaktiven **Katecholamine** Adrenalin und Noradrenalin.

Nebennierenrinde

Anatomie und Entwicklung

Die Nebennierenrinde (NNR) bildet die äußere Schicht der Nebenniere und besteht beim Erwachsenen aus 3 deutlichen Zonen, der Zona glomerulosa, fasciculata und reticularis. Diese Zonen werden außen von einer dünnen Kapsel umgeben und grenzen innen an das Mark (Abb. 15-22).

- Die äußere **Zona glomerulosa** (Abb. 15-23) synthetisiert und sezerniert Mineralokortikoide, besonders **Aldosteron** und **Desoxykortikosteroid**.

- Die mittlere **Zona fasciculata** (Abb. 15-24) sezerniert Glukokortikoide, besonders **Kortisol** und **Kortikosteron**, und auch kleine Mengen des Androgens **Dehydroepiandrosteron** (DHA).
- Die innere **Zona reticularis** (Abb. 15-25) bildet androgene Steroide und einige Glukokortikoide, diese aber gewöhnlich nur in kleinen Mengen.

Beim Fetus und Neugeborenen ist die NNR vergleichsweise viel dicker als beim Erwachsenen und besitzt eine zusätzliche äußere kortikale Zone, die nach der Geburt einer Involution unterliegt. Die 3 Schichten der Rinde des Erwachsenen entwickeln sich aus den übriggebliebenen Zellen.

Die Zellen, die der Involution unterliegen, zeigen das Erscheinungsbild steroidsezernierender Zellen mit einem großen Golgi-Apparat und vielen Lipidtropfen; außerdem haben sie runde Mitochondrien mit Tubuli statt Cristae, die denen in der adulten Zona fasciculata stark ähneln.

Die Aktivität der fetalen Nebennierenrinde wird zum Teil durch die fetale Hypophyse kontrolliert, und zwar durch die Rückkoppelung von Kortisol auf die ACTH-Sekretion des HVL, teilweise aber auch durch die Plazentahormone.

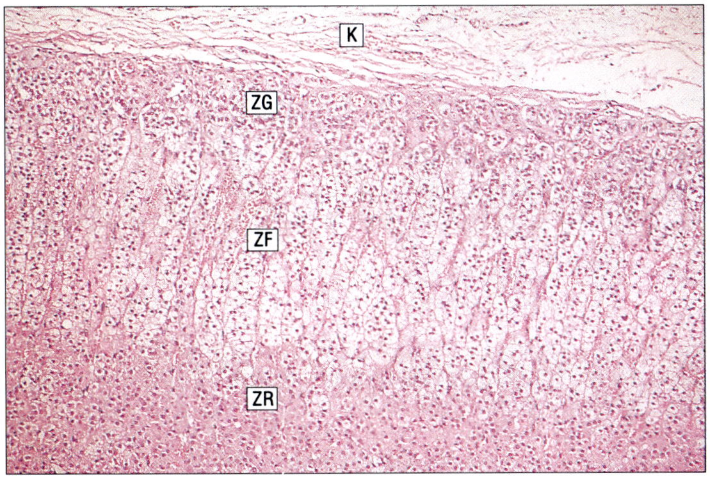

Abb. 15-22. Nebennierenrinde. Unter der Kapsel (K) liegen die 3 deutlich abgesetzten Rindenzonen: die Zona glomerulosa (ZG), Zona fasciculata (ZF) und Zona reticularis (ZR)

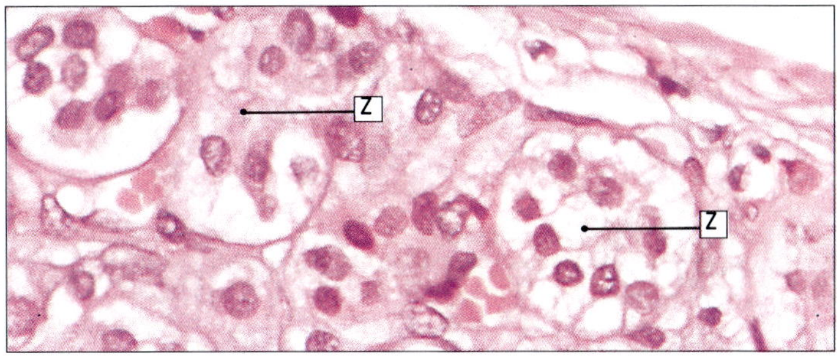

Abb. 15-23. Zona glomerulosa. Die Zona glomerulosa stellt die dünne subkapsuläre Zone der Nebennierenrinde dar, die an ihrer Unterseite ohne scharfe Grenze in die Zona fasciculata übergeht. Sie ist fleckenförmig verteilt und bildet nicht immer eine komplette Schicht. Die Zona glomerulosa besteht aus kleinen kompakten Zellen (Z), die in Gruppen zusammenliegen und durch ein Stroma getrennt werden, das überwiegend aus dünnwandigen Kapillaren besteht. Die Zellen enthalten spärliche Lipidtröpfchen, die mit gut ausgebildetem glatten ER vergesellschaftet sind; dagegen gibt es vergleichsweise wenig rauhes ER

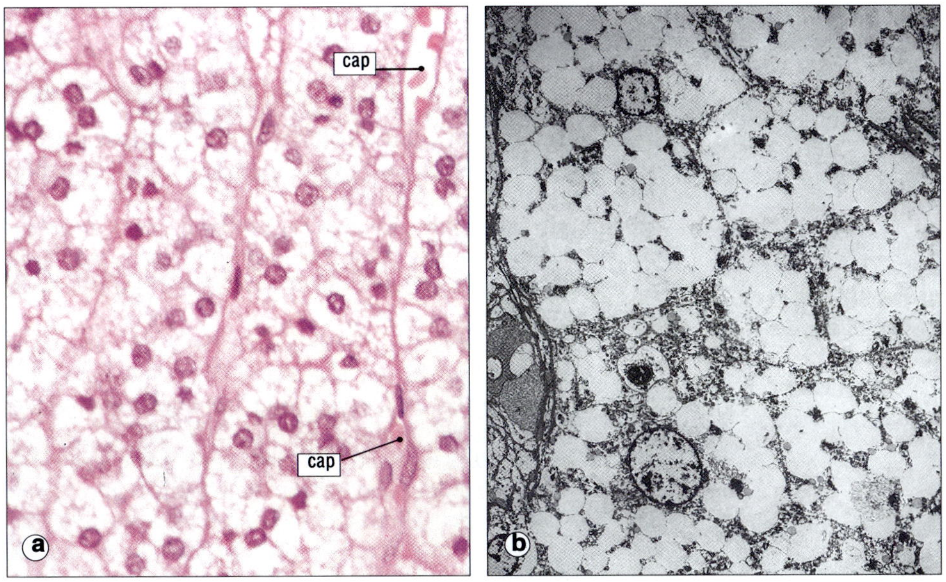

Abb. 15-24 a, b. Zona fasciculata. a Die Zona fasciculata nimmt den größten Teil der NNR ein und besteht aus großen, rechteckigen Zellen, deren Zytoplasma hell oder fein vakuolisiert ist, da es Ansammlungen von Fetttröpfchen enthält, die Cholesterin und intermediäre Lipide sowie bereits gebildete Glukokortikoide enthalten. Diese Zellen bilden senkrechte Säulen, die meistens 2–3 Zellen breit sind und durch Kapillaren (cap) begrenzt werden (s. auch Abb. 15-22).
b Ultrastrukturell zeigen die Zellen reichlich rauhes ER, charakteristische kleine runde oder ovale Tubulusmitochondrien (s. S. 13) und eine große Menge an Lipidvakuolen. Die Oberflächen von Zellen, die an Kapillaren angrenzen, können an dieser Seite kleine Mikrovilli aufweisen

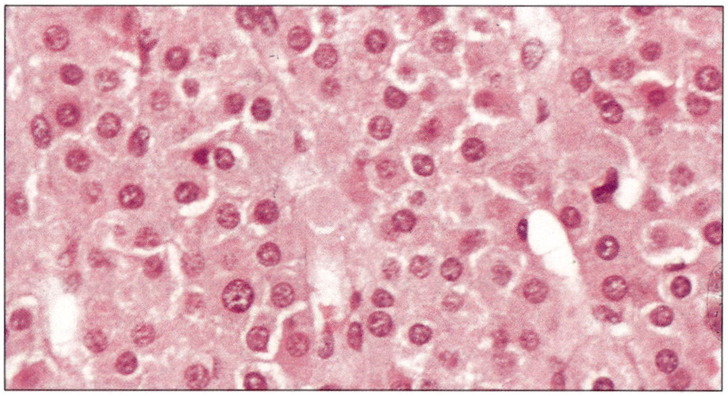

Abb. 15-25. Zona reticularis. Diese innere Zone der NNR ist dünner als die Zona fasciculata, aber dicker als die Zona glomerulosa. Sie besteht aus Zellen mit eosinophilem Zytoplasma, die zu einem anastomosierenden Netzwerk aus Zellhaufen und -säulen angeordnet sind, in dem ein Kapillarnetz den Zellmembranen dicht anliegt. In HE-gefärbten Präparaten ist die Anwesenheit eines braunen Pigments (Lipofuszin) typisch. Mit bloßem Auge sieht diese Schicht blaßbraun aus, während die Zona fasciculata hellgelb ist. Ultrastrukturell besitzen die Zellen viel glattes ER und elektronendichte, unregelmäßige Lipofuszinansammlungen sowie Lysosomen und ovale oder lange Tubulusmitochondrien, die denen in der Zona fasciculata ähneln

Erkrankungen der Nebennierenrinde

Die häufigsten NNR-Erkrankungen sind die Unterfunktion und die Überfunktion mit einem Mangel oder Überschuß aller Steroidhormone der Nebenniere. Die klinischen Auswirkungen beruhen aber größtenteils auf der Wirkung der Hormone aus der Zona fasciculata, den Glukokortikoiden.

Die häufigste Ursache einer **NNR-Unterfunktion (Morbus Addison)** ist eine krankheitsbedingte Zerstörung beider Nebennieren, bei der nicht genügend Rindenmaterial zur Hormonproduktion übrigbleibt. Die Ursache dafür ist oft eine Autoimmunkrankheit oder auch Tuberkulose.

Eine NNR-Unterfunktion kann auch durch hohe, therapeutisch verabreichte Glukokortikoiddosen erzeugt werden; sie unterdrücken die Freisetzung von ACTH aus der Hypophyse, so daß die Nebennierenrinde selbst keine Steroidhormone mehr bildet. Wird in einer solchen Situation die Steroidtherapie plötzlich abgesetzt, so kann der Patient in eine akute Nebennierenunterfunktionskrise kommen.

Eine NNR-Unterfunktion manifestiert sich klinisch durch Hypotonie, Hyponatriämie und eine braune Hautpigmentierung, sie kann in Form einer Krise auftreten, die mit einem plötzlichen Kollaps und schwerem Schock verbunden ist.

Eine **NNR-Überfunktion** entsteht üblicherweise durch eine Hyperplasie der Nebennierenrinde oder einen hormonell aktiven Tumor. Wenn der Tumor Glukokortikoide bildet, entwickelt der Patient ein Cushing-Syndrom, während die Bildung von Mineralokortokoiden zum Conn-Syndrom führt.

- Ein **Cushing-Syndrom** manifestiert sich klinisch durch ein Vollmondgesicht, Hirsutismus, Akne, Stammfettsucht, Striae, Osteoporose, Diabetes mellitus, Hypertonie, Hypokalzämie, Muskelschwäche und geistige Störungen.
- Das **Conn-Syndrom** ist verbunden mit Hypertonie sowie mit einer Hypokalzämie, die zu Polyurie und Muskelschwäche führt, und einer Alkalose.

Nebennierenmark

Lage und Entwicklung

Das Nebennierenmark nimmt das Zentrum der Nebenniere ein und wird von der Rinde umgeben; es ist gewöhnlich braun gefärbt.

Das Nebennierenmark stammt von der Neuralleiste ab und ist ein Teil des neuroendokrinen Systems. Es sezerniert **Adrenalin**, **Noradrenalin** und verschiedenartige Peptide einschließlich der **Enkephaline**. Die Synthese von Adrenalin und Noradrenalin wird durch sympathische und parasympathische Nervenäste in der Nebenniere kontrolliert.

Zytologie

Nebennierenmarkzellen haben gewöhnlich blaß gefärbte Kerne, ihr Zytoplasma ist feinkörnig und färbt sich violett an. Die Zellen sind polyedrisch und in Gruppen, Strängen oder Säulen angeordnet, die von einem reichen Kapillarmaschenwerk umgeben sind (Abb. 15-26 a).

Ultrastrukturell enthalten die Markzellen unterschiedlich geformte neuroendokrine Granula, deren Größe zwischen 150–350 nm Durchmesser schwankt.

- Adrenalinsezernierende Zellen enthalten kleine, kugelige neuroendokrine Granula, deren elektronendichter Inhalt sie fast ganz ausfüllt und nur einen kleinen, hellen Halo unter der dünnen Membran stehen läßt.
- Noradrenalinsezernierende Zellen haben größere neuroendokrine Granula mit einem auffälligen hellen Halo unter der Membran; die Granula enthalten unregelmäßiges und oft kantiges elektronendichtes Material (Abb. 15-26 b).

Nebennierenmarkzellen synthetisieren und speichern ihre jeweiligen Peptidhormone und setzen gewöhnlich nur kleine Mengen auf einmal frei; allerdings werden unter dem Einfluß des autonomen Nervensystems bei akutem Streß oder Aufregung größere Mengen sezerniert.

Aufgrund ihres hohen Katecholamingehalts nehmen Nebennierenmarkzellen eine intensive Braunfärbung an, wenn sie der Luft oder einem stark oxidierenden Agens wie z. B. Kaliumbichromat ausgesetzt sind; bei der Oxidation der Amine bilden sich braune Pigmente. Darauf basiert der alte Ausdruck „chromaffine Zellen".

Gefäßversorgung der Nebenniere

Die Nebennieren werden reich mit Arterien versorgt, die an ihrer Oberfläche einen Plexus aus Kapselarterien bilden. Aus diesem Arterienplexus entspringen 2 Arten von Arteriolen; kortikale und medulläre Arteriolen (Abb. 15-27).

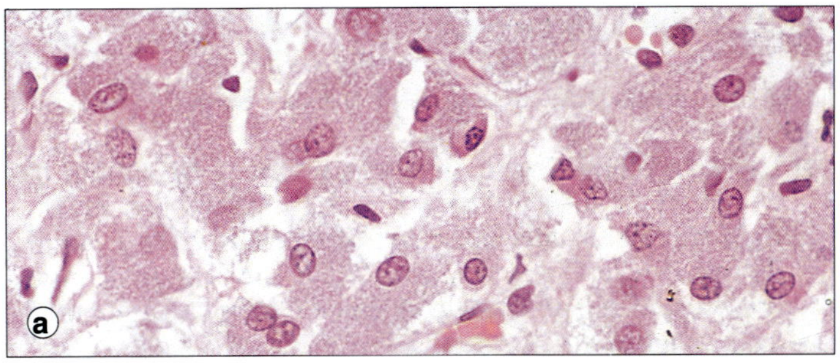

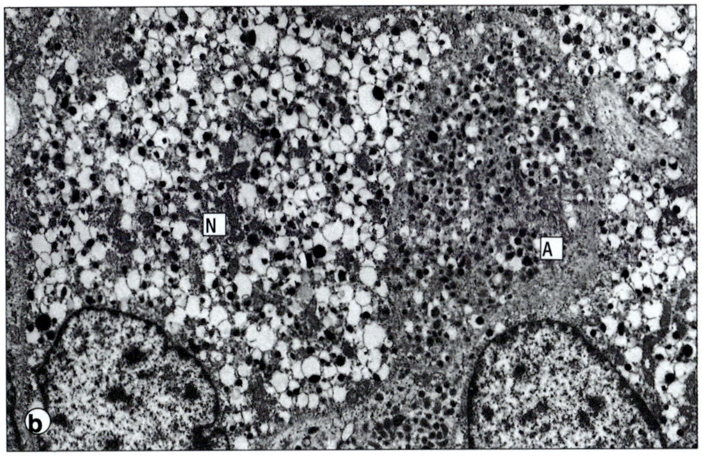

Abb. 15-26 a, b. Nebennierenmark. a Nebennierenmarkzellen mit großen Kernen und feinkörnigem Zytoplasma. **b** Im elektronenmikroskopischen Bild sind große Dense-core-Granula zu sehen; sie entsprechen den Adrenalin- (A) und Noradrenalingranula (N)

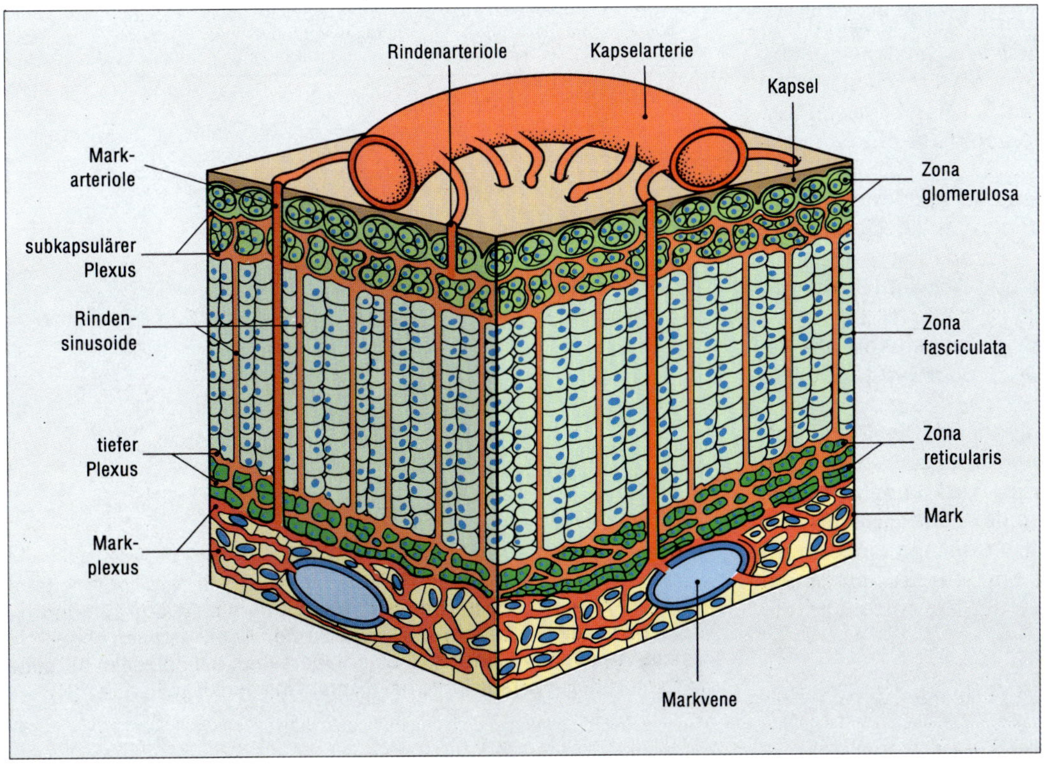

Abb. 15-27. Gefäßversorgung der Nebenniere. Rindenarteriolen bilden einen subkapsulären Plexus, aus dem Rindensinusoide entstehen, die zwischen den Zellsäulen der Zona fasciculata herabziehen und einen weiteren tiefen Plexus in der Zona reticularis bilden. Dieser tiefe Plexus kommuniziert mit dem Gefäßplexus des Marks. Markarteriolen entspringen direkt aus den Kapselarterien und ziehen unverzweigt durch die Rinde ins Mark, wo sie den Markplexus speisen. Aus den tiefen Markplexus ziehen kleine venöse Gefäße in die große Markvene

Endokrines Pankreas

Der neuroendokrine Anteil des Pankreas beim Menschen hat 3 Anteile.

1. Die Langerhans-Inseln sind umschriebene Strukturen und enthalten die meisten der hormonproduzierenden Zellen.
2. Isolierte Nester oder Klumpen neuroendokriner Zellen bilden eine kleine Population von Zellen, die sich von den Inseln unterscheiden lassen und zu kleinen Gruppen zusammengelagert sind.
3. Einzelzellen sind ins exokrine Pankreas und das Ausführungsgangsystem eingestreut (s. S. 169) und können mit immunhistochemischen Methoden nachgewiesen werden.

Langerhans-Inseln

Bei den Langerhans-Inseln handelt es sich um auffällige Zellhaufen, die in den exokrinen Anteil der Bauchspeicheldrüse eingestreut sind. Sie sind in der Schwanzregion am zellreichsten und weisen starke Schwankungen in Größe und Zellzahl auf. Die einzelnen Zellen der Inseln sind kleiner und blasser als die exokrinen Drüsenzellen und werden durch die angrenzenden Zellen rundlich oder polygonal geformt. Jede Insel besitzt ein Kapillarnetz, so daß jede Zelle Kapillarkontakt hat (Abb. 15-28).

Die Pankreasinseln entstehen aus Zellknospen von den gleichen kleinen Gängen aus, die später zum Ausführungsgangsystem des exokrinen Pankreas gehören, und gelegentlich findet man noch beim Menschen unterschiedlich große Inseln, die einem Pankreasgang im fibrösen Supportgewebe anliegen.

Jede Pankreasinsel weist eine Anzahl verschiedener neuroendokriner Zellen auf, von denen jede im wesentlichen mit der Bildung eines einzelnen Hormons betraut ist. Es gibt viele unterschiedliche Bezeichnungen, und die Nomenklatur dieser einzelnen Zellarten ist verwirrend.

Die Inseln enthalten 4 Hauptzelltypen und mindestens 2 weitere Zellarten. Der Anteil der Haupttypen an der Gesamtzahl der endokrinen Pankreaszellen ist im folgenden aufgelistet.

- Etwa 70 % der Zellen bilden Insulin und Amylin (B- oder β-Zellen, Abb. 15-29).
- Etwa 20 % bilden Glukagon (A- oder α-Zellen, Abb. 15-30).
- Etwa 5–10 % bilden Somatostatin (D-, δ- oder Typ-III-Zellen, Abb. 15-31).
- Etwa 1–2 % bilden pankreatisches Polypeptid (PP- oder F-Zellen). Diese Zellen, die bei der Untersuchung eines beliebigen Pankreasstücks vergleichsweise spärlich vorkommen, finden sich in größerer Zahl in der Rückseite des Pankreaskopfs. Sie sind auch in die Wände der Ausführungsgänge eingestreut. Ihre neurosekretorischen Vakuolen sind kugelig mit einem elektronendichten Kern (Dense core), der von einem breiten, hellen Saum umgeben ist.

Die weiteren Zellarten bilden:

- vasoaktives intestinales Peptid (VIP) (D1- oder Typ-IV-Zellen);
- gemischte Sekrete (enterochromaffine oder EC-Zellen).

Die weiteren Zellarten kommen in geringer Anzahl mit in den Inseln vor, aber auch eingestreut in die exokrinen Anteile samt den Ausführungsgängen. Die Zellen mit gemischten Sekreten sollen eine Reihe aktiver Peptide herstellen, darunter Serotonin, Motilin und Substanz P.

Daß das Gewebshormon des Magens (Gastrin) bei manchen Inseltumoren exzessiv gebildet wird, ist offenbar eine Anomalie, denn es konnte in normalen Pankreasinseln nicht mit Sicherheit nachgewiesen werden.

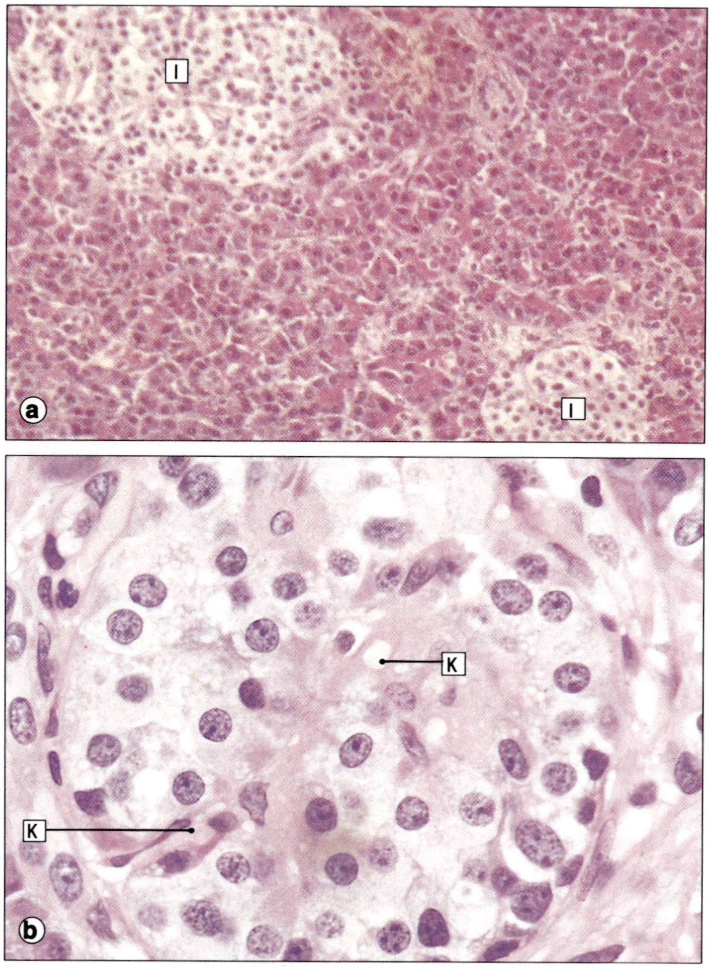

Abb. 15-28 a, b. Langerhans-Inseln. a Übersichtsvergrößerung des Pankreasgewebes, in dessen exokrinen Anteil deutlich abgesetzte, rundliche Zellinseln (I) eingelagert sind. **b** Inselzellen bei starker Vergrößerung; jede Zelle hat Kontakt mit dem Kapillarnetz (K)

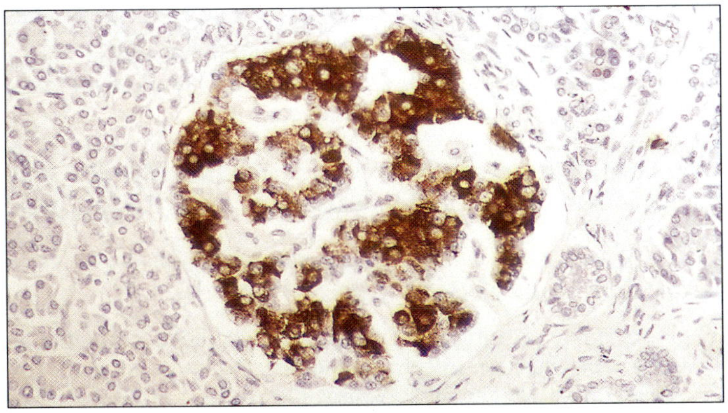

Abb. 15-29. Insulinsezernierende Zellen. Zellen, die Insulin oder Amylin sezernieren, besiedeln das Zentrum der Langerhans-Inseln des Pankreas und stellen den häufigsten Zelltyp dar. Diese Insel wurde mit einer Immunperoxidasemethode zum Insulinnachweis angefärbt. Die Zellen enthalten ein gut entwickeltes rauhes ER, einen ausgeprägten Golgi-Apparat und zahlreiche, etwa 300 nm große neurosekretorische Vesikel. Diese haben einen zentralen elektronendichten Core in Form einer rhombischen oder polyedrischen Kristallstruktur, der von einem hellen Hof unter der schmalen Membran umgeben ist. Bei einigen Vesikeln fehlt der Core, vielleicht deshalb, weil sie gerade Insulin abgegeben haben. Der zentrale Core enthält wohl in einem Zinkkomplex das Insulin. Das Peptid Amylin soll die Insulinwirkung modulieren können

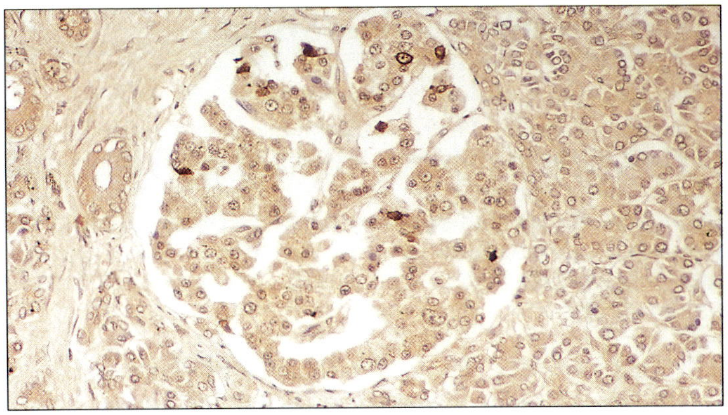

Abb. 15-31. Somatostatinsezernierende Zellen. Somatostatinsezernierende Zellen bilden nur eine kleine Population und sind beim Menschen anscheinend wahllos in die Pankreasinseln eingestreut, wie in dieser Immunperoxidasedarstellung des Somatostatin. Manche Inseln enthalten diese Zellen in größeren Mengen, manche gar keine. Somatostatinsezernierende Zellen enthalten größere neurosekretorische Vesikel als die insulin- oder glukagonproduzierenden Zellen; sie messen bis zu 350 nm und haben einen viel weniger elektronendichten Core

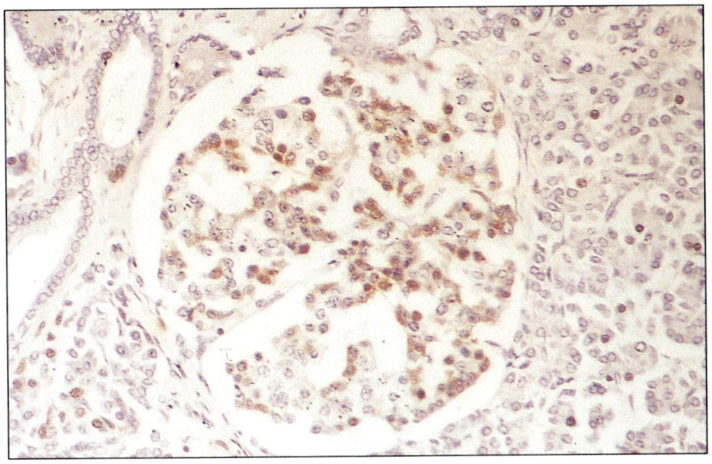

Abb. 15-30. Glukagonsezernierende Zellen. Glukagonsezernierende Zellen haben ähnliche ultrastrukturelle Merkmale wie die insulinsezernierenden Zellen, aber ihre sekretorischen Vesikel sind kleiner und haben einen mehr ovalen elektronendichten Core, der gewöhnlich exzentrisch liegt

Gefäß- und Nervenversorgung der Inseln

Die Inseln enthalten ein komplexes Kapillarnetz mit einem fenestrierten Endothel, wie es in vielen anderen endokrinen Organen vorkommt. Diese Kapillaren entspringen aus kleinen Kapillaren außerhalb der Inseln und sind jenseits der Inseln mit Kapillaren vernetzt, die den exokrinen Pankreasanteil versorgen.

Die Pankreasinseln werden vom autonomen Nervensystem innerviert, und zwar durch sympathische und parasympatische Nervenzweige, die mit der Oberfläche von etwa 10% aller Zellen in direkten Kontakt treten. Zwischen benachbarten Inselzellen bestehen gut entwickelte Gap junctions, über die vielleicht der Nervenreiz an die anderen Zellen weitergegeben wird. Das autonome Nervensystem innerviert auch die Blutgefäße und beeinflußt vielleicht die Durchblutung.

Eine parasympathische Reizung steigert die Freisetzung von Insulin und Glukagon, während eine Sympathikusreizung die Insulinabgabe hemmt.

Ovar und Hoden

Hoden und Ovar haben auch endokrine Funktionen, obwohl ihre Hauptaufgabe in der Bildung von Keimzellen besteht (s. Kap. 17, S. 305–312; Kap. 18, S. 333–340).

Diffuses neuroendokrines System

Bislang sind die neuroendokrinen Zellen behandelt worden, die in Form endokriner Drüsen zusammengelagert sind. Es gibt daneben allerdings ein weitverbreitetes System disseminierter neuroendokriner Zellen, die Amine und Peptidhormone produzieren und oft nur parakrin eine lokale Wirkung haben, ohne systemisch endokrin aktiv zu sein. Viele dieser Zellen gehören zum sog. APUD-System und weisen folgende gemeinsame Merkmale auf:

- Sie sind zuständig für die Aufnahme und Decarboxylierung von Aminvorläuferverbindungen, aus denen aktive Amine entstehen (**Amine precursor uptake and decarboxylation, APUD-Zellen**).
- Sie enthalten charakteristische Zellorganellen, bekannt als **neurosekretorische Vesikel** oder **Dense-core-Granula**, deren Ultrastruktur einem Kern (Core) mit wechselnder Elektronendichte ähnelt, der gewöhnlich rundlich, manchmal aber auch kantig ist; dieser dichte Kern ist von einem hellen Hof (Halo) unter der deutlichen Vesikelmembran umgeben. Unabhängig von der Form des Core ist das ganze Vesikel üblicherweise kugelig oder oval. Die Vesikel unterscheiden sich in ihrer Größe (100–600 nm Durchmesser), in der Form (rund oder oval), in der Breite des hellen Hofs und in der Elektronendichte des zentralen Kerns, je nach Art des produzierten Amins oder Peptids. Manchmal unterliegt ihre Sekretion einer neuralen Kontrolle.

Beispiele für neuroendokrine Zellen sind schon in diesem Kapitel erwähnt worden, z. B. Nebennierenmarkzellen (s. S. 262), kalzitoninsezernierende C-Zellen (s. S. 258) und Pankreasinselzellen (s. S. 264). Weitere Beispiele folgen in den anderen Kapiteln.

Wichtige Zellen des diffusen neuroendokrinen Systems sind enteroendokrine Zellen und endokrine Zellen des Respirationstrakts.

Enteroendokrine Zellen

Im gesamten Verdauungstrakt enthält das Epithel der Innenauskleidung eingestreute **enteroendokrine Zellen**. Sie sind im wesentlichen im Magen, Dünn- und Dickdarm konzentriert (s. Abb. 10-25 und 10-40), kommen aber auch im Ösophagus sowie in den Gängen der Darmanhangsdrüsen (Gallen- und Pankreasgänge) vor.

Im allgemeinen sind enteroendokrine Zellen klein, enthalten einen kugeligen Kern und blaß gefärbtes Zytoplasma und ruhen auf der Basalmembran des Schleimhautepithels (Abb. 15-32); viele erreichen nicht das Lumen. Die neurosekretorischen Vesikel sind besonders in den basalen Teilen dieser Zellen konzentriert.

Enteroendokrine Zellen sind in Routine-HE-Färbungen schwer zu identifizieren, können aber durch besondere Versilberungen hervorgehoben werden, daher der alte Name argentaffine oder argyrophile Zellen. Ein anderes altes Synonym, enterochromaffine Zellen, basiert auf ihrer Reaktion mit Kaliumbichromat zu einem braunen Farbstoff. Immunhistochemische

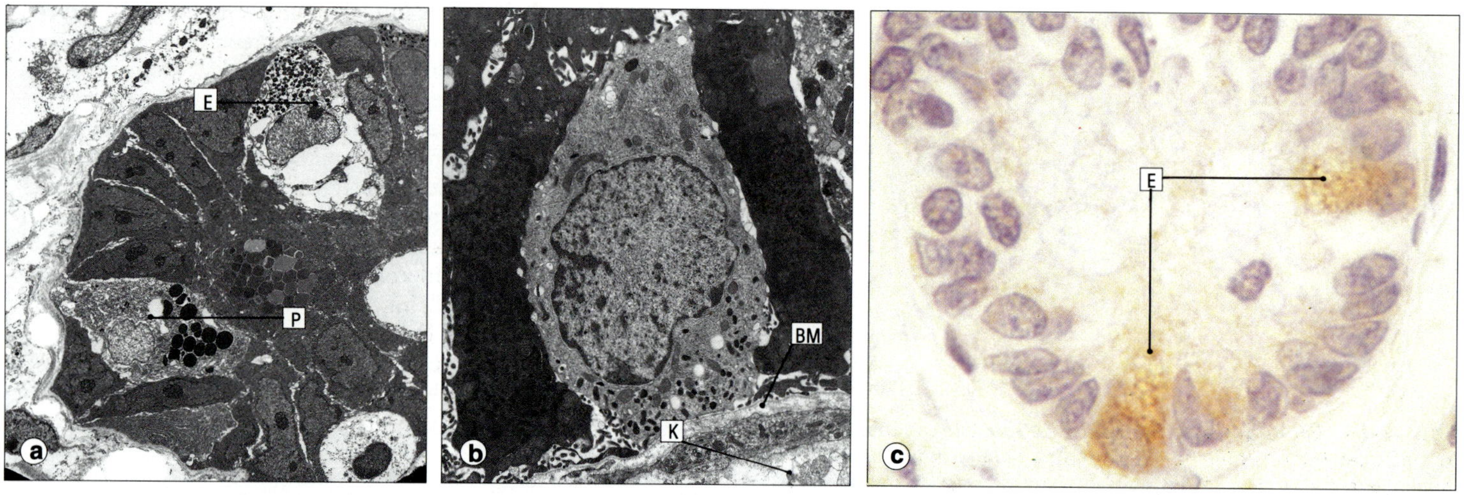

Abb. 15-32 a–c. Enteroendokrine Zelle. a Elektronenmikroskopische Übersicht vom Grund einer Lieberkühn-Krypte des Dünndarms. Die enteroendokrine Zelle (E) ist basal gekörnt, die exokrine Paneth-Zelle (P) supranukleär (s. Abb. 10-39). **b** Die neuroendokrinen Vesikel sind über der Basalmembran (BM) konzentriert; dicht darunter liegt eine Kapillare (K). **c** Immunperoxidasedarstellung des Synaptophysin in enteroendokrinen Zellen (E); dieses Glykoprotein weist eine Spezifität für die Membran neuroendokriner Vesikel auf

Methoden haben viel mehr enteroendokrine Zellen nachgewiesen, als das mit Silbersalzen möglich ist, und geben auch einen Hinweis auf ihr Hauptsekret. Sie haben daher die alten Silbermethoden mit Recht abgelöst.

Die ultrastrukturellen Merkmale enteroendokriner Zellen, besonders in Hinblick auf Größe, Form und Anzahl der Sekretgranula, schwanken je nach hergestelltem Amin oder Peptidhormon, von denen schon mehr als 20 verschiedene identifiziert wurden. Die meisten dieser Hormone lassen sich nicht genau mit ultrastrukturellen Charakteristika der Granula korrelieren; wahrscheinlich können einige oder alle dieser Zellen mehr als einen Stoff herstellen.

Endokrine Zellen des Respirationstrakts

In den Atemwegen des Menschen gibt es neuroendokrine Zellen in 2 Formen.

- Einzelne neuroendokrine Zellen sind ins Epithel der Trachea, der intrapulmonalen Luftwege und gelegentlich auch in die Alveolarwand eingestreut. In den HE-Färbungen sind sie blaß; ohne Spezialmethoden wie die Immunzytochemie sind solche Zellen schwer zu erkennen. Wie bei den enteroendokrinen Zellen liegt der größte Teil der Zelle der Basalmembran des Epithels auf (s. Abb. 15-32 a), aber ein Zytoplasmazipfel erstreckt sich luminal zwischen die angrenzenden Epithelzellen.
- Kleine Ansammlungen neuroendokriner Zellen bilden kleine Wälle, die sich in das Lumen der Luftwege oder Alveolen vorwölben. Diese Ansammlungen, die besonders an Bronchialbaumverzweigungen auffallen, empfangen von peribronchialen und peribronchiolären Nerven marklose Axone und sind als **neuroepitheliale Körperchen** bezeichnet worden (s. Abb. 9-11).

Das Zytoplasma der vereinzelten und auch der zusammengelagerten pulmonalen neuroendokrinen Zellen enthält neurosekretorische Vesikel. In diesen Zellen sind Serotonin, Bombesin, Kalzitonin und das Kalzitonin-Gen-verwandte Peptid (Calcitonin gene related peptide, CGRP), [Leu^5]-Enkephalin und Substanz P nachgewiesen worden.

Beim Menschen sind die neuroendokrinen Zellen des Atemtrakts bei der Geburt am zahlreichsten und ausgeprägtesten und nehmen danach rasch ab, während sie bei Tieren, besonders Nagern, in signifikanter Anzahl lebenslang erhalten bleiben.

Paraganglien

Paraganglien bestehen aus speziellen neuroendokrinen Zellen mit neurosekretorischen Vesikeln, die mit dem autonomen Nervensystem verbunden sind. Die bisher gründlich untersuchten Paraganglien enthalten Amine und meistens auch noch Peptidhormone und werden als Teil des neuroendokrinen Systems angesehen.

Paraganglien an den Ästen des IX. und X. Hirnnerven (Glomus caroticum, Glomera aortica) fungieren als Chemorezeptoren und sollten daher zu den Sinnesorganen gerechnet werden; eine zusätzliche endokrine Funktion ist nicht erwiesen.

Die Größe der Paraganglien schwankt von Gruppen aus wenigen Zellen, die mit Nerven verbunden sind und nur mikroskopisch nachgewiesen werden können, bis zu 3 mm großen Gebilden, die schon makroskopisch deutlich bestimmbar sind. Die größten Paraganglien liegen an der Karotisbifurkation (Glomus caroticum) bzw. an der Aorta (retroperitoneale Paraganglien, Zuckerkandl-Organ).

Allgemeiner Aufbau

Histologisch bestehen Paraganglien hauptsächlich aus sog. **Hauptzellen**, das sind neuroendokrine Zellen mit neurosekretorischen Vesikeln; sie sind zu annähernd runden Zellballen angeordnet. Jeder Zellballen wird von einem feinen Kapillarnetz umgeben, dessen fenestrierte Endothelien einer Basalmembran aufliegen. Zwischen den neuroendokrinen Zellen und den Kapillaren liegen gelegentlich abgeflachte Supportzellen, die Hüllzellen (Abb. 15-33).

Hüllzellen, die 35–45 % der Paraganglien ausmachen, enthalten lange, spindelförmige Zellkerne und blaß gefärbtes Zytoplasma mit undeutlichen Zellgrenzen. Sie sind an der Zellballenperipherie konzentriert, schicken Zytoplasmaausläufer zwi-

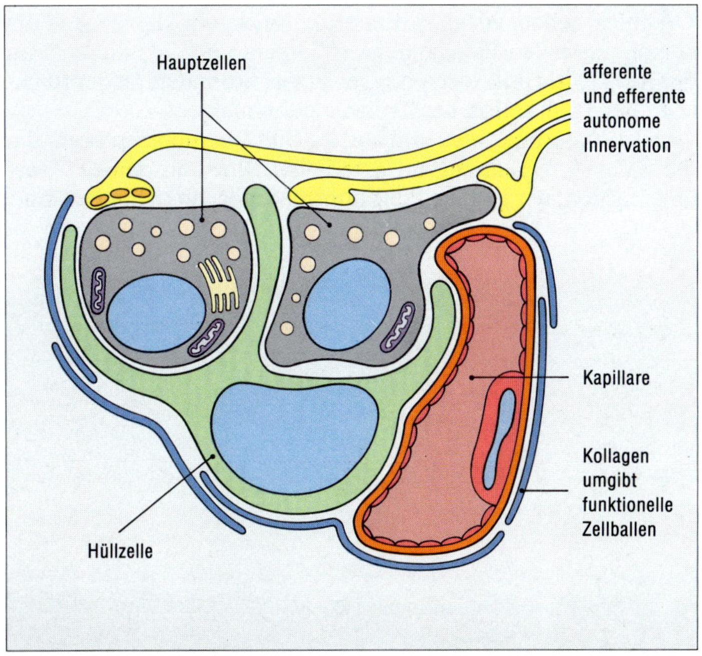

Abb. 15-33. Paraganglion. Das Schema zeigt, daß ein Paraganglion aus Ballen von Hauptzellen besteht, die von Hüllzellen und Kapillaren umgeben werden

schen die neuroendokrinen Zellen und umgeben auch Axone. Damit verhalten sie sich wie Schwann-Zellen (s. S. 210), denen sie auch lichtmikroskopisch und ultrastrukturell stark ähneln.

Die 2 Typen neuroendokriner Zellen, helle und dunkle, lassen sich auch durch Form und Größe ihrer neurosekretorischen Vesikel differenzieren. Die Unterscheidung beruht wahrscheinlich auf einem Artefakt, das durch postmortale Autolyse auftritt.

Die Innervation der Paraganglien erfolgt autonom efferent (vorwiegend sympathisch) und sensibel. Unter den retroperitonealen Paraganglien sind auch nichtinnervierte zu finden, die anscheinend ausschließlich unter hormoneller Kontrolle stehen.

Glomus caroticum und aorticum

An der Bifurkation der paarigen Halschlagader A. carotis communis liegt im fibrokollagenen Gewebe das ovale Glomus caroticum. Es ist etwa 3 x 2 x 2 mm groß und wiegt 5–15 mg.

Das Glomus caroticum ist bei Kindern und Teenagern am deutlichsten. Später wird es weniger auffällig, außer bei Menschen mit chronischer Hypoxie aufgrund einer Lungenkrankheit oder bei solchen, die in großen Höhenlagen unter niedriger Sauerstoffspannung leben. Bei diesen Menschen werden die Glomera carotica durch Hyperplasie (Vermehrung der Zellzahl) größer und können ein Gewicht von 40 mg erreichen.

Das Glomus caroticum zeigt den Grundaufbau aller Paraganglien (s. Abb. 15-33). In den Glomuszellen des Menschen sind Amine (Katecholamine und Serotonin) sowie Peptidhormone enthalten.

Ähnlich gebaut wie die Glomera carotica, nur kleiner, sind die aortopulmonalen Paraganglien (Glomera aortica), die u. a. an der Konkavität des Aortenbogens sitzen, besonders an der Rückseite der Bifurkation des Truncus pulmonalis.

Die Glomera carotica und aortica sind Chemorezeptoren, die die Sauerstoffspannung im arteriellen Blut und den pH-Wert überwachen; der genaue Funktionsmechanismus ist unbekannt.

Retroperitoneale Paraganglien

Es gibt eine große Zahl kleiner Paraganglien, die um die Aorta herum von oberhalb des Nierenarterienabgangs bis unterhalb der Iliakaaufzweigung zu finden sind. Auf der Aortenvorderseite sind sie besonders am Abgang des Truncus coeliacus und der A. mesenterica inferior häufig. Sie sind bei Kindern noch auffallend, aber bei Erwachsenen viel weniger deutlich und kaum mit bloßem Auge zu erkennen. Sie werden als Zuckerkandl-Organ zusammengefaßt, besonders die Gruppe am Ursprung der A. mesenterica inferior.

Histologisch zeigen die retroperitonealen Paraganglien den Grundaufbau aller Paraganglien, aber ihre neuroendokrinen Zellen haben größere neurosekretorische Granula als die im Glomus caroticum und ähneln daher stärker denen des Nebennierenmarks (Abb. 15-34).

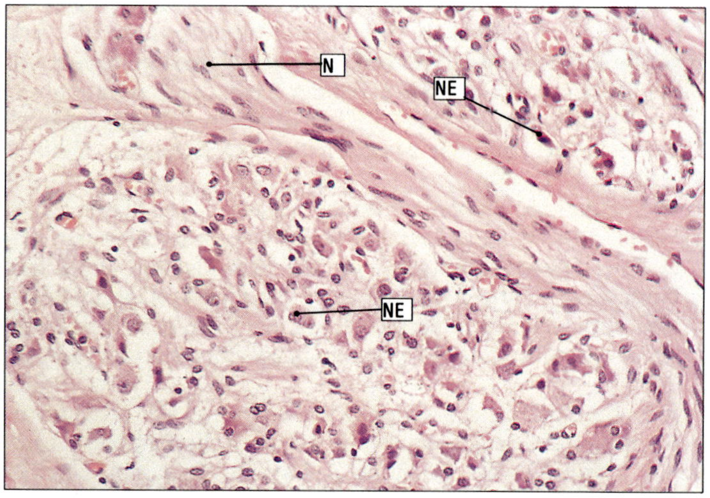

Abb. 15-34. Retroperitoneales Paraganglion. Übersichtsvergrößerung eines kleinen, retroperitonealen Paraganglions mit afferenten Nervenfasern (N) und Nestern aus neuroendokrinen Zellen (NE)

Praktische Histologie

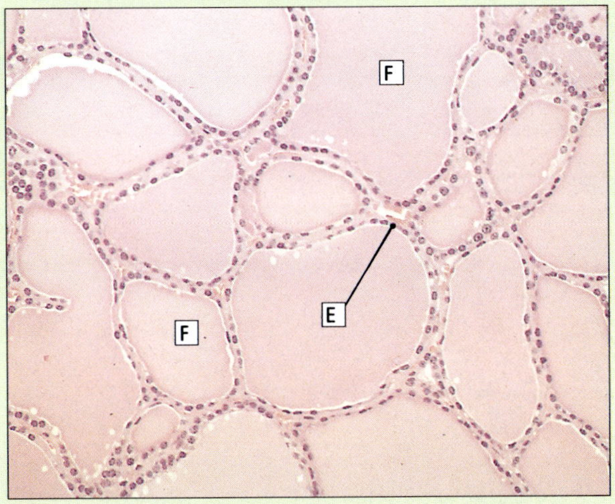

Abb. 15-35. Thyroidea. Das Normalbild der Schilddrüse des Menschen zeigt unterschiedlich große Follikel (F), die mit rötlich gefärbtem Kolloid gefüllt sind. In diesem Präparat befinden sich die Follikel in der Speicherphase; das Epithel (E) ist daher platt bis kubisch, und das gespeicherte Kolloid füllt das Follikellumen aus. Die Follikelwände sind von einem komplexen Kapillarnetz umsponnen. Details von Schilddrüsenepithelzellen in aktiven Phasen zeigen die Abb. 15-17 und 15-18; die kalzitoninsezernierenden Schilddrüsenzellen sind auf Abb. 15-19 dargestellt

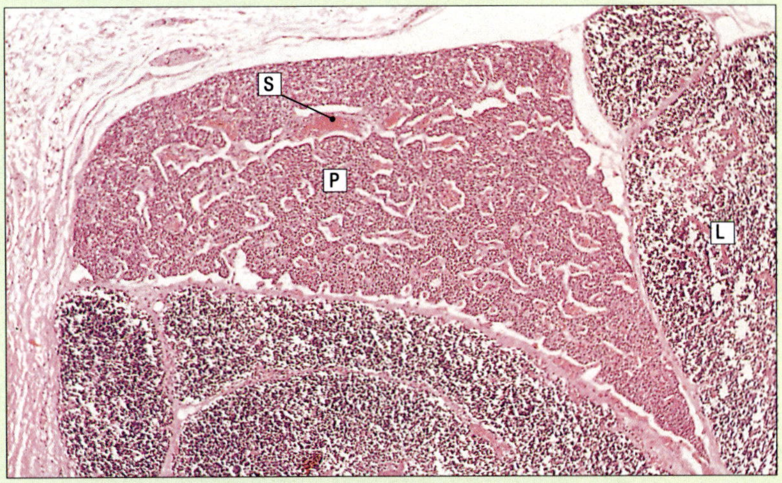

Abb. 15-36. Parathyroidea. Eine Parathroidea (P), zufällig in enger Nachbarschaft zu lymphatischem Gewebe (L). In diesem Epithelkörperchen eines Kindes besteht die Drüse fast völlig aus endokrinen Zellen, die durch gefäßreiche kollagenfaserige Septen (S) getrennt werden. Mit steigendem Alter entwickelt sich etwas mehr Fettgewebe in der Parathyroidea (s. S. 259). Details der Parathyroidea sind in Abb. 15-20 dargestellt

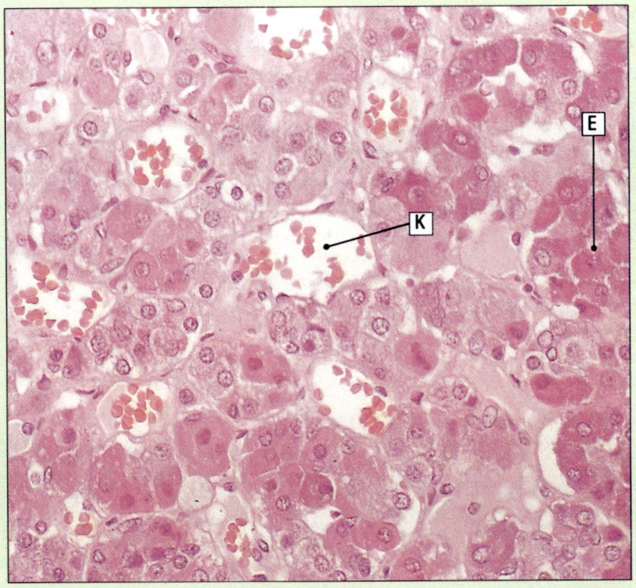

Abb. 15-37. Hypophyse. Adenohypophyse des Menschen, HE-Färbung. Anhand der Zytoplasmafärbung lassen sich Gruppen unterschiedlicher endokriner Zellen abgrenzen. Die am stärksten eosinophilen Zellen (E) sind für die Sekretion des Wachstumshormons verantwortlich; die Identität der anderen Zellen kann nur mit immunhistochemischen Mitteln sicher bestimmt werden (s. Abb. 15-8 bis 15-11), obwohl es auch noch andere Spezialfärbungen zur weiteren Aufschlüsselung der Zellarten gibt (s. Abb. 15-6). Die Hohlräume zwischen den Ballen endokriner HVL-Zellen werden von einem komplexen Kapillarmaschenwerk eingenommen (K)

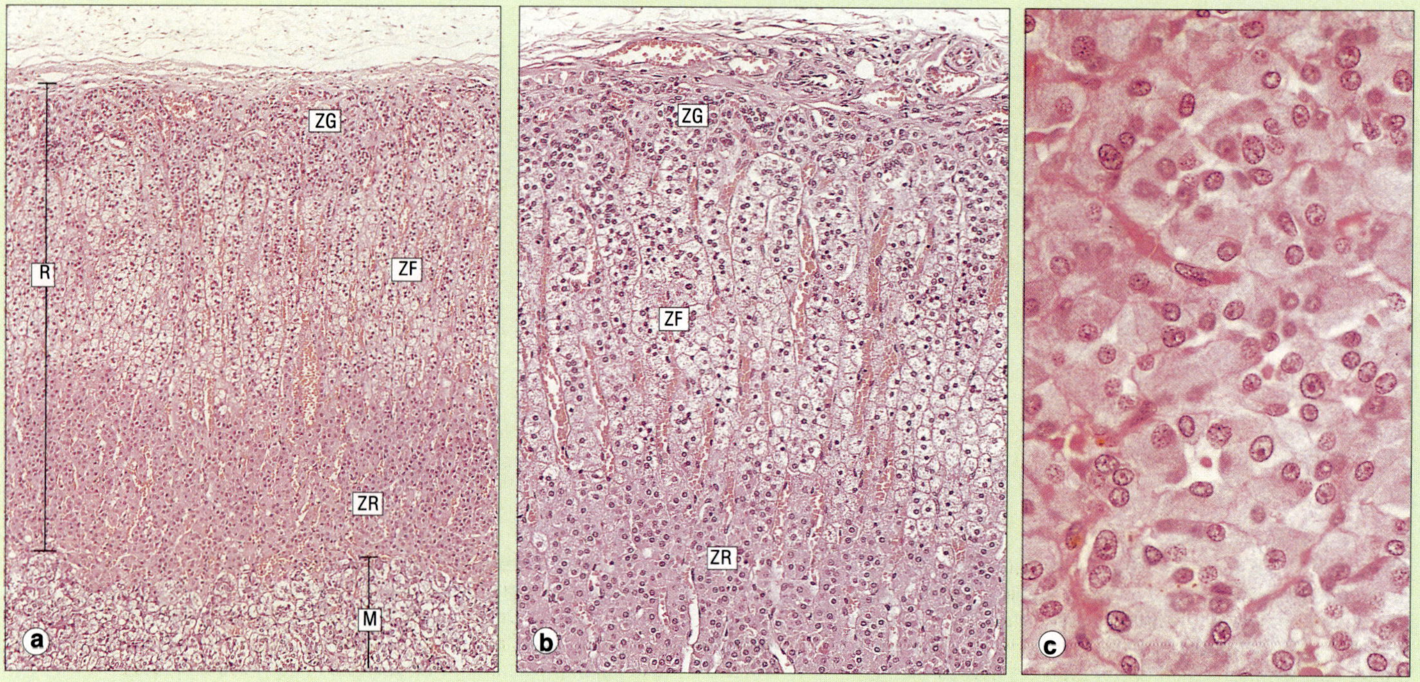

Abb. 15-38 a–c. Nebenniere. a Übersicht über Rinde (R) und Mark (M) der Nebenniere. Die 3 Rindenzonen, Zona glomerulosa (ZG), fasciculata (ZF) und reticularis (ZR) lassen sich gut unterscheiden. **b** Rinde bei stärkerer Vergrößerung, Beschriftung wie in **a**. Die Zona fasciculata in der Mitte besteht aus blassen Zellen mit zahlreichen Lipidvakuolen. Weitere histologische Details zeigen die Abb. 15-23 bis 15-25. **c** Nebennierenmark, mit unregelmäßig geformten Zellen mit körnigem Zytoplasma. Diese Zellen enthalten eine große Menge an neuroendokrinen Vesikeln und sezernieren Adrenalin und Noradrenalin (s. Abb. 15-26). Das Mark ist stark kapillarisiert

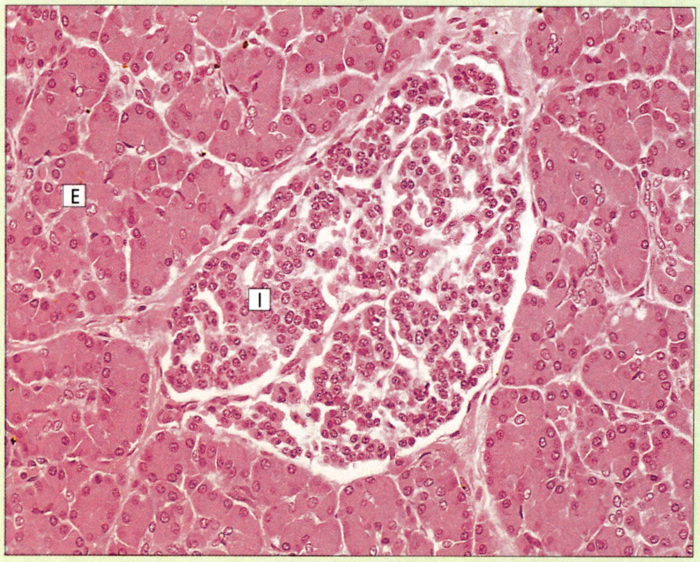

Abb. 15-39. Langerhans-Inseln im Pankreas. Eine Langerhans-Insel (I) im exokrinen Pankreasgewebe (E), HE-Färbung. Die Inseln sind annähernd kugelig und bestehen aus viel kleineren Zellen als das exokrine Pankreas, von dem sie durch eine zarte, kollagenfaserige Kapsel abgegrenzt sind. Zytologische Details der Insel sind auf Abb. 15-28 b zu sehen. Die verschiedenen Inselzellarten können immunhistochemisch genau identifiziert werden (s. Abb. 15-29 bis 15-31)

16 Harnapparat

Der Harntrakt dient der Bildung, Speicherung und Abgabe des Harns. **Urin** ist eine wäßrige Lösung überflüssiger Anionen und Kationen und enthält zahlreiche Abbauprodukte aus Stoffwechselvorgängen des Körpers, besonders solche, die bei einer Anhäufung toxisch wirken würden.

Die wichtigsten toxischen Stoffwechselschlacken sind die stickstoffhaltigen Eiweißabbauprodukte Harnstoff und Kreatinin. Zur Aufrechterhaltung der inneren Homöostase kann die Zusammensetzung und Konzentration des Harns verändert werden.

Die Bildung des Harns und die Kontrolle seiner Zusammensetzung finden in der Niere statt, während die Blase der Speicherung und Entleerung dient.

Das Nierenbecken mit seinen Kelchen und der Ureter (Harnleiter) leiten den Harn von der Niere zur Blase, die über die Urethra (Harnröhre) entleert wird.

Entsprechend ihrer einfachen Funktion haben Nierenbecken, Ureter, Blase und Urethra eine relativ unkomplizierte Struktur (s. S. 300).

Die Nierenstruktur dagegen ist hochkomplex, da bei der Harnbildung eine Vielzahl biochemischer und physiologischer Prozesse abläuft.

Übersicht über den Harnapparat

Die Anordnung der zum Harntrakt zählenden Organe zeigt Abb. 16-1.

Die bohnenförmige **Niere** (Ren) ist ein paariges, parenchymatöses Organ, das im Retroperitonealraum oben an der hinteren Abdominalwand sitzt. Die Konkavität weist nach medial, wo die arterielle Versorgung (Aorta) und der venöse Abfluß (V. cava inferior) verlaufen. Diese konkave Einziehung stellt das Hilum dar, in das die Nierenarterie eintritt und aus dem die Nierenvene und der Ureter herausziehen.

Das **Nierenbecken** mit seinen **Kelchen** und der **Ureter** sind hohle Muskelschläuche, die von einem speziellen Epithel ausgekleidet sind, das vor Schäden durch unterschiedliche Harnosmolarität und konzentrierte toxische Substanzen im Harn geschützt ist. Die Wand dieser Muskelschläuche enthält glatte Muskulatur, die die Flüssigkeit durch **Peristaltik** (s. S. 158), eine koordinierte, alternierende Kontraktion und Erschlaffung blasenwärts treibt.

Die **Harnblase** ist ganz ähnlich wie das Nierenbecken und die Ureteren gebaut, aber die Anordnung der Muskelfasern ist komplexer. Sie ermöglicht es der Blase, als Harnreservoir zu dienen, aber auch den Harn wie eine Pumpe willkürlich über die Urethra abzugeben.

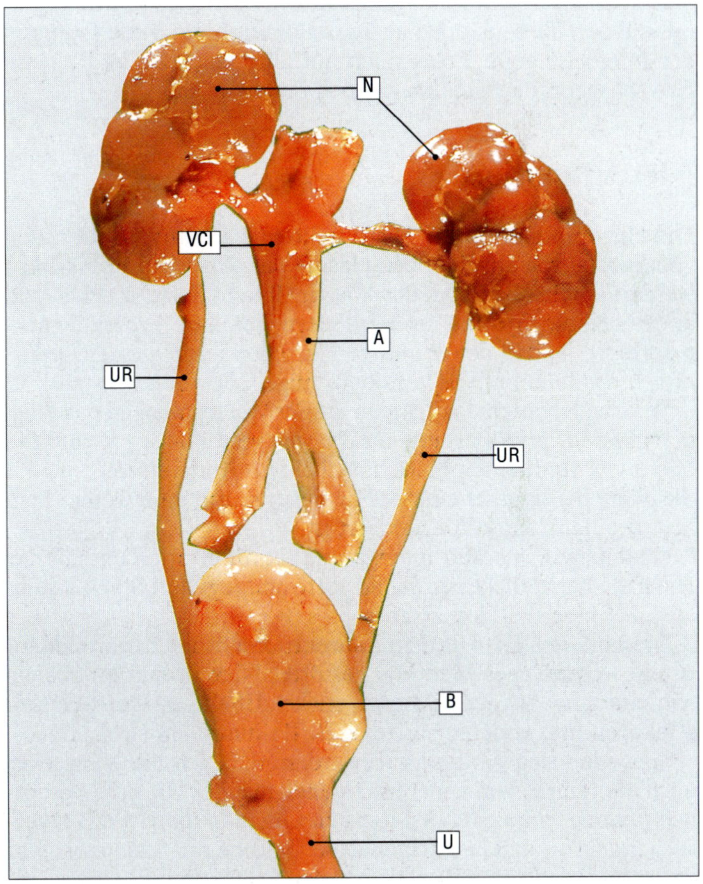

Abb. 16-1. Harntrakt. Situspräparat vom Harntrakt einer männlichen Totgeburt zur Lagedarstellung von Aorta (A), V. cava inferior (VCI), Nieren (N), Ureteren (UR), Blase (B) und Urethra (U). Beim Erwachsenen ist die Blase stärker abgerundet

Nierenstruktur

Das Nierenparenchym besteht aus 2 unterschiedlichen Zonen, der äußeren Rinde, **Cortex renalis**, und dem Nierenmark, **Medulla renalis** (Abb. 16-2).

- Die Rinde formt eine äußere Schale um die einzelnen Markpyramiden und bildet dazwischen die Bertin-Säulen, **Columnae renales**.
- Das Mark besteht aus einer Reihe konischer Strukturen, den **Markpyramiden**, deren Basis jeweils am Kortex beginnt, während die Spitzen der Markpyramiden als Nierenpapillen, **Papillae renales**, in die Nierenkelche, **Calices**, hineinragen. Die Kelche gehören bereits zu den ableitenden Harnwegen. Die Niere des Menschen hat in der Regel 7–9 (–14) Markpyramiden, die in je einen Nierenkelch hineinragen.

Zusammen mit ihrem Rindenmantel bildet jede Markpyramide einen Nierenlappen als Funktionseinheit. Diese Lappung der Niere ist beim Fetus noch auffällig (s. Abb. 16-1), beim Erwachsenen dagegen kaum noch deutlich.

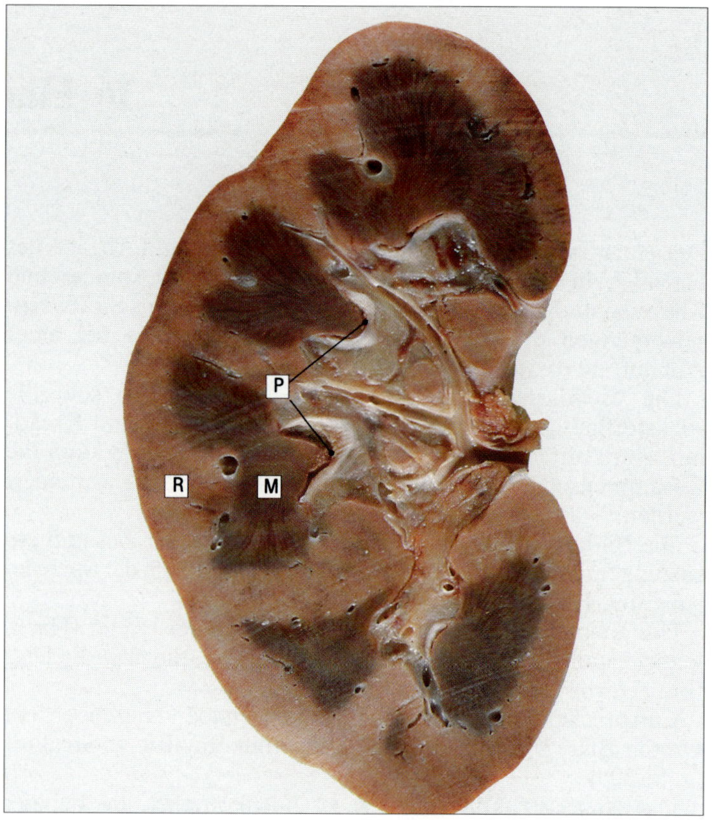

Abb. 16-2. Niere des Erwachsenen. Die längs aufgeschnittene Niere zeigt die Anordnung von Mark (M), Rinde (R) und Papillen (P)

Nierenfunktion

Die Harnproduktion der Niere stellt eine selektive Entfernung von Substanzen aus dem Blutplasma dar. Aus dem Primärharn werden anschließend wieder Wasser, Ionen, Salze, Zucker und andere Kohlenhydrate sowie niedermolekulare Proteine rückresorbiert, so daß der definitive Harn den jeweiligen Erfordernissen des inneren Körpermilieus angepaßt werden kann.

Wenn z. B. durch das Trinken großer Wassermengen das Plasmavolumen vergrößert und das Plasma verdünnt wird, wird die Niere viel verdünnten Harn ausscheiden. Andererseits scheidet die Niere bei eingeschränkter Flüssigkeitszufuhr nur wenig Harn aus, der dann stark konzentriert ist.

Unabhängig von Harnmenge und -konzentration enthält der Harn die harnpflichtigen Schadstoffe und reguliert durch Ionenausscheidung die Homöostase.

Die Unfähigkeit, Harn zu konzentrieren oder zu verdünnen, ist ein wesentliches Merkmal gestörter Nierenfunktion ebenso wie eine ungenügende Abgabe stickstoffhaltiger Stoffwechselschlacken und anderer Stoffe, z. B. Kaliumionen (s. S. 295).

Man muß sich darüber klar werden, daß sich die Niere (wie auch die Lunge) von anderen Organen in einer Hinsicht wesentlich unterscheidet. Bei den meisten Organen dient die Blutversorgung dazu, daß parenchymatöse Gewebe mit Sauerstoff und anderen dem Stoffwechsel dienenden Rohstoffen zu versorgen; synthetisierte Zellprodukte und Schlackenstoffe werden abgeführt. In der Niere dagegen dienen die Parenchymkomponenten dem Blut, das sie, grob gesagt, filtrieren und reinigen.

Die Funktionseinheit des Nierenparenchyms, das **Nephron** mit dem **Glomerulus** und den Harnkanälchen (**Tubuli**) kann als Anhängsel des renalen Blutgefäßsystems zur Erbringung von Leistungen für den Gesamtorganismus angesehen werden. So ist es nicht verwunderlich, daß das Blutgefäßsystem der Niere im Hinblick auf Struktur und Durchfluß außergewöhnlich ist; die beiden Nieren erhalten 25 % des Herzschlagvolumens an Blut. Infolgedessen basieren die meisten der häufigen und wichtigen Nierenerkrankungen auf Störungen an den renalen Gefäßen (s. S. 295).

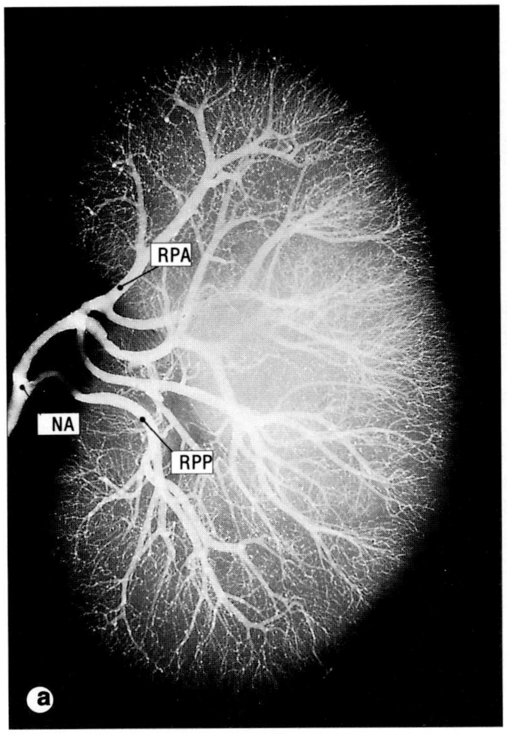

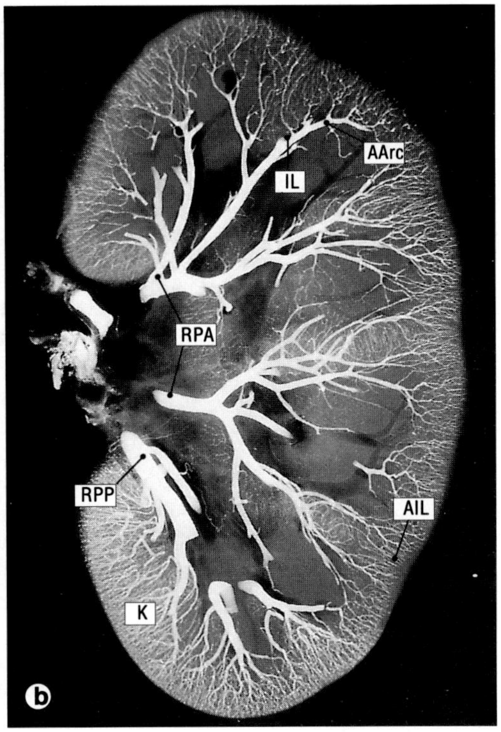

Abb. 16-3 a, b. Aufzweigung der Nierenarterie. a Postmortales Arteriogramm einer ganzen Niere. Die Nierenarterie (NA) teilt sich in einen vergleichsweise kleinen hinteren Ramus principalis posterior (RPP) und einen größeren vorderen R. principalis anterior (RPA) auf. Der hintere Ast zieht hier zum unteren Pol, während sich der vordere in 4 Segmentarterien aufzweigt, die gemeinsam die Mitte und den oberen Pol der Niere versorgen. **b** Auf diesem Längsschnitt eines Gefäßausgußpräparats sind ebenfalls der R. principalis posterior (RPP) und der R. principalis anterior (RPA) der A. renalis zu sehen, obwohl gewundene Teilstrecken in Hilumnähe abgeschnitten sind. Aus den Arteriae interlobulares (IL) entspringen die Aa. arcuatae (A Arc), die in Aa. interlobulares (AIL) übergehen. Die leichte Unschärfe in manchen Kortexregionen (K) beruht auf der Füllung der Arteriolae glomerulares afferentes

Nierenvaskularisierung

Arterielle Versorgung

Die größeren Nierenarterien zeigen eine starke Variabilität, aber in der Niere selbst ist das Muster ziemlich konstant. Eine häufige Variante stellt das Vorkommen einer separaten Arterie dar, die direkt aus der Aorta entspringt und einen Pol versorgt. Meistens aber stammt die arterielle Versorgung einer Niere von einer einzelnen Nierenarterie ab, die einen starken seitlichen Aortenast bildet, und deren Verlauf im folgenden dargestellt wird.

- Die **A. renalis** zieht zum konkaven Nierenhilum und teilt sich in 2 Hauptäste, einen vorderen und einen hinteren (Abb. 16-3). Diese verzweigen sich jeweils in einige **Aa. interlobares**, von denen ein Zweig pro Nierenlappen im Sinus renalis zwischen den Markpyramiden liegt.
- Etwa in der Mitte des Nierenparenchyms, wo die Markpyramidenbasis die Rinde berührt (**Mark-Rinden-Grenze**), zweigt sich die A. interlobaris in mehrere umbiegende **Aa. arcuatae** auf.
- Aus den Aa. arcuatae entspringt eine Reihe von Seitenzweigen (**Aa. interlobulares**), die senkrecht in die Rinde aufsteigen.
- Die Interlobulararterien entlassen seitlich eine Reihe von Arteriolen, die **Arteriolae afferentes**, meistens direkt, aber manchmal auch über eine kurze A. interlobularis, und enden an der Nierenoberfläche in sternförmigen, **subkapsulären Arteriolen** und Kapillarplexus.

Soweit ähnelt der Arterienbaum dem vieler anderer Organe. Von den Arteriolae afferentes ab aber entwickelt die Niere ein im Körper einzigartiges Gefäßsystem.

Renale Mikrozirkulation

Die renale Mikrozirkulation bildet den Schlüssel zur Nierenfunktion; sie weist eine Reihe außergewöhnlicher Merkmale auf, besonders das Bestehen von 2 Kapillarsystemen. In fast allen anderen Fällen liegen die Kapillaren zwischen dem Ende des Systems von Arterien/Arteriolen und dem proximalen Teil des Systems von Venolen/Venen und stellen den Hauptort für den Austausch von Sauerstoff und Kohlendioxyd dar. Im Gegensatz dazu hat das Gefäßsystem der Niere:

- ein hochspezialisiertes Kapillarnetz, das **Glomeruluskapillarknäuel**, das Blut aus einer Arteriola afferens bezieht; hier findet die Blutfiltration statt, bei der Schlackenstoffe aus dem Plasma entfernt werden;
- ein 2. Kapillarnetz, das sich an die efferente Arteriole anschließt; je nach Lokalisierung in der Niere weist es strukturelle und funktionelle Unterschiede auf (Abb. 16-4).

Überwiegend (s. Abb. 16-6) teilt sich die Arteriola efferens nach Verlassen des Glomerulus in ein komplexes Kapillarnetz auf, das in Form von peritubulären Kapillaren in den Zwischenräumen der kortikalen Tubuli liegt. Jede Kapillare hat engen Kontakt zu diesen Harnkanälchen und ist daher ideal gelegen, um Substanzen aufzunehmen, die von den Tubulusepithelzellen aus dem Glomerulusfiltrat rückresorbiert werden (s. S. 284).

Anders sieht es mit dem Kapillarsystem aus, das aus efferenten Arteriolen von Glomeruli entspringt, die tief unten in der Rinde dicht an der Mark-Rinden-Grenze liegen (**juxtamedulläre Glomeruli**, s. Abb. 16-4). Diese efferenten Arteriolen zweigen sich in lange, dünnwandige Gefäße auf, die **Vasa recta**, die senkrecht ins Mark absteigen und dabei an der Seite von Harnkanälchen verlaufen. Diese Gefäße spielen beim Austausch von Ionen und Flüssigkeit im Nierenmark eine große Rolle (s. S. 290). Einige Vasa recta entspringen auch direkt als senkrechte Abzweigung aus den Aa. arcuatae.

Das 1. Kapillarsystem, das Glomeruluskapillarknäuel, dient nicht der Abgabe von Sauerstoff oder der Aufnahme von Kohlendioxyd. Der Hauptaustausch gelöster Gase findet im 2. Kapillarsystem statt, das die Mark- und Rindenteile des Parenchyms mit Sauerstoff versorgt, die aufgrund ihrer großen Stoffwechselaktivität den höchsten Sauerstoffbedarf haben.

Venöser Abfluß

Generell ist das venöse Gefäßsystem gleichartig und parallel zum arteriellen angeordnet, allerdings fehlt ein Äquivalent zu den Glomeruluskapillaren.

Die subkapsulären Kapillarplexus leiten ihr Blut in ein Geflecht subkapsulärer Venolen und **Venae stellatae**, die den Anfang der **Vv. interlobulares** darstellen. In ihrem Verlauf zur Mark-Rinden-Grenze nehmen sie Äste aus den peritubulären Kapillaren auf und in der Nähe der Mark-Rinden-Grenze einige der venösen Vasa recta des Marks, die das venöse Äquivalent zu den arteriellen Vasa recta bilden.

Viele venöse Markgefäße sind direkt an die **Vv. arcuatae** angeschlossen, die parallel zu den gleichnamigen Arterien an der Mark-Rinden-Grenze liegen. Diese wiederum gehen in große Vv. interlobulares zwischen benachbarten Markpyramiden und dann in die großen Venenäste am Nierenhilum über. Die V. renalis mündet rechtwinkelig in die V. cava inferior ein.

Nephron

Die Funktionseinheit des Nierenparenchyms ist das an die Sammelrohre angeschlossene **Nephron** (ca. 1 Mio./Niere) mit seinen beiden Anteilen:

- dem Nierenkörperchen mit dem **Glomerulus**, der das 1. Kapillarsystem bildet;
- den **kortikalen** und **medullären Tubulusabschnitten**, die von dem 2. Kapillarsystem umgeben sind.

Der Glomerulus bildet den Ort der Filtration, während im Tubulussystem die Konzentration und Zusammensetzung sowohl des Blutes, das wieder in den großen Kreislauf gelangt, als auch des auszuscheidenen Harns variiert und kontrolliert werden.

In der Nierenrinde sind die Nephrone in einem repetitiven Muster angeordnet. Die Glomeruli sowie die proximalen und distalen Tubuli sind überwiegend zu beiden Seiten der Aa. interlobulares aufgereiht, die sie mit Blut versorgen (s. Abb. 16-4).

In der Mitte zwischen benachbarten Aa. interlobulares laufen Tubuli und Sammelrohre als **Markstrahlen** senkrecht (s. Abb. 16-25); in ihrer Mitte sitzt ein großes Sammelrohr, das den größtenteils unkonzentrierten Harn der umliegenden Nephrone aufnimmt. Die andere Tubuluskomponente der Markstrahlen wird von den geraden Verbindungsstücken gebildet, die Harn aus den distalen Tubuli zum großen kortikalen Sammelrohr führen. Das Tubulussystem der Markstrahlen steigt auch senkrecht ins Mark ab.

Die Rindenuntereinheit aus einem zentralen Markstrahl und den angeschlossenen Nephronen bildet den **Lobulus corticalis**, und jede A. interlobularis läuft im Kortex zwischen benachbarten Läppchen aufwärts. Diese Läppchenanordnung und das System der Markstrahlen sind auf Abb. 16-16 zu sehen.

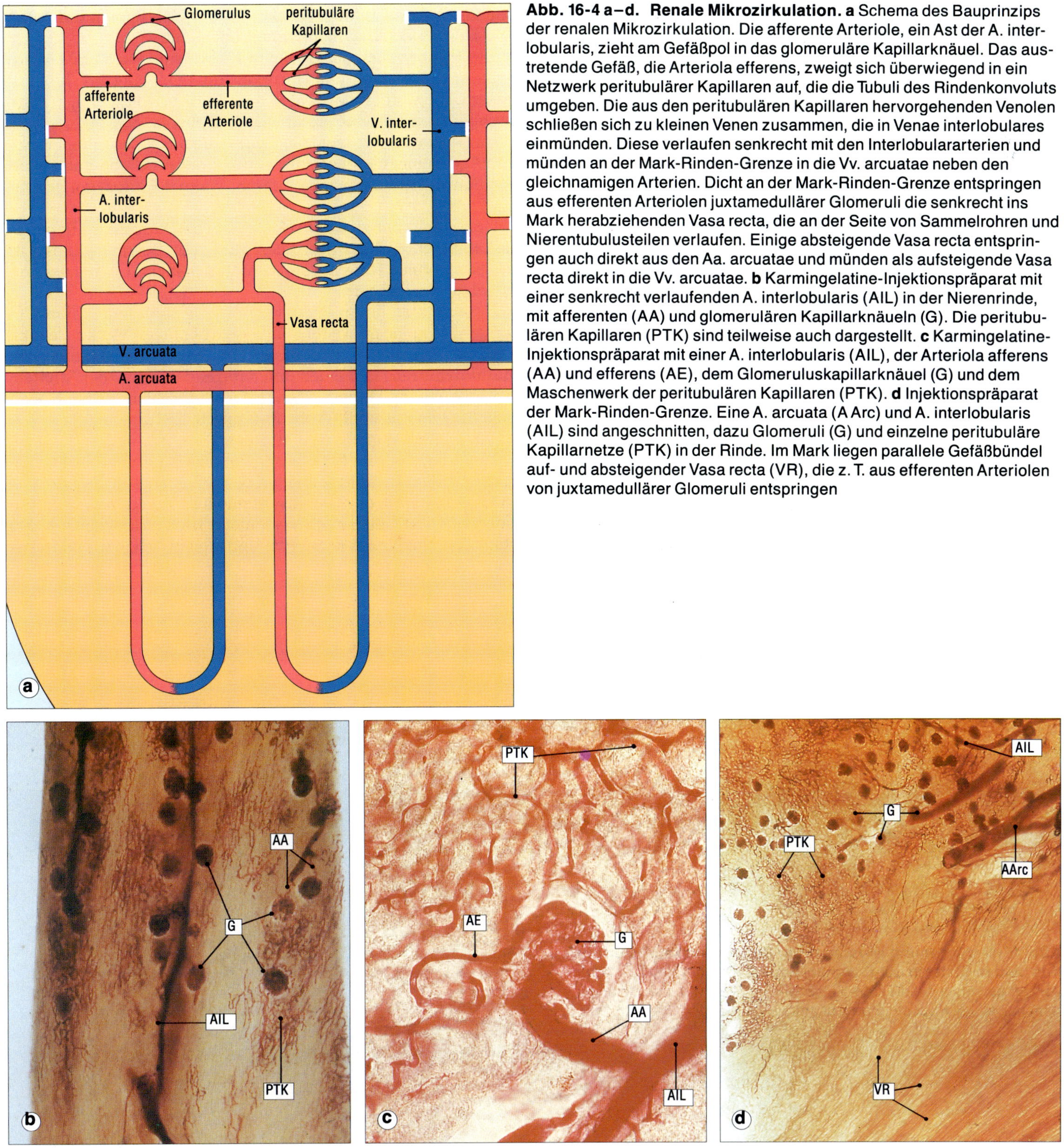

Abb. 16-4 a–d. Renale Mikrozirkulation. a Schema des Bauprinzips der renalen Mikrozirkulation. Die afferente Arteriole, ein Ast der A. interlobularis, zieht am Gefäßpol in das glomeruläre Kapillarknäuel. Das austretende Gefäß, die Arteriola efferens, zweigt sich überwiegend in ein Netzwerk peritubulärer Kapillaren auf, die die Tubuli des Rindenkonvoluts umgeben. Die aus den peritubulären Kapillaren hervorgehenden Venolen schließen sich zu kleinen Venen zusammen, die in Venae interlobulares einmünden. Diese verlaufen senkrecht mit den Interlobulararterien und münden an der Mark-Rinden-Grenze in die Vv. arcuatae neben den gleichnamigen Arterien. Dicht an der Mark-Rinden-Grenze entspringen aus efferenten Arteriolen juxtamedullärer Glomeruli die senkrecht ins Mark herabziehenden Vasa recta, die an der Seite von Sammelrohren und Nierentubulusteilen verlaufen. Einige absteigende Vasa recta entspringen auch direkt aus den Aa. arcuatae und münden als aufsteigende Vasa recta direkt in die Vv. arcuatae. **b** Karmingelatine-Injektionspräparat mit einer senkrecht verlaufenden A. interlobularis (AIL) in der Nierenrinde, mit afferenten (AA) und glomerulären Kapillarknäueln (G). Die peritubulären Kapillaren (PTK) sind teilweise auch dargestellt. **c** Karmingelatine-Injektionspräparat mit einer A. interlobularis (AIL), der Arteriola afferens (AA) und efferens (AE), dem Glomeruluskapillarknäuel (G) und dem Maschenwerk der peritubulären Kapillaren (PTK). **d** Injektionspräparat der Mark-Rinden-Grenze. Eine A. arcuata (A Arc) und A. interlobularis (AIL) sind angeschnitten, dazu Glomeruli (G) und einzelne peritubuläre Kapillarnetze (PTK) in der Rinde. Im Mark liegen parallele Gefäßbündel auf- und absteigender Vasa recta (VR), die z. T. aus efferenten Arteriolen von juxtamedullärer Glomeruli entspringen

Glomerulus

Der 1. Bestandteil des Nephrons, der Kontakt mit der Mikrozirkulation aufnimmt, ist der Glomerulus, der Ort der primären Ultrafiltration des Blutes, das durch die afferente Arteriole eintritt.

Die afferente Arteriole zieht am Gefäßpol in den Glomerulus und teilt sich in etwa 5 Hauptzweige auf. Aus jedem Zweig entsteht ein eigenes Kapillarnetz (s. Abb. 16-4) als Glomeruluslappen. Jeder Gefäßlappen mit seinem kurzen Stiel hängt an einem eigenen Mesangiumstiel oder -streifen (s. S. 281).

Die Aufteilung der Glomeruluskapillaren in etwa 5 unabhängige Segmente bewirkt eine Lobulierung, die bei lichtmikroskopischen Routineuntersuchungen gesunder Nieren kaum auffällt, aber bei einigen Formen primärer Glomeruluserkrankungen evident wird, besonders bei einer Vergrößerung der mesangialen Komponente jedes einzelnen Segments (s. Abb. 16-14). Die Unabhängigkeit einzelner glomerulärer Segmente wird auch bei Erkrankungen deutlich, die nur ein Segment befallen (z. B. segmentale Glomerulonephritis).

Die Glomeruluskapillaren konvergieren zu einer einzelnen Arteriola efferens, die den Glomerulus am gleichen Gefäßpol verläßt, an dem die afferente Arteriole eintritt.

Genaugenommen stellt das kugelige Gefäßknäuel des Glomerulus nur einen Teil eines Nierenkörperchens dar. Dieses besteht aus einer epithelausgekleideten Hohlkugel am Beginn des Tubulussystems, der **Bowman-Kapsel**, in der die endothelausgekleideten Glomeruluskapillaren liegen (Abb. 16-5). Sie sind außen von viszeralem Epithel bedeckt, das am Gefäßpol in das parietale Epithel der Bowman-Kapsel übergeht.

Die Epithelzellen der Bowman-Kapsel sind flach und einfach gebaut, außer dicht am Harnpol, am Übergang ins Tubulussystem. Sie werden dort kubisch und zeigen schon einige Zytoplasmaorganellen des proximalen Tubulus (s. S. 284).

Im Gegensatz dazu sind die Epithelzellen auf den Glomeruluskapillarschlingen größer, ihre hochcharakteristische und außergewöhnliche Struktur hat zu ihrem Namen **Podozyten** geführt (s. S. 280).

Der Hohlraum zwischen den epithelüberzogenen Glomeruluskapillaren und der parietalen Hülle der Bowman-Kapsel ist der harngefüllte **Kapselraum**, er setzt sich in das Lumen des proximalen Tubulus fort.

Zusätzlich zu ihrem Podozytenüberzug weisen die Glomeruluskapillaren noch weitere außergewöhnliche Merkmale auf, z. B. eine ungewöhnlich dicke Basalmembran (**glomeruläre Basalmembran**) und einen unterstützenden Stiel oder Streifen, der mit einem Dünndarmgekröse vergleichbar ist und Mesangium genannt wird (Abb. 16-6 und S. 281).

Das Blut gelangt über die afferente Arteriole in das Maschenwerk der Glomeruluskapillaren. Von diesen Glomeruluskapillaren wird ein Ultrafiltrat abgepreßt und gelangt in den Kapselraum, bevor es in das Tubulussystem läuft. Das durch die Filtration veränderte, aber noch oxygenierte Blut verläßt den Glomerulus über die Arteriola efferens und ergießt sich in die peritubulären Kapillaren.

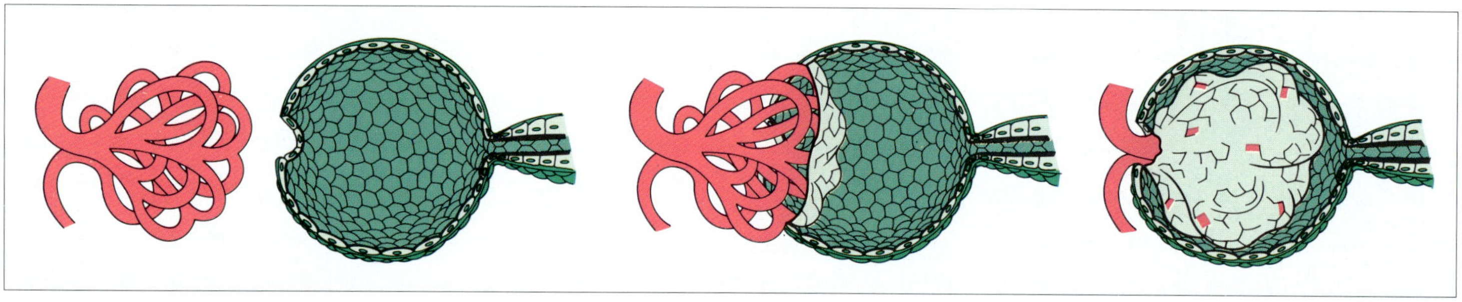

Abb. 16-5. Beziehung zwischen den Glomeruluskapillaren und den beiden Blättern der Bowman-Kapsel. Obwohl sich ein Nierenkörperchen nicht auf diese Weise entwickelt, kann man sich den mit dem parietalen Kapselepithel zusammenhängenden Überzug der Glomeruluskapillarschlingen aus viszeralem Kapselepithel so vorstellen, als sei er durch ein Hineinwachsen und Einbuchten am Gefäßpol entstanden

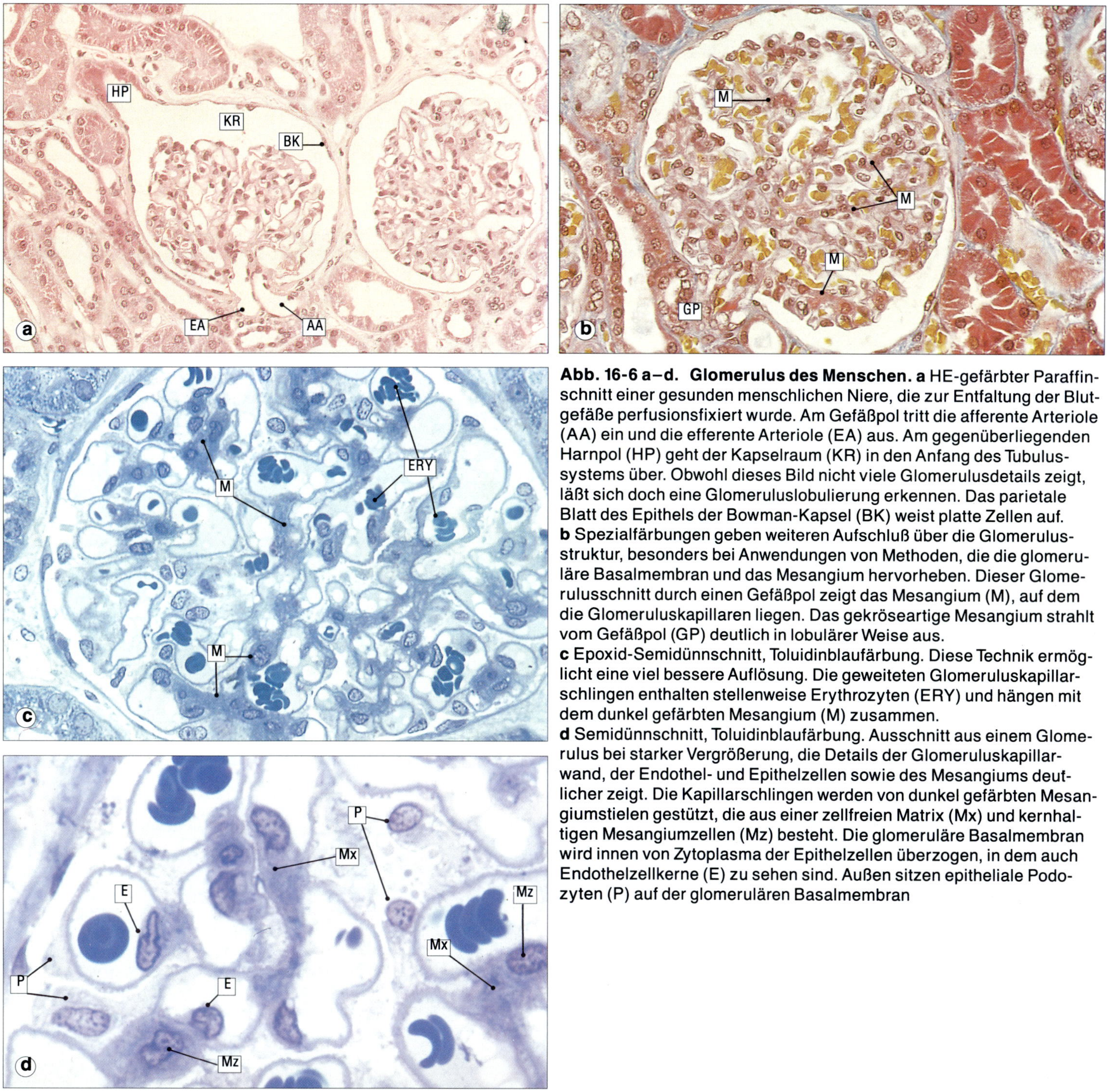

Abb. 16-6 a–d. Glomerulus des Menschen. a HE-gefärbter Paraffinschnitt einer gesunden menschlichen Niere, die zur Entfaltung der Blutgefäße perfusionsfixiert wurde. Am Gefäßpol tritt die afferente Arteriole (AA) ein und die efferente Arteriole (EA) aus. Am gegenüberliegenden Harnpol (HP) geht der Kapselraum (KR) in den Anfang des Tubulussystems über. Obwohl dieses Bild nicht viele Glomerulusdetails zeigt, läßt sich doch eine Glomeruluslobulierung erkennen. Das parietale Blatt des Epithels der Bowman-Kapsel (BK) weist platte Zellen auf.
b Spezialfärbungen geben weiteren Aufschluß über die Glomerulusstruktur, besonders bei Anwendungen von Methoden, die die glomeruläre Basalmembran und das Mesangium hervorheben. Dieser Glomerulusschnitt durch einen Gefäßpol zeigt das Mesangium (M), auf dem die Glomeruluskapillaren liegen. Das gekröseartige Mesangium strahlt vom Gefäßpol (GP) deutlich in lobulärer Weise aus.
c Epoxid-Semidünnschnitt, Toluidinblaufärbung. Diese Technik ermöglicht eine viel bessere Auflösung. Die geweiteten Glomeruluskapillarschlingen enthalten stellenweise Erythrozyten (ERY) und hängen mit dem dunkel gefärbten Mesangium (M) zusammen.
d Semidünnschnitt, Toluidinblaufärbung. Ausschnitt aus einem Glomerulus bei starker Vergrößerung, die Details der Glomeruluskapillarwand, der Endothel- und Epithelzellen sowie des Mesangiums deutlicher zeigt. Die Kapillarschlingen werden von dunkel gefärbten Mesangiumstielen gestützt, die aus einer zellfreien Matrix (Mx) und kernhaltigen Mesangiumzellen (Mz) besteht. Die glomeruläre Basalmembran wird innen von Zytoplasma der Epithelzellen überzogen, in dem auch Endothelzellkerne (E) zu sehen sind. Außen sitzen epitheliale Podozyten (P) auf der glomerulären Basalmembran

Glomeruläre Filtrationsschranke

Die Schranke zwischen dem zirkulierenden Blut und dem harngefüllten Kapselraum wird von der ungewöhnlich aufgebauten Glomeruluswand gebildet, die die ultrastrukturell sichtbare glomeruläre Filtrationsschranke darstellt (Abb. 16-7). Sie besteht aus:

- der inneren Schicht, dem Kapillarendothel;
- der ungewöhnlich dicken glomerulären Basalmembran;
- der äußeren Epithelschicht (den Podozyten).

Die **Glomeruluskapillarendothelzellen** sind abgeplattet, ihre Kerne sitzen meistens dicht am Mesangium. Das Zytoplasma bildet eine dünne Lage, die von zahlreichen kleinen, runden Poren oder Fenestrationen durchbohrt ist; sie messen je etwa 70 nm im Durchmesser.

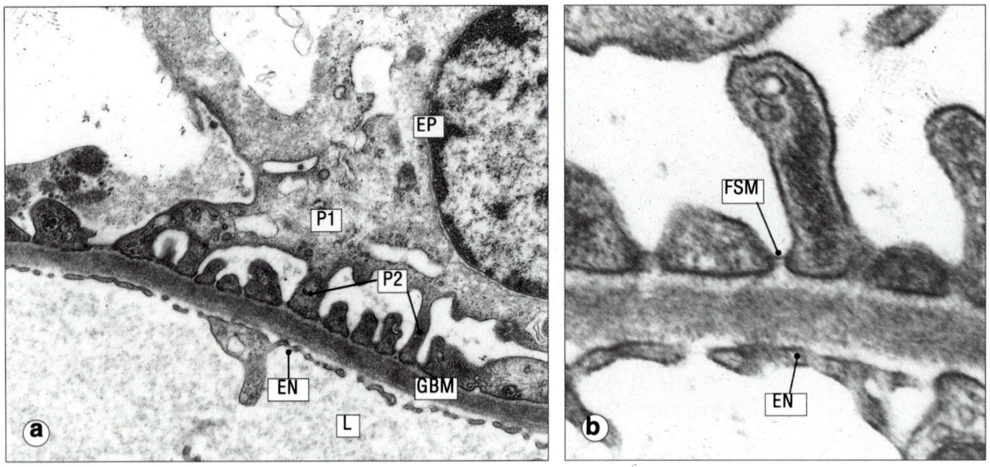

Abb. 16-7 a, b. Wand der Glomeruluskapillare. a Das elektronenmikroskopische Übersichtbild zeigt die Beziehung zwischen der glomerulären Basalmembran (GBM), dem Kapillarlumen (L), dem Zytoplasma der Endothelzelle (EN) und dem epithelialen Podozyten (EP) mit seinen primären (P1) und sekundären (P2) Fußfortsätzen. **b** Starke elektronenmikroskopische Vergrößerung der glomerulären Filtrationsbarriere aus fenestriertem Kapillarendothel (EN), der Basalmembran und Podozytenfußfortsätzen. Filtrationsschlitzmembran (FSM) s. S. 280

Glomeruläre Endothelschäden

Bei manchen primären Glomeruluserkrankungen nehmen die Endothelzellen stark an Zahl und Größe zu, so daß das Lumen der Glomeruluskapillaren verlegt wird (Abb. 16-8). Dadurch kommt es zur **Glomerulonephritis** mit folgenden Symptomen:

- Blutdruckanstieg durch den erhöhten peripheren Widerstand, wenn das große Glomeruluskapillarmaschenwerk blockiert ist;
- erhöhtem Blutspiegel an stickstoffhaltigen Abbauprodukten, da die anomalen Glomeruli nicht richtig filtrieren können;
- einer Hämaturie (Blut im Harn); die Ursache dafür ist unbekannt;
- Ödemen (Flüssigkeitsansammlungen in Supportgeweben).

Primäre glomeruläre Strukturanomalien wie die hier abgebildeten werden als **Glomerulonephritis** bezeichnet. Das Bild zeigt ein Beispiel einer akuten **endokapillären Glomerulonephritis**.

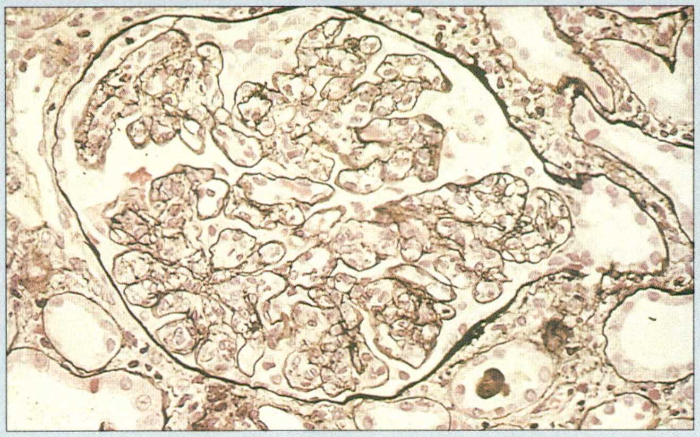

Abb. 16-8. Akute Glomerulonephritis. Paraffinschnitt der Niere eines Kindes mit akuter Glomerulonephritis. Die Jones-Methenamin-Silberimprägnierung hebt die Basalmembranen und das Mesangium der Glomeruluskapillarschlingen schwarzbraun hervor. Die Kapillarlumina sind durch Wucherungen von Zellen obliteriert, die innerhalb der Basalmembran liegen und daher größtenteils Endothelzellen sind. Wenn eine solche Veränderung in allen Glomeruli auftritt, wie es meistens der Fall ist, so wird der Blutfluß durch das glomeruläre Kapillarnetz gedrosselt

Die **glomeruläre Basalmembran** ist viel dicker als normale Kapillarbasalmembranen, etwa 310–350 nm bei gesunden jungen Erwachsenen; beim Mann ist sie noch etwas dicker. An ihrer Bildung beteiligen sich sowohl die Endothelzellen innen als auch die Epithelzellen außen. Sie hat 3 Lagen:

1. eine mittlere, elektronendichte **Lamina densa**;
2. eine weniger dichte **Lamina rara interna** auf der Endothel- oder Kapillarlumenseite;
3. eine weniger dichte **Lamina rara externa** auf der epithelialen Podozytenseite am Kapselraum.

Eine solche Schichtung ist bei Nagern und Kindern deutlich zu sehen, wird aber bei den meisten Erwachsenen undeutlich.

Die Lamina densa besteht z.T. aus Typ-IV-Kollagen (s. S. 44), und das Fibrillennetzwerk verhindert als physiologische Barriere den Durchtritt großer Moleküle aus dem Blut in den Kapselraum.

Die Lamina-rara-Schichten sowie die Oberflächen einiger sekundärer Podozytenfußfortsätze enthalten stationäre, negativ geladene (polyanionische) Bereiche. Diese bestehen aus Glykosaminoglykanen (s. S. 42), in der Basalmembran aus Heparansulfat und auf den Fußfortsatzoberflächen aus einer sialinsäurereichen Substanz, dem **Podocalyxin**. Bei einem ultrastrukturellen Nachweis mit einer kationischen Substanz wie Rutheniumrot oder Polyäthylenimin (Abb. 16-9) scheinen solche Bereiche wie ein ziemlich regelmäßiges Gitter mit Abständen von etwa 60 nm ausgebildet zu sein.

Man glaubt, daß die polyanionischen Bereiche als Ladungsbarriere den Durchtritt kationischer Moleküle verhindern.

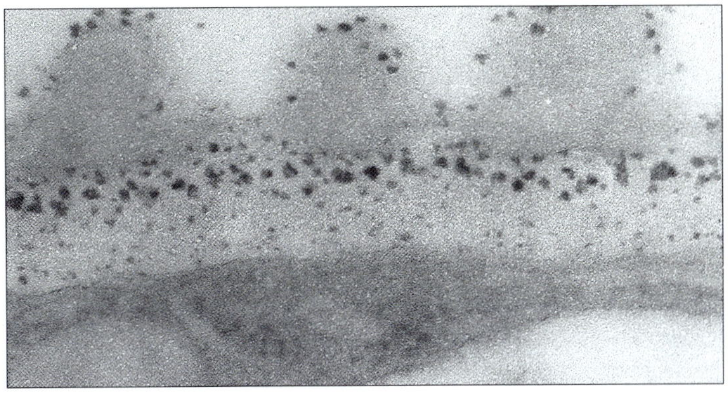

Abb. 16-9. Polyanionische Bereiche der glomerulären Basalmembran (Polyethyleniminmethode). Diese elektronenmikroskopische Aufnahme der glomerulären Filtrationsschranke zeigt Bereiche mit hohen polyanionischen Ladungen in der Basalmembran und auch an der Oberfläche der Podozytenfußfortsätze. Ein Verlust dieser anionischen Oberflächenladung führt zu starken Proteinverlusten

Veränderungen der Basalmembran bei glomerulären Erkrankungen

Strukturanomalien der glomerulären Basalmembran sind für manche wichtigen Nierenkrankheiten verantwortlich, die mit charakteristisch hohen Proteinverlusten im Harn einhergehen (**Proteinurie**). Manchmal geht über den Harn so viel Protein verloren, daß die Kapazität der Leber zur Bildung von neuem Protein (besonders Albumin) überschritten ist. Die Patienten entwickeln dann eine **Hypalbuminämie** und **Ödeme** durch den niedrigen onkotischen Druck im Blut.

Die Kombination aus Proteinurie, Hypalbuminämie und Ödemen wird als **nephrotisches Syndrom** bezeichnet.

Es gibt viele Ursachen für ein nephrotisches Syndrom, aber sie scheinen alle mit einer strukturellen oder funktionellen Anomalie der glomerulären Basalmembran verbunden zu sein.

Solche Strukturanomalien treten z.B. bei **Diabetes mellitus** und der **membranösen Glomerulonephritis** auf.

- Beim nephrotischen Syndrom mit Diabetes mellitus ist die glomeruläre Basalmembran auf das 3- bis 5fache verdickt und läßt eine Abgrenzung der 3 Laminae nicht mehr zu (Abb. 16-10 a).
- Bei der membranösen Glomerulonephritis ist die Basalmembran durch Ablagerungen von Antigen-Antikörper-Komplexen geschädigt (Abb. 16-10 b).

Obwohl die Basalmembran bei den genannten Beispielen verdickt ist, ist sie doch funktionell leck, und es treten viele große Moleküle einschließlich hochmolekularer Proteine in den Harn über.

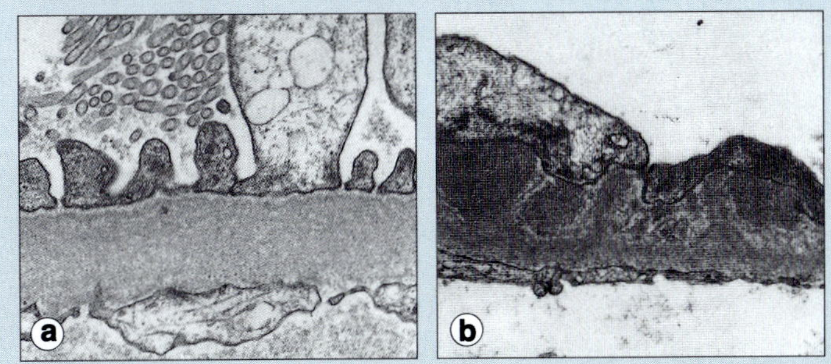

Abb. 16-10 a, b. Pathologische Basalmembranverdickungen. **a** Ultrastruktur der gleichmäßig verdickten Basalmembran eines zuckerkranken Patienten mit nephrotischem Syndrom. Gleiche Vergrößerung wie Abb. 16-7 a. **b** Basalmembranverdickung durch Auflagerung von Antigen-Antikörper-Komplexen auf der epithelialen Seite der Basalmembran bei einem Patienten mit membranöser Glomerulonephritis und der klinischen Symptomatik eines nephrotischen Syndroms. Gleiche Vergrößerung wie in Abb. 16-7 a

Die Kombination von Schichten in der glomerulären Basalmembran stellt sowohl eine physiologische als auch eine elektrische Barriere für den Durchtritt größerer Moleküle (über 70000 Dalton) und stark kationischer Moleküle verschiedener Größe dar. Trotzdem gelangen bestimmte große Moleküle einschließlich einiger Proteine in den Hohlraum und müssen im Tubulussystem rückresorbiert werden.

Die glomeruläre Basalmembran umgibt die Zirkumferenz der Kapillarwand nur etwa zu 3/4 in voller Dicke und fehlt stellenweise dort, wo die Kapillare mit dem Mesangium verbunden ist.

Die Lamina rara externa und Lamina densa schlagen sich auf die Mesangiumoberfläche um (s. Abb. 16-13). Die Lamina rara interna setzt sich als schlecht abgegrenzte Schicht zwischen dem Endothel und den Zytoplasma- und Matrixkomponenten des Mesangiums fort.

Die **Podozytenschicht**, die am Gefäßpol in das flache, wenig aktive Epithel der Bowman-Kapsel übergeht, ist strukturell hochspezialisiert und funktionell wohl ebenfalls, obwohl nicht viele funktionelle Einzelheiten von ihr bekannt sind.

Der Podozyt ist so benannt, weil der Zelleib auf der äußeren Oberfläche der Glomeruluskapillare sitzt und Zytoplasmaausläufer, die Fußfortsätze aussendet, die mit der Basalmembran in Kontakt treten (s. Abb. 16-7 und 16-11).

Zwischen benachbarten Fußfortsätzen auf der glomerulären Basalmembran liegt ein ziemlich gleichmäßiger, 30–60 µm weiter Spalt, der **Filtrationsschlitz**. Eine dünne Membran, die **Filtrationsschlitzmembran**, überbrückt den Spalt zwischen benachbarten Fußfortsätzen.

Die funktionellen Aspekte dieser komplexen Zytoplasmaanordnung sind unklar, aber sie spielt offensichtlich eine bedeutende Rolle, um den Übertritt bestimmter Moleküle in den Harnraum zu verhindern. Der Verlust der alternierenden Anordnung der Podozytenfußfortsätze bei manchen Nierenkrankheiten ist mit so massiven Proteinverlusten (besonders von Albumin) verbunden, daß die Patienten ein nephrotische Syndrom entwickeln (s. S. 279).

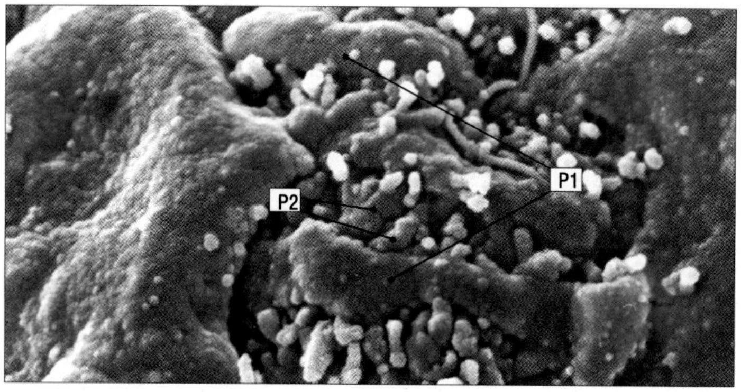

Abb. 16-11. Podozyt. Rasterelektronenmikroskopie eines epithelialen Podozyten und seiner Fußfortsätze aus der Niere eines gesunden Erwachsenen. Vom Zelleib jedes Podozyten erstrecken sich einige breite Zytoplasmafortsätze, die Primärfortsätze (P1), die auf die Kapillare ziehen und sie umschlingen. Sie entlassen in regelmäßigen Abständen eine Reihe kleiner Fortsätze, die sekundären Fortsätze (P2), die auf der glomerulären Basalmembran sitzen. Die sekundären Fortsätze interdigitieren miteinander, so daß benachbarte Fußfortsätze von verschiedenen Podozyten abstammen können. Beim erwachsenen Menschen ist das Fußfortsatzmuster nicht so geordnet wie beim Neugeborenen oder Nagetier

Podozytenveränderungen bei glomerulären Erkrankungen

Bei Kindern stellt die sog. **Minimal-change-Glomerulonephritis** die häufigste Ursache für das nephrotische Syndrom dar. Der Glomerulus erscheint lichtmikroskopisch normal, aber elektronenmikroskopisch zeigt sich, daß das Muster der Fußfortsätze verlorengegangen ist. Die äußere Oberfläche der Glomeruluskapillaren ist von einer nahezu kontinuierlichen Schicht aus Podozytenzytoplasma bedeckt, die vielleicht den Rest primärer Fußfortsätze darstellt (Abb. 16-12). Diese Anomalie ist gewöhnlich vorübergehender Art, und Struktur und Funktion normalisieren sich später wieder. Diese Podozytenanomalien gehen mit einem Verlust der polyanionischen Ladungen einher (s. S. 279), was vielleicht das Proteinleck erklärt.

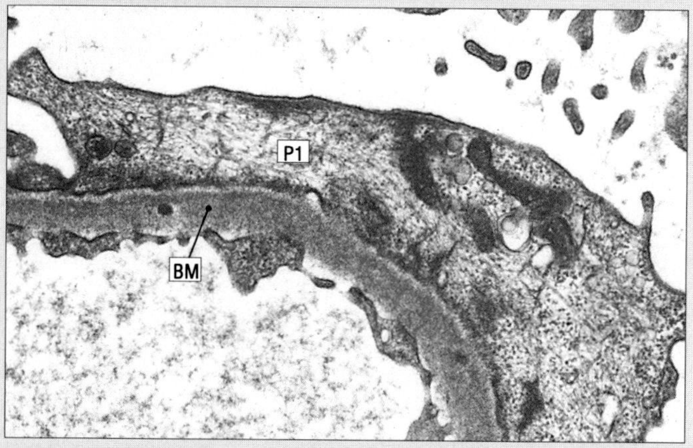

Abb. 16-12. Fusion von Fußfortsätzen. Das Muster der Fußfortsätze auf diesem Bild muß mit einem Normalbild verglichen werden (s. Abb. 16-7). In dieser Niere eines Kindes mit nephrotischem Syndrom aufgrund einer Minimal-change-Glomerulonephritis ist die komplexe Anordnung der sekundären Fußfortsätze verlorengegangen und die primären Fußfortsätze (P1) liegen direkt auf der Basalmembran (BM). In der Kindheit ist die Minimal-change-Glomerulonephritis die häufigste Ursache für das nephrotische Syndrom, sie heilt spontan ohne dauernde Nierenschäden ab

Mesangium

Die mesangiale Stütze des Glomeruluskapillarknäuels hat 2 Komponenten: **Mesangiumzellen** und **extrazelluläre mesangiale Matrix**. Die Funktion des Mesangiums als Stütze für das System der Glomeruluskapillaren ist auf Abb. 16-6 dargestellt, während Abb. 16-13 Strukturdetails des Mesangiums sowie seine Beziehung zur Glomeruluskapillare und der glomerulären Basalmembran zeigt.

Mesangiumzellen

Mesangiumzellen sind unregelmäßig geformt und besitzen eine Anzahl von Zytoplasmafortsätzen, die in offenbar wahlloser Weise durch die extrazelluläre mesangiale Matrix ziehen. Der Kern der Mesangiumzellen ist rund oder oval und größer als der Endothelzellkern (s. Abb. 16-6). An der Innenseite der Kernmembran liegt ein dichter Chromatinsaum, und viele kleine Chromatinbrocken liegen im Nukleoplasma verstreut.

Das Zytoplasma der Mesangiumzellen enthält myosinähnliche Filamente und trägt Angiotensin-II-Rezeptoren. Bei Versuchstieren kann durch Angiotensin II die Kontraktion mesangialer Zellfilamente angeregt werden.

Mesangiale Matrix

Die mesangiale Matrix stellt ein zellfreies Material dar, das von den Mesangiumzellen gebildet wird und diese weitgehend umschließt, aber von den Zytoplasmafortsätzen der Mesangiumzellen durchdrungen wird. Ultrastrukturell weist es eine

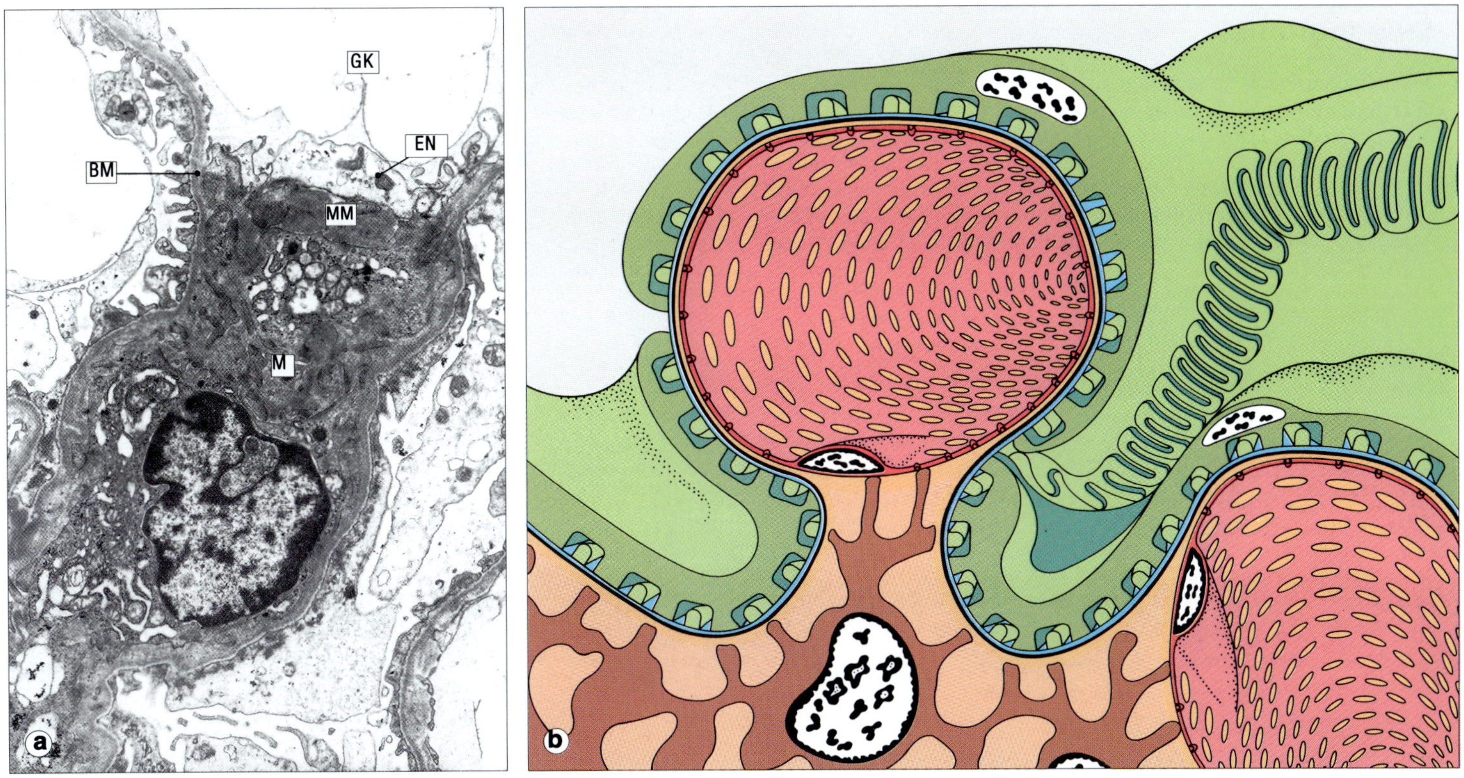

Abb. 16-13 a, b. Mesangium. a Ultrastruktur des Mesangiums (M) und seiner Beziehung zur Glomeruluskapillare (GK). An der dem Mesangium anliegenden Wand fehlt die Basalmembran (BM) der Kapillarwand; das Zytoplasma der Endothelzelle (EN) grenzt dort direkt an die mesangiale Matrix (MM). Die Basalmembran setzt sich über die Mesangiumfläche auf die nächste Kapillarschlinge fort.
b Die Podozyten mit ihren Fußfortsätzen (grün) sind durch die glomeruläre Basalmembran vom fenestrierten Endothel (rot) getrennt. Das Mesangium (Matrix beige, Zytoplasma braun) hat eine Stützfunktion. Die Lamina densa (schwarz) und Lamina rara externa (blau) der Basalmembran (s. Abb. 4-11) umgeben die Kapillare nicht kontinuierlich, sondern schlagen sich über der mesangialen Oberfläche auf die nächste Kapillare um. Die Lamina rara interna (orange) verschmilzt offenbar an den Stellen mit der mesangialen Matrix, an denen die Kapillare am Mesangium hängt

unterschiedliche Elektronendichte auf; die weniger elektronendichten Stellen ähneln stark der Lamina rara interna der glomerulären Basalmembran, in die die Matrix an der Verbindungsstelle zwischen Glomeruluskapillare und Mesangium übergeht.

Rolle des Mesangiums

Der Wirkungsmechanismus des Mesangiums ist beim Menschen nicht genau bekannt, aber es sind 4 Funktionen postuliert worden:

1. Stütze für die Schlingen der Glomeruluskapillaren;
2. möglicherweise eine Kontrolle des Blutflusses durch die Glomerulusschlinge durch den oben beschriebenen Myosin-Angiotensin-Mechanismus;
3. möglicherweise eine phagozytäre Funktion; intravenös injizierte Partikelstoffe wie kolloidale Kohle oder Ferritin bei Versuchstieren oder zirkulierende Immunkomplexe bei manchen Erkrankungen beim Menschen finden sich im Mesangium wieder. Die Unvollständigkeit der Basalmembran an der Mesangiumansatzfläche würde diese Funktion erleichtern;
4. möglicherweise Erhaltung und Pflege der glomerulären Basalmembran. Dafür sprechen die starke Ähnlichkeit und das Ineinanderübergehen der mesangialen Matrix und der Lamina rara interna. Die Bedeutung des Mesangiums bei Glomerulopathien des Menschen weist darauf hin, daß es sich dabei um eine ungenügend bekannte Glomeruluskomponente mit vitaler Funktion handelt.

Pathologische Veränderungen des Mesangiums

Mesangiumanomalien stellen eine wesentliche Komponente vieler Glomeruluserkrankungen dar.

- Bei manchen Formen immunologisch verursachter Glomerulusschäden kommt es zu einer Proliferation von Mesangiumzellen, die zu einer Kompression der Glomeruluskapillaren führt (**mesangiale Glomerulonephritis**); dieser Vorgang tritt zusammen mit einer Ablagerung von Immunkomplexen im Mesangium auf (Abb. 16-14).
- Beim Diabetes mellitus bilden die Mesangiumzellen von einem oder mehreren Segmenten des Glomerulus exzessive Mengen einer zellfreien Matrix, die rundliche Knötchen bildet; es kommt zur **nodulären Glomerulosklerose Kimmelstiel-Wilson** (Abb. 16-15).
- In Glomeruli mit Dauerschäden welcher Ursache auch immer wird durch die exzessive Bildung mesangialer Matrix in allen Segmenten das Glomerulusknäuel schließlich in eine zellfreie kugelige Masse umgewandelt (**Hyalinisierung**, s. Abb. 16-30 terminale Schrumpfniere).

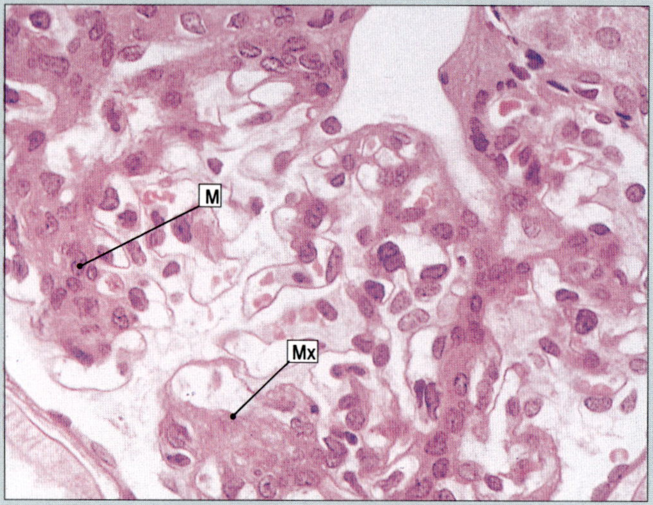

Abb. 16-14. Mesangiale Glomerulonephritis. Paraffinschnitt einer Niere mit Proliferation der Mesangiumzellen (M) und exzessiver Bildung von mesangialer Matrix (Mx), die die einzelnen Glomeruluslappen verbreitert und die Kapillarlumina zu verengen beginnt. Diese pathologischen Veränderungen treten bei der mesangialen Glomerulonephritis auf

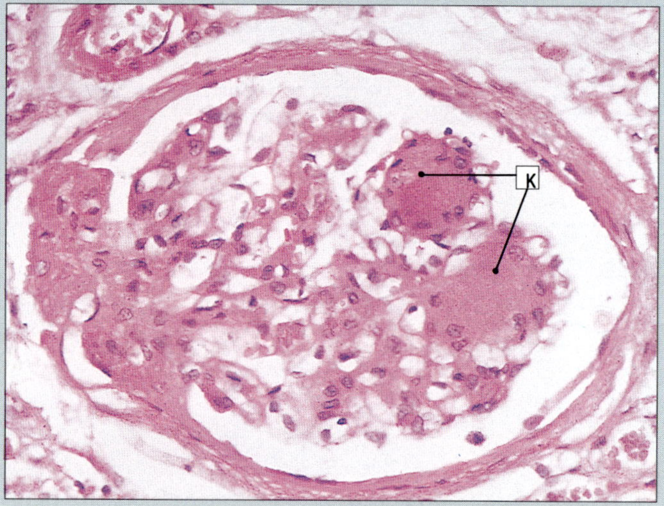

Abb. 16-15. Noduläre Glomerulosklerose Kimmelstiel-Wilson. HE-gefärbter Paraffinschnitt eines zuckerkranken Patienten, bei dem in 2 Glomeruluslappen ein lokalisiertes Knötchen (K) aus mesangialer Matrix vorliegt

Tubulus- und Sammelrohrsystem

Der Weg, den das Glomerulusfiltrat nach Verlassen des Bowman-Kapselraums am Harnpol nimmt, ist auf Abb. 16-16 dargestellt, er führt letztlich ins Nierenbecken.

Die Pars convoluta des proximalen und des distalen Tubulus liegen beide in der Nähe der Glomeruli, die üblicherweise um die aufsteigende A. interlobularis gruppiert sind, aus der die afferenten Arteriolen stammen. Im Gegensatz dazu konzentrieren sich die geraden Nephronabschnitte und die kortikalen Teile des Sammelrohrsystems in den Rindenabschnitten, die praktisch frei von Glomeruli sind; diese Segmente werden unpräzise als **Markstrahlen** bezeichnet.

Durch diese Gruppierung wird die Rinde in Läppchen aufgeteilt. Jedes Läppchen ist ein Rindenabschnitt zwischen benachbarten Interlobulararterien und besitzt in seiner Mitte einen Markstrahl.

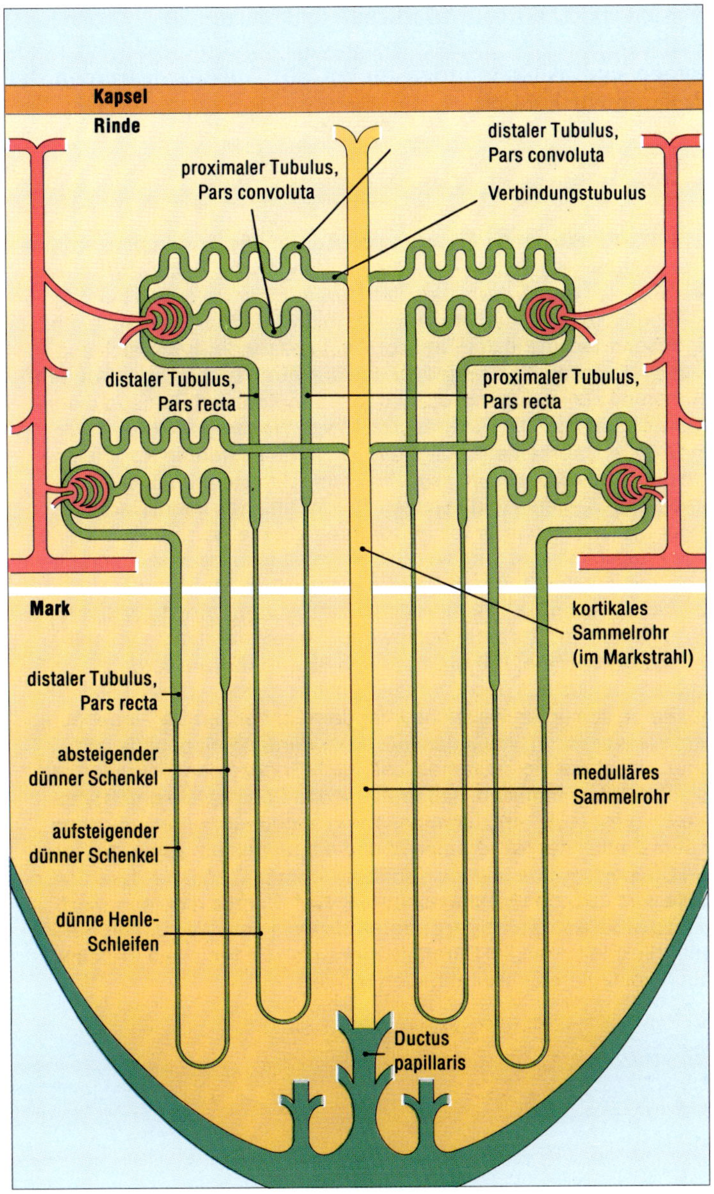

Abb. 16-16. Nephron- und Sammelrohrsystem. Der 1. Teil des Nephrons im Anschluß an die Bowman-Kapsel ist der **proximale Tubulus**, der erst gewunden verläuft (**Pars convoluta** oder proximales Konvolut) und in der Nähe des Glomerulus liegt, an dem er entsprингt. Der proximale Tubulus wird dann gerade und steigt markwärts ab (**Pars recta** oder **dicker absteigender Schenkel** der **Henle-Schleife**). Er geht in einen dünnwandigen Nephronabschnitt über (**dünner absteigender Schleifenschenkel**); dieser steigt in der Rinde und weiter im Mark ab und verläuft auf die Papillenspitze zu. Nach einer Haarnadelbiegung steigt er als **dünner aufsteigender Schenkel** der **Henle-Schleife** wieder zum Kortex auf. Die Wand wird dann dicker und bildet die **Pars recta** des distalen Tubulus oder den **dicken aufsteigenden Schleifenschenkel**. In der Rinde, in Glomerulusnähe, wird der distale Tubulus gewunden (**Pars convoluta** oder distales Konvolut) und mündet in einen Verbindungstubulus, der zu einem Sammelrohr im Markstrahl führt. Die Sammelrohre steigen ab und schließen sich zu größeren **Ductus papillares** in der Papille zusammen. Diese großen Sammelrohre öffnen sich in der siebartigen **Area cribrosa** der Papillenspitze; der Harn tropft in die Kelche des Nierenbeckens. Die Länge der einzelnen Nephronanschnitte weist Schwankungen auf, die im wesentlichen mit der Lage des jeweiligen Glomerulus zusammenhängen. Die größten Längenschwankungen zeigen die dünnen aufsteigenden und absteigenden Schenkel der Henle-Schleife. Das proximale Tubuluskonvolut ist länger als das distale

Proximaler Tubulus

Im proximalen Tubulus findet eine erhebliche Rückresorption verschiedener Substanzen aus dem Glomerulusfiltrat statt (Abb. 16-17).

Die Zellen, die den proximalen Tubulus auskleiden, setzen sich in die Innenauskleidung der Bowman-Kapsel fort, aber am Harnpol findet ein schroffer Wechsel der Zellform statt.

Die Zellen des proximalen Tubulus sind kubisch oder zylindrisch mit zentral gelegenem Kern; der gut entwickelte luminale Bürstensaum besteht aus zahlreichen, enggepackten Mikrovilli, die etwa 1 μm lang sind. An der Basis des Bürstensaums finden sich pinozytotische Vesikel, die dicht an Lysosomen liegen. Jede Zelle liegt auf einer Basalmembran, die sich in die Basalmembran der Bowman-Kapsel fortsetzt.

Der Basalpol jeder Tubuluszelle weist ausgedehnte basolaterale Interdigitationen auf; sie machen die Flächen der Zellseiten unregelmäßig und schwer abgrenzbar, außer apikal, wo der Interzellularraum gegenüber dem Tubuluslumen durch eine Tight junction abgeschlossen ist (Abb. 16-18).

Obwohl der seitliche Interzellularraum der Zellen des proximalen Tubulus eng und in apikobasaler Richtung schwer abzugrenzen ist, wird er doch manchmal deutlich, nämlich an einigen geweiteten Stellen, die wie rundliche Aussackungen aussehen.

In der basalen Hälfte jeder Zelle sind zahlreiche, längliche Mitochondrien mit den basalen Einstülpungen eng vergesellschaftet und parallel zu den interdigitierenden Zytoplasmafortsätzen angeordnet.

Die Membran- und Zytoplasmaspezialisierungen sind in der Pars convoluta des proximalen Tubulus am stärksten entwickelt. In der Pars recta, dem dicken, absteigenden Schleifenschenkel, werden die Mikrovilli spärlicher und kürzer, die basolaterale Zellverzapfung ist weniger ausgeprägt, und die Zahl der Lysosomen und Mitochondrien nimmt ab. Außerdem werden die Zellen mehr kubisch.

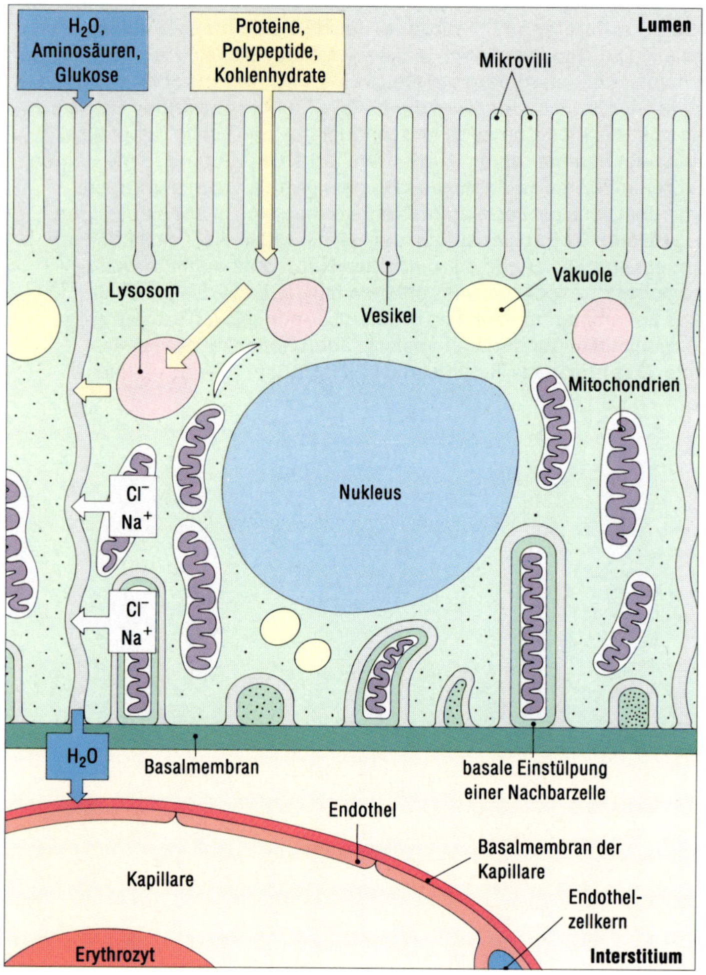

Abb. 16-17. Funktionelle Aspekte von Zellen des proximalen Konvoluts. Im proximalen Tubulus findet eine umfangreiche Rückresorption von Stoffen aus dem Primärharn statt. Die Bürstensaummikrovilli der proximalen Tubuluszellen bilden eine riesige resorbierende Oberfläche, und die Mitochondrien, die in der Pars convoluta besonders zahlreich und deutlich sind, stellen die Energie für den aktiven Transport von diversen Komponenten zur Verfügung, die gegen einen Konzentrationsgradienten transportiert werden. Die Rückresorption von **Wasser** ist aus osmotischen Gründen größtenteils obligatorisch, denn es werden Na^+-Ionen aktiv in den Interzellularraum zwischen benachbarten Tubuluszellen gepumpt, und Cl^--Ionen folgen passiv durch Diffusion nach. Dadurch steigt der hydrostatische Druck im lateralen Interzellularraum, und eine wäßrige Flüssigkeit wird durch die Tubulusbasalmembran ins interstitielle Gewebe und von dort aus in die peritubulären Kapillaren gedrängt. Der aktive Transport von Na^+-Ionen in den Interzellularraum erfolgt durch die Na^+-K^+-ATPase, die als Ionenpumpe in der basolateralen Zellmembran lokalisiert ist. **Proteine**, **Polypeptide** und **Aminosäuren** werden auch im proximalen Tubulus aus dem Glomerulusfiltrat rückresorbiert. Lösliche Aminosäuren schlüpfen vielleicht unter dem Einfluß der Na^+-Ionenpumpe mit dem Wasser durch. Im Gegensatz dazu werden Polypeptide und Proteine mit hohem Molekulargewicht durch Endozytose rückresorbiert (s. Abb. 2-4). Man nimmt an, daß Proteine und Polypeptide durch lysosomale Enzyme (s. S. 16) zu Aminosäuren abgebaut werden, die dann unter dem Einfluß der Na^+-Pumpe über die Interzellularräume, das interstitielle Supportgewebe und die Kapillaren dem Blut zugeführt werden. **Glukose** wird über den Mechanismus der Na^+-Pumpe rückresorbiert, während **größere Kohlenhydratmoleküle** wohl dem Weg der größeren Proteinmoleküle folgen. Im Bürstensaum sitzen Enzyme, die Proteine und hochmolekulare Zucker abbauen können

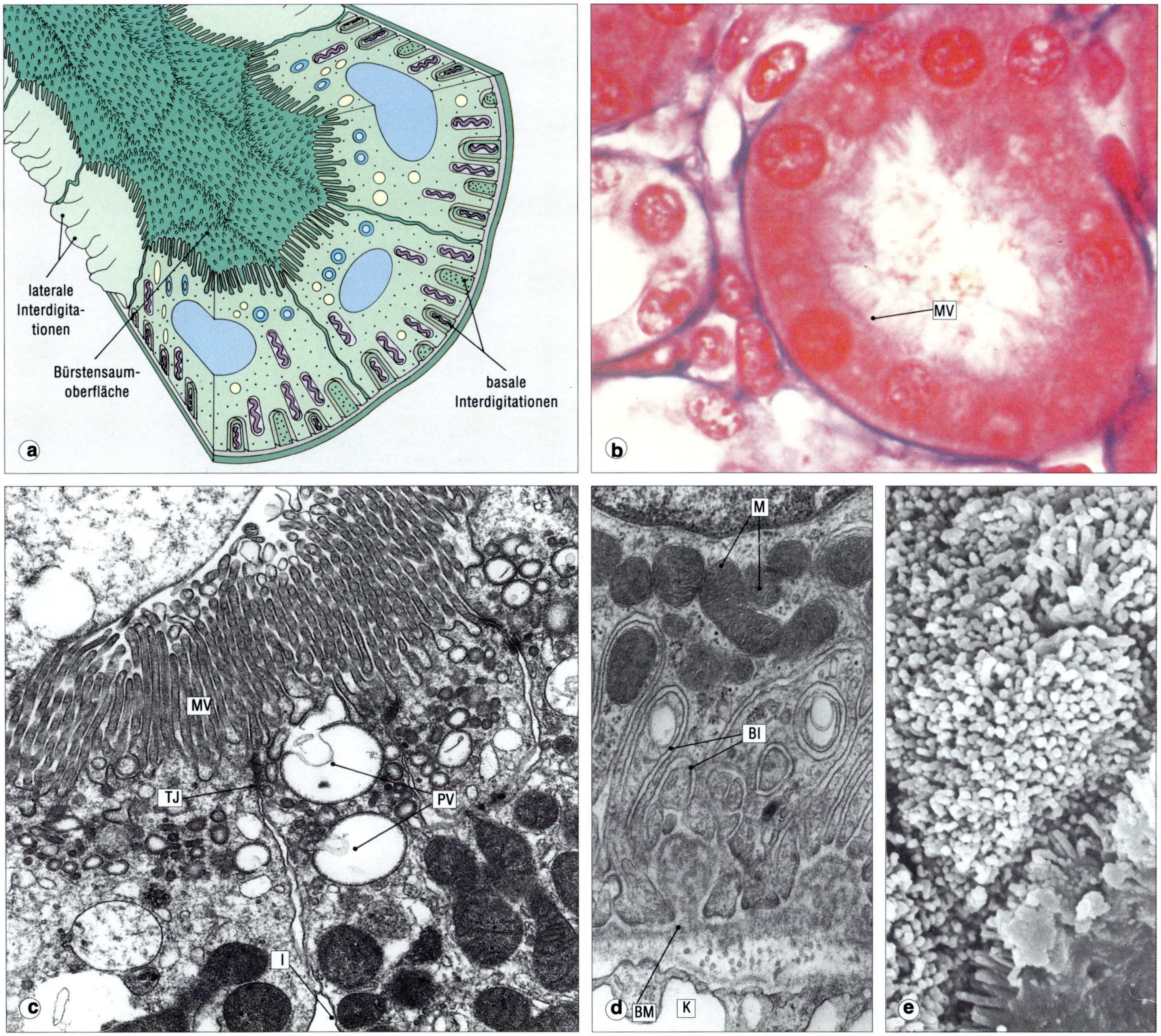

Abb. 16-18 a–e. Proximaler Tubulus, Pars convoluta. a Schema der Bürstensaumoberfläche und der komplexen basolateralen Interdigitationen von Zellen aus dem proximalen Konvolut. **b** Azanfärbung eines proximalen Tubulus mit luminalen Bürstensaummikrovilli (MV). **c** Starke elektronenmikroskopische Vergrößerung der Mikrovilli (MV) des Bürstensaums und des Systems der pinozytotischen Vesikel (PV). Die Tight junction (TJ) an der Bürstensaumbasis schließt den stellenweise geweiteten Interzellularraum (I) zum Lumen hin ab. **d** Basaler Zellpol mit basalen Interdigitationen (BI) über der Basalmembran (BM), zahlreichen, großen Mitochondrien (M) und einer interstitiellen Kapillare (K). **e** Rasterelektronenmikroskopische Aufsicht auf den Bürstensaum im proximalen Tubuluskonvolut

Henle-Schleife

Es ist üblich, die Henle-Schleife als einen dicken absteigenden und einen dicken aufsteigenden Schenkel zu beschreiben, zwischen denen der dünne Schleifenteil liegt. Aus folgenden Gründen ist es aber besser, den dünnen Teil der Henle-Schleife als selbständige strukturelle und funktionelle Einheit zu betrachten:

- der dicke absteigende Schleifenschenkel gehört strukturell zum proximalen Tubulus, der dicke aufsteigende Schleifenschenkel zum distalen;
- der Wechsel vom dicken zum dünnen Tubulusepithel erfolgt abrupt, während das Epithel des dicken absteigenden und aufsteigenden Schenkels allmählich in das des proximalen und distalen Konvoluts übergeht.

Dünner Teil der Henle-Schleife

Die dünnen Teile der Henle-Schleife sind unterschiedlich lang. Schleifen von juxtamedullären Glomeruli sind lang und hängen tief ins Mark in Richtung auf die Papille herab, während solche aus subkapsulären Glomeruli oder aus der Mitte der Rinde kürzer sind und gar nicht oder nur teilweise ins Mark reichen. Daher finden sich dünne Henle-Schleifen in Mark und Rinde, und beim Menschen gibt es einige Henle-Schleifen, die völlig in der Rinde liegen.

Die dünnen Schleifen mit ihren auf- und absteigenden Schenkeln besitzen eine flache Epithelauskleidung mit sehr wenigen Zytoplasmaspezialisierungen (Abb. 16-19). Im einfachsten Fall ähnelt die dünne Schleife lichtmikroskopisch einer dilatierten

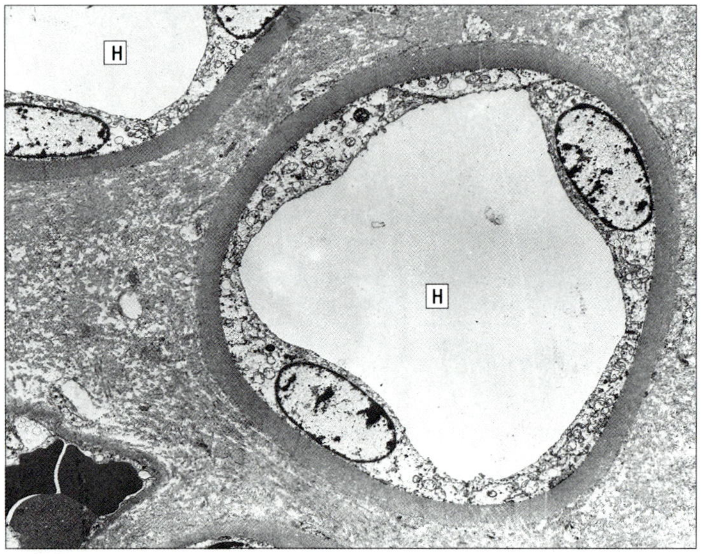

Abb. 16-19. Henle-Schleife. Dieses elektronenmikroskopische Bild zeigt, wie einfach die dünnen Henle-Schleifen (H) im Mark gebaut sind

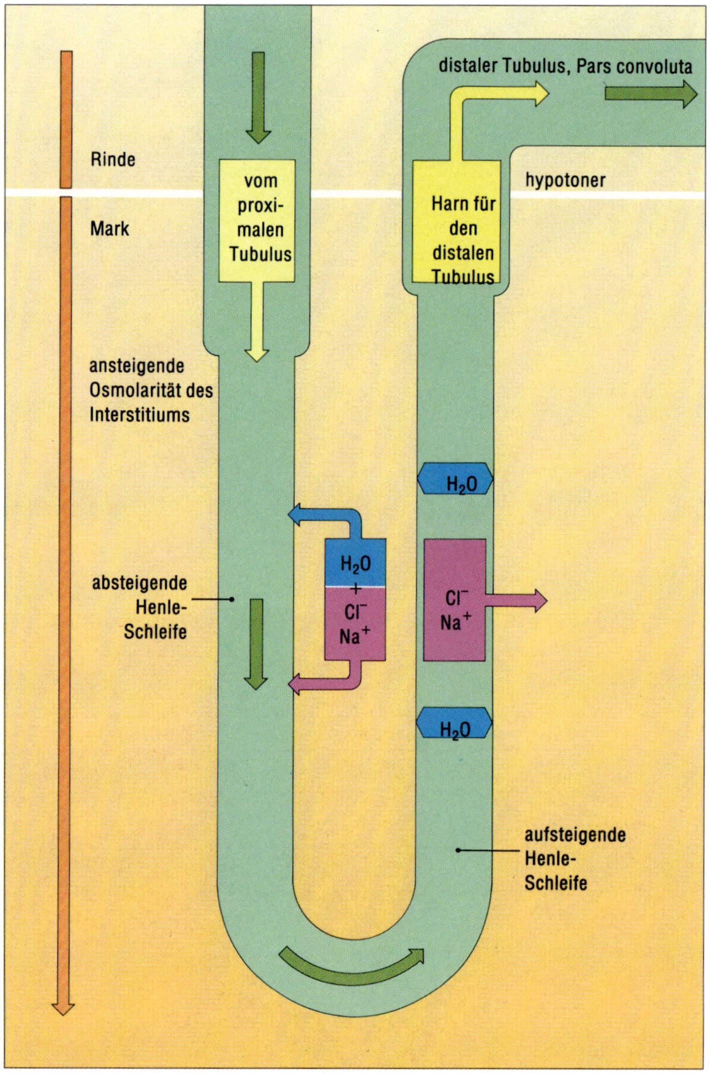

Abb. 16-20. Gegenstrommultiplikationshypothese. Die absteigende, dünne Henle-Schleife ist völlig permeabel für Wasser, Na^+- und Cl^--Ionen, während der aufsteigende dünne Schleifenschenkel nicht für Wasser durchgängig ist und aktiv Cl^--Ionen aus dem Lumen ins Interstitium transportiert. Zur Erhaltung des Ladungsgleichgewichts folgen Na^+-Ionen den Cl^--Ionen. Auf diese Weise pumpt der aufsteigende Schenkel Na^+- und Cl^--Ionen ins Interstitium, hält aber das Wasser im Lumen zurück. Einige der Na^+- und Cl^--Ionen diffundieren am absteigenden, dünnen Schenkel ins Tubuluslumen zurück, aber sie werden wieder herausgedrängt, wenn sie den aufsteigenden Schenkel erreichen. Dadurch kommt es zu einem Multiplikationseffekt und zur höheren Osmolarität des interstitiellen Gewebes gegenüber der Flüssigkeit im Tubuluslumen, besonders dicht an der Papillenspitze. Die Flüssigkeit, die am Ende des aufsteigenden Schenkels der Henle-Schleife in den distalen Tubulus eintritt, ist hypoton

Kapillare, von der sie auf Paraffinschnitten bisweilen schwer zu unterscheiden ist.

In anderen Abschnitten ist das Epithel zwar flach, aber doch deutlich und weist ultrastrukturell kurze Mikrovilli sowie einige basale und laterale Interdigitationen auf, wie sie in ausgeprägterer Form im proximalen Tubulus vorkommen. Bei manchen Nagern tritt dieses höhere, stärker spezialisierte Epithel stets im absteigenden dünnen Schenkel von Nephronen mit kurzen Schleifen auf, deren Glomeruli mehr oberflächlich liegen, aber eine so regelmäßige Anordnung ist beim Menschen nicht festzustellen.

Funktion. Der dünne Teil der Henle-Schleife schafft einen osmotischen Gradienten zwischen der Mark-Rinden-Grenze und der Papillenspitze, und zwar durch den unterschiedlichen Durchtritt von Na^+- und Cl^--Ionen zwischen dem Interstitium und dem Lumen der Henle-Schleife. Dieser Vorgang führt zu einer Harnkonzentrierung im Sammelrohrsystem bei dessen Verlauf durch das Mark. Die weitverbreitete Hypothese über diesen Konzentrierungsmechanismus wird als Gegenstrommultiplikation bezeichnet (Abb. 16-20).

Distaler Tubulus

Der dünne aufsteigende Schenkel der Henle-Schleife führt in die kurze Pars recta des distalen Tubulus, die innerhalb eines Markstrahls in die Rinde übertritt und dann eine Pars convoluta ausbildet, bevor sie in einen Verbindungstubulus übergeht. Etwa an der Grenze zwischen der Pars recta und Pars convoluta berührt der distale Tubulus den Gefäßpol seines Glomerulus, wo er einen ganz speziellen Bereich ausbildet, die Macula densa (s. S. 292).

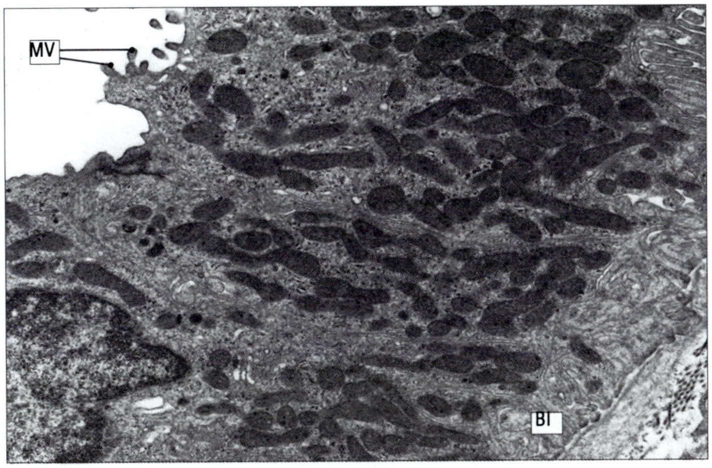

Abb. 16-21. Distaler Tubulus. Ultrastruktur von Epithelzellen aus dem distalen Konvolut. Die basalen Interdigitationen (BI) ähneln denen des proximalen Konvoluts, aber Mikrovilli (MV) sind hier kurz und spärlich; s. auch Abb. 16-7

Der distale Tubulus wird von einem kubischen Epithel ausgekleidet, dessen ausgedehnte, basolaterale Interdigitationen denen des proximalen Tubulus ähneln. Die Mikrovilli auf der luminalen Oberfläche sind viel weniger gut entwickelt und vergleichsweise spärlich (Abb. 16-21). Mitochondrien sind zahlreich und überwiegend mit den basolateralen Einfaltungen assoziiert. Luminale endozytotische Einfaltungen oder Vesikel wie im proximalen Tubulus fehlen.

Die Struktur des distalen Tubulus ist in der Pars convoluta und in der Pars recta (dicke, aufsteigende Henle-Schleife) nahezu identisch, nur die Macula densa weist eine lokale Strukturabweichung auf.

Funktion. Der distale Tubulus ist für die Kontrolle des Säure-Basen-Haushalts von entscheidender Bedeutung und trägt auch wesentlich zur Harnkonzentrierung bei.

Die Zellen des distalen Tubulus haben die Fähigkeit, Ionen gegen einen Konzentrationsgradienten zu pumpen, was sich an der Zahl ihrer Mitochondrien ablesen läßt.

Im distalen Tubulus

- werden Na^+-Ionen aus dem verdünnten Harn des Lumens rückresorbiert, während K^+-Ionen sezerniert werden;
- werden Bikarbonationen rückresorbiert und H^+-Ionen sezerniert, was eine Harnansäuerung bewirkt.

Diese Funktionen stehen unter dem Einfluß des Hormons **Aldosteron**, eines Mineralokortikoids aus der Nebennierenrinde (s. S. 260).

Bedeutung des ADH. Antidiuretisches Hormon (ADH) wird vom Hypophysenhinterlappen sezerniert (s. S. 254) und wirkt im letzten Teil der Pars convoluta des distalen Tubulus, indem es dessen Permeabilität erhöht; durch die Wasserrückresorption wird der Harn stärker konzentriert.

ADH wirkt an den Sammelrohren in ähnlicher Weise und ermöglicht die Wasserrückresorption aus dem Lumen in das hypertone Interstitium und weiter ins Blutgefäßsystem (Vasa recta). Diese Flüssigkeitsverschiebung erfolgt im Zusammenhang mit dem Gegenstromaustauschsystem (s. Abb. 16-25).

Diabetes insipidus

Beim ständigem Fehlen von ADH, wie es bei der Wasserharnruhr, dem **Diabetes insipidus**, vorliegt, werden große Volumina eines hypotonen Urins gebildet, da die Wasserrückresorption im distalen Tubulus und im Sammelrohr gestört ist.

Ein tödlicher Flüssigkeitsverlust kann nur durch das Trinken großer Wassermengen vermieden werden; die Patienten leiden unter anhaltendem, quälendem Durst.

Störungen der Tubulusfunktion

Die tubulären Nephronabschnitte und das Sammelrohrsystem sind in ihrer Sauerstoffversorgung fast völlig von der Unversehrtheit der Glomeruluskapillaren und der zu den Glomeruli ziehenden Arteriolen abhängig, denn ihre Sauerstoffversorgung erfolgt über die Kapillarnetze der peritubulären Kapillaren, die von den Arteriolae efferentes aus den Glomeruli gespeist werden (s. Abb. 16-4).

Bei arteriellen oder glomerulären Erkrankungen, die den Blutstrom in die efferenten Arteriolen drosseln, können die Tubulusepithelzellen erheblich hypoxisch geschädigt werden. So führt z. B. ein Verschluß der Glomeruluskapillaren durch Proliferation der Endothelzellen (s. Abb. 16-8) zu einer Oxygenierungsstörung der Tubulusepithelzellen. Allerdings wird das klinische und biochemische Bild durch Symptome beherrscht, die von der Retention stickstoffhaltiger Stoffwechselprodukte und dem Anstieg des peripheren Gefäßwiderstands herrühren (akute Glomerulonephritis, s. S. 278).

Bei anhaltenden Glomerulusschädigungen verarmen die Tubulusepithelien so an Sauerstoff, daß ihre Enzym- und Transportsysteme nicht mehr funktionieren können, und durch den Verlust eines empfindlichen Homöostasemechanismus bilden sich biochemische Anomalien aus.

Die wichtigsten von einer gestörten Tubulusfunktion verursachten biochemischen Anomalien entstehen durch Ausscheidungsstörungen von H^+- und K^+-Ionen. Das Blut enthält dann eine hohe Konzentration an H^+-Ionen (Azidose) und K^+-Ionen (Hyperkaliämie). Beides, zusammen mit der Retention von stickstoffhaltigen Stoffwechselprodukten aufgrund einer gestörten Glomerulusfunktion, ist typisch für die chronische Niereninsuffizienz (s. S. 295).

Akute Tubulusnekrose

Störungen der Tubulusfunktion aufgrund ungenügender Oxygenierung treten auch dann auf, wenn signifikante Erkrankungen der Arterien oder Glomeruli fehlen. Die häufigste Ursache ist eine zentrale Blutkreislaufstörung durch ein geringes Herzschlagvolumen, das meistens entweder durch ein geringeres Blutvolumen (Hypovolämie), z. B. nach schweren Blutverlusten, oder durch einen niedrigen Blutdruck (Hypotonie), z. B. nach einem Herzinfarkt, hervorgerufen wird.

Eine schlechte Durchblutung des Maschenwerks der peritubulären Kapillaren bewirkt eine inadäquate Sauerstoffversorgung für die Tubulusepithelzellen; das wiederum führt zu einem Versagen der Enzym- und Transportsysteme, an das sich biochemische Störungen anschließen, besonders Azidose und Hyperkaliämie. Da die Glomeruli nicht mit ausreichendem Druck arteriell perfundiert werden, wird nur wenig filtriert, und die Harnproduktion sinkt oder sistiert sogar (Oligurie bzw. Anurie).

Das Syndrom der **akuten Tubulusnekrose** umfaßt:

- Oligurie oder Anurie;
- Hyperkaliämie (erhöhter K^+-Ionen-Spiegel im Blut);
- Azidose (erhöhter H^+-Ionen-Spiegel im Blut).

Bei einer Tubulustörung infolge einer zentralen Ursache wie Hypovolämie oder Hypotonie degenerieren die Tubulusepithelzellen (Abb. 16-22), ihr histologisches Erscheinungsbild ist durch Wasseransammlungen im Zytosol geprägt.

Wenn Hypovolämie oder Hypotonie rasch behandelt werden, so können sich die Tubulusepithelzellen erholen und ihre normale Funktion und Struktur zurückgewinnen, aber wenn die Durchblutung anhaltend gestört ist, sterben die Tubulusepithelien ab (**akute Tubulusnekrose**). Selbst der Verlust von vielen Tubulusepithelzellen ist nicht irreversibel; nach Wiederherstellung einer adäquaten Sauerstoffversorgung werden die Tubuli wieder von Epithelzellen besiedelt.

Bei Nierentransplantaten sterben die Tubulusepithelien der Spendernieren fast unmittelbar nach der Entnahme ab. Nach der Transplantation (gewöhnlich viele Stunden später) und dem Anschluß an das Blutgefäßsystem werden die Tubuli schließlich wieder mit funktionierenden Epithelzellen besiedelt, und die normale Kontrolle der Homöostase wird wieder aufgenommen.

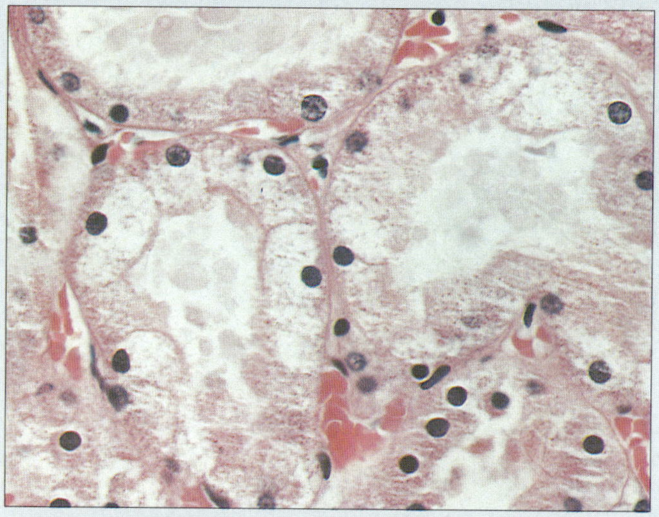

Abb. 16-22. Akute Tubulusschädigung. HE-gefärbter Paraffinschnitt eines Patienten mit früher akuter Tubulusschädigung. Das Tubulusepithel des proximalen Konvoluts weist frühe degenerative Veränderungen auf, die auf inadäquater Oxygenierung nach längerandauerndem Blutdruckabfall beruhen. Die einzelnen Zellen sind hydropisch angeschwollen, da die Funktion der Na^+-K^+-ATPase in den Zellseitenflächen gestört ist und zu wenig Wasser ins Interstitium transportiert wird. Die apikalen Mikrovilli sind größtenteils verlorengegangen; s. auch Abb. 16-18

Verbindungstubulus und Sammelrohr

Die Pars convoluta des distalen Tubulus geht ins Sammelrohrsystem über. Dieser Übergang ist nicht abrupt, denn es gibt ein variables Segment, den **Verbindungstubulus**, dessen Epithelauskleidung anscheinend wahllos sowohl den Zelltyp des distalen Tubulus als auch Zellarten aus dem Sammelrohr enthält.

Das Sammelrohr (Abb. 16-23) wird von 2 Zellarten ausgekleidet, den zahlreichen **hellen Zellen** und den eingestreuten **dunklen Zellen**.

- Die hellen Zellen sind am Anfang des verzweigten Sammelrohrs kubisch oder ziemlich platt. Ihr Zytoplasma färbt sich kaum an, da es nur wenig Organellen enthält (hauptsächlich kleine, runde Mitochondrien in wahlloser Anordnung). Im Anfangsteil des Sammelrohrsystems kommen basale Membraneinfaltungen vor, die aber im weiteren Verlauf abnehmen; apikale Mikrovilli sind spärlich und kurz.
- Die dunklen Zellen oder Schaltzellen enthalten mehr Zellorganellen, besonders zahlreiche Mitochondrien. Ihre luminale Oberfläche zeigt ein gut entwickeltes System aus Mikrofalten, unter denen viele Vesikel liegen. Normalerweise gibt es hier keine basalen Einfaltungen.

Die kortikalen Sammelrohre ziehen auf die Markstrahlen zu und öffnen sich in Sammelrohre, die senkrecht in den Markstrahlen ins Mark ziehen. Alle medullären Sammelrohre schließen sich in Papillennähe zu großen, geraden Sammelrohren zusammen, die als Ductus papillares auf der Papillenspitze ausmünden; von dort tropft der Harn in die Kelche des Nierenbeckens.

Die größeren Sammelrohre haben anfangs das gleiche Epithel wie die kleinen Sammelrohre. Bei ihrem Abstieg aus den Markstrahlen ins Mark nimmt die Zahl der dunklen Zellen ab, und die hellen Zellen werden zunehmend größer und auffälliger, so daß die Sammelrohre dicht an der Papille von gleichmäßigen, zylindrischen hellen Zellen mit geraden, deutlichen Zellgrenzen gesäumt sind (Abb. 16-24).

Beim Menschen verdickt sich die Basalmembran des Sammelrohrsystems mit der Annäherung an die Papillenspitze zunehmend. Dieses Merkmal wird mit steigendem Alter noch ausgeprägter.

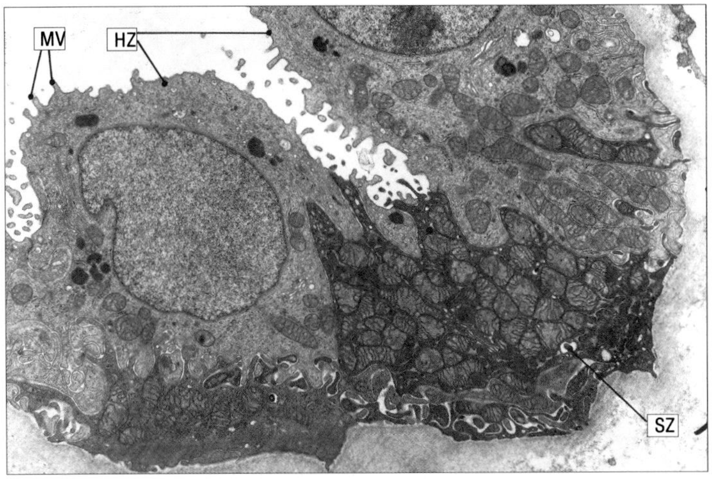

Abb. 16-23. Verbindungstubulus. Ultrastruktur eines Tubulus, der das Ende der Pars convoluta des distalen Tubulus mit dem kortikalen Sammelrohr im Markstrahl verbindet. Zwischen den hellen Zellen (HZ) mit ihren kurzen und spärlichen Mikrovilli (MV) liegen die dunklen Schaltzellen (SZ) mit vielen Mitochondrien

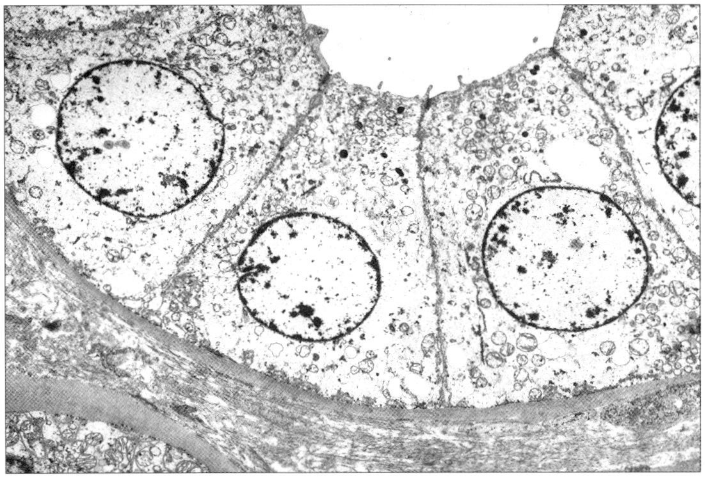

Abb. 16-24. Sammelrohr. Ultrastruktur eines großen, medullären Sammelrohrs. Es ist mit regelmäßigen, kubischen oder zylindrischen Zellen ausgekleidet, deren Zytoplasma hell und arm an Organellen ist

Funktion des Sammelrohrsystems. Die Verbindungstubuli und Sammelrohre sind nicht nur Passagestrecken für den Harn auf dem Weg ins Nierenbecken, sondern spielen eine wesentliche Rolle bei der endgültigen Harnkonzentrierung infolge von Wechselbeziehungen zwischen Sammelrohrsystem, Interstitium und Vasa recta in einem Gegenstromaustauschsystem (Abb. 16-25 und 16-26).

Bedeutung des ADH. Die Kontrolle des Wassertransports beruht auf der unterschiedlichen Permeabilität des Sammelrohrsystems unter ADH-Einfluß (s. S. 287). Die Menge des freigesetzten ADH hängt davon ab, ob der Körper Wasser ausscheiden oder zurückhalten muß.

Bei hohem ADH-Spiegel wird dem Sammelrohrlumen Wasser entzogen, das dann über das Interstitium und die aufsteigenden Vasa recta in die Blutzirkulation gelangt. Dadurch kommt es zur Bildung einer kleinen Menge von hochkonzentriertem Harn. Bei niedrigem ADH-Spiegel bleibt das Wasser im Sammelrohrlumen zurück, so daß große Mengen von verdünntem Harn ausgeschieden werden.

Bedeutung der Vasa recta. Die Gefäßbündel der Vasa recta spielen bei der Harnkonzentrierung im Nierenmark ebenfalls eine Rolle. Auf der absteigenden (arteriellen) Seite der Gefäßschleifen sind die Gefäßwände für Wasser und Salze durchlässig; das Wasser tritt ins Interstitium über, und Na^+- und Cl^--Ionen gelangen ins Blutgefäß. Auf diese Weise steht das Blut in den Vasa recta mehr oder weniger mit dem hypertonen Interstitium des Marks im Gleichgewicht.

Auf der aufsteigenden (venösen) Seite der Gefäßschleifen treten Na^+- und Cl^--Ionen aus dem Gefäßlumen und Interstitium aus, und Wasser aus dem Interstitium tritt ins venöse Blut ein.

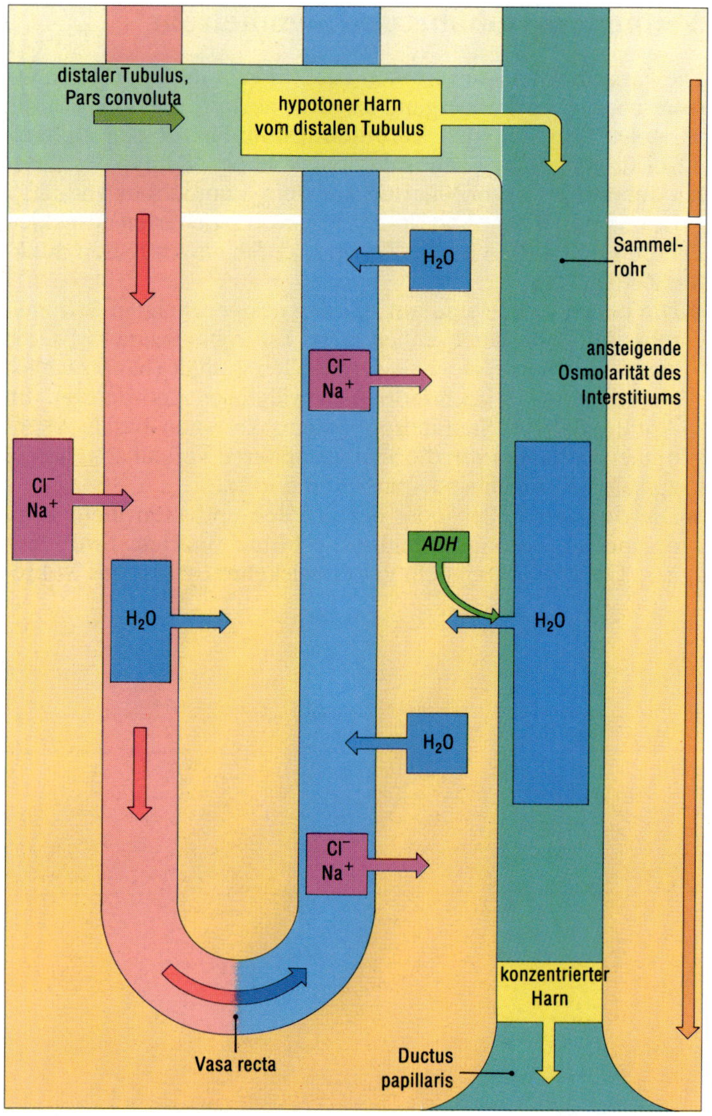

Abb. 16-25. Gegenstromaustauschsystem. Verdünnter Harn im Verbindungstubulus- und Sammelrohrsystem wird zunehmend konzentriert, indem aus osmotischen Gründen Wasser aus dem Lumen in das hypertone Interstitium des Marks gezogen wird, aus dem es wieder in die Vasa recta gelangt. Die hohe Osmolarität beruht auf der hohen Konzentration von Na^+- und Cl^--Ionen im Mark, die durch die Gegenstrommultiplikation der Henle-Schleifen geschaffen wurde. Auf diese Weise wird ein zunehmend konzentrierter Harn produziert

Störungen am Sammelrohr

Die wichtigsten Störungen am Sammelrohr sind verursacht durch:
- **Infektionen**, die meistens nach einer bakteriellen Blaseninfektion in die Niere aszendieren;
- **Papillennekrose**, bei der die Papillenspitzen nekrotisieren und abfallen;
- **Ablagerung unlöslicher Kristalle**, z. B. bei Gicht (Harnstoffkristalle) oder Hyperkalzämie (Kalziumkristalle).

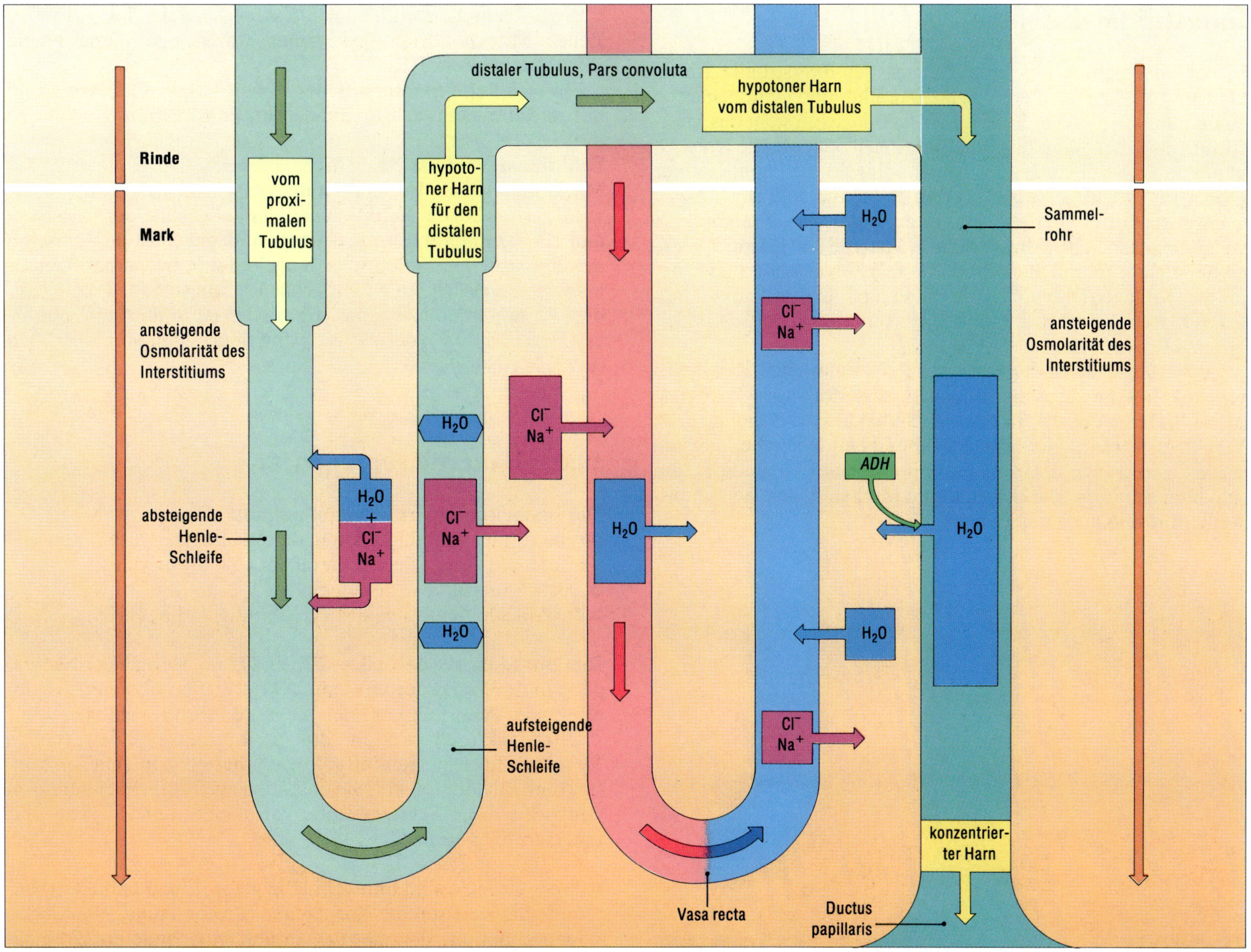

Abb. 16-26. Beziehungen zwischen Gegenstrommultiplikations- und Gegenstromaustauschsystem. Die Wechselbeziehung von Wasser und Ionen durch die Wände der dünnen Henle-Schleifen (Gegenstrommultiplikation, s. Abb. 16-20) schafft ein hypertones Milieu im Interstitium, dessen Gewebsosmolarität in Richtung auf die Papillenspitze zunimmt. Diese hohe Osmolarität des Interstitium fördert die Resorption von Wasser aus dem verdünnten Harn, der im Sammelrohr herunterläuft (Gegenstromaustausch, s. Abb. 16-25). Die Menge des rückresorbierten Wassers und damit die Endkonzentration des ausgeschiedenen Harns wird über den Spiegel des zirkulierenden antidiuretischen Hormons (ADH) kontrolliert, das die Wasserpermeabilität des Sammelrohrs verändert

Interstitium der Niere

In der Nierenrinde des Menschen ist der interstitielle Raum klein und wird größtenteils von kleinen Blut- und Lymphgefäßen eingenommen (s. Abb. 16-33). Im Mark dagegen stellt das Interstitium eine mengenmäßig und funktionell bedeutende Komponente dar, die mit steigender Annäherung an die Papille immer größer und wichtiger wird (s. Abb. 16-35 und 16-36).

Ultrastrukturell besteht das Interstitium des Nierenmarks weitgehend aus zellfreiem, lockerem Material von geringer Elektronendichte; teils sind es Proteine, teils Glykosaminoglykane, in die Kollagenfasern, Lipidtropfen und basalmembranähnliches Material eingestreut sind. Dazu kommen interstitielle Zellen in wechselnder Zahl (Abb. 16-27).

Beim Menschen ist der häufigste Typ interstitieller Zellen unregelmäßig konturiert mit schlanken, sternförmigen Zytoplasmaausläufern, die sich in allen Richtungen in die interstitielle Matrix erstrecken. Bei Nagern, selten beim Menschen, stehen diese Zellfortsätze oft in Kontakt mit dünnen Henle-Schleifen und benachbarten Markkapillaren, zwischen denen sie sich bisweilen brückenartig ausspannen.

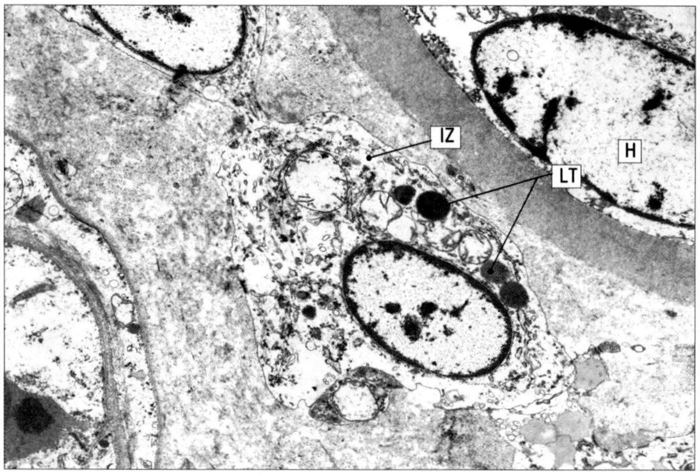

Abb. 16-27. Matrix und interstitielle Zelle im Nierenmark. Ultrastruktur einer typischen interstitiellen Markzelle (IZ) des Menschen, die in der lockeren Matrix dicht an einer Henle-Schleife (H) liegt. Das charakteristische Zytoplasmamerkmal sind die elektronendichten, runden Lipidtropfen (LT); daneben gibt es eine große Menge an rauhem ER und einige Mitochondrien

Beim Menschen enthält das Zytoplasma der interstitiellen Zellen Mitochondrien, Lysosomen, Lipidtropfen und kleine Züge von rauhem ER.

Ein weiterer Typ interstitieller Zellen, oft spindelförmig und mit reichlich rauhem ER, ähnelt den Fibroblasten.

Funktion des Interstitiums im Nierenmark. Die Bedeutung des Markinterstitiums bei der Homöostase von Salz und Wasser wurde schon bei der Funktion der Henle-Schleife, der Vasa recta und der Sammelrohre mitbesprochen; dagegen ist die Funktion der interstitiellen Zellen selbst unbekannt. Obwohl das Nierenmark nachweislich ein wesentlicher Bildungsort für Prostaglandine ist, nimmt man gegenwärtig an, daß dafür die Sammelrohrepithelzellen und nicht die interstitiellen Zellen verantwortlich sind.

Juxtaglomerulärer Apparat

Der juxtaglomeruläre Apparat umfaßt:

- reninproduzierende Zellen in den Wänden der afferenten und efferenten Arteriole am Gefäßpol des Glomerulus;
- extraglomeruläres Mesangium;
- die Macula densa des distalen Tubulus (Abb. 16-28).

Reninproduzierende Zellen. Sie sind beim Menschen überwiegend in der Wand der afferenten Arteriole konzentriert; in der efferenten Arteriole kommen sie in geringerer Zahl vor.

Ultrastrukturell weisen die reninproduzierenden Zellen Merkmale hochspezialisierter Myoepithelzellen mit einigen kontraktilen Filamenten auf. Sie enthalten auch in Größe und Form unterschiedliche Sekretgranula, von denen man 2 Typen klar unterscheiden kann.

- Typ-I-Granula sind unregelmäßig geformt und enthalten rautenförmige kristalline Körperchen (Protogranula), von denen man annimmt, daß sie die Vorläufer der anderen Granulatypen sind.
- Typ-II-Granula sind größer, rundlicher, einheitlich elektronendicht, mit undeutlicher Membran; man glaubt, daß sie die reifen Renin-Sekret-Granula darstellen.

Die **Macula densa** liegt dort, wo der distale Tubulus mit dem Gefäßpol seines Glomerulus an einem Kontaktpunkt zusammenhängt. An dieser Stelle sind die gefäßpolseitigen Zellen des distalen Tubulus höher und schmaler als sonst im Tubulus, die Zellkerne liegen in der apikalen Zellhälfte, und der Golgi-Apparat sitzt infranukleär. Die genaue Funktion dieser Macula densa

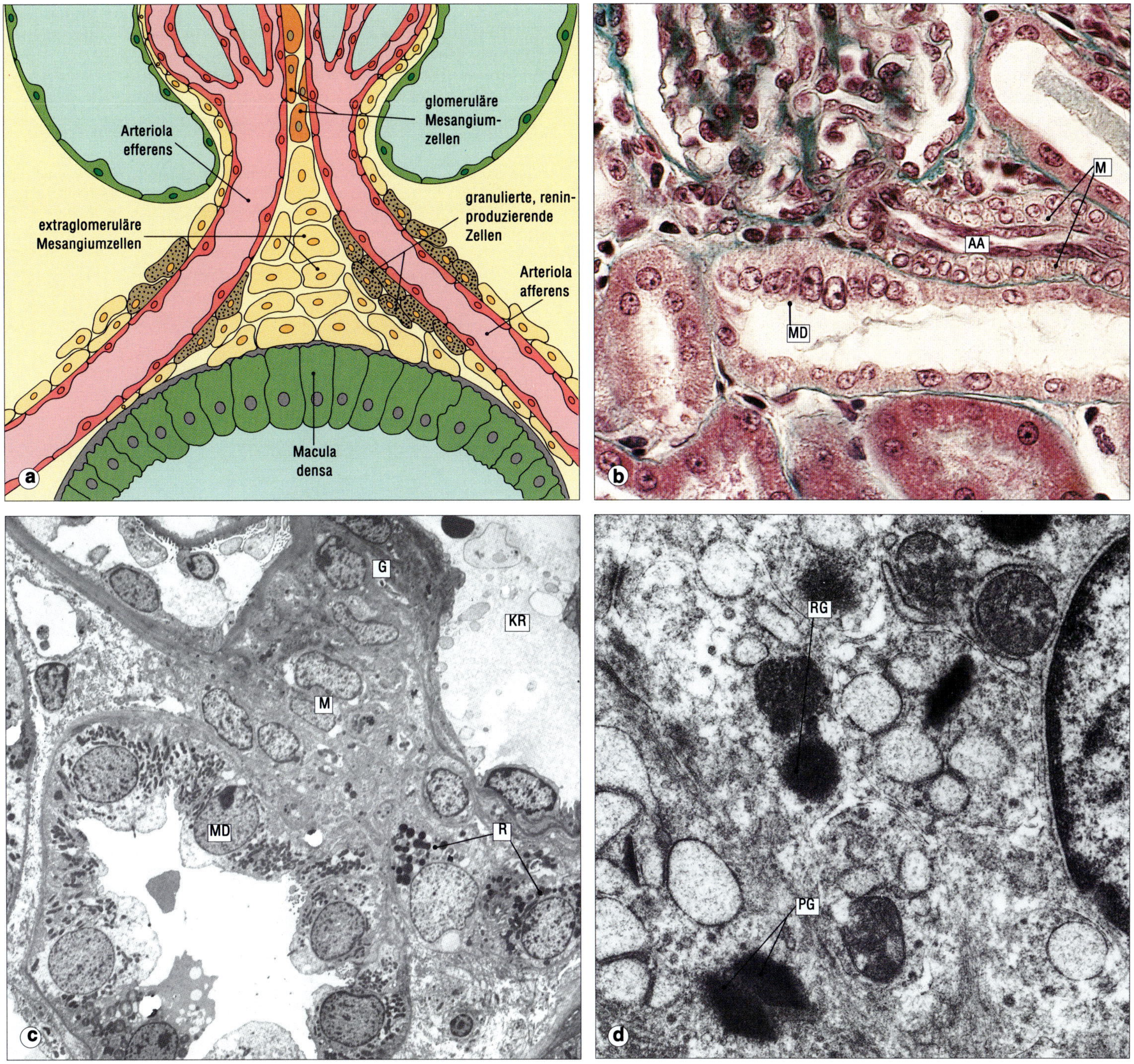

Abb. 16-28 a–d. Juxtaglomerulärer Apparat. a Schema des juxtaglomerulären Apparats mit den Bestandteilen Macula densa, extraglomeruläres Mesangium sowie Arteriola afferens und efferens. In den Arteriolenwänden sitzen granulierte, reninproduzierende Zellen. **b** Masson-Trichrom-Färbung; Macula densa (MD) und Arteriola afferens (AA) mit deutlichen Muskelzellen (M), die Reningranula enthalten. Die efferente Arteriole und das extraglomeruläre Mesangium sind nicht angeschnitten. **c** Ultrastruktur des juxtaglomerulären Apparats beim Menschen. Am Gefäßpol sind der Kapselraum (KR) sowie das glomeruläre (G) und extraglomeruläre Mesangium (M) getroffen, darunter reninproduzierende Zellen (R) und die Macula densa (MD). **d** Reninproduzierende, granulierte Zelle in der Wand der afferenten Arteriole. Neben unreifen Protogranula Typ I (PG) liegen reife Granula Typ II (RG)

ist unbekannt; vielleicht ist sie ein Sensor, der die juxtaglomeruläre Funktion reguliert, indem Na^+- und Cl^--Ionenspiegel im Lumen des distalen Tubulus überwacht werden.

Das im juxtaglomerulären Apparat gebildete Renin katalysiert die Umwandlung des inaktiven **Angiotensinogen**, eines in der Leber produzierten α-2-Globulins, in das Dekapeptid **Angiotensin I**. Angiotensin I wird dann in **Angiotensin II** umgewandelt, das die **Aldosteronproduktion** in der Zona glomerulosa der Nebennierenrinde anregt (s. S. 260).

Das Hormon Aldosteron ist ein Mineralokortikoid, das den Natrium- und Kaliumionenspiegel des Körpers reguliert, indem es auf die Natriumpumpe an Zellmembranen einwirkt.

Im distalen Nierentubulus fördert es die Rückresorption von Natriumionen und Wasser aus dem Glomerulusfiltrat (Abb. 16-29) und trägt damit zur Konstanthaltung von Plasmavolumen und Blutdruck bei.

Kontrolle der Reninsekretion

Für die Feedbackkontrolle der Reninsynthese und -freisetzung sind 2 Mechanismen denkbar, die wahrscheinlich alle beide zur Anwendung kommen.

- Nach einem Denkmodell messen die Macula-densa-Zellen die Natriumkonzentration (oder einige andere Parameter) im Lumen des distalen Tubulus und bewirken eine Art Kontrollmechanismus der Reninfreisetzung durch die granulierten juxtaglomerulären Zellen in den Arteriolenwänden.
- Die andere Möglichkeit besteht darin, daß juxtaglomeruläre Zellen sensible Rezeptoren sind, die eine durch ein erhöhtes Blutvolumen entstandene Dehnung der Arteriolen überwachen.

Synthese von Erythropoetin

In der Vergangenheit wurde dem juxtaglomerulären Apparat eine weitere Funktion zugeschrieben, nämlich die Synthese des Hormons **Erythropoetin**, das die Erythropoese anregt. Dafür gibt es aber, im Gegensatz zu den anderen Funktionen dieses Apparats, nicht genügend Beweise.

Trotz Anwendung moderner Techniken bleibt der genaue Ort der Erythropoetinbildung in der Niere ein Rätsel. Untersuchungen an Gewebekulturen sprachen für eine Synthese durch Mesangiumzellen, aber Analysen mit Gensonden deuten darauf hin, daß die Messenger-RNA für Erythropoetin auf Zellen in Tubuli und Interstitium der Nierenrinde beschränkt ist.

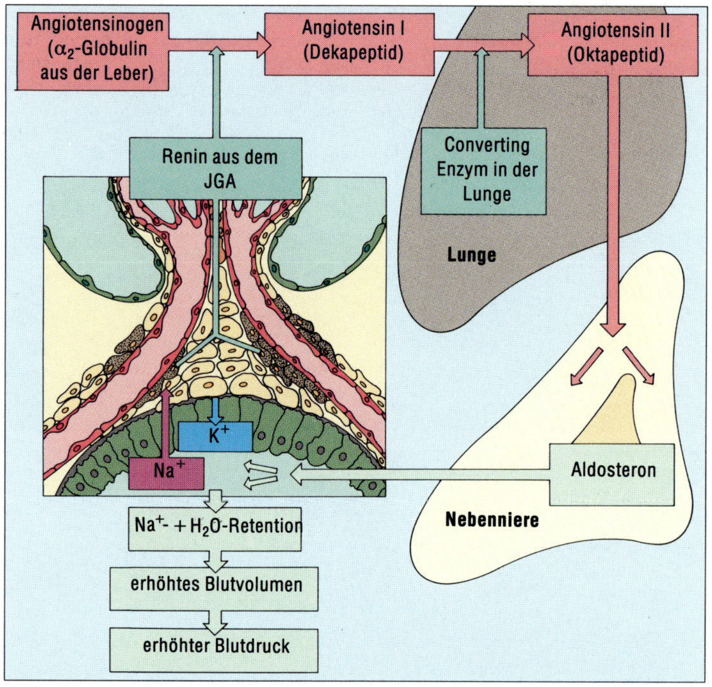

Abb. 16-29. Renin-Angiotensin-Aldosteron-System. Das vom juxtaglomerulären Apparat (JGA) sezernierte Renin katalysiert die Bildung von Angiotensin I aus dessen inaktiver Vorstufe, dem Angiotensinogen. Angiotensin I wird dann in der Lunge in das aktive Oktapeptid Angiotensin II umgewandelt, das die Freisetzung von Aldosteron aus der Nebennierenrinde anregt. Aldosteron bewirkt im distalen Tubulus die Resorption von Natrium und Wasser aus dem Glomerulusfiltrat. Die Art der Feedbackkontrolle der Reninsekretion ist unbekannt

Nierenfunktionsstörungen

Da das Blutkreislaufsystem den wichtigsten Bestandteil in der Niere bildet, ist es nicht überraschend, daß viele Nierenkrankheiten aus Störungen in diesem System hervorgehen. Häufige Gefäßerkrankungen, verursacht durch generalisierter Hochdruck, Zuckerkrankheit oder Atherosklerose, führen oft zu Nierenschäden mit Funktionsstörungen der Exkretion und Homöostase.

Chronische Niereninsuffizienz

Eine auf einer Wandverdickung und Verengung der Arteriolen und Arterien basierende Minderdurchblutung der Glomeruluskapillaren führt zu einer chronischen Ischämie des Tubulussystems und Drosselung der glomerulären Filtration. Auf die Dauer kommt es zur Inaktivitätsschrumpfung der Glomerulusbestandteile (**glomeruläre Hyalinisierung**) und zur Tubulusatrophie (Abb. 16-30). Wenn diese Veränderungen die meisten Nephrone betreffen, werden alle Nierenfunktionen gestört und der Patient entwickelt die Symptome einer **chronischen Niereninsuffizienz**.

Störungen der Nierenexkretionsfunktion führen zu einer Retention von toxischen Stoffwechselschlacken im Blut, besonders von Harnstoff und Kreatinin aus dem Eiweißabbau. Es kommt zur **Urämie**; die Erhöhung der Harnstoff- und Kreatininwerte ist labormedizinisch erfaßbar. Unbehandelt führt diese Intoxikation schließlich zum Koma und zum Tod. Störungen der Homöostasefunktion der Nierentubuli bewirken, daß Wasserhaushalt und Elektrolytkonzentrationen im Körper nicht mehr kontrolliert werden können; der Anstieg von Wasserstoff- bzw. Kaliumionen im Blut führt zur **Azidose** bzw. zur **Hyperkaliämie**.

Die Nieren sind dann nicht mehr in der Lage, einen auf die Erfordernisse des Körpers abgestimmten konzentrierten oder hypotonen Harn zu bilden. Anstattdessen wird ein Harn mit gleichmäßigem spezifischem Gewicht gebildet, unabhängig von der Bluteindickung oder Blutverdünnung (Hämodilution).

Diese Stoffwechselstörungen sind die Folge eines unaufhaltsamen Untergangs aller Nephronaktivitäten; daher wird dieser irreversible Zustand als chronische Niereninsuffizienz bezeichnet.

Akutes Nierenversagen

Beim akuten Nierenversagen erlöschen plötzlich alle Nephronaktivitäten, was gewöhnlich auf einer Schädigung aller Tubuli, aller Glomeruli oder aller Nephrone beruht. Je nach Ursache ist eine gewisse Erholung möglich, wenn es gelingt, dem Patienten über die kritische Stoffwechselsphase hinwegzuhelfen, in der die Nephrone inaktiv sind.

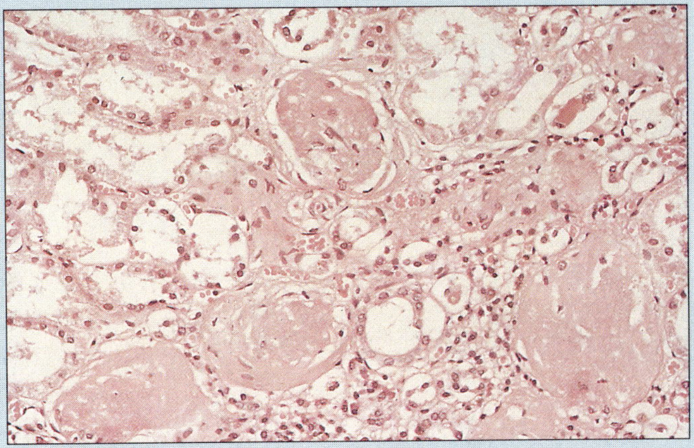

Abb. 16-30. Terminale Schrumpfniere. HE-gefärbter Schnitt der Niere eines Patienten mit chronischer Niereninsuffizienz, die lange bestand und auf einer progredienten Erkrankung der arteriellen Nierengefäße beruhte. Von der Normalstruktur des Nephrons ist nur wenig übriggeblieben. Die Glomeruli sind in zellfreie Kugeln ohne Kapillarmaschen umgewandelt, die Tubuli sind atrophiert, ihre Epithelzellen kubisch oder abgeplattet

Praktische Histologie

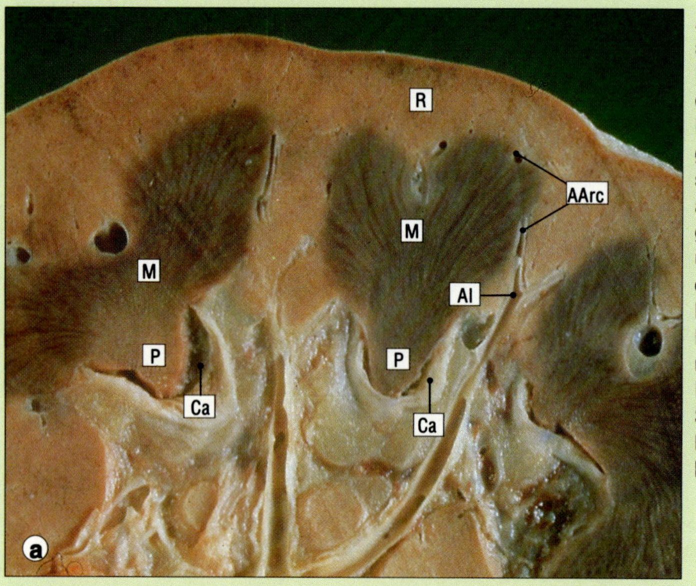

Abb. 16-31 a–c. Anatomie der Niere des Erwachsenen. a Aufgeschnittene, formalinfixierte Niere, Alkoholpräparat mit fast natürlicher Farberhaltung. Unter der Rinde (R) laufen die Markpyramiden (M) in den Papillenspitzen (P) aus; diese ragen in die Calices minores (Ca). Die Aa. interlobulares (AI) und Aa. arcuatae (AArc) sind ebenfalls gekennzeichnet. In der Rinde sind nur wenige Details mit bloßem Auge sichtbar, aber im Mark wird die Längsanordnung der Strukturen durch auffallende Gruppen von Blutgefäßen (Vasa recta) deutlich. **b** HE-gefärbter Paraffinschnitt aus dem in **a** gezeigten Präparat; Rinde (R) und Mark (M) können leicht unterschieden werden. Im Mark wird auch die senkrechte parallele Anordnung von Tubuli und Gefäßen deutlich. Bei dieser geringen Vergrößerung erscheinen die Glomeruli in der Rinde nur als kleine Punkte. Einzelne Rindengebiete sind frei von Glomeruli, enthalten aber senkrecht verlaufende Gangsysteme. Diese Regionen sind die Markstrahlen; hier münden kortikale Tubuli in die Sammelrohre ein. **c** Rindenausschnitt bei stärkerer Vergrößerung; die Markstrahlen (MS) sind frei von Glomeruli, die Aa. interlobulares (AIL) liegen in der glomerulushaltigen Rindenregion

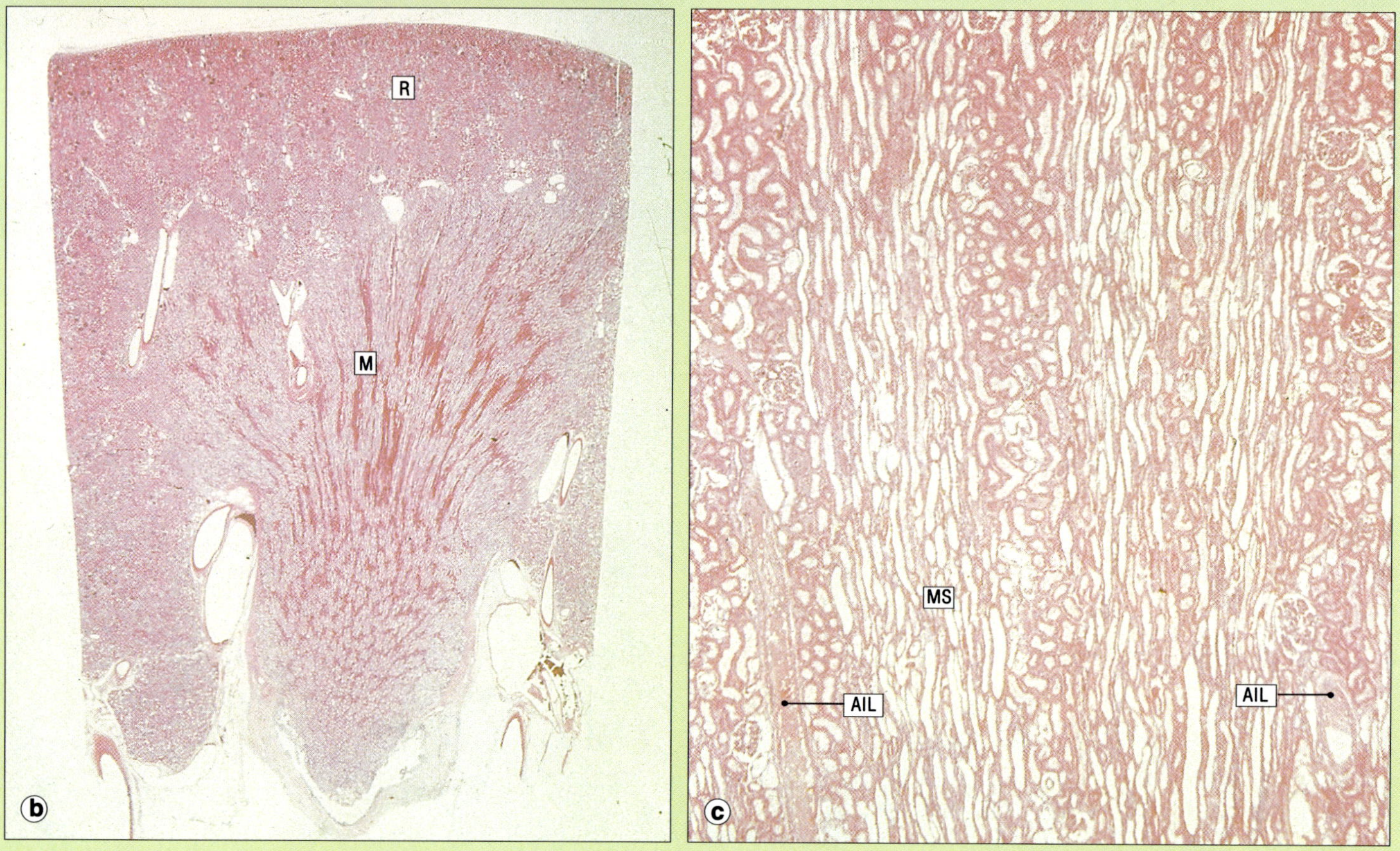

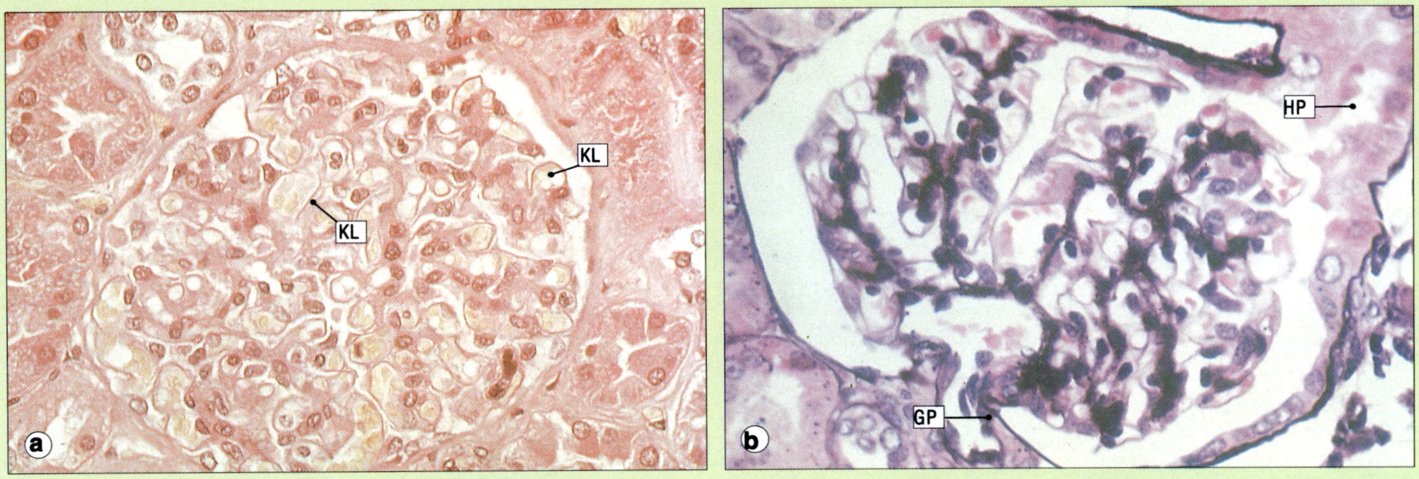

Abb. 16-32 a, b. Glomerulus. a Ohne Spezialfärbungen der Kapillarbasalmembran sind Einzelheiten des Glomeruluskapillarknäuels in Routineparaffinschnitten nicht leicht zu erkennen. Bei dieser starken Vergrößerung sieht man gelegentlich Kapillarlumina (KL), aber es ist schwer, zwischen Endothelzellen, Mesangiumzellen und den epithelialen Podozyten klar zu unterscheiden. **b** Methenamin-Silber-Methode zur Darstellung des glomerulären Mesangiums der kapillären Basalmembran. Durch die klare Abgrenzung der Kapillarbasalmembran sind die Endothelzellen (innen) und die Podozyten (außen auf der Basalmembran) besser zu erkennen. Hier sind sowohl der Gefäßpol (GP) als auch der Harnpol (HP) angeschnittten

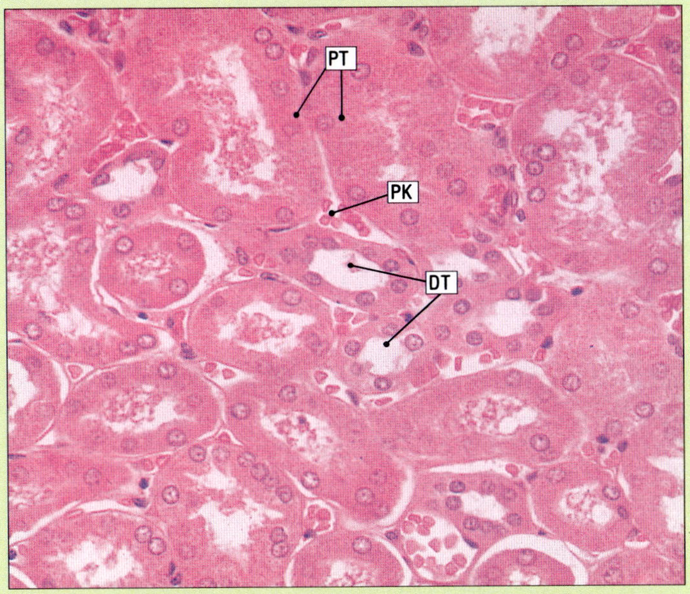

Abb. 16-33. Kortikale Tubuli. Auf dieser starken Vergrößerung von Rindentubuli sind die proximalen Tubuli (PT) am häufigsten und deutlichsten; sie weisen ein hohes Epithel und ein unscharf begrenztes Lumen auf, da der Bürstensaum oft nicht gut erhalten ist. Distale Tubuli (DT) sind kleiner und haben ein kubisches Epithel und ein klares Lumen. Dazwischen liegen die peritubulären Kapillaren (PK)

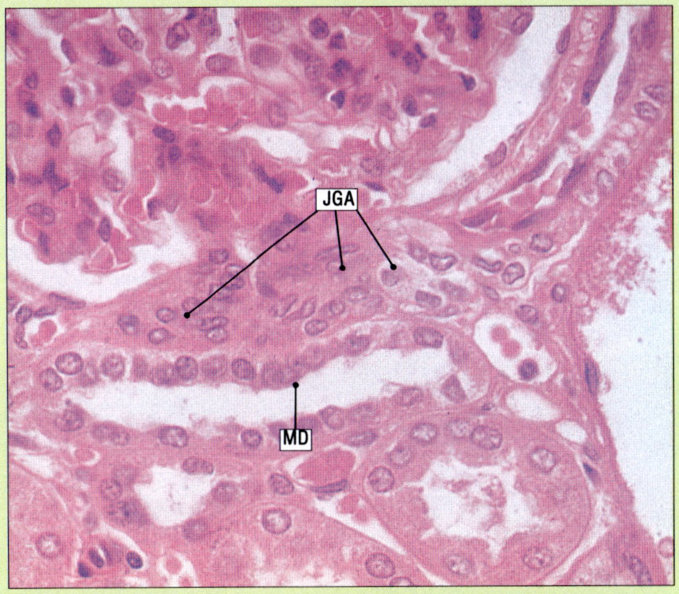

Abb. 16-34. Juxtaglomerulärer Apparat. Alle Glomerulusschnitte durch den Gefäßpol können Teile des juxtaglomerulären Apparats (JGA) zeigen, obwohl Details selten zu erkennen sind. In Paraffinschnitten ist die Macula densa (MD) am einfachsten zu finden, auch die afferente und efferente Arteriole sind manchmal sichtbar. Die granulierten juxtaglomerulären Zellen und die extraglomerulären Mesangiumzellen kann man mit Spezialfärbungen darstellen

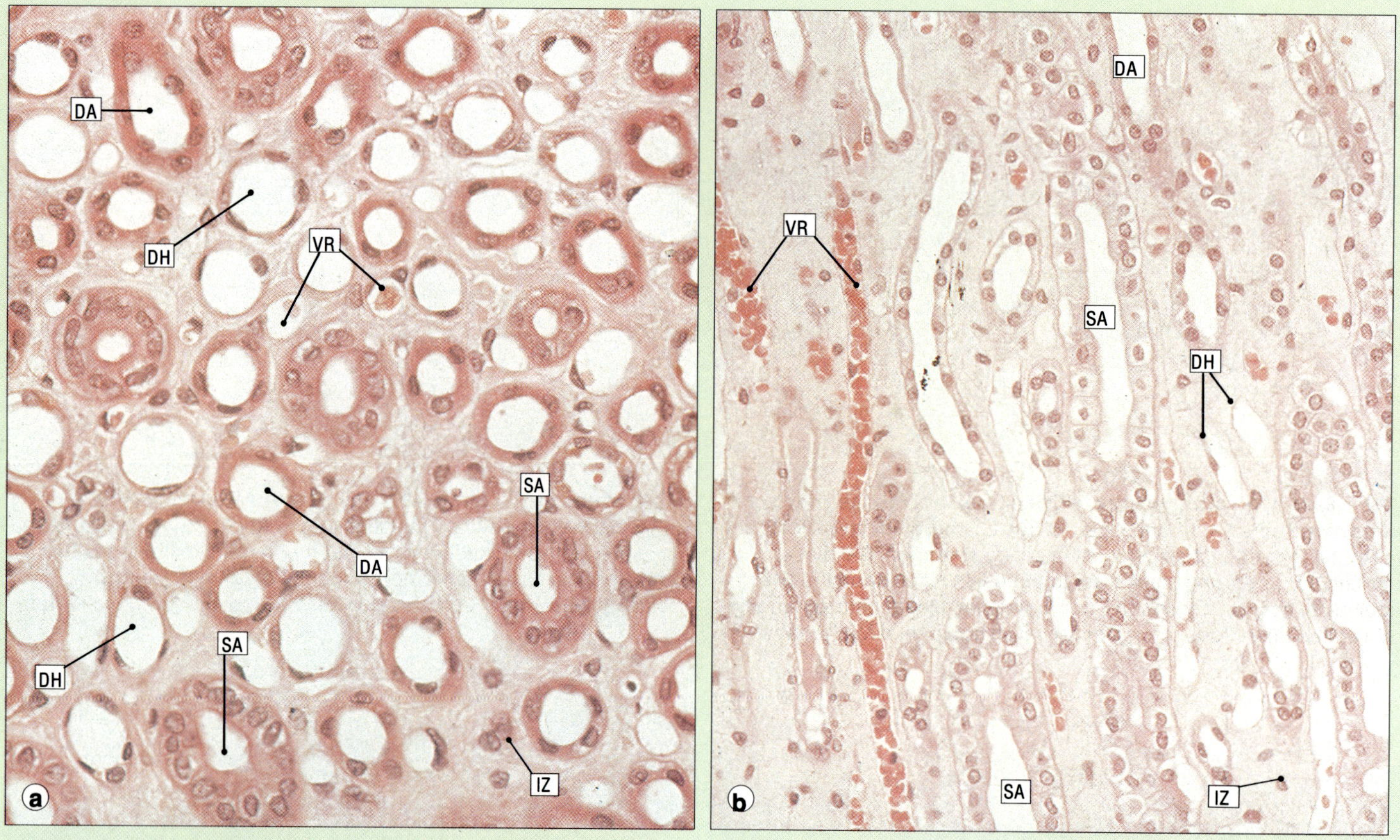

Abb. 16-35 a–d. Nierenmark. Im Mark laufen alle verschiedenen Nephronabschnitte, Sammelrohre und Blutgefäße in der gleichen Richtung auf die Papillenspitze zu. Das histologische Erscheinungsbild hängt daher gerade in dieser Region stark davon ab, ob die Schnittebene längs oder quer zur Tubulusachse verläuft. Nicht richtungsorientierte Gewebsblöckchen weisen überwiegend Schrägschnitte auf. **a** Querschnitt durch die Markaußenzone unterhalb der Mark-Rinden-Grenze. Hier liegen kurz unterhalb der Ebene dicker absteigender Schenkel der Henle-Schleife dicke aufsteigende Schenkel (DA), die histologisch stark dem distalen Konvolut ähneln, dünne Henle-Schleifen (DH), kleine Sammelrohre (SA) und Vasa recta (VR). In dieser Region ist schon ein deutliches Interstitium mit einigen interstitiellen Zellen (IZ) zu erkennen. **b** Ähnliche Markregion wie in **a**, aber fast längs geschnitten

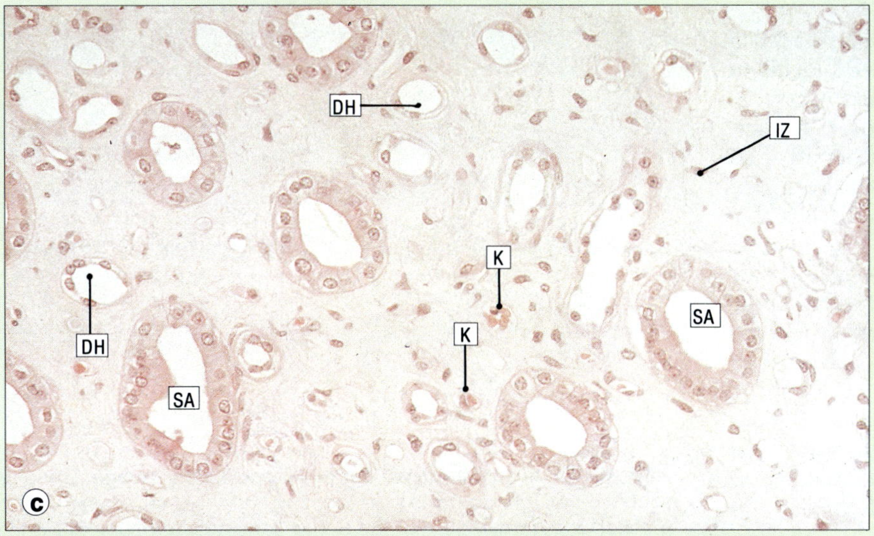

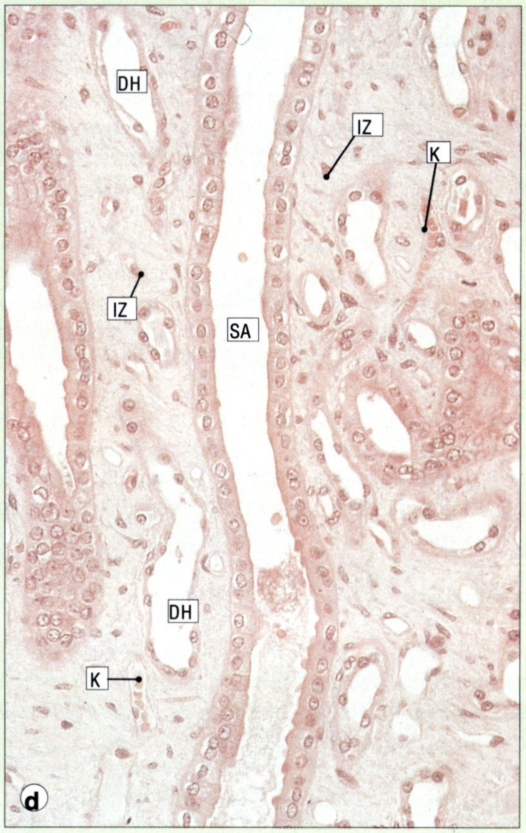

c In dieser Markinnenzone fällt die andere Zusammensetzung der Nephronabschnitte und Sammelrohre im Vergleich zur Markaußenzone in **a** und **b** auf. Nun sind keine dicken Schenkel von Henle-Schleifen mehr getroffen, sondern nur noch dünne Schleifen (DH) und ebenso zahlreiche dünnwandige Kapillaren (K). Die Sammelrohre (SA) sind größer und von einem kubischen Epithel aus hellen, scharf begrenzten Zellen ausgekleidet. Das blaß gefärbte Interstitium bildet jetzt einen erheblichen Gewebsanteil und enthält zahlreiche kleine, verstreute interstitielle Zellen (IZ), die stern- oder spindelförmig sind. Auf diesem Bild sind Henle-Schleifen, Gefäße und Sammelrohre quer geschnitten. **d** Die gleiche Markinnenzone wie in **c** im Längsschnitt. Am auffälligsten sind die großen, geraden Sammelrohre, die zur Papille hinziehen und dabei ständig dicker werden

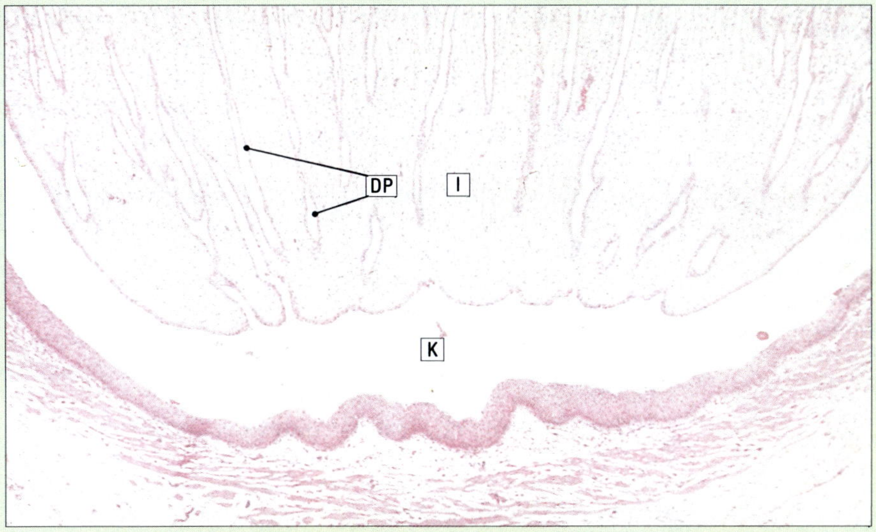

Abb. 16-36. Nierenpapille. Die großen Sammelrohre schließen sich zu einigen Ductus papillares (DP) zusammen und münden auf der Area cribrosa der Papille in den Harnraum der Kelche (K) des Nierenbeckens. Unten in der Papille gibt es kaum noch dünne Henle-Schleifen, aber einige Vasa recta in dem umfangreichen Interstitium (I). Interstitielle Zellen sind zahlreich vorhanden

Lymphgefäß- und Nervenversorgung der Niere

Der Lymphabfluß aus der Nierenrinde erfolgt hauptsächlich über Lymphgefäße, die parallel zu den kortikalen Blutgefäßen verlaufen; die Hauptwege folgen den Vasa interlobulares, arcuatae und interlobares und treten am Nierenhilum aus. Ein weniger umfangreiches Lymphgefäßsystem liegt in der Nierenkapsel und bezieht kleinere Zuflüsse von äußeren Rindenbezirken. Innerhalb der Rinde gibt es einige Verbindungen zwischen diesen beiden Systemen.

Die Nervenversorgung der Niere erfolgt überwiegend über den Plexus coeliacus, und es sind adrenerge und auch cholinerge Fasern nachgewiesen worden. Im allgemeinen folgen die Nerven dem Verlauf der Blutgefäße durch die Rinde und die Außenzone des Marks.

Für die normale Nierenfunktion ist wahrscheinlich die Bedeutung eines Lymphabflußsystems und einer Nervenversorgung gering, denn beide werden bei einer Nierentransplantation unterbrochen, ohne daß ernste Auswirkungen auftreten.

Harnableitende Organe

Die ableitenden Harnwege stellen mehr eine funktionelle als eine topographische Einheit dar, denn sie erstrecken sich von intrarenalen Anteilen oben in der Lendenregion bis zur Urethramündung. Sie umfassen:

- das Auffangsystem der Nierenkelche (Calices renales), in die die großen Ductus papillares in der Markpapille den Harn entleeren;
- das Nierenbecken (Pelvis renalis), ein Reservoir am Nierenhilum, an das die einzelnen Kelche angeschlossen sind;
- den Harnleiter (Ureter), einen langen Muskelschlauch, der den Harn zur Blase führt;
- die Harnblase (Vesica urinaria), die als Reservoir fungiert und den Harn zurückhält, bis sich genug für eine Entleerung angesammelt hat;
- die Harnröhre (Urethra), durch die der in der Blase gespeicherte Harn entleert wird.

Diese harnableitenden Transportstrecken haben im wesentlichen die gleiche Grundstruktur in Form von hohlen Schläuchen mit Muskelwänden. Mit Ausnahme von Teilen der Urethra sind sie von einem speziellen Epithel ausgekleidet, das einem dauernden Kontakt mit einer unterschiedlich konzentrierten Flüssigkeit standhalten kann, die eine Reihe toxischer Substanzen enthält. Diese spezielle Auskleidung ist eine mehrschichtige Epithelart, das **Übergangsepithel** oder **Urothel** (Abb. 16-38).

An verschiedenen Stellen gibt es Schließmuskeln, die Teile der ableitenden Harnwege abschließen können, so daß diese als Reservoir dienen. Der bedeutendste muskuläre Sphinkter sitzt an der Verbindung zwischen Harnblase und Urethra und ist willkürlich innerviert.

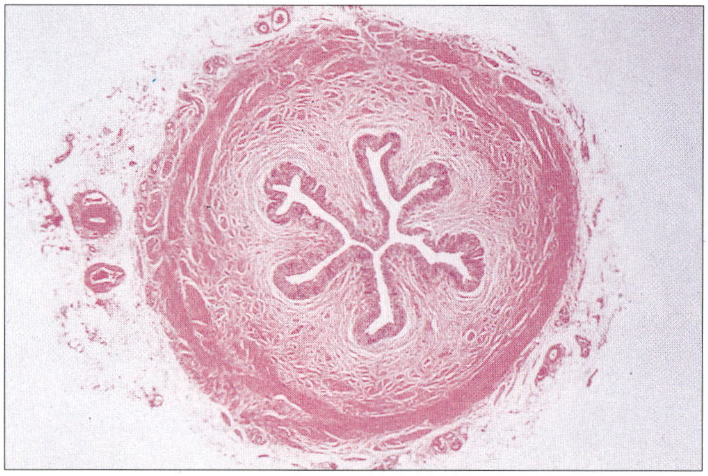

Abb. 16-37. Grundbauplan der ableitenden Harnwege. Der Querschnitt eines menschlichen Ureters zeigt den Grundbauplan der ableitenden Harnwege. Es sind Hohlorgane mit einer Muskelwand, die innen von einem speziellen Epithel ausgekleidet sind, dem Urothel

Urothel

Das **Urothel** ist ein mehrschichtiges Epithel, das an verschiedenen Stellen der harnableitenden Wege eine unterschiedliche Dicke aufweist. In den kleinen Kelchen beträgt sie nur 2–3 Zelllagen, in der leeren Blase aber bis zu 5 oder 6 Schichten; offenbar spiegelt die Epitheldicke die unterschiedlichen Dehnungszustände wider. Da diese Epithelzellen die Fähigkeit besitzen, sich zu dehnen, sich aufeinanderzuschieben und abzuplatten, kann eine durch Füllung gedehnte Blase von nur 2–3 Schichten flacher, gedehnter Zellen bedeckt sein.

In ungedehntem Zustand hat das Urothel eine ziemlich kompakte, kubische Basalzellschicht, polygonale mittlere Zellschichten und eine obere Deckzellschicht aus großen, fast zylindrischen Zellen, die oft zweikernig sind und sich mit einer konvexen Oberfläche ins Lumen vorbuchten.

Lichtmikroskopisch sieht die luminale Urotheloberfläche in der ungedehnten Blase oft fusselig aus, was auf der Entspannung der komplexen und vielfach eingefalteten, apikalen Zellmembran beruht (Abb. 16-38).

Ultrastrukturell ist das Deckepithel hochspezialisiert. Die luminale Fläche jeder Zelle ist vielfach durch Spalten gekerbt, die tief ins Zytoplasma hinabreichen. Dort liegen apikal auch spindelförmige Vesikel, die die gleiche verdickte Zellmembran aufweisen wie die luminale Oberfläche (Abb. 16-39). Es ist noch

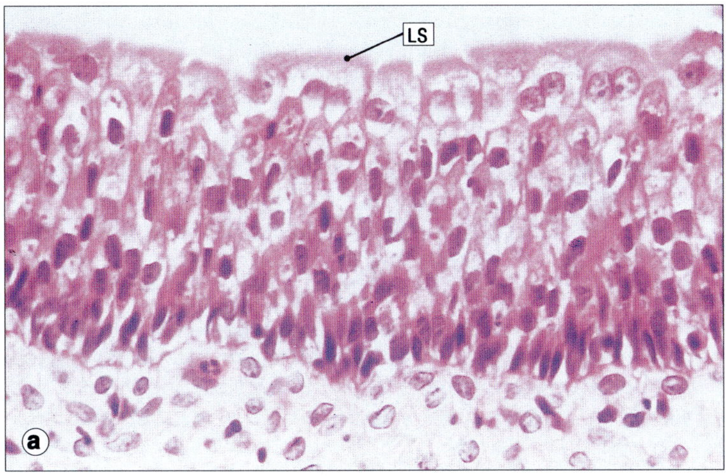

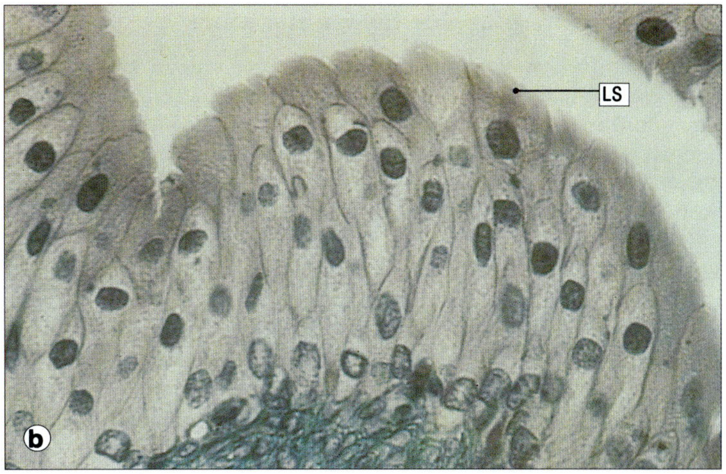

Abb. 16-38 a, b. Urothel. a Das typische Bild des ungedehnten Urothels in der HE-Färbung. Bei einer Dehnung des Organs durch Harnfüllung platten sich die Zellen ab und bilden eine dünnere Epithelschicht. Hier liegen 5–6 Zellschichten vor; die Oberflächenzellen sind gelegentlich zweikernig und weisen eine stärker gefärbte luminale Schicht (LS) auf. **b** Die Masson-Trichrom-Färbung betont die lateralen Zellgrenzen des Urothels und zeigt, daß es geschichtet ist. Die luminale Schicht (LS) der Deckzellen wurde früher als Crusta bezeichnet

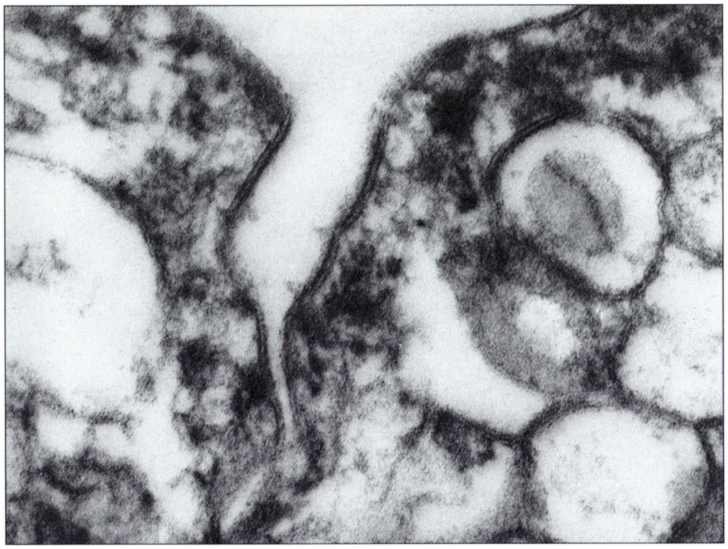

Abb. 16-39. Urothelzelloberfläche. Apikaler Zellpol einer Urotheldeckzelle aus einer menschlichen Harnblase (Sektionsmaterial). Die luminale, trilaminare Zellmembran ist stellenweise **asymmetrisch**, am deutlichsten in Einfaltungen mit **Membranplaques**. Die Zellmembran zeigt zwischen einer verdickten äußeren und einer dünneren, inneren, elektronendichten Schicht eine helle Mittelschicht. Das Zytoplasma enthält dicht unter der Oberfläche zahlreiche ovale **Vesikel** mit einer **asymmetrischen** Membran. Diese Vesikel fusionieren mit den ähnlich beschaffenen Invaginationen und gliedern sich in die luminale Zellmembran ein, sobald das Urothel durch zunehmende Harnblasenfüllung gedehnt wird

nicht ganz klar, ob all diese Vesikel mit der Oberfläche kommunizieren (und somit schräg geschnittene Einkerbungen darstellen), oder ob sie Reservematerial für die apikale Zellmembran bilden und sich bei Bedarf in die gedehnte Oberfläche eingliedern, wenn durch Harnfüllung eine größere Oberfläche erforderlich wird.

In gedehntem Zustand werden die hohen Deckzellen abgeflacht und verlieren ihre konvexe, apikale Vorwölbung; ultrastrukturell verschwinden dabei die tiefen Einkerbungen und die spindelförmigen Vesikel. Im größten Teil der ableitenden Harnwege ruht das Urothel auf einer dünnen, undeutlichen Basalmembran, die auf einer unterschiedlichen Schicht aus straffem, subepithelialem Supportgewebe sitzt. Es besteht überwiegend aus Kollagen und bildet die Lamina propria.

Unter der Lamina propria folgen die Schichten aus glatter Muskulatur, die in den Kelchen, im Nierenbecken und im Ureter für die peristaltischen Kontraktionen sorgen, um den Harn nur in eine Richtung, nämlich blasenwärts, zu transportieren.

Muskelschichten der ableitenden Harnwege

In dem einfachen, schlauchförmigen Ureter scheint es 2 deutliche Muskelschichten zu geben: eine innere Längsmuskulatur und eine äußere Ringmuskulatur (s. Abb. 16-37). Allerdings zeigen dreidimensionale Studien, daß in Wirklichkeit beide Muskelschichten schraubige Anordnungen aufweisen, wobei die eine von einer nur wenig gewundenen, steilen Innenspirale und die andere von einer stärker gewundenen Außenspirale gebildet wird (Abb. 16-40), so daß auf Ureterquerschnitten der Eindruck von Längs- und Ringmuskulatur entsteht.

In den komplexer gebauten Kelchen, dem Nierenbecken und in der praktisch runden Harnblase ist die Muskulatur weniger deutlich angeordnet. In der Blase werden trotzdem 3 Muskelschichten unterschieden:

1. eine Innenschicht, die mit der inneren Längsmuskulatur des Ureters zusammenhängt;
2. eine Mittelschicht, die sich in die äußere Ringmuskulatur des Ureters fortsetzt;
3. eine zusätzliche äußere Schicht, in der die Fasern etwa in der gleichen Richtung wie in der Innenschicht verlaufen, also annähernd längs.

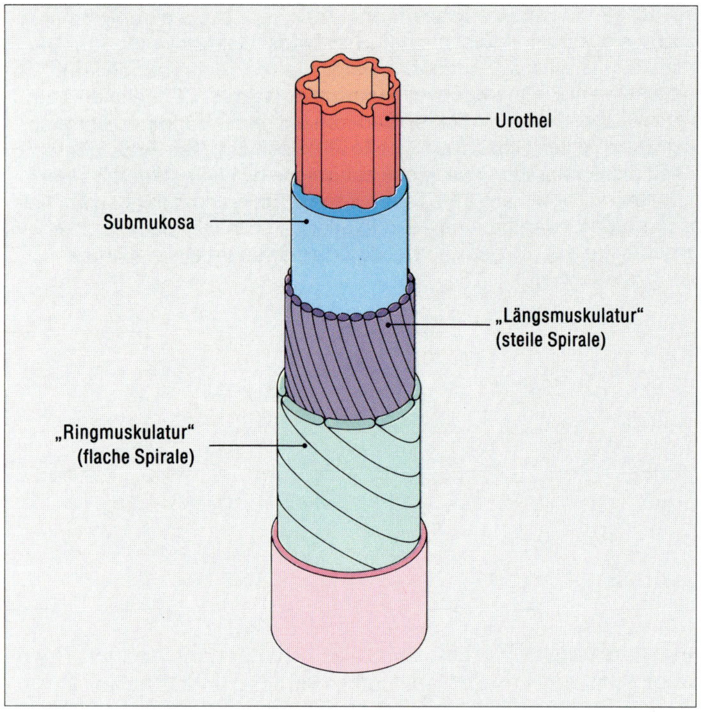

Abb. 16-40. Muskulatur der ableitenden Harnwege. Das Schema zeigt die Anordnung der Uretermuskulatur, um klarzumachen, daß die Ring- und Längsmuskulatur eigentlich aus mehr oder weniger steilen Schraubensystemen besteht

Da die Blase eher rundlich als zylindrisch ist und die Blasenmuskulatur auf jeden Fall eine verwundene Fortsetzung der spiraligen Anordnung aus dem Ureter darstellt, haben die Begriffe „längs" oder „zirkulär" wenig Bedeutung.

In histologischen Schnitten erscheint die Anordnung der Muskulatur eher zufällig, außer im engen Blasenhals, in dem die Schichten wieder deutlicher werden (Abb. 16-41).

Miktion

Im normalen Ureter, der ein kleinlumiges Rohr darstellt, wird der Harn durch Peristaltik abwärts getrieben, so daß kein Reflux zur Niere hin auftritt. In der größeren, runden Blase dagegen ist das Lumen des ganz geweiteten Reservoirs zu groß, als daß sich ein Teil davon durch eine Muskelkontraktion abgrenzen könnte. Daher könnte es zu einem für die Niere schädlichen Harnreflux durch die offenen Uretermündungen kommen, wenn sich die Blasenmuskulatur bei der Miktion kontrahiert.

Obwohl es an den Ureterostien keine anatomisch präformierte Klappe gibt, wird ein potentiell gefährlicher Reflux dennoch durch eine physiologische Ventilfunktion verhindert; sie beruht auf dem schrägen Weg, auf dem die Ureteren durch die Muskulatur der posterolateralen Blasenwand ziehen.

Mit steigender Dehnung und Vergrößerung der Harnblase schließen sich die Uretermündungen, teils durch Kompression des Ureterlumens aufgrund des äußeren Drucks der Blasenwandmuskulatur, teils durch den spitzen Winkel, der bei der Blasendehnung an der Uretermündung entsteht.

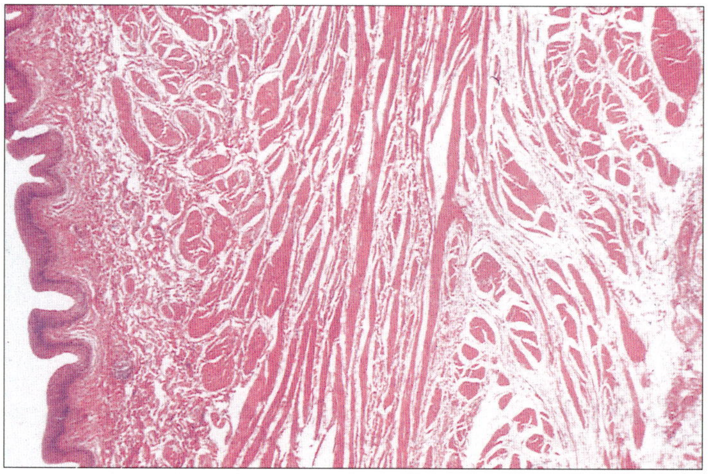

Abb. 16-41. Harnblasenwand. Unter dem Urothel liegt eine kollagenfaserige Submukosa. Den stärksten Wandbestandteil bildet die glatte Muskulatur mit 3 unregelmäßigen Schichten. Am deutlichsten ist diese Anordnung im Blasenhals, wie in diesem Präparat

An der Verbindung zwischen Harnblase und Urethra sitzt ein Schließmuskel, der Sphincter internus, bei dessen Kontraktion sich die Blase als Reservoir füllt, während er bei der Miktion erschlafft. Die Existenz dieses Muskels ist umstritten.

Nervenversorgung der Harnblase

Die Nervenversorgung der Blase erfolgt über das autonome Nervensystem; es finden sich sowohl sympathische als auch parasympathische Fasern.

- Sensible Fasern aus der Blase senden Signale über die Blasendehnung zum Sakralmark.
- Parasympathische Fasern, die in den Muskeln und der Adventitia der Blase enden, veranlassen die Blasenkontraktion bei der Miktion.
- Sympathische Nerven innervieren als vasomotorische Fasern die Blasengefäße.

Urethra

Die Harnröhre ist der Endabschnitt der harnableitenden Wege; er ist bei Mann und Frau unterschiedlich gebaut.

Weibliche Harnröhre

Die Harnröhre der Frau ist etwa 5 cm lang. Sie kommt aus der Blase und mündet in der Mitte des Vestibulum vaginae zwischen der Klitoris und der Oberkante des Introitus vaginae.

Die Urethra ist überwiegend mit einem geschichteten Plattenepithel ausgekleidet, ihre Lamina propria ist gefäßreich und enthält ein paar kleine schleimsezernierende Drüsen.

Obwohl die Muskelwand der Urethra eine Fortsetzung der unwillkürlichen, glatten Blasenmuskulatur darstellt, gibt es einen Schließmuskel, den **Sphincter externus**. Er besteht aus Skelettmuskulatur und ist willkürlich innerviert; er liegt in der Mitte der Urethra, dort, wo sie durch die Skelettmuskulatur des Diaphragma urogenitale zieht.

Männliche Harnröhre

Die Urethra masculina ist 20–25 cm lang und komplexer als die weibliche Urethra, da sie als Harn-Samen-Röhre 2 unterschiedliche Funktionen erfüllt (s. Abb. 17-1). Sie kann in 3 Abschnitte unterteilt werden, die Pars prostatica, die Pars membranacea und die Pars spongiosa.

- Die **Pars prostatica** der Urethra beginnt am Blasenhals und verläuft durch die Prostata, deren periurethrale Drüsen mit kurzen Ausführungsgängen in sie einmünden. Sie nimmt auch die Öffnung der Ductus ejaculatorii auf.
- Die **Pars membranacea** ist der kurze Abschnitt (ca. 1 cm lang), der durch die Muskeln des Diaphragma urogenitale zieht. An dieser Stelle kann die Miktion willkürlich kontrolliert werden, denn hier umgibt ein Schließmuskel, der **M. sphincter urethrae**, die Urethra mit Skelettmuskulatur.
- Die **Pars spongiosa** ist der Penisteil der Urethra und zieht durch das Corpus spongiosum penis; sie öffnet sich auf der Glans penis mit dem Ostium urethrae externum. In diesen Penisteil münden kleine, muköse Drüsen, die denen der weiblichen Harnröhre entsprechen.

Proximal ist die Harnröhre mit Übergangsepithel wie in den harnableitenden Wegen ausgekleidet, aber in der Pars membranacea und der Pars penis geht der Urothelcharakter mehr und mehr verloren; es folgt ein Epithelwechsel in ein eher unspezifisches, mehrreihiges Zylinderepithel. Im distalen Penisteil erfolgt ein weiterer Epithelwechsel zu einem geschichteten Plattenepithel, das am Ostium externum ins geschichtete Plattenepithel der Glans penis übergeht.

17 Männlicher Geschlechtsapparat

Der männliche Geschlechtsapparat erfüllt folgende Aufgaben:

- Bildung, Ernährung und zeitweise Lagerung der haploiden männlichen Gameten (**Spermatozoen**);
- Einführung einer Spermatozoensuspension (**Samen**) in den weiblichen Genitaltrakt;
- Bildung männlicher Geschlechtshormone (**Androgene**).

Während die ersten beiden Funktionen nur während der Geschlechtsreife wichtig sind, ist die Hormonproduktion während des ganzen Lebens erforderlich, sogar in utero.

Der männliche Geschlechtstrakt umfaßt (Abb. 17-1):

- die Hoden (**Testes**), die Spermatozoen bilden und Androgene synthetisieren und sezernieren;
- Nebenhoden (**Epididymis**), Samenleiter (**Ductus deferens**), **Ductus ejaculatorius** und einen Teil der Urethra masculina, die alle das Gangsystem bilden, in dem die Spermatozoen nach außen geleitet werden;
- Samenblase (**Vesicula seminalis**), **Prostata** und **Bulbourethraldrüse** (Cowper-Drüse) als akzessorische Geschlechtsdrüsen, die Flüssigkeit und Nährstoffe für die Spermatozoen bilden und die Masse des Samens ausmachen (Seminalplasma);
- den **Penis**, der als Kopulationsorgan zur Einführung in die Vagina versteift werden kann.

Die Hoden, Nebenhoden und Samenleiter sitzen im Hodensack (**Skrotum**), einem hautbedeckten Beutel, der eine mesothelauskleidete seröse Höhle enthält, die über den Leistenkanal mit der Peritonealhöhle verbunden war.

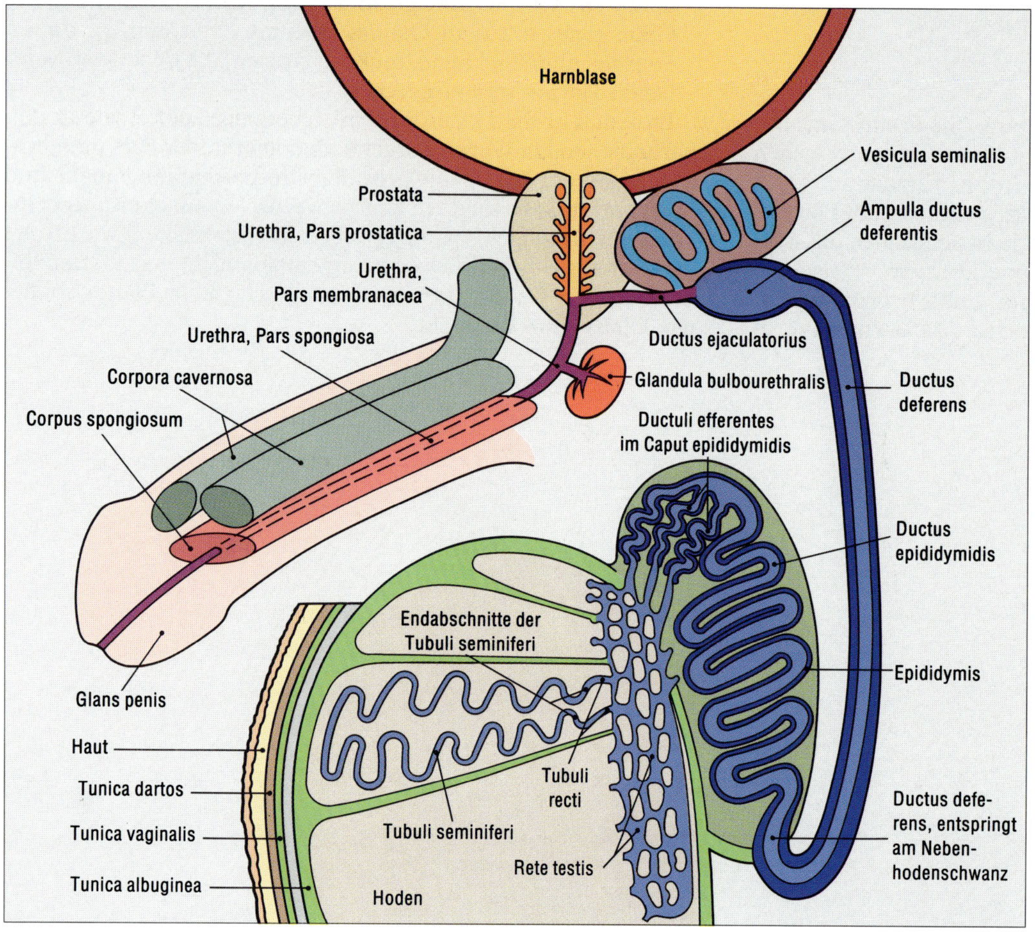

Abb. 17-1. Übersicht über die männlichen Geschlechtsorgane. Die Spermatogenese findet in den Tubuli seminiferi statt, und die dort gebildeten Spermatozoen gelangen ins Rete testis am Hilum (Mediastinum) des Hodens. Aus dem Rete testis werden die Spermatozoen durch etwa ein Dutzend Ductuli efferentes in den Nebenhodenkopf transportiert. Dort schließen sich die Gänge zusammen und bilden den stark gewundenen Ductus epididymidis des Nebenhodenkörpers. In diesem Gang erlangen sie ihre Beweglichkeit. Die Spermatozoen gelangen dann in einen langen, nicht geschlängelten Tubulus, den Ductus deferens, der sie vom Hodensack bis in den kurzen Ductus ejaculatorius transportiert, dem reichlich Sekret aus der Bläschendrüse (Samenblase) zufließt. Der Ductus ejaculatorius der rechten und linken Seite zieht durch das Prostatagewebe und mündet in die Pars prostatica der Urethra. Die Sekrete der Prostata und der Bulbourethraldrüse (Cowper-Drüse) begleiten den Samen durch die Harn-Samen-Röhre bzw. gehen ihm voraus

Hoden

Struktur und Entwicklung

Die Hoden sind paarige Organe, die außerhalb der Leibeshöhle in einer hochspezialierten Hauttasche, dem Skrotum, liegen (Abb. 17-2). Dadurch ist ihre Temperatur etwa 2–3 °C niedriger als die Körpertemperatur, was für die normale Spermatogenese wesentlich ist.

In der Embryonalentwicklung bilden sich die Hoden oben an der hinteren Leibeswand und steigen in den Hodensack ab, wo sie gewöhnlich im 7. Fetalmonat ankommen. Bei einer Störung des Descensus testiculorum (Kryptorchismus) können sie keine Spermatozoen bilden.

Jeder reife Hoden eines Erwachsenen ist ein parenchymatöses, eiförmiges Organ, etwa 4–5 cm lang, 3 cm breit und 2,5 cm dick mit einem Gewicht zwischen 11 und 17 g. Gewöhnlich ist der rechte Hoden etwas größer und schwerer als der linke.

Der Nebenhoden (s. S. 313) liegt an der Rückseite des Hodens, der am Samenstrang im Hodensack hängt. Der Samenstrang (s. S. 314) enthält den Samenleiter, die arterielle Versorgung sowie die abführenden Venen und Lymphgefäße.

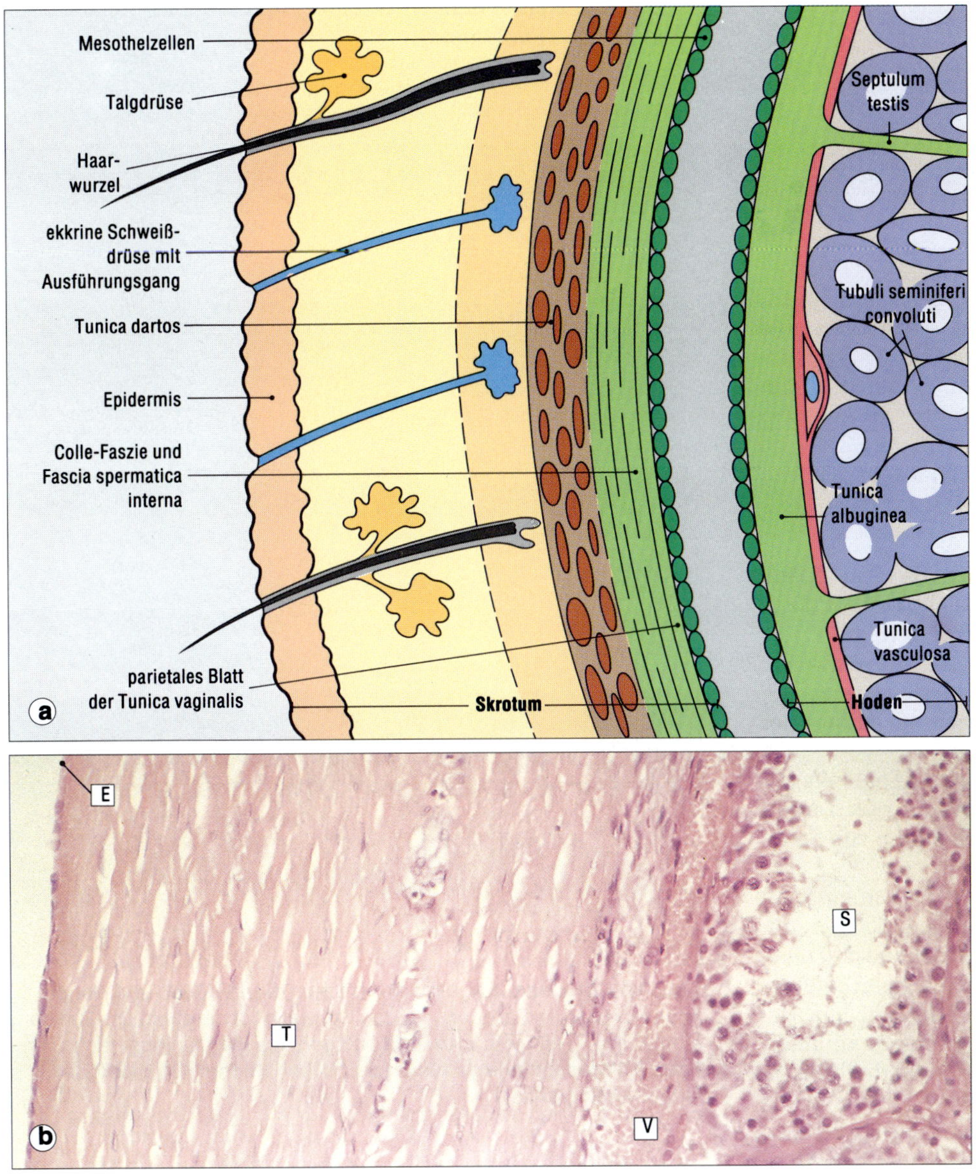

Abb. 17-2 a, b. Skrotum und Tunica vaginalis. a Der Hodensack ist außen von einer Haut mit schräg eingepflanzten Haarfollikeln (die gekräuselte Haare erzeugen) bedeckt; sie enthält viele ekkrine Schweißdrüsen. In den tieferen Hautschichten bilden unregelmäßig angeordnete glatte Muskelzellen die Tunica dartos, deren Kontraktion das gerunzelte Erscheinungsbild der Skrotalhaut bewirkt. Unter der Tunica dartos liegt die kollagenfaserige Colle-Faszie, hier als Fascia spermatica externa benannt, an die sich der M. cremaster anschließt. Die tiefste, straffe Schicht unter dem platten Mesothel des parietalen Blattes der Tunica vaginalis (Periorchium) ist die Fascia spermatica interna. Das glatte, mesothelbekleidete Periorchium bildet die Innenauskleidung des Hodensacks und ist von der Außenfläche des Hodens durch einen serösen Spalt mit etwas Flüssigkeit getrennt, die wie ein Schmierfilm reibungsfreie Bewegungen des Hodens im Skrotum ermöglicht. Der Hoden selbst ist von einer dicken kollagenfaserigen Organkapsel umgeben, der Tunica albuginea. Sie ist vom viszeralen Blatt der serösen Tunica vaginalis bedeckt, dem Epiorchium aus platten Mesothelzellen. Unter der Tunica albuginea liegt eine schmale, variable Schicht aus locker angeordnetem Kollagen mit oberflächlichen Blutgefäßen; an ihrer Innenseite liegen die Tubuli seminiferi convoluti. **b** Tunica albuginea des Hodens. An die Skrotalhöhle grenzt das Mesothel des Epiorchiums (E), darunter folgen die kollagenfaserige Tunica albuginea (T), die schmale Gefäßschicht (Tunica vasculosa, V) und die Tubuli seminiferi (S)

Anschwellungen des Skrotums

Vergrößerungen des Hodensacks beruhen meistens auf einer Hydrozele, Hämatozele oder Hernia inguinalis.

- Eine **Hydrozele** (Wasserbruch) ist eine Flüssigkeitsansammlung im Processus vaginalis des Skrotums.
- Eine traumatische Einblutung in den Hodensack führt zur **Hämotozele.**
- Ein Leistenbruch (**Hernia inguinalis**) tritt auf, wenn Darmschlingen durch einen zu weiten Leistenkanal ins Skrotum gelangen.

Die Darmschlingen können gewöhnlich mit geübten Handgriffen wieder in die Peritonealhöhle zurückverlagert werden (**reponible Leistenhernie**).

Gelingt dies nicht, so spricht man von einer **irreponiblen Inguinalhernie**; dabei kann der venöse Abfluß der Dünndarmschlinge abgeklemmt werden, und es entsteht eine **Inkarzeration** mit ischämischen Schäden an der eingeklemmten Darmschlinge.

Der Hoden ist völlig von einer Kapsel (Tunica albuginea) umschlossen, die hinten zum Mediastinum testis verdickt ist und etwas in das Hodenparenchym hineinragt (s. Abb. 17-3). Blut- und Lymphgefäße sowie die Samenkanälchen verlaufen in diesem Bereich (Rete testis, s. S. 312). Fibröse Septen aus dem Mediastinum unterteilen das Hodenparenchym in etwa 250–350 Läppchen, die je 1–4 Tubuli seminiferi enthalten.

Tubuli seminiferi

Jedes Samenkanälchen hat einen Durchmesser von etwa 150 µm und ist etwa 80 cm lang (man hat errechnet, daß die Gesamtlänge der Samenkanälchen eines Hodens 300–900 m beträgt).

Ein Tubulus seminiferus ist eine gewundene, unverzweigte und geschlossene Schleife, deren beide Enden sich in ein Kanälchensystem (**Rete testis**) entleeren, das hinten am Hilum des Hodens dicht am Mediastinum liegt.

Bei einem geschlechtsreifen Mann besitzt jedes Samenkanälchen ein Lumen, das ein sich aktiv erneuerndes Epithel trägt, das **Samen-** oder **Keimepithel**, in das eine Population von Stützzellen eingestreut ist, die **Sertoli-Zellen**.

Das Samenepithel liegt auf einer deutlichen Basalmembran, die an der Innenfläche einer kollagenfaserigen Schicht mit Fibroblasten und anderen spindelförmigen Zellen sitzt. Dabei handelt es sich um kontraktile Myoidzellen, die intermediäre Filamente und Desmin enthalten wie glatte Muskelzellen. Bei manchen Tieren bilden diese myoiden Zellen eine kontinuierliche peritubuläre Schicht und kontrahieren sich rhythmisch, wodurch sie möglicherweise die unbeweglichen Spermatozoen auf das Rete testis zu voranbewegen (Spermatozoen werden erst nach Verlassen des Nebenhodens selbst beweglich). Beim Menschen bilden die myoiden Zellen hier eine weniger deutliche Schicht und sind gewöhnlich auch nicht zirkulär angeordnet.

Die Außenwand der Tubuli mit der Basalmembran, der Kollagenschicht und der Schicht der myoiden Zellen wird manchmal als **Tunica propria** bezeichnet.

Blutgefäße und Gruppen interstitieller Zellen (**Leydig-Zwischenzellen**) liegen in den Zwischenräumen der Tubuli seminiferi (Abb. 17-4).

Keimepithel und Spermatogenese

Das die Samenkanälchen auskleidende Keimepithel bildet die haploiden männlichen Gameten (Spermatozoen). Man unterscheidet der Reihenfolge nach (Abb. 17-5) die Spermatozytogenese, die Reifeteilungen (Meiose) und die Differenzierungsperiode (Spermiogenese).

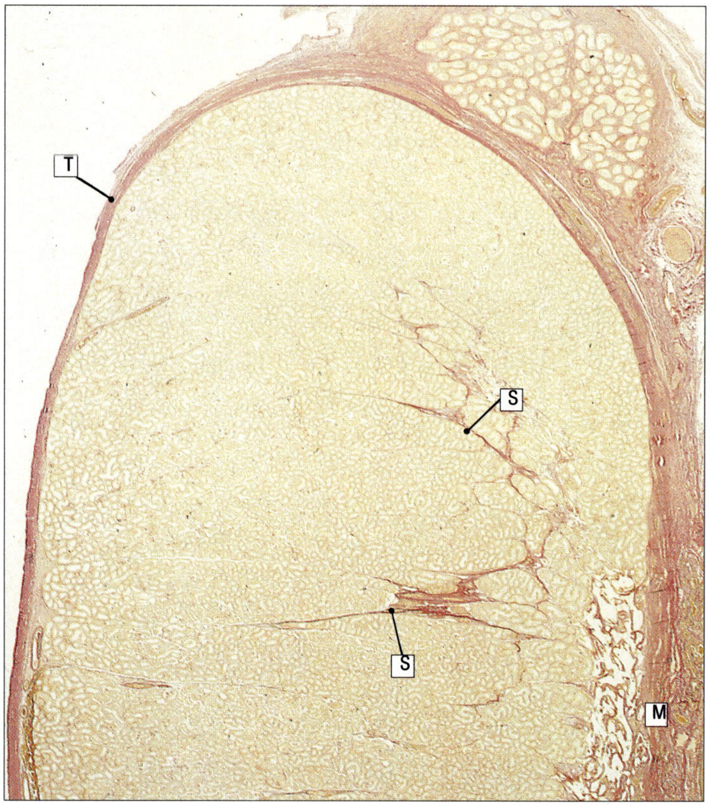

Abb. 17-3. Hoden. Sagittalschnitt durch einen Hoden und Nebenhoden in Gieson-Färbung, die das Kollagen rot darstellt. Die Tunica albuginea (T) ist hinten verdickt und geht ins Mediastinum testis (M) über. Am Mediastinum entspringen fibröse Septen (S), die Hodenläppchen abgrenzen

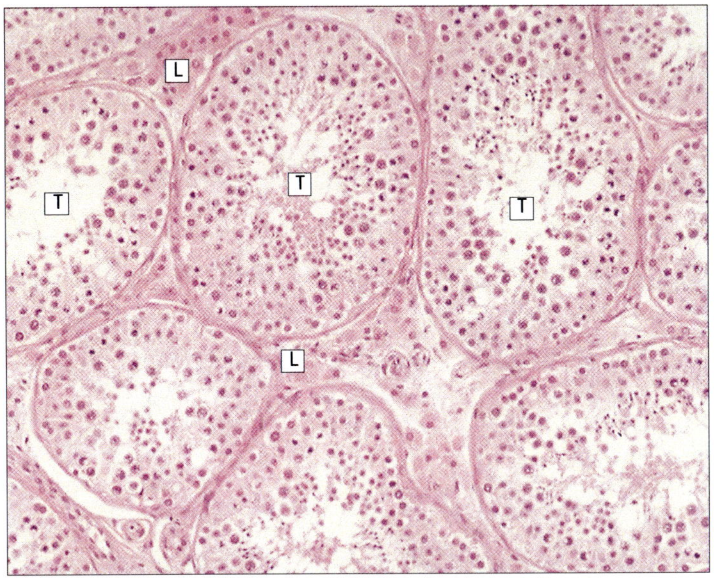

Abb. 17-4. Samenkanälchen und Interstitium. Tubuli seminiferi (T) in Längs-, Schräg- und Querschnitten. Sie sind vor einer Tunica propria umgeben und mit Keimepithel ausgekleidet. In den Zwischenräumen liegen Blutgefäße und Gruppen interstitieller Zellen (Leydig-Zwischenzellen, L)

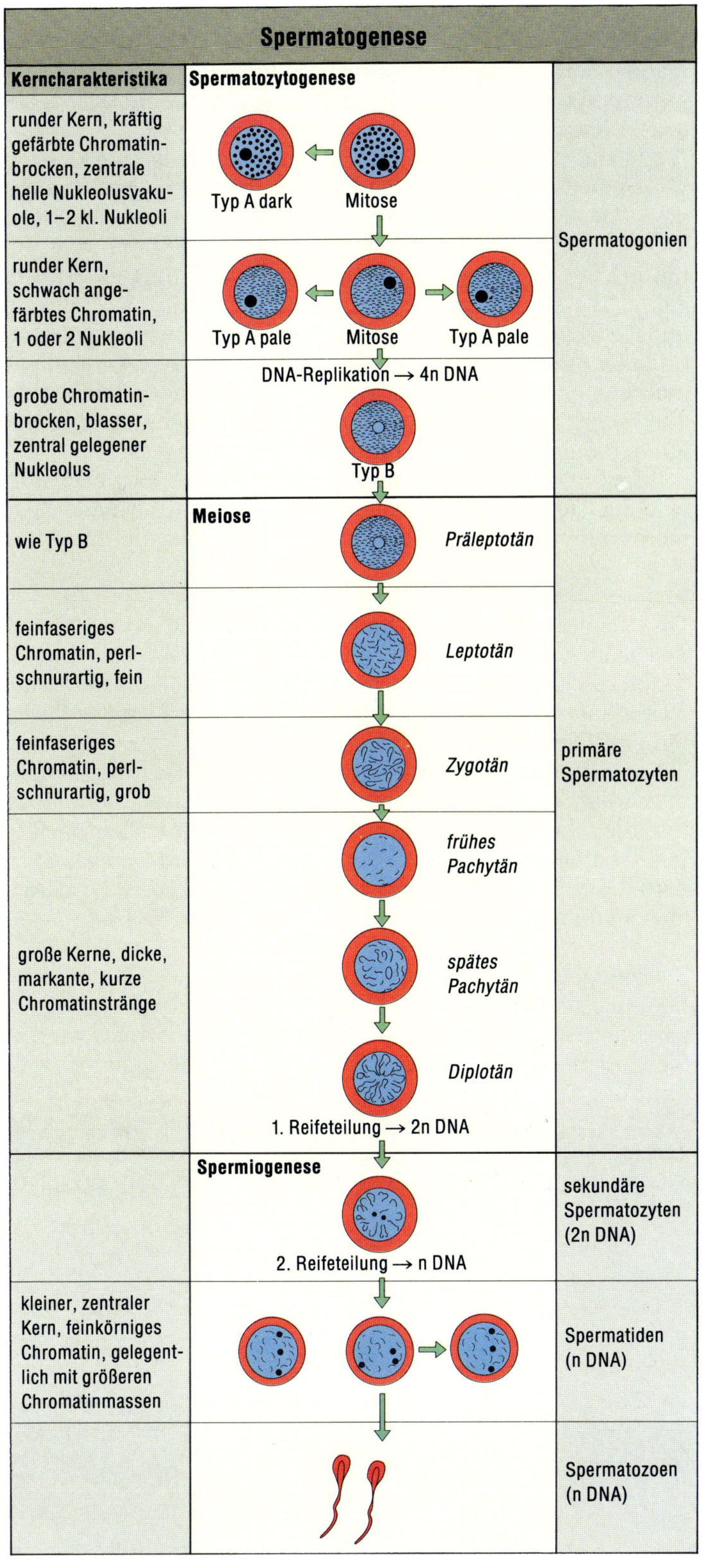

Abb. 17-5. Spermatozytogenese und Meiose. Die Spermatozytogenese beginnt mit der Entwicklung der Spermatogonien, von denen man 3 Typen unterscheidet: Typ A dark, Typ A pale und Typ B. Man meint, daß die Typ-A-dark-Zellen die Stammzellen sind, aus deren nach ihrer Teilung neue Typ-A-dark-Zellen hervorgehen sowie einige Typ-A-pale-Zellen. Aus diesen entstehen Typ-B-Zellen, die anschließend in eine Meiosephase eintreten und zu Spermatozyten werden. Die Typ-B-Spermatogonien durchlaufen vor der 1. Reifeteilung mehrere Reifungsstadien und heißen in diesen frühen Stadien primäre Spermatozyten. Die Zelle im Präleptotän ähnelt der Typ-B-Zelle, hat aber keinen Kontakt mehr mit der Basalmembran des Tubulus seminiferus. Sie durchläuft dann die 1. Reifeteilung und bildet 2 sekundäre Spermatozyten, die kleiner sind als die primären Spermatozyten und ein feinkörniges Chromatin aufweisen. Sekundäre Spermatozyten vollziehen rasch die 2. Reifeteilung, bei der haploide Spermatiden entstehen, aus denen durch Umformung und Differenzierung Spermatozoen werden. Die Spermatiden sitzen lumennah im Tubulus seminiferus und haben runde, zentral gelegene Kerne mit feinkörnigem Chromatin oder gelegentlich größeren Chromatinmassen. Ihr Kerndurchmesser ist etwa halb so groß wie der der primären Spermatozyten, von denen sie abstammen

Spermatozytogenese

Bei der **Spermatozytogenese** teilen sich die Stammzellen (Spermatogonien) mitotisch (s. Abb. 2-23) und erzeugen so nicht nur weitere Spermatogonien, sondern auch Zellen, die sich zu primären Spermatozyten differenzieren (Abb. 17-6).

Anhand des Aussehens ihrer Kerne werden beim Menschen 3 Gruppen von Spermatogonien unterschieden: Spermatogonien Typ A dark, Typ A pale und Typ B. Die Spermatogonien Typ A dark stellen wohl die Stammzellen des Systems dar. Ihre mitotischen Teilungen erzeugen viele Typ-A-dark-Zellen und einige Typ-A-pale-Zellen, die sich weiter mitotisch replizieren und Zellgruppen bilden, deren Tochterzellen durch Zytoplasmabrücken miteinander verbunden sind. Diese Typ-A-pale-Spermatogonien reifen zu Typ-B-Zellen, die sich mitotisch in weitere Typ-B-Spermatogonien teilen; diese Zellen reifen dann in Ballen heran und werden zu primären Spermatozyten.

Primäre Spermatozyten replizieren ihre DNA kurz nach ihrer Bildung (sie haben dann 4n DNA). Die Bildung primärer Spermatozyten stellt das Ende der Spermatozytogenese dar.

Meiose

Die Reifeteilung wurde schon auf S. 24 beschrieben. Primäre Spermatozyten durchlaufen eine lange Prophase von etwa 22 Tagen, die anhand der wechselnden Kernchromatinverteilung weiter unterteilt wird in Präleptotän, Leptotän, Zygotän, Pachytän und Diplotän (s. Abb. 17-5).

Die 1. Reifeteilung findet nach dem späten Pachytän-/Diplotänstadium statt und führt zur Bildung sekundärer Spermatozyten, die schon den einfachen Chromosomensatz, aber noch 2n DNA enthalten. Sie vollziehen rasch (innerhalb weniger Stunden) die 2. Reifeteilung und werden zu haploiden Spermatiden mit einem einfachen Chromosomensatz und n DNA.

Spermiogenese

Die Spermiogenese ist der Differenzierungsprozeß, durch den haploide Spermatiden in reife Spermatozoen überführt werden. Sie kann in 4 Phasen unterteilt werden, die alle ablaufen, während die Spermatiden in Zytoplasmaeinbuchtungen (s. Abb. 17-6) an der freien luminalen Oberfläche der Sertoli-Zellen liegen (s. S. 309). Diese 4 Phasen (Abb. 17-7) werden als Golgi-Phase, Kappenphase, Akrosomenphase und Reifungsphase bezeichnet.

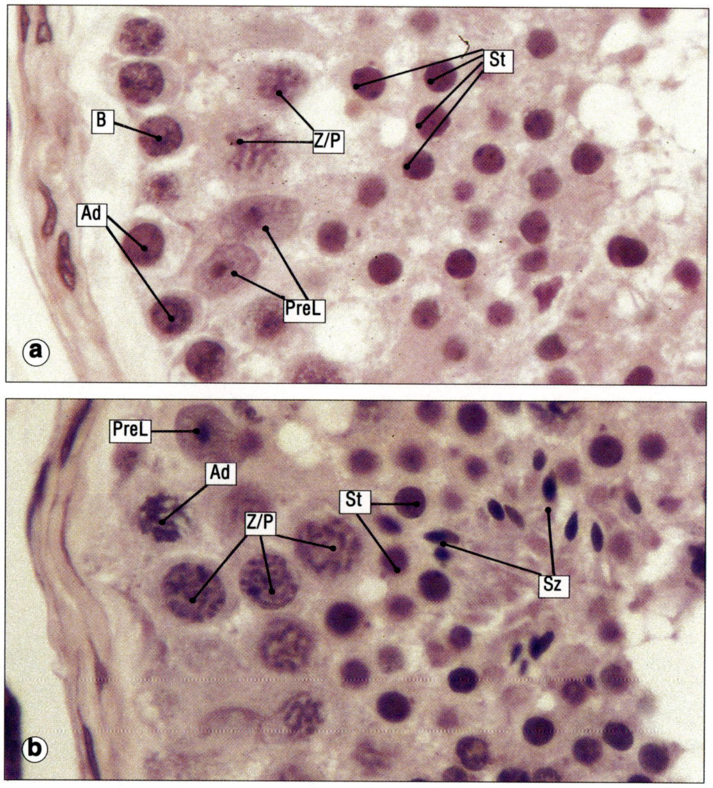

Abb. 17-6 a, b. Spermatozytogenese und Spermiogenese im Hodenkanälchen. Die Spermatogenese läuft in Wellen spiralförmig entlang der Längsachse der Tubuli seminiferi ab; daher zeigen benachbarte Regionen desselben Tubulus Spermatozytogenese- und Spermiogenesephasen in unterschiedlichen Stadien. **a** Unterschiedliche Spermatogonientypen, Typ A dark (Ad) und Typ B (B) sowie primäre Spermatozyten im Präleptotän (PreL) und im Zygotän/Pachytän (Z/P). Die Spermatiden (St) liegen weiter luminal. **b** Tubulusausschnitt einer späteren Phase mit weiter fortgeschrittenen Spermiogenesestadien. Ad Spermatogonie Typ A dark, PreL primärer Spermatozyt im Präleptotän, primäre Spermatozyten Z/P im Zygotän-/Pachytänstadium, St Spermatiden. Unreife Spermatozoen (SZ) sind ins Zytoplasma von Sertoli-Zellen eingebettet, die im Hoden des Menschen lichtmikroskopisch nicht klar abgrenzbar sind

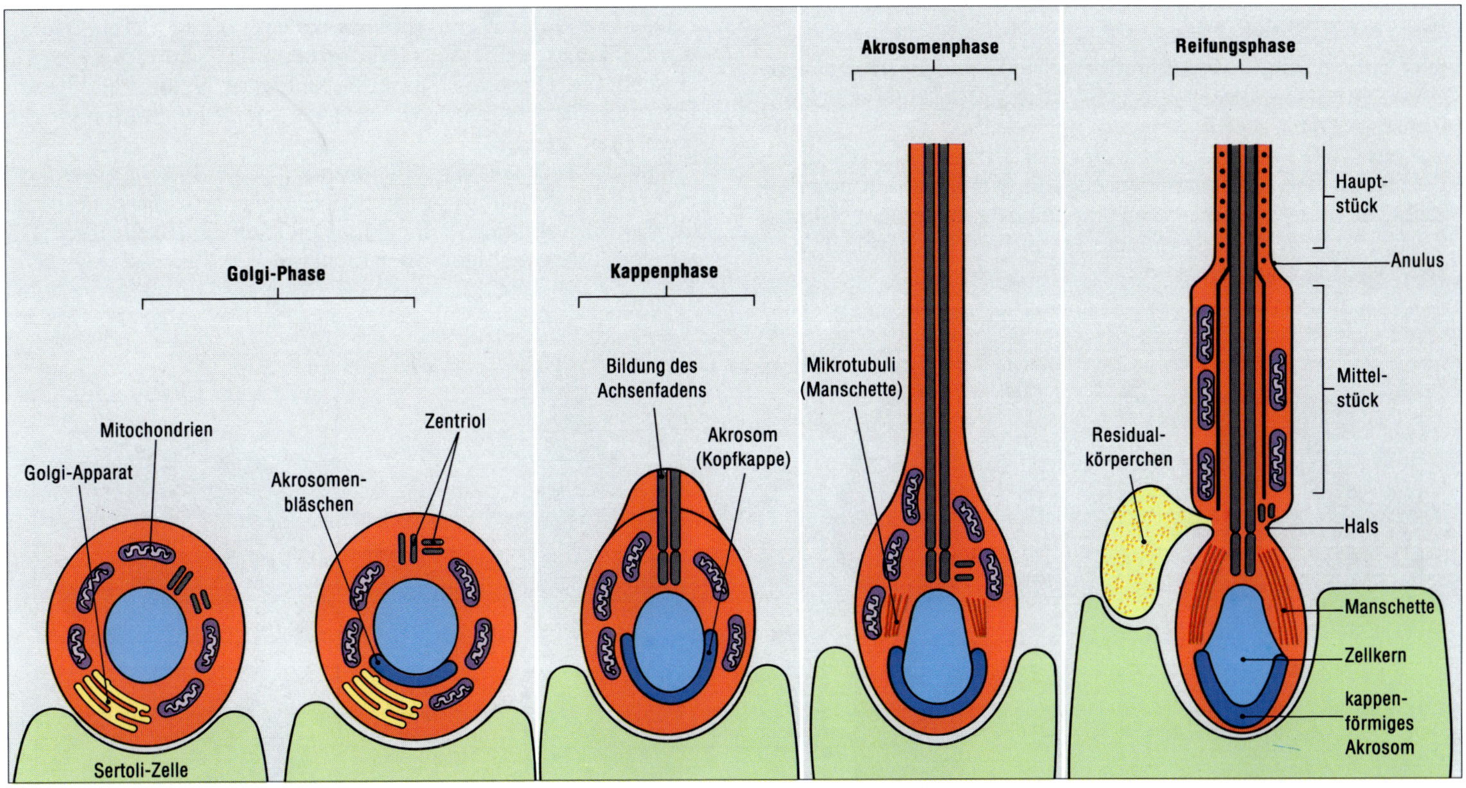

Abb. 17-7. Spermiogenese. In der **Golgi-Phase** treten in der Golgi-Region PAS-positive präakrosomale Granula auf und verschmelzen miteinander zu einem membranumgebenen Akrosomenbläschen, das der Kernmembran eng anliegt. Dieses Bläschen vergrößert sich und markiert durch seine Lage den zukünftigen vorderen Pol des Spermatozoons. Die beiden Zentriolen wandern zum entgegengesetzten (hinteren) Pol der Spermatide, wobei sich das distale Zentriol im rechten Winkel zur Zellmembran ausrichtet. Es beginnt dann mit der Bildung des Axonemakomplexes, der zentralen Mikrotubuli des Spermienschwanzes. In der **Kappenphase** formt sich das Akrosomenbläschen um und umschließt die vordere Hälfte des Zellkerns; es wird zum kappenförmigen Akrosom (Kopfkappe). Unter der Kopfkappe verdickt sich die Kernmembran und verliert ihre Poren, das Kernchromatin wird stärker kondensiert. In der **Akrosomenphase** plattet sich der zunehmend dichtere Kern ab und wird länglich; man kann einen vorderen Pol unterscheiden, der die akrosomale Kopfkappe trägt, und einen hinteren Pol, der mit dem sich entwickelnden Axonemakomplex in Beziehung steht. Gleichzeitig mit der Kernumformung wandert das Zytoplasma zwischen Akrosom und vorderer Zellmembran zum hinteren Zellteil. Die ganze Zelle richtet sich selbst so aus, daß ihr vorderes Ende in die luminale Oberfläche der Sertoli-Zelle eingebettet ist und auf die Basis des Tubulus seminiferus zielt; das zytoplasmareiche hintere Ende der Spermatide ragt ins Tubuluslumen. Gleichzeitig verläuft eine Mikrotubulusscheide vom hinteren Ende des kappenförmigen Akrosoms auf die Schwanzanlage zu; sie wird als **Manschette** bezeichnet. Die Zentriolen (s. Abb. 2-20), die nach hinten gewandert sind, bilden den Hals, der das Verbindungsstück zwischen dem Spermienkopf (mit Kern und Akrosom) und der Anlage des Spermienschwanzes darstellt. Das eine Zentriol fährt fort, den Axonemakomplex des Spermienschwanzes zu bilden: es formt einen regelmäßigen Tubuluskomplex mit 2 zentralen Mikrotubuli, die von 9 peripheren Doubletten umgeben werden. In der Halsregion werden auch die 9 groben Außenfibrillen gebildet, die den Schwanz entlang ziehen und die Mikrotubuli des zentralen Axonemakomplexes umgeben. In und unter dem Hals lagern sich auffallende Mitochondrien zusammen und umgeben die 9 groben Außenfibrillen; dadurch entsteht das Mittelstück. Die Mitochondrien enden an einem Ring (Anulus), der das Mittelstück von den Hauptteilen des Schwanzes (Hauptstück und Endstück) abgrenzt. Die **Reifungsphase** ist durch die Abschnürung von überschüssigem Zytoplasma charakterisiert, besonders aus dem Hals- und Mittelstück; es wird durch Sertoli-Zellen phagozytiert. Die unreifen Spermatozoen lösen sich dann von der Oberfläche der Sertoli-Zellen ab und liegen frei im Lumen des Tubulus seminiferus; damit ist die Spermiogenese beendet. Die unreifen männlichen Keimzellen werden später in dem in den Penis führenden Gangsystem weiter modifiziert. Es dauert etwa 70 Tage, bis aus einem Spermatogonium Typ A dark ein unreifes Spermatozoon entsteht und ins Tubuluslumen gelangt

Reifes Spermatozoon

Das reife Spermatozoon umfaßt eine Kopf- und eine Schwanzregion. Die letztere besteht aus Hals, Mittelstück, Hauptstück und Endstück (Abb. 17-8).

Der **Kopf**, der zugespitzt und abgeflacht ist, besteht aus dem Zellkern, der vom Akrosom kappenartig überzogen ist; das Kernchromatin ist stark kondensiert und nur gelegentlich durch helle Vakuolen aufgelockert.

Das kappenförmige **Akrosom** bedeckt die vorderen 2/3–3/4 des Zellkerns; es ist ein Glykoprotein, das zahlreiche Enzyme einschließlich Protease, saurer Phosphatase, Neuraminidase und Hyaluronidase enthält; es kann als spezielles Riesenlysosom angesehen werden.

Die akrosomalen Enzyme werden beim Spermatozoenkontakt mit der Eizelle freigesetzt und erleichtern die Penetration der Corona radiata und der Zona pellucida der Eizelle (s. S. 336) durch den kernhaltigen Spermienkopf.

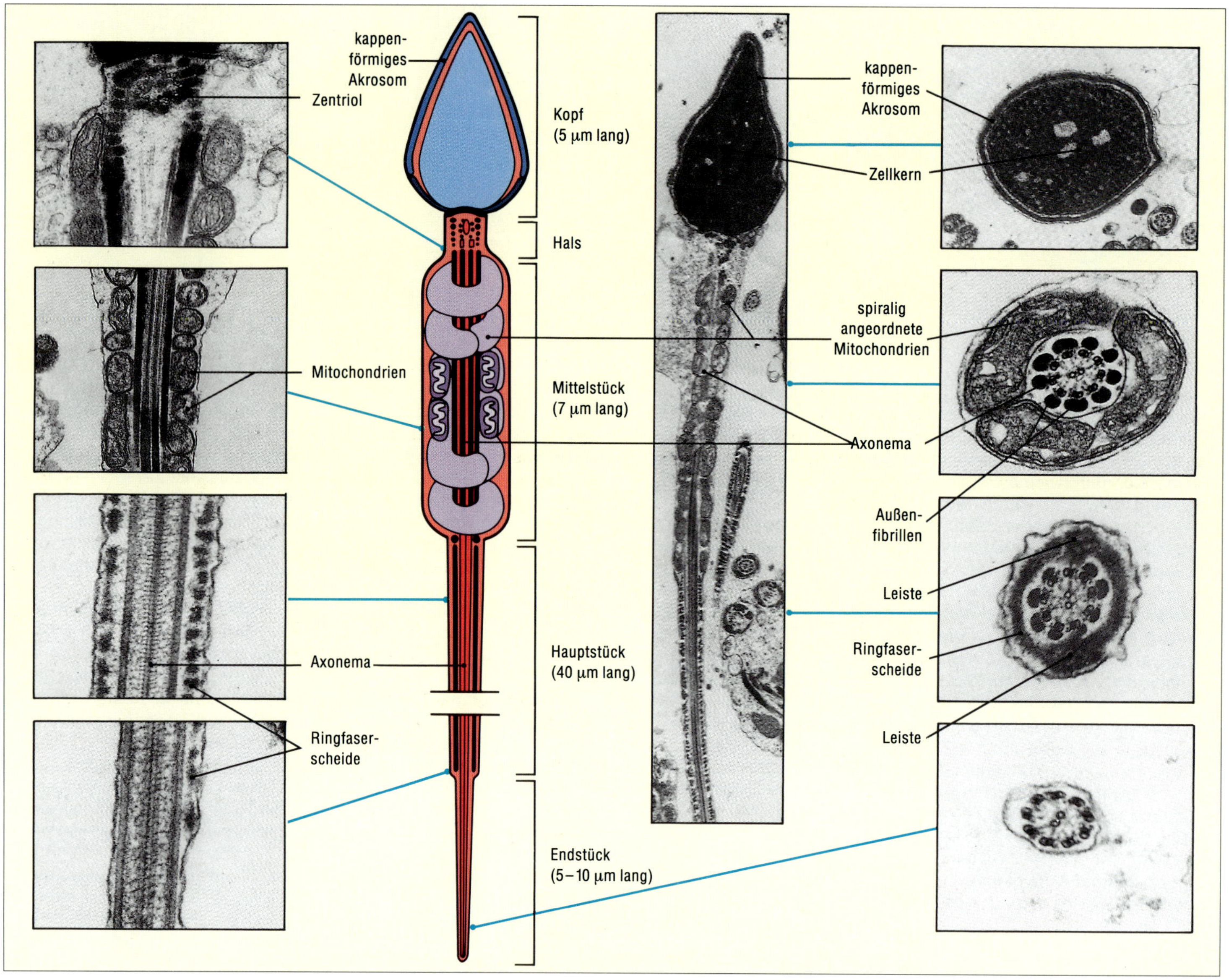

Abb. 17-8. Reifes Spermatozoon. Schema eines reifen Spermiums mit Bildern seiner Ultrastruktur

Hals. Der proximale Teil des Spermatozoenschwanzes ist der Hals. Es handelt sich um ein kurzes, schmales Segment; es enthält das Zentriolenpaar und das Verbindungsstück, das die 9 Außenfibrillen bildet, die das Axonema umgeben.

Mittelstück. Das Axonema verläuft im Zentrum des Mittelstücks und wird von den 9 groben Längsfibrillen aus dem Verbindungsstück im Hals umgeben sowie von einer äußeren Zone dichtgepackter, langer Mitochondrien. Die untere Grenze des Mittelstücks ist durch eine plötzliche Verschmälerung markiert, in der manchmal eine ringförmige Verdickung der Zellmembran liegt, der Anulus.

Hauptstück. Das Hauptstück ist der längste Teil des Spermienschwanzes und umfaßt das Axonema, das von den 9 groben, längsverlaufenden Außenfibrillen umgeben ist, die ihrerseits wieder von einer Ringfaserscheide eingefaßt sind. Da eine der vorderen und eine der hinteren Außenfibrillen mit den Ringfasern verbunden sind, sind die übrigen 7 Außenfibrillen asymmetrisch verteilt: im einen seitlichen Kompartiment befinden sich 4 und im anderen 3.

Endstück. Am Übergang zwischen dem Hauptstück und dem kurzen Endstück hören die Außenfibrillen und die Ringfaserscheide auf, so daß im Endstück nur noch das Axonema liegt.

Sertoli-Zellen

Bis zur Pubertät bilden Sertoli-Zellen den überwiegenden Zelltyp; danach machen sie nur noch etwa 10 % der die Tubuli seminiferi auskleidenden Zellen aus. Bei alten Männern tritt gewöhnlich eine Verarmung an Keimzellen auf, so daß Sertoli-Zellen wieder einen signifikanten Anteil an der Zellpopulation der Tubuli erhalten.

Die Sertoli-Zellen werden von keinem der Faktoren geschädigt, die die empfindlichen Keimzellen treffen können. Sie degenerieren z. B. nicht, wenn sie der normalen Körpertemperatur ausgesetzt sind, und können deshalb in nicht deszendierten Hoden überleben.

Die Sertoli-Zelle ist eine große, zylindrische Zelle, die auf der Basalmembran sitzt und mit ihrem unregelmäßigen apikalen Pol ins Tubuluslumen ragt (Abb. 17-9). Ihr Kern ist unregelmäßig und tief eingefaltet, aber annähernd oval, und steht mit der Längsachse senkrecht zur Basalmembran. Der Zellkern weist ein blasiges Chromatinmuster und einen auffälligen Nukleolus auf.

Der Umriß der Sertoli-Zelle ist unregelmäßig mit vielen verzweigten Zytoplasmaausläufern, die mit ähnlichen Ausläufern benachbarter Sertoli-Zellen Kontakt aufnehmen und ein Zytoplasmamaschenwerk bilden. Dieses umschließt die unterschiedlich weit entwickelten Keimzellen und bildet Tight junctions aus (s. Abb. 3-6), die die Epithelauskleidung des Samenkanälchens annähernd in ein basales und ein lumennahes Kompartiment unterteilen.

Spermatogonien und die Spermatozyten im Präleptotän besiedeln das basale Kompartiment, während die restlichen primären Spermatozyten, sekundäre Spermatozyten und Spermatiden im luminalen Kompartiment sitzen. Diese Kompartimente lassen sich bei manchen Tierarten einschließlich der Primaten klar abgrenzen, aber nicht beim Menschen.

Auch andere Arten von Zellverbindungen (s. Kap. 3) zwischen Sertoli-Zellen einschließlich Gap junctions und (gelegentlich) Desmosomen sind beschrieben worden, und zwischen den Sertoli-Zellen und sich entwickelnden Keimzellen finden sich zellverbindungsähnliche Strukturen.

Das Zytoplasma der Sertoli-Zellen ist feinkörnig und eosinophil; es kann auch Lipidvakuolen enthalten. Ultrastrukturell zeigt es eine große Menge an ER, häufig ribosomenbesetzt und in typischen Zisternenstapeln angeordnet (**anulierte Lamellen**). Die Lipidvakuolen liegen oft dicht an den größeren Zisternen.

Das endoplasmatische Retikulum ist auch in den interdigitierenden Zytoplasmafortsätzen zwischen den unreifen Keimzellen stark entwickelt, während Gruppen freier Ribosomen häufig an der Zellbasis liegen. Mikrofibrillen und Mikrotubuli kommen besonders in Zytoplasmaregionen dicht an den reifenden Spermatiden vor.

Funktion

Sertoli-Zellen wurden ursprünglich nur als Stützzellen angesehen und auch so bezeichnet, aber man weiß jetzt, daß sie multifunktional sind und stützende, phagozytäre und sekretorische Aufgaben erfüllen.

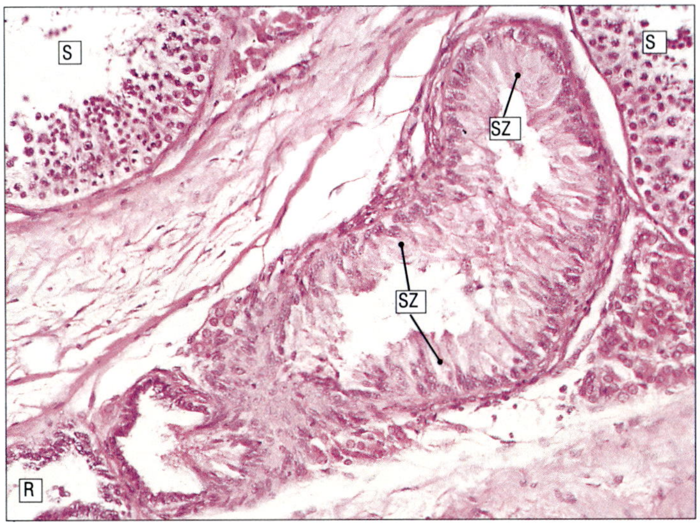

Abb. 17-9. Sertoli-Zellen. Sertoli-Zellen (SZ) lassen sich im Samenepithel von Tubuli seminiferi convoluti (S) mit aktiver Spermatogenese kaum identifizieren, aber sie bilden die gesamte Auskleidung der kurzen Endabschnitte, kurz bevor diese am Mediastinum testis ins Rete testis (R) einmünden. Ein solcher Tubulus ist hier schräg geschnitten

Stützfunktionen umfassen wahrscheinlich auch die Bereitstellung von Nährstoffen für reifende Keimzellen über den engen Kontakt mit den Zytoplasmaausläufern sowie den Abtransport von Schlackenstoffen der Spermiogenese ins Blut- und Lymphgefäßsystem, das die Samenkanälchen umgibt.

Phagozytosefunktionen. Man nimmt seit langem an, daß Sertoli-Zellen das gesamte Zytoplasma der Residualkörperchen phagozytieren, die von den reifenden Spermatiden bei der Spermiogenese abgeschnürt werden. Sie phagozytieren wohl auch alles verbrauchte Zellmaterial von degenerierten Keimzellen, die sich nicht weiterentwickeln.

Sekretionsfunktionen verändern sich während der Reifung des Genitaltrakts. Beim männlichen Embryo der 8. oder 9. Entwicklungswoche sezernieren Sertoli-Zellen eine Müller-Gang-inhibierende Substanz (MIS), von der man annimmt, daß sie die weitere Entwicklung des Müller-Gang-Systems unterdrückt; im präpubertären Hoden sezernieren sie wohl eine Substanz, die Reifeteilungen der Keimepithelzellen verhindert.

Im geschlechtsreifen Hoden sezernieren Sertoli-Zellen androgenbindendes Protein (ABP), welches Testosteron und Hydroxytestosteron bindet, das außerhalb der Samenkanälchen gebildet wurde; im Keimepithel und im Tubuluslumen sind hohe Konzentrationen dieser Testosterone für eine normale Keimzellreifung erforderlich.

Die Sekretion von ABP ist von der Sekretion des follikelstimulierenden Hormons (FSH) in der Hypophyse abhängig, und die Sertoli-Zellen tragen FSH-Rezeptoren. Das FSH fördert die Spermatogenese vielleicht dadurch, daß es Sertoli-Zellen anregt, unterschiedliche Mengen von ABP zu produzieren.

Sertoli-Zellen sezernieren auch das Hormon Inhibin, das die FSH-Sekretion der Hypophyse verhindert und daher bei der Kontrolle der Spermiogeneserate eine bedeutende Rolle beim Feedback spielt.

Hodeninterstitium

Das interstitielle Gewebe zwischen den Samenkanälchen stellt ein lockeres Maschenwerk aus kollagenfaserigem Gewebe dar und besteht aus:

- Fibroblasten;
- Kollagen, gelegentlich mit eingelagerten Makrophagen und Mastzellen;
- Blut- und Lymphgefäßen;
- Gruppen interstitieller Zellen, der Leydig-Zwischenzellen (s. S. 321).

Rete testis

Die Spermatozoen aus den Tubuli seminiferi convoluti treten über die ganz mit Sertoli-Zellen ausgekleideten Endabschnitte und dann über die kurzen Tubuli seminiferi recti in das Rete testis ein (Abb. 17-10). Sowohl die Tubuli recti als auch das Rete testis sind von einem einschichtigen kubischen oder niedrig zylindrischen Epithel ausgekleidet, dessen Zellen apikale Mikrovilli tragen. Die meisten Epithelzellen des Rete testis weisen eine zentrale Solitärzilie auf. Das Rete testis stellt eine komplexe Anordnung miteinander verbundener Kanäle im Mediastinum testis dar und ist in fibröses Stroma eingebettet, das sich in die Tunica albuginea fortsetzt.

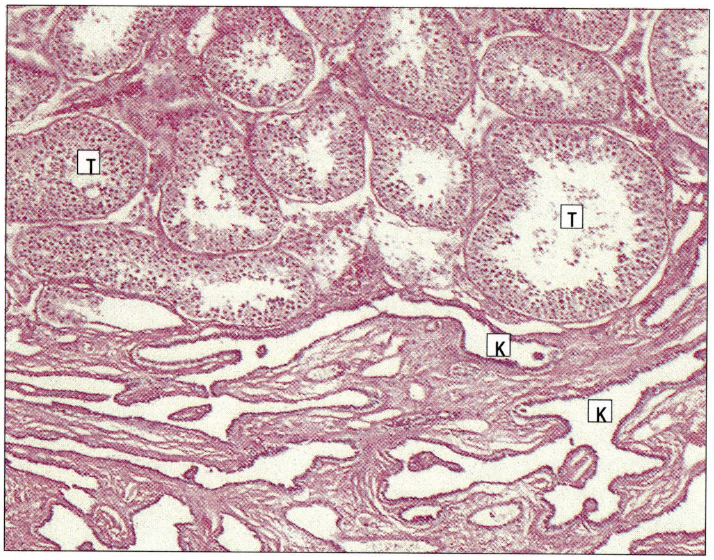

Abb. 17-10. Rete testis. Das Rete testis ist ein Netzwerk miteinander verbundener Kanäle (K), in die die Tubuli seminiferi (T) einmünden. Aus dem Rete testis werden die Spermatozoen über die Ductuli efferentes zum Nebenhoden transportiert

Ductuli efferentes

Die Kanäle des Rete testis schließen sich zu etwa einem Dutzend Ductuli efferentes zusammen, die am unteren Ende des Mediastinum testis beginnen, die Tunica albuginea durchdringen (s. Abb. 17-1) und in den Nebenhodenkopf eintreten. Hier schließen sie sich allmählich zu einem einzelnen Tubulus zusammen, dem Ductus epididymidis.

Die Ductuli efferentes sind von einem uneinheitlichen Epithel aus hohen, zilienbesetzten Zylinderepithelzellen und zilienfreien kubischen oder niedrig zylindrischen Epithelzellen ausgekleidet, die auf ihrer luminalen Oberfläche Mikrovilli tragen (Abb. 17-11). Die Zilien schlagen in Richtung auf die Epididymis und treiben die Spermatozoen voran, während die zilienfreien Zellen Teile der Hodenflüssigkeit aufnehmen, die das Transportmedium für die unreifen und immer noch unbeweglichen Spermatozoen darstellt.

Die Ductuli efferentes sind stark gewunden und besitzen eine dünne Scheide zirkulär angeordneter, glatter Muskelzellen, zwischen denen elastische Fasern eingemischt sind; peristaltische Kontraktionen dieses Muskels treiben die Spermatozoen voran.

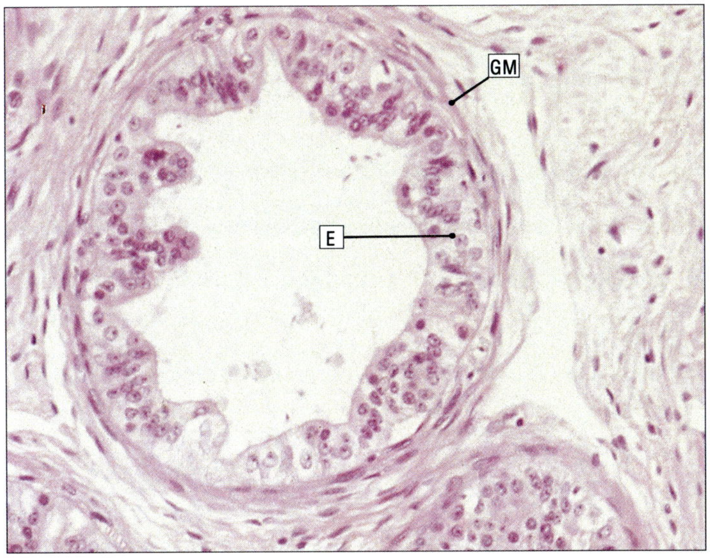

Abb. 17-11. Ductuli efferentes. Das Lumen ist unregelmäßig eingebuchtet; das Epithel (E) enthält zylindrische und kubische Zellen, die auf einem Ring aus glatten Muskelzellen (GM) liegen

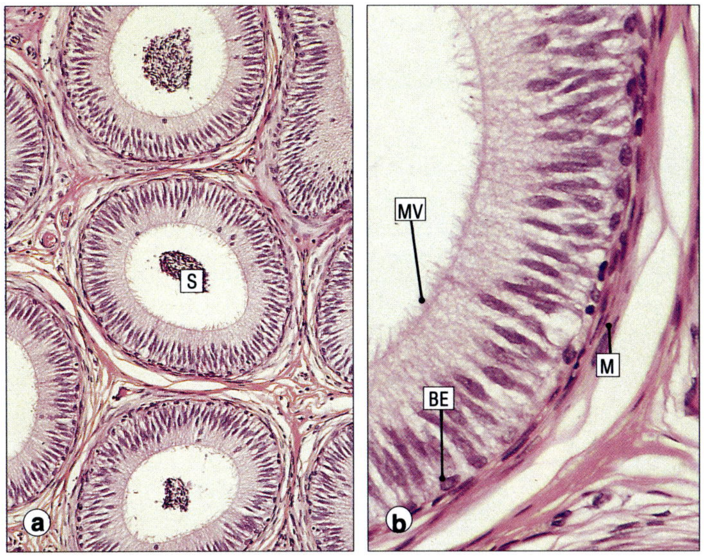

Abb. 17-12 a, b. Ductus epididymidis. a Der Nebenhodengang ist von einem hochprismatischen Epithel mit basalen Kernen ausgekleidet; im Lumen liegen verklumpte Spermatozoen (S). **b** Wandausschnitt bei starker Vergrößerung. Die Mikrovilli (MV) sind ungewöhnlich lang, basale Ersatzzellen sind klein und rundlich (BE) und sitzen auf der Basalmembran, unter der ein schmaler Saum glatter Muskulatur (M) liegt

Epididymis

Der Nebenhodengang (**Ductus epididymidis**), der durch Fusion der Ductuli efferentes entstanden ist, ist ein einzelner, stark gewundener Gang von etwa 5 m Länge. Er ist in ein lockeres, gefäßreiches Supportgewebe aus Fibroblasten, Kollagen und einer Glykosaminoglykanmatrix eingebettet und von einer straffen, kollagenfaserigen Kapsel umgeben, wodurch der kommaförmige Nebenhodenkörper entsteht.

Die Epididymis kann in Kopf, Körper und Schwanz unterteilt werden; im Kopf liegen die Ductuli efferentes, und das distale Ende des Ductus epididymidis geht am Nebenhodenschwanz in den Ductus deferens über.

Der Nebenhoden des Menschen ist etwa 5 cm lang und 1 cm breit, und da er die gesamten 5 m des Nebenhodengangs enthält, ist klar, wie stark verschlungen dieser Gang verläuft.

Der Nebenhodengang trägt ein Zylinderepithel mit zahlreichen, sehr langen, atypischen Mikrovilli (Abb. 17-12), die im wesentlichen unbeweglich sind und fälschlicherweise Stereozilien genannt werden; sie enthalten weder die inneren Mikrotubulustrukturen von Zilien (s. Abb. 3-17), noch funktionieren sie wie Zilien. Diese riesigen Mikrovilli sind im Nebenhodenkopf etwa 80 μm und im Nebenhodenschwanz 40 μm lang. Die Zellen enthalten auch Coated vesicles und Lysosomen, rauhes ER und einen stark entwickelten Golgi-Apparat; sie haben folgende resorbierenden/phagozytierenden und sezernierenden Funktionen:

- Resorption von Hodenflüssigkeit, die schon in den Ductuli efferentes beginnt;
- Phagozytose und Verdauung degenerierter Spermatozoen und Residualkörper;
- Sekretion von Glykoproteinen, Sialinsäure und einer Substanz namens Glycerylphosphorylcholin, von der man annimmt, daß sie bei der Spermatozoenreifung eine Rolle spielt, obwohl der genaue Mechanismus unbekannt ist. Die Glykoproteine binden an die Oberflächenmembran der Spermatozoen, aber ihre Funktion ist ebenfalls unbekannt.

Zusätzlich zu den hohen, zylindrischen Zellen findet man eine Population kleiner, runder Zellen mit enger Kern-Plasma-Relation, die auf der Epithelbasalmembran liegen und wohl die Vorläufer der hohen Zellen bilden.

Der gesamte Ductus epididymidis ist von einer schmalen Ringmuskelschicht umgeben, die mit der in den Ductuli efferentes vergleichbar ist, nur im Nebenhodenschwanz gibt es neben der zirkulären Schicht auch eine innere und eine äußere Längsmuskelschicht.

Alle diese Muskelschichten verdicken sich in der Cauda epididymidis und werden dann im Ductus deferens zu deutlichen Wandschichten.

Ductus deferens und Samenstrang

Der Samenleiter, **Ductus** (oder Vas) **deferens**, ist ein gestreckter Gang, der an der Rückseite des Nebenhodens senkrecht im Samenstrang aufsteigt und in dem auch Arterien, Venen, Lymphgefäße und Nerven verlaufen. Die Venen bilden ein komplex anastomosierendes Geflecht, den Plexus pampiniformis. Außen liegt willkürlich innervierte Skelettmuskulatur dem Samenstrang längs auf, der M. cremaster.

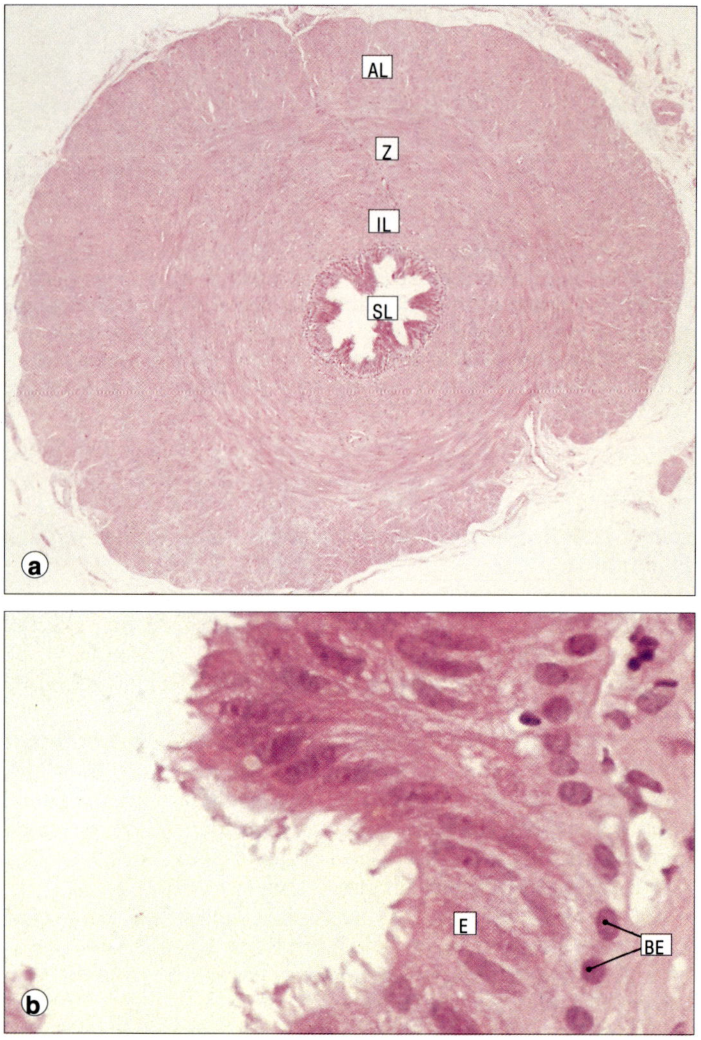

Abb. 17-13 a, b. Ductus deferens. a Samenleiterquerschnitt mit 3 deutlichen Muskellagen, die innen längs (IL), in der Mitte zirkulär (Z) und außen längs (AL) verlaufen, und einem sternförmigen Lumen (SL). **b** Wandausschnitt bei starker Vergrößerung. Das Zylinderepithel (E) trägt lange Mikrovilli und ist gebuchtet; basale Ersatzzellen (BE) sind rundlich und ebenmäßig

Der Ductus deferens besitzt eine dicke Muskelwand aus einer mittleren Ringschicht und einer inneren und äußeren Längsschicht. Unter der Innenschicht sitzt eine fibroelastische Lamina propria, die mit einem hochprismatischen Epithel bedeckt ist, das fast genauso wie im Nebenhoden aussieht, aber durch die Lamina propria zu Längsfalten aufgeworfen ist. Dadurch wird ein kleines, sternförmiges Lumen erzeugt (Abb. 17-13). Die Peristaltik der dicken Muskelwand treibt die Spermatozoen bei der Ejakulation voran.

Der Samenleiter zieht beiderseits über den Leistenkanal in die Beckenhöhle und läuft dann abwärts und medial auf die Harnblasenbasis zu. Kurz davor hat er an seinem distalen Ende eine Erweiterung (**Ampulla ductus deferentis**), an der die Muskelschicht dünner wird. Die Schleimhautschicht in der Ampulle erscheint dicker, da ihre z. T. verzweigten Falten höher sind.

Am distalen Ende der Ampulle tritt der kurze Ausführungsgang der Samenblase in den Samenleiter ein.

Vesicula seminalis

Jede **Bläschendrüse** (Samenblase) stellt einen stark gewundenen, 15 cm langen, unverzweigten, tubulären Auswuchs des Samenleiters dar, der auf eine Länge von 5–6 cm gestaucht ist. Dieser Schlauch weist eine innen zirkulär und eine außen längsverlaufende glatte Muskelschicht auf sowie eine äußere kollagenfaserige Schicht mit vielen elastischen Fasern.

Die Samenblasenschleimhaut besteht aus einer fibroelastischen Lamina propria, die zu hohen, schmalen, komplizierten Falten aufgeworfen (Abb. 17-14) und mit hochprismatischem, zilienfreiem Epithel und einer Population unspezialisierter, runder Basalzellen ausgestattet ist, wie sie auch in den Gangabschnitten davor auftreten. Die hohen Zellen besitzen die Charakteristika sezernierender Zellen mit großen Sekretvakuolen im luminalen Zytoplasma und reichlich rauhem ER; sie können auch kleine, gelbbraune Lipofuszingranula enthalten.

Durch die komplexe Schleimhautfaltung entsteht eine große sezernierende Oberfläche, und das dicke, gelb-cremige Sekret der Bläschendrüsen stellt 70–80 % des Spermas beim Menschen dar. Das Sekret enthält massig Fruktose und andere Zucker, Prostaglandine, Proteine, Aminosäuren, Zitronensäure und Ascorbinsäure. Fruktose ist der Hauptnährstoff der Spermatozoen.

Eine Kontraktion der glatten Muskulatur der Samenblase treibt angesammeltes Sekret in den **Ductus ejaculatorius**, der durch die Vereinigung des kurzen Ausführungsgangs der Samenblase mit dem Ductus deferens jenseits der Ampulle entsteht.

Der Ductus ejaculatorius ist nur 1 cm lang und mit einem Epithel aus hochprismatischen und kleinen, runden Zellen ausgekleidet, wie es auch in der Ampulle vorliegt; seine Wand enthält keine glatte Muskulatur. Die beiden Ductus ejaculatorii ziehen durch die Prostata und münden neben dem Utriculus prostaticus in den Prostatateil der Urethra.

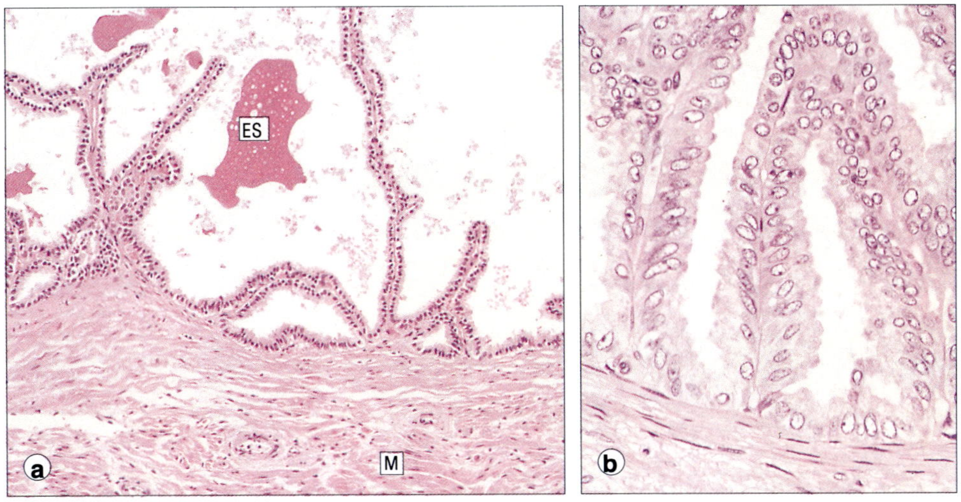

Abb. 17-14 a, b. Vescicula seminalis. a Wandausschnitt aus der Samenblase mit einem Teil der äußeren Muskelwand (M) und dem typischen Muster der hohen Mukosafalten. Das Lumen enthält verklumptes, eosinophiles Sekret (ES). **b** Das hochprismatische, sezernierende Epithel bei starker Vergrößerung

Prostata

Die Vorsteherdrüse wird von der Harnröhre durchzogen, in die sich ihre Drüsen entleeren. Diese Prostatadrüsen und Ausführungsgänge sind in ein stützendes Stroma aus Fibroblasten, Kollagen und glatter Muskulatur eingebettet.

Die gesamte Prostata ist außen von einer kollagenfaserigen Kapsel umgeben, aus der Septen in den Drüsenkörper ziehen und ihn in unscharf begrenzte Lappen unterteilen.

Nach etwa dem 45. Lebensjahr vergrößert sich die Prostata zunehmend und kann bei alten Männern sehr groß werden.

Prostatadrüsen

Die Prostatadrüsen sind in 3 konzentrischen Gruppen angeordnet (Abb. 17-15).

- Eine kleine Gruppe von Mukosadrüsen, die direkt in die Urethra münden, bildet die **periurethrale Mantelzone.**
- Eine größere Gruppe submuköser Drüsen der **Innenzone** mündet mit kleinen Ausführungsgängen in die Urethra.
- Die Hauptmasse des Drüsengewebes bildet die **Außenzone**; diese Drüsen haben lange Ausführungsgänge.

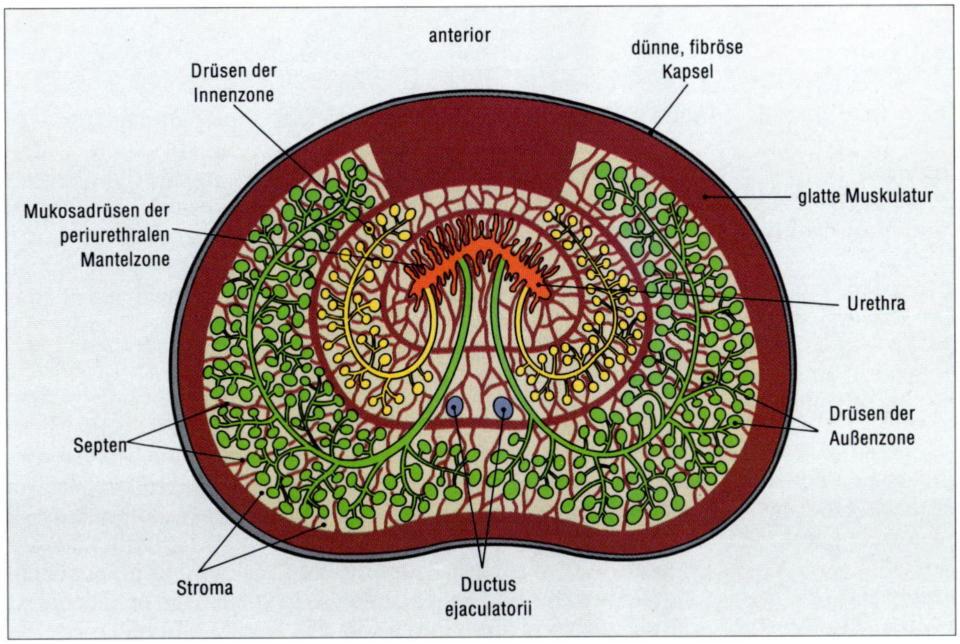

Abb. 17-15. Prostata. Die Prostata ist von einer dünnen, faserigen Kapsel umgeben, unter der eine ausgedehnte Schicht glatter Muskulatur liegt, aus der Septen entspringen (überwiegend muskulär, mit einem kleinen kollagenfaserigen Anteil). Diese durchdringen das Organ und bilden dabei ein feines Stroma, das die Drüsen stützt und abgrenzt. Die Unterteilung in innere und äußere Drüsenzonen ist unscharf. Die inneren periurethralen Mukosadrüsen sind klein und münden direkt auf der gesamten Oberfläche der Urethra; die Drüsen der Innenzone sind zahlreicher und haben kleine Ausführungsgänge, die von hinten in die posterolaterale Urethrafläche einmünden, rechts und links von der zentral erhabenen Crista urethralis. Diese beiden Drüsengruppen bilden die zentrale Zone. Die Drüsen der Außenzone entleeren ihr Sekret durch viele Ausführungsgänge, die sich ebenfalls neben der Crista urethralis in die Urethra öffnen

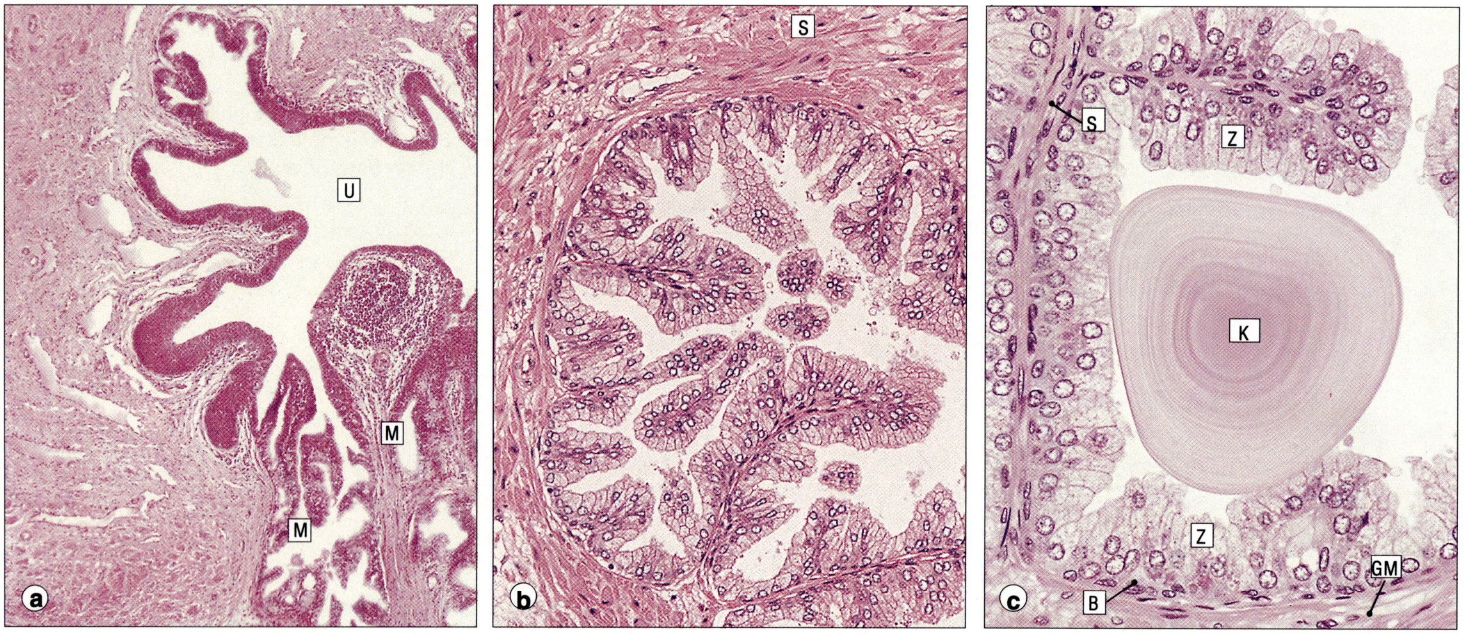

Abb. 17-16 a–c. Prostatadrüsen. a Mukosadrüsen (M) der periurethralen Mantelzone, die direkt in die Urethra (U) einmünden. **b** Typisches Prostatadrüsenbild mit buchtigen, gekammerten Drüsenendstücken. Das Stroma (S) enthält neben kollagenfaserigem Gewebe viel glatte Muskulatur. **c** Das Drüsenepithel bei stärkerer Vergrößerung. Es besteht aus blaß gefärbten, hochprismatischen Zellen (Z) und gelegentlich vorhandenen kleinen Basalzellen (B) mit dunkler gefärbten Kernen. Das Stroma der Schleimhautfalten (S) ist zart und enthält ebenso wie die periglanduläre Schicht glatte Muskulatur (GM). Im Lumen liegt ein hier unverkalktes, konzentrisch geschichtetes Konkrement (K)

Die vielen Drüsenausführungsgänge aus der Innen- und Außenzone münden von hinten in die Urethra, rechts und links von einer Schleimhautlängsfalte, der **Crista urethralis**.

Das Epithel der Prostatadrüsen ist zu komplexen Falten aufgeworfen, in denen eine schmale, stützende Lamina propria enthalten ist. Es gibt 2 Arten von Epithelzellen:

- hochprismatische oder kubische Zellen mit blassem, schaumigem Zytoplasma und basalen, schwach angefärbten Kernen;
- spärliche, flache Basalzellen mit kleinen, dunkel gefärbten Kernen, die direkt über der Basalmembran liegen (Abb. 17-16).

Ultrastrukturell erkennt man in den hochprismatischen Zellen zwischen dem basal gelegenen Kern und der luminalen Oberfläche einen stark entwickelten Golgi-Apparat sowie viele Lysosomen, Sekretgranula und rauhes ER.

Die Sekrete dieser Zellen enthalten saure Phosphatase (die in großen Mengen von den Lysosomen hergestellt wird), Zitronensäure, Plasmin, Amylase und andere Proteine. Die Drüsenlumina schließen gewöhnlich etwas Sekret und bei älteren Männern sog. **Prostatasteine** ein, die überwiegend aus kondensiertem Glykoprotein bestehen und oft verkalkt sind.

Die Ausführungsgänge der Prostatadrüsen können auch von hochprismatischem Epithel ausgekleidet sein, aber dichter an der Urethra wird es zunehmend kubisch oder auch zum Übergangsepithel wie in der Urethra selbst.

Hormonsensibilität

Die Aufrechterhaltung der strukturellen und funktionellen Integrität des Prostataepithels ist von einem adäquaten Testosteronspiegel abhängig; jeder Testosteronmangel manifestiert sich in einem Epithelwechsel von hoch und sezernierend zu kubisch ohne oder mit reduzierter sekretorischer Aktivität. Dieser Wechsel wird vermehrt vom mittleren Lebensalter an beobachtet, und in extremen Fällen kann das Epithel in ein geschichtetes Plattenepithel metaplasieren, oft mit Keratinbildung.

Benigne Prostatahyperplasie

Diese häufigste Störung der Prostata tritt bei älteren Männern auf. Sie ist gekennzeichnet durch eine beträchtliche Vergrößerung der mukösen und submukösen Drüsengruppen durch eine Vermehrung von Zahl und Größe der einzelnen Drüsen und Ausführungsgänge. Dabei vermehrt sich auch die Masse des faserigen und muskulären Stromas. Viele Drüsen sind durch Sekrete überdehnt (Abb. 17-17).

Die Mengenzunahme des Prostatagewebes bewirkt eine Kompression der Urethra und Miktionsbeschwerden mit einer Harnretention.

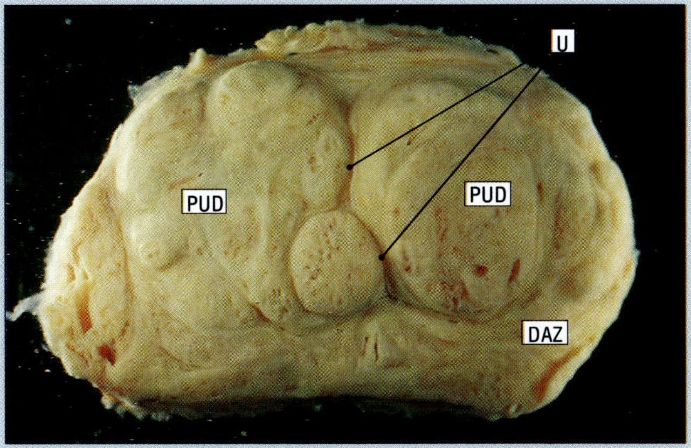

Abb. 17-17. Benigne Prostatahyperplasie. Aufgeschnittene Prostata, die in typischer Weise gutartige hyperplastische Veränderungen aufweist. Ein nodulärer Wachstumsexzeß der periurethralen Drüsen (PUD) hat die Urethra (U) komprimiert und disloziert. Die Drüsen der Außenzone (DAZ) sind daran nicht beteiligt

Prostatakarzinom

Krebs in der Vorsteherdrüse entsteht fast immer in den Drüsen der Außenzone, die in der Peripherie liegen, und ist oft schon fortgeschritten, bevor er durch eine Blockierung der Urethra symptomatisch wird (Abb. 17-18).

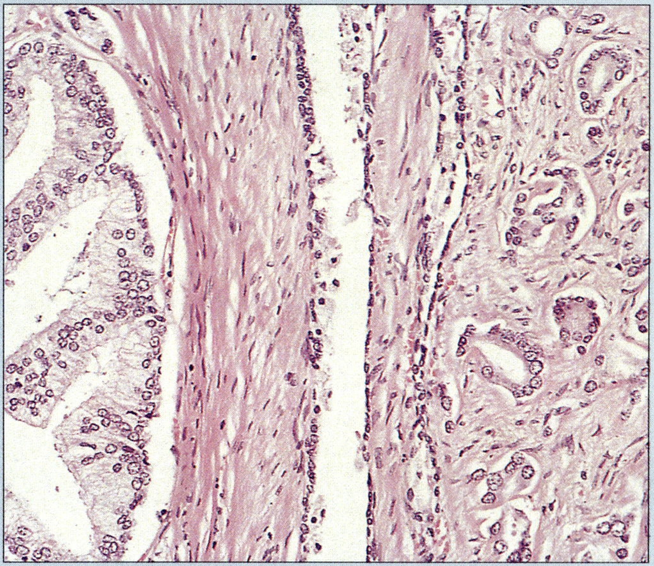

Abb. 17-18. Adenokarzinom der Prostata. Karzinomatöse Transformation der Prostatadrüsen. Die Drüsen links zeigen noch das Normalbild mit gleichmäßigen Zylinderepithelzellen. Die krebsbefallenen Prostatadrüsen rechts haben ihr hochprismatisches Zellbild und ihre gleichmäßige Anordnung verloren

Bulbourethraldrüse

Aus den Ductus ejaculatorii gelangt der Samen bei der Ejakulation erst in die Pars prostatica der Urethra, dann in den kurzen membranösen Teil und fließt schließlich durch den Penisteil. Die paarige Glandula bulbourethralis hat einen langen, engen Ausführungsgang, der in die Pars membranacea der Urethra einmündet.

Der Durchmesser der Bulbourethraldrüse beträgt etwa 5 mm; sie ist von hohen, sezernierenden Epithelzellen ausgekleidet, die eine wäßrige, leicht schleimige Flüssigkeit sezernieren. Diese enthält reichlich Zucker (hauptsächlich Galaktose) und etwas Sialinsäure, wird als Vorsekret abgegeben und hat vielleicht eine Gleitfunktion.

Penis

Der Penis besteht aus Schwellgewebe in Form zweier dorsaler, zylindrischer **Corpora cavernosa** und eines kleineren, zentralen, zylindrischen **Corpus spongiosum**, das von der Harnröhre durchzogen wird. Jeder der 3 Schwellkörper wird von einer straffen, kollagenfaserigen Scheide umgeben, der Tunica albuginea, die sie auch alle zusammenhält (Abb. 17-19).

Die erektilen Gewebe bestehen im wesentlichen aus kommunizierenden Gefäßräumen, die im schlaffen Zustand des Penis blutleer sind (Abb. 17-20 und 17-21), sich aber bei der Erektion mit Blut füllen und das Glied dadurch vergrößern und versteifen.

Die Arterienversorgung erfolgt über die **A. dorsalis** und die **A. profunda penis**. Aus den tiefen Arterien entspringen Äste, die die Tunica albuginea versorgen, sowie **Aa. helicinae** für das erektile Gewebe.

Die Aa. helicinae haben ihren Namen von ihrem spiraligen Verlauf im schlaffen Penis; bei der Erektion strecken und weiten sie sich und füllen die Schwellkörper mit Blut.

Der Erektionsmechanismus beruht zum Teil auf einem Verschluß arteriovenöser Shunts, die zwischen den Aa. helicinae und den tiefen Venen bestehen und den normalen Abflußweg des Blutstroms aus den Aa. helicinae im nicht erregten Zustand bilden.

Parasympathische Nervenreize bewirken den Gefäßverschluß und leiten das Arterienblut in die kavernösen Räume; der in den Schwellkörpern ansteigende Druck komprimiert die dünnwandigen Venen und verhindert ihre Entleerung.

Nach der Ejakulation flaut die parasympathische Stimulation ab, die arteriovenösen Shunts öffnen sich und das Blut fließt aus den Schwellkörpern in die Venen.

Bei der Erektion werden die Corpora cavernosa steifer als das Corpus spongiosum. Der vom Corpus spongiosum auf die eingelagerte Urethra ausgeübte Druck ist nicht so groß, daß er die Passage des Samens verhindern könnte, der durch kräftige Kontraktion der glatten Muskulatur ausgestoßen wird, aber er ist gewöhnlich ausreichend, um eine schmerzfreie Miktion zu verhindern.

Die Penisschwellkörper sind von einer Haut bedeckt, deren lockere Subkutis eine erhebliche Verschieblichkeit ermöglicht.

Das Corpus spongiosum endet an der Penisspitze mit der **Glans penis**, die von einem unverhornten Plattenepithel mit Talgdrüsen überzogen ist. Die Glans enthält in der Mitte das Ostium urethrae externum.

Der Penisteil der Urethra ist auf langer Strecke von einem nicht sezernierenden Zylinderepithel ausgekleidet, auf dessen Oberfläche kleine Schleimdrüsen münden, die in das Corpus spongiosum eingebettet sind. In der Glans penis erweitert sich die Urethra zur Fossa navicularis und erhält ein unverhorntes, mehrschichtiges Plattenepithel wie die Außenfläche der Glans.

Die Penisspitze ist normalerweise von einer Hautduplikatur, dem **Präputium**, bedeckt; diese Vorhaut ist reich an elastischen Fasern und kann zurückgestreift werden.

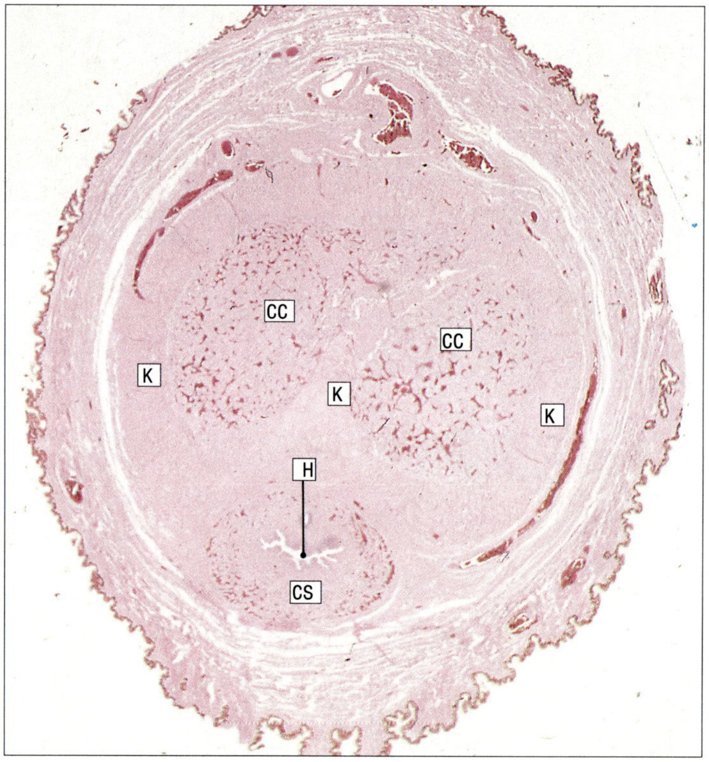

Abb. 17-19. Penis. Der Penisquerschnitt zeigt die Anordnung des vaskulären Schwellgewebes mit 2 dorsalen Corpora cavernosa (CC) und einem unpaaren ventralen Corpus spongiosum (CS), in das die Harn-Samen-Röhre (H) eingebettet ist. Kleine muköse Drüsen im Corpus spongiosum finden sich besonders dicht an ihrer Einmündungsstelle in die Urethra. Die Schwellkörper liegen in einer breiten kollagenfaserigen Kapsel (K), durch die sie auch voneinander abgetrennt werden. Die Penishaut ist durch eine sehr lockere, stark verschiebliche Subkutis mit den Schwellkörpern verbunden. In ihr verlaufen Blutgefäße, besonders die paarige, kleine A. dorsalis penis sowie die V. dorsalis penis superficialis und profunda

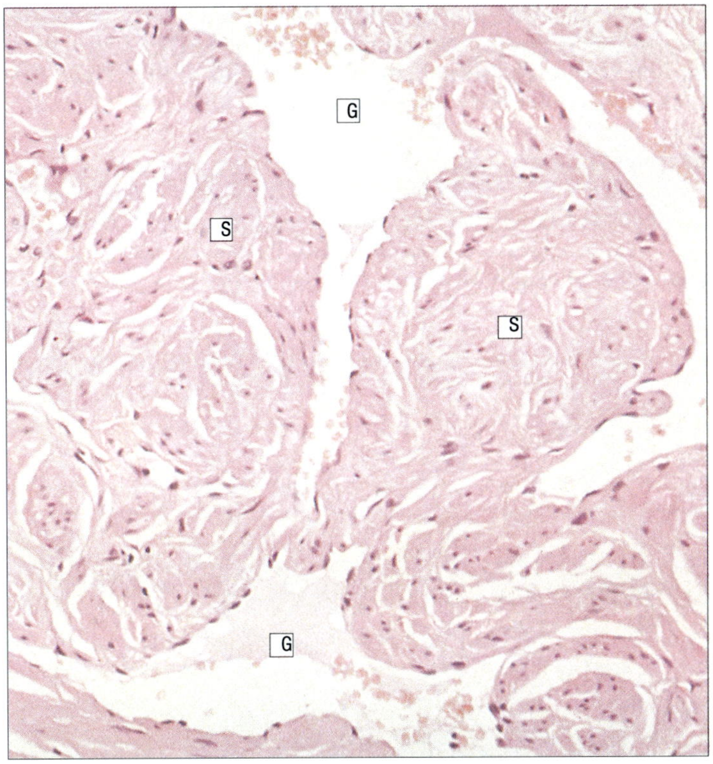

Abb. 17-20. Corpus spongiosum. Das Corpus spongiosum enthält unregelmäßige, große, kommunizierende Gefäßkanäle (G), die von einem flachen Endothel ausgekleidet und durch ein kollagenfaseriges Stroma (S) mit Bündeln glatter Muskulatur voneinander getrennt sind

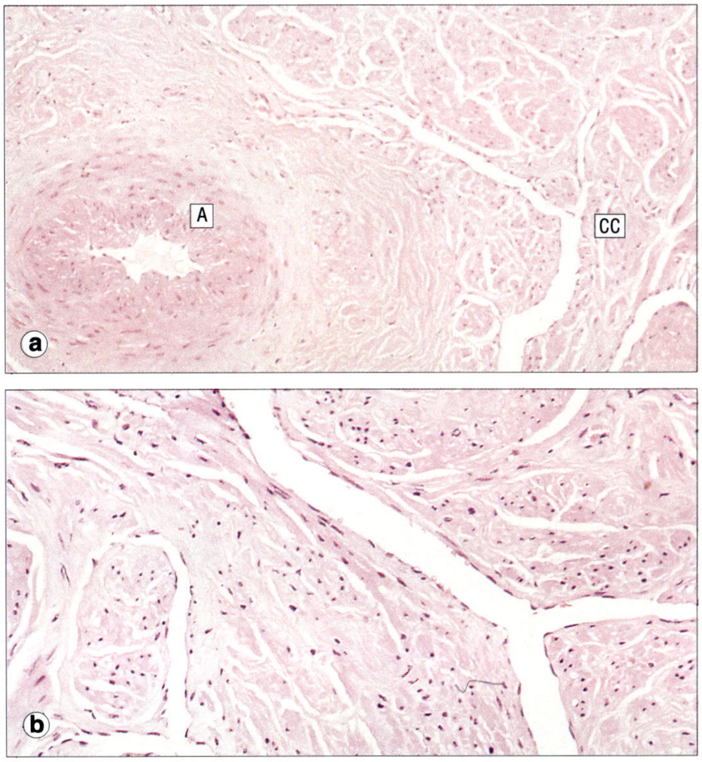

Abb. 17-21 a, b. Corpus cavernosum. a Ausschnitt aus dem Corpus cavernosum (CC) mit der A. profunda penis (A), die eine innere Längsmuskulatur enthält. **b** Das System der verbundenen Gefäßkanäle im nicht erigierten Zustand

Endokrine Steuerung

Für die Funktion des männlichen Geschlechtsapparats ist das männliche Geschlechtshormon **Testosteron** verantwortlich.

Beim **Embryo** sorgen Testosteron und andere Androgene aus dem fetalen Hoden für die Entwicklung von Hoden, Nebenhoden und akzessorischen Geschlechtsdrüsen wie der Prostata.

Mit **Beginn der Pubertät** bilden sich unter Testosteroneinfluß die sekundären männlichen Geschlechtsmerkmale aus, und es kommt zur Induktion von Reifung und Teilung der Spermatogonien in den Hodenkanälchen, was schließlich zur vollen Spermatogenese mit Bildung reifer Spermatozoen führt. Das Testosteron ist außerdem verantwortlich für die Reifung der typischen Epithelien in den männlichen Geschlechtsgängen und in den akzessorischen Geschlechtsdrüsen, die ihre Sekrete in diese Gänge einmünden lassen.

Beim **erwachsenen Mann** hängen die kontinuierliche Spermatozoenproduktion und die Aufrechterhaltung der nomalen Struktur und Funktion der Geschlechtsgänge und -drüsen von einer kontinuierlichen Testosteronproduktion ab.

Die **nachlassende Testosteronproduktion** führt im höheren Alter zum teilweisen oder völligen Sistieren der Spermatogenese. Gleichzeitig wandeln sich die spezialisierten sezernierenden oder resorbierenden, mikrovillusbesetzten Epithelien der Gänge und akzessorischen Geschlechtsdrüsen in ein einfaches kubisches oder plattes Epithel um, das die ehemalige Funktion nicht mehr wahrnehmen kann.

Testosteron bildet daher den Angelpunkt für die Struktur und Funktion des männlichen Geschlechtsapparats. Es wird von den Leydig-Zwischenzellen aus Cholesterin hergestellt, und zwar unter dem Einfluß von luteinisierendem Hormon (LH), das von den gonadotropen Zellen der Hypophyse sezerniert wird (s. S. 252).

Die Testosteronproduktion steht unter der Kontrolle eines effizienten Feedbackmechanismus; er basiert auf der Messung des zirkulierenden Testosteronspiegels durch den Hypothalamus, der Gonadotropin-releasing-Hormon sezerniert. Zur Aufrechterhaltung einer hohen Testosteronkonzentration im Lumen von Hodenkanälchen und Geschlechtsgängen produzieren die Sertoli-Zellen **androgenbindendes Protein** (ABP) unter dem Einfluß des follikelstimulierenden Hormons (FSH). Wie das LH wird auch das FSH von der Hypophyse nach einer Stimulierung durch das Gonadotropin-releasing-Hormon aus dem Hypothalamus gebildet.

Das ABP bindet Testosteron, und seine Freisetzung soll über ein negatives Feedback durch die Produktion des Polypeptids **Inhibin** kontrolliert werden, das ebenfalls von den Sertoli-Zellen gebildet wird (Abb. 17-22).

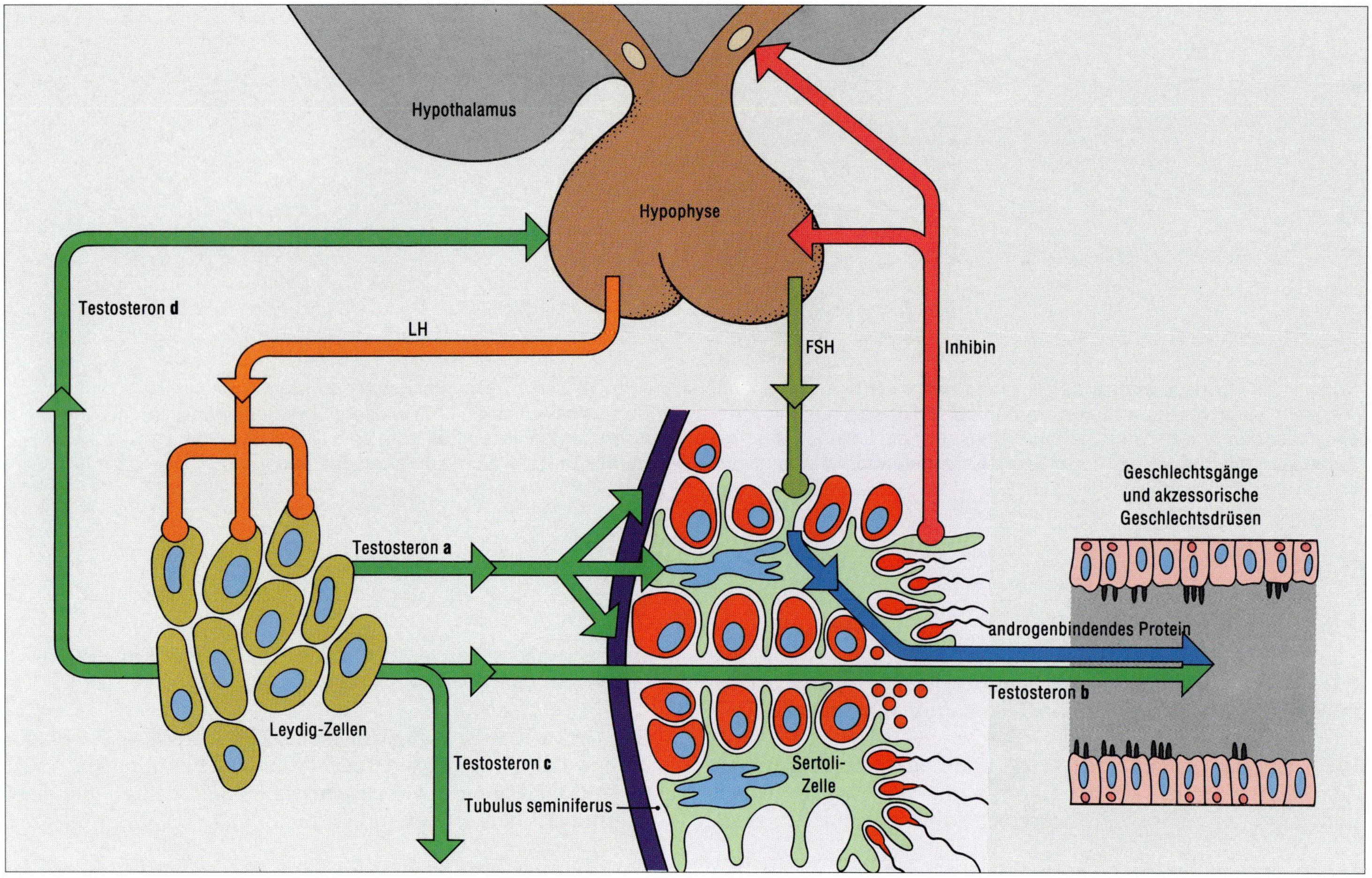

Abb. 17-22. Hormonelle Steuerung des männlichen Geschlechtsapparats. Das Testosteron stimuliert die Spermatogenese in den Tubuli seminiferi (**a**), sorgt für die Aufrechterhaltung von Struktur und Funktion der Geschlechtsgänge und akzessorischen Geschlechtsdrüsen (**b**), stimuliert die Ausprägung und Erhaltung der sekundären Geschlechtsmerkmale (**c**) und vermittelt den Feedbackmechanismus (**d**) zur Kontrolle der Ausschüttung von luteinisierendem Hormon (LH) in der Hypophyse. Die Testosteronabgabe durch die Leydig-Zellen wird von LH stimuliert. Sertoli-Zellen sezernieren androgenbindendes Protein (ABP) unter dem Einfluß des follikelstimulierenden Hormons (FSH) aus der Hypophyse und produzieren auch Inhibin, das für die Feedbackkontrolle verantwortlich ist

Leydig-Zwischenzellen

Die testosteronproduzierenden Leydig-Zwischenzellen sind im Interstitium zwischen den Hodentubuli am häufigsten, treten aber gelegentlich im Mediastinum testis, in der Epididymis oder sogar im Samenstrang auf. Sie stehen oft in enger Beziehung zu Nerven wie ihr weibliches Äquivalent, die Hilumzellen des Ovars (s. S. 333).

Leydig-Zwischenzellen enthalten ein körniges, eosinophiles Zytoplasma mit Lipasen, oxidativen Enzymen, Esterasen und einigen Steroiddehydrogenasen.

Ein charakteristisches Merkmal der Leydig-Zwischenzellen sind eosinophile längliche, rechteckige oder rautenförmige Massen im Zytoplasma, die etwa 3 µm dick und 20 µm lang sind und als Reinke-Kristalle bezeichnet werden (Abb. 17-23).

Reinke-Kristalle treten vor der Pubertät noch nicht auf; ihre Zahl steigt während der Jahre der Geschlechtsreife, und im hohen Alter sind sie sehr verbreitet.

Die meisten Leydig-Zwischenzellen enthalten gelbbraunes Lipofuszinpigment.

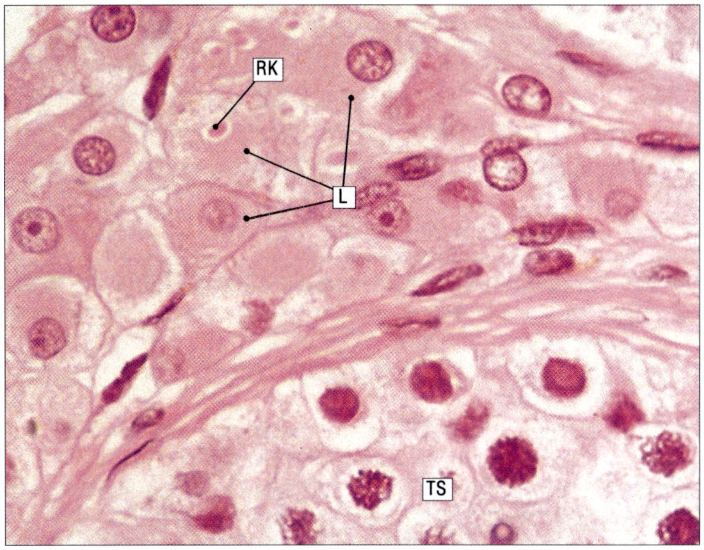

Abb. 17-23. Leydig-Zwischenzellen. Eine Gruppe interstitieller Leydig-Zellen (L) zwischen den Tubuli seminiferi (TS). Sie sind eosinophil und sehr zytoplasmareich, und einzelne Zellen enthalten Reinke-Kristalle (RK)

18 Weiblicher Geschlechtsapparat

Der weibliche Geschlechtstrakt

- bildet haploide weibliche Gameten (Eizellen);
- empfängt vor der Befruchtung haploide, männliche Gameten (Spermatozoen);
- hält eine für die Befruchtung der Eizellen geeignete Umgebung bereit;
- sorgt für eine passende anatomische und hormonelle Umgebung zur Implantation der Keimanlage;
- beherbergt und ernährt den Embryo und Fetus während der Schwangerschaft;
- treibt am Schwangerschaftsende den reifen Fetus aus.

Die Struktur des weiblichen Geschlechtsapparats erfährt unter dem Einfluß von Hormonen erhebliche Veränderungen zwischen der Kindheit, dem gebärfähigen Alter und später der Menopause.

Außerdem verändern sich die verschiedenen Organe strukturell und funktionell im Verlauf des Menstruationszyklus.

Die weiblichen Geschlechtsorgane (Abb. 18-1 und 18-2) umfassen Ovarien, Tuben, Uterus und Vagina als **innere Geschlechtsteile** sowie Mons pubis, Vulva mit Labia majora und minora und Klitoris als **äußere Geschlechtsteile**.

Im Gegensatz zu vielen anderen Säugern ovulieren Frauen während des ganzen Jahres in regelmäßigen Abständen, etwa alle 28 Tage.

Da histologisches Material von Tieren die Veränderungen beim Menschen nicht genau wiedergeben, werden in diesem Kapitel nur Gewebe vom Menschen behandelt und abgebildet.

Mons pubis und Vulva

Der Mons pubis sowie die großen und kleinen Schamlippen bestehen alle aus modifizierter Haut (s. Kap. 19).

- Der **Mons pubis** (Mons veneris) ist eine hautbedeckte Vorwölbung aus subkutanem Fettgewebe über der Symphysis pubica, in der charakteristischerweise schräg eingepflanzte Haarfollikel stecken, die das bei den meisten Rassen krause, grobe Schamhaar bilden.
- Die posterolaterale Fortsetzung des Mons pubis bilden zu beiden Seiten des Scheideneingangs die großen Schamlippen, **Labia majora pudendi**, die ähnlich reich mit subkutanem Fettgewebe und schrägen Haarwurzeln ausgestattet sind (Abb. 18-1 c). Im subkutanen Fettgewebe kommt glatte Muskulatur vor.

  Die Ansammlung des subkutanen Fettgewebes und die Entwicklung der schräggestellten Haarfollikel und der Schamhaare sind hormonabhängig und beginnen mit dem Einsetzen der Geschlechtsreife, etwa zwischen dem 10. und 13. Lebensjahr.

  Diese Region enthält auch viele apokrine Duftdrüsen und auffallende Talgdrüsen, die beide erst mit einsetzender Geschlechtsreife reifen und aktiv werden, während die schon von Geburt an vorhandenen ekkrinen Schweißdrüsen keine Veränderungen aufweisen.
- Die kleinen Schamlippen, **Labia minora pudendi**, sind dünne Hautduplikaturen ohne eingelagertes Fettgewebe, aber mit vielen Blutgefäßen und elastischen Fasern. Obwohl Haarfollikel fehlen, liegen hier viele freie Talgdrüsen, die direkt in die Epidermisoberfläche ausmünden (Abb. 18-1 d).

Die äußere, laterale Fläche der kleinen Labien ist gewöhnlich stärker pigmentiert als die Innenseite, und die Epidermis hat einen gut entwickelten Papillarkörper.

Auf der Innenseite wird die Melaninpigmentierung zum Scheideneingang hin zunehmend schwächer, das mehrschichtige verhornte Plattenepithel wird dünner, der Papillarkörper flacher und die Verhornung geringer.

Dieses verhornte Epithel reicht im Scheidenvorhof bis zum Jungfernhäutchen (**Hymen**), einer dünnen, fibrösen Membran, die selten völlig intakt ist und meistens als unregelmäßige Krause den Introitus vaginae markiert. Auf seiner Außenseite ist der Hymen mit mehrschichtigem verhorntem Plattenepithel bedeckt, während die innere, vaginale Oberfläche schon das mehrschichtige, unverhornte, glykogenreiche Plattenepithel der Vagina trägt (s. Abb. 18-3).

Charakteristischerweise wird die Epidermis der kleinen und großen Labien zu Beginn der Pubertät durch Melanin pigmentiert.

Der Hymen kann als Grenze zwischen innerem und äußerem Genitale angesehen werden.

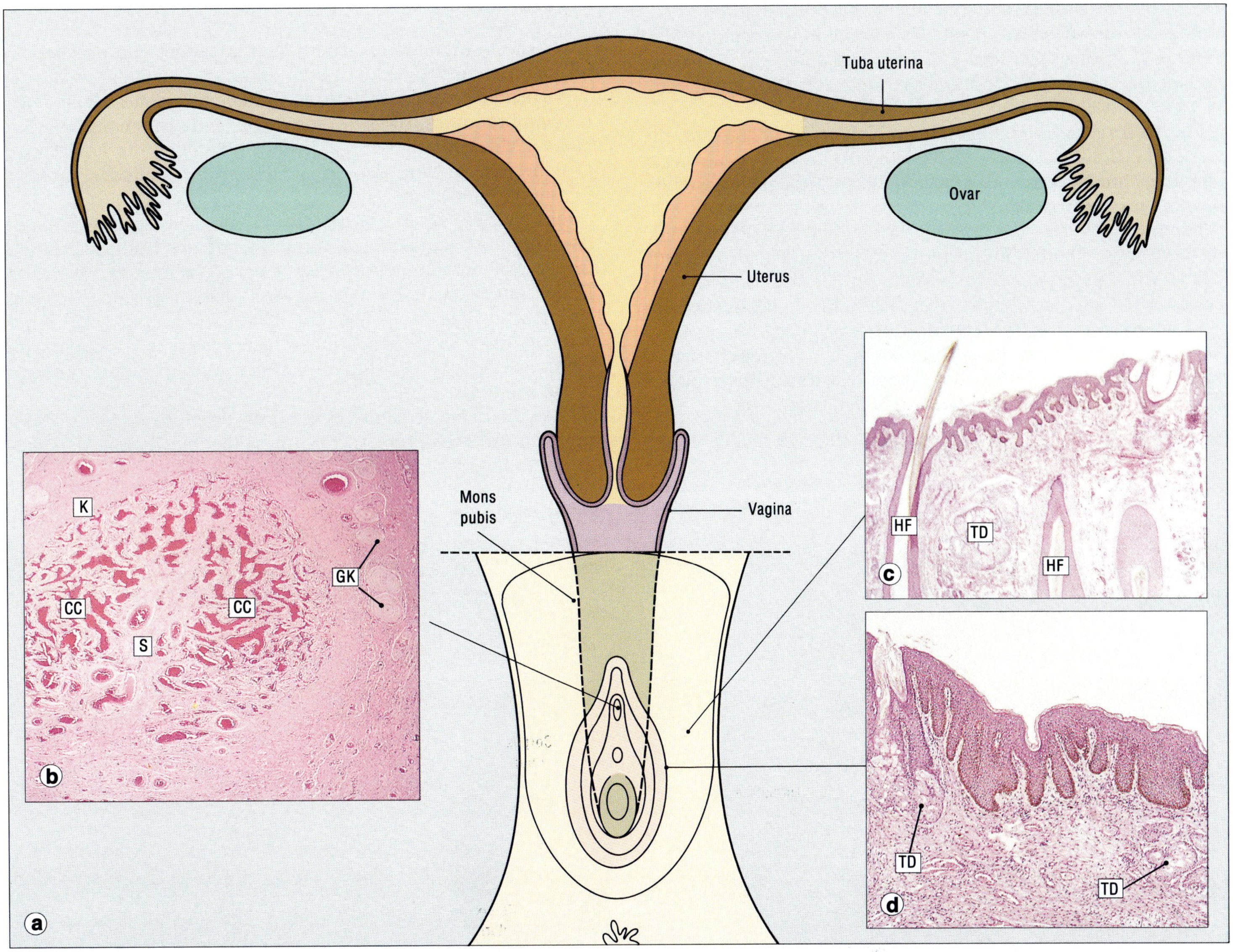

Abb. 18-1 a–d. Innere und äußere weibliche Geschlechtsorgane. **a** Schema der Lagebeziehungen der äußeren und inneren Geschlechtsorgane. **b** Klitorisquerschnitt mit 2 aneinanderliegenden Corpora cavernosa (CC), die blutgefüllt sind, ein unvollständiges medianes Septum (S) aufweisen und von einer kollagenfaserigen Scheide (K) umgeben sind. Außerhalb davon liegen auffällige sensible Nervenendigungen, hauptsächlich Genitalkörperchen mit Lamellen (GK), s. Kap. 19. **c** Labium majus. Die Haut enthält zahlreiche Haarfollikel (HF), Talgdrüsen (TD) sowie ekkrine Schweißdrüsen und ihre Ausführungsgänge. **d** Labium minus. Die Haut ist unbehaart, aber reich an freien Talgdrüsen (TD). Die Dermis ist stark vaskularisiert

Klitoris

Der Kitzler (**Klitoris**) sitzt unterhalb des Mons pubis und ist das weibliche Äquivalent des Penis. Er besteht aus 2 aneinanderliegenden Corpora cavernosa aus Schwellgewebe, die von einer kollagenfaserigen Scheide umgeben sind, die auch ein inkomplettes, zentrales Septum bildet (s. Abb. 18-1 b).

Die Klitoris ist von einer dünnen Epidermis überzogen, die keine Haarfollikel, Talg-, Schweiß- und Duftdrüsen aufweist, aber reich mit Nerven und verschiedenen sensiblen Nervenendigungen ausgestattet ist.

Über der oberen Klitorisoberfläche bildet die Haut eine unvollständige Haube (Preputium clitoridis) und an der unteren Oberfläche ein medianes Frenulum. An der Basis der Klitoris zweigt sich das Corpus clitoridis in die Crura auf, die am Schambein ansetzen und vom M. ischiocavernosus bedeckt werden.

Vor der Pubertät ist die Klitoris klein; sie vergrößert sich in variabler Weise bei Eintritt der Geschlechtsreife. Bei sexueller Erregung wird sie ähnlich gestaut wie der Penis.

Urethra, Ductus paraurethrales und Glandulae vestibulares

Das Ostium urethrae externum liegt unter der Klitoris median im Vestibulum vaginae.

An beiden Seiten der Urethramündung münden auch die Ductus paraurethrales (**Skene-Gänge**), sie sind mit einem mehrreihigen Zylinderepithel ausgekleidet und stellen die homologen Organe zur Prostata dar. In die Harnröhre münden muköse **Glandulae urethrales** ein.

Die paarige, etwa erbsengroße Glandula vestibularis major (**Bartholin-Drüse**) liegt am unteren Ende des Bulbus vestibuli. Ihre Azini enthalten hochprismatische, schleimsezernierende Zellen mit blassem Zytoplasma und kleinen, basalen Kernen. Ihr Ausführungsgang hat ein Übergangsepithel mit einer Schicht, die Oberflächenmuzin sezerniert; er mündet am Hymenalring auf der Innenseite der hinten verstreichenden Labia minora.

Die Glandulae vestibulares minores, tubulöse Schleimdrüsen, münden mit mehreren Ausführungsgängen zwischen der Urethramündung und dem Introitus vaginae.

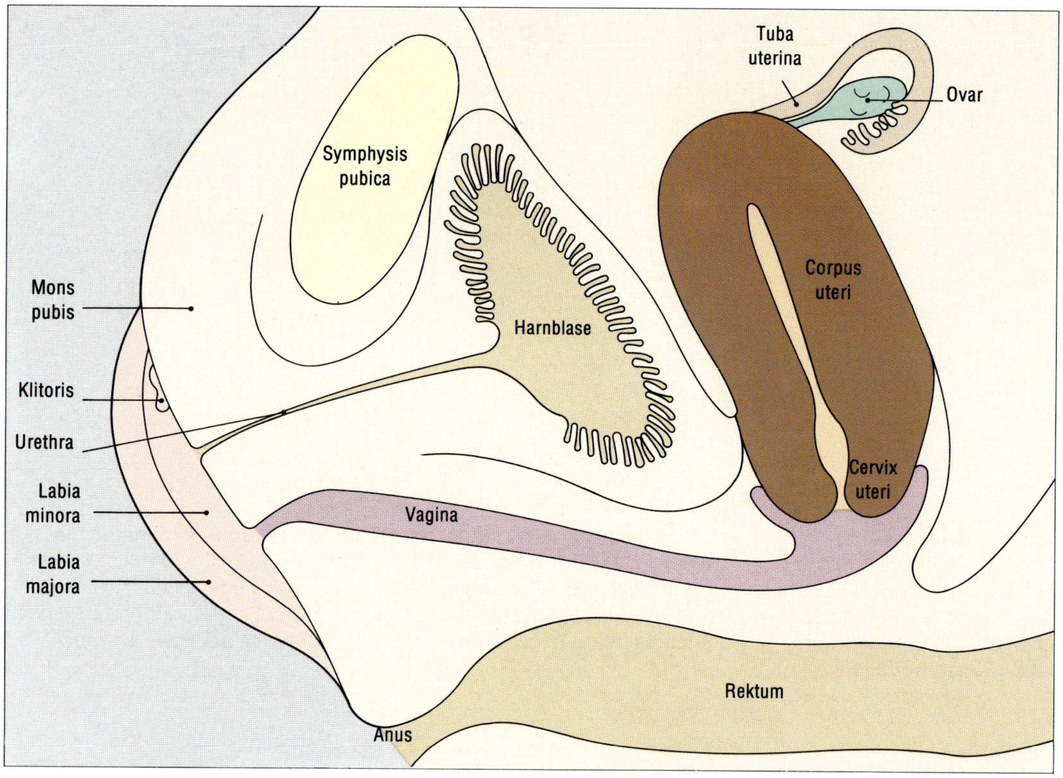

Abb. 18-2. Schnittschema vom weiblichen Becken. Bemerkenswert ist der Winkel, in dem der Uterus an die Vagina angesetzt ist

Vagina

Die **Scheide** ist ein muskulärer Schlauch zwischen Vestibulum und Uterus (s. Abb. 18-1), sie ist bei der erwachsenen Frau 7–9 cm lang. Mit einem normal antevertierten Uterus bildet sie einen Winkel von > 90° (s. Abb. 18-2).

Die Vagina bildet an ihrem inneren Ende eine Manschette um die vorgewölbte Cervix uteri, wobei das Scheidengewölbe (Fornix vaginae) mit einem vorderen, einem hinteren und seitlichen Anteilen entsteht.

Die Scheide weist folgende 4 Schichten auf (Abb. 18-3):

1. eine Schleimhaut mit geschichtetem Plattenepithel;
2. eine subepitheliale Lamina propria, die reich ist an elastischen Fasern und dünnwandigen Blutgefäßen, überwiegend Venen und Venolen;
3. eine fibromuskuläre Schicht mit schlecht abgesetzten Bündeln zirkulär verlaufender, glatter Muskulatur und einer deutlicheren äußeren Schicht aus glatter Längsmuskulatur. Das untere Ende dieser Schicht enthält auch etwas Skelettmuskulatur, die sich besonders am Scheideneingang in der Gegend des Hymenalrings befindet;
4. eine Adventitia aus kollagenfaserigem Gewebe mit vielen dicken, elastischen Fasern, großen Blutgefäßen, Nerven und Gruppen von Ganglienzellen.

Das reiche Netzwerk elastischer Fasern in der Scheidenwand ist für deren Elastizität verantwortlich und gestattet die großen temporären Dehnungen beim Geburtsakt; die ausgedehnten submukösen Plexus dünnwandiger Blutgefäße sollen die Transsudation einer wäßrigen Flüssigkeit durch das Epithel ermöglichen und zur Befeuchtung der drüsenfreien Vaginalschleimhaut beitragen.

Obwohl die Vagina funktionell ein Rohr bildet, ist sie doch meistens kollabiert; die Hinterwand berührt die Vorderwand, und beide Wände haben auf weiter Strecke schwache Längsfurchen. Die Scheidenschleimhaut ist zusätzlich zu Querfalten (Rugae vaginales) aufgeworfen, die dicht hintereinander liegen.

Die Struktur der Vagina weist alters- und hormonabhängige Veränderungen auf; die wesentlichsten Veränderungen betreffen das unverhornte mehrschichtige Plattenepithel der Innenauskleidung.

Vor der Pubertät ist das Epithel dünn, ein Zustand, zu dem es nach der Menopause wieder zurückkehrt, aber während der fortpflanzungsfähigen Jahre steht das Epithel unter Östrogeneinfluß und verdickt sich. Die Basalmembran und die deutliche parabasale Schicht zeigen eine erhöhte Mitoserate, während die mehr oberflächlichen Zellen nicht nur an Zahl, sondern auch an Größe zunehmen, da sie Glykogenspeicher anlegen und auch eine kleine Menge an Lipiden in ihrem Zytoplasma anhäufen.

Am Ovulationstermin ist der Glykogengehalt am höchsten; einige glykogenreiche Oberflächenschuppen schilfern nach der Ovulation, in der Sekretionsphase des Menstruationszyklus, ins Vaginallumen ab (Desquamation).

Das Glykogen wird im Scheidenlumen von kommensalen Laktobazillen zu Milchsäure abgebaut. So entsteht der saure pH-Wert, durch den die bakterielle Scheidenflora auf säureliebende Kommensalen beschränkt und die Invasion durch pathogene Bakterien und Pilze erschwert wird, wie z. B. durch *Candida albicans*, die den Soor erzeugt.

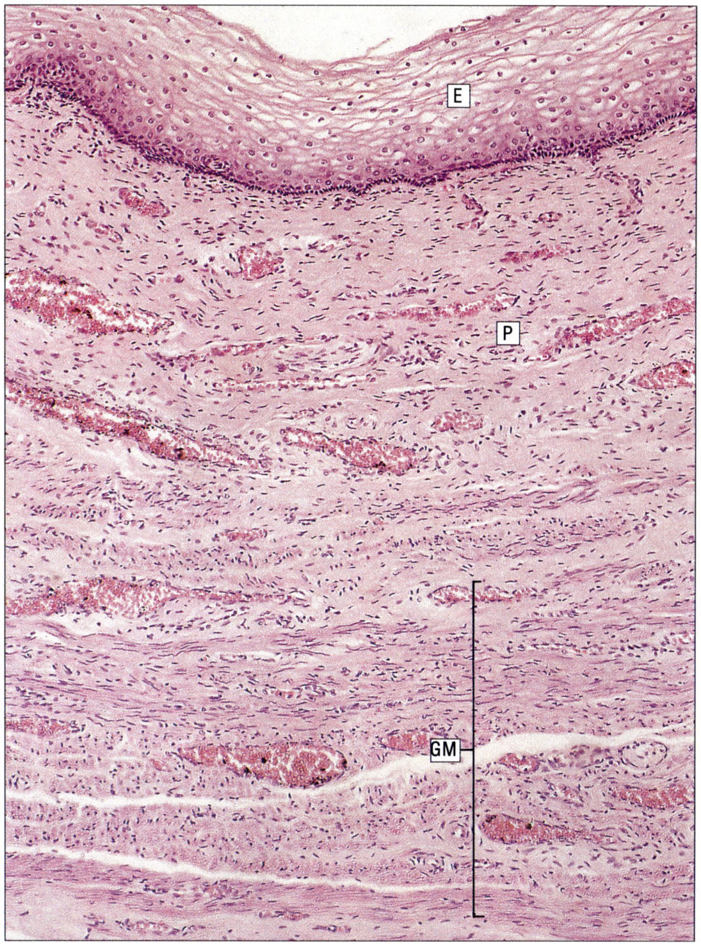

Abb. 18-3. Vagina. Wandausschnitt aus der Scheide mit mehrschichtigem, glykogenreichem Plattenepithel (E), einer stark vaskularisierten Propria mucosae (P) und unregelmäßig angeordneter glatter Muskulatur (GM)

Uterus

Der Uterus ist ein muskuläres Organ, in das die beiden Eileiter (Tubae uterinae) einmünden. Er ist von einem Zylinderepithel ausgekleidet und mündet an seinem unteren Ende in die Vagina.

Die Gebärmutter kann in 3 Abschnitte unterteilt werden, den Fundus, das Korpus und die Zervix (Abb. 18-4). Während Fundus und Korpus die gleiche histologische Struktur aufweisen (s. S. 329), ist die Zervix anders aufgebaut.

Zervix

Der Gebärmutterhals, die Cervix uteri, bildet den unteren Teil des Uterus und wölbt sich teilweise in die Scheide vor. Die Grenze zwischen Zervix und Uteruskörper wird vom **inneren Muttermund** gebildet, an dem der Epithelcharakter und die Wandstruktur wechseln.

Das Zervixlumen mündet am **äußeren Muttermund** in die Vagina. Hier finden wichtige Veränderungen in der Art des Epithelüberzugs statt in einem Bereich, der ein Ort vieler bedeutender pathologischer Veränderungen ist (s. Abb. 18-8).

Die Zervix ist zylindrisch und symmetrisch, sie mißt etwa 3 cm in der Länge und 2–2,5 cm im Durchmesser, wird aber nach Schwangerschaft und Geburt mehr faßförmig. Nach der Entbindung wird der äußere Muttermund zu einem Querspalt, der die Portio in eine vordere und hintere Lippe unterteilt, während er bei der Zervix einer Nulliparen rund ist.

Das Zervixstroma besteht überwiegend aus kollagenfaserigem Gewebe, etwas glatter Muskulatur und zahlreichen Blutgefäßen (Abb. 18-5).

Portio

Die äußere Oberfläche des in die Scheide hineinragenden Zervixteils, die Portio vaginalis uteri, ist von einem unverhornten, mehrschichtigen Plattenepithel überzogen, das sich am Scheidengewölbe in das Vaginalepithel fortsetzt.

Das Portioepithel ist im gebärfähigen Alter ebenso glykogenreich (Abb. 18-6) wie das Plattenepithel der Vagina und unterliegt während des Menstruationszyklus den zyklischen Einflüssen von Östrogen und Progesteron.

Vor der Menarche (dem 1. Menstruationszyklus) und nach der Menopause ist das Epithel viel dünner und enthält eine geringere Anzahl an Schichten kleinerer Zellen, die weniger Glykogen enthalten.

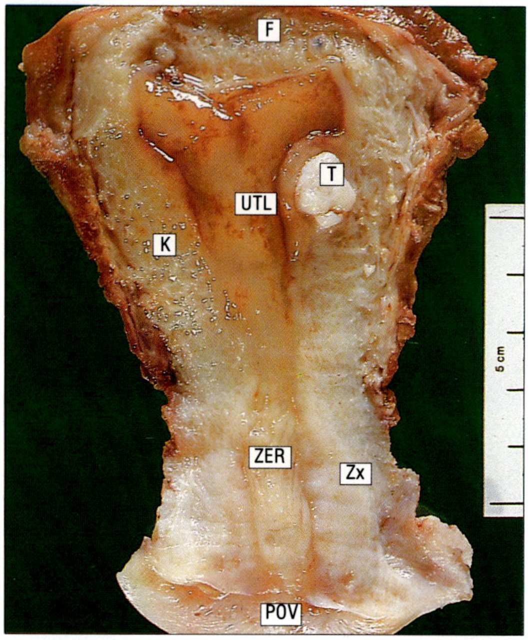

Abb. 18-4. Uterus. Längsschnitt durch den Uterus einer 35jährigen Frau mit dem Fundus (F), Korpus (K) und der Zervix (Zx). Das kleine Uteruslumen (UTL) setzt sich in den Zervikalkanal (ZER) fort, der auf der Portio vaginalis (POV) mündet. In der glatten Muskulatur des Korpus liegt hier ein kleiner Tumor (T), ein Leiomyom (s. auch. Abb. 18-11)

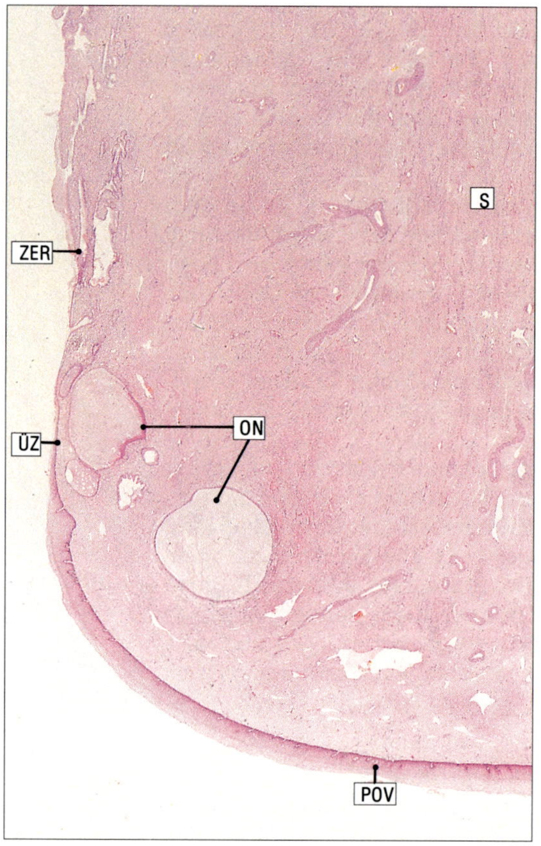

Abb. 18-5. Zervix und Portio. Übersichtspräparat vom Gebärmutterhals. Das Stroma (S) besteht aus glatter Muskulatur, die in Kollagen eingebettet ist; die Anteile an Muskulatur oder Fasergewebe sind vom Alter und der Anzahl der Schwangerschaften abhängig. Blut- und Lymphgefäße sind zahlreich und deutlich. Die Portio vaginalis (POV) ist von mehrschichtigem Plattenepithel bedeckt, während der Zervikalkanal (ZER) ein Zylinderepithel aufweist. Der Übergang vom Platten- zum Zylinderepithel liegt in der Nähe des äußeren Muttermunds. In diesem Präparat gibt es eine Übergangszone (ÜZ, s. S. 328) aus Plattenepithel, das in den Zervikalkanal eingewachsen ist, darunter hat sich Sekret zu sog. Ovula Nabothi (ON) gestaut

Zervikalkanal

Der **Zervikalkanal** verbindet die Uterushöhle mit dem Vaginallumen und ist mit einem einschichtigen, schleimproduzierenden Zylinderepithel ausgekleidet (Abb. 18-7).

Histologische Längs- und Querschnitte haben bisher den Eindruck vermittelt, daß sich im Zervikalkanal Zervixschleimdrüsen in das Stroma einsenken. Dreidimensionale Studien haben aber gezeigt, daß es sich bei diesen Strukturen tatsächlich um tiefe, schlitzartige Invaginationen des Oberflächenepithels handelt; an diesen Einfaltungen entspringen blind endende Tubuli (Abb. 18-7 b). So kommt eine große Oberfläche zur Bildung von Zervixschleim zustande, der den Zervikalkanal ausfüllt. Vor der Pubertät und nach der Menopause gibt es nur wenig Zervixschleim.

Der Schleim des Zervikalkanals verhindert als Barriere das Aszendieren von Bakterien in den Uterus und dient als Gleitmittel in der Scheide beim Verkehr.

Der Transport des Zervixschleims in die Vagina wird durch einige zilientragende Zylinderepithelien erleichert, die zwischen die schleimsezernierenden Zellen des Zervikalkanals eingestreut sind, besonders in der Nähe des inneren Muttermunds.

Sowohl die muzinsezernierenden als auch die Flimmerzellen sind mit Mikrovilli ausgestattet, die nur elektronenmikroskopisch sichtbar sind.

Im Verlauf des Menstruationszyklus sind die physikochemischen Eigenschaften des Zervixschleims ausgeprägten Veränderungen unterworfen, aber das Zylinderepithel des Zervikalkanals variiert mikroskopisch nur geringfügig, obwohl ultrastrukturell Veränderungen der Zellorganellen festgestellt wurden.

Während der Proliferationsphase (Follikelphase) ist der Schleim dünn, wäßrig und reichlich und hat einen alkalischen pH-Wert (Faktoren, die die Spermatozoenbewegung begünstigen). Er besteht aus einem mizellaren Netzwerk aus Glykoproteinmolekülen, dessen Zwischenräume von einem Na^+-, K^+- und Cl^--reichen Plasma eingenommen werden. Die hohe Ionenkonzentration bewirkt in der ovulatorischen Phase bei Austrocknen des Schleims ein farnartiges Kristallisationsmuster (Farnkrautphänomen).

Nach der Ovulation wird der Schleim viskös und spärlich und hat einen sauren pH-Wert, was das Eindringen von Spermatozoen hemmt und den Uterus zur Vorbereitung auf eine mögliche Implantation abdichtet.

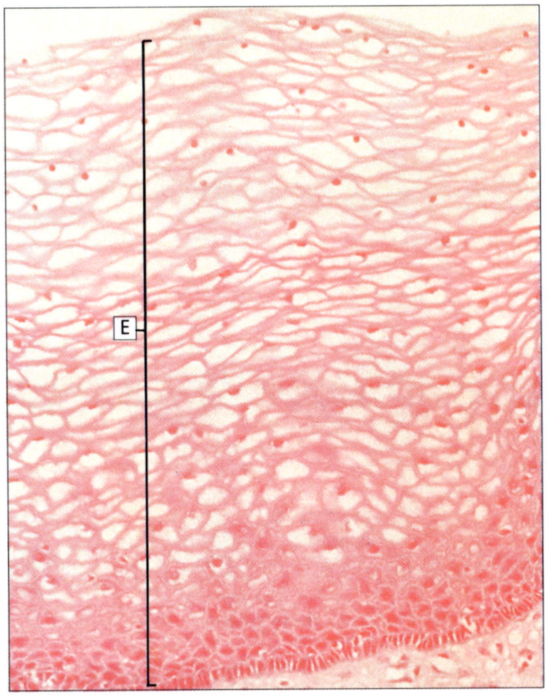

Abb. 18-6. Portioepithel. Mehrschichtiges unverhorntes Plattenepithel (E) der Portio vaginalis. Ebenso wie in der Vagina sind diese Zellen bei Frauen im gebärfähigen Alter stark glykogenhaltig

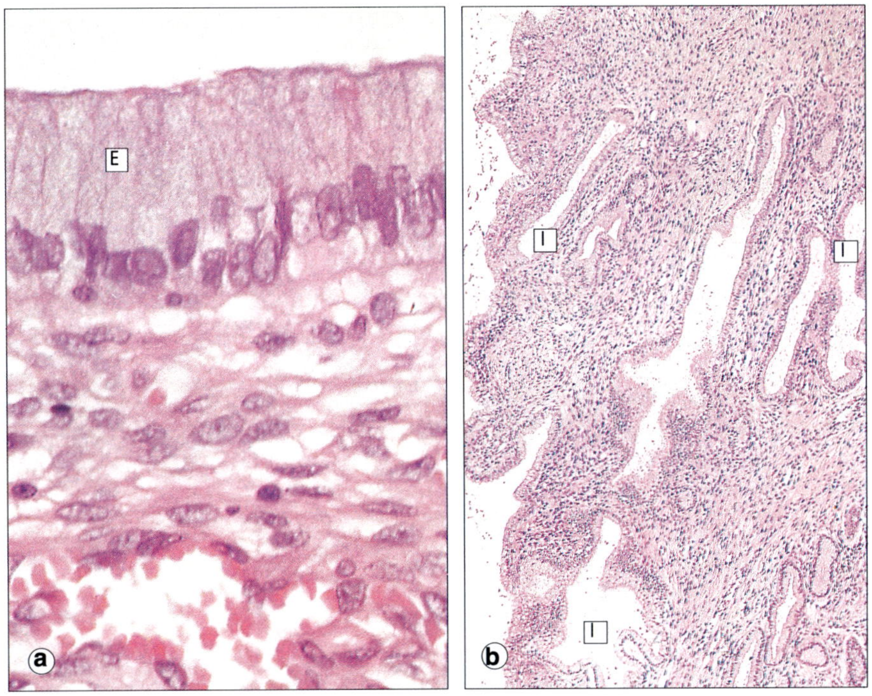

Abb. 18-7 a, b. Zervikalkanal. a Schleimsezernierendes Zylinderepithel (E) aus der Zervix. **b** In das Zervikalstroma erstrecken sich viele tiefe Invaginationen (I) des sezernierenden Epithels und vergrößern so die schleimproduzierende Oberfläche

Epithelgrenze der Portio vaginalis

Die Grenze zwischen dem einschichtigen Zylinderepithel des Zervikalkanals und dem Plattenepithel der Portio ist klinisch von Bedeutung.

Ursprünglich liegt diese Grenze gewöhnlich am äußeren Muttermund, ihre genaue Lage bei der Geburt wird von mütterlichen Hormonen während der Intrauterinperiode beeinflußt.

Etwa um die Pubertät herum führen hormonelle Einflüsse zu einer Ausstülpung des Zylinderepithels auf die Portio (**Ektopie**, Abb. 18-8), die sich während der 1. Schwangerschaft noch verstärkt, besonders dann, wenn diese kurz nach der Menarche stattfindet.

Vor der Pubertät ist der pH-Wert in Scheide und Zervix alkalisch, aber danach erzeugt der bakterielle Glykogenabbau in der Scheide und im Plattenepithel der Portio ein saures Milieu mit einem pH-Wert von etwa 3.

Wenn das empfindliche Zylinderepithel der ausgestülpten (ektropionierten) Zervixschleimhaut nach der Pubertät dem sauren Scheidenmilieu ausgesetzt ist, so erfolgt eine Metaplasie in ein Plattenepithel mit Ausbildung einer Umwandlungszone zwischen dem Zylinderepithel des Zervikalkanals und dem Plattenepithel der Portio.

Diese Zone besteht aus neuem Plattenepithel in einer Region, die vorher von Zylinderepithel eingenommen wurde.

Die Lage der Epithelgrenze ist also variabel, aber sie befindet sich stets etwa am äußeren Muttermund. Bei älteren Frauen kann sie in den Zervikalkanal zurückverlagert sein.

Eine fast unausbleibliche Konsequenz der Metaplasie zu einem Plattenepithel besteht darin, daß einzelne Öffnungen tiefer Krypten zuvor ektropionierter Zervikalkanalschleimdrüsen obliterieren, so daß der tief in den Krypten gebildete Schleim nicht mehr auf die Oberfläche abgegeben werden kann. Er sammelt sich anstattdessen in den blockierten Spalten an und bildet runde Zysten mit eingedicktem Schleim, die mit plattem, schleimsezernierendem Zervixepithel ausgekleidet sind, sog. **Ovula Nabothi**. Eine weitere Folge dieses unausbleiblichen Epithelwechsels ist die Ausbildung eines Epithels, das präkanzerös entarten und zu einem Zervixkarzinom führen kann.

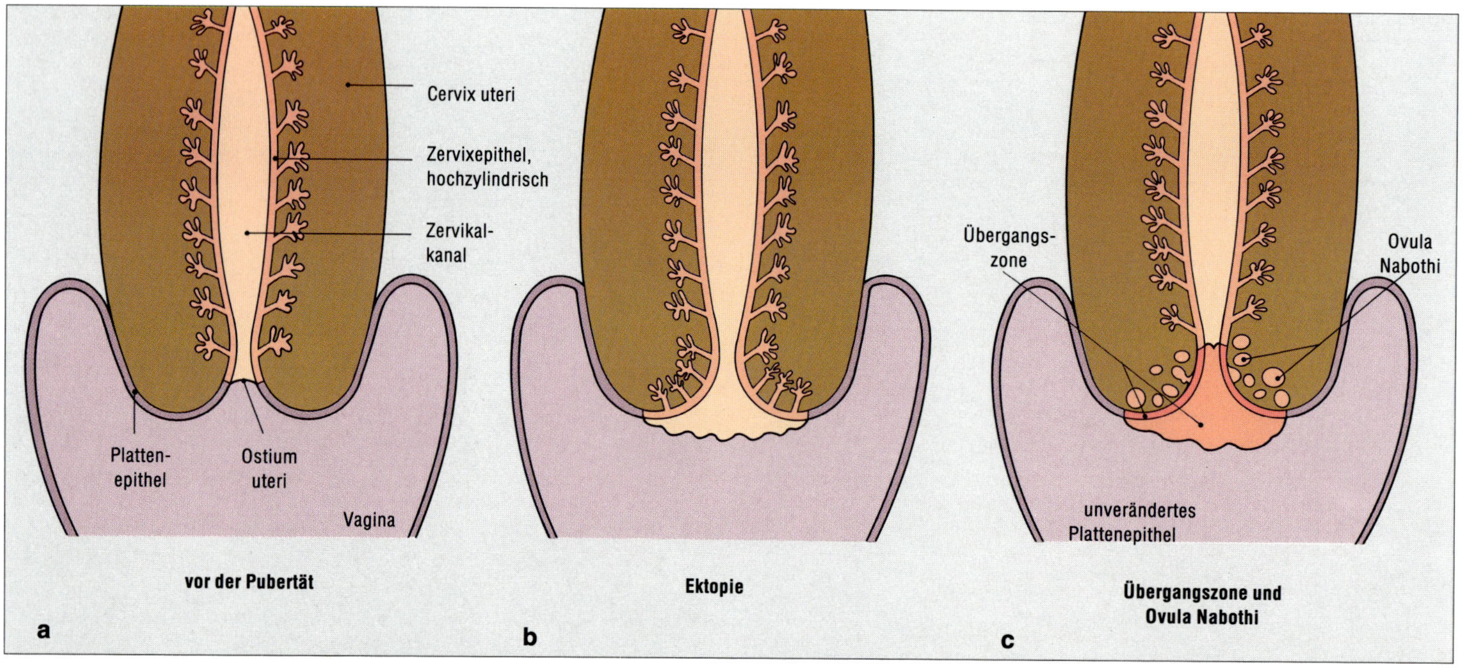

Abb. 18-8 a–c. Verschiebung der Epithelgrenze an der Portio. Schema der Verschiebung der Epithelgrenze, der Entwicklung einer Ektopie und der Bildung der Übergangszone. **a** Die Grenze zwischen dem Zylinderepithel und dem Plattenepithel liegt am äußeren Muttermund. **b** In der Pubertät ektropioniert das einschichtige Zylinderepithel der Zervix distal auf die Portio in das saure Scheidenmilieu. **c** Durch geschichtetes Plattenepithel, das die Ektopie überwächst, bildet sich die Übergangszone. Dabei können Öffnungen von Schleimhautfalten überwachsen werden, wodurch schleimgefüllte Zysten entstehen, die sog. Ovula Nabothi (s. Abb. 18-5)

Zervixkarzinom

Die Übergangszone des Zervixepithels ist der häufigste Ort, an dem ein Gebärmutterhalskrebs entsteht; dem gehen gewöhnlich histologische Anomalien des Plattenepithels in dieser Zone voraus. Die präkanzerösen Zellen:

- verlieren ihre regelmäßige Schichtung;
- haben eine enge Kern-Plasma-Relation;
- weisen Variationen in Form und Größe sowie eine erhöhte Mitoserate auf.

Diese zytologischen Merkmale sind für maligne Tumorzellen typisch und treten gewöhnlich zusammen mit Hinweisen auf ein invasives Wachstum auf. Allerdings können in der Zervix die maligne entarteten Zellen jahrelang vorhanden sein, ehe das dysplastische Epithel beginnt, invasiv das daruntergelegene Stroma zu besiedeln. Man bezeichnet solche Veränderungen als **Carcinoma in situ** oder **zervikale intraepitheliale Neoplasie** (**CIN.**, Abb. 18-9 a).

Schließlich durchbrechen die dysplastischen Epithelzellen die Basalmembran und wachsen ins Zervixstroma ein (Abb. 18-9 b), arrodieren Blut- und Lymphgefäße und metastasieren dann hämatogen und lymphogen, z. B. in die Lymphknoten an den Iliakaarterien; es entsteht ein **invasives Karzinom**.

Zytologische Abstriche von der Zervix sind zur Frühdiagnose einer CIN geeignet; dafür werden Oberflächenepithelzellen vom Muttermund abgeschabt und mikroskopisch auf dysplastische Zellen untersucht. Veränderte Regionen können dann behandelt werden, gewöhnlich chirugisch (z. B. durch Konisation), wodurch die spätere Bildung eines invasiven Karzinoms verhindert wird.

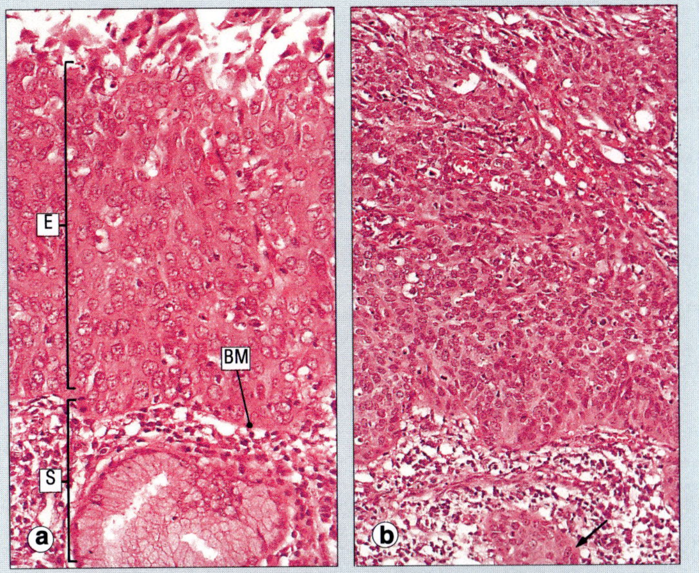

Abb. 18-9 a, b. Zervixkarzinom. a Die Epithelzellen der Zervix (E) haben ihre gleichmäßig geschichtete Anordnung verloren; sie weisen eine enge Kern-Plasma-Relation und eine erhöhte Mitoseaktivität auf (s. auch Abb. 18-7 a). Da die Basalmembran (BM) zwischen dem Epithel und dem daruntergelegenen Stroma (S) noch intakt ist, handelt es sich um eine Carcinoma in situ oder eine zervikale intraepitheliale Neoplasie (CIN). **b** Einige der dysplastischen Epithelzellen sind durch die Basalmembran ins Zervixstroma eingebrochen (Pfeil); sie stellen ein invasives Karzinom dar

Corpus uteri

Myometrium

Corpus und Fundus uteri besitzen eine dicke Wand aus glatter Muskulatur, das **Myometrium**, das 3 undeutliche Muskelschichten aufweist.

Das Myometrium ist hormonsensitiv und unterliegt in der Schwangerschaft sowohl einer **Hypertrophie** (Erhöhung der Zellgröße) als auch einer **Hyperplasie** (Erhöhung der Zellzahl, Abb. 18-10); in den Wochen nach der Entbindung kommt es wieder zur Involution bis auf Normalgröße.

Die auffallenden Blutgefäße im Myometrium, Arterien und Venen, erfahren während der Schwangerschaft eine charakteristische Dilatation und Wandverdickung.

Mit dem Sistieren der Hormonstimulation nach der Menopause atrophieren die Myometriumzellen, und der Uterus schrumpft. Das kollagenfaserige Gewebe zwischen den Muskelbündeln, das im gebärfähigen Alter vergleichsweise unbedeutend zwischen der ausgeprägten glatten Muskulatur liegt, tritt darum stärker hervor.

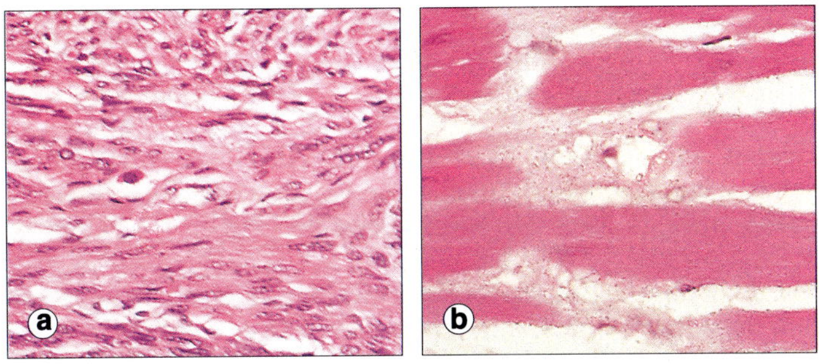

Abb. 18-10 a, b. Myometrium. a Normales Myometrium einer nicht graviden 35jährigen. Die Muskelzellen sind klein und eng gepackt. **b** Myometrium einer 28jährigen im 8. Schwangerschaftsmonat, gleiche Vergrößerung wie in **a**. Die einzelnen Muskelzellen haben enorm an Größe zugenommen, fast ausschließlich durch eine Zytoplasmavermehrung. Dies ist ein Beispiel für die physiologische Hypertrophie und stellt die übliche Reaktion von Muskelzellen auf erhöhte Arbeitsbelastung dar; in diesem Fall wird die Austreibungskraft des Uterus für die Entbindung erhöht

Leiomyom

Das Myometrium ist der Sitz eines der häufigsten gutartigen Tumore, des **Myoms** (Leiomyom, Fibromyom, Abb. 18-11, s. auch Abb. 18-4), das sich aus der glatten Muskulatur der Uteruswand entwickelt.

Leiomyome sind wie die normale glatte Muskulatur des Uterus hormonsensitiv und vergrößern sich langsam, bis zur Menopause, nach der sie der Regression unterliegen.

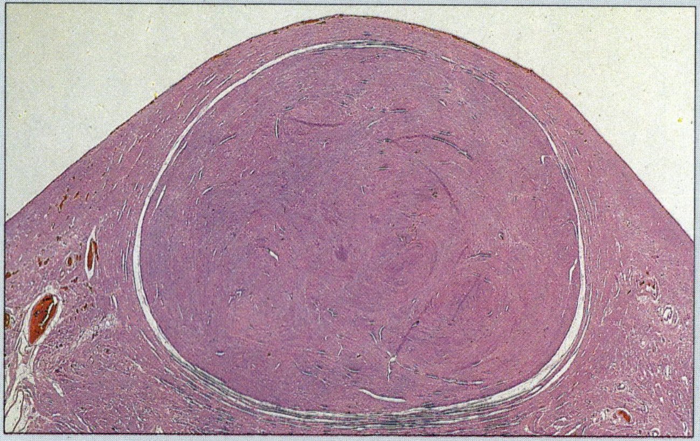

Abb. 18-11. Leiomyom. Ein typisches, kleines Leiomyom in der Uteruswand

Endometrium

Corpus und Fundus uteri besitzen eine hochspezialisierte Schleimhautauskleidung, das **Endometrium**, das aus Oberflächenepithel, Drüsen und Stroma besteht.

Vor der Pubertät besitzt das Endometrium einen einfachen Aufbau aus niedrig kubischem Epithel auf einem spärlichen, spindelförmigen Stroma. Epithelauswüchse ins Stroma bilden ein paar rudimentäre tubuläre Drüsen.

Zwischen Menarche und Menopause kann man am Endometrium 2 Schichten unterscheiden: eine tiefe Schicht, die ans Myometrium angrenzt (Basalis), und eine obere Funktionalis. Die Funktionalis ist hormonsensitiv und unterliegt dem monatlichen Zyklus der Proliferation, Sekretion, Nekrose und Abstoßung (s. S. 339).

Nach Befruchtung und erfolgreicher Implantation wird das Endometrium nicht abgestoßen, sondern zur Dezidua umgestaltet (s. S. 346).

Die Basalschicht, die bei der Menstruation erhalten bleibt, stellt eine Zellreserve dar, aus der sich nach der Gewebsabstoßung eine neue Funktionalis bildet. Das Endometrium reagiert nicht einheitlich auf Stimulation durch Ovarialhormone; so zeigen die Funktionalis im unteren Uterinsegment kurz vor dem Zervikalkanal und Flecken um die Eileitermündung herum wenige Proliferations- oder Sekretionsveränderungen und ähneln oft der Basalis. Kurz vor der Menopause beginnen zunehmend größere Endometriumbezirke damit, nicht mehr voll auf hormonelle Reize zu reagieren.

In der Menopause, wenn die Hormonstimulation versiegt, kehrt das Endometrium zu seiner einfachen Bauweise vor der Pubertät zurück, obwohl sich die tubulösen Auswüchse zystisch weiten können und das Stroma kompakt werden kann (**atrophisches, zystisches Endometrium**).

Tuba uterina

Die **Eileiter** (**Tuben**) überführen Eizellen vom Ovar zum Corpus uteri und sind der Ort der Befruchtung durch die Spermatozoen. Nach der Befruchtung wird die Eizelle durch die Tube in die Uterushöhle transportiert, wo die Implantation stattfinden kann.

Jede Tuba uterina ist 10–12 cm lang und erstreckt sich von einem weiten, offenen Ende dicht am Ovar zu einem engen Abschnitt, der durch die Myometriumwand des Uterus zieht, bevor er am Tubenwinkel in die Uterushöhle mündet. Man kann 4 Tubenabschnitte bestimmen (Abb. 18-12), die sich alle histologisch unterscheiden, besonders in ihrer Relation zwischen Muskulatur und Epithel und im Schleimhautfaltenrelief.

- Das offene **Infundibulum** ist von einem Fransensaum epithelbekleideter Fimbrien umgeben, von denen einige am benachbarten Ovar angewachsen sein können.
- Die **Ampulle** ist die dünnwandige Zone, in der gewöhnlich die Befruchtung der Eizelle stattfindet.
- Diese geht in einen schmaleren, dickwandigen Abschnitt über, den **Isthmus**.
- Der Tubenisthmus ist durch die kurze, intramurale **Pars uterina** mit dem Uteruslumen verbunden.

Der Eileiter ist im wesentlichen ein Muskelschlauch, der von einem speziellen Epithel auf einer unterschiedlich gefalteten Schleimhaut ausgekleidet ist, ihr Erscheinungsbild schwankt von Abschnitt zu Abschnitt.

Tubenmuskulatur und -schleimhaut

Die glatte Muskelwand des Eileiters ist zweischichtig; die Innenschicht erscheint in histologischen Schnitten zirkulär und die Außenschicht längs. Tatsächlich handelt es sich bei diesen Schichten wieder um enge (innen) oder gedehnte spiralige Anordnungen (außen), wie im Ureter beschrieben (s. S. 302). In Uterusnähe tritt noch eine 3. Muskelschicht auf.

Unter der Muskelschicht stützt eine zarte, gefäßreiche Lamina propria das Tubulusepithel.

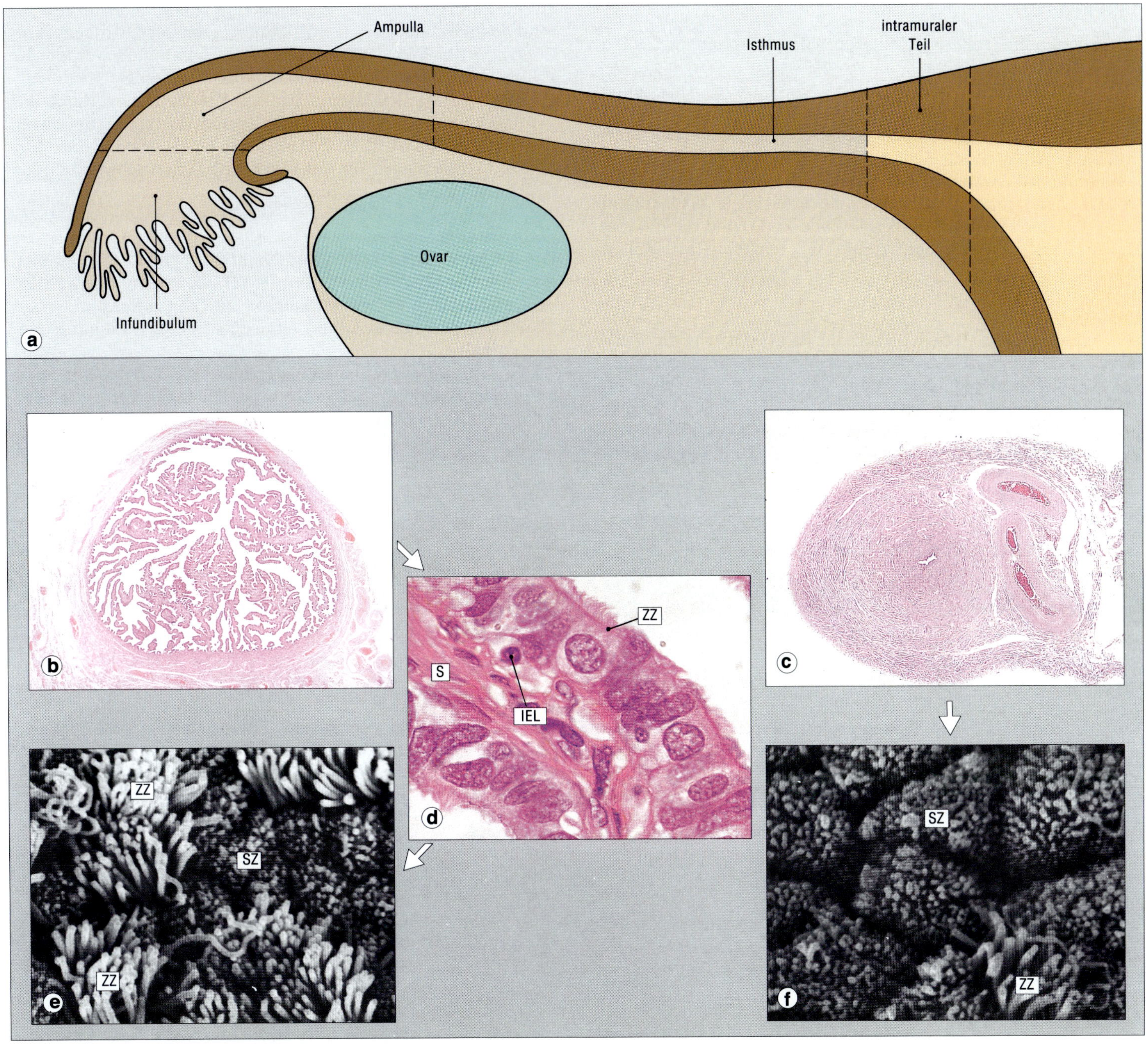

Abb. 18-12 a–f. Tuba uterina. a Schema der Tube, des Ovars und des Uterus. **b** Die Ampulla tubae mit ihrer dünnen Muskelwand und dem von großen Schleimhautfalten durchzogenen weiten Lumen. **c** Der Isthmus tubae mit der dicken Muskelwand, dem kleinen Lumen und der nicht gefalteten Mukosa. **d** Starke Vergrößerung des Tubenepithels aus der Ampulle mit einen hohen Anteil an zilientragenden Zyinderepithelzellen (ZZ), mit feinem, dünnem Stroma (S) und gelegentlich einem intraepithelialen Lymphozyten (IEL). **e** Rasterelektronenmikroskopie der Tubenschleimhaut aus der Ampulle mit vielen zilienbesetzten Zellen (ZZ) und relativ spärlichen sezernierenden Zellen (SZ). **f** Tubenmukosa aus dem Isthmus; hier überwiegen die sezernierenden Zellen (SZ) mit vielen Mikrovilli, und es gibt nur wenige zilientragende Zellen (ZZ)

Tubenepithel

Im Tubenepithel treten 2 Zellarten auf, zilientragende Zellen und sezernierende Zellen.

Die Flimmerzellen sind besonders am ovarialen Tubenende häufig und stellen dort die Hauptpopulation (etwa 60–80%) dar, aber in Uterusnähe bilden sie mit etwa 25% die Minorität, und die sezernierenden Zellen dominieren dort (s. Abb. 18-12).

Es sind noch 2 weitere Zellarten im Tubenepithel beschrieben worden. Eine früher als Stiftchenzelle bezeichnete Art hält man heute für eine erschöpfte sezernierende Zelle, und die basalen Ersatzzellen sind als intraepitheliale lymphatische Zellen erkannt worden.

Flimmerzellen

Die zilientragende Tubenepithelzelle ist zylindrisch; die Zellhöhe weist während des Menstruationszyklus Schwankungen auf. Am höchsten und am stärksten zilienbesetzt ist sie etwa am Ovulationstermin; anschließend wird sie zunehmend kleiner und verliert bis zur Menstruation einige Zilien. Dieser Verlust an Höhe und Zilienbesatz ist höchstwahrscheinlich ein Progesteroneffekt, denn zu ähnlichen Veränderungen kommt es auch während der Schwangerschaft. Mit dem Beginn der Östrogensekretion nach der Menstruation oder der Entbindung werden die Zellen wieder höher und weisen mehr Zilien auf.

Die Flimmerzellen können für den Eizelltransport durch das Infundibulum und die Ampulle mitverantwortlich sein, obwohl die Tubenperistaltik (s. S. 158) vielleicht eine größere Bedeutung hat. Sie können auch für die gegen den Strom schwimmenden Spermien eine Rolle spielen.

Sezernierende Zellen

Die sezernierenden Zellen sind ebenfalls Zylinderepithelzellen mit apikalen Mikrovilli (s. Abb. 18-12). Sie bilden eine wäßrige Tubenflüssigkeit, die einem kalium- und chloridreichen Serum ähnelt und normale Serumproteine einschließlich Immunglobuline enthält.

Der Tubenflüssigkeit soll eine Ernährungsfunktion für Spermatozoen sowie für befruchtete und unbefruchtete Eizellen zukommen.

Erkrankungen der Tuba uterina

Die beiden wesentlichsten Erkrankungen der Tube (Salpinx) bilden die **Eileiterschwangerschaft** und die **akute** und **chronische Salpingitis** (Tubenkatarrh).

Eileiterschwangerschaft

Die häufigste ektopische Schwangerschaft betrifft die Tube, wenn eine befruchtete Eizelle bei der Wanderung durch die Tuben hängenbleibt und sich in der Eileiterwand implantiert.

Eine Zeitlang entwickeln sich dabei der Embryo und die Plazenta, aber die dünnwandigen Tube ist dafür nicht gut geeignet, und der Embryo kann dort nicht ausreifen. Der aggressive fetale Trophoblast arrodiert mit seinen vaskularisierten Zotten die dünne Tubenwand (Abb. 18-13 a), die dabei leicht rupturiert, wobei es zu einer lebensbedrohlichen Blutung in die Peritonealhöhle kommt. Dabei treten Schmerzen im Unterbauch und bei schweren Blutverlusten ein Schock auf.

Chronische Salpingitis

Eine bakterielle Infektion der Tube (z. B. durch Gonokokken) führt zur akuten Entzündung der Schleimhautfalten und der Muskelwand, wobei sich Eiter im Lumen bildet (Abb. 18-13 b).

Solche Infektionen können chronisch werden und Abszesse bilden oder unter Narbenbildung abheilen. Dabei wird oft das Lumen der Tube verlegt, was den Weitertransport der befruchteten Eizelle hemmt und so eine Prädisposition für eine Tubengravidität schafft.

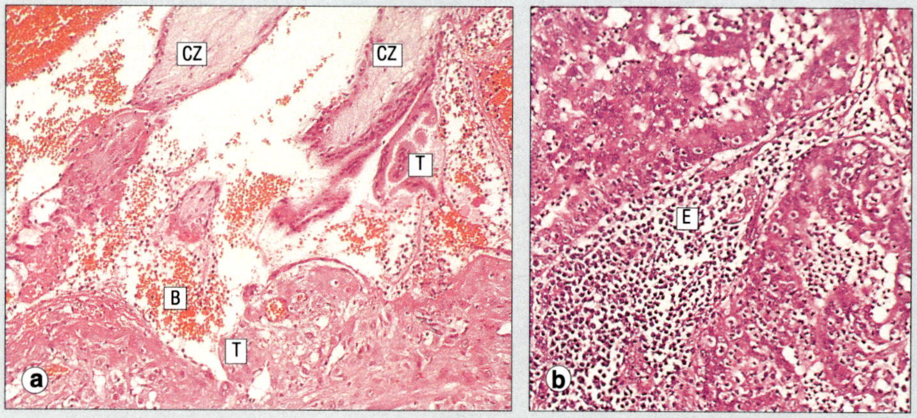

Abb. 18-13 a, b. Erkrankungen der Tuba uterina. a Schnittpräparat einer Eileiterschwangerschaft; im Tubenlumen wachsen Chorionzotten (CZ), und der Trophoblast (T) bricht in die Tubenwand ein und führt zu Blutungen (B). **b** Infizierte Tube; die Schleimhautfalten und die Muskelwand sind mit Neutrophilen infiltriert, und im Lumen liegt Eiter (E)

Ovar

Die paarigen Eierstöcke sind kleine, plattovale Organe, die rechts und links an der Wand des kleinen Beckens liegen und 2 Hauptfunktionen haben:

- sie sind die Quelle reifer Eizellen;
- sie sind endokrine Organe; hier werden die Steroidhormone gebildet, die das Endometrium auf eine Konzeption vorbereiten und nach erfolgter Befruchtung die Schwangerschaft aufrechterhalten.

Ovarialepithel

Die Oberfläche des Ovars ist von einem einschichtigen Epithel überzogen, das gewöhnlich kubisch oder niedrig zylindrisch ist (s. Abb. 18-16); es flacht sich mit fortschreitendem Alter und bei Vergrößerung des Ovars ab.

Dieses Epithel setzt sich am Hilum des Ovars in die Peritonealauskleidung der Beckenhöhle fort. Es unterscheidet sich aber strukturell von diesen Peritonealmesothelzellen und wurde als Keimepithel bezeichnet, ein unglücklicher Ausdruck, weil diese Epithelzellen nicht Vorläufer der weiblichen Keimzellen sind.

Die Oberflächenepithelzellen tragen Oberflächenmikrovilli und gelegentlich Zilien; sie enthalten eine große Menge an Mitochondrien, und an der Basis einzelner Mikrovilli sitzen kleine Pinozytosevesikel.

Die Ovarialoberfläche ist unregelmäßig eingekerbt, und auch die Kerben sind mit Oberflächenepithel ausgekleidet. Der Hals solcher Einkerbungen kann verschlossen werden, wodurch Oberflächenepithelinseln in der Rinde des Ovars zustandekommen. Durch Flüssigkeitssekretion der Zellen entstehen dann aus den Inseln häufig Zysten, sog. **Keimepitheleinschlußzysten**.

Die Oberflächenepithelzellen zeigen im Verlauf des Menstruationszyklus wenig Veränderungen, aber sie werden in der Schwangerschaft gewöhnlich länger.

Eine makroskopisch weiße, straffe Organkapsel, die **Tunica albuginea**, trennt im reifen Ovar die Oberflächenzellen von dem daruntergelegenen Ovarialstroma.

Am Ovar kann man 3 Anteile unterscheiden: Hilum, Mark und außen die Rinde (Abb. 18-14).

Hilum und Mark

Das **Hilum** des Ovars ist die Stelle, an der Blut- und Lymphgefäße sowie Nerven in das Organ ziehen oder es verlassen, es setzt sich ins Mark fort, den zentralen Kern des Ovars.

Mark und Hilum enthalten neben den Gefäßen auch noch rudimentäre Reste des **Wolff-Gangs** aus der Embryonalzeit sowie Gruppen von Hilumzellen.

Die Überreste des Wolff-Gangs bleiben als unregelmäßig verlaufende Tubuli erhalten, die von einem platten oder kubischen Epithel ausgekleidet sind (**Rete ovarii**).

Die **Hilumzellen** entsprechen histologisch den Leydig-Zwischenzellen des Hodens (s. S. 321) und sind rund oder oval mit eosinophilem, körnigem oder schaumigem Zytoplasma, das ein braunes, lipofuszinähnliches Pigment enthält. Sie sind eng zusammengelagert (Abb. 18-15).

Einzelne Hilumzellen enthalten Reinke-Kristalle (s. S. 321), einzelne auch runde, eosinophile, hyaline Körperchen. Die kleinen Gruppen von Hilumzellen finden sich oft dicht an Nerven und Blutgefäßen.

Das **Mark** enthält oft Gruppen von Stromazellen, die denen gleichen, die die Masse der Rinde aufbauen.

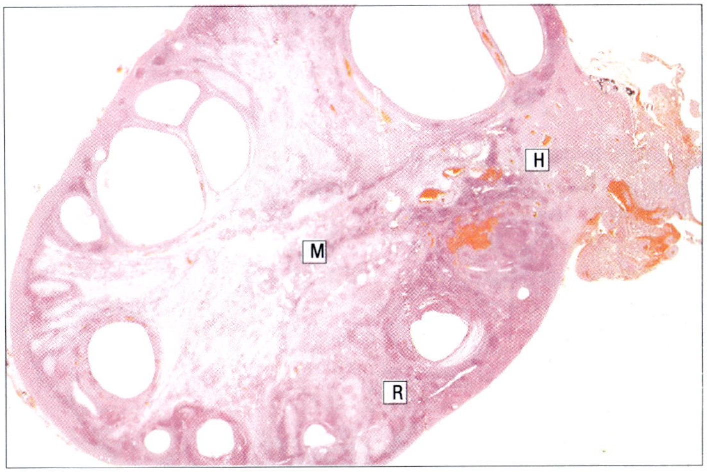

Abb. 18-14. Ovar. Übersichtspräparat vom Eierstock mit dem Hilum (H), dem Mark (M) und der Rinde (R). Die Keimzellbildung und -reifung läuft im Kortex ab, in dem hier deshalb zystische Hohlräume liegen, die Follikelanschnitte

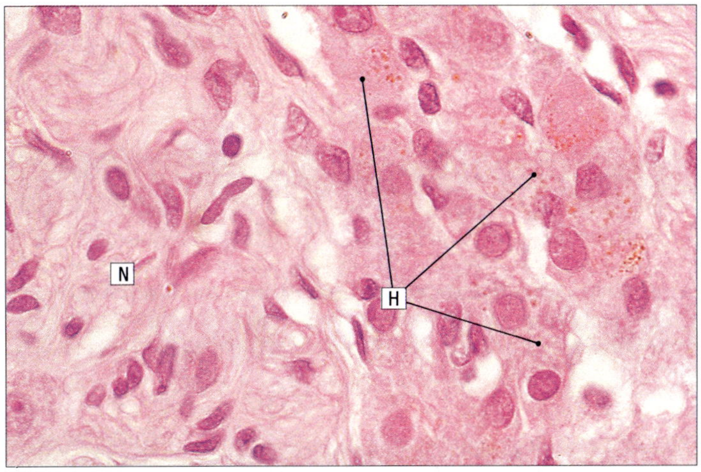

Abb. 18-15. Hilumzellen des Ovars. Hier im Ovarialhilum liegt eine Gruppe von Hilumzellen (H) neben einem Nerven (N). Sie weisen undeutliche Zellgrenzen, ein schaumiges, eosinophiles Zytoplasma und Granula aus braunem Lipofuszinpigment auf

Rinde

Der **Cortex ovarii** hat 2 Komponenten:
- ein stützendes Stroma;
- keimzellbildende Strukturen und ihre Abkömmlinge.

Die Anteile und das Erscheinungsbild dieser beiden Bestandteile sind bei jedem einzelnen Ovar vom Alter und von der Hormonstimulation abhängig.

Das **Rindenstroma** besteht aus enggepacktem „spinozellulärem Gewebe", fibroblastenähnlichen Zellen in einer zufälligen Anordnung oder mit verschiedenartigen Wirbelbildungen (Abb. 18-16). Das Zytoplasma dieser Zellen ist reich an Ribosomen und Mikrofilamenten; Mitochondrien sind ebenfalls zahlreich und neigen zu einer perinukleären Anordnung. An der Zelloberfläche finden sich Mikropinozytosevesikel und Lipidtröpfchen in geringer Zahl.

Kollagen- und Retikulinfasern sind besonders im äußeren Kortexteil ausgeprägt und liegen zwischen den Stromazellen. Schon früh im gebärfähigen Alter beginnt eine fortschreitende Kollagenisierung dieser Region, die sich im Lauf der Zeit verstärkt und bis zur Menopause fast überall vorliegt.

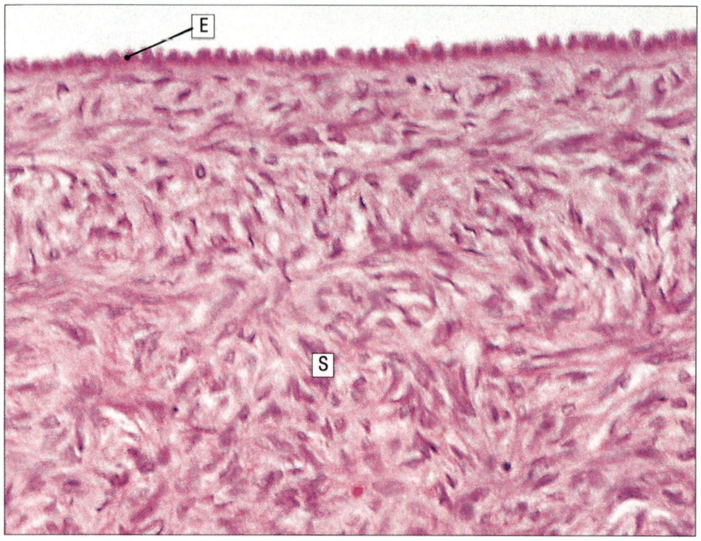

Abb. 18-16. Oberflächenepithel und Stroma der Eierstockrinde. Das Peritonealepithel (E) auf dem Ovar ist einschichtig kubisch. In der Rinde liegen hier nur spindelförmige Stromazellen (S) in z. T. wirbelartiger Anordnung

Der Zellgehalt des Ovarialstromas und die Menge des in den Zellen enthaltenen Lipids hängen beide von der hormonellen Stimulation ab. Ein Anstieg der Lipidakkumulation in den Stromazellen wird als **Luteinisierung von Stromazellen** bezeichnet, sie ist besonders während der Schwangerschaft ausgeprägt.

Das Ovarialstroma hat 3 Hauptfunktionen:
1. es stellt strukturell ein Stützgewebe für die reifenden Eizellen dar;
2. es bildet die Theca interna und externa um die Sekundär- und Tertiärfollikel;
3. es sezerniert Steroidhormone (s. Abb. 18-21 b).

Obwohl wahrscheinlich alle Stromazellen unter entsprechenden Umständen potentielle Steroidhormonproduzenten sind, lassen sich 3 Arten steroidsezernierender Stromazellen unterscheiden:
- die Zellen, die den Follikel umgeben (Theka, s. Abb. 18-19 und 18-21 b);
- die verstreuten, lipidreichen, luteinisierten Stromazellen;
- eine Population von Stromazellen, die sog. enzymatisch aktiven Stromazellen (EASC), die eine ausgeprägte Aktivität oxidativer und anderer Enzyme aufweisen.

Die EASC kommen bei Frauen nach der Menopause besonders häufig vor. Sie sind in Gruppen in Mark und Rinde eingestreut und sezernieren erwiesenermaßen Testosteron und andere androgene Steroide.

Keimzellbildung und -reifung

Die Anzahl der Keimzellen in einem Ovar und ihr Erscheinungsbild sind stark altersabhängig. Sie stammen in der Embryonalentwicklung von Urgeschlechtszellen ab, die sich im Dottersackentoderm entwickeln und in die Anlage des Ovars einwandern (Abb. 18-17 a, b). Durch mitotische Teilung dieser Urgeschlechtszellen entstehen Ovogonien (früher: Oogonien), die sich im fetalen Ovar durch weitere Mitosen vermehren.

Primäre Ovozyten

Im 2. Schwangerschaftsdrittel hören die mitotischen Teilungen auf, und die in großer Zahl vorliegenden Ovogonien wachsen zu **primären Ovozyten** heran. In diesem Stadium betragen sie mehrere Millionen pro Ovar, aber viele davon degenerieren, so daß bei der Geburt jedes Ovar etwa 1 Million Eizellen enthält.

Die Eizellen degenerieren während des ganzen Lebens, und ihre Zahl ist zu Beginn der Pubertät auf etwa eine Viertelmillion zurückgegangen.

Primordialfollikel

Die primären Ovozyten, die die Degeneration im 2. Schwangerschaftsdrittel überleben, treten in die Prophase der 1. Reifeteilung ein (s. S. 24). Sie ruhen dann viele Jahre lang in dieser Phase und werden von einer einzelnen Schicht flacher Follikelepithelzellen (den späteren **Granulosazellen**) umgeben; solche Strukturen nennt man dann **Primordialfollikel** (Abb. 18-18 a). Bei der Geburt ist die Ovarialrinde mit Primordialfollikeln in großer Zahl vollgepackt; sie sind in das zellreiche kortikale Stroma eingebettet, und einige von ihnen bleiben dort während des ganzen fortpflanzungsfähigen Lebensabschnitts liegen (Abb. 18-18 b).

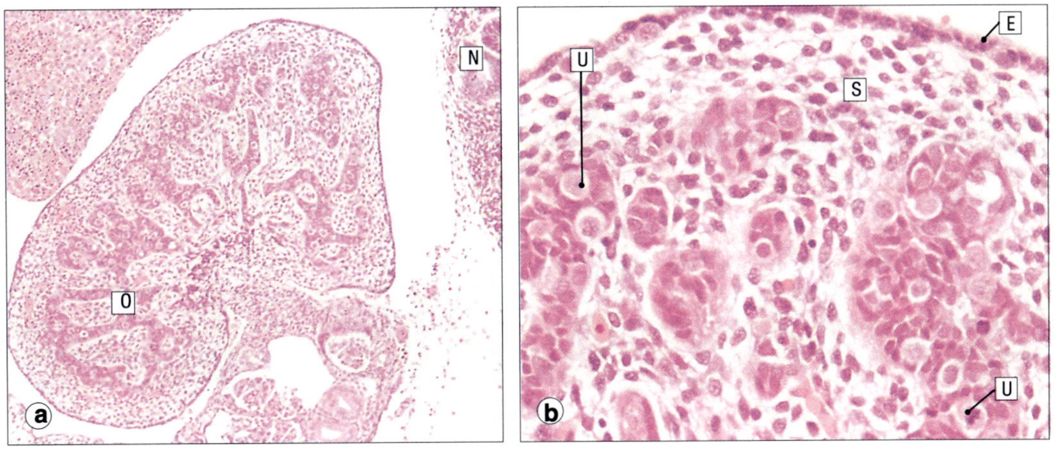

Abb. 18-17 a, b. Embryonales Ovar. **a** Das Ovar (O) eines 9 Wochen alten Embryos liegt deutlich intraperitoneal in der Nähe der Niere (N); unter seinem Hilum sind Urnierenanteile getroffen. **b** In diesem Entwicklungsstadium erkennt man die Urgeschlechtzellen (U) in Strängen aus zukünftigen Follikelepithelzellen. Sie liegen in einem lockeren, mesenchymalen Stroma (S), das von kubischen Oberflächenepithelzellen (E) überzogen ist

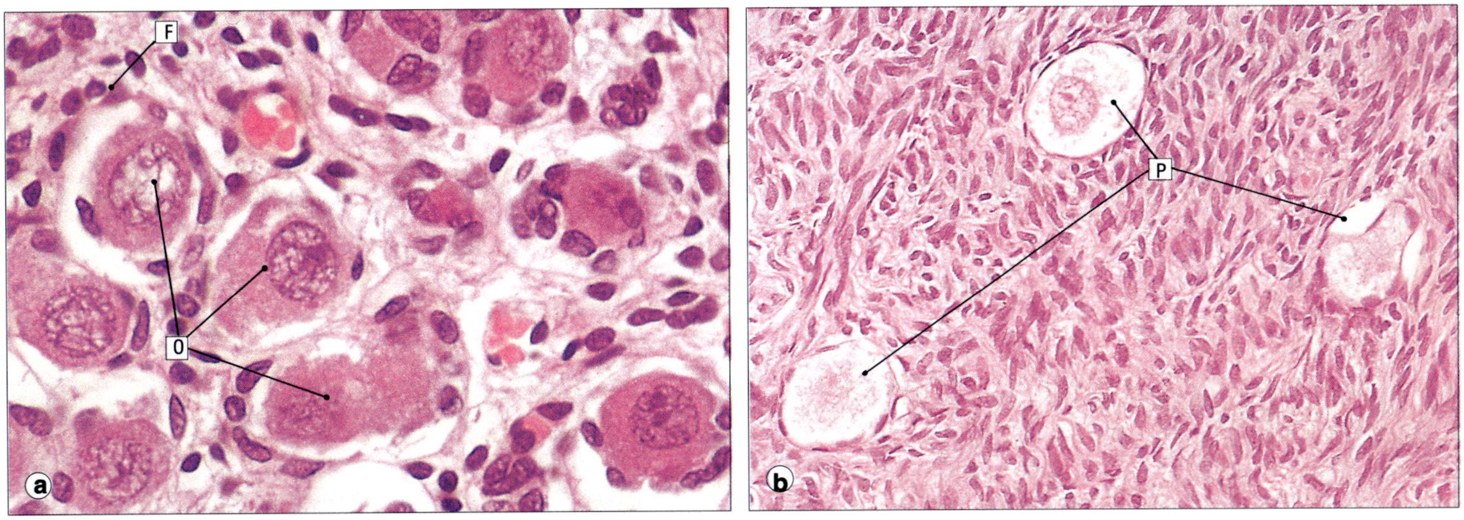

Abb. 18-18 a, b. Primordialfollikel. **a** Ovarialrinde eines 32 Wochen alten Fetus; sie ist mit Primordialfollikeln vollgepackt, die jeweils aus einer großen primären Ovozyte (O) bestehen, die von einer einzelnen Schicht flacher Follikelepithelzellen (F) umgeben ist. Die meisten Primordialfollikel gehen in der Kindheit, Jugend und im geschlechtsreifen Alter durch Atresie zugrunde. **b** In der Ovarialrinde einer 25jährigen sind noch einige Primordialfollikel (P) erhalten

Primärfollikel
In der Pubertät stimuliert das zyklisch abgegebene follikelstimulierende Hormon (FSH) der Hypophyse die Weiterentwicklung einer kleinen Anzahl (vielleicht 30–40) von Primordialfollikeln.

Der 1. Schritt dazu erfolgt durch die Vergrößerung der Ovozyte, die mit einer Ausdehnung des umgebenen Follikelepithels einhergeht, indem diese Zellen kubisch oder zylindrisch werden; Strukturen in diesem Entwicklungsstadium bezeichnet man als **Primärfollikel**.

Sekundärfollikel
Die fortgesetzte FSH-Sekretion veranlaßt dann die Follikelepithelzellen, sich zu teilen und die sich vergrößernden primären Ovozyten mit einem mehrschichtigen Epithel zu umgeben; gleichzeitig bildet sich zwischen ihr und dem Follikelepithel eine deutliche, eosinophile Glykoproteinschicht aus PAS-positivem Material (Abb. 18-19 a). Diese Schicht ist die **Zona pellucida**; sie wird sowohl von Mikrovilli durchzogen, die von der Ovozyte ausgehen, als auch von ähnlich dünnen Zytoplasmaausläufern der innersten Keimepithelschicht. Auf diese Weise ist ein **Sekundärfollikel** entstanden (Abb. 18-19 b).

In der Zwischenzeit kommen Ovarialstromazellen in annähernd konzentrischen Schichten um den sich vergrößernden Follikel zu liegen und bilden eine Art Kapsel. Etwa in diesem Stadium degenerieren dann die meisten Follikel in einem Prozeß, der als Follikelatresie bezeichnet wird (s. S. 339). Eine kleine Anzahl von Follikeln entwickelt sich jedoch weiter, obwohl auch in den folgenden Stadien noch Follikelatresien auftreten und somit nur einige wenige Follikel zur vollen Reife gelangen.

Mit fortschreitender Reifung werden die Follikelepithelschichten dicker, und an der äußeren Kapsel aus Ovarialstromazellen lassen sich 2 Schichten unterscheiden.

Die innere Schicht aus Stromazellen (**Theca interna**) vergrößert sich, denn diese Zellen bilden viel glattes ER und Tubulusmitochondrien aus (charakteristische Merkmale für steroidhormonproduzierende Zellen) und beginnen, Östrogen zu synthetisieren. Außerdem entwickelt diese Schicht ein ausgeprägtes Kapillarmaschenwerk.

Die äußere Schicht aus Stromazellen (**Theca externa**) bleibt klein und kompakt; von ihr ist keine endokrine Funktion bekannt.

Tertiärfollikel
Zwischen den Follikelepithelzellen, die nun auch Granulosazellen genannt werden und die (immer noch primäre) Ovozyte umgeben, entstehen flüssigkeitsgefüllte Hohlräume, die zu einem **Antrum folliculare** konfluieren. Dieser Hohlraum wird zunehmend größer, sein **Liquor follicularis** ist leicht viskös und reich an Hyaluronsäure.

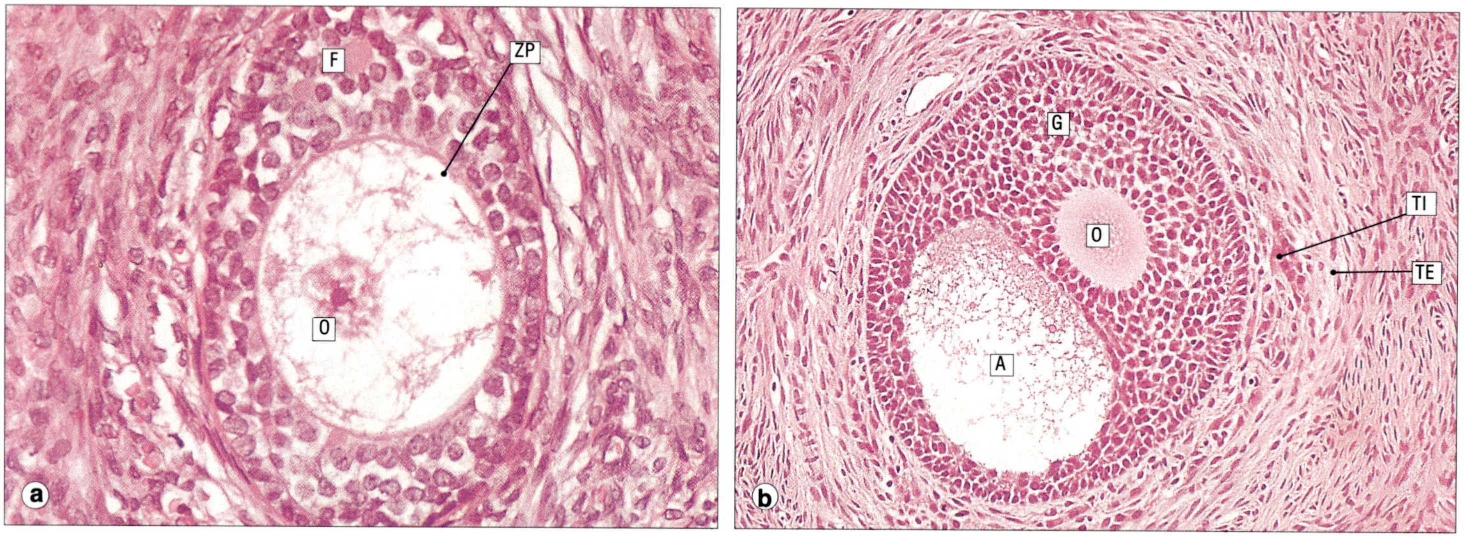

Abb. 18-19 a, b. Follikelreifung. a Sekundärfollikel. Die Follikelepithelzellen (F) haben sich vermehrt und 3–5 Zellschichten gebildet, und zwischen ihnen und der primären Ovozyte (O) bildet sich die rosa gefärbte Zona pellucida (ZP). **b** Bei der weiteren Reifung zu einem Tertiärfollikel proliferieren die nun Granulosa (G) genannten Follikelepithelzellen, zwischen denen ein flüssigkeitsgefüllter Hohlraum auftritt, das Antrum (A). Die Ovozyte (O) ist hier flach angeschnitten. Verdichtete Stromazellansammlungen bilden um den Follikel die Theca interna (TI) mit prallen Zellen und die Theca externa (TE) mit kleinen, spindelförmigen Zellen.
Achtung! Angloamerikanische Histologiebücher nennen einen Follikel wie in **a** Primärfollikel und einen wie in **b** Sekundärfollikel!

Die Ovozyte liegt bei fortschreitender Vergrößerung des Follikels an einer Wandseite auf einem **Cumulus oophorus** aus Granulosazellen, die auch ihren in die Flüssigkeit hineinragenden Teil als **Corona radiata** überziehen.

Ein solcher Follikel ist nun ein **Tertiärfollikel** oder, besonders im sprungreifen Zustand, ein **Graaf-Follikel** (Abb. 18-20 a, b).

Kurz vor der Ovulation wird die 1. Reifeteilung abgeschlossen, und es entsteht eine **sekundäre**, **haploide Ovozyte** und ein kleines Polkörperchen, das man manchmal an der Ovozyte sieht, und das als Abortiveizelle einen einfachen Chromosomensatz enthält. Die Follikelreifung bis zur Ovulation dauert etwa 15 Tage.

Die Theca interna sezerniert in steigendem Maß Östrogen, um das Endometrium zur Vorbereitung auf eine mögliche Implantation eines befruchteten Keims zur Proliferation anzuregen.

Ovulation

Beim Eisprung (Ovulation) ist der Graaf-Follikel gewöhnlich über 1 cm groß und wölbt die Eierstockoberfläche vor. Mit bloßem Auge erscheint er als vorgebuchtete, zystenartige Masse, die nur von einer dünnen Schicht aus Peritonealepithel und einer Membran sowie einer abgeflachten Schicht kortikaler Stromazellen überzogen ist.

Den Ovulationsreiz erzeugt wohl der Anstieg von luteinisierendem Hormon (LH) aus der Hypophyse, der den Abschluß der 1. Reifeteilung induziert und wahrscheinlich auch zum Durchbruch der Wand des Follikels führt.

Schon vor der Ovulation kann sich die Ovozyte von ihrer Anheftung an der Follikelwand ablösen und frei im Liquor folliculi schwimmen; sie ist dabei von den Granulosazellen der **Corona radiata** umgeben.

Die Stelle mit dem engsten Kontakt der Follikelwand zum Peritonealepithel der Eierstockoberfläche reißt ein, und die Follikelflüssigkeit mit der Ovozyte entleert sich in die Peritonealhöhle.

Die Ovozyte samt ihrer Corona radiata wird dann in die Infundibulumöffnung der Tube gezogen, vielleicht durch eine Wellenbewegung der Fimbrien am Infundibulumrand.

Beim Follikelsprung tritt eine Blutung der nicht mehr gedehnten Hülle (besonders der stark vaskularisierten Theca interna) auf, die den Follikel mit Blutgerinnsel ausfüllt. Kleine Mengen von Blut können auch in die Peritonealhöhle gelangen.

Der Erguß von Blut und Follikelflüssigkeit auf das schmerzempfindliche Peritoneum soll für den sog. Mittelschmerz verantwortlich sein, den manche Frauen in der Mitte des Zyklus (14.–16. Tag) im Abdomen verspüren.

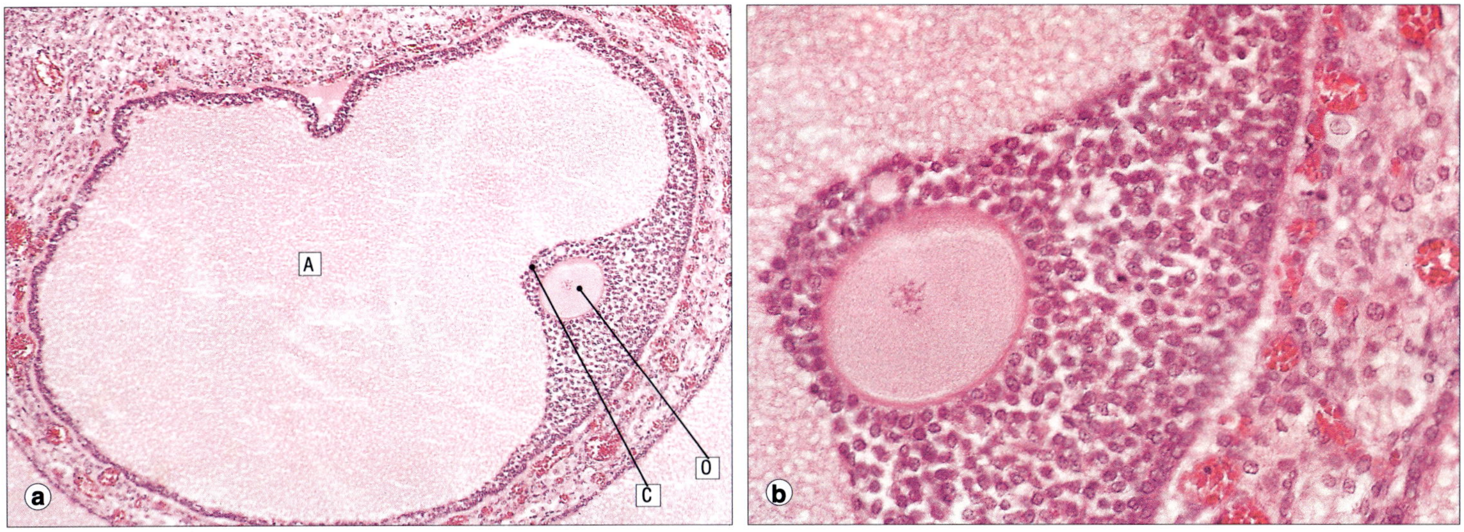

Abb. 18-20 a, b. Tertiär-(Graaf-)Follikel. a Reifer Tertiärfollikel. Das Antrum (A) enthält Liqour follicularis, die Ovozyte (O) sitzt exzentrisch auf dem Cumulus oophorus und ist von der Corona radiata (C) umgeben. **b** Stärker vergrößerter Ausschnitt aus **a**. Die Thekaschicht ist stark vaskularisiert

Bildung des Corpus luteum

Nach der Ovulation wandeln sich die Überreste des Follikels unter dem Einfluß fortgesetzter LH-Abgabe durch die Hypophyse um. Das Follikellumen mit dem Blutpfropf (**Corpus haemorrhagicum**) wird im Lauf der nächsten Wochen fortschreitend organisiert und fibrosiert.

Die wesentlichen Veränderungen laufen an den Granulosazellen und den Zellen der Theca interna ab. Bei diesen Zellen bewirkt das LH Veränderungen (**Luteinisierung**), die den entleerten Follikel in eine endokrine Drüse überführen, das **Corpus luteum** (Gelbkörper).

Die Granulosazellen vergrößern sich nach dem Follikelsprung und bilden ein ansehnliches Maschenwerk aus glattem ER aus; sie werden durch eingelagerte Lipidtropfen geweitet und bilden als **Granulosaluteinzellen** Progesteron (Abb. 18-21 b).

Einige Zellen der Theca interna, die bereits gut mit glattem ER ausgestattet sind, häufen auch Lipide an und persistieren als **Thekaluteinzellen**; sie bilden weiterhin Östrogen wie vor der Ovulation. Viele Zellen der Theca interna und externa unterliegen aber der Involution und werden klein, kompakt und spindelförmig.

Ein neugebildetes Corpus luteum enthält daher eine zentrale Zone aus einem fibrosierenden Blutgerinnsel, die von einer breiten Zone aus gelben, lipidreichen Granulosazellen umgeben wird; um diese Peripherie sind noch kleinere Ansammlungen der kleineren Thekaluteinzellen verstreut.

Fibröse Septen, in denen besonders auffällige Gruppen von Thekaluteinzellen liegen, kammern zum Teil die Masse aus Granulosaluteinzellen (Abb. 18-21 b).

Zur Zeit seiner größten Ausdehnung (etwa am 20. Zyklustag) ist ein Corpus luteum cyclicum oval, bis zu 2 cm lang und 1,5 cm breit; es unterliegt dann der Involution, falls nicht der Zyklus durch eine Befruchtung unterbrochen wurde (s. S. 342).

Bildung des Corpus albicans

Normalerweise setzt die Involution des Gelbkörpers mit einer Größenabnahme der Granulosa- und Thekaluteinzellen ein, wobei Vakuolen in dem zuvor einheitlichen, eosinophilen Zytoplasma aufteten. Diese Veränderungen verstärken sich und führen zu einer Verminderung der Progesteron- und Östrogenbildung durch diese beiden Zellarten.

Zur gleichen Zeit bilden die spindelförmigen Zellen der Theca externa und die spindelförmigen Fibroblasten, die die fibrösen Septen bilden, rasch Kollagen, das die in Rückbildung begriffenen Luteinzellen ersetzt.

Bis etwa zum 26. Zyklustag sind die hormonsezernierenden Zellen völlig eliminiert, und die Progesteron- und Östrogenspiegel fallen drastisch ab, was deutliche Auswirkungen am Endometrium hervorruft (s. Abb. 18-24 g).

Das Endprodukt der Involution des Corpus luteum ist eine kleine, ovale Masse aus relativ zellfreiem (hyalinem), kollagenem Gewebe, das noch die Form des Gelbkörpers aufweist. Diese Struktur wird nun als **Corpus albicans** bezeichnet (Abb. 18-22) und verbleibt im Ovar, wobei es im Lauf der Jahre kleiner wird, aber nie verschwindet.

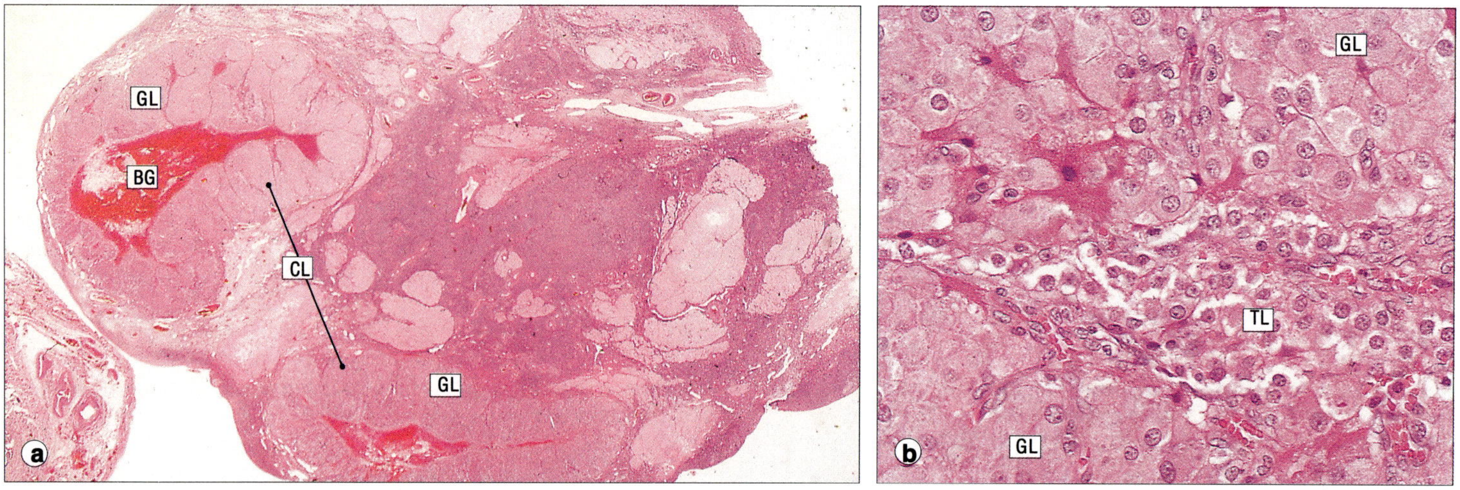

Abb. 18-21 a, b. Corpus luteum. a Ein Ovar mit 2 Gelbkörpern (CL); hier sind 2 Tertiärfollikel gleichzeitig reif geworden und hätten zu zweieiigen Zwillingen führen können. Jeder Gelbkörper enthält ein zentrales Blutgerinsel (BG), das von einer dicken Schicht aus lipidreichen Granulosaluteinzellen (GL) umgeben ist. **b** Große, blasse Granulosaluteinzellen (GL) und kleine, kompakte Thekaluteinzellen (TL), die besonders an den fibrösen Septen an der Peripherie des Corpus luteum konzentriert sind

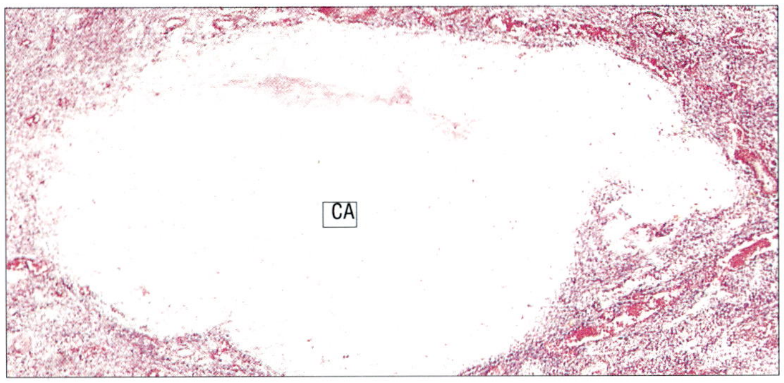

Abb. 18-22. Corpus albicans. Durch die Involution des Corpus luteum entsteht eine geschrumpfte Masse aus kollagenem Gewebe, das Corpus albicans (CA), das etwa die Form des ursprünglichen Gelbkörpers hat. Bei der unvollständigen Rückbildung eines Corpus luteum kann eine (hormonell aktive) Gelbkörperzyste mit abgeplatteten Granulosa- und Thekaluteinzellen entstehen

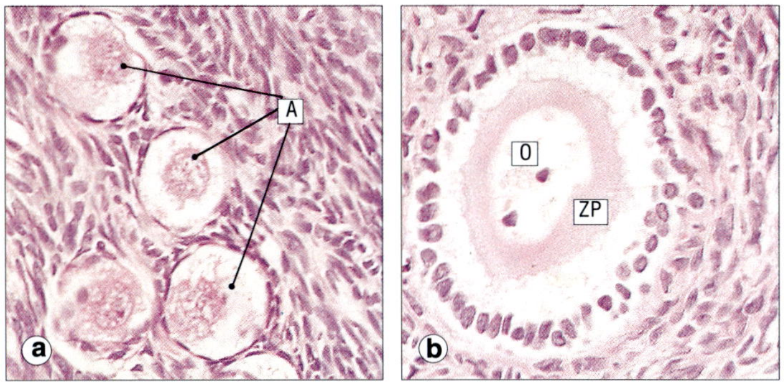

Abb. 18-23 a, b. Follikelatresie. a Von diesen 4 Primordialfollikeln unterliegen 3 der Atresie (A), sie werden keine Narbe zurücklassen. **b** Atresierender Primärfollikel mit degenerierender Ovozyte (O) und kollabierender Zona pellucida (ZP)

Follikelatresie

Von der großen Anzahl von Ovogonien, die schon während des intrauterinen Lebens durch Mitosen von Urgeschlechtszellen entstehen, gelangen im Verlauf der fortpflanzungsfähigen Jahre einer Frau nur etwa 500–600 zur vollen Reife. Manche entwickeln sich nicht, während andere der **Atresie** unterliegen.

Eine Atresie kann in jedem Zeitabschnitt auftreten; am ausgeprägtesten ist sie während des intrauterinen Lebens, wobei die Zahl der primären Ovozyten enorm verringert wird. Da die Atresie auch im Babyalter, in der Kindheit und während der fortpflanzungsfähigen Jahre anhält, können degenerierende primäre und sekundäre Ovozyten in jedem Ovar histologisch nachgewiesen werden.

Zu einer Atresie kann es in jedem Stadium der Follikelentwicklung kommen. Wenn die Follikel klein sind (Primär- und Sekundärfollikel), dann degenerieren die Zellen des Follikels und werden völlig resorbiert, ohne daß eine Narbe zurückbleibt (Abb. 18-23 a). Größere Follikel dagegen, d. h. Tertiärfollikel mit ihrer erheblichen Zellmasse, werden schrittweise zersetzt und durch fibröses, hyalines Gewebe ersetzt. Die Ovozyte zerfällt, und die Granulosazellen trennen sich voneinander und degenerieren, während die Zona pellucida kollabiert, sich kräuselt und noch lange sichtbar bleibt.

Oft bildet sich eine Glashaut zwischen den degenerierenden Granulosazellen und den Thekaschichten, die vorübergehend proliferieren kann und vielleicht den Ursprung des kollagenfaserigen Gewebes darstellt, das letztlich den atretischen Follikel ersetzt.

Nach der Atresie eines großen Follikels kann sich eine erhebliche kollagene Narbe bilden, ein **Corpus fibrosum**, das wie ein kleines Corpus albicans geformt ist.

Menstruationszyklus

Während der fortpflanzungsfähigen Lebensjahre wechselt das histologische Erscheinungsbild der oberflächlichen Funktionalis des Endometriums von Tag zu Tag aufgrund eines regelmäßigen Zyklus, des **Menstruationszyklus**.

Ein kompletter Zyklus dauert normalerweise etwa 28 Tage, aber es gibt erhebliche Schwankungen von Frau zu Frau und auch gewisse Zyklusschwankungen bei der einzelnen Frau. So sind z. B. die ersten Zyklen nach der Menarche und nach einer Schwangerschaft oft unregelmäßig, und vor der Menopause kommt es in zunehmendem Maße zu Zyklusunregelmäßigkeiten.

Am Ende eines jeden Zyklus nekrotisiert die oberflächliche, funktionelle Endometriumschicht und wird durch die Zervix und Vagina mit einer Blutung ausgestoßen (**Menstruation**). Zurück bleibt nur die Basalis des Endometriums, aus deren Drüsenresten das Endometrium reepithelisiert wird und die Funktionalis des nächsten Zyklus aufbaut.

Die Menstruation dauert etwa 4 Tage, und der Tag, an dem sie beginnt, zählt als 1. Zyklustag.

Die zyklischen Veränderungen am Endometrium werden vom Wechsel der ovariellen Hormonproduktion beherrscht, die ihrerseits den zyklischen Veränderungen der FSH- und LH-Produktion in der Hypophyse unterworfen sind. Die Sekretion dieser gonadotropen Hormone wird wiederum durch die Freisetzung der Gonadotropin-releasing-Hormone im Hypothalamus gesteuert. Das histologische Bild von Kürettagematerial aus dem Endometrium kann bis auf ein paar Tage genau einen Aufschluß über die Zyklusphase gestatten.

Die Aufeinanderfolge von Veränderungen im Menstruationszyklus wiederholt sich während des gesamten gebärfähigen Alters von der Menarche bis zur Menopause und wird nur durch eine Schwangerschaft oder eine Hormontherapie (z. B. mit Östrogenen und Progesteron als Antikonzeptiva) unterbrochen.

Proliferationsphase (Follikelphase, Östrogenphase)

Bei der Menstruation wird die gesamte Funktionalis des Endometriums abgestoßen, und es bleibt nur die kompakte Basalis erhalten.

Gleichzeitig beginnt ein neuer Reifungszyklus von Eierstockfollikeln, und die Östrogensekretion durch die reifenden Follikel stimuliert die Mitoseaktivität in den basalen Endometriumdrüsen und im Stroma (Abb. 18-24 a, b). Durch eine fortgesetzte Proliferation dieser Zellen über 10–12 Tage wird wieder eine bedeutende funktionelle Endometriumschicht aufgebaut, die in ein Stroma eingebettete, gerade tubuläre Drüsen enthält.

Da der Östrogenspiegel in den späteren Stadien dieser Phase ansteigt, werden die Drüsen gewöhnlich leicht geschlängelt und ihre Lumina können sich ausweiten, während durch eine fortgesetzte mitotische Proliferation die zylindrischen Drüsenzellen so übereinandergehäuft werden können, daß sie mehrschichtig erscheinen. Die Proliferationsphase des Menstruationszyklus dauert vom 4. bis etwa zum 15. oder 16. Tag.

Ovulationsphase

Die Ovulation erfolgt am 14.–16. Tag und wird von der Ausbildung einer **subnukleären Vakuolisierung** in den Endometriumdrüsen begleitet (Abb. 18-24 c), die zeitlich mit Spitzenwerten der LH-Ausschüttung durch die Hypophyse zusammenfällt. Schließlich zeigen alle Drüsen diese Veränderung.

Sekretionsphase (Gelbkörperphase, Gestagenphase)

Der Beginn der Sekretionsphase des Menstruationszyklus ist durch das Auftreten supranukleärer Sekretvakuolen in den apikalen Polen der Endometriumdrüsen charakterisiert. Sekretmaterial wird auf apokrine Weise (s. Abb. 15-1) ins Drüsenlumen abgegeben, und die luminalen Oberflächen der Drüsenzellen werden unregelmäßig und undeutlich. Die Drüsen selbst sehen geschlängelt aus (Abb. 18-24 d), und ihre Lumina sind durch Sekrete gedehnt (Abb. 18-24 e).

Diese Phase der Drüsensekretion kommt durch das Progesteron zustande, das vom Gelbkörper gebildet wurde, und dauert etwa vom 16.–25. Tag.

Prämenstruelle Phase

Die Sekretionsaktivität der Endometriumdrüsen nimmt etwa am 22. Tag ab, und die Drüsen zeigen Involutionsveränderungen; das luminale Sekret wird weniger und das verbleibende wird eingedickt. Die Drüsen werden unregelmäßig und beginnen zu kollabieren, und es kommt zu signifikanten Stromaveränderungen einschließlich auffallender Spiralarterien (Abb. 18-24 f, g) und zu Anschwellungen von Stromazellen, besonders um die Arteriolen herum.

Diese Veränderungen werden durch den plötzlichen Abfall der Progesteron- und Östrogensekretion aufgrund der Rückbildung des Gelbkörpers ausgelöst. Diese prämenstruelle Phase dauert etwa vom 25. Tag bis zur Menstruation.

Menstruation

Bei der Menstruation drosselt die verstärkte Krümmung der Spiralarterien den Blutstrom, und eine Konstriktion der Arteriolen bewirkt eine signifikante Ischämie der Funktionalis. Anschließend führt eine Dilatation der tieferen Gefäße, kombiniert mit einer Gefäßwandnekrose oberflächlicherer Gefäße, zu Blutungen in das Stroma.

Die nekrotischen Endometriumdrüsen und das Stroma werden zusammen mit Blutansammlungen im Stroma abgestoßen, gewöhnlich stückchenweise, das oberflächlichste Endometrium zuerst. Die tieferen Schichten gehen während der nächsten 4–5 Tage verloren, bis nur noch die Basalis des Endometriums übrigbleibt. Anschließend beginnt das Endometrium zu regenerieren; die Reepithelisierung der nackten Oberfläche erfolgt aus basalen Drüsenresten. Dieser Heilungsprozeß ist nicht hormonabhängig.

Abb. 18-24 a–g. Menstruationszyklus. Schema der zyklischen Freisetzung von Hypophysenhormonen, die von Releasingfaktoren aus dem Hypothalamus gesteuert ist. Diese Hormone (FSH und LH) kontrollieren die Reifungsvorgänge im Ovar und die Ovulation. Die reifenden Follikel ihrerseits bilden Östrogen und Progesteron, die die zyklische Aktivität des Endometriums steuern. **a** Die aus der kompakten Basalis (B) neu aufgebaute Funktionalis (F) des Endometriums, etwa am 10. Tag. In diesem Stadium ist die funktionelle Endometriumschicht nicht viel dicker als die Basalis (**Proliferationsphase**). **b** Stärkere Vergrößerung des proliferierenden Endometriums. **c** Ungefähr am 16. Zyklustag (etwa mit der Ovulation zusammenfallend) werden die bis dahin geraden, tubulösen Endometriumdrüsen geschlängelt, und es treten infranukleäre Vakuolen (V) auf (**frühe Sekretionsphase**). **d** Unter dem Einfluß von Progesteron aus dem Gelbkörper verstärkt sich die Schlängelung der Endometriumdrüsen (D). **e** Die starke Vergrößerung zeigt die supranukleäre Vakuolisierung (V) und die Sekretansammlung (S) im Drüsenlumen (**späte Sekretionsphase**). **f** Frühe Dezidualisierungsveränderungen in einigen Endometriumstromazellen, besonders dicht unter der Oberfläche (DZ) und um Spinalarterien herum (**prämenstruelles Endometrium**). **g** Starke Vergrößerung des prämenstruellen Endometriums mit dickwandigen, kontrahierten Spiralarterien (SA)

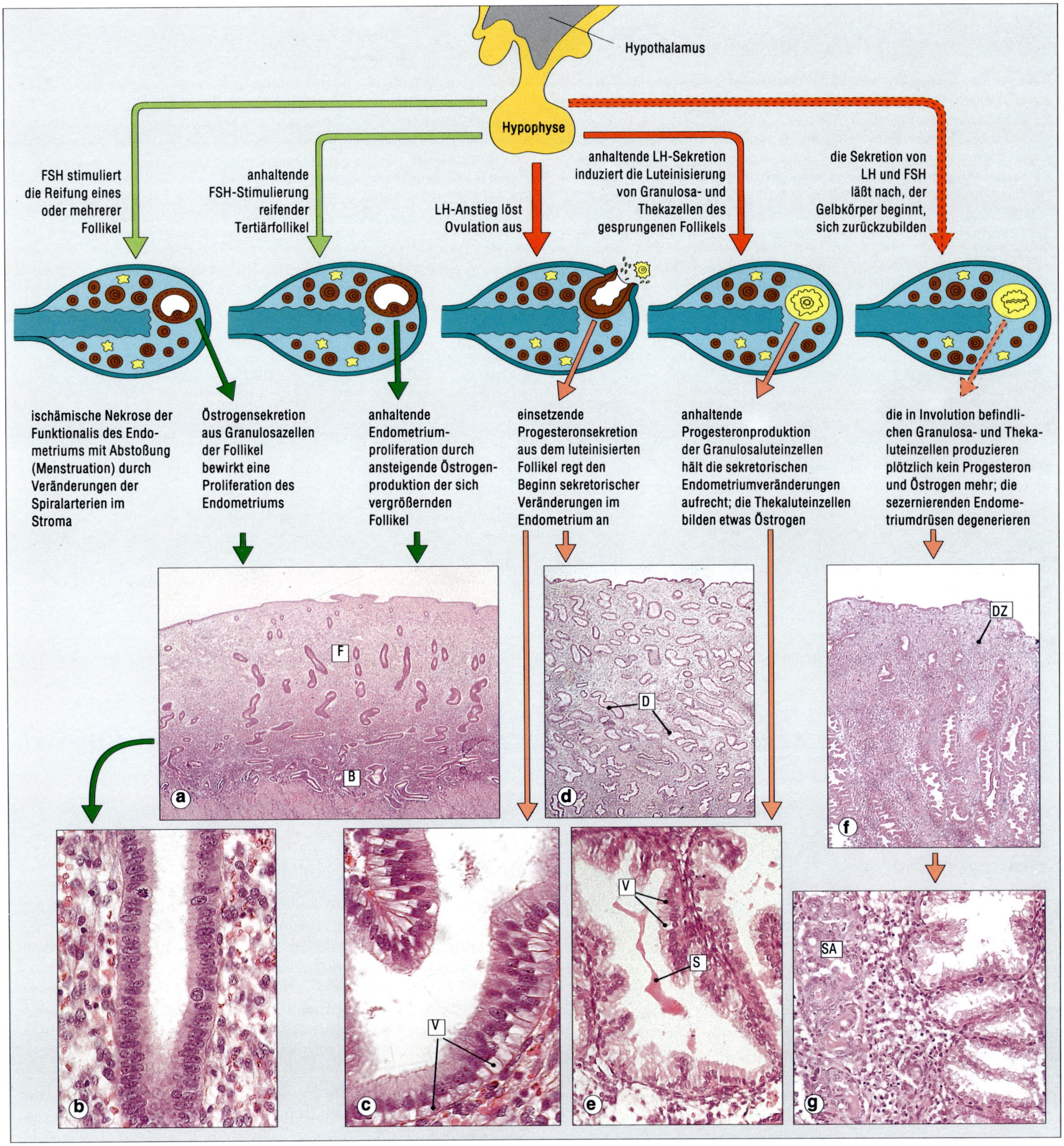
Hypothalamus
Hypophyse
FSH stimuliert die Reifung eines oder mehrerer Follikel
anhaltende FSH-Stimulierung reifender Tertiärfollikel
LH-Anstieg löst Ovulation aus
anhaltende LH-Sekretion induziert die Luteinisierung von Granulosa- und Thekazellen des gesprungenen Follikels
die Sekretion von LH und FSH läßt nach, der Gelbkörper beginnt, sich zurückzubilden
ischämische Nekrose der Funktionalis des Endometriums mit Abstoßung (Menstruation) durch Veränderungen der Spiralarterien im Stroma
Östrogensekretion aus Granulosazellen der Follikel bewirkt eine Proliferation des Endometriums
anhaltende Endometrium-proliferation durch ansteigende Östrogen-produktion der sich vergrößernden Follikel
einsetzende Progesteronsekretion aus dem luteinisierten Follikel regt den Beginn sekretorischer Veränderungen im Endometrium an
anhaltende Progesteronproduktion der Granulosaluteinzellen hält die sekretorischen Endometriumveränderungen aufrecht; die Thekaluteinzellen bilden etwas Östrogen
die in Involution befindlichen Granulosa- und Thekaluteinzellen produzieren plötzlich kein Progesteron und Östrogen mehr; die sezernierenden Endometriumdrüsen degenerieren
F
B
a
D
d
DZ
f
b
V
c
V
S
e
SA
g

Erkrankungen des Endometriums

Im Endometrium können viele Störungen auftreten, die meistens von einer inadäquaten Ovarialhormonstimulation herrühren und zu Zyklusunregelmäßigkeiten führen.

Da das Endometrium größtenteils einmal im Monat abgestoßen wird, sind viele Störungen vorübergehender Natur, anhaltende Endometriumanomalien aber sind von Bedeutung.

- Die **benigne zystische Hyperplasie** des Endometriums (Abb. 18-25 a) resultiert aus einer nicht gegengesteuerten Östrogensekretion, wie sie bei östrogensezernierenden Ovarialtumoren auftritt.
- Die **atypische Endometriumhyperplasie** zeichnet sich durch hyperplastische Endometriumdrüsen aus, deren Anordnung keine Architektur mehr erkennen läßt, während die Epithelzellen dysplastische Merkmale aufweisen, wie man sie in maligenen Tumoren aus Endometriumdrüsen findet. Diese Veränderungen (Abb. 18-25 b) sollen sich in einen invasiven Endometriumtumor umwandeln können.
- Der typische maligne Tumor des Endometriums, das **endometriale Adenokarzinom** (Abb. 18-25 c) kommt hauptsächlich bei Frauen nach der Menopause vor und fällt durch Blutungen in der Postmenopause auf.

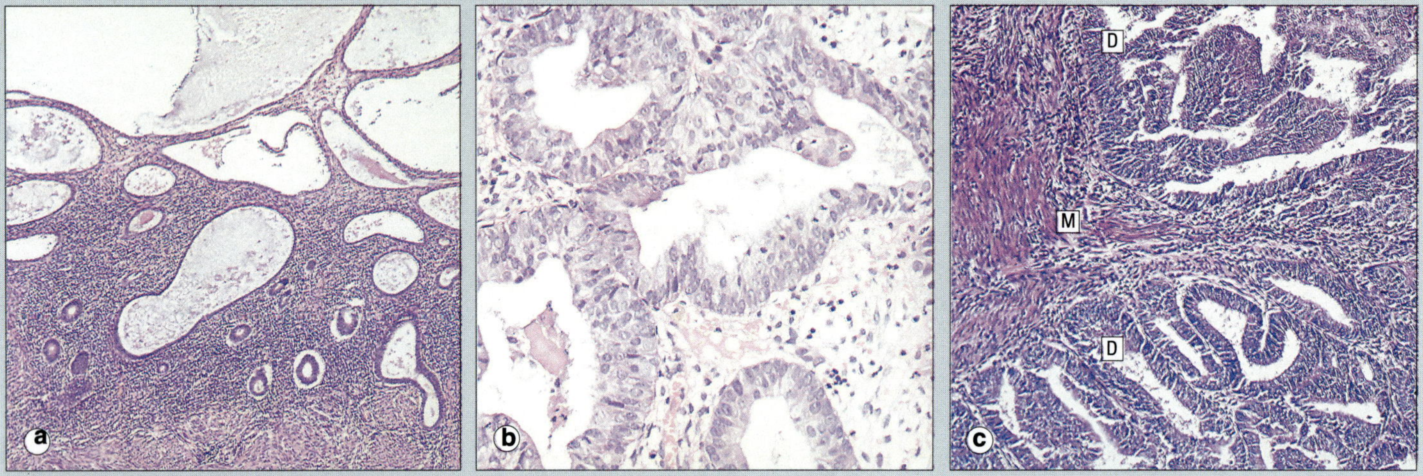

Abb. 18-25 a–c. Veränderungen am Endometrium. a Benigne zystische Hyperplasie des Endometriums mit ausgeprägten zystischen Dilatationen der Endometriumdrüsen. **b** Atypische Endometriumhyperplasie mit unorganisierten, hyperplastischen Endometriumdrüsen. **c** Endometriales Adenokarzinom mit krebsbefallenen Endometriumdrüsen (D), die invasiv ins Myometrium (M) einwachsen

Schwangerschaft

Die oben beschriebenen zyklischen Veränderungen an Ovar und Endometrium laufen entweder ab, wenn die Eizelle nicht befruchtet wurde oder wenn die Zygote nach der Befruchtung abstirbt oder sich nicht implantiert.

Im Falle einer Befruchtung und erfolgreichen Implantation sistieren die zyklischen Veränderungen bis einige Zeit nach der Entbindung, und fast alle Gewebe des weiblichen Geschlechtstrakts erfahren strukturelle Veränderungen.

Diese Veränderungen in Vagina, Zervix, Myometrium und Tube wurden schon auf S. 325, 328 und 332 beschrieben.

Befruchtung und Implantation (Abb. 18-26)

Wenn die Eizelle bei der Ovulation vom Ovar ausgestoßen wird, gelangt sie in den offenen Infundibulumtrichter der Tuba uterina und weiter in den geweiteten, ampullären Teil, der gewöhnlich den Befruchtungsort darstellt.

Die 2. Reifeteilung der Eizelle wird nur dann vollendet, wenn ein Spermatozoon in die Eizelle eindringt. Das Kernmaterial des eindringenden Spermatozoons verschmilzt dann mit dem der Eizelle; es entsteht eine diploide Zygote, die sofort mit einer Reihe mitotischer Furchungsteilungen beginnt und eine solide Zellkugel formt, die **Morula**. Nach einer Tubenwanderung von etwa 4–5 Tagen nach der Befruchtung erreicht die Morula die Uterushöhle. Durch weitere Zellteilungen entsteht rasch eine

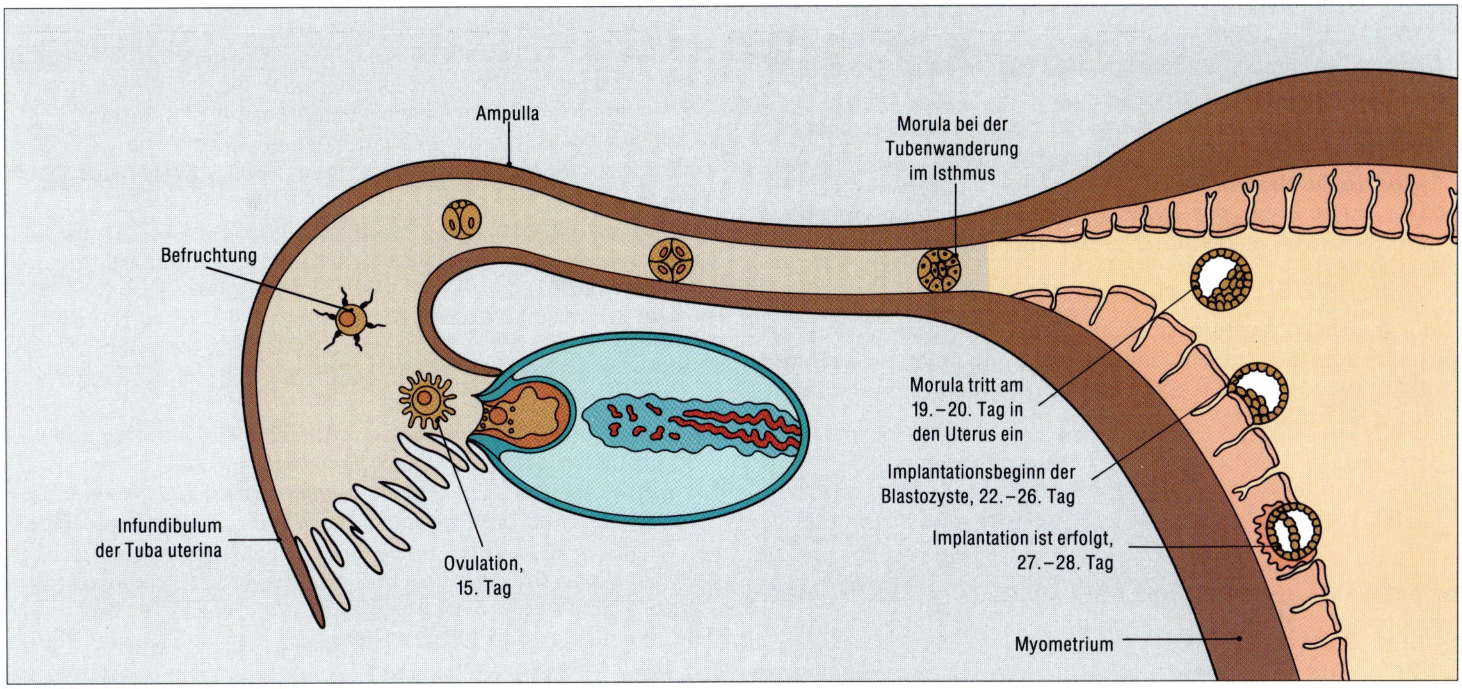

Abb. 18-26. Befruchtung und Implantation. Alle angegebenen Tage sind vom 1. Tag der Menstruation an gerechnet. Die Morula des 19. Tages hat noch kein Blastocoel wie hier gezeichnet

Blastozyste mit einer flüssigkeitsgefüllten Höhle, dem **Blastocoel**, die von einer Zellwand umgeben ist, dem **Trophoblasten**. Eine solide Zellansammlung an einem Pol der Blastozyste innerhalb des Trophoblasten bildet den **Embryoblasten**.

Wenn die Blastozyste etwa einen Tag lang frei in der Uterushöhle flottiert ist, muß sie sich ins sezernierende Endometrium implantieren, wenn die Schwangerschaft aufrechterhalten werden soll. Implantationsversuche beginnen etwa 6 Tage nach der Befruchtung, also etwa 7–8 Tage nach der Ovulation; das ist der 21.–22. Tag des Menstruationszyklus. Schlägt der Implantationsversuch fehl, so degeneriert die Blastozyste und wird zusammen mit dem degenerierten Endometrium und Blut zu Beginn der Menstruation nach 28 Tagen ausgestoßen.

Manchmal findet eine Implantation statt, die aber nicht aufrechterhalten werden kann, schließlich kommt die Menstruation dazwischen, oft etwas verzögert, und die Menstruationsblutung kann stärker sein als sonst.

Bei einer erfolgreichen Implantation nistet sich die Blastozyste im Endometriumstroma ein, möglicherweise direkt durch die Epitheloberfläche, und hat sich etwa 11 Tage nach der Befruchtung (am 27. Zyklustag) völlig ins Endometriumstroma eingesenkt.

Etwa vom Ovulationstermin an bildet das Corpus luteum Progesteron. Es bildet sich nach Befruchtung und Implantation nicht zurück, sondern wächst auf 3–4 cm Durchmesser zum **Corpus luteum graviditatis** heran. Dieser Gelbkörper persistiert im 1. Schwangerschaftstrimester und ist eine ständige Quelle für Progesteron, das zur Aufrechterhaltung der Schwangerschaft nötig ist; anschließend übernimmt die Plazenta diese Schwangerschaftsschutzfunktion, und das Corpus luteum graviditatis unterliegt der Involution.

Zum Implantationszeitpunkt befindet sich das Endometrium in seiner späten Sekretionsphase (s. Abb. 18-24 e) und ist durch mächtige, gewundene, sezernierende Drüsen und ein Stroma gekennzeichnet, in dem schon frühe Dezidualisierungsvorgänge auftreten (s. Abb. 18-24 f).

Die Implantation stimuliert unter dem Einfluß der anhaltenden Progesteronbildung des Corpus luteum graviditatis die Ausbildung echter Dezidualisierungsveränderungen.

Die Endometriumdrüsen entwickeln aufgrund der Progesteronwirkung ein ausgeprägtes sezernierendes Erscheinungsbild und verursachen zusammen mit den Deziduaveränderungen am Stroma das **Schwangerschaftsbild des Endometriums**.

Durch eine Weiterentwicklung des Trophoblasten und eines Teils des dezidualisierten Endometriumstromas entsteht die **Plazenta**, die für die ununterbrochene Ernährung des Embryos, aber auch für die ununterbrochene Bildung von Hormonen sorgt, die zur Schwangerschaftserhaltung nötig sind.

Die Weiterentwicklung des Embryos aus dem Embryoblasten soll in diesem Buch nicht beschrieben werden.

Trophoblast

Während der Implantation wird der einschichtige Trophoblast der Blastozystenwand zweischichtig.

- Die äußere Lage verliert charakteristischerweise ihre lateralen Zellgrenzen und bildet eine Synzytiumschicht aus, den **Synzytiotrophoblasten**.
- Die innere Lage, der **Zytotrophoblast**, bleibt ein einheitlich einschichtiges, kubisches Epithel mit blaß gefärbtem Zytoplasma.

Der Synzytiotrophoblast besitzt zahlreiche, apikale Mikrovilli und die Fähigkeit, angrenzendes Gewebe zu arrodieren und dort invasiv einzuwachsen. So können bei der Implantation die Endometriumgewebe und Gefäße erfolgreich angegriffen werden.

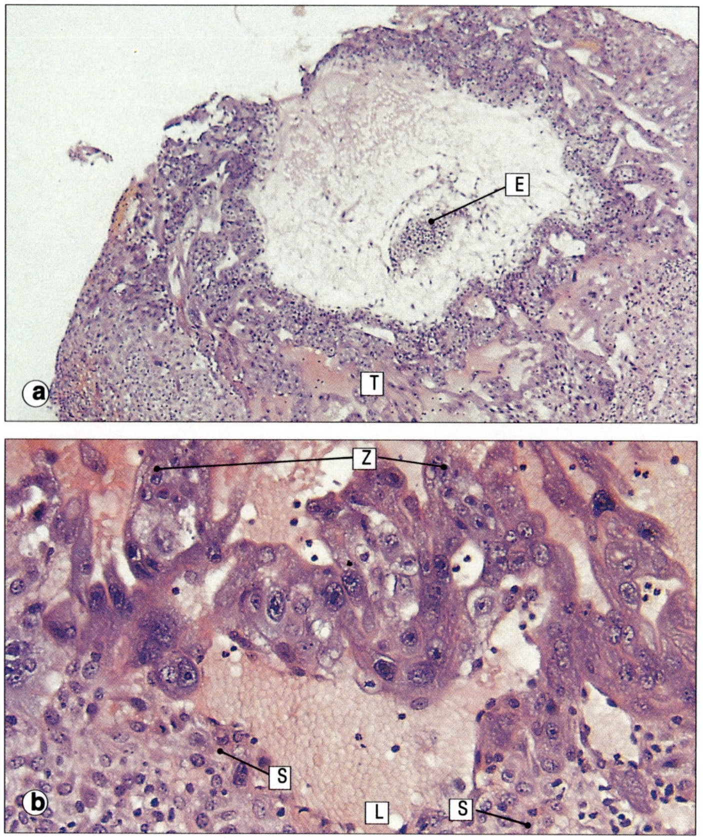

Abb. 18-27 a, b. Implantationsort. a Übersicht über eine frühe Implantation beim Menschen. Die Blastozyste hat die Endometriumoberfläche infiltriert und der Trophoblast (T) beginnt, das Stroma anzugreifen. Ein Teil des Embryoblasten (E) ist angeschnitten. **b** Ausschnittsvergrößerung von der Region der Trophoblasteninvasion. Synzytiotrophoblastenstränge (S) haben Blutgefäße arrodiert und Lakunen mit mütterlichem Blut (L) geschaffen. Zytotrophoblasteninseln (Z) schieben sich in die Synzytiummassen ein

Zunächst haftet die Blastozyste durch Adhäsion am endometrialen Oberflächenepithel. Einzelne Trophoblastzellen drängen sich dann zwischen die Epithelzellen, so daß die Blastozyste selbst durch das Epithel und ins Endometriumstroma eindringen kann, wo sie durch die Eröffnung einer mütterlichen Kapillare mit einer adäquaten Blutversorgung ausgestattet wird (Abb. 18-27 a).

Das Loch in der Endometriumoberfläche wird durch ein kleines Blutgerinnsel verschlossen, und die Oberfläche wird rasch reepithelisiert.

Die Anwesenheit einer Blastozyste im Endometriumstroma induziert die frühe Dezidualisierung der Stromazellen, die sich rasch auf das gesamte Endometrium ausdehnt und zu einer ausgeprägten Verdickung führt.

Sobald die Blastozyste im Endometriumstroma eingebettet ist, proliferiert der Trophoblast rasch, und die äußere Synzytiumschicht wölbt sich als unregelmäßige Protrusion in das umgebene Stroma vor und eröffnet auch die Wände kleiner Blutgefäße.

Zwischen den Protrusionen bilden sich Lakunen mit mütterlichem Blut (Abb. 18-27 b), und die apikalen Mikrovilli des Synzytiotrophoblasten helfen vielleicht mit, Sauerstoff und Nährstoffe aus dem mütterlichen Blut in die heranwachsende Blastozyste zu transportieren.

Chorionzotten

Der Zytotrophoblast wächst in Form von fingerförmigen Ausstülpungen in die Vorwölbung des Synzytiums ein, dabei entstehen solide Masssen aus Zytotrophoblast mit einem synzytialen Überzug, die **primären Chorionzotten**.

Mit der Entwicklung eines lockeren Mesenchymkerns, dessen Ursprung ungewiß ist, werden die Zotten zu **sekundären Zotten** und bilden bald ein Kapillarsystem aus, das zum Kreislaufsystem des Embryos gehört. Voll vaskularisierte Chorionzotten sind **tertiäre Zotten** (s. Abb. 18-29 a).

Mit fortschreitender Reifung der Zotten enthält ihr Mesenchymkern vernetzte Gefäßkanäle, Fibroblasten, einige glatte Muskelzellen und große, polymorphe Zellen mit vakuolisiertem Zytoplasma, die **Hofbauer-Zellen**. Diese Zellen besitzen einige ultrastrukturelle und immunhistochemische Merkmale von Makrophagen und gelten als mobile Makrophagen mit einer besonderen Fähigkeit zur Proteinverdauung und Pinozytose.

Die frühen Chorionzotten verzweigen sich buschartig und bilden ein komplexes System mit einer enorm großen Oberfläche für Austauschvorgänge zwischen dem mütterlichen und dem fetalen Kreislauf.

Nach der Verzweigung der Zotten enthalten die terminalen Zotten kleine, dünnwandige Kapillaren, die alle mit größeren Gefäßen in den größeren Zweigen, Ästen und Stämmen des Zottenbaums verbunden sind. Aus diesen Gefäßen entstehen letztlich die beiden Nabelarterien und die Nabelvene, die die Verbindung zwischen dem Fetus und dem fetalen Plazentaanteil herstellen (Abb. 18-28).

Das Aussehen der Chorionzotten verändert sich im Lauf der Zeit.

- In der Frühschwangerschaft enthalten die Zotten zentrale Kapillaren, die in ein umfangreiches Mesenchym eingebettet sind, aber später proliferieren die Kapillaren und kommen dicht an die Trophoblastenoberfläche zu liegen. In dem Maß, in dem die Kapillaren an Zahl und Umfang zunehmen, wird die Mesenchymmasse reduziert und ihr Zellgehalt sinkt, wobei besonders die Hofbauer-Zellen selten werden.
- Anfangs bildet der Synzytiotrophoblast eine dünne Schicht, und die Zytotrophoblastzellen herrschen vor. Teilungen der Zytotrophoblastzellen erhalten vielleicht während der Schwangerschaft die synzytiale Zellmasse aufrecht. Mit fortschreitender Schwangerschaft wird der Synzytiotrophoblast die vorherrschende Schicht, und der Zytotrophoblast scheint teilweise zurückzugehen, wird zu einer diskontinuierlichen Schicht und schließlich zu verstreuten Zellansammlungen unter dem Synzytiotrophoblasten.
- Am Schwangerschaftsende (Abb. 18-29 b) weisen die Zotten zunehmend eine Hyalinisierung ihres mesenchymalen Stromas auf, und Fibrin wird in dem vom mütterlichen Blut ausgefüllten intervillösen Raum abgelagert, oft auch außen auf den Zotten.

Die Anordnung der komplexen fetalen Chorionzotten, die in den ständig blutgefüllten intervillösen Raum maternen Ursprungs hineinragen, stellt ein effizientes Mittel dar, um Sauerstoff, Nährstoffe, mütterliche Antikörper und Hormone von der Mutter zum Fetus zu transferieren und fetale Stoffwechselschlacken zur Mutter zu leiten (s. Abb. 18-28).

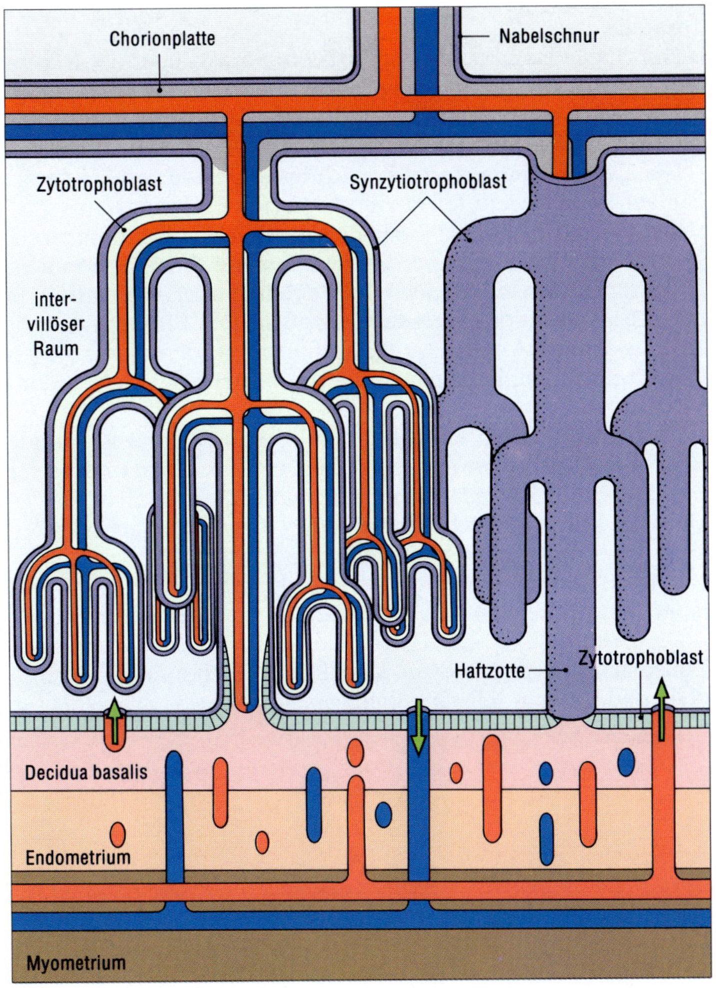

Abb. 18-28. Plazentaaufbau. Schema vom Grundbauplan der Plazenta mit der geschlossenen fetalen und der offenen maternen Blutzirkulation

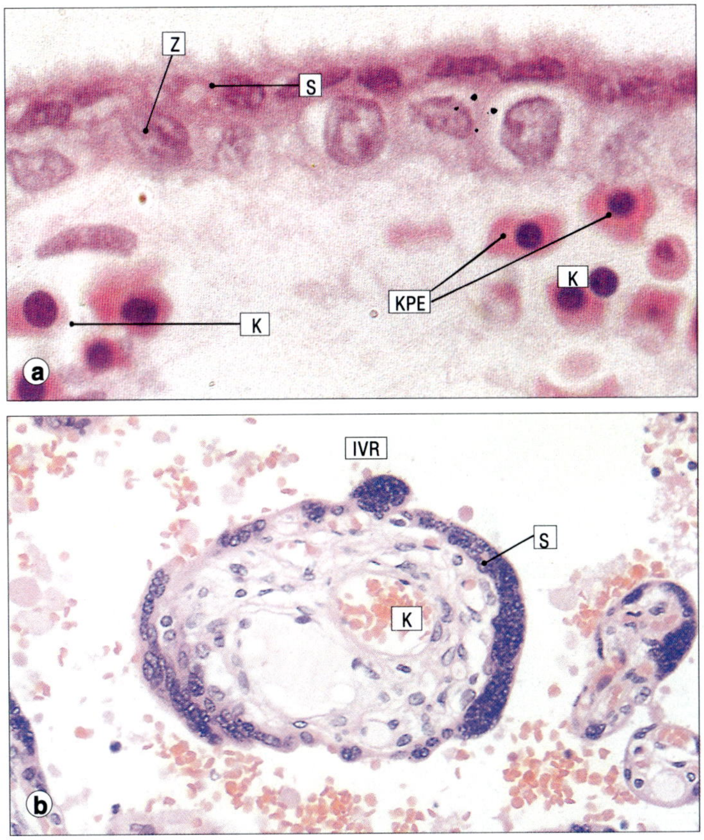

Abb. 18-29 a, b. Chorionzotten. a Ausschnitt aus einer frühen Chorionzotte. Über einer Schicht aus kubischen Zytotrophoblastzellen (Z) liegt der äußere Synzytiotrophoblast (S). Im Zottenstroma liegen fetale Kapillaren (K) mit kernhaltigen, primitiven Erythroblasten (KPE). **b** Chorionzotte einer fast geburtsreifen Plazenta.
Der Synzytiotrophoblast (S) ist stellenweise verdickt. Fetales Blut fließt in den Zottenkapillaren (K), maternes im intervillösen Raum (IVR)

Endokrine Plazentafunktionen

Die Plazenta ist nicht nur ein Ort des Austauschs, sondern auch ein endokrines Organ.

- Der Synzytiotrophoblast bildet **HCG** (Human chorionic gonadotropin, Abb. 18-30), welches das Corpus luteum graviditatis (s. S. 343) aufrechterhält, wenn der LH-Stimulus aus der Hypophyse aufhört.
- Der Synzytiotrophoblast bildet HCS (Human chorionic somatomammotropin), von dem man annimmt, daß es die Milchbildung stimuliert.
- Die Plazenta bildet **Progesteron** und **Östrogen**; in der Plazenta werden Östrogenvorläufer aus Nebennierenrinde und Leber in aktive Östrogene überführt.

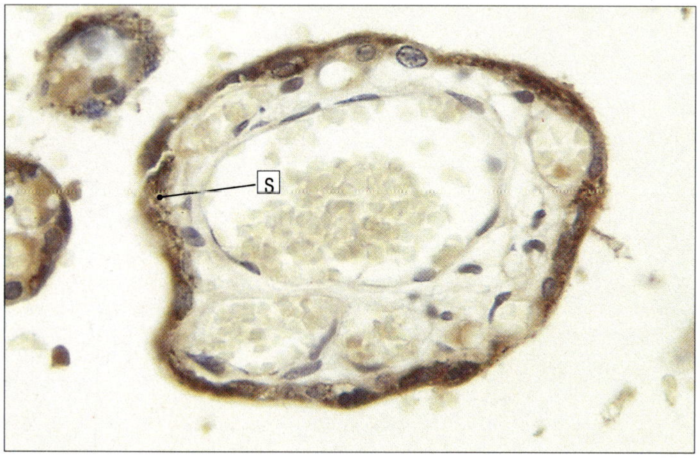

Abb. 18-30. Chorionzotte und HCG. Reife Chorionzotte, immunhistochemische Lokalisierung des für den Schwangerschaftstest benutzbaren Human chorionic gonadotropin (HCG) im Synzytiotrophoblasten (S)

Dezidua

Nach der Implantation vergrößern sich die normalerweise kleinen, kompakten Zellen des Endometriumstromas in bemerkenswertem Umfang; dieser Prozeß wird als **Dezidualisierung** bezeichnet.

Die Dezidualisierung beginnt in den Stromazellen um die implantierte Blastozyste herum, breitet sich aber rasch aus und erfaßt auch den Rest des Endometriums. Mit zunehmender Vergrößerung dominieren die Stromazellen des Endometriums, und der Drüsenanteil wird unbedeutend. Die verdichtete, oberflächliche Endometriumschicht entwickelt sich dann folgendermaßen zur Dezidua (Abb. 18-31), die später mit der Nachgeburt ausgestoßen wird:

- Aus dem Endometrium unter der Implantationsstelle, in das der Trophoblast am stärksten einwächst, wird die **Decidua basalis**.
- Der dünne Rand aus endometrialem Stroma über der Blastozyste wird zur **Decidua capsularis**.
- Die Endometriumauskleidung der restlichen Uterushöhle bildet die **Decidua parietalis**.

Die Decidua basalis ist der wichtigste Deziduaanteil, da die Blutgefäße in diesem Teil des modifizierten Endometriums arterielles, mütterliches Blut frei in den intervillösen Raum spritzen, in dem die Chorionzotten die **geschlossene fetale Strombahn** enthalten. Offen mündende Venen nehmen das materne Blut an der Basalplatte der **Plazenta** wieder auf. Die Plazenta besteht aus den fetalen Anteilen mit Chorionzotten, dem intervillösen Raum und aus der Basalplatte, die viel mütterliches Gewebe enthält.

Die Deziduazellen enthalten deutliche, blaß gefärbte, runde oder ovale Kerne, oft mit feinkörnigem Chromatin und 1 oder 2 Nukleoli. Ihr Zytoplasma ist umfangreich, gewöhnlich eosinophil und körnig oder leicht schaumig, obwohl manche Zellen auch basophil tingiert sein können (Abb. 18-31 c).

Ultrastrukturell enthalten die Deziduazellen auffallende, oft lange Mitochondrien und rauhes ER in wachsenden Mengen.

Die Eosinophilie oder Basophilie des Zytoplasmas einzelner Zellen hängt vom relativen Anteil an Mitochondrien (eosinophil) und rauhem ER (basophil) ab.

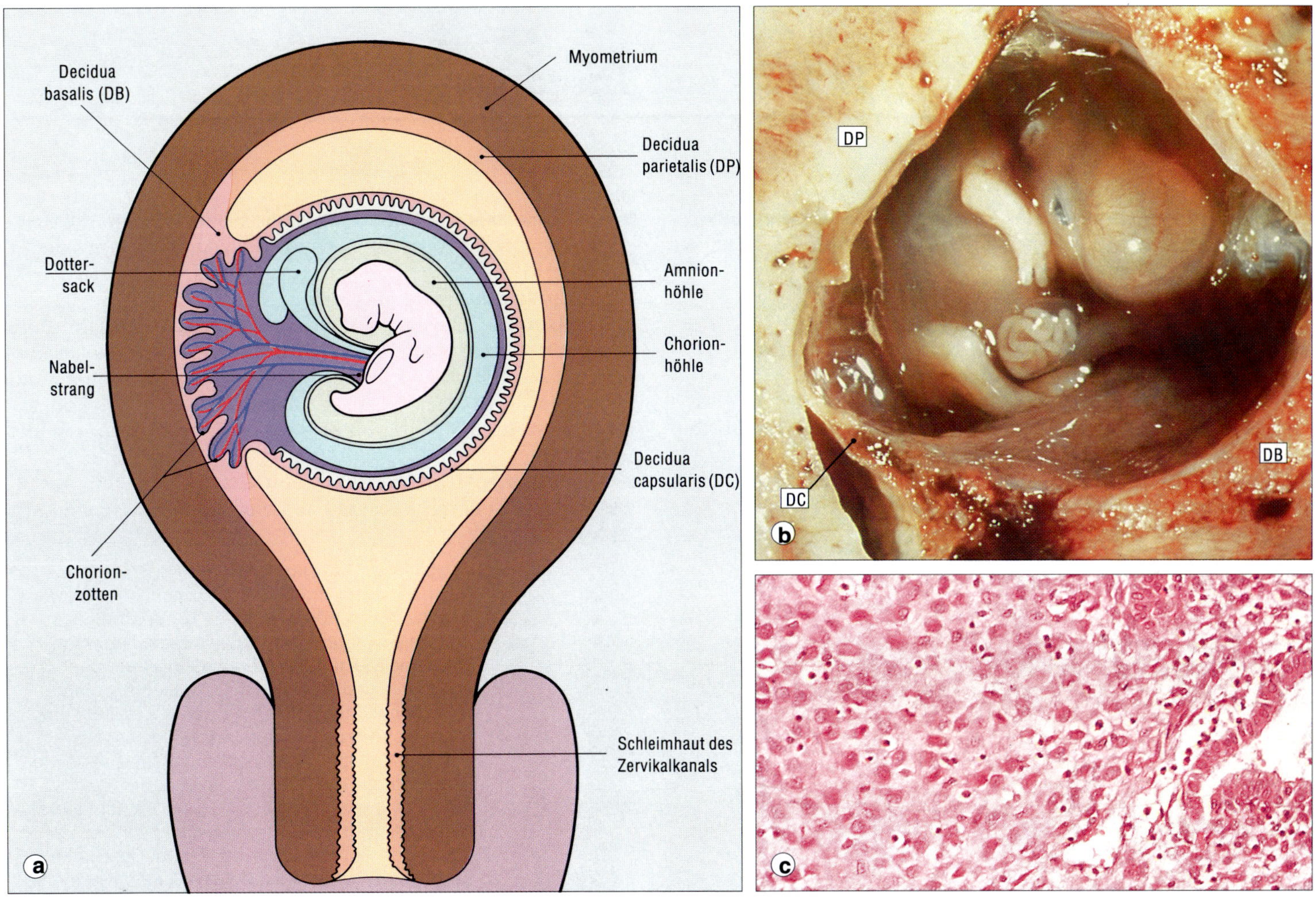

Abb. 18-31 a–c. Dezidua. a Schema der verschiedenen Deziduaanteile und ihrer Lagebeziehungen zum Fetus. **b** Fetus aus dem 3. Monat. Der Uterus zeigt die Decidua basalis (DB), parietalis (DP) und capsularis (DC). **c** Deziduazellen. Es sind große, polygonale Zellen mit blaß gefärbten Kernen und körnigem, eosinophilem Zytoplasma

19 Haut und Brustdrüse

Die Haut ist ein ausgedehntes Organ und bedeckt die äußere Körperoberfläche. Ihr Aufbau variiert von Ort zu Ort, je nach ihren speziellen Funktionen wie:

- Schutz vor schädigenden äußeren Einflüssen;
- Wärmeregulation;
- Sensibilität (Druck, Berührung, Temperatur, Schmerz);
- Sekretion von schützenden Lipiden, von Milch etc.

Die **weibliche Brust** ist eine stark modifizierte Hautregion mit umfunktionierten Duftdrüsen, die unter Hormoneinfluß Milch bilden.

Die Haut besteht aus 2 Hautschichten, der Epidermis und der Dermis sowie einer variablen 3. Schicht, der Subkutis.

- Die **Epidermis** oder Oberhaut ist die Epithelschicht, die Kontakt zur äußeren Umgebung hat. Basale Auswüchse aus dieser Schicht bilden Schweißdrüsen, Haarwurzeln und andere Teile des **Epidermalorgankomplexes**.
- Die **Dermis** (Corium) bildet als Lederhaut eine mittlere Supportschicht, die Teile des Epidermalorgankomplexes enthält, dazu Blutgefäße, Nerven und sensible Nervenendigungen, die alle in ein derbes Stroma aus elastischen und kollagenen Fasern eingebettet sind, das von Fibroblasten gebildet wird.
- Die **Subkutis** (Unterhaut) ist die tiefste Schicht, die hauptsächlich aus Fettgewebe in variabler Menge aufgebaut ist (Abb. 19-1).

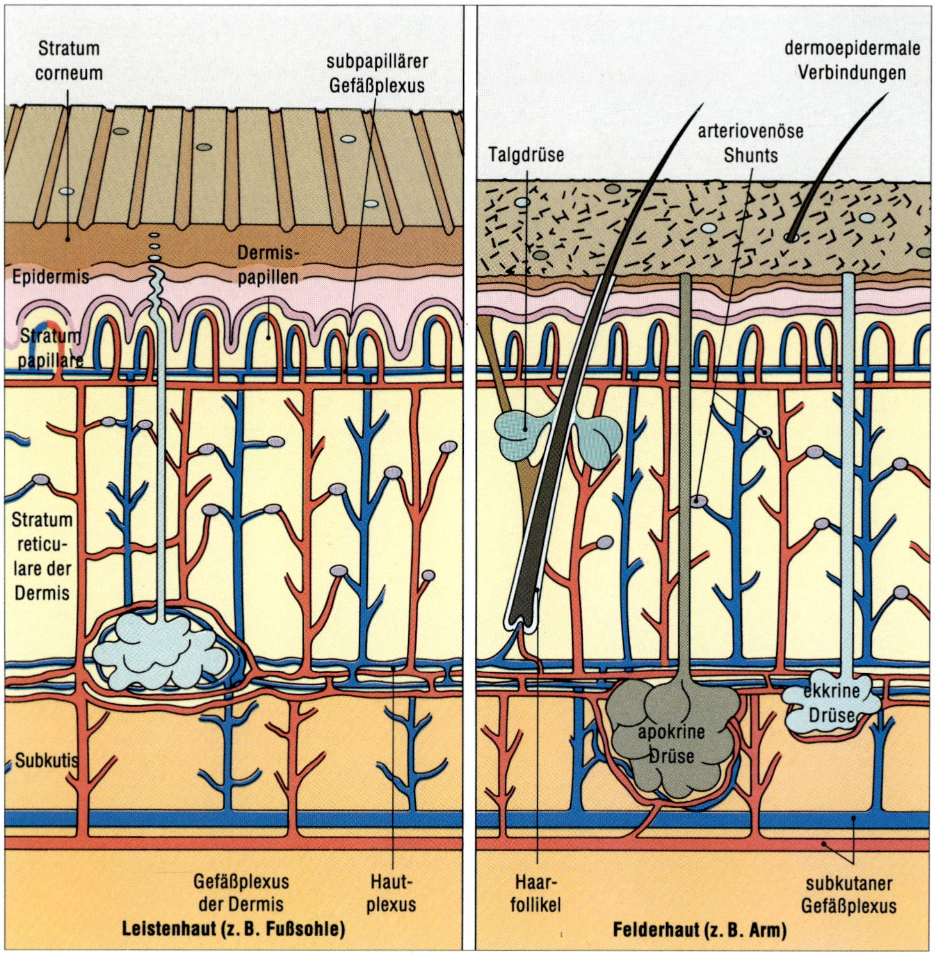

Abb. 19-1. Aufbau der Haut. Die Epidermis ist die oberste, epitheliale Hautschicht. Ihre Stärke wechselt von Körperstelle zu Körperstelle; ihre zellfreie Keratinschicht ist auf der Leistenhaut dick und auf der Felderhaut dünn. Unter der Epidermis liegt die Dermis mit 2 Schichten, einem oberflächlichen, lockeren Stratum papillare und einem strafferen Stratum reticulare, das den Hauptanteil der Lederhaut ausmacht. Die tiefste Hautschicht, die Subkutis, ist unterschiedlich gebaut; im ausgeprägten Zustand besteht sie im wesentlichen aus Fettgewebe, das von kollagenfaserigen Septen durchzogen wird. Die Subkutis enthält das größere subkutane Geflecht aus Arterien und Venen, aus dem Gefäße nach oben ziehen und den Hautplexus an der Grenze zur Lederhaut bilden. Von hier aus dringen kleinere Gefäße in die Dermis ein, geben Äste an die Epidermalorgane ab und gipfeln in einem oberflächlichen Geflecht kleiner Venolen und Arteriolen, dem subkapsulären Plexus. Aus diesem Plexus ziehen Kapillarschlingen in die Papillen der Dermis, die mit denen der Epidermis verzapft sind. Die Epidermis selbst ist gefäßfrei

Epidermis

Die Oberhaut stellt die Schutzschicht der Haut dar, die direkten Kontakt mit der Umgebung hat. Sie ist ein mehrschichtiges Epithel (s. S. 27), dessen Oberflächenschicht aus dichtgepackten, flachen Proteinplatten besteht (**Keratin**), die eine derbe, wasserabstoßende Hornschicht bilden (**Stratum corneum**).

Das Keratin wird vom Hauptzelltyp der Epidermis gebildet, dem **Keratinozyten**. Im Gegensatz zur traditionellen Darstellung verhornter Epithelzellen ist das Stratum corneum nicht zellulär gegliedert, sondern besteht gänzlich aus den Überresten von intrazytoplasmatischem Keratin, das an der Oberfläche abgelagert ist, nachdem die Keratinozyten, die es gebildet haben, abgestorben sind (s. Abb. 3-27). Jede Keratinplatte hat etwa die Form des Keratinozyten kurz vor dessen Tod.

Das Stratum corneum ist üblicherweise dünn, kann aber an Stellen ständiger Belastung wie Hand- und Fußsohle sehr dick werden.

Traditionell bezeichnet man die Epidermis als mehrschichtiges Plattenepithel, aber platt sind nur die obersten 2 oder 3 Lagen lebender Zellen; die meistens Keratinozyten sind kubisch oder polyedrisch.

Die Oberflächenplatten aus Keratin und ihre Vorläufer, die absterbenden, platten Keratinozyten, sind als **Schuppen** bekannt und entstehen durch Reifung der anderen Keratinozytenschichten der Epidermis. Diese Schichten umfassen das Stratum basale, Stratum spinosum und Stratum granulosum (Abb. 19-2).

Stratum basale

Das Stratum basale ist die unterste Epidermisschicht und liefert als germinative Schicht ständig Nachschub an Keratinozyten.

Die Zellen des Stratum basale sind kubisch oder niedrig zylindrisch. Sie sind mit der Basalmembran, die sie von der daruntergelegenen Dermis trennt, durch Hemidesmosomen verankert, und mit den benachbarten Basalzellen durch echte Desmosomen.

Die basalen Zellen enthalten runde oder ovale Kerne (Abb. 19-3) mit deutlichen Nukleoli. Ihr Zytoplasma ist reich an Ribosomen und Mitochondrien; Tonofibrillen treten in geringer Anzahl auf. In pigmentierter Haut enthält das Zytoplasma auch Melaningranula und Lysosomen.

In dieser basalen Zellschicht finden sich Mitosen, und es sind Zellen eingestreut, die nicht Keratinozyten sind, nämlich Melanozyten und Merkel-Zellen (s. S. 354).

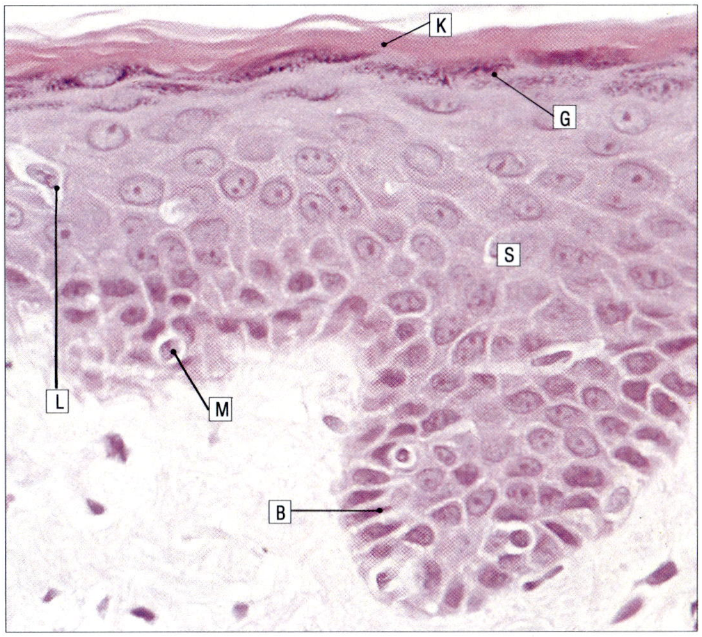

Abb. 19-2. Epidermis. Die 3 Zellschichten der Epidermis können besonders gut in der hier gezeigten Leistenhaut unterschieden werden. Das Stratum basale (B) liegt auf der Basalmembran, darüber folgen das Stratum spinosum (S) und das Stratum granulosum (G), das die charakteristischen, dunkel gefärbten Keratohyalingranula enthält. In der Leistenhaut tritt eine dicke Hornschicht aus dichtem, zellfreiem Keratin (K) auf. Die beiden nicht zu den Keratinozyten zählenden Epidermiszellen sind auch zu sehen, ein Melanozyt (M) und eine Langerhans-Zelle (L, s. S. 354)

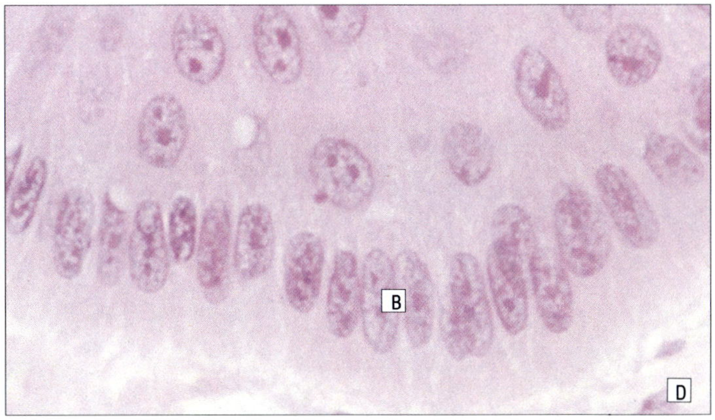

Abb. 19-3. Stratum basale. Die Zellen des Stratum basale (B) sind kleiner als die anderen Keratinozyten und können gleichmäßig pallisadenartig ausgerichtet sein. Sie haben ovale oder rundliche Kerne und sitzen auf der Basalmembran, die die Grenze zwischen der Epidermis und der Dermis (D) markiert

Dermoepidermale Verbundzone

Diese Grenze zwischen der Dermis und der Epidermis ist eine wichtige Region, die beide Schichten miteinander verbindet (Abb. 19-4). Sie ist so konstruiert, daß die Gefahr der Trennung dieser beiden Schichten durch Scherkräfte folgendermaßen verringert wird:

- Haltefasern verbinden die Dermis und Epidermis mit der dazwischengelegenen Basalmembran.
- Die basale Zellmembran einzelner Basalzellen und die daruntergelegene Basalmembran verlaufen geschlängelt (s. Abb. 19-6).
- Es ist ein **Papillarkörper** ausgebildet (eine warzenartige Verzapfung zwischen Epidermis und Dermis), der von Ort zu Ort erheblich variiert. An geschützten Stellen, an denen die Haut normalerweise keinen Scherkräften ausgesetzt ist (z.B. am Rumpf), ist der Papillarkörper kaum ausgebildet, und die dermoepidermale Verbundzone dieser Felderhaut erscheint flach. An mechanisch stark beanspruchten Stellen (Fingerspitze, Palma manus, Fußsohle) ist der Papillarkörper dagegen stark entwickelt und weist kammartige Leisten auf (s. Abb. 19-1 und 19-19 bis 19-23).

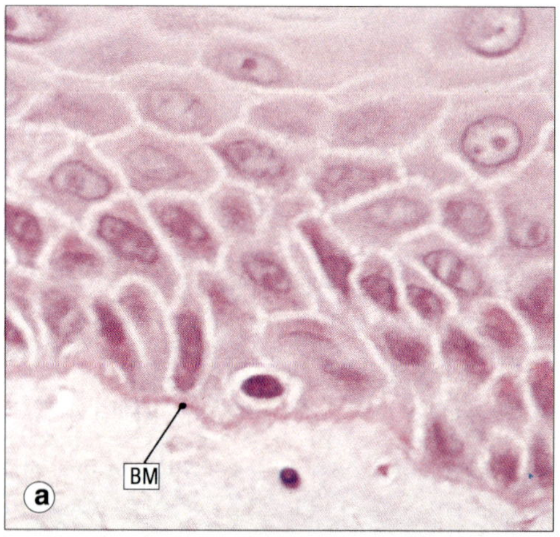

Abb. 19-4 a–c. Dermoepidermaler Verbundkomplex. a Lichtmikroskopisch ist die Basalmembran (BM) als Grenze zwischen Epidermis und Dermis schwer zu sehen, wenn sie nicht wie hier durch eine Spezialfärbung hervorgehoben ist. Die hier benutzte PAS-Reaktion färbt die große Menge an Glykoprotein in der Basalmembran an (s. Abb. 4-11). **b** Ultrastruktur des dermoepidermalen Verbundkomplexes. Die Basalmembran weist 3 Hauptschichten auf: eine obere, helle Lamina rara (R), eine elektronendichte Lamina densa (D) und eine undeutliche Lamina fibroreticularis. Die Basalzellen sind durch Hemidesmosomen (Hd), deren Verankerungsproteine (A) durch die Lamina rara ziehen, an die Lamina densa angeheftet. Auf der Dermisseite verbinden kleine Verankerungsfibrillen (F) aus Typ-VII-Kollagen (K) die Unterseite der Lamina densa mit Kollagenfasern im Stratum papillare der Demis, während Fibrillinmikrofibrillen die Lamina densa mit elastischen Fasern verknüpfen. Außerdem enthält die Zone unmittelbar unterhalb der Lamina densa eine große Menge an Fibronektin (s. S. 46). **c** Schema des dermoepidermalen Verbundkomplexes mit den Bestandteilen der Basalmembran und deren Verbindungen mit den Basalzellen und den Fasern der Dermis

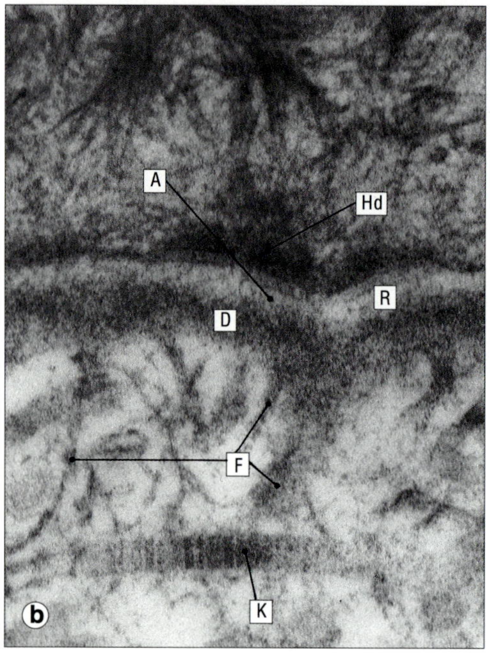

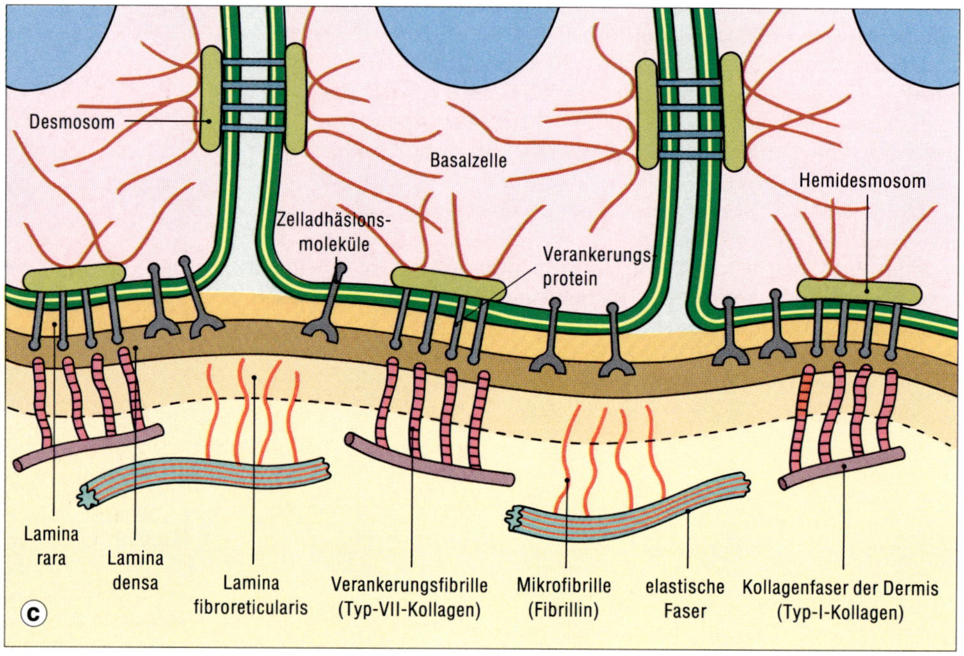

Subepidermale Blasenbildung

Die dermoepidermale Verbundzone ist ein Ort, an dem sich genügend Flüssigkeit ansammeln kann, um die Epidermis von der Dermis abzuheben: es bildet sich eine subepidermale Blase. Sie kann verursacht sein durch

- exzessive Scherkräfte;
- Strukturanomalien.

Exzessive Scherkräfte bilden die häufigste Ursache und beruhen gewöhnlich auf anhaltenden Reibungen, wie sie in zu engen Schuhen auftreten.

Strukturanomalien können primärer oder sekundärer Art sein.

- Die wichtigste primäre Erkrankung stellt die **Epidermolysis bullosa** dar, eine seltene, erbliche Hautkrankheit, bei der der dermoepidermale Verbundkomplex von Anfang an zu schwach ist und nicht einmal minimalen Scherkräften widersteht. Je nach Lokalisation der Gewebetrennung, die elektronenmikroskopisch nachgewiesen wird, kann man eine Reihe verschiedener Formen der Epidermolysis bullosa unterscheiden.
- Die sekundären Hauterkrankungen sind häufiger und beruhen gewöhnlich auf einer Entzündung, bei der die basalen Zellschichten und die daruntergelegenen Basalmembranen geschädigt werden, z. B. das **bullöse Pemphigoid** und die **Dermatitis herpetiformis (Duhring)**.

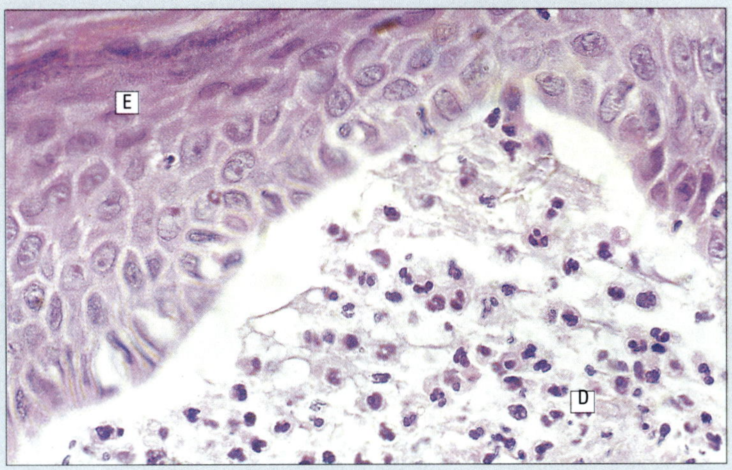

Abb. 19-5. Dermatitis herpetiformis. Bei der **Dermatitis herpetiformis (Duhring)**, einer subepidermalen Blasenbildung mit sekundärer Ursache, entwickeln sich bei den Patienten stark juckende Blasen in der Haut. Bei dieser Krankheit wird das Immunglobulin A (IgA) in den Septen der Dermispapillen dicht an der Basalmembran abgelagert. Dadurch wird die Komplementkaskade aktiviert, und segmentkernige neutrophile Granulozyten (s. S. 71) werden durch die lokale Freisetzung von Chemotaxinen angezogen. Daraus entsteht ein Dermisschaden (D) dicht unterhalb der dermoepidermalen Verbundzone, und die Epidermis (E) löst sich ab. Die entstandene Blase enthält Flüssigkeit und einige Überreste von Neutrophilen. In der hier abgebildeten kleinen, unreifen Blase liegen viele Neutrophile

Stratum spinosum

Über den Basalzellen bilden die Keratinozyten die Stachelzellschicht mit polyedrischen Zellen, die zentrale, runde Kerne und rötlich gefärbtes Zytoplasma enthalten.

Die Stachelzellen treten untereinander durch ein System aus Interzellularbrücken in Kontakt, das aus kleinen Zytoplasmaausläufern der Zelloberfläche besteht, die in Desmosomen enden (Abb. 19-6, s. auch Abb. 3-11).

Das Zytoplasma der Stachelzellen enthält viele intermediäre Filamente (Tonofilamente, s. Abb. 3-27); diese sind besonders in den Zytoplasmafortsätzen konzentriert, die zu den Desmosomen führen und in den Zellen zum Stratum granulosum hin zahlreicher werden.

Die oberen Zellen des Stratum spinosum sind flacher als die polyedrischen Zellen der tiefen Schichten. In den schmalen Zwischenräumen zwischen den Stachelzellen liegen einzelne Zytoplasmaausläufer von Melanozyten und Langerhans-Zellen.

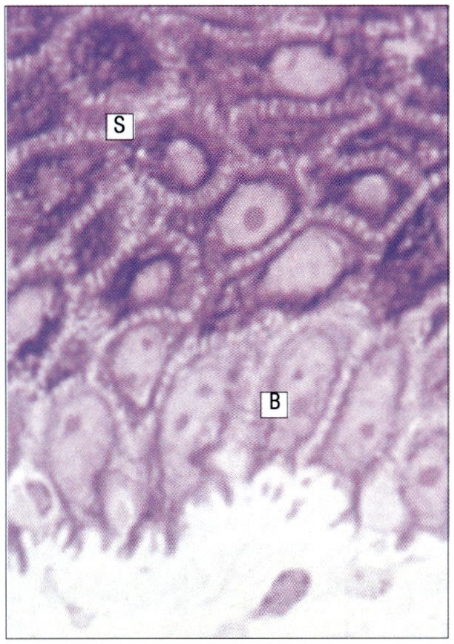

Abb. 19-6. Stratum spinosum. Toluidinblaugefärbter Semidünnschnitt mit dem Stratum basale (B) und dem darübergelegenen Stratum spinosum (S), der Stachelzellschicht. Durch den hohen Gehalt an Tonofilamenten färbt sich das Stachelzellzytoplasma intensiver an als das Zytoplasma der Basalzellen. Die typischen Interzellularbrücken, denen die Zellen des Stratum spinosum ihren Namen verdanken, sind gut zu sehen; sie stellen den Ort desmosomaler Verknüpfungen zwischen aneinandergrenzenden Stachelzellen dar

Stratum granulosum

Die Keratinozyten im Stratum granulosum enthalten kleine, ovale oder runde mit Hämatoxylin anfärbbare Körperchen (**Keratohyalingranula**) aus einem eiweißhaltigen Material mit einer großen Menge an schwefelreichen Aminosäuren (z. B. Cystein). Sie enthalten auch massig Tonofibrillen und kleine, runde Lamellengranula, **Keratinosomen** oder Odland-Körperchen.

In den oberen Schichten des Stratum granulosum besteht das Zytoplasma der Keratinozyten größtenteils aus Massen von Keratohyalinmaterial und enggepackten Tonofibrillen mit wenig Zytosol oder Zellorganellen, und in diesen Schichten werden die Zellen platt. Beim Absterben des Zellkerns und des Zytoplasmas bleiben Keratohyalin und Tonofibrillen übrig und bilden zusammen das Keratin (s. Abb. 3-27) der zellfreien Oberflächenschicht, das Stratum corneum (Abb. 19-7).

Keratinosomen bilden ein komplexes, hydrophobes Glykophospholipid, das beim Absterben der oberflächlichen Keratinozyten freigesetzt wird und vielleicht als Klebstoff wirkt, um die Keratinschuppen zusammenzuzementieren. Diese Substanz macht auch die Hautoberfläche relativ wasserabstoßend, obwohl sie bei längerer Wässerung abgelöst wird, wobei das Keratin Wasser aufnimmt, weich wird und anschwillt.

Regeneration der Epidermis

Oberflächenkeratin geht ständig verloren, und zwar durch Abnutzung, Reibung, Waschen, Bürsten etc. Es wird daher dauernd vom Stratum granulosum her ersetzt, das sich seinerseits ständig durch Zellen aus dem Stratum spinosum ergänzt. Die Stachelzellen werden durch Proliferation von Zellen des Stratum basale erzeugt.

Die Erneuerungsrate von den Basalzellen bis zum abschilfernden Keratin schwankt von Ort zu Ort, an beanspruchten Stellen wie den Fußsohlen erfolgt die Regeneration schneller (25–30 Tage), die langsame Regeneration dauert 40–50 Tage. Bei manchen Hautkrankheiten, besonders bei Psoriasis, ist die Erneuerungszeit erheblich verkürzt.

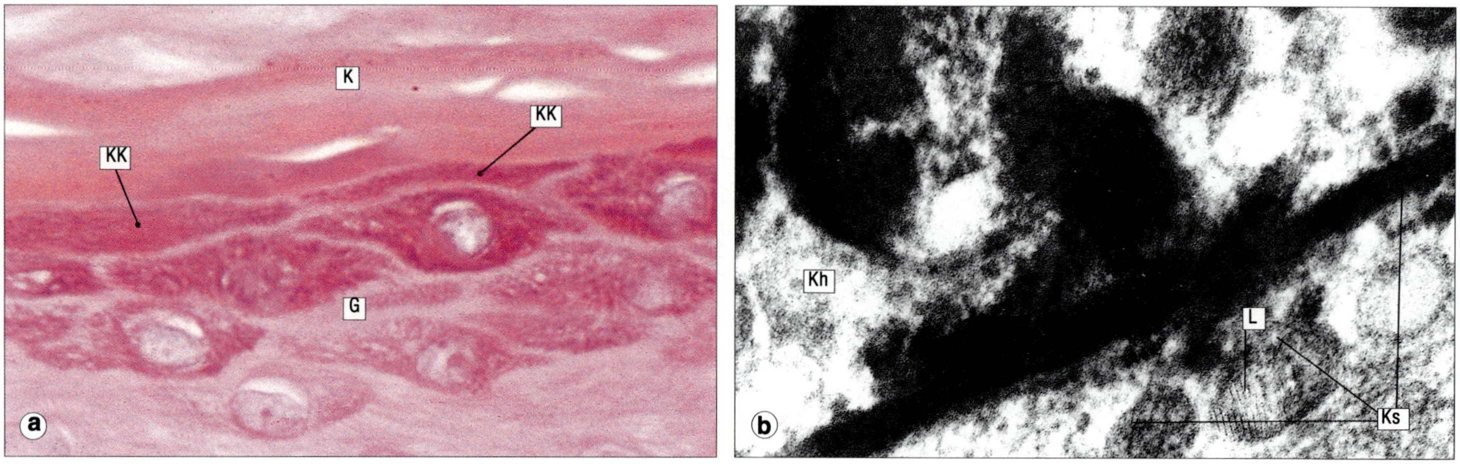

Abb. 19-7 a, b. Stratum granulosum. a Das Stratum granulosum (G) der Epidermis mit der darübergelegenen zellfreien Keratinschicht (K). Durch den steigenden Gehalt an Keratohyalingranula wird die Zytoplasmafärbung zur Oberfläche hin kräftiger. Die oberflächlichsten Zellen haben die Kerne verloren und bilden flache Platten aus Keratohyalin und Keratin (KK). **b** Ultrastruktureller Zytoplasmaausschnitt aus einer Zelle im Stratum granulosum; sie ist mit unregelmäßigen Massen aus elektronendichtem Keratohyalin (Kh) und runden oder ovalen Keratinosomen (Ks) vollgepackt, die z. T. eine Lamellierung (L) aufweisen

Nichtkeratinisierende Epidermiszellen

Außer Keratinozyten enthält die Epidermis auch Melanozyten, Langerhans-Zellen und Merkel-Zellen.

Melanozyten

Melanozyten sollen vom Neuroektoderm der Neuralleiste abstammen und bilden hauptsächlich das Pigment Melanin, das größtenteils für die Hautfarbe verantwortlich ist und die Gefahr für Gewebsschäden durch ultraviolette Strahlen verringert.

Die Melanozyten sitzen zwischen den Keratinozyten des Stratum basale und haben Kontakt mit der Basalmembran. Sie sind blaß gefärbt und enthalten große, ovale Kerne und viel Zytoplasma, das sich in zahlreichen langen Fortsätzen in die Lücken zwischen den Keratinozyten erstreckt. Im Melanozytenzytoplasma finden sich charakteristische, membranumgebene, ovale Granula (**Prämelanosomen** und **Melanosomen**) mit einem gestreiften, elektronendichten Core, die Melanin bilden (Abb. 19-8). Bei der Melaninproduktion wird Tyrosin durch das Enzym Tyrosinase in DOPA (Dihydroxyphenylalanin) überführt. Aus DOPA entsteht dann eine Pigmentzwischenstufe, die zu Melanin polymerisiert.

Melanin bindet an Proteine und bildet den aktiven Melanoproteinkomplex, der ultrastrukturell als kugelige Masse eines elektronendichten Materials erscheint und oft die Prämelanosomen verdeckt.

Die Melanoproteinkomplexe fließen durch die Zytoplasmafortsätze der Melanozyten und werden ins Zytoplasma von Keratinozyten des Stratum basale und spinosum überführt; die höchsten Konzentrationen liegen in den Basalzellen.

Die Anzahl der Melanozyten bleibt mehr oder weniger konstant, aber der Grad ihrer Aktivität ist genetisch unterschiedlich, wodurch die rassisch und individuell unterschiedliche Hautfarbe zustande kommt.

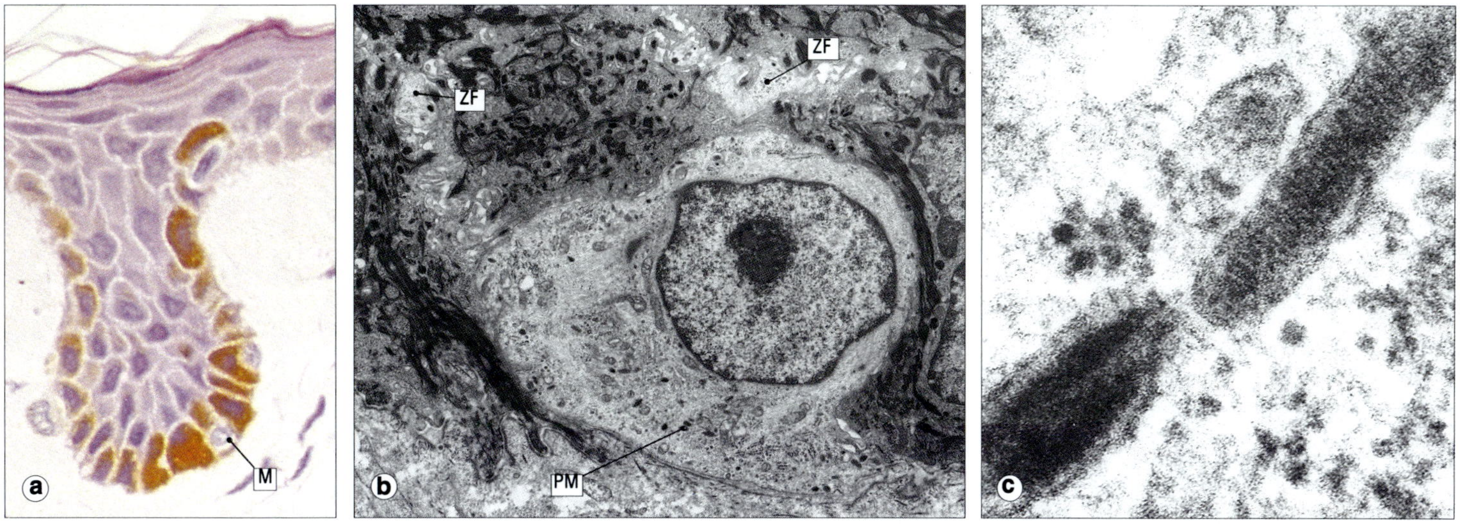

Abb. 19-8 a–c. Melanozyt. a Ein Melanozyt (M) mit seinem blaß gefärbten Zytoplasma. In diesem Schnitt von der Haut eines Schwarzen hebt er sich deutlich von den pigmentbeladenen Basalzellen ab. **b** Ultrastrukturell enthalten die Melanozyten Prämelanosomen (PM) und Melanosomen, und ihre Zytoplasmafortsätze (ZF) erstrecken sich zwischen die Keratinozyten des Stratum basale und des unteren Teils des Stratum spinosum. **c** Die starke elektronenmikroskopische Vergrößerung zeigt die charakteristische Bootsform der Prämelanosomen, die sowohl eine grobe Längs- als auch eine feine Querstreifung aufweisen

Langerhans-Zellen

Die **Langerhans-Zellen** sitzen in allen Schichten der Epidermis, sind aber im Stratum spinosum am leichtesten zu sehen. Sie dienen der Antigenerkennung und stellen einen wichtigen Bestandteil des Immunsystems dar (s. S. 85).

Die Langerhans-Zellen haben ebenso wie die Melanozyten einen ovalen, blaß gefärbten Kern; von ihrem hellen Zytoplasma erstrecken sich (dendritische) Fortsätze zwischen die Keratinozyten.

Langerhans-Zellen enthalten verstreute, charakteristische **Birbeck-Granula**, stäbchenförmige Gebilde mit periodischer Querstreifung, die am zahlreichsten dicht am Golgi-Apparat liegen. Manchmal ist ein Ende des Stäbchens tennisschlägerartig zu einem Sacculus erweitert (Abb. 19-9).

Langerhans-Zellen kommen in gesunder Haut nur in geringer Zahl vor. Bei vielen chronisch-entzündlichen Hautveränderungen, besonders solchen mit allergischer oder immunologischer Ätiologie wie der chronisch atophischen Dermatitis, sind sie vermehrt und haben auch mehr und komplexere dendritische Fortsätze.

Merkel-Zellen

Merkel-Zellen sind selten und können in normaler Haut nur schwer demonstriert werden. Sie liegen in der Basalschicht und ähneln lichtmikroskopisch den Melanozyten, aber elektronen-

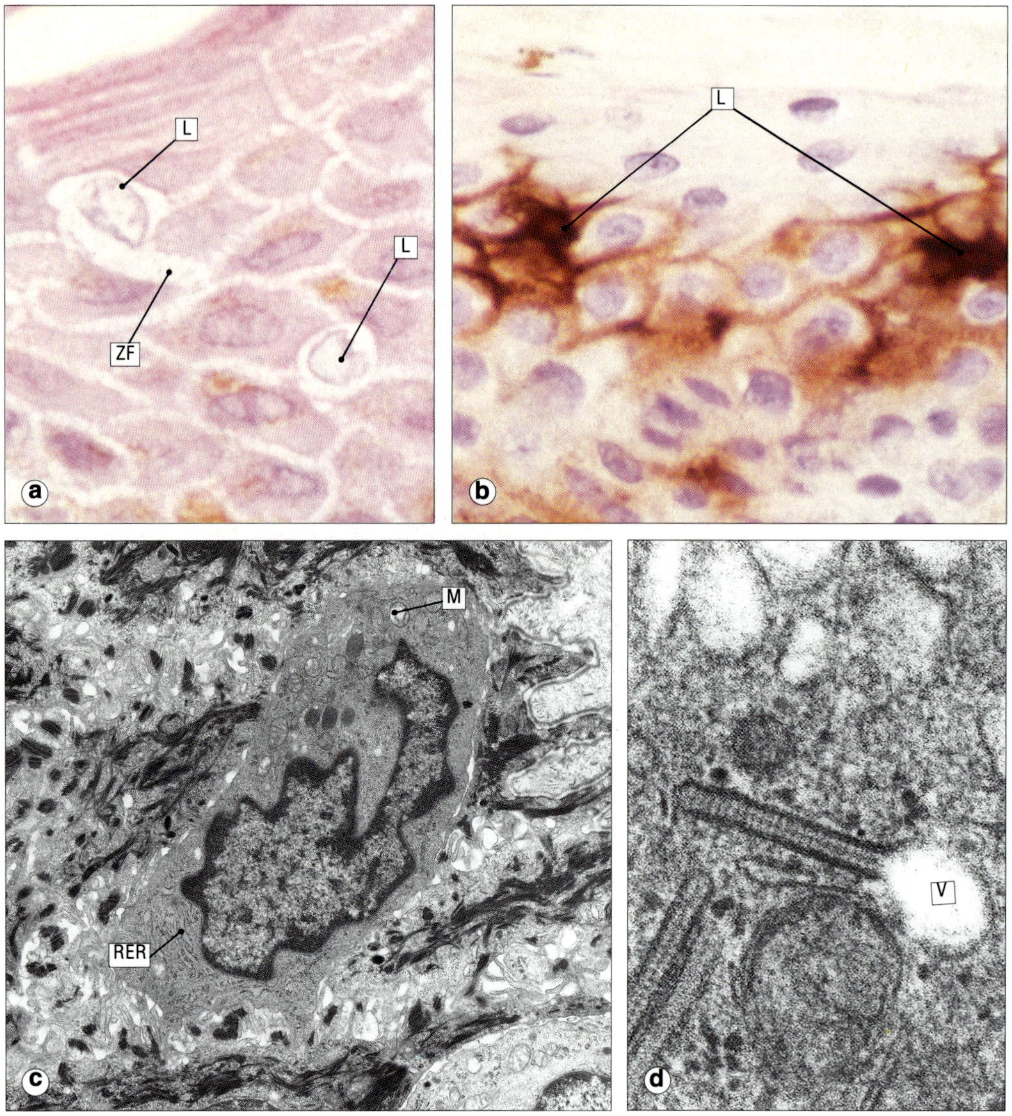

Abb. 19-9 a–d. Langerhans-Zellen. a In HE-gefärbten Paraffin- oder Kunststoffschnitten liegen die Langerhans-Zellen (L) als unregelmäßige, blasse Zellen im Stratum spinosum, mit schwach angefärbten ovalen oder nierenförmigen Kernen, die häufig eingefaltet sind. Ihre zahlreichen Zytoplasmafortsätze (ZF) erstrecken sich zwischen die Keratinozyten. **b** Langerhans-Zellen (L) tragen CD1-Marker und können durch Immunoperoxidasetechniken selektiv dargestellt werden. **c** Ultrastrukturell weisen die Langerhans-Zellen einen unregelmäßig eingefalteten Kern auf; sie enthalten keine Tonofilamente. Mitochondrien (M), Lysosomen und rauhes ER (RER) sind deutlich zu erkennen. Bei dieser Vergrößerung sind Birbeck-Granula noch nicht zu sehen. **d** Starke Vergrößerung von 2 charakteristischen Birbeck-Granula, von denen eines am einen Ende ein geweitetes Vesikel (V) aufweist mikroskopisch enthalten sie rundliche, von einer Membran umgebene Zytoplasmagranula vom neuroendokrinen Typus.

Die Merkel-Zellen bilden mit peripheren Nervenendigungen synaptische Verbindungen an der Zellbasis und weisen auch spärliche desmosomale Haftpunkte mit benachbarten Keratinozyten auf (Abb. 19-10). Sie kommen entweder verstreut als Einzelzellen vor oder zusammengelagert als sog. **Tastscheiben** unmittelbar unter der Basalmembran. Solche Ansammlungen sollen Mechanorezeptoren für Berührungen sein und werden bisweilen als **Tastkörperchen** bezeichnet.

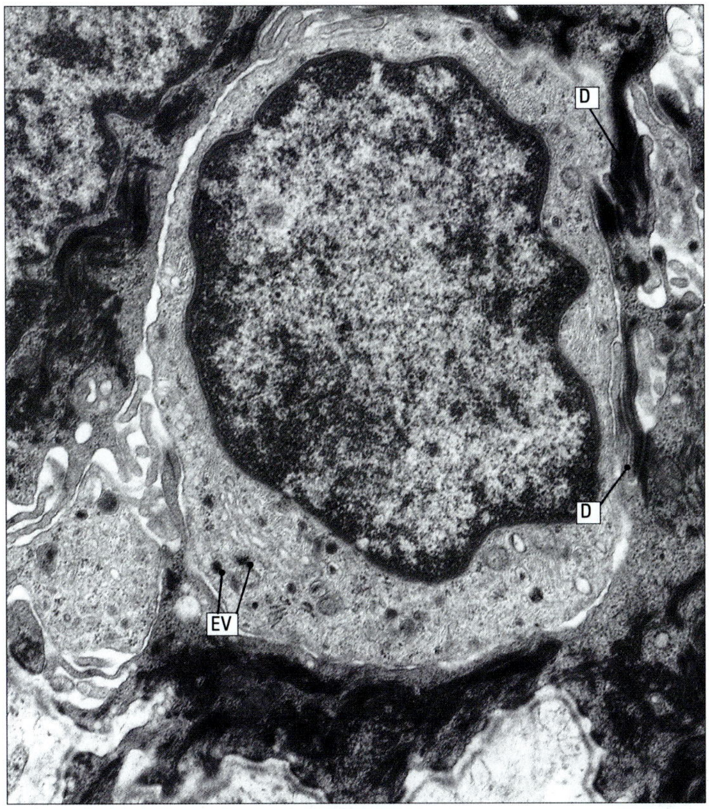

Abb. 19-10. Merkel-Zellen. Merkel-Zellen lassen sich anhand ihrer ultrastrukturellen Merkmale von Melanozyten unterscheiden (s. auch Abb. 19-8 b, c). Sie enthalten einen gewundenen Kern, der einen großen Teil der Zelle einnimmt, und schieben keine Zytoplasmafortsätze zwischen die Keratinozyten. Dafür können sie kurze Protrusionen aufweisen, die gelegentlich desmosomale Kontakte (D) mit benachbarten Keratinozyten eingehen. Ihr Zytoplasma umschließt runde neuroendokrine Vesikel (EV), besonders an der Zellbasis dicht an der basalen Nervenendigung, die mit der (hier nicht gezeigten) daruntergelegenen Nervenscheibe kommuniziert. Das Zytoplasma enthält auch einen gut entwickelten Golgi-Apparat, glattes ER und verstreute Ribosomen

Dermatitis (Entzündung der Haut)

Die Haut ist vielen schädigenden Einflüssen ausgesetzt, z. B. Chemikalien und ultravioletten Strahlen, die eine Vielzahl verschiedener Formen von Ausschlag hervorrufen. Eine verbreitete Dermatitisart, die **seborrhoische Dermatitis**, ist in Abb. 19-11 zu sehen.

Die Haut reagiert aber auch auf innere Störungen mit einem Ausschlag, z. B. bei Viruserkrankungen (wie Masern) und Arzneimittelallergien (z. B. durch Penizillin).

Von den meisten Hautkrankheiten ist die Ursache nicht bekannt.

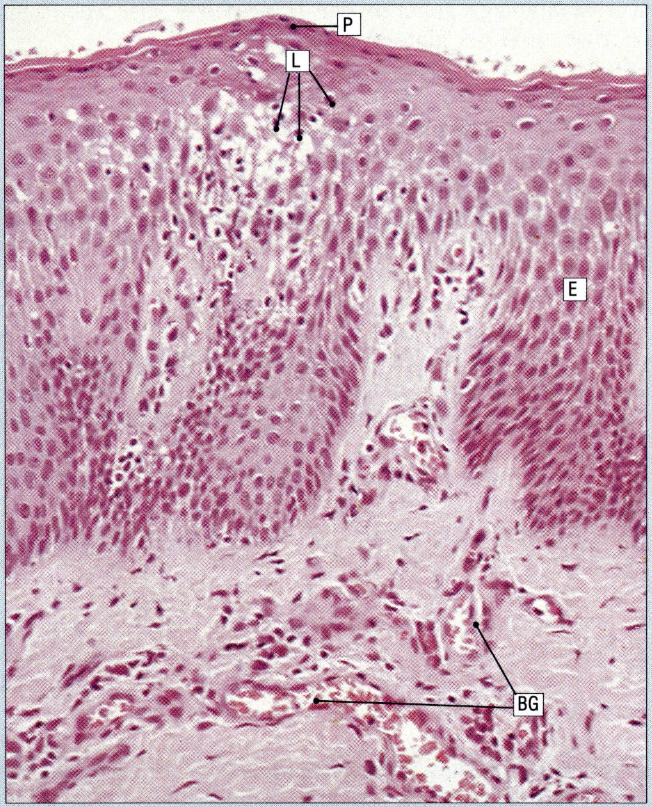

Abb. 19-11. Seborrhoische Dermatitis. Die Epidermis (E) ist verdickt und durch eine Lymphozyteninfiltration (L) und eine Wasseransammlung zwischen den Keratinozyten (helle Stellen) unterbrochen. Die oberflächlichsten Zellen enthalten hier noch Kernreste der Keratinozyten. Bei dieser **Parakeratose** (P) manifestieren sich Verhornungsstörungen in geschädigten Epidermisregionen. Die subkapsulären Blutgefäße (BG) sind dilatiert und von Lymphozyten und Makrophagen umgeben. Ursache der seborrhoischen Dermatitis ist wohl ein Hautpilz

Hautanhangsgebilde

Zum Epidermalorgankomplex gehören (neben den Nägeln) Haare samt Talgdrüsen, freie Talgdrüsen, ekkrine Schweißdrüsen und apokrine Duftdrüsen samt ihren Ausführungsgängen.

Haarbalg und Talgdrüsen

Die epidermalen Haaranlagen entstehen zusammen mit Talgdrüsen, deren wasserabstoßendes Sekret das Haar schützt und die wasserabweisenden Keratincharakteristika ergänzt.

Zur Haaranlage gehören der Haarfollikel, der Haarschaft, Talgdrüsen und der glatte M. arrector pili.

Haarfollikel

Der Haarfollikel ist eine tubuläre Epithelstruktur, die sich auf die Epidermisoberfläche öffnet. Am unteren Ende enthält seine zwiebelförmige Auftreibung, der Bulbus pili, in seiner Konkavität eine spezielle Dermisregion, die **Haarpapille**. Sie führt zahllose kleine Blutgefäße und ist reichlich mit markhaltigen und marklosen Nervenendigungen versehen.

Im Bulbus der Haarwurzel bilden zahlreiche kleine, aktiv proliferierende germinative Zellen den Haarschaft und die innere Wurzelscheide, die von der äußeren Wurzelscheide umgeben ist.

Die germinativen Haarwurzelzellen enthalten ein dunkles, basophiles Zytoplasma; zwischen ihnen sind Melanozyten eingestreut.

Die **innere epitheliale Wurzelscheide** besteht aus 3 Schichten:

1. Henle-Zellen in einer einzelnen Schicht;
2. einer mehrschichtigen Lage typischer Zellen mit großen, eosinophilen Trichohyalingranula;
3. Scheidenkutikula aus überlappenden Keratinplatten.

In der inneren Wurzelscheide entsteht durch Keratinisierung der Haarschaft. Sie reicht vom Bulbus bis etwa zur Talgdrüsenmündung; darüber besteht ein kleiner Spalt um den Haarschaft herum, in den der Talg der Talgdrüsen abgegeben wird.

Die **äußere epitheliale Wurzelscheide** ist eine modifizierte Epidermis und zeigt dicht an der Haartrichtermündung alle 3 Schichten der Epidermis (Stratum basale, spinosum, granulosum). Weiter unten im Haarfollikel, distal der Talgdrüsenmündung, besteht sie aus stark modifizierten Stachelzellen mit großen, blassen Zellen, die viel Glykogen enthalten.

Außen umgibt eine stark eosinophile, dicke Basalmembran, die Glashaut, die äußere epitheliale Wurzelscheide (Abb. 19-12).

Haarschaft

Jeder Haarschaft besteht aus 2 oder 3 Schichten aus hochorganisiertem Keratin: innen befindet sich das Mark, außen die Haarrinde und darauf die Haarkutikula.

- Das Haarmark ist ein variabler Bestandteil, es fehlt in den feinen Körper- und Lanugohaaren. Dort, wo es vorhanden ist, besteht es aus Schichten enggepackter, polyedrischer Zellen.
- Die Haarrinde ist aus dichtgepacktem Keratin aufgebaut, das ohne Inkorporierung von Keratohyalingranula gebildet wird; es entsteht durch „harte Keratinisierung“ und ist anders zusammengesetzt als das weiche Keratin der Epidermisoberfläche.
- Die Haarkutikula besteht aus nur einer Schicht flacher Keratinschuppen, die einander in hochorganisierter Weise überlappen.

Der Haarschaft enthält in wechselnder Menge Melanin, je nach Aktivität der Melanozyten im germinativen Epithel des Haarbulbus.

Talgdrüsen

Die Talgdrüsen (**Glandulae sebaceae**) bilden sich als laterale Auswüchse der äußeren epithelialen Wurzelscheide. Sie sind größtenteils bis zur Pubertät inaktiv und werden anschließend größer und sekretorisch aktiv.

Talgdrüsen bestehen aus Läppchen großer, polyedrischer, blasser Zellen, die zahlreiche Lipidtropfen enthalten und kleine, dunkel gefärbte, zentrale Kerne aufweisen. Eine einzelne Lage kubischer oder platter Vorläuferzellen befindet sich zwischen der Basalmembran jedes Läppchens und der Masse der Zellen. Die Talgdrüsenläppchen münden gewöhnlich in 2/3–3/4 der Länge der Haarwurzel oberhalb des Bulbus mit kurzen Ausführungsgängen in den Haartrichter. Diese Ausführungsgänge zeigen schon ein geschichtetes Plattenepithel mit allen 3 Schichten wie die normale Epidermis.

Das Talgdrüsensekret (**Sebum**) ist ein Lipidgemisch und enthält Triglyzeride und verschiedene komplexe Wachse. Es entsteht durch Nekrose von Zellen in großem Umfang, wobei ihr Lipidinhalt in die Ausführungsgänge gelangt (Abb. 19-13) und somit in den Spalt zwischen dem neugebildeten Haarschaft und der äußeren epithelialen Wurzelscheide. Der Sekretionstypus der Talgdrüse heißt holokrin (s. Abb. 15-1).

Die Anzahl, Größe und Aktivität der Talgdrüsen schwankt von Hautstelle zu Hautstelle. Besonders viele gibt es im Gesicht, Kopfhaut, Nasenflügeln, Vulva und Analregion; sie fehlen in der Leistenhaut der Palma manus und Planta pedis.

M. arrector pili

Zu einem Haarbalg mit seiner kollagenfaserigen Wurzelscheide gehört ein schmaler Streifen aus glatter Muskulatur, der **M. arrector pili**, der schräg nach oben in die höheren Dermisschichten zieht. Dieser sympathisch innervierte Muskel kann den Haarfollikel und Haarschaft mehr senkrecht ausrichten, und die Haare sträuben sich. Dabei werden die Talgdrüsen ausgedrückt.

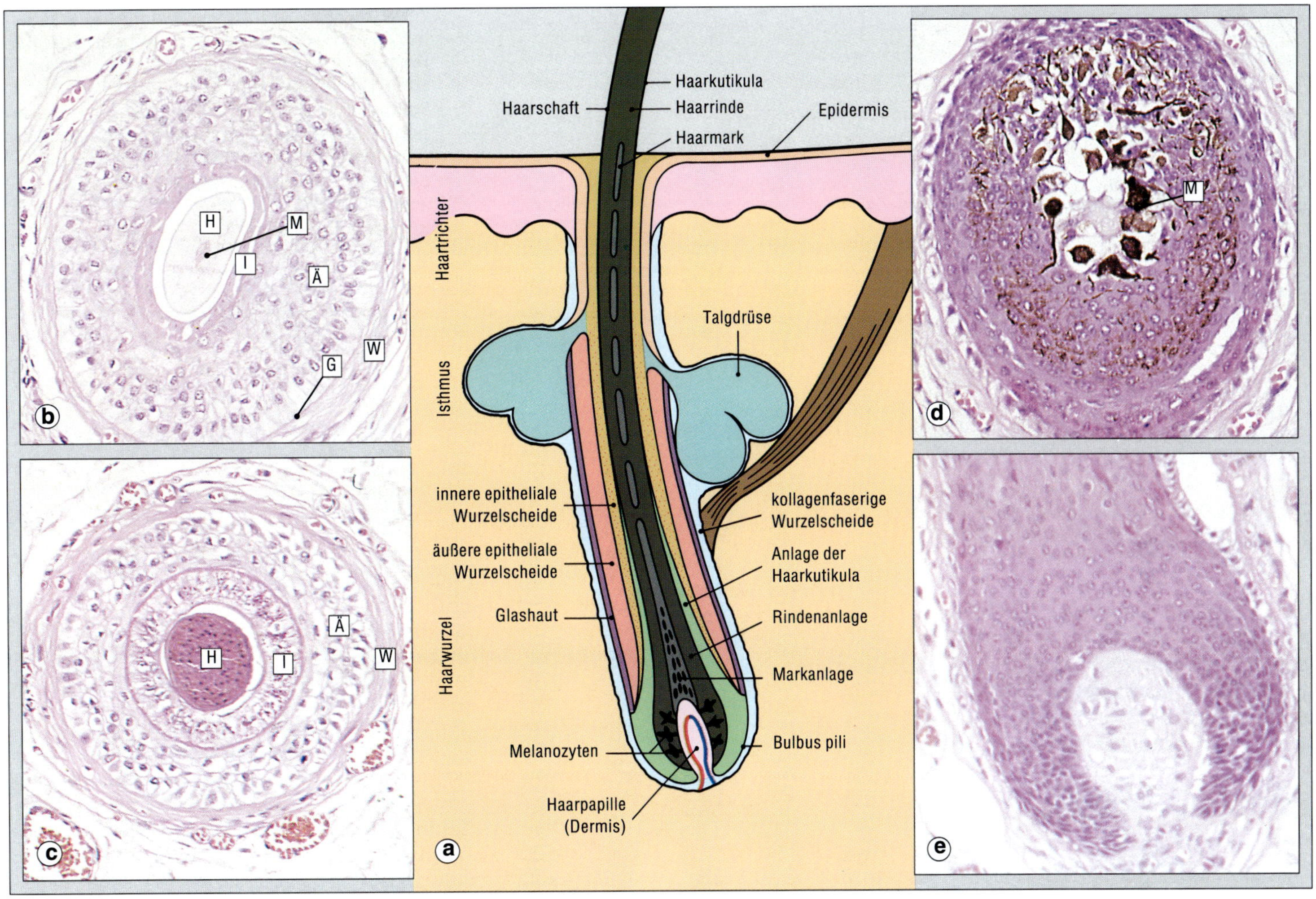

Abb. 19-12 a–e. Haarfollikel mit Talgdrüsen. a Schema vom Grundbau einer Haarwurzel und den dazugehörenden Talgdrüsen. Ein Haarfollikel ist eine Ansammlung kompakter Epithelzellen, die von einer vaskularisierten, kollagenfaserigen Wurzelscheide der Dermis umgeben sind; er bildet die unterschiedlichen Haarteile (Mark, Rinde, Kutikula). Bei dunkelhaarigen Menschen gibt eine große Menge aktiver Melanozyten in der Basalschicht des Bulbus Melanin an die Schicht ab, aus der Rindenzellen entstehen; Mark und Haarkutikula sind unpigmentiert. Die äußeren Zellen des Bulbus pili bilden die **innere epitheliale Wurzelscheide**, deren mittlere Schicht zahlreiche rotgefärbte Trichohyalingranula enthält. **Die äußere epitheliale Wurzelscheide** stellt einen Teil des Haartrichters der Epidermis dar und ist nach außen durch eine deutliche, homogene Membran, **die Glashaut**, abgesetzt. Diese trennt sie von der **kollagenfaserigen Wurzelscheide**, die den gesamten Follikel umgibt und auch als dünne, unterschiedlich deutliche Schicht die Talgdrüsen mit umschließt. Etwa auf Höhe der Talgdrüse inseriert der M. arrector pili in der kollagenfaserigen Wurzelscheide und zieht schräg nach oben ins Stratum papillare der Lederhaut. Die unteren Teile des Haarschafts bestehen aus teilweise keratinisierten Zellen, in denen die Kerne des ursprünglichen Epithels noch sichtbar sind, aber weiter oben setzt sich das Haar aus kernfreiem, hartem, kompaktem Keratin zusammen, das sich mit Eosin nicht anfärbt. **b** Querschnitt durch einen Haarfollikel direkt unterhalb der Talgdrüsen. Der Haarschaft (H) weist keine Zellkerne auf und besteht aus ungefärbtem, hartem Keratin; in der Mitte ist ein Markrest (M) zu erkennen. Die äußere kollagenfaserige Wurzelscheide (W) und die Glashaut (G) um die äußere epitheliale Wurzelscheide (Ä) sind gut entwickelt, aber die innere epitheliale Wurzelscheide (I) ist auf dieser Höhe azellulär und degeneriert. **c** Haarwurzelquerschnitt oberhalb des Bulbus pili. Der Haarschaft (H) enthält Kernreste und ist stark eosinophil. Die in Zellen gegliederte innere epitheliale Wurzelscheide (I) ist gut ausgebildet und enthält eosinophile Trichohyalingranula. Darauf folgen die äußere epitheliale Wurzelscheide (Ä) und die kollagenfaserige Wurzelscheide (W). **d** Querschnit durch den Bulbus pili mit Melanozyten (M), die Melanin an das Epithel der Rindenanlage abgeben. **e** Längsschnitt durch den Bulbus pili mit der Haarpapille. In diesem Fall sind keine aktiven Melanozyten ausgebildet

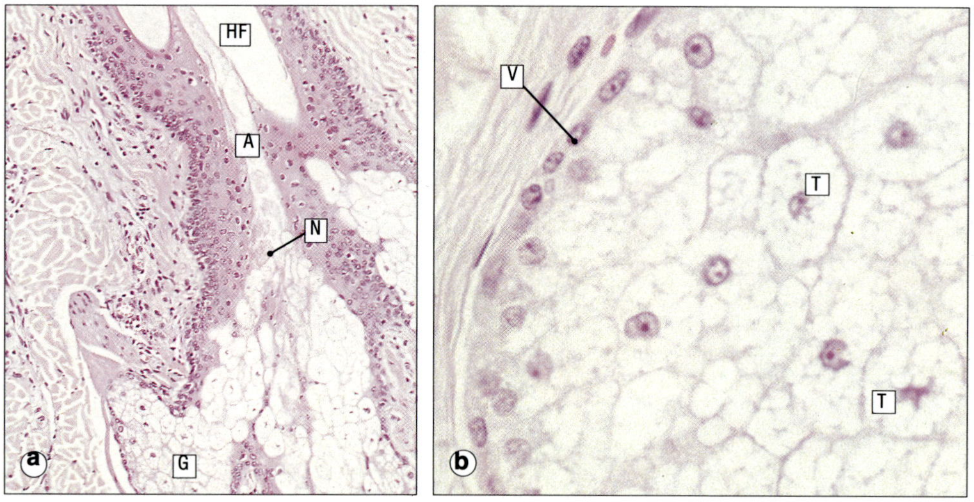

Abb. 19-13 a, b. Talgdrüse. a Eine Glandula sebacea (G) mündet mit einem engen Ausführungsgang (A) in den Trichter des Haarfollikels (HF). Der Talg entsteht durch Nekrose (N) der lipidbeladenen Drüsenzellen (holokrine Sekretion). **b** Talgdrüse in stärkerer Vergrößerung mit einer einzelnen Schicht kubischer oder platter Vorläuferzellen (V) und den großen Talgdrüsenzellen (T), die durch Lipidtröpfchen angeschwollen sind

Freie Talgdrüsen

An bestimmten Körperstellen münden die Talgdrüsen nicht in die Haartrichter, sondern frei auf die Epidermisoberfläche, und zwar in
- den Labia minora (s. S. 322) und dem Präputium;
- der Areola mammae;
- den Augenlidern als Meibom-Tarsaldrüsen (s. S. 204);
- der Wangenmukosa und im Lippenrot.

Ekkrine Schweißdrüsen

Ekkrine Schweißdrüsen und ihre Ausführungsgänge kommen überall in der Haut vor; besonders zahlreich sind sie an Stirn, Kopfhaut, Axilla, Handinnenfläche und Fußsohle. Sie entstehen etwa in der 16. Entwicklungswoche als Auswüchse der Epidermis, die in die Dermis absteigen und unverzweigte, gewundene Schlauchdrüsen bilden.

Der sezernierende Drüsenanteil sitzt tief in der Dermis oder oberen Subkutis und schickt seinen Ausführungsgang zur Oberfläche. Zum Drüsenendstück hin ist der Gang gewunden, aber er verläuft dann gerade durch die Dermis bis an die Epidermis; dort ist er wieder korkenzieherartig geschlängelt, was man in dicker Epidermis sehen kann, z.B. an der Sohle (s. Abb. 19-20).

Ekkrine Schweißdrüsen sind zweischichtig; die innere Schicht sezernierender Zellen wird von einer äußeren, flachen Schicht aus kontraktilen Myoepithelzellen umgeben, deren Begrenzung eine deutliche, manchmal dicke Membran darstellt. Die Ausführungsgänge zeigen ein zweischichtiges, dunkel gefärbtes kubisches Epithel und ein klares Lumen, dessen Oberfläche oft kräftig eosinophil ist (Abb. 19-14).

Die ekkrinen Drüsen bilden Schweiß und stehen unter der Kontrolle des autonomen Nervensystems. Schweiß ist eine hypotone wäßrige Lösung mit einem neutralen bis leicht sauren pH-Wert und enthält verschiedene Ionen, besonders Natrium, Kalium und Chlorid.

Apokrine Duftdrüsen

Die Duftdrüsen entstehen ursprünglich zusammen mit Haaranlagen aus der Epidermis; sie sind beim Menschen spärlich, bei vielen anderen Säugern dagegen stark entwickelt. In der Kindheit sind sie noch klein und unbedeutend; sie werden erst in der Pubertät größer und aktiv.

Die apokrinen Duftdrüsen sind beim Menschen besonders in der Perinealregion um den Anus und die Genitalien herum und in der Axilla konzentriert. Modifizierte apokrine Drüsen liegen im Augenlid (**Moll-Drüsen**), im Brustwarzenvorhof (Tubercula Montgomery) und im äußeren Gehörgang, wo sie sich als **Glandulae ceruminosae** mit an der Zerumenbildung beteiligen.

Apokrine Duftdrüsen bestehen aus:
- einem schlauchförmigen, verzweigten Drüsenendstück, das wie bei ekkrinen Drüsen tief in der Dermis oder am Übergang zur Subkutis sitzt;
- einem mehr oder weniger gestreckten Ausführungsgang, der gewöhnlich über der Talgdrüse in den Haartrichter ausmündet.

Das Drüsenendstück besteht aus einer inneren Schicht kubischer Epithelzellen und einer noch innerhalb der Basalmembran gelegenen, diskontinuierlichen Schicht flacher Myoepithelzellen. Es hat ein weites Lumen (Abb. 19-15). Der Ausführungsgang gleicht mit seinem zweischichtigen, kubischen Epithel dem der ekkrinen Drüsen (s. Abb. 19-14).

Durch Reize wie Angst oder sexuelle Erregung bilden die apokrinen Duftdrüsen ein visköses, leicht milchiges Sekret, dessen Funktion beim Menschen unbekannt ist; bei Säugetieren dienen ähnliche Drüsen als Duftorgane zur Revierabgrenzung oder als Sexuallockstoff.

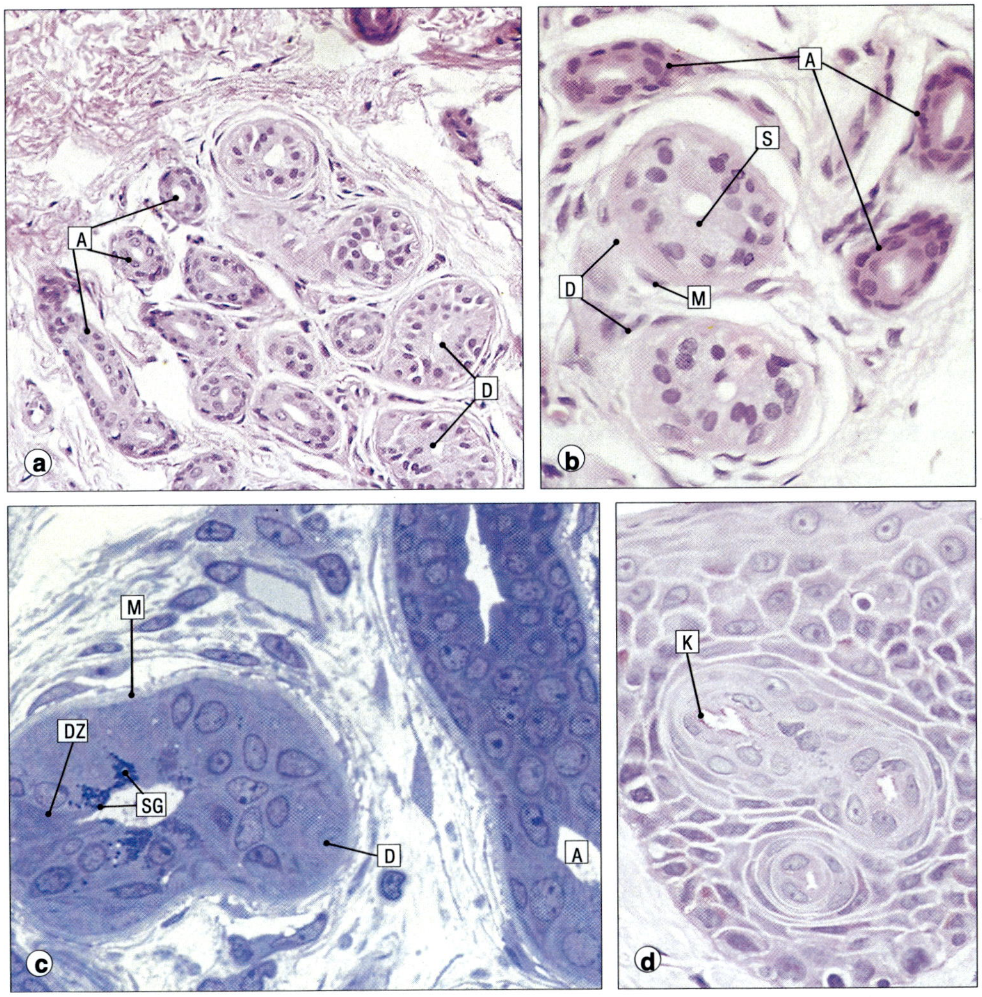

Abb. 19-14 a–d. Ekkrine Schweißdrüsen. **a** Übersichtsbild von ekkrinen Schweißdrüsen (D) und ihren Ausführungsgängen (A) aus der Tiefe der Dermis. **b** Die starke Vergrößerung zeigt, daß die Drüsen (D) aus blaß gefärbten, sezernierenden Zellen (S) bestehen, die von einer äußeren Schicht undeutlicher Myoepithelzellen (M) umgeben sind. Die Ausführungsgänge (A) weisen ein deutliches, zweischichtiges Epithel aus dunkel gefärbten Zellen auf. **c** Toluidinblaugefärbter Semidünnschnitt. Man erkennt große, blaß gefärbte, glykogenreiche Zellen, die vereinzelt dunkle Sekretgranula (SG) enthalten, und eine kleine Anzahl schmaler, dunkler Zellen (DZ), die Sialomuzine sezernieren. Die Drüsen (D) sind von einer dicken, amorphen Membran (M) umgeben, und ihre Ausführungsgänge (A) zeigen luminal eine homogene Kutikula aus Mikrovilli, die von einer amorphen Glykokalyx überzogen sind. **d** Ausführungsgang einer ekkrinen Schweißdrüse im Oberflächenepithel. Er ist spiralig gewunden und wird bisweilen als Akrosyringium bezeichnet. Neben der luminalen Zellschicht gibt es noch 2–3 Lagen äußerer Zellen. Die innersten Zellen bilden kleine Keratohyalingranula (K) aus und werden im Bereich des Stratum granulosum keratinisiert. Der spiralige Verlauf setzt sich auch durch die Keratinschichten hindurch fort und ist am besten in stark verhornter Leistenhaut zu sehen (s. Abb. 19-20)

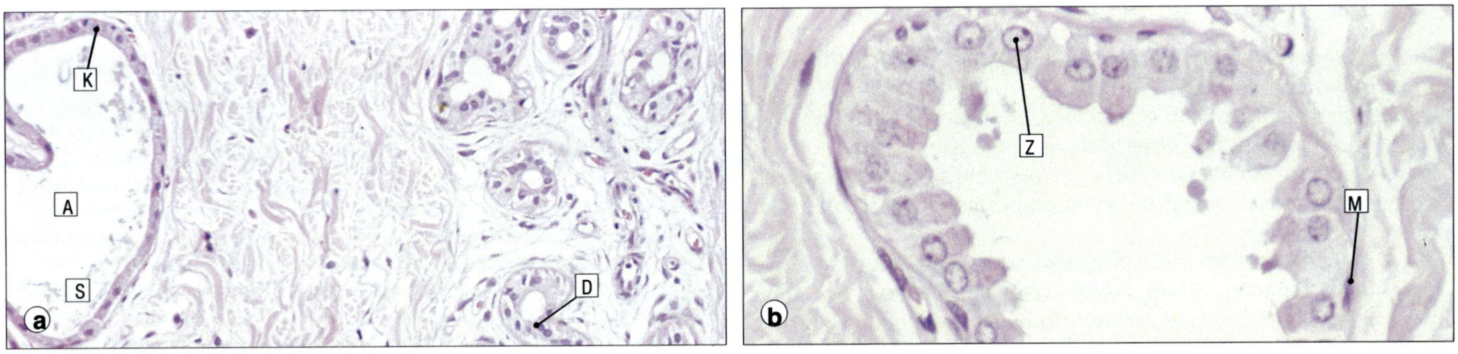

Abb. 19-15 a, b. Apokrine Duftdrüsen. **a** Ausschnitt aus einer aktiv sezernierenden apokrinen Drüse (A) aus der Axilla, daneben zum Vergleich ekkrine Drüsen (D). Die apokrine Drüse weist eine innere Schicht kubischer Epithelzellen (K) mit kräftig eosinophilem Zytoplasma und eine äußere, diskontinuierliche Schicht platter Zellen auf, die wohl Myoepithel darstellen. Der Drüsenschlauch ist von einer deutlichen eosinophilen Basalmembran umgeben. Das Lumen ist sehr groß und kann ein blaßrotes homogenes Sekret (S) enthalten. **b** Starke Vergrößerung der annähernd kubischen Epithelzellen (Z) und der unregelmäßigen luminalen Oberfläche, bei der es so aussieht, als ob sekrethaltige Zytoplasmatropfen apokrin ins Lumen abgeschnürt werden (s. Abb. 3-24). Die flachen Myoepithelzellen (M) fallen nur in Tangentialschnitten stärker auf

Dermis

Die Lederhaut, Dermis oder Corium, stellt das Supportgewebe der Epidermis dar; hier liegen die epidermalen Anhangsorgane, Blut- und Lymphgefäße sowie Nerven. Sie enthält:

- Fibroblasten, Fibrozyten und ihre extrazellulär gelegenen Produkte (s. S. 50);
- Kollagen- und Retikulinfasern;
- glykosaminoglykanhaltige Matrix;
- Blutgefäße;
- kleine Mengen von Makrophagen, Lymphozyten und Mastzellen.

Man unterscheidet 2 deutliche Dermisschichten: ein oberes, dünnes Stratum papillare, das mit der Epidermis verzapft ist, und ein dickeres Stratum reticulare zwischen dem Stratum papillare und dem Fettgewebe der Subkutis.

Das **Stratum reticulare** macht den Hauptanteil der Dermis aus; beim Tier wird daraus das Leder hergestellt. Es enthält auffallende, dicke Fasern aus straffem Kollagen, zwischen die lange, dicke, elastische Fasern eingemischt sind, die gewöhnlich oberflächenparallel verlaufen. Diese Schicht enthält die Blut- und Lymphgefäße und die Nerven der Haut.

Das **Stratum papillare** färbt sich blasser an als das Stratum reticulare; es enthält weniger Kollagen und Elastin, aber mehr Matrix. Die dünnen Kollagen- und Elastinfasern sind anders angeordnet, viele ziehen senkrecht zur Hautoberfläche. Der Papillarkörper enthält haarnadelförmige Kapillarschlingen, feine Nervenäste und sensible Nervenendigungen (Abb. 19-16).

Gefäßversorgung

Die Blutversorgung der Haut erfolgt im wesentlichen über die Dermis und wird aus größeren Gefäßen im subkutanen Fettgewebe gespeist. Man kann 2 Plexus unterscheiden (s. Abb. 19-1):

- einen tiefen Gefäßplexus unten im Stratum reticulare, dicht an der Subkutis;
- einen oberflächlichen Gefäßplexus oben im Stratum reticulare, dicht am Papillarkörper.

Aus dem oberflächlichen Gefäßplexus ziehen kleine Kapillarschlingen bis dicht unter die Basalmembran der Epidermis, die selbst avaskulär ist.

Die Dermis enthält viele arteriovenöse Anastomosen einschließlich spezieller Shunts (**Glomusanastomosen**), die sich überwiegend in den Fingerspitzen finden. Eine Regulation der Hautdurchblutung ist besonders wichtig für die Thermoregulation.

Die Hautanhangsgebilde werden von Zweigen aus Gefäßen versorgt, die den tiefen und den oberflächlichen Plexus miteinander verbinden.

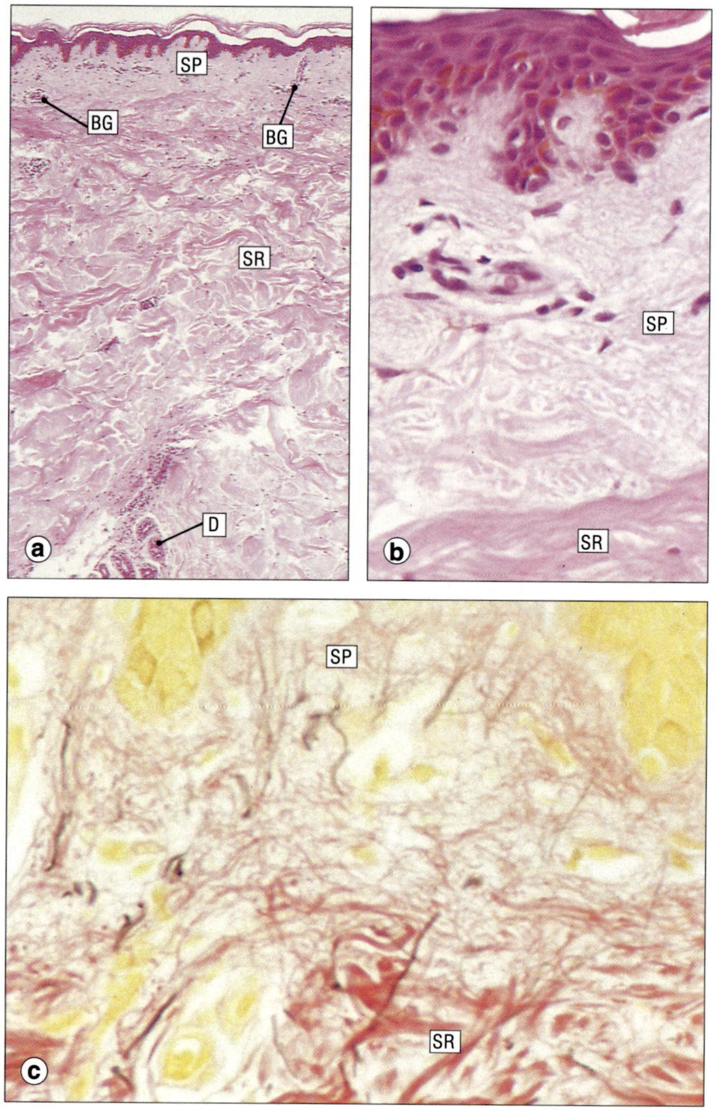

Abb. 19-16 a–c. Dermis. a Übersicht über die Lederhaut in der HE-Färbung. Durch ihren hohen Gehalt an Kollagen ist sie eosinophil; das kollagenärmere Stratum papillare (SP) ist blasser gefärbt. Tief im Stratum reticulare (SR) liegt eine gekräuselte ekkrine Schweißdrüse (D). An der Grenze zwischen beiden Lederhautschichten sind kleine Blutgefäße (BG) konzentriert. **b** Die starke Vergrößerung verdeutlicht den Unterschied zwischen dem lockeren, hellen Stratum papillare (SP) und dem straffen, dunkler gefärbten Stratum reticulare (SR) mit seinen groben kollagenen Fasern. **c** Die obere Dermis in der Gieson-Elastika-Färbung mit elastischen (schwarz) und kollagenen Fasern (rot), die beide im Stratum papillare (SP) dünn sind und senkrecht verlaufen, während sie im Stratum reticulare (SR) gröber sind und überwiegend parallel zur Hautoberfläche angeordnet sind

Nervenversorgung

Die Nervenversorgung der Haut sitzt in der Dermis und umfaßt:

- eine reiche Versorgung durch marklose Fasern aus dem sympathischen autonomen Nervensystem, das die Durchblutung reguliert und den Epidermalorgankomplex innerviert;
- ein afferentes System myelinisierter und markloser Axone, die exterozeptive Reize aufnehmen.

Die Hautsensibilität ist mit einer Reihe spezialisierter oder unspezialisierter Nervenendigungen assoziiert (Abb. 19-17).

- Freie Nervenendigungen (markhaltiger und markloser Fasern) sind zahlreich und leiten Schmerz (Nozizeptoren), Juckreiz und Temperatur.
- **Vater-Pacini-Lamellenkörperchen**, hochcharakteristische, von einer Kapsel umgebene Nervenendigungen sind Mechanorezeptoren für Druck und wahrscheinlich auch für Vibration; sie finden sich gewöhnlich tief in der Dermis oder im subkutanen Fettgewebe der Handflächen und Fußsohlen.
- **Meißner-Tastkörperchen**, sensible Nervenendigungen in den Papillen der Dermis, nehmen Berührungsreize auf und sind an Hand und Fuß am häufigsten.
- **Merkel-Zellen** und ihre Nervenendigungen (s. Abb. 19-11) sind langsam adaptierende Mechanorezeptoren (Druck).

Modifikationen der Lederhaut

Die Dermis zeigt stellenweise Unterschiede in ihrer Stärke und Zusammensetzung. Sie kann auch glatte Muskulatur enthalten, z. B. in der Tunica dartos des Skrotums oder der Brustwarze und im Warzenvorhof.

Im Gesicht setzt die quergestreifte mimische Muskulatur in den tiefen Lederhautschichten an.

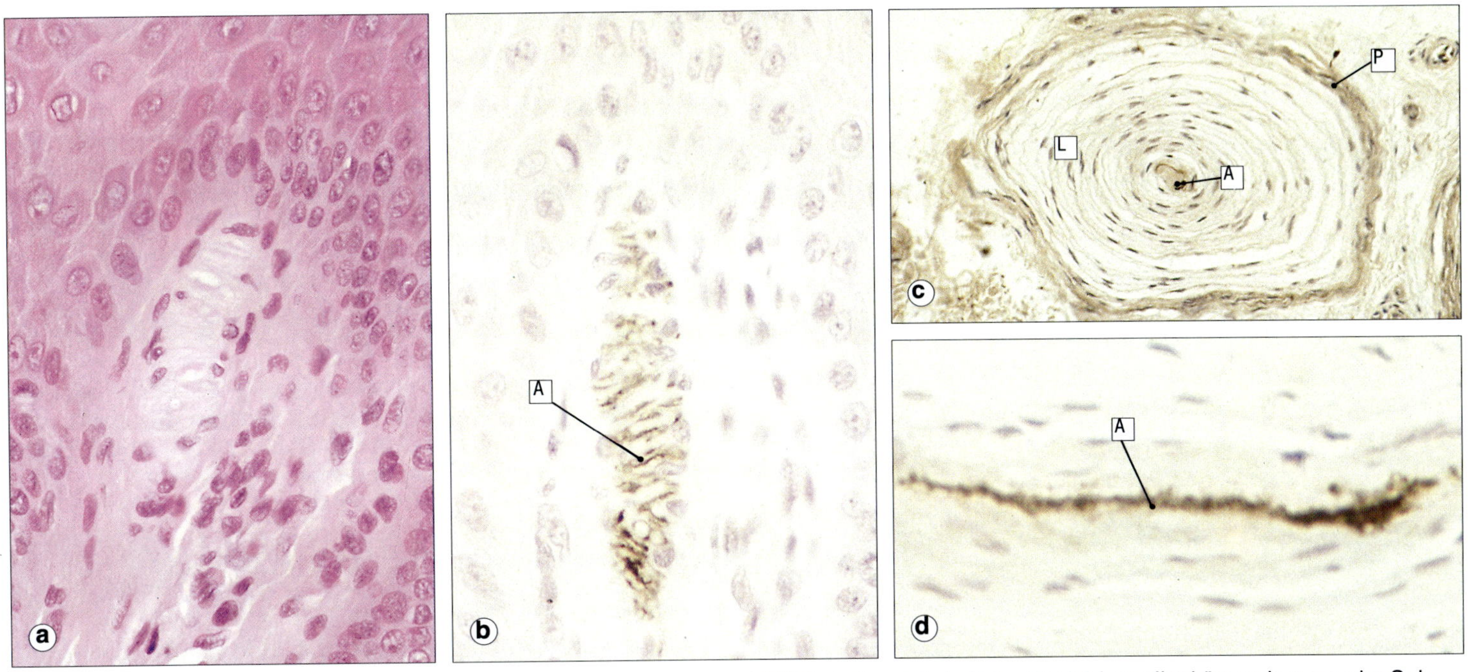

Abb. 19-17 a–d. Sensible Nervenendigungen in der Haut. **a** Meißner-Tastkörperchen, ein länglich-ovales Körperchen, HE-Färbung. Meißner-Tastkörperchen sitzen senkrecht in Dermispapillen unbehaarter Haut, besonders in Fingern und Zehen, aber auch in Lippen und Brustwarzen. Sie bestehen aus spiralig angeordneten Zellen, die von einer dünnen kollagenfaserigen Kapsel umgeben sind. In HE-Schnitten sieht man fast nur ihre abgeplatteten Schwann-Zellen (s. S. 210), aber nicht das Axon. **b** Meißner-Tastkörperchen, Immunperoxidasedarstellung für NFP (Neurofilamentprotein) zur Demonstration des spiralig angeordneten Axons (A). **c** Die gleiche NFP-Technik zeigt ein Vater-Pacini-Lamellenkörperchen aus der Subkutis der Fingerspitze, eine große, lockere Lamellenstruktur mit einem Innenkolben, der das Axon (A) enthält. Er ist von konzentrisch angeordneten Lamellen (L) aus modifizierten Schwann-Zellen umgeben, zwischen denen sich jeweils flüssigkeitsgefüllte Spalten befinden. In der Peripherie sind diese Lamellen enger gepackt und bilden eine dichte Pseudokapsel (P). **d** Längsschnitt eines Vater-Pacini-Lamellenkörperchens, gleiche Neurofilamentprotein-Immunperoxidasefärbung wie in **b**. Das Axon (A) liegt zentral und verläuft in der Längsachse

Subkutis

Das Unterhautgewebe kann noch Ausläufer von Hautstrukturen enthalten, z. B.
- in der Kopfhaut die unteren Teile der langen Haarfollikel;
- einige apokrine und ekkrine Drüsen.

Die Subkutis besteht größtenteils aus Fettgewebe, das durch kollagenfaserige Septen gekammert ist, und enthält die vielen Blutgefäße und Nerven, die die darübergelegene Dermis versorgen (Abb. 19-18). Sie dient als wirkungsvolle Wärmeisolierung, als Speicherorgan und als Stoßdämpfer.

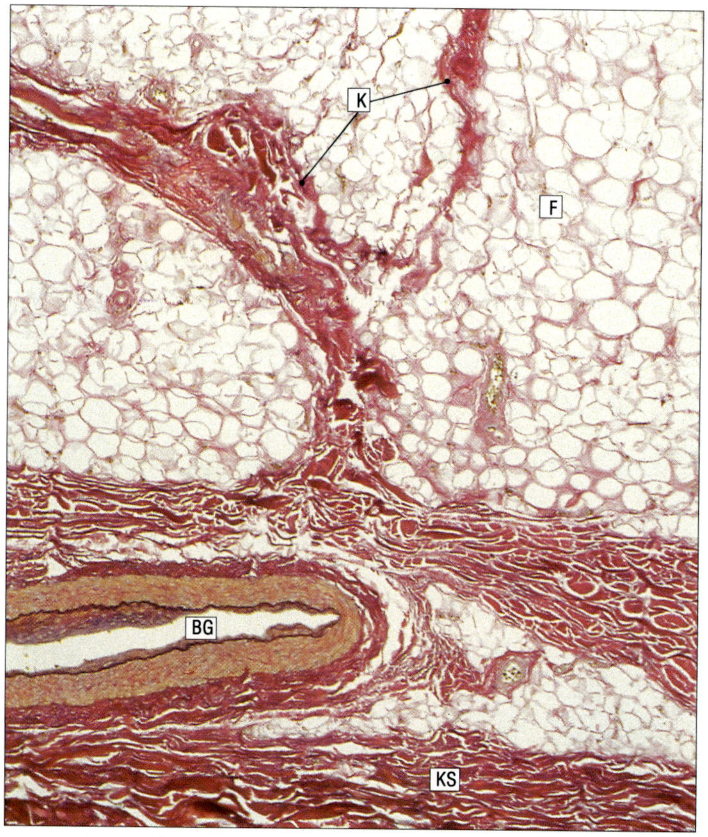

Abb. 19-18. Subkutis. Subkutanes Gewebe aus der Kopfschwarte. Es besteht überwiegend aus Fettgewebe (F), das von senkrechten Streifen aus kollagenfaserigem Gewebe (K) durchzogen wird, das aus den tiefen Dermisschichten kommt. In diesem Beispiel ziehen die fibrösen Septen durch die gesamte Subkutis und verschmelzen mit der straffen kollagenfaserigen Schicht (KS), die das Periost des daruntergelegenen Schädels bedeckt. Die Subkutis enthält die größeren Blutgefäße (BG), aus denen die Gefäßversorgung der Dermis hervorgeht

Regionale Hautunterschiede

Der größte Teil der Körperhaut ist durch die Kleidung geschützt und weder starker Beanspruchung ausgesetzt, noch besonders spezialisiert. So hat die Haut von Rücken, Abdomen, Schenkeln und Armen (Abb. 19-19):
- eine dünne Epidermis, die nur eine kleine Menge von locker gepacktem Keratin bildet;
- einen schwach ausgebildeten Papillarkörper;
- wenige Haarfollikel, die kleine Haare bilden (beim Mann sind die Follikel größer und die Haare dicker);
- ekkrine Schweißdrüsen in variabler Anzahl.

Fußsohle

Im Gegensatz zu den eben genannten Hautstellen der behaarten Felderhaut ist die Leistenhaut der Fußsohle (Abb. 19-20) auf ständige mechanische Beanspruchung ausgelegt und zeigt:
- eine dicke Epidermis mit einer dicken Lage aus kompaktem Keratin;
- einen gut ausgebildeten Papillarkörper, der Dermisleisten aufwirft und eine durch Scherkräfte verursachte Ablösung der Epidermis verhindert;
- keine Haarfollikel;
- eine große Menge ekkriner Schweißdrüsen.

Kopfschwarte

Das typische Merkmal der Kopfschwarte bilden dichtgepackte Haarfollikel mit ihren Talgdrüsen (Abb. 19-21). Bei Menschen mit glattem Haar stehen die Follikel fast senkrecht, bei krausem Haar dagegen stehen sie schräg; je krauser, desto schräger sind die Haarwurzeln eingepflanzt.

Fingerbeere

Die Haut der Fingerbeere ähnelt der Leistenhaut der Fußsohle, die besonders gut vor Abscherung geschützt ist. Sie spielt auch eine große Rolle für den Tastsinn (Abb. 19-22). Diese Hautregion zeigt folgende Charakteristika:
- eine dicke, stark verhornte Epidermis, deren Keratin eine Schutzschicht darstellt;
- einen gut entwickelten Papillarkörper mit Dermisleisten;
- zahlreiche Meißner-Tastkörperchen in den Papillen der Dermis (s. Abb. 19-17);
- Vater-Pacini-Lamellenkörperchen in Dermis und Subkutis (s. Abb. 19-17);
- spezielle arteriovenöse Shunts (Glomusanastomosen);
- zahlreiche ekkrine Schweißdrüsen.

Axilla

Die Haut in der Achselhöhle ähnelt aufgrund unseres Vierfüßler-Bauplans der in der Leistengegend. Ihre wichtigsten Merkmale sind:
- eine große Menge hochaktiver apokriner Duftdrüsen;
- zahlreiche schräge Haarfollikel;
- viele ekkrine Schweißdrüsen;
- eine dünne Epidermis auf einer Felderhaut (Abb. 19-23).

Praktische Histologie

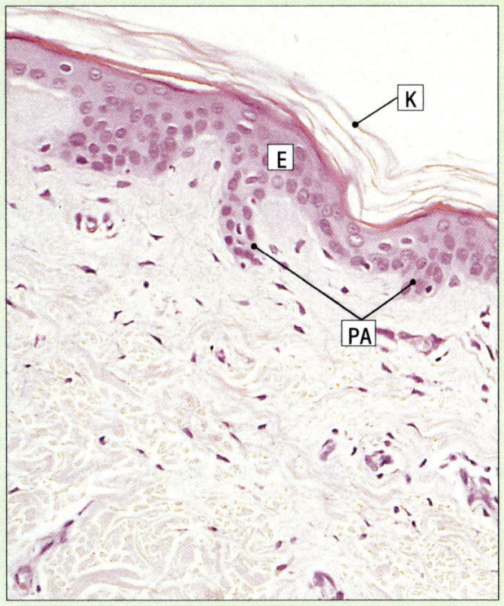

Abb. 19-19. Felderhaut. Die dünne Epidermis (E) und Keratinschicht (K) einer dünnen Hautstelle, die auch einen schwach ausgebildeten Papillarkörper (PA) sowie wenige Haarfollikel und ekkrine Schweißdrüsen aufweist

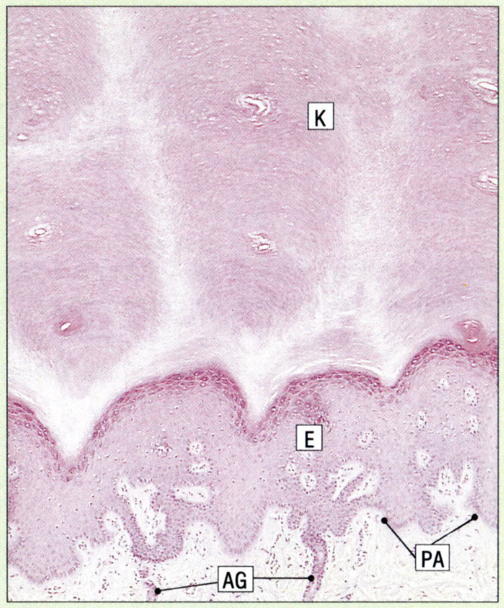

Abb. 19-20. Leistenhaut, Fußsohle. Die dicke Epidermis (E) und Keratinschicht (K) einer dicken Hautstelle, deren gut ausgebildeter Papillarkörper (PA) feine Leisten trägt. Von den zahlreichen ekkrinen Schweißdrüsen sind Ausführungsgänge (AG) getroffen, auch in der Keratinschicht

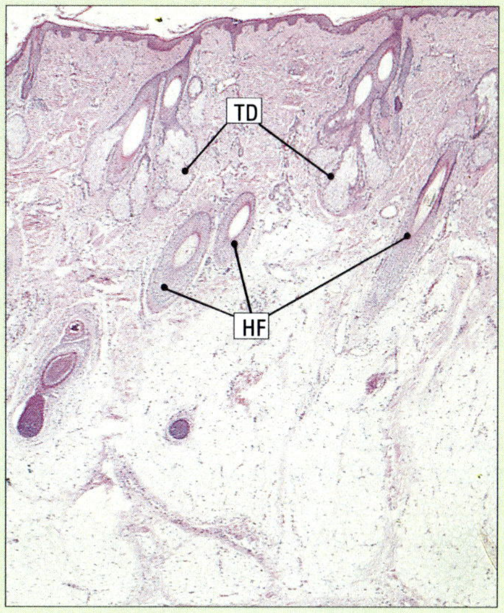

Abb. 19-21. Kopfschwarte. Haare und Talgdrüsen (TD) bilden hier eine Einheit. Die Haarfollikel (HF) reichen bis tief in die Subkutis

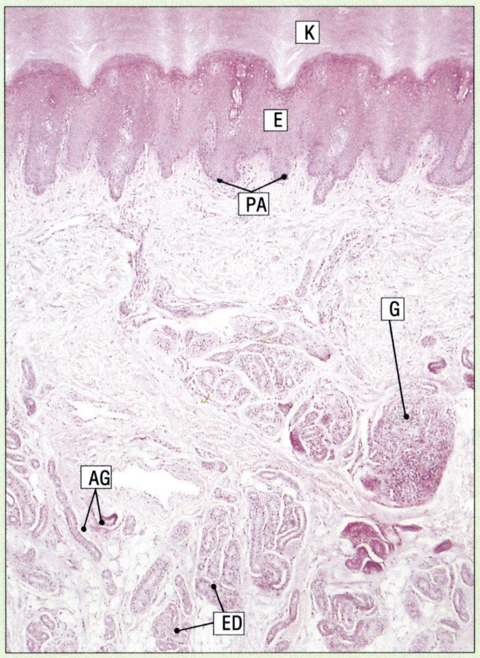

Abb. 19-22. Leistenhaut der Fingerbeere. Auf diesem Ausschnitt ist der Papillarkörper (PA) der Dermis mit seinen Leisten besonders deutlich; diese Architektur setzt sich in die dicke Epidermis (E) und die starke Keratinschutzschicht (K) fort. An der Grenze zur Subkutis liegen viele ekkrine Schweißdrüsen (ED) mit ihren Ausführunggängen (AG) sowie eine Glomusanastomose (G)

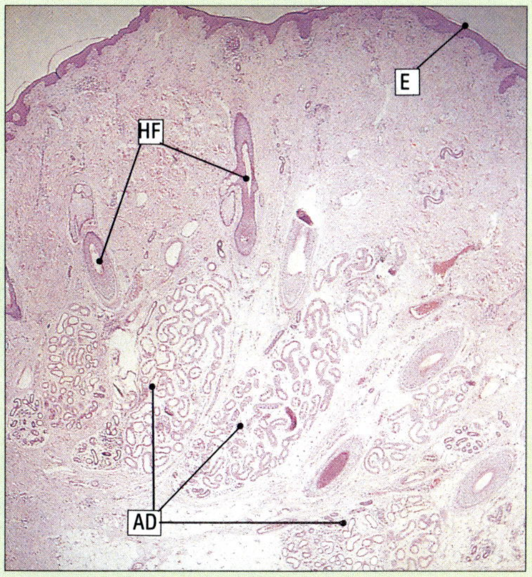

Abb. 19-23. Haut der Axilla. Die Epidermis (E) ist dünn, in der Dermis sind schräge Haarfollikel (HF) getroffen. Die großen Ansammlungen apokriner Duftdrüsen (AD) liegen am Übergang zur Subkutis

Brustdrüse

Die Brustdrüse (**Mamma**) entwickelt sich als Epidermalorgan entlang einer embryonalen **Milchleiste**, die von der Axilla schräg zur Leiste herabläuft. Beim Menschen bleibt gewöhnlich nur eine Brustdrüsenanlage erhalten, aber gelegentlich findet man akzessorische Mammaanlagen entlang der Milchleiste, meistens nur in Form einer Brustwarze.

Brustwarze

Die **Mamille** oder Papilla mammae ist eine runde, erhabene Stelle modifizierter Haut mit einer leicht gerunzelten Epidermis, die nach der 1. Schwangerschaft eine vermehrte Pigmentierung aufweist.

Die Brustwarze wird vom Warzenvorhof, der Areola mammae, umgeben, deren modifizierte Haut freie Talgdrüsen sowie apokrine Duftdrüsen enthält, deren Mündungen erhaben sind (Tubercula Montgomery). Auch die Areola ist nach der 1. Schwangerschaft stärker pigmentiert. Auf der Spitze der Brustwarze finden sich 12–20 kleine Öffnungen der großen Milchgänge, **Ductus lactiferi** (Abb. 19-24).

Entwicklung der Brustdrüse

Die Brustwarze und das einfache Ausführungsgangsystem sind schon bei der Geburt ausgebildet, aber die volle Entwicklung der in die Tiefe wachsenden Epithelknospen findet erst in der Pubertät statt.

Unter dem Einfluß der ansteigenden Östrogenproduktion in der Pubertät

- werden die Brüste größer, anfangs durch eine Zunahme des Fettgewebes;
- wird das Ausführungsgangsystem in der Brustwarze komplexer, und Epithelzweige wachsen ins Fettgewebe ein (Abb. 19-25).

Gelegentlich einmal vergrößert sich in der Pubertät auch die männliche Brust geringfügig, ebenfalls durch Zunahme des Fettgewebes und Ausbreitung des Ausführungsgangsystems. Diese Vergrößerung ist jedoch gewöhnlich minimal, kommt von selbst

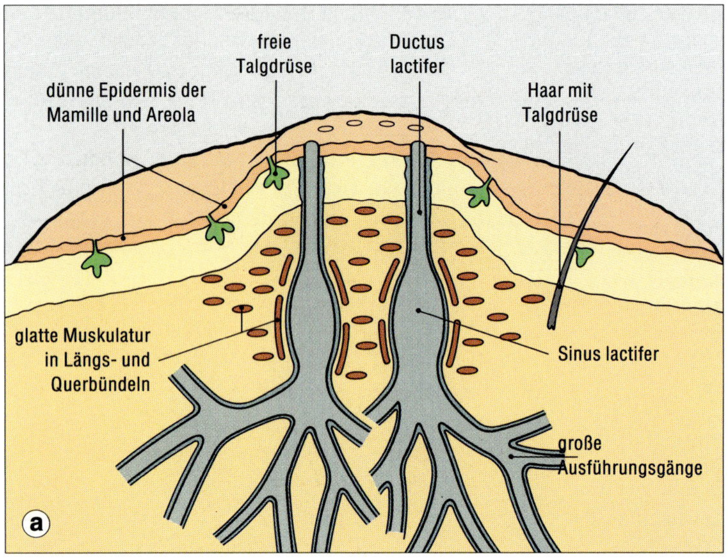

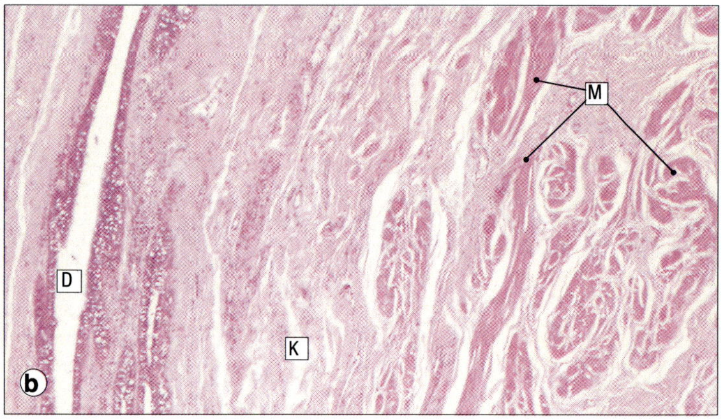

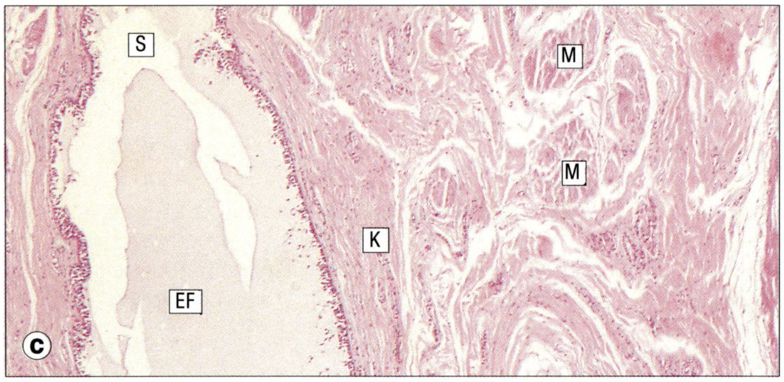

Abb. 19-24 a–c. Mamille. a Auf der Brustwarzenoberfläche sind 12–20 Öffnungen kreisförmig angeordnet, die von einem mehrschichtigen verhornten Plattenepithel ausgekleidet sind. Bei der inaktiven, nicht laktierenden Mamma sind sie normalerweise durch Keratin verstopft. Jede Öffnung stellt die Ausmündung eines einzelnen **Ductus lactifer** dar; dieser trägt ein zweischichtiges Epithel, dessen basale Schicht aus Myoepithel besteht. Jeder Ductus lactiferus geht in eine ampulläre Erweitung über, den **Sinus lactifer**, der die größeren Ausführungsgänge aufnimmt. Das Supportgewebe besteht aus faserigem Gewebe mit Fettzellen; darin sind zahlreiche Bündel längs und zirkulär verlaufender glatter Muskelzellen eingelagert. **b** Ein Ductus lactiferus (D) aus der Mamille, umgeben von kollagenfaserigem Stroma (K) und glatter Muskulatur (M). **c** Ein Teil eines Sinus lactiferus (S) kurz unterhalb der Brustwarze. Der Sinus enthält eine homogene, eiweißhaltige Flüssigkeit (EF) und ist von kollagenfaserigem Stroma (K) und glatter Muskulatur (M) umgeben

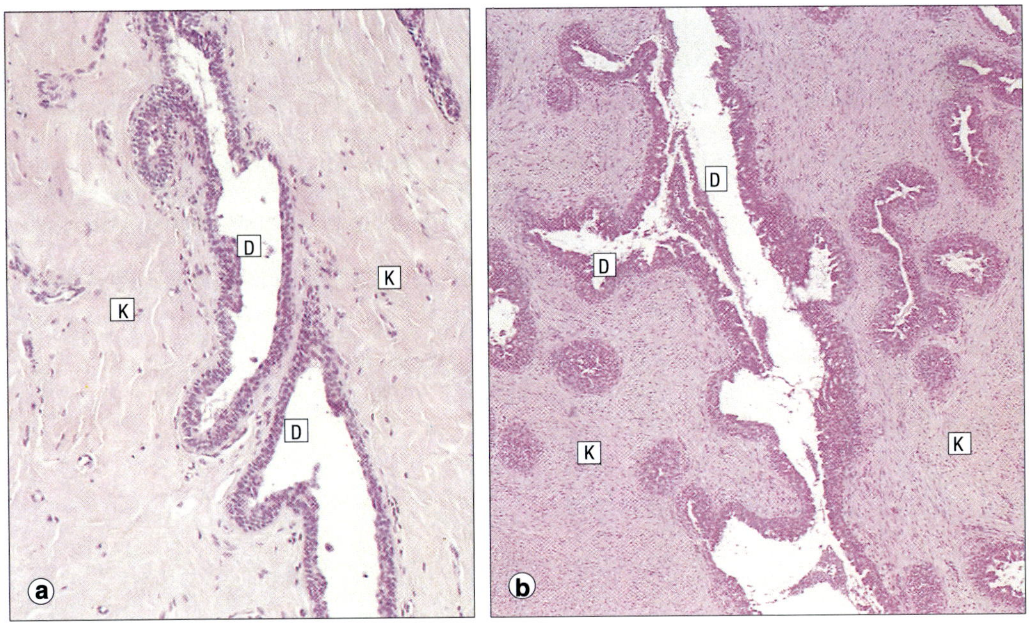

Abb. 19-25 a, b. Brustdrüsenentwicklung. a Brustdrüsengewebe eines 4 Monate alten weiblichen Säuglings. Das einzige bisher Ausgebildete ist ein System spärlich verzweigter Drüsenausführungsgänge (D) in der Mamille, die in kollagenfaseriges Gewebe (K) eingebettet sind. **b** Brustdrüsengewebe eines 11jährigen Mädchens zu Beginn der Pubertät. Das System der Drüsenausführungsgänge (D) beginnt zu proliferieren und Seitenzweige auszubilden, auch das umgebene kollagenfaserige Supportgewebe (K) wird aktiv vermehrt

Gynäkomastie

Die Gynäkomastie ist eine starke Entwicklung der männlichen Brustdrüse (Abb. 19-26) unter dem Einfluß einer exzessiven Östrogensekretion, sei es endogen (z. B. in der Pubertät) oder exogen (Stilböstrolbehandlung bei Prostatakarzinom).

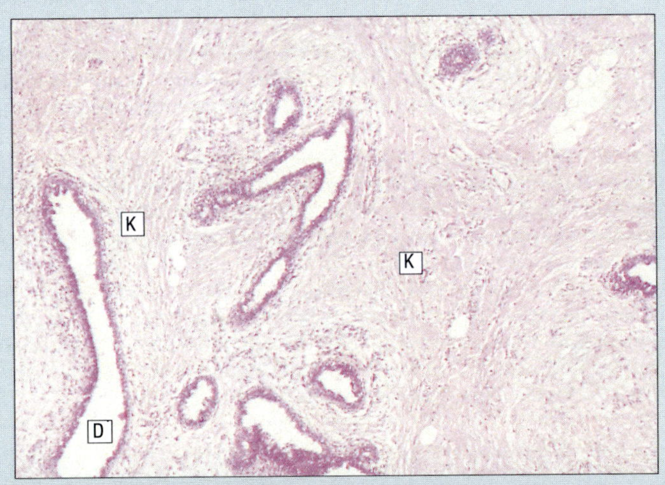

Abb. 19-26. Gynäkomastie. Charakteristisch für die Gynäkomastie sind die Proliferation eines verzweigten Ausführungsgangsystems, in dem sich oft Dilatationen (D) finden, und eine Vermehrung des umgebenden kollagenfaserigen Gewebes (K)

zum Erliegen und ist reversibel, obwohl sie gelegentlich einmal fortschreiten kann.

Normalerweise enthält die Brustdrüsenanlage des Mannes ein rudimentäres Ausführungsgangsystem und etwas kollagenfaseriges Gewebe.

Das Wachstum und die Aktivität der weiblichen Brust sind gänzlich hormonabhängig. Die anhaltende Östrogenproduktion nach dem Einsetzen der Pubertät führt zu einer fortschreitenden Vergrößerung und Komplexität des Ausführungsgangsystems.

Das Parenchym der Brustdrüse besteht aus 12–20 selbständigen Lappen mit je einer separaten Mündung der Ausführungsgänge auf der Brustwarze; sie sind in Fettgewebe mit kollagenfaserigen Septen eingebettet. Die einzelnen Lappen werden durch besonders kräftige Septen abgegrenzt; mit der darübergelegenen Haut sind sie durch kollagenfaserige Bänder verbunden, die als Lig. suspensorium mammae bezeichnet werden. Die Unterseite dieser Septen ist mit der Faszie des M. pectoralis verwachsen.

Das Ausführungsgangsystem der Mamma

Jeder Drüsenlappen stellt ein System stark verzweigter Gänge dar, die tief ins fibroadipöse Gewebe der Mamma eindringen.

Jeder Gang ist von einem zweischichtigen kubischen oder zylindrischen Epithel ausgekleidet; die innere Schicht besteht aus einheitlichen Zellen mit ovalen Kernen, darunter sitzt eine diskontinuierliche Schicht aus Myoepithelzellen mit hellem Zytoplasma.

Jeder Ausführungsgang ist von lockerem kollagenfaserigem Supportgewebe umgeben, das ein enges Kapillarmaschenwerk enthält. In dieser fibrösen Scheide liegen elastische Fasern, außer bei den kleinsten, periphersten Gängen.

Das Drüsengewebe der Mamma

Das Ausführungsgangsystem führt in eine Gruppe blind endender terminaler Ductuli, die Alveolen; jede Gruppe und ihr Ausführungsgang stellt ein ovales **Drüsenläppchen** dar.

Die Alveolen sind in ein lockeres, faseriges Supportgewebe eingebettet, das stark kapillarisiert ist und auch einige Lymphozyten, Makrophagen und Mastzellen enthält. Dieses Gewebe wird von einem strafferen kollagenfaserigen Supportgewebe umgeben, in das Fettgewebe eingemischt ist (Abb. 19-27).

Veränderungen der Mamma während der Schwangerschaft

Der Aufbau der Brustdrüse ändert sich schon in der Frühschwangerschaft; die Blutgefäßversorgung und die Pigmentierung von Brustwarze und Areola nehmen zu, und die Drüsenläppchen werden durch hyperplastische Proliferation der Alveolen größer, wobei in den luminalen Epithelzellen eine geringe Vakuolisierung auftritt.

Bis zum 2. Trimester treten an den luminalen Zellen Sekretionserscheinungen auf; im 3. Trimester sammelt sich reichlich

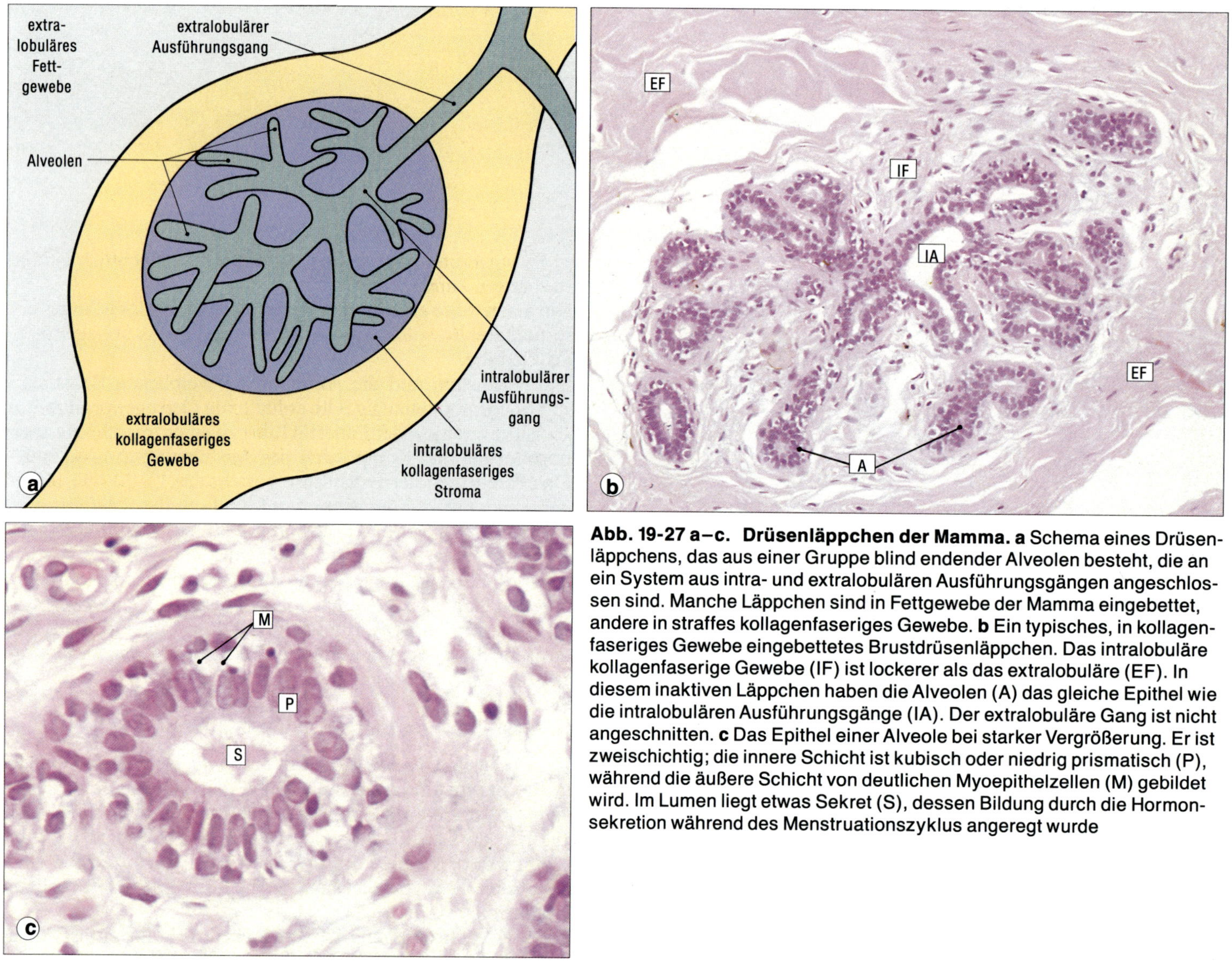

Abb. 19-27 a–c. Drüsenläppchen der Mamma. a Schema eines Drüsenläppchens, das aus einer Gruppe blind endender Alveolen besteht, die an ein System aus intra- und extralobulären Ausführungsgängen angeschlossen sind. Manche Läppchen sind in Fettgewebe der Mamma eingebettet, andere in straffes kollagenfaseriges Gewebe. **b** Ein typisches, in kollagenfaseriges Gewebe eingebettetes Brustdrüsenläppchen. Das intralobuläre kollagenfaserige Gewebe (IF) ist lockerer als das extralobuläre (EF). In diesem inaktiven Läppchen haben die Alveolen (A) das gleiche Epithel wie die intralobulären Ausführungsgänge (IA). Der extralobuläre Gang ist nicht angeschnitten. **c** Das Epithel einer Alveole bei starker Vergrößerung. Er ist zweischichtig; die innere Schicht ist kubisch oder niedrig prismatisch (P), während die äußere Schicht von deutlichen Myoepithelzellen (M) gebildet wird. Im Lumen liegt etwas Sekret (S), dessen Bildung durch die Hormonsekretion während des Menstruationszyklus angeregt wurde

Sekret in den hyperplastischen Alveolen an (Abb. 19-28). Zugleich mit der Entfaltung der Drüsenläppchen wird auch das lockere Supportgewebe der Läppchen vermehrt, und es treten Entzündungszellen auf. Am Schwangerschaftsende und während der Laktation werden die hyperplastischen Läppchen durch ihr lipidreiches, eiweißhaltiges Sekret, die Milch, geweitet.

Die Brustdrüse erlangt ihre volle Funktionsreife unter dem Einfluß von Ovarial- und Hypophysenhormonen, die in der Schwangerschaft und Stillzeit in hohen Konzentrationen produziert werden.

Nach dem Abstillen bildet sich die Brustdrüse im Verlauf einiger Monate wieder in ihren Ruhezustand zurück (Involution). Die luminalen Zellen verlieren ihre Vakuolisierung und nehmen wieder ihre ursprüngliche Größe an, und auch das Supportgewebe der Läppchen wird reduziert.

Bisweilen bleibt bei der Involution des Supportgewebes der Läppchen ein erhöhter Kollagenanteil zurück; dadurch kann es zu einer fortschreitenden Verformung der Drüsenläppchen und einer anhaltenden zystischen Dilatation einzelner Ausführungsgänge kommen.

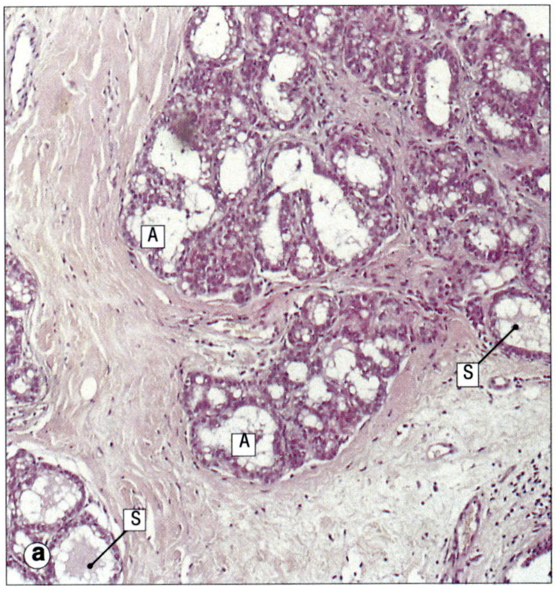

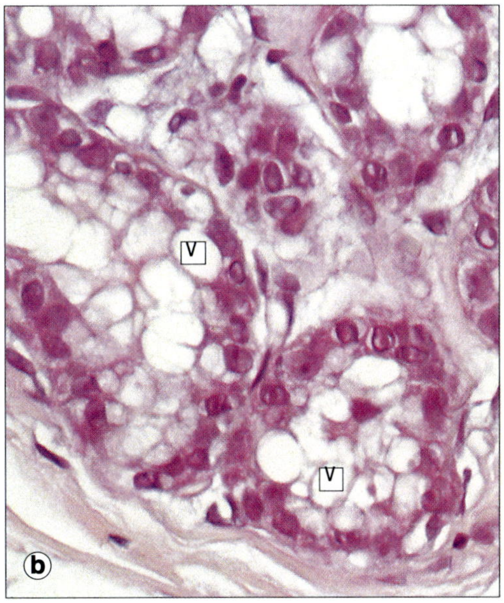

Abb. 19-28 a, b. Mamma in der Gravidität. a Mikroskopisches Bild hyperplastischer Drüsenläppchen in der Schwangerschaft. Die Alveolen (A) sind stärker vergrößert und komplexer, in ihren Lumina staut sich das Sekret (S) aus ihren Epithelzellen. **b** Sezernierende Drüsenzellen mit hellen Vakuolen (V), in denen das Milchfett durch apokrine Sekretion abgegeben wird. Die Milcheiweiße (u. a. das kalziumbindende Kasein sowie Laktalbumin und Laktoglobulin) und Laktose werden durch Exozytose (merokrin) abgegeben. Die zahlreichen Plasmazellen im Stroma bilden sekretorische Antikörper (IgA)

Mastopathie

Wenn die Milchdrüsenläppchen im Verlauf von zahlreichen Menstruationszyklen wiederholt schwankenden Östrogen- und Progesteronspiegeln ausgesetzt sind, so kann ein unproportionales Wachstum verschiedener Bestandteile auftreten, das den normalen Gewebsaufbau verändert. Solche Veränderungen sind:

- Vermehrung von Drüsen und Alveolen (Adenosis);
- Vermehrung des kollagenfaserigen Supportgewebes (Fibrose);
- Dilatation der größeren Ausführungsgänge.

Wenn solche Veränderungen auftreten, so sind sie bei multiparen Frauen am schwerwiegendsten; sie führen zu einer zunehmenden Knotenbildung in der Mamma, wobei manchmal auch Zysten entstehen (Abb. 19-29). Dies stellt die häufigste Erkrankung der Brustdrüse dar und wird sehr unterschiedlich bezeichnet, z. B. als **fibrös-zystische Mastopathie**.

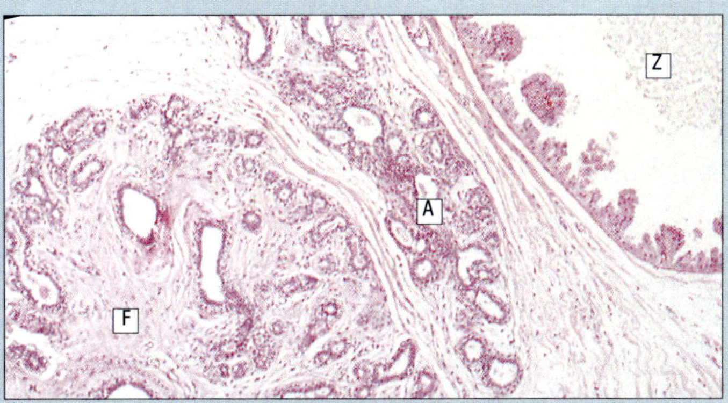

Abb. 19-29. Mastopathie. Die Veränderungen der Mamma sind hier als Fibrose (F), Adenosis (A) und als zystische Mastopathie (Z) zu erkennen

Mammakarzinom

Das Epithel der extra- und intralobulären Ausführungsgänge sowie der Alveolen kann sich krebsartig verändern und zum bedeutendsten und verbreitetsten Karzinom der Frau führen, dem Brustkrebs oder Mammakarzinom. Von den Alveolen ausgehende Karzinome werden **invasive lobuläre**, von den Ausführungsgängen ausgehende **invasive duktale Mammakarzinome** (Abb. 19-30) genannt.

Die Brustdrüse ist gut mit kleinen Blut- und Lymphgefäßen ausgestattet; daher ist eine Metastasierung häufig. Sie ist der Grund für die schlechte Prognose.

- Die lymphogene Ausbreitung erfolgt gewöhnlich in die Gruppe der axillären Lymphknoten auf der befallenen Seite; hier treten dann Metastasen auf (s. Abb. 7-14).
- Die hämatogene Metastasierung erfolgt etwas später; Karzinommetastasen finden sich in vielen Organen, besonders in Lunge und Knochen.

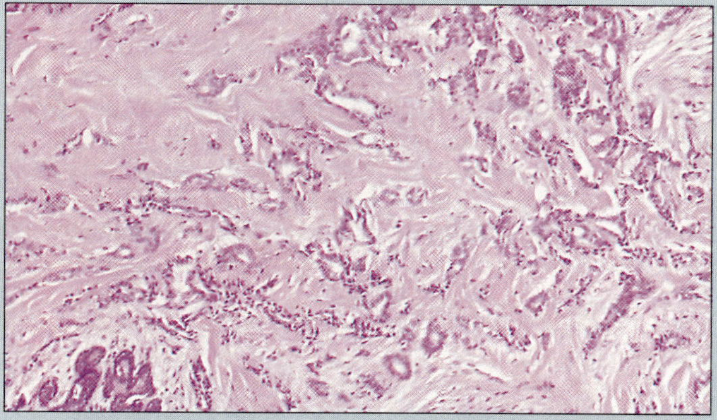

Abb. 19-30. Mammakarzinom. Ein typisches duktales Mammakarzinom. Die Tumorzellen sind in das umgebende fibröse Gewebe und Fettgewebe eingebrochen und bieten das Bild eines invasiven Karzinoms

Praktische Histologie

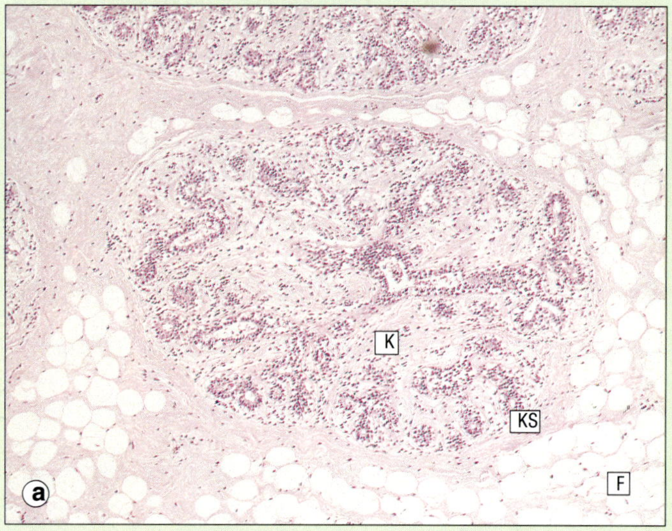

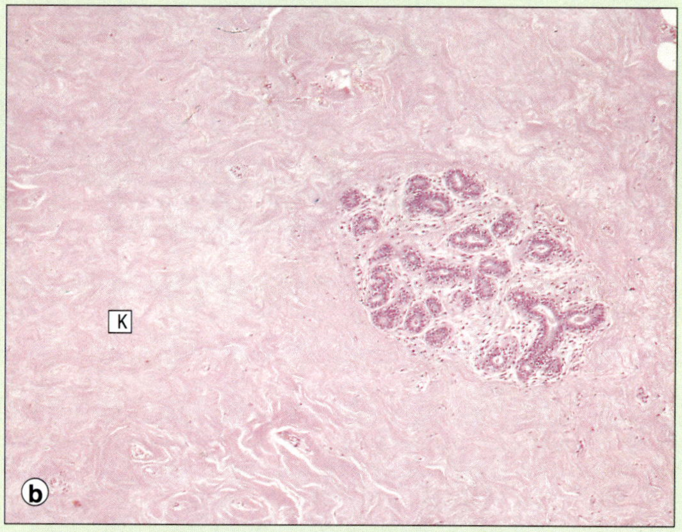

Abb. 19-31 a, b. Brustdrüse. a Normales Gewebe aus der Mamma einer 23jährigen. Das Drüsenläppchen im Zentrum enthält Alveolen und Ductuli, die in ein lockeres, fibrokollagenes, intralobuläres Stroma (K) eingebettet sind. Auf eine schmale periphere Zone aus straffem, extralobulärem, kollagenfaserigem Supportgewebe (KS) folgt nach außen das weiche Fettgewebe (F), das die Masse der Mamma ausmacht.

b Normales Gewebe aus der Mamma einer 43jährigen. Mit zunehmendem Alter nimmt der Gehalt der Mamma an kollagenfaserigem Gewebe (K) zu und ersetzt z. T. das Fettgewebe. Die Drüsenläppchen werden von straffem Kollagen umschlossen

Histologische Technik und Färbungen

Gewebeaufbereitung

Paraffineinbettung

Die Paraffineinbettung ist die Standardmethode, mit der dünne Schnitte biologischen Materials zur histologischen Untersuchung im Lichtmikroskop aufbereitet werden. Sie ist billig, vergleichsweise einfach und kann auch von Automaten durchgeführt werden.

Die Gewebeprobe wird fixiert, üblicherweise in einer wäßrigen Formalinlösung, und dann stufenweise in der aufsteigenden Alkoholreihe entwässert (z. B. 60 % → 70 % → 90 % → 100 %), bis alles Wasser (aus dem Gewebe und dem Fixierungsgemisch) entfernt und das Präparat völlig mit absolutem Alkohol durchtränkt ist. Der Alkohol wird dann durch ein organisches Lösungsmittel ersetzt, das sowohl mit Alkohol als auch mit geschmolzenem, flüssigem Paraffin mischbar ist (Alkohol ist nicht mit Paraffin mischbar). Aus diesem Intermedium wird das Präparat in Paraffin eingebettet, das in flüssiger Form mit einer Temperatur kurz oberhalb seines Schmelzpunkts vorliegt (Paraffin ist bei Zimmertemperatur kerzenartig fest). Nachdem das Präparat völlig mit geschmolzenem Paraffin durchtränkt ist, läßt man es aushärten. Das Paraffin verfestigt das Gewebe, so daß auf einem **Mikrotom** 2–7 µm dünne Schnitte angefertigt werden können, ohne daß Zellstruktur und Gewebsverband verformt werden. Nach dem Aufziehen der Präparate auf gläserne Objektträger werden sie mit Xylol entparaffiniert und in einer absteigenden Alkoholreihe wieder in ein wäßriges Medium überführt. Anschließend werden sie mit einer der auf der nächsten Seite aufgeführten Techniken angefärbt.

Soweit nicht anders angegeben, sind die mikroskopischen Abbildungen dieses Buchs von Paraffinschnitten angefertigt worden.

Gefrierschnitte

Bei der Einbettung biologischen Materials in Paraffin oder Kunstharz (s. u.) können gewisse Gewebeteile zerstört werden, besonders Enzyme und einige antigen wirksame Bereiche. Wenn man gefrorenes Wasser als verfestigendes Medium benutzt, bleiben diese besser erhalten und können mit geeigneten Techniken nachgewiesen werden. Unfixiertes (natives) Material wird rasch auf –150 °C bis –170 °C eingefroren, z. B. durch Eintauchen in flüssigen Stickstoff, wobei es durch das gefrierende Wasser zu einer festen Masse erstarrt. Auf einem in einen Spezialkühlschrank eingebauten Mikrotom (**Kryostat**) werden 5–10 µm dicke Schnitte hergestellt, die man färbt, ohne sie Alkohol oder anderen organischen Lösungsmitteln auszusetzen. Gefrierschnitte werden eingesetzt zur Lokalisation von Enzymen in den Zellen, zum Lipidnachweis und zum immunhistochemischen und fluoreszenzmikroskopischen Nachweis von Substanzen.

Ein gefärbter Gefrierschnitt kann mit einiger Übung innerhalb von 5 min nach der Probeentnahme aus dem Körper hergestellt und mikroskopiert werden. Auf diese Weise kann eine schnelle und genaue histologische Diagnose noch während der Operation erfolgen, auf deren weiteren Verlauf sie entscheidenden Einfluß ausübt.

Kunststoffeinbettung in Acrylat

Bestimmte Acrylharze können, ähnlich wie Paraffin, als Einbettungsmedien gebraucht werden. Nach ihrer Aushärtung sind sie härter als Paraffin und verfestigen das Gewebe viel stärker. Für die Lichtmikroskopie bieten sie gegenüber dem Paraffin 2 wesentliche Vorteile:

- Sie ermöglichen gute Schnitte von sehr harten Materialien und werden daher zur histologischen Untersuchung verkalkter Knochen eingesetzt (s. Abb. 14-14a und 14-18).
- Mit einem Spezialmikrotom können viel dünnere Schnitte als von einem Paraffinblock hergestellt werden (nur 1–2 µm), wodurch die Auflösung im Lichtmikroskop erheblich besser wird.

Kunststoffeinbettung in Epoxidharze

Epoxidharze stellen die härtesten Stützmedien für biologisches Material dar. Mit Ultramikrotomen können 0,5–1 µm dicke Semidünnschnitte für hochauflösende Lichtmikroskopie sowie Dünnschnitte für die Transmissionselektronenmikroskopie angefertigt werden.

Die Bilder der Transmissionselektronenmikroskopie aus diesem Buch stammen von solchen Epoxidschnitten. Diese Kunststoffe widerstehen dem Elektronenstrahl und stützen das biologische Material, während andere Einbettungsmedien im Elektronenstrahl schmelzen.

Die meisten Färbungen für Paraffin- und Acrylschnitte dringen nicht genügend ins Epoxidharz ein. Zum Glück ist das Toluidinblau eine Ausnahme: es führt zu einer differenzierenden Anfärbung biologischer Anteile in unterschiedlichen Blautönen. Die beste lichtmikroskopische Auflösung für Zelldetails erhält man mit toluidinblaugefärbten 0,5–1 µm dicken Semidünnschnitten aus Epoxidharzen (s. Abb. 16-6 d).

Übersicht über die in diesem Buch verwendeten Färbungen

Färbung mit Hämatoxylin und Eosin (HE)

Die Kombination der beiden Farbstoffe Hämatoxylin (blau) und Eosin (rot) ist die universellste Färbung zur Untersuchung von biologischem Material. Sie ist einfach anzuwenden, zuverlässig, billig und aufschlußreich. Die meisten in diesem Buch abgebildeten Präparate wurden HE-gefärbt, besonders in den Kapiteln **praktische Histologie**.

Färbung nach van Gieson

Die einfache Gieson-Färbung stellt Kollagen rötlich und die Muskulatur gelb dar (s. Abb. 8-4b); sie wird meistens noch mit einer Färbung für elastische Fasern kombiniert.

Gieson-Elastika-Färbung

Die Gieson-Elastika-Färbung ist günstig für die Darstellung und Differenzierung der Supportzell-Fasern, besonders der elastischen Fasern, die braunschwarz werden, und der kollagenen Fasern, die sich rötlich anfärben. Die Muskulatur wird gelb (s. Abb. 8-16).

Trichromfärbung

Bei der Trichromfärbung werden in einer Mischung aus 3 verschiedenen Farbstoffen unterschiedliche Gewebskomponenten differenziert angefärbt. Es gibt viele Trichrommethoden, und man kann mit ihnen den allgemeinen Gewebsaufbau zeigen (s. Abb. 16-1b), extrazelluläre Fasern hervorheben (s. Abb. 11-8) oder Supportgewebe von Muskelfasern unterscheiden (s. Abb. 5-9b). Ein wesentliches Anwendungsgebiet findet die Trichromfärbung bei der Darstellung von Zellen, Osteoid und mineralisierten Interzellularsubstanzen an unentkalkten, in Acrylat eingebetteten Knochenschnitten (s. Abb. 11-3b).

Versilberung

Gewisse biologische Strukturen reduzieren unter geeigneten Bedingungen Silbernitrat, wobei sich schwarzes, metallisches Silber am Reaktionsort niederschlägt. Durch Modifikation der verwendeten Silbernitratlösung kann man mit diesen Versilberungsmethoden eine Anzahl verschiedener Strukturen, z. B. Retikulinfasern, darstellen (s. Abb. 11-3b).

Perjodsäure-Schiff-(PAS-)Methode

Die weitverbreitete PAS-Reaktion (Periodic acid Schiff reaction) hat viele Anwendungsgebiete, besonders bei der Darstellung verschiedener Kohlenhydrate, sei es allein (z. B. Glykogen) oder kombiniert mit anderen Molekülen wie Proteinen (Glykoproteine). Man kann damit Basalmembranen (s. Abb. 4-11a und 19-4a) sowie einzelne neutrale Muzine abgrenzen, die von verschiedenen sezernierenden Epithelzellen abgegeben werden (s. Abb. 9-10b). Die mukösen Zellen der Magenschleimhaut sind stark PAS-positiv.

Alcianblaufärbung

Die Alcianblaufärbung benutzt man zur Darstellung saurer Muzine, die von manchen Epithelzellen sezerniert werden (s. Abb. 10-43b); sie kann mit der PAS-Reaktion kombiniert werden, um saure und neutrale epitheliale Muzine voneinander zu unterscheiden (s. Abb. 9-10b).

Durch Veränderungen des pH-Werts oder anderer Variablen in der Färbelösung kann man mit der Alcianblaufärbung auch die extrazelluläre Glykosaminoglykanmatrix der Supportzellen darstellen (s. Abb. 4-13d).

May-Grünwald-Giemsa-Färbung

Die May-Grünwald-Giemsa-Färbung wird hauptsächlich für Blut- und Knochenmarkausstriche benutzt. Die meisten Abb. in Kap. 6 zeigen mit dieser Methode gefärbte Blutzellen.

Toluidinblaufärbung

Die Toluidinblaufärbung ist ideal für Zellen und Fasern in Epoxidsemidünnschnitten (s. o.). Sie erschließt viele zelluläre Details und färbt die verschiedenen Zell- und Faserkomponenten so, wie es ihrer relativen Elektronendichte entspricht. Dadurch ähnelt das blaue Färbeergebnis einem elektronenmikroskopischen Bild bei schwächster Vergrößerung.

Markscheidenfärbung

Für normales Myelin können verschiedene Färbemethoden benutzt werden. Der Farbstoff Solochromzyanin wird häufig verwendet, um Myelin in Paraffinschnitten nachzuweisen (s. Abb. 13-22b). Andere Methoden verwenden modifiziertes Hämatoxylin oder Osmiumtetroxid.

Enzymhistochemische Färbungen

Mit enzymhistochemischen Methoden identifiziert und lokalisiert man den Ort der Aktivität bestimmter Enzyme. Eine Inkubationslösung enthält das spezifische Substrat für das Enzym oder die Enzymgruppe, die man nachweisen will, zusammen mit notwendigen Kofaktoren oder Inhibitoren. Die Reaktion des Enzyms im Gewebe mit dem Substrat führt zur Bildung eines unlöslichen primären Reaktionsprodukts. Dies wird dann in einem 2. Schritt durch eine Fällung oder Farbumschlagreaktion sichtbar gemacht.

Da die meisten biologischen Enzyme labil sind, werden sie durch Fixation und Gewebeaufbereitung leicht zerstört. Deshalb finden die meisten enzymhistochemischen Methoden an Gefrierschnitten ihre Anwendung.

Immunhistochemische Färbungen

Gegen bestimmte Zellbestandteile sind unterschiedliche, spezifische Antikörper hergestellt worden, und man kann diese Antikörper dazu benutzen, die Anwesenheit und Lokalisation der spezifischen Bestandteile im biologischen Material nachzuweisen. Wenn der spezifische Antikörper an sein Gewebsantigen bindet, so kann der Reaktionsort entweder durch Immunfluoreszenz oder durch Immunhistochemie aufgezeigt werden.

Bei der Immunfluoreszenz ist der Antikörper an ein fluoreszierendes Molekül gebunden, das im Fluoreszenzmikroskop sichtbar gemacht werden kann. Bei der Immunhistochemie dagegen wird er mit einer chemischen Verbindung verknüpft, die anschließend im Lichtmikroskop zu sehen ist.

Die immunhistochemischen Methoden revolutionieren gegenwärtig die histologischen Untersuchungen von biologischem Material. Sie ermöglichen die spezifische Identifizierung von Hormonen (s. Abb. 15-29) und die exakte Typisierung der Lymphozytensubpopulationen (s. Abb. 7-10b und 7-12b).

Sachregister